Hebammenlehrbuch

Auf Grund der fünften Auflage
des Preußischen Hebammenlehrbuches

neubearbeitet von

Prof. Dr. med.   Doz. Dr. med. habil.

Wichard v. Massenbach   und   Karl-Heinz Schäfer

I. Assistent der Univ.-Frauenklinik in Göttingen   Oberarzt der Univ.-Kinderklinik in Göttingen

unter Mitwirkung von

Dr. med.
Walter Zimmermann
Oberregierungs- und -medizinalrat an der Regierung in Hildesheim

Mit 420 Abbildungen

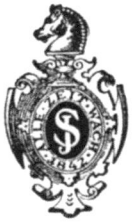

Springer-Verlag Berlin Heidelberg GmbH
1948

Alle Rechte,
insbesondere das der Übersetzung in fremde Sprachen, vorbehalten.
Copyright 1948 by Springer-Verlag Berlin Heidelberg
Ursprünglich erschienen bei Springer-Verlag OHG. in Berlin, Göttingen, Heidelberg 1948
Softcover reprint of the hardcover 6th edition 1948

ISBN 978-3-662-23522-5   ISBN 978-3-662-25595-7 (eBook)
DOI 10.1007/978-3-662-25595-7

Geleitwort.
Von Prof. Dr. Heinrich Martius, Göttingen.

Die Ausbildung der Hebammen krankt heute ebenso wie die der meisten anderen praktischen Berufe an einem vollständigen Mangel an Lehrbüchern. Bei den Schülerinnen gehen die wenigen noch vorhandenen Exemplare in den knappen Freistunden, die sie neben der praktischen Ausbildung und den Vorträgen ihrer Lehrer zum Nachlesen und Lernen zur Verfügung haben, von Hand zu Hand. Vielen schon im Beruf stehenden Hebammen fehlt es überhaupt an einem Lehrbuch, oder sie müssen sich, wenn sie etwas nachschlagen wollen, mit einer veralteten Auflage begnügen.

In Anbetracht dieser Notlage sind wir der Aufforderung des Verlages bereitwillig nachgekommen, das alte ,,Preußische Hebammenlehrbuch", das sich stets hoher Wertschätzung erfreute, für eine neue Auflage vorzubereiten.

Das ,,Preußische Hebammenlehrbuch" ist schon einmal aus der Göttinger Frauenklinik hervorgegangen. Im Jahre 1903 übertrug der Königlich Preußische Minister des Innern die Bearbeitung desselben dem Direktor der Universitäts-Frauenklinik in Göttingen, Prof. Dr. Max Runge. Der Entwurf wurde sodann in einer Kommission beraten und der definitive Wortlaut in der Medizinalabteilung des Ministeriums festgestellt. Bei der Abfassung des Lehrbuches wurde damals schon die Absicht verfolgt, ,,allmählich besser vorgebildete Elemente dem Hebammenstande zuzuführen, ohne daß eine Erweiterung der Befugnisse stattfinden dürfe", eine Forderung, die auch heute noch die unsere ist. Das Buch erschien dann in mehreren Auflagen rasch hintereinander. Inzwischen hatte es sich als notwendig erwiesen, wieder eine vollständige Umarbeitung vorzunehmen, mit der von dem Ministerium für Volkswohlfahrt folgende Autoren beauftragt wurden: Prof. Dr. S. Hammerschlag, Direktor der Landes-Frauenklinik Berlin-Neukölln für den geburtshilflichen Teil, Prof. Dr. L. Langstein, Präsident des Kaiserin Auguste-Viktoria-Hauses in Berlin-Charlottenburg für den pädiatrischen Teil und Oberregierungs- und -medizinalrat Dr. Ostermann, Referent für das Hebammenwesen im Ministerium für Volkswohlfahrt für den allgemeinen

Teil. Die Veränderungen wurden vorher durch einen Ausschuß von Sachverständigen, bestehend aus v. ALVENSLEBEN (Magdeburg), BAUMM (Breslau), ELLERBROEK (Osnabrück), v. FRANQUÉ (Bonn), HAMMERSCHLAG (Berlin), HÖHNE (Greifswald), MARTIN (Elberfeld), OSTERMANN (Berlin), SCHEFFZECK (Oppeln), SCHRÖDER (Kiel), STOECKEL (Berlin), ZANGEMEISTER (Königsberg) beraten. Sie bestanden im wesentlichen in der Zulassung neuer Desinfektionsmittel an Stelle des Sublimates, in der Vorschrift der Urinuntersuchung auf Eiweiß, in der Einführung des sterilen Gummihandschuhes bei den inneren Untersuchungen, in der Aufstellung von bestimmten Indikationen für die innere Untersuchung durch die Scheide und in der Zulassung der rektalen Untersuchung für besonders darn ausgebildete Hebammen neben der vaginalen Untersuchung. Die bis dahin erlaubte Tamponade bei Fehlgeburten und Placenta praevia fiel fort.

Die jetzige Umarbeitung übernahm mein erster Assistent Dozent Dr. med. habil. W. v. MASSENBACH für den geburtshilflichen und Dozent Dr. med. habil. KARL-HEINZ SCHÄFER, Oberarzt der Universitäts-Kinderklinik in Göttingen, für den pädiatrischen Teil. Eine kurze Zusammenstellung der Gesetzeskunde, deren Kenntnis für die Hebamme unerläßlich ist, übernahm dankenswerterweise der Oberregierungs- und -medizinalrat bei der Regierung in Hildesheim, Dr. ZIMMERMANN.

Seit dem Jahre 1928 ist es in der wissenschaftlichen Geburtskunde und praktischen Geburtshilfe zu vielen Fortschritten gekommen, die auch in der Hebammenlehre Berücksichtigung finden müssen. Der gesamte Aufbau des Buches blieb zwar pietätvoll aufrechterhalten; viele Einzelheiten mußten aber geändert werden.

In dem allgemeinen Teil erwies es sich als nötig, den Abschnitt über den Bau und die Funktion der weiblichen Geschlechtsorgane entsprechend den Umwälzungen, die unsere Kenntnisse auf diesem Gebiet durch die Hormonlehre erfahren haben, neu zu gestalten. Dasselbe gilt von den geburtsmechanischen Gesetzen. In dem praktischen Teil wird die rektale Untersuchung mit der durch einen Gummihandschuh geschützten Hand nicht nur erlaubt, sondern allen Hebammen gelehrt und vorgeschrieben. Die Untersuchung durch den Darm wird neben der stark betonten äußeren Untersuchung geradezu in den Mittelpunkt des praktischen Handelns gerückt. Durch sie kann der Verlauf der Geburt in ungefährlicher Weise verfolgt und die vaginale Untersuchung weitgehend ausgeschaltet werden. Die innere Untersuchung durch die Scheide, die stets mit der vorschriftsmäßig desinfizierten und gummihandschuhgeschützten Hand ausgeführt wird, behielt ihre schon früher bestimmten und jedesmal im Tagebuch einzutragenden Indikationen. Eine einschränkende Änderung erfuhren die Vorschriften für die innere Untersuchung durch die Scheide nur insofern, als bei dem Verdacht auf einen Nabelschnurvorfall die Hebamme angewiesen wird, nicht mehr, wie früher, innerlich zu untersuchen, da sie selbst doch nicht eingreifen kann. Die Hebamme soll vielmehr die kostbare Zeit besser dazu benutzen, nach Hochlagerung des Beckens der Frau und, nachdem sie das Mitpressen bei den Wehen verboten hat, ohne innerliche Untersuchung den Arzt schleunigst herbeizurufen.

Die innere Wendung bei Querlage wurde bislang denjenigen Hebammen, die in den durch den Minister besonders bezeichneten, dünn bevölkerten Gegenden tätig waren, gelehrt und durfte und mußte von ihnen ausgeführt werden, sofern ein Arzt nicht zu erreichen war. Da es in Deutschland keine dünn bevölkerten Landstriche mehr gibt, und da außerdem mit Hilfe des Fernsprechers und des Automobils, diesen beiden modernsten und erfolgreichsten geburtshilflichen Instrumenten, ein Arzt in angemessener Zeit immer zur Verfügung stehen dürfte, blieb die innere Wendung für die Hebamme unerwähnt. Ihre Ausführung ist für sie ebenso verboten wie die Extraktion bei Beckenendlage. Unter den als Manualhilfe bei Beckenendlage bezeichneten Handgriffen, die von den Hebammen beherrscht und ausgeführt werden müssen, sofern während der Geburt des Steißes der herbeigerufene Arzt noch nicht eingetroffen ist, fand die neue, erfolgreiche Methode nach BRACHT gebührende Erwähnung.

Den Dammschnitt, die Episiotomie, die vor einigen Jahren unter bestimmten Bedingungen in die Hebammenkunst einbezogen wurde, haben wir uns entschlossen, für die Hebammen nicht wieder zu empfehlen, da dieser Eingriff für die Lebensrettung des Kindes nicht nötig ist, andererseits aber leicht mißbraucht werden kann.

Die Vorschriften über die Anwendung von Wehenmitteln entsprechen den in den letzten Jahren bereits bestehenden Regeln, indem die Hebamme in der Nachgeburtsperiode, aber auch nur in dieser Zeit des Geburtsverlaufs, ein Hypophysenhinterlappenpräparat unter die Haut einspritzen darf, und zwar wenn möglich nach vorheriger telefonischer Anfrage bei einem Arzt. Mutterkornpräparate werden nach unserer Auffassung den Hebammen besser nicht in die Hand gegeben.

Besonders betont wurde die Berechtigung der Hebamme, in eiligen Fällen, z. B. bei einer Blutung aus dem vorliegenden Mutterkuchen usw., die Frau schleunigst in ein Krankenhaus zu überführen, auch ohne vorher die Einwilligung eines Arztes einzuholen.

Außer dem augenblicklichen Stand der Wissenschaft muß das Hebammenlehrbuch, wie jedes Lehrbuch, unter Berücksichtigung der durchschnittlichen Aufnahmefähigkeit und Vorbildung der Schülerinnen den Besonderheiten ihrer späteren Berufsausübung gerecht werden. Diese Forderung ist in der Hebammenlehre schwer zu erfüllen, da der Ausübung des Hebammenberufs eine Eigentümlichkeit innewohnt, die in dieser krassen Form keine andere Berufstätigkeit kennt. Es ist nötig, die Hebamme in gleichem Maße zur Selbständigkeit, wie zur Unterordnungsfähigkeit zu erziehen, da sie stets bereit sein muß, ihre Selbständigkeit aufzugeben und zur Helferin und Dienerin des Arztes zu werden. Über diese besondere Art der **Arbeitsteilung** und **Arbeitsgemeinschaft** zwischen Geburtshelfer und Hebamme sagt der Göttinger Geburtshelfer FRIEDRICH BENJAMIN OSIANDER in seinem im Jahre 1796 erschienenen ,,Lehrbuch der Hebammenkunst'' im § 374 Folgendes:

,,Die Hülfe der Hebamme besteht größtentheils in der Hülfe bey der natürlichen Geburt, und in Verhütung unglücklicher Zufälle, bey Anzeigen zu widernatürlicher Geburt, durch Anwendung kluger Maßregeln bis zur Ankunft eines Geburtshelfers und durch geschicktes zu Hand gehen bey der Verrichtung des Geburtshelfers.''

Damit stellt der Beruf der Hebamme die höchsten Anforderungen an Selbstdisziplin, seelische und körperliche Leistungsfähigkeit, Aufopferungs- und Hilfsbereitschaft. Den Geist dieser Forderung muß ein gutes Hebammenlehrbuch auf jeder Seite spüren lassen. Ich hoffe, daß das vorliegende Hebammenlehrbuch in der neuen Auflage entsprechend seiner reichen Vergangenheit und nach seiner Anpassung an die Gegenwart die ihm gestellten Aufgaben, den **Schülerinnen** zur Ausbildung und den **fertigen Hebammen** in ihrem oft schweren, aber immer schönen Beruf für ihre **Fortbildung** zu dienen, erfüllen wird.

Vorwort.

Die letzte von S. HAMMERSCHLAG, L. LANGSTEIN und OSTERMANN bearbeitete Auflage des alten Preußischen Hebammenlehrbuches ist im Jahre 1928 erschienen und schon seit langer Zeit vergriffen. In der Zwischenzeit hat sich in der praktischen Geburtshilfe vieles geändert. Zwar sind die allgemeinen Grundsätze, die Frauen bei regelrechtem Verlauf von Schwangerhaft, Geburt und Wochenbett selbständig zu betreuen, bei jeder vermuteten oder festgestellten Regelwidrigkeit aber den Arzt zu rufen, die gleichen geblieben, so daß der allgemeine Aufbau des Buches unverändert bestehen bleiben konnte. Aber in vielen Einzelheiten mußten Abbildungen und Text den Errungenschaften der modernen Geburtshilfe angepaßt werden.

Der allgemeine Teil enthält alles das, was die Hebamme von dem Bau und den Verrichtungen des menschlichen Körpers sowie von der allgemeinen Krankheitslehre und Krankenpflege während ihrer Ausbildung erlernen muß. Im speziellen Teil wird zunächst der regelrechte Verlauf der Schwangerschaft, der Geburt und des Wochenbettes abgehandelt. Er enthält ferner die Abweichungen von dem regelrechten Verlauf der Schwangerschaft, der Geburt und des Wochenbettes sowie den Abschnitt über das gesunde und kranke Neugeborene und den Säugling. Es entspricht der besonderen Stellung, die wir dem Kinde nach der Geburt einräumen, wenn der kinderkundliche Teil einen das übliche Maß vielleicht etwas übersteigenden Raum im Rahmen des ganzen Buches einnimmt. Dabei wird immer wieder versucht, durch kurze Erklärungen des Geschehens die praktisch wichtigen Tatsachen dem tieferen Verständnis der Hebamme näherzubringen. Wenn auch einmal etwas seltenere Dinge Erwähnung finden, so geschieht das aus der Überlegung heraus, daß ein Lehrbuch nicht nur eine Zusammenfassung des unbedingt Wissenswerten darstellt, sondern auch die Möglichkeit bieten soll, nicht ganz alltägliche Dinge nachzuschlagen. Sache des Unterrichtes ist es, die praktisch wichtigen Tatsachen aus der Fülle des Stoffes besonders hervorzuheben und durch eingehende Besprechung zu erläutern.

Unsere größte Aufmerksamkeit haben wir der bildlichen Darstellung geschenkt. Für diese Arbeit stand uns die bewährte

Zeichnerin von Prof. MARTIUS, Fräulein KÄTHE DROYSEN zur Verfügung, die bis auf einen kleinen von Fräulein J. BUHRE gezeichneten Teil das gesamte Bildmaterial anfertigte. Zu großem Dank sind wir Herrn Prof. MARTIUS verpflichtet, der uns mit größter Bereitschaft in unserer Arbeit unterstützte und beriet und uns großzügig die Kunst von Fräulein DROYSEN mit dem gesamten von ihm in jahrelanger Arbeit gesammelten Bildmaterial zur Verfügung stellte, aus dessen Fülle wir das für die Hebamme Wichtige nur herauszugreifen brauchten. Ein Teil der Bilder wurde aus seinen im Verlag von Georg Thieme, Stuttgart erschienenen Lehrbüchern übernommen und in Strichtechnik übertragen. Ein Teil wurde in Anlehnung an seine Bücher neu gezeichnet und ein Teil völlig neu entworfen. Unser Dank gilt auch dem Thieme-Verlag unter Leitung des Herrn Dr. med. h. c. BRUNO HAUFF, der uns die Bilder der in seinem Verlag erschienenen Lehrbücher überließ. Nur durch die Hilfsbereitschaft aller war es möglich, sämtliche Bilder in verhältnismäßig kurzer Zeit nach einem einheitlichen Plan und alle in derselben Technik herzustellen.

Gesondert wurde in einem Abschnitt die Gesundheitsgesetzgebung und -verwaltung dargestellt, in dem die Hebamme die Gesetze und Verordnungen findet, die sie bei ihrer Tätigkeit kennen und beachten muß.

v. MASSENBACH · SCHÄFER · ZIMMERMANN.

Inhaltsverzeichnis.

Allgemeiner Teil.

	Seite
A. Bau und Verrichtungen des menschlichen Körpers	1
Zellaufbau der Gewebe	1

Zelle S. 1. — Zellteilung S. 2.

Lagebestimmung	3
Knochen und Gelenke	4

Knochen im allgemeinen S. 4. — Knochenhaut S. 5. — Knochenmark S. 7. — Gelenke S. 7. — Schädelknochen S. 8. — Gesichtsknochen S. 8. — Wirbelsäule S. 8. — Wirbelkanal S. 9. — Rippen S. 9. — Brustkorb S. 9. — Knochen der oberen Gliedmaßen S. 9. — Knochen der unteren Gliedmaßen S. 9.

Weichteile 10

Muskel S. 10. — Fettgewebe S. 10. — Haut S. 11. — Schleimhaut S. 12.

Körperoberfläche und innere Organe 12
  Sinnesorgane 13
    Augen S. 13. — Ohr S. 14. — Nase S. 14.
  Mund-Rachenorgane 15
    Mund S. 15. — Rachen S. 15. — Schlund S. 15. — Kehlkopf S. 1 .
  Körperoberfläche 16
    Brust S. 16. — Bauchwand S. 17. — Schamberg S. 17. — Leistenkanal S. 17.
  Brusthöhle 18
    Zwerchfell S. 19. — Rippenfell S. 20. — Brustfell S. 20. — Herz S. 20. — Gefäße S. 20. — Großer Blutkreislauf S. 21. — Kleiner Blutkreislauf S. 21. — Puls S. 22. — Lungen S. 22. — Atmung S. 22.
  Bauchhöhle 23
    Magen S. 23. — Darm S. 23. — Leber S. 24. — Bauchspeicheldrüse S. 24. — Verdauung S. 24. — Nahrungsstoffe S. 24. — Milz S. 24. — Nieren S. 25. — Blase S. 25.
  Schädelhöhle und Rückenmarkshöhle 25
    Gehirn S. 25. — Rückenmark S. 25. — Nerven S. 26.
  Innere Absonderung 26
  Körperflüssigkeiten 28
    Blut S. 28. — Rote Blutkörperchen S. 28. — Weiße Blutkörperchen S. 29. — Lymphe S. 30. — Lymphknoten S. 30.
  Stoffwechsel 30

B. Allgemeine Krankheitslehre 30
  Krankheitsursachen und Krankheitsverlauf 31
  Krankenbeobachtung 31
    Allgemeine Krankheitserscheinungen 32
      Körperwärme S. 32. — Thermometer S. 32. — Fieber S. 33. — Schüttelfrost S. 34. — Puls S. 34. — Atmung S. 36. — Ernährungs- und Kräftezustand S. 36.

	Seite
Örtliche Krankheitserscheinungen	36

Erbrechen S. 36. — Stuhlgang S. 37. — Harn S. 37. — Haut S. 38. — Lähmung S. 38. — Krämpfe S. 38. — Geisteskrankheiten S. 39. — Ohnmacht S. 39. — Tod S. 39. — Herzschlag S. 39. — Lungenschlag S. 39. — Gehirnschlag S. 39.

Krankenpflege	39
Allgemeine Grundsätze der Krankenpflege	39

Sauberkeit S. 40. — Krankenzimmer S. 40. — Bett S. 40. — Leibwäsche S. 41. — Unterlagen S. 41. — Bettschieber S. 41. — Nahrungsaufnahme S. 41. — Eingeben von Arzneien S. 42. — Wärmflaschen S. 42. — Umlagerung S. 42. — Dekubitus S. 42. — Tod S. 43.

Hilfeleistungen bei der Krankenpflege	43

Katheter S. 43. — Einspritzungen S. 44. — Einlauf in den Mastdarm S. 45. — Scheidenspülungen S. 46. — Bäder S. 47. — Verabreichung von Wärme S. 47. — Verabreichung von Kälte S. 47. — Prießnitzumschläge S. 48. — Einpackungen S. 48. — Senfteige S. 48. — Teezubereitung und Getränke S. 49.

Hilfeleistung bei der Narkose	49

Allgemeines S. 49. — Narkosemittel S. 49. — Puls und Pupillen S. 50. — Atmung S. 50. — Lagerung des Kopfes S. 51. — Schutz der Augen S. 51. — Künstliche Zähne S. 51. — Durchführung der Inhalationsnarkose S. 51.

Erste Hilfe bei Unglücksfällen	51

Verwundungen S. 51. — Verbrennungen S. 52. — Vergiftungen S. 52. — Erstickungen S. 52. — Erhängen und Ertrinken S. 53. — Erfrieren S. 53.

C. Spezielle Krankheitslehre	53
Ansteckende Krankheiten	53

Erreger S. 53. — Ansteckung S. 54. — Dauerausscheider S. 55. — Bazillenträger S. 55. — Eintrittspforten S. 55. —

Infektionskrankheiten mit Hautausschlägen	56

Masern S. 56. — Scharlach S. 56. — Windpocken S. 56. — Pocken S. 56. — Reichsimpfgesetz S. 57.

Infektionskrankheiten des Rachens und der Atmungsorgane	57

Angina S. 57. — Diphtherie S. 57. — Grippe S. 58. — Lungenentzündung S. 58. — Keuchhusten S. 58. — Tuberkulose S. 58.

Infektionskrankheiten der Verdauungsorgane	59

Typhus S. 59. — Ruhr S. 60. — Cholera S. 60.

Infektionskrankheiten des Nervensystems	60

Kinderlähmung S. 60. — Übertragbare Genickstarre S. 60. — Epidemische Gehirnentzündung S. 61.

Infektionskrankheiten durch Insektenstiche	61

Malaria S. 61. — Fleckfieber S. 61.

Infektionskrankheiten der Geschlechtsorgane (Geschlechtskrankheiten)	61

Tripper S. 62. — Syphilis S. 64. — Weicher Schanker S. 65.

Nicht ansteckende Krankheiten	66
Allgemeinerkrankungen	66

	Seite
Organerkrankungen	66

Krebs S. 67. — Geschwülste der Gebärmutter S. 70. — Geschwülste des Eierstocks S. 70. — Lageveränderungen der Gebärmutter S. 70. — Gebärmutter- und Scheidenvorfall S. 70. — Polypen S. 72. — Unterleibs- und Bauchfellentzündungen S. 72. — Zerreißungen S. 72.

Mißbildungen	72
Wundkrankheit und Wundschutz	72
Entstehung und Verlauf von Wundkrankheiten	73

Infektion S. 73. — Eitererreger S. 74. — Übertragung von Eitererregern S. 74. — Abszesse S. 75. — Geschwüre S. 75. Brand S. 75. — Wundrose S. 75. — Wundstarrkrampf S. 75.

Wundschutz und Desinfektion	75

Hitze und chemische Mittel als Desinfektionsmittel S. 75. Auskochen der Instrumente S. 76. — Desinfektion in der Geburtshilfe S. 76. — Gummihandschuhe S. 78. — Beschaffung von Desinfektionsmitteln S. 79.

Spezieller Teil.

I. Der regelrechte Verlauf von Schwangerschaft, Geburt und Wochenbett   81

A. Die regelrechte Schwangerschaft	81
Anatomie des weiblichen Beckens und der Geschlechtsteile	81
Das weibliche Becken und seine geburtshilfliche Bedeutung	81

Kreuzbein S. 81. — Steißbein S. 82. — Hüftbein S. 82. Großes Becken S. 83. — Kleines Becken S. 83. — Beckeneingangsraum S. 83. — Beckenhöhle S. 85. — Beckenausgangsraum S. 85. — Führungslinie S. 87. — Untere Schamfugenrandebene S. 87. — Sitzbeindornebene S. 87. — Beckenboden S. 87.

Die weiblichen Geschlechtsteile	89

Äußere Geschlechtsteile S. 90. — Innere Geschlechtsteile S. 91.

Physiologie der weiblichen Geschlechtsteile	96
Die weiblichen Geschlechtshormone	98

Follikelhormon S. 98. — Gelbkörperhormon S. 98. — Hypophyse S. 98.

Die periodischen Schleimhautveränderungen der Gebärmutter	100
Anatomie und Physiologie der Zeugung und Entwicklung der Schwangerschaft	105
Die junge Schwangerschaft	105

Befruchtung S. 105. — Furchung S. 106. — Dottersack S. 107. — Wasserhaut S. 107. — Zottenhaut S. 107. — Siebhaut S. 108.

Weitere Gestaltung des Eies	111

Mutterkuchen S. 111. — Nabelschnur S. 113. — Nabelschnurschlagadern S. 114. — Nabelschnurblutader S. 115. — Blutkreislauf der Frucht S. 115. — Fruchtwasser S. 118.

Die Frucht in den einzelnen Schwangerschaftsmonaten	118
Die reife Frucht	120

Zeichen des reifen Kindes S. 120. — Der kindliche Kopf S. 121. — Nähte S. 121. — Fontanellen S. 122. — Schädeldurchmesser S. 123.

— XII —

	Seite
Veränderungen des mütterlichen Körpers in der Schwangerschaft	124

Gebärmutter S. 124. — Äußere Geschlechteile und Scheide S. 126. — Kindsadern S. 126. — Halteapparat S. 126. — Darm, Nierenbecken, Harnleiter S. 126. — Knochen und Gelenke S. 126. — Schwangerschaftsstreifen S. 127. — Farbstoffablagerung S. 127. — Erbrechen S. 128. Seelische Verfassung S. 128.

Erkennung der Schwangerschaft 128

Schwangerschaftszeichen 128
    Unsichere S. 128. — Wahrscheinliche S. 129. — Sichere S. 129.

Zeichen der durchgemachten Geburt 130

Zeitrechnung und Terminbestimmung in der Schwangerschaft 132
    Angaben der Frau über Regel und Kindsbewegungen S. 132. — Größe der Gebärmutter S. 133.

Verhaltungsmaßregeln für Schwangere 136
    Reinlichkeit S. 136. — Körperliche Bewegung S. 137. — Kleidung S. 137. — Ernährung S. 137. — Stuhlentleerung S. 138. — Harnentleerung S. 138. — Geschlechtsverkehr S. 138. — Gemütsstimmung S. 139. — Fürsorge S. 140.

B. Die geburtshilfliche Untersuchung 141

Aufnahme der Vorgeschichte 141
    Lebensalter S. 141. — Frühere Krankheiten und erbliche Veranlagung S. 141. — Letzte Menstruation S. 141. — Erste Kindsbewegungen S. 142. — Frühere Geburten S. 142. Befinden während der Schwangerschaft S. 142. — Zeichen des Geburtsbeginns S. 142.

Aufnahme des Befundes 142

Besichtigung 143
    Allgemein S. 143. — Brüste S. 143. — Leib S. 143. — MICHAELISsche Raute S. 143.

Äußere Untersuchung 144
    LEOPOLDsche Handgriffe S. 144. — Abtastung des großen Beckens S. 148.

Untersuchung durch das Gehör 149
    Herztöne S. 149. — Nabelschnurgeräusch S. 151. — Kindsbewegungen S. 151. — Gebärmuttergefäßgeräusch S. 151.

Innere Untersuchung 152
    Rektale Untersuchung S. 153. — Vaginale Untersuchung S. 154.

Hebamme und Arzt 159
    Benachrichtigung S. 160. — Vorbereitungen S. 160. — Querbett S. 161. — Instrumente S. 161. — Beleuchtung S. 161. — Ärztliche Anordnungen S. 162. — Verhalten in Notfällen S. 162.

C. Die regelrechte Geburt 162

Physiologie der Geburt 162

Die treibenden Kräfte 162
    Wehenwirkung S. 163. — Vorhersagende Wehen S. 165. Eröffnungswehen S. 165. — Austreibungswehen S. 165. — Nachgeburtswehen S. 165. — Nachwehen S. 165.

	Seite
Geburtsweg	165
Geburtsmechanische Gesetze	167

Formenübereinstimmung S. 167. — Abbiegungsübereinstimmung S. 170.

Geburtsmechanismus bei Hinterhauptslage 170
   1. Phase S. 170. — 2. Phase S. 171. — 3. Phase S. 171. — 4. Phase S. 171.

Geburtsmechanismus der verschiedenen Hinterhauptslagen 175
   1. Hinterhauptslage, 1. Unterart S. 175. — 1. Hinterhauptslage, 2. Unterart S. 176. — 2. Hinterhauptslage, 1. Unterart S. 176. — 2. Hinterhauptslage, 2. Unterart S. 177. — Hintere Hinterhauptslage S. 178.

Verlauf der Geburt in Hinterhauptslage 179
Eröffnungszeit 180
   Geburtsbeginn S. 180. — Erweiterung des Muttermundes S. 180. — Blasensprung S. 181.

Austreibungszeit 182
   Preßwehen S. 182. — Einschneiden des Kopfes S. 183. — Durchschneiden des Kopfes S. 184. — Geburtsgeschwulst S. 184.

Nachgeburtszeit 185
   Ablösung der Nachgeburt S. 185. — Austreibung der Nachgeburt S. 185.

Leitung der regelrechten Geburt durch die Hebamme . . . 186
bis zur Geburt des Kindes 186
   Geburtshilfliche Untersuchung S. 188. — Vorbereitung der Gebärenden S. 188. — Gebärzimmer S. 189. — Geburtsbett S. 189. — Lagerung S. 190. — Herztöne S. 192. — Dammschutz S. 193. — Hinterdammgriff S. 194. — Entwicklung der Schultern S. 195. — Vorläufige Abnabelung S. 199.

nach der Geburt des Kindes 202
   Lagerung und Überwachung der Gebärenden S. 202. — Lösungszeichen der Nachgeburt S. 204. — Leitung der Nachgeburtszeit S. 205. — Prüfung der Nachgeburt S. 205. Nachgeburtsformen S. 207. — Bad des Neugeborenen S. 208. — Untersuchung des Neugeborenen S. 210. — Endgültige Abnabelung S. 211. — Augenbehandlung S. 212. Weitere Versorgung der Entbundenen S. 214.

D. Das regelrechte Wochenbett 214
Physiologie des Wochenbettes 214
Rückbildung und andere Wochenbettsvorgänge 214
   Gebärmutterkörper S. 214. — Wochenfluß S. 215. — Beckenboden S. 216. — Bauchdecken S. 216. — Schwangerschaftsstreifen S. 217. — Kindsadern S. 217. — Allgemeinbefinden S. 217. — Harnblase S. 217. — Darmtätigkeit S. 217. — Eßlust S. 217. — Ruhebedürfnis S. 218.

Aufbauvorgänge im Wochenbett 218
   Bau und Funktionen der weiblichen Brust S. 218. — Stillschwierigkeiten S. 221.

Pflege der Wöchnerin 221
Allgemeine Richtlinien 221
   Wochenzimmer S. 222. — Bett S. 222. — Wochenbettgymnastik S. 223. — Reinlichkeit S. 226. — Geistige Beschäftigung S. 226. — Nahrung S. 226. — Stuhlgang S. 227. Harnentleerung S. 227. — Aufstehen S. 227. — Geschlechtsverkehr S. 228. — Körperarbeit S. 228.

	Seite
Wochenbesuch	228

Ermittlung von Temperatur und Puls S. 229. — Versorgung der Wöchnerin S. 229. — Verhalten bei Regelwidrigkeiten S. 230.

Feststellung einer vorausgegangenen Geburt 230
Kennzeichen eines neugeborenen Kindes 231

II. Der regelwidrige Verlauf von Schwangerschaft, Geburt und Wochenbett 232

A. Die regelwidrige Schwangerschaft 232

Erkrankungen 232

Mit der Schwangerschaft in unmittelbarem Zusammenhang stehende Erkrankungen 233

Erbrechen S. 233. — Unstillbares Erbrechen S. 233. — Speichelfluß S. 234. — Nierenerkrankungen S. 234. — Eklampsie S. 235. — Hautausschläge S. 239. — Neuralgien S. 239. — Knochenerweichung S. 239. — Nierenbeckenentzündung in der Schwangerschaft S. 239. — Darmlähmung S. 240. — Blasenentzündung S. 240.

Durch die Schwangerschaft beeinflußte Erkrankungen ... 240

Herz S. 241. — Kropf S. 241. — Entzündung und Blutung von Kindsadern S. 241. — Hämorrhoiden S. 242. — Ohnmachten S. 242. — Atmungsorgane S. 243. — Nervensystem S. 244. — Zuckerkrankheit S. 244. — Blutkrankheiten S. 244.

Die Schwangerschaft beeinflussende Erkrankungen 245

Akute fieberhafte Erkrankungen S. 245. — Syphilis S. 245. — Leistenbruch S. 246. — Blinddarmentzündung S. 247. — Gallenblasenentzündung S. 247. — Schwer stillbare Blutungen S. 247. — Rückenmarkserkrankungen S. 247. — Epilepsie S. 247. — Schwachsinn S. 247. — Unfälle und äußere Verletzungen S. 247. — Zahnerkrankungen S. 248.

Regelwidrigkeiten der Geschlechtsteile 248

Bildungsfehler von Gebärmutter und Scheide S. 248. — Geschwülste S. 250. — Lageveränderungen der Gebärmutter S. 251. — Spitze Feigwarzen S. 255.

Regelwidrigkeiten des Eies 256

Krankhafte Eiansiedlung 256

Eileiterschwangerschaft S. 256. — Eierstockschwangerschaft S. 256. — Bauchhöhlenschwangerschaft S. 256.

Verlauf der Eileiterschwangerschaft 256

Krankhafte Veränderungen des Eies 260

Entzündungen der Siebhaut S. 260. — Erkrankungen der Wasserhaut S. 260. — Blasenmole S. 261. — Zottenkrebs S. 263. — Regelwidrigkeiten in der Bildung des Mutterkuchens S. 263. — Lange Nabelschnur S. 265. — Kurze Nabelschnur S. 265. — Nabelschnurknoten S. 266.

Vorzeitige Unterbrechung der Schwangerschaft 266

Fehlgeburt 266

Ursachen S. 266. — Verlauf S. 270.

Verhalten der Hebamme 271
Frühgeburt 273

B Die regelwidrige Geburt 274

Von der Mutter ausgehende Störungen 275

Regelwidrigkeiten der treibenden Kräfte......... 275
    Regelwidrigkeiten der Wehentätigkeit S. 275. — Bauchpresse S. 280.
Regelwidrigkeiten der weichen Geburtswege....... 281
    Dammriß S. 282. — Kitzlerriß S. 283. — Scheidenverletzungen S. 283. — Muttermundsrisse S. 284. — Gewebsquetschung S. 285. — Zerreißung der Gebärmutter S. 285. — Bildungsfehler S. 288. — Geschwülste S. 288. — Lageabweichungen S. 290.
Regelwidrigkeiten der harten Geburtswege........ 291
    Allgemein verengtes Becken S. 292. — Plattes Becken S. 292. — Allgemein verengtes und plattes Becken S. 293. — Schräg verengtes Becken S. 296. — Quer verengtes Becken S. 297. — Unregelmäßig verengtes Becken S. 297. — Trichterbecken S. 297.
Verlauf der Schwangerschaft und Geburt beim engen Becken 298
    Erkennung S. 298. — Geburtsverlauf S. 300.
Geburtsmechanismus beim engen Becken......... 301
    RÖDERERsche Kopfeinstellung S. 301. — Vordere Scheitelbeineinstellung S. 304. — Hintere Scheitelbeineinstellung S. 304. — Geburtsschädigungen des Kindes beim engen Becken S. 305.
Von dem Ei ausgehende Störungen............ 307
Regelwidrigkeiten des Kindes.............. 307
    Lage S. 307. — Einstellung S. 307. — Haltung S. 307. Regelwidrige Einstellung S. 307. — Regelwidrige Haltung S. 309. — Strecklagen S. 310.
Verhalten der Hebamme................ 321
Beckenendlagen.................... 321
    Geburtsmechanismus S. 322. — Erkennung der Beckenendlagen S. 326. — Gefahren S. 328.
Verhalten der Hebamme................ 329
    Armlösung S. 332. — Entwicklung des Kopfes S. 332. — Klassische Armlösung S. 333.
Querlage....................... 336
    Geburtsverlauf S. 337. — Äußere Untersuchung bei Querlage S. 339. — Innere Untersuchung bei Querlage S. 340. — Aufgaben der Hebamme S. 341.
Vorliegen und Vorfall kleiner Teile und der Nabelschnur . 342
    Vorliegen und Vorfall eines kleinen Teiles S. 342. — Vorliegen und Vorfall der Nabelschnur S. 344.
Regelwidrige Fruchtentwicklung............. 346
    Übergröße des Kindes S. 346. — Allgemeine Wassersucht S. 347. — Verkrüppelungen und Mißbildungen S. 347.
Mehrlingsschwangerschaft und Geburt.......... 353
    Häufigkeit S. 355. — Unterscheidung von eineiigen und zweieiigen Zwillingen S. 356. — Doppelmißbildungen S. 357. — Schwangerschaftsverlauf S. 357. — Erkennung der Zwillingsschwangerschaft S. 358. — Geburtsverlauf S. 359.
Verhalten der Hebamme bei Mehrlingsgeburt...... 360
Regelwidrigkeit des Mutterkuchens und seiner Anhänge . . 361
    Regelwidrigkeiten der Fruchtblase und Eihäute S. 361. Regelwidrigkeiten der Nabelschnur S. 363. — Regelwidrigkeiten des Mutterkuchens S. 365.
Verhalten der Hebamme................ 371

	Seite
Störungen in der Nachgeburtsperiode	372
Regelwidrigkeiten vor Geburt des Mutterkuchens	372

Störungen der Ablösung S. 372. — Blutung S. 373. — Behandlung S. 374. — Störungen der Austreibung S. 378.

Regelwidrigkeiten nach Ausstoßung des Mutterkuchens	379

Wehenschwäche S. 379. — Unvollständigkeit des Mutterkuchens S. 379. — Maßnahmen der Hebamme S. 379.

Erscheinungen der Blutarmut und ihre Behandlung	382

Zeichen der Blutarmut S. 382. — Verhalten der Hebamme S. 383.

Geburtsschädigung des Kindes	383
Verletzungen	384

Kopfblutgeschwulst S. 384. — Verletzungen des Kopfes S. 386. — Bluterguß im Gehirn S. 386. — Nervenlähmung S. 387. — Knochenbrüche S. 388.

Störungen der Sauerstoffversorgung	388

Ursachen S. 389. — Erscheinungen S. 389. — Blauer Scheintod S. 391. — Weißer Scheintod S. 391. — Künstliche Atmung S. 393.

Der Tod des noch nicht geborenen Kindes in seiner Einwirkung auf die Geburtsvorgänge	394
Tod der Gebärenden	395
C. Regelwidrigkeiten des Wochenbettes	396
Kindbettfieber	396

Allgemeines S. 396. — Maßnahmen der Verhütung S. 397.

Häufige Formen des Kindbettfiebers	400

Die infizierte Geburtswunde S. 400. — Entzündung der Gebärmutterschleimhaut S. 400. — Erkrankungen der Gebärmutteranhänge S. 401. — Beckenbindegewebsentzündung S. 401. — Allgemeine Bauchfellentzündung S. 401. — Wochenbettsepsis S. 401.

Seltenere Formen der Wundinfektion	403

Scharlach und Diphtherie S. 403. — Wundstarrkrampf S. 404. — Wundrose S. 404. — Tripper S. 404.

Erkennung des Kindbettfiebers	405
Verhalten der Hebamme bei Kindbettfieber	406
Regelwidrigkeiten der Rückbildung der Geschlechtsteile	408
Mangelhafte Rückbildung der Geschlechtsteile	408

Nachwehen S. 408. — Wochenfluß S. 408. — Blutungen S. 409. — Verzögerte Rückbildung der Gebärmutter S. 410.

Störungen außerhalb der Geschlechtsteile	410

Harnverhaltung S. 410. — Entzündung der Blasenschleimhaut S. 411. — Entzündung des Nierenbeckens S. 411. — Unwillkürlicher Harnabgang S. 411. — Stuhlverstopfung S. 412. — Durchfälle S. 412. — Unwillkürlicher Kotabgang S. 412. — Thrombose S. 412.

Störungen des Stillgeschäftes	413

Schrunden S. 413. — Brustentzündung S. 414.

Zufällige Erkrankung im Wochenbett	415

Erkältungskrankheiten S. 416. — Lungentuberkulose S. 416. — Geisteskrankheiten S. 416.

D. Die Sterblichkeit der Mütter an den Folgen von Schwangerschaft, Geburt und Wochenbett	417

III. Das Kind nach der Geburt 419
  A. Allgemeine Einleitung mit Bemerkungen über Statistik und Bekämpfung der Säuglingssterblichkeit . 419
    Statistik der Säuglingssterblichkeit 420
    Die Aufgaben der Hebamme in der Säuglingsfürsorge . . . 423
    Die wichtigsten Einrichtungen der Säuglings- und Kleinkinderfürsorge 423
  B. Die Neugeborenenzeit 424
    Das gesunde Neugeborene 424
      Geburtsgewicht und Geburtslänge S. 424. — Gewichtskurve S. 425. — Körperwärme S. 425. — Haut S. 425. — Nabel S. 427. — Kopf des Neugeborenen S. 427. — Stuhlentleerung S. 428. — Blut S. 428. — Harnorgane und Harn S. 428. — Atmung S. 429. — Herz und Kreislauf S. 430. — Nervensystem S. 430.
    Die Pflege des Neugeborenen 430
      Die Körperpflege des Neugeborenen 430
        Trockenlegen und Wickeln S. 431. — Ganzwaschung, Wiegen und Nabelpflege S. 431.
      Das normale Stillgeschäft 432
        Ingangbringen des Stillgeschäftes S. 432. — Stilltechnik (Trinkmengen) S. 433. — Versorgung des Kindes nach dem Trinken S. 436.
      Stillhindernisse und ihre Bekämpfung 437
        Unterergiebigkeit der Brust S. 437. — Schwerergiebigkeit der Brust S. 438. — Fehlbildung der Brustwarzen S. 438. — Überempfindlichkeit der Brust S. 439. — Entzündliche Erkrankungen der Brust S. 439. — Stillhindernisse von seiten des Kindes S. 439.
      Die künstliche Entleerung der Brust 442
        Abdrücken der Milch S. 442. — Abpumpen der Milch S. 442.
    Die Verhütung von Infektionen bei Neugeborenen 443
    Lebensschwache, vor allem frühgeborene Kinder und ihre Pflege 444
      Die Begriffe lebensschwaches Kind und Frühgeborenes S. 444.
      Die Kennzeichen des Frühgeborenen 444
        Gewicht und Länge S. 444. — Übrige Zeichen mangelnder Reife S. 444.
      Die Frühgeborenenpflege 445
        Wärmeregulierung S. 446. — Atem- und Kreislaufstörungen S. 447. — Ernährung S. 449. — Vermeidung von Infektionen und Rachitis S. 451.
    Krankheiten der Neugeborenenzeit 451
      Nabelerkrankungen 452
        Hautnabel S. 452. — Eihautnabel S. 452. — Nabelschnurbruch S. 452. — Nabelblutungen S. 452. — Nabelstranggangrän S. 452. — Nabelgranulom S. 452. — Nabelgeschwür S. 453. — Nabelringentzündung S. 453. — Nabeldiphtherie S. 453. — Wundstarrkrampf S. 453. — Blutvergiftung S. 454. — Wundrose S. 454.
      Andere eitrige Infektionen 454
        Schälblasenausschlag S. 455. — Augenbindehautentzündung S. 456. — Brustdrüsenentzündung S. 456. — Zahnkeimentzündung S. 456. — Speicheldrüsenentzündung S. 456.

	Seite
Krankhafte Gelbsuchtsformen	456

Verlängerter Neugeborenenikterus S. 456. — Angeborener Gallengangsverschluß S. 457. — Sepsis, Syphilis S. 457.

Krankhaft gesteigerte Blutungsbereitschaft	457

Vitamin-K-Mangel S. 457. — Allgemeine Blutvergiftung S. 457. — Syphilis S. 457.

C. Die Säuglingszeit........................... 457
   Der gesunde Säugling und seine Entwicklung 457
      Seelische Grundhaltung S. 457. — Haut S. 458. — Längen- und Gewichtswachstum S. 458. — Knochensystem S. 459. — Statische und geistige Entwicklung S. 462.
   Stoffwechsel und Ernährung des gesunden Säuglings 462
     Allgemeine Stoffwechsel- und Ernährungslehre 462
       Begriff Stoffwechsel S. 462. — Aufgaben der Ernährung S. 463. — Nahrungszusammensetzung S. 463. — Die Wirkstoffe (Fermente, Hormone und Vitamine) S. 464.
     Allgemeines über die Säuglingsernährung 464
       Zusammensetzung der Milcharten S. 464. — Verdauungsvorgänge S. 465. — Brustmilchstuhl S. 465. — Kuhmilchstuhl S. 465. — Vormilch S. 465. — Milchfreie Beikost S. 466.
     Die natürliche Ernährung 466
     Die Zwiemilchernährung 467
     Die künstliche Ernährung 467
     Anhang: Kochvorschriften für die Nahrung des gesunden Säuglings 470
   Pflege und Erziehung des gesunden Säuglings 472
      Nabelpflege S. 472. — Säuglingszimmer S. 472. — Freiluft S. 472. — Säuglingsbett S. 472. — Das Wiegen S. 472. — Füttern mit der Flasche S. 473. — Geistige Erziehung S. 473. — Körperliche Erziehung S. 475.
   Ernährungsstörungen 475
      Der Begriff der Ernährungsstörungen S. 475. — Ursachen S. 476. — Die akute leichte Form (Dyspepsie) S. 477. — Die akute schwere Form S. 478. — Die chronische leichte Form S. 479. — Die chronische schwere Form S. 480. Ernährungsstörungen des Brustkindes S. 480.
   Anhang: Kochvorschriften für die Nahrung des kranken Säuglings 481
   Andere Erkrankungen des Säuglings 481
     Allgemeines über Krankheitszeichen, ihre Feststellung und Bedeutung 481
       Körpertemperatur S. 481. — Pulszahl S. 482. — Atmung S. 482. — Rachenuntersuchung und Brustkorbuntersuchung S. 483. — Husten S. 484. — Spucken S. 484. — Erbrechen S. 484.
     Erkrankungen der Verdauungsorgane 484
       Mundhöhle S. 484. — Magenpförtnerkrampf S. 485. — Nervöses Spucken und Erbrechen S. 486. — Eingeweidebrüche S. 486.
     Erkrankungen der Atemwege und des Ohres 487
       Schnupfen S. 487. — Rachen-, Kehlkopf-, Luftröhren-, Bronchialkatarrh S. 487. — Lungenentzündung S. 487. — Mittelohrentzündung S. 487.
     Erkrankungen der Kreislauforgane 487
       Angeborene Herzfehler S. 487.

Erkrankungen des Blutes 487
    Blutarmut (Anämie) S. 487. — Erkrankungen des weißen
    Blutzellsystems S. 488. — Blutungskrankheiten S. 488.
Mangelkrankheiten 488
    Rachitis S. 488. — Skorbut S. 490.
Erkrankungen des Nervensystems. 490
    Mit Krämpfen einhergehende Erkrankungen S. 490. —
    Schwachsinn S. 491. — Wasserkopf S. 492.
Erkrankungen der Harn- und Geschlechtsorgane 492
    Eitrige Infektion der Harnwege S. 492. — Vorhaut-
    verengung S. 493. — Hodenerkrankungen S. 493.
Erkrankungen der Haut 493
    Wundsein S. 493. — Ekzem (Milchschorf) S. 494. —
    Gneis oder Grind S. 494. — Eitrige Infektionen der Haut
    S. 495. — Krätze S. 495.
Infektionskrankheiten im Säuglingsalter 495
    Grippe S. 495. — Tuberkulose S. 496. — Keuchhusten
    S. 497. — Diphtherie S. 498. — Masern S. 498. — Scharlach
    S. 498. — Windpocken S. 498. — Tripper S. 498. —
    Angeborene Syphilis S. 499.
Anhang: Wachstumstabelle nach ADAM (gekürzt) 500

Gesundheitsgesetzgebung und -verwaltung 501

Allgemeines 501
Aufbau der Verwaltung 501
Zusammenstellung der für die Hebammen wichtigsten gesetz-
lichen Vorschriften 502
    A. Gesetze zum Schutze der Volksgesundheit. 502
        Reichsimpfgesetz vom 8. 4. 1874 S. 502. — Gesetz zur
        Bekämpfung gemeingefährlicher Krankheiten vom 30.6.1900
        (Reichsseuchengesetz) S. 503. — Verordnung zur Bekämp-
        fung übertragbarer Krankheiten vom 1. 12. 1938 S. 503. —
        Gesetz zur Bekämpfung der Geschlechtskrankheiten vom
        3. 2. 1927 S. 504. — Krüppelfürsorgegesetz vom 6. 5. 1920
        S. 505. — Gesetz zum Schutze der erwerbstätigen Mutter
        (Mutterschutzgesetz vom 17. 5. 1942) S. 505.
    B. Gesetze zur Ordnung des Gesundheitswesens 506
        Gesetz zur Vereinheitlichung es Gesundheitswesens vom
        3. 7. 1934 S. 506. — Gesetz zur Ordnung der Kranken-
        pflege vom 28. 9. 1938 S. 507. — Erste und zweite Verord-
        nung über die berufsmäßige Ausübung der Krankenpflege
        und die Errichtung von Krankenpflegeschulen (Kranken-
        pflegeverordnung) vom 28. 9. 1938 S. 507. — Säuglings- und
        Kinderpflegeverordnung vom 25. 11. 1939 S. 508. — Ver-
        ordnung über Wochenpflegerinnen vom 7. 2. 1943 S. 509.
    C. Berufsvorschriften der Hebammen 509
        Hebammengesetz vom 21. 12. 1938 S. 509. — Erste Ver-
        ordnung zur Durchführung des Hebammengesetzes vom
        3. 3. 1939 S. 512. — Vierte Verordnung zur Durchführung
        des Hebammengesetzes vom 16. 12. 1939 S. 513. — Sechste
        Verordnung zur Durchführung des Hebammengesetzes vom
        16. 9. 1941 (Aus- und Fortbildung der Hebammen) S. 513.
        Hebammenprüfungsordnung S. 517. — Dienstordnung für
        Hebammen vom 17.12.1947 S. 519. — Vorgeschriebene Geräte
        und Arzneimittel der Hebamme S. 535. — Anweisung zur
        Führung des Tagebuchs S. 536.

Fremdwörterverzeichnis 538
Sachverzeichnis. 550

Allgemeiner Teil.
A. Bau und Verrichtungen des menschlichen Körpers.

Das Leben äußert sich in gesetzmäßig ablaufenden Lebenserscheinungen, die in der Fortpflanzung, dem Wachstum und dem Stoffwechsel gegeben sind. Träger dieser Lebenserscheinungen sind die Bausteine des Körpers, die **Zellen**. Es gibt lebende Körpergebilde, die aus nur einer Zelle bestehen und solche, die aus vielen verschieden gestalteten Zellen auigebaut sind. Man spricht dann entweder von einem einzelligen oder von einem vielzelligen Organismus. Einzellig sind die Urtierchen oder Protozoen und die Bakterien, mehrzellig dagegen alle übrigen Pflanzen und Tiere. Während bei den einzelligen Lebewesen eine Zelle alle an den Organismus gestellten Aufgaben des Wachstums, der Fortpflanzung, des Stoffwechsels und der Bewegung zu erfüllen hat, werden bei den vielzelligen Organismen Lebensvorgänge von verschiedenen Zellverbänden, die ihre Fähigkeiten in der für sie bestimmten Richtung entwickelt haben bewältigt.

Eine lebende Zelle (Abb. 1), mag sie einem einzelligen oder einem mehrzelligen Lebewesen angehören, und mögen ihr die verschiedensten Aufgaben gestellt sein, besteht immer aus dem Zellkern und dem Zelleib. Die Zelle wird nach außen meistens durch eine Zellwand oder ein Zellhäutchen abgegrenzt. In dem Zelleib befindet sich der Zellkern als Hauptträger aller Lebensvorgänge im Rahmen der Zelle. Er wird von dem Zell- oder Urschleim, der als Protoplasma bezeichnet wird, umgeben. Auch der Zellkern besteht aus Schleim. Er hat die Fähigkeit, die Kernschleifen als Träger der Erbmasse zu bilden.

Vielzellige Lebewesen können bei den niederen Organismen aus zahlreichen gleichen Zellen, bei den höheren Organismen aus verschiedenartigen Zellen aufgebaut sein. In diesen sind die einzelnen Zellarten untereinander in engen Verbänden angeordnet. Jeder dieser Zellverbände hat gesondert die ihm gestellte Aufgabe zu erfüllen. Diese Verbände nennt man Körpergewebe. Man unterscheidet Verbände von Muskelzellen als Muskelgewebe, Verbände von Knochenzellen als Knochengewebe, Verbände von Nervenzellen als Nervengewebe, Verbände von Fettzellen als Fettgewebe u. a. m. (Abb. 3 u. 4). Aus verschiedenen Körpergeweben gebildete und im Haushalt des Organismus bestimmte Aufgaben übernehmende Körperteile nennt man Organe (Abb. 2).

— 2 —

Die Zellen vermehren sich durch Teilung des Zellkerns und des Protoplasmas. Bei der **Zellteilung** werden aus der schleimigen

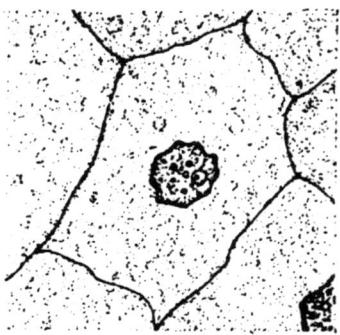

Abb. 1. Zelle aus einer Zwiebelhaut. Man erkennt in der Mitte den Zellkern, darum das Protoplasma und die Zellwand.

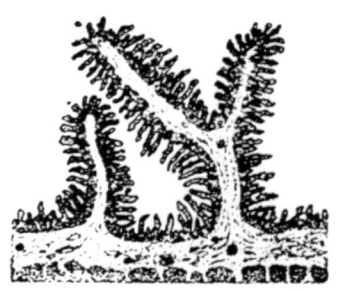

Abb. 2. Ausschnitt aus dem Dünndarm mit Zotten. Er besteht aus verschiedenen Zellverbänden. An der Oberfläche Deckzellen, in der Tiefe Muskelzellen.

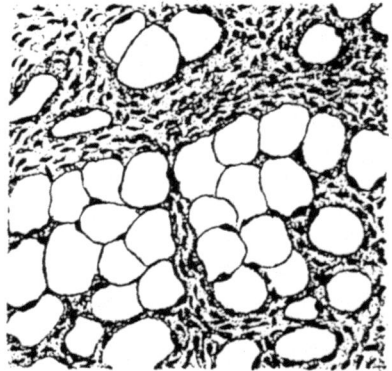

Abb. 3. Fettgewebe. Die großen Hohlräume sind Fettzellen. Der Zellkern ist an die Wand der Zelle gedrängt. Die Fettzellen sind von Bindegewebe umgeben.

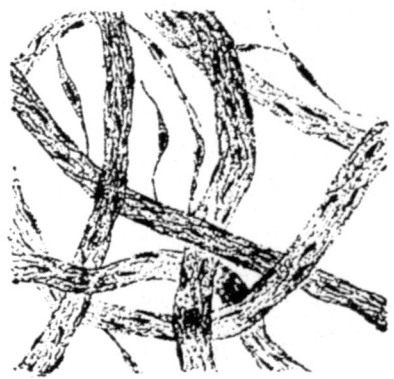

Abb. 4. Muskelgewebe. Man erkennt eng verflochtene Muskelfasern.

Masse des Zellkerns die Zellschleifen gebildet, die sich durch den strahlenförmigen Teilungsapparat der Zelle in einer Ebene anordnen, der Länge nach teilen und zu den beiden Polen der Mutterzelle rücken. Auf diese Weise werden aus der Mutterzelle zwei Tochterzellen gleicher Beschaffenheit. Mit der Teilung des Kerns geht die Teilung des Protoplasmas einher (Abb. 5).

Der menschliche Körper besteht aus Knochen, Weichteilen und flüssigen Bestandteilen. Der äußeren Gestalt nach unterscheidet man Kopf, Rumpf und Gliedmaßen.

Bei der Bestimmung irgendeines Punktes am oder im Körper wird folgendermaßen verfahren: Oben bedeutet immer nach dem

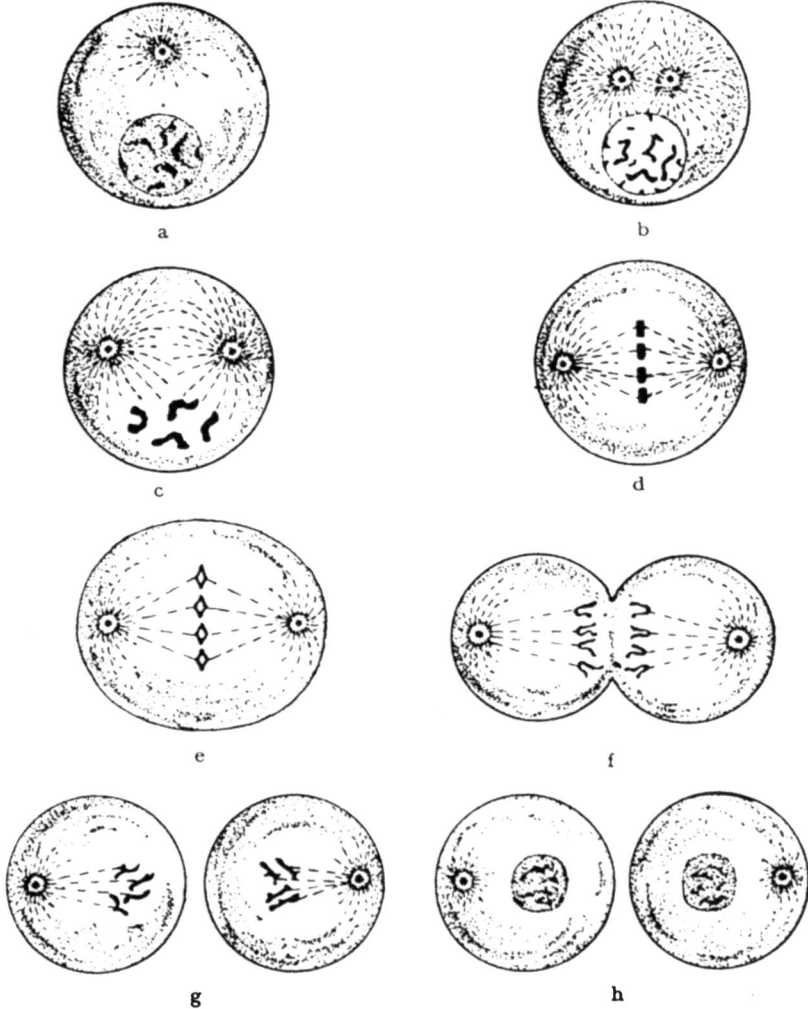

Abb. 5 a–h. Vorgang der Zellteilung. Der Zellkern sondert sich in Kernschleifen, die in einer Ebene angeordnet und längsgeteilt werden. Es folgt die Teilung des Zelleibes und Rückbildung der Kernschleifen in den Kern. Aus einer Mutterzelle werden zwei Tochterzellen gleicher Art und Gestalt. (Nach Оттоw.)

Scheitel, unten nach den Füßen, vorn nach dem Gesicht bzw. nach den Bauchdecken, hinten nach dem Rücken hin. Die Bezeichnungen bleiben die gleichen, einerlei ob der Körper steht oder liegt. Obgleich man es in der Geburtshilfe meistens mit liegenden Menschen zu tun hat, so bezeichnet man auch an der schwangeren und gebärenden Frau den Bauch nicht als oben, sondern als vorn, den

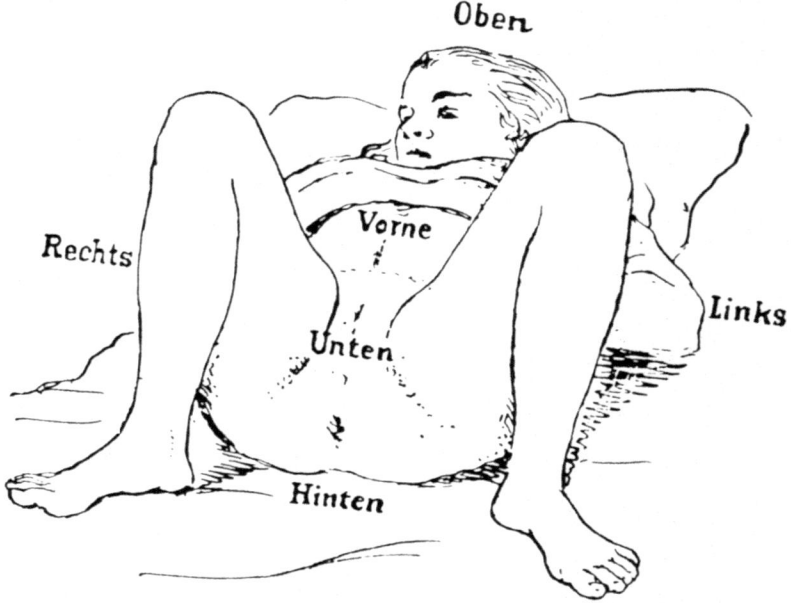

Abb. 6. Richtungsbezeichnungen bei der liegenden Frau.
(In Anlehnung an MARTIUS: Die geburtshilflichen Operationen.)

Rücken nicht als unten, sondern als hinten. Entsprechend gehen die Seitenbezeichnungen rechts und links immer von der zu untersuchenden Person aus. Rechts ist also immer die rechte Seite des Kranken, links entsprechend die linke Seite (Abb. 6). An den Gliedmaßen bezeichnet man die der Körpermitte zugewandte Seite als die innere, die abgewandte als die äußere.

Knochen und Gelenke.

Die **Knochen**, in ihrer Gesamtheit als Knochengerüst oder Skelett (Abb. 7) bezeichnet, verleihen dem Körper Festigkeit und Gestalt. Ursprünglich sind sie aus Knorpelgewebe gebildet, doch beginnen sie bereits während der Entwicklung der Frucht im Mutterleibe zu verknöchern. Die Härte der Knochen wird durch Einlagerung von Kalksalzen bedingt. Erst nach Ablauf des Wachstums, um das 20. Lebensjahr herum, ist die Verknöcherung abgeschlossen. Die Knochen Jugendlicher sind also weicher und biegsamer als die Erwachsener. Im Alter verlieren die Knochen allmählich an Festigkeit und werden spröde.

Ihrer Form nach teilt man die Knochen ein in
a) lange oder Röhrenknochen, z. B. Ober- und Unterarmknochen, Ober- und Unterschenkelknochen,

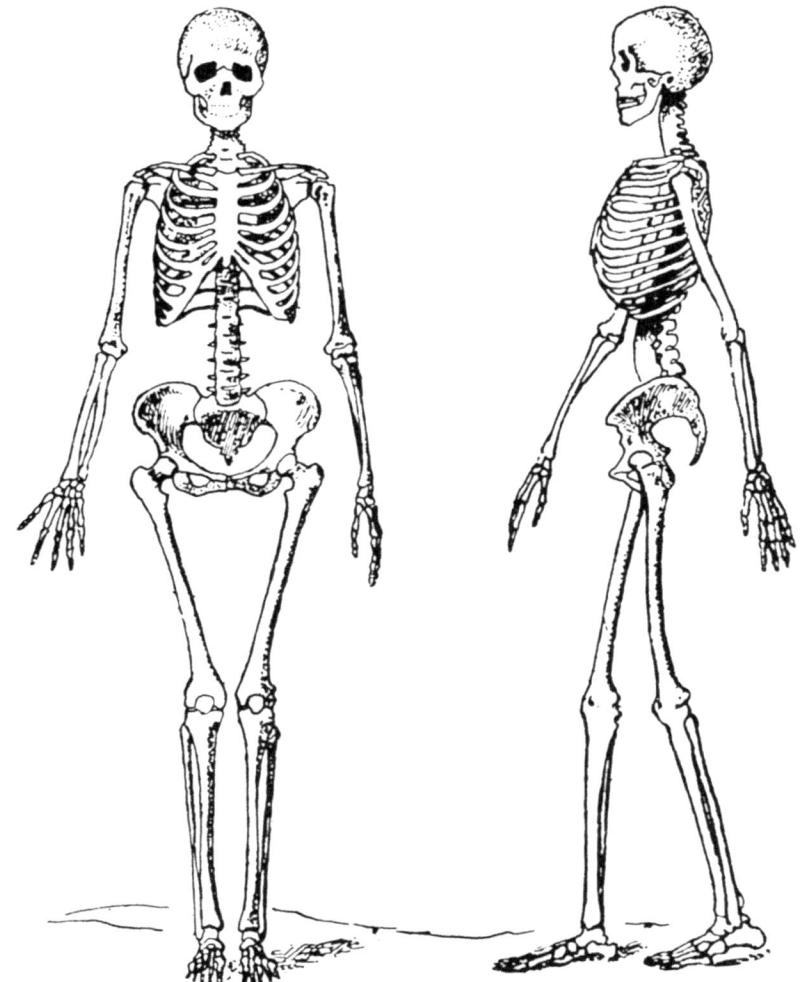

Abb. 7. Das Knochengerüst des Menschen, von vorn und von der Seite.

b) kurze Knochen, z. B. Wirbel-, Handwurzel-, Fußwurzelknochen,
c) platte oder breite Knochen, die Schädel-, Rippen-, Beckenknochen.

Die Knochen werden von der Knochenhaut überzogen, die die zur Ernährung des Knochens notwendigen Blutgefäße führt. Im

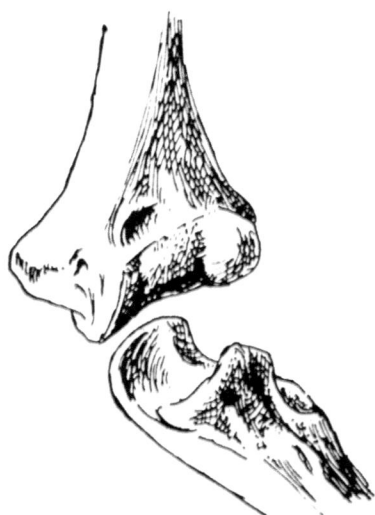

Abb. 8. Ellbogengelenk, auseinandergenommen, als Beispiel eines Scharniergelenkes.

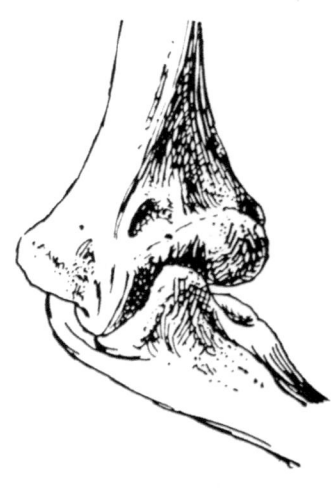

Abb. 9. Ellbogengelenk, zusammengesetzt. Die Gelenkflächen passen genau ineinander. Das Gelenk ist durch den hinteren Fortsatz nur bis zu einer bestimmten Stelle und in einer Ebene beweglich.

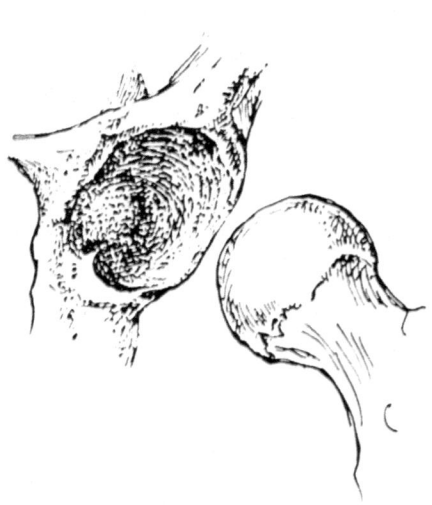

Abb. 10. Hüftgelenk als Beispiel eines Kugelgelenkes. Man erkennt den Gelenkkopf und die Gelenkpfanne. Das Gelenk ist auseinandergenommen.

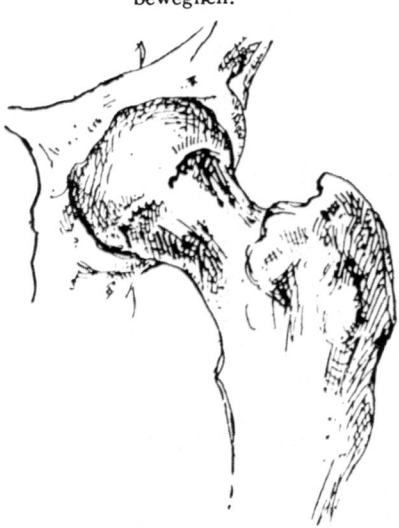

Abb. 11. Das gleiche Gelenk zusammengesetzt. Der Gelenkkopf paßt genau in die Pfanne. Bewegungen sind in allen Richtungen möglich.

Inneren enthalten die Knochen das Knochenmark entweder in vielen kleinen Knochenlücken oder in einer großen Markhöhle.

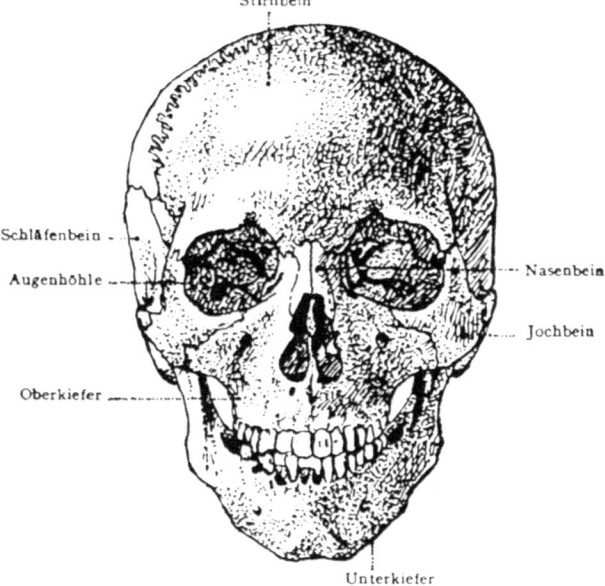

Abb. 12. Gesichtsschädel, ein Drittel der natürlichen Größe.

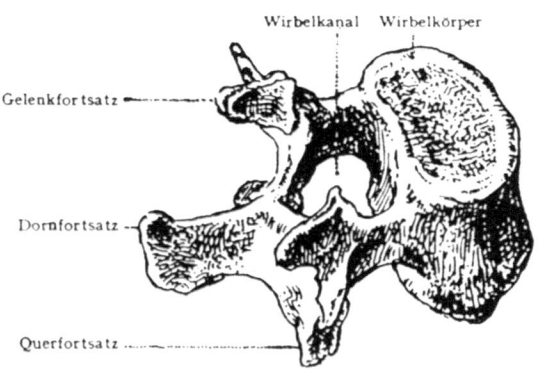

Abb. 13. Wirbel.

Die einzelnen Knochen sind teils beweglich durch **Gelenke** (Abb. 8—11) miteinander, teils fest und unbeweglich durch zackig ineinandergreifende Nähte wie am Schädeldach, oder durch glatte Fugen z. B. an der Schamfuge verbunden. Die Gelenkenden der Knochen zeigen verschiedene Form. Gewöhnlich ist das Ende des einen

Knochens mehr oder weniger gewölbt und paßt genau in das entsprechend ausgehöhlte Ende des anderen Knochens. Alle Gelenkenden tragen einen Überzug von Knorpel, der wie ein Polster den Druck abschwächt. Eine feste, häutige, durch sehnige Bänder verstärkte Kapsel, die Gelenkkapsel, umschließt das Gelenk im ganzen. Die Kapsel hat innen eine feine Haut, die eine Flüssigkeit, die Gelenkschmiere, absondert. Dadurch vollzieht sich die Bewegung im Gelenk ohne Reibung. Außer in den Gelenken finden sich beim Erwachsenen in den festen Knochenverbindungen und in einigen anderen Körperteilen wie Ohr, oberes Augenlid, Nase, Kehlkopf, Luftröhre, noch Knorpel.

Am Kopf unterscheidet man die Schädel- und Gesichtsknochen. Die **Schädelknochen** werden in das Stirnbein, die Scheitel- und Schläfenbeine und das Hinterhauptsbein unterteilt (Abb. 12). Durch sie wird zusammen mit den Knochen des Schädelgrundes die das Gehirn beherbergende Schädelhöhle gebildet. Im Hinterhauptsbein befindet sich unten das große Hinterhauptsloch. Auch die übrigen Knochen des Schädelgrundes sind zum Durchtritt von Nerven und Blutgefäßen vielfach durchlöchert. Beim Erwachsenen sind die Schädel- und Gesichtsknochen mit Ausnahme des Unterkiefers, der mit dem Schläfenbein dicht vor dem Gehörgang ein Gelenk, das Kiefergelenk, bildet, fest miteinander verbunden.

Die **Gesichtsknochen** umrahmen die beiden Augenhöhlen, die Nasen- und Mundhöhle. Ober- und Unterkiefer tragen in einer hufeisenförmig gekrümmten Knochenleiste die Zähne. Jeder Zahn ist in ein besonderes Knochenfach fest eingekeilt. Das erste Gebiß, das Milchgebiß, zählt 20, das zweite, dauernde, 32 Zähne. Die Zahnmasse ist noch härter als die Knochenmasse. Am Unterkiefer springt vorn das Kinn mehr oder weniger hervor. Ebenso prägen sich stärker oder geringer die seitlichen Kieferwinkel aus, die beim Neugeborenen kaum entwickelt und flach sind.

Die knöcherne Stütze des Rumpfes bilden Wirbelsäule, Brustkorb und Becken (Abb. 7).

Die **Wirbelsäule** setzt sich aus 7 Hals-, 12 Brust-, 5 Lendenwirbeln, dem Kreuz- und Steißbein zusammen. Von der Seite gesehen weist die Wirbelsäule zwei S-förmige Krümmungen auf, eine leichtere im Hals- und Brustteil, eine stärkere im Lenden- und Kreuzbeinteil. Diese Krümmungen gleichen Erschütterungen aus, die von unten z. B. beim Springen oder bei einem Fall einwirken. Eine gerade Wirbelsäule würde die Erschütterung unabgeschwächt auf Kopf und Gehirn übertragen.

Jeder wahre Wirbel stellt einen knöchernen Ring dar, der ein Loch in der Mitte, das Wirbelloch, umfaßt. Der vordere Teil des Ringes verdickt sich zum Wirbelkörper. Je weiter nach unten, um so mächtiger werden die Wirbelkörper. Der hintere Wirbelbogen entsendet mehrere Fortsätze, und zwar je 2 Gelenkfortsätze nach oben und unten zur Verbindung mit den Nachbarwirbeln, sodann 2 Querfortsätze und den nach hinten gerichteten Dornfortsatz zum Ansatz von Bändern und Muskeln (Abb. 13). Die Wirbelkörper sind durch Knorpelscheiben, die Gelenkfortsätze durch straffe Gelenkkapseln verbunden. Vielfache sehnige Bänder verstärken den Zusammenhang der Wirbel untereinander. Durch diese Anordnung wird die Verschiebung zwischen den einzelnen Wirbeln gering. Im ganzen erhält die Wirbelsäule zwar einen hohen Grad von Festigkeit, bleibt aber gleichzeitig beweglich, so daß die Wirbelsäule nach vorn, nach hinten und nach der Seite gebeugt und in beschränktem Maße um ihre eigene Achse gedreht werden kann.

Die übereinander liegenden Wirbellöcher bilden den **Wirbelkanal**.

Der erste Halswirbel hängt mit dem Hinterhauptsbein gelenkig zusammen. Durch das Hinterhauptsloch stehen Schädelhöhle und Wirbelkanal in Zusammenhang.

An jedem der 12 Brustwirbel setzt beiderseits eine Rippe an. Die **Rippen** ziehen bogenförmig nach vorn und unten. Die 7 oberen Rippen, auch wahre Rippen genannt, verbinden sich vorn durch Knorpelspangen unmittelbar mit dem **Brustbein**. Von den 5 unteren oder falschen Rippen hängen die 8., 9. und 10. (den Rippenbogen bildend) durch Knorpelbögen mit der 7. zusammen, die 11. und 12. endigen frei (Abb. 7).

Brustwirbelsäule, Rippen und Brustbein bilden den kuppelförmigen **Brustkorb**. Auf dem Brustkorb ruht der Schultergürtel, der vorn beiderseits aus dem Schlüsselbein und hinten dem Schulterblatt besteht. Jedes Schlüsselbein steht mit dem Brustbein und dem Schulterblatt durch Gelenke in Verbindung. Die Schulterblätter werden durch Muskeln am Brustkorb gehalten.

Die **Knochen eines der oberen Gliedmaßen** sind: Der Oberarmknochen, die beiden Unterarmknochen, die Handwurzel-, Mittelhand- und Fingerknochen. Der Oberarmknochen bildet mit dem Schulterblatt das Schultergelenk, mit dem Unterarm das Ellenbogengelenk (Abb. 8 u. 9). Von den beiden Unterarmknochen heißt der daumenwärts gelegene die Speiche, der kleinfingerwärts gelegene die Elle. Die Speiche kann um die Elle gedreht werden. Dadurch werden die Drehbewegungen der Hand ermöglicht. Unterarm und Handwurzel bilden das Handgelenk. Während die Gelenkverbindungen zwischen der Handwurzel und den Mittelhandknochen des 2. bis 5. Fingers straff und wenig beweglich sind, gestattet das Gelenk zwischen Handwurzel und Mittelhandknochen des Daumens ausgiebige Bewegungen, unter denen die Greifbewegung die wichtigste ist. Der Daumen besteht aus zwei, die übrigen Finger bestehen aus je drei Gliedern.

Die **Knochen eines der unteren Gliedmaßen** sind: Der Oberschenkelknochen, die beiden Unterschenkelknochen, Fußwurzel-, Mittelfuß- und Zehenknochen. Der Oberschenkelknochen bildet mit dem Becken das Hüftgelenk (Abb. 10 u. 11), mit dem Unterschenkel das **Kniegelenk**, vor dem noch die knöcherne **Kniescheibe** sitzt. Die beiden Unterschenkelknochen, das **Schien-** und das **Wadenbein**, sind fest miteinander verbunden und bilden unten je einen Vorsprung, den inneren und äußeren Knöchel. Zwischen Unterschenkel und Fußwurzel ist das **Fußgelenk**.

Das Becken wird im speziellen Teil besprochen (S. 60).

Weichteile.

Die verschiedenartige Form der Knochen und Gelenke ermöglicht die Mannigfaltigkeit der Bewegungen. Die Bewegungen selber werden durch die Muskeln bewirkt, die sich von Knochen zu Knochen spannen und das ganze Knochengerüst umkleiden.

Ein **Muskel** ist ein Bündel rötlicher Fasern. Entweder heften sich die Fasern unmittelbar an den Knochen an, oder sie laufen in weißliche Sehnen aus, die an den Knochen ansetzen. Die Sehnen sind also Muskelenden. Ein Muskel bewegt sich, indem er sich zusammenzieht, d. h. verkürzt. Dadurch werden die Knochen, zwischen denen er ausgespannt ist, einander genähert (Abb. 14 u. 15). Jeder Bewegung entspricht eine Gegenbewegung. Indem sich der entgegengesetzt wirkende Muskel zusammenzieht, entfernt er die Knochen wieder voneinander, und der erste Muskel streckt sich. Bei den Gliedmaßen genügt die Schwere allein, um das erhobene Glied sobald die Zusammenziehung der hebenden Muskeln aufhört, wieder in die Ausgangsstellung zurückzubringen. Gewöhnlich wird eine Bewegung nicht von einem einzelnen, sondern von einer in gleichem Sinne wirkenden Muskelgruppe ausgeführt.

An der Vorderseite des Oberarms z. B. fühlt man deutlich, wie sich der starke, zum Unterarm führende Muskel zusammenzieht und verdickt, wenn er den Unterarm beugt, d. h. an den Oberarm heranführt (Abb. 14 u. 15). Die Streckung des Unterarms vollziehen wiederum die Muskeln an der Rückseite des Oberarms. Nach der Verrichtung der Muskeln spricht man auch von Beuge- und Streckmuskeln, und an den Gliedmaßen entsprechend von einer Beuge- und Streckseite.

Die Muskeln am Knochengerüst vermögen wir kraft unseres Willens zu bewegen. Die Bewegungen dieser Muskeln sind also **willkürlich**. Ich will den Arm beugen und beuge ihn. Im Gegensatz dazu sind die Muskeln der inneren Organe **unwillkürlich** bewegte Muskeln. Sie arbeiten selbsttätig. Das Herz schlägt, ohne daß es dem Willen unterworfen ist. Unwillkürlich bewegte Muskeln besitzen außer dem Herzen z. B. Speiseröhre, Magen, Darm, Harnleiter, Gebärmutter.

Die einzelnen Muskeln sind von Häuten aus Bindegewebe umschlossen. Dieses Gewebe umkleidet und durchsetzt auch alle inneren Organe und gibt ihrem weichen Gewebe Halt.

Daneben findet sich allenthalben im Körper **Fettgewebe**, am stärksten unter der Haut (Abb. 3).

Die **Haut** umgibt als schützende Decke den ganzen Körper. Sie besteht aus drei Schichten: Der Oberhaut, der Unterhaut und dem

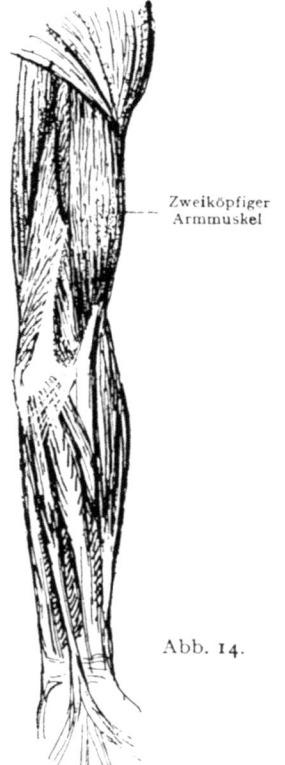

Abb. 14.

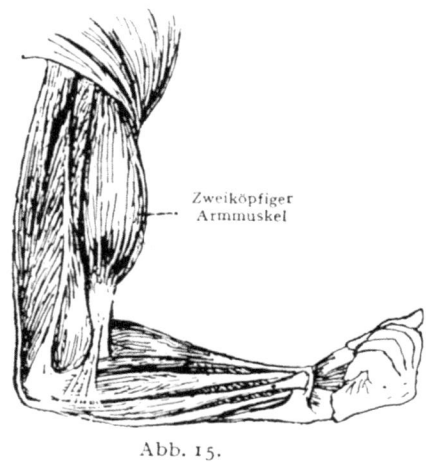

Abb. 15.

Abb. 14. Muskulatur des Armes.

Abb. 15. Der Bizepsmuskel (zweiköpfiger Oberarmmuskel) in Tätigkeit. Durch die Zusammenziehung wird er kürzer und dicker. Er beugt den Unterarm.

Unterhautbinde- oder Unterhautfettgewebe. Die fettreiche Unterlage ist verschieden dick. Während sich z. B. an der Brust, am Bauch und am Rücken sehr leicht eine Hautfalte emporheben läßt, ist die Haut in der Hohlhand oder an der Fußsohle fest mit der Unterlage verwachsen. Die Haut zeigt bis auf die Handinnenfläche und die Fußsohle überall Haare, die am Kopf und von der Zeit der Geschlechtsreife an in den Achselhöhlen und in der Schamgegend lang und dicht wachsen. An jedes Haar setzt sich innerhalb der Haut ein feiner Muskel an. Die Zusammenziehung dieser Muskeln bewirkt die ,,Gänsehaut". In die Austrittskanäle der Haare, zum Teil auch frei in die Oberhaut, wie im Gesicht, münden Talgdrüsen, die durch ihre fettige Absonderung die Haut geschmeidig erhalten. In die Hautporen münden die zur Absonderung des Schweißes dienenden Schweißdrüsen.

Zum Schutz der Finger- und Zehenspitzen dienen die hornigen Nägel.

Die Haut hat wichtige Aufgaben zu erfüllen. Sie regelt die Wärmeabgabe des Körpers. In der Kälte verengen sich ihre Blutgefäße, so daß weniger Blut an die Körperoberfläche strömt und weniger Wärme nach außen abgegeben wird. Die Eigenwärme des Körpers bleibt dadurch besser erhalten. In der Wärme dagegen erweitern sich die Blutgefäße der Haut, und es wird mehr Wärme nach außen abgegeben. Gleichzeitig tritt aus den Schweißdrüsen Flüssigkeit aus, durch deren Verdunstung eine Abkühlung bewirkt wird.

Durch die Haut scheidet der Körper Wasser aus. Außer der sichtbaren Abgabe in Form des Schweißes findet auch eine dauernde unmerkliche Verdunstung von Wasserdampf statt. Die Hautatmung, also der Gasaustausch durch die Haut, spielt gegenüber der Lungenatmung eine untergeordnete Rolle.

Eine wichtige Aufgabe der Haut ist die **Gefühlsempfindung**, die durch zahlreiche Nervenkörperchen an den Nervenenden vermittelt wird.

Die äußersten Schichten der Oberhaut stoßen sich dauernd ab, besonders da, wo die Benutzung stark ist, wie in der Hohlhand und an den Fußsohlen. So glatt auch eine wohlgepflegte Haut dem Auge erscheint, so ist sie doch immer mit feinsten Hautschüppchen bedeckt. Dazu kommen die zahlreichen Falten, Poren, Haarmündungen als Schlupfwinkel, in denen Unreinlichkeiten haften. Eine gewöhnliche Waschung entfernt zwar alle Unreinlichkeiten, sie vermag aber bei einer stark verarbeiteten, rissigen, schwieligen Haut trotz gründlichster Ausführung nicht, die kleinsten Schlupfwinkel zu reinigen.

An den natürlichen Körperöffnungen geht die Haut in **Schleimhaut** über. Sie ist zarter als die Haut und enthält keine Talg- und Schweißdrüsen, statt dessen aber zahlreiche Schleimdrüsen, durch deren Absonderung die Schleimhaut dauernd feucht erhalten wird. Am Munde bildet das Lippenrot den Übergang von Haut zu Schleimhaut.

Körperoberfläche und innere Organe.

Die inneren und äußeren Organe bilden im Leben eine Einheit. Sie sind jedoch in ihrem Bau, ihrer Lage und Anordnung im einzelnen zu betrachten.

Man unterscheidet:

1. Die Kreislauforgane,
2. die Atmungsorgane,
3. die Verdauungsorgane,
4. die Harnorgane,
5. die Geschlechtsorgane,
6. das Nervensystem mit Gehirn, Rückenmark und Sinnesorganen,
7. die Drüsen mit innerer Absonderung.

Die einzelnen Organsysteme sind nicht auf die einzelnen Körperhöhlen begrenzt, und umgekehrt enthalten die einzelnen Körperhöhlen nicht immer ein oder mehrere geschlossene Organsysteme. Vielmehr finden sich einzelne Organsysteme in verschiedenen Körperhöhlen. Nimmt man beispielsweise die Verdauungsorgane, so finden sich seine verschiedenen Anteile sowohl im Schädel als auch in der Brusthöhle, als auch in der Bauchhöhle.

Am Gesicht unterscheiden wir Stirn, Schläfen, Augenbrauen, Augen, Nase, Wangen, Mund, Kinn, Ohren.

Sinnesorgane.

Die **Augen** liegen in Fettgewebe eingebettet in den Augenhöhlen (Abb. 16). Zu ihrem Schutz dienen die bewimperten Lider. Die Innenfläche der Lider wird von der Augenbindehaut bekleidet, die auch den vorderen Teil des Augapfels bis zum Hornhautrande bedeckt. Der annähernd kugelförmige Augapfel wird von der harten Haut, dem Weißen des Auges, überzogen, die vorn in die kreisrunde, leicht gewölbte, durchsichtige Hornhaut übergeht. Hinter der Hornhaut befindet sich die mit einer klaren Flüssigkeit gefüllte vordere Augenkammer, nach hinten begrenzt durch die kreisförmige Regenbogenhaut und die Mitte der Vorderwand der Linse. Das Sehloch oder die Pupille in der Mitte der Regenbogenhaut zieht sich bei starkem Lichteinfall zusammen und erweitert sich im Dunkeln. Zwischen Regenbogenhaut und den seitlichen Teilen der vorderen Linsenwand befindet sich die hintere Augenkammer, die gleichfalls mit klarer Flüssigkeit gefüllt ist. Die nach vorn und hinten gewölbte Linse ist vollkommen durchsichtig, fest und zugleich elastisch. Hinter der Linse wird das Augeninnere durch den klaren, gallertartigen Glaskörper ausgefüllt. Die Wand des Augapfels zeigt unter der harten Haut noch zwei andere Häute, und zwar in der Mitte die gefäßreiche Aderhaut und nach innen die lichtempfindliche Netzhaut, in der sich der hinten in den Augapfel eintretende Sehnerv ausbreitet. Die Linse lenkt die durch das Sehloch einfallenden Lichtstrahlen so zusammen, daß auf der Netzhaut das Bild des betrachteten Gegenstandes im umgekehrten Bilde entsteht. Durch Gewohnheit wird das Bild dann als aufrecht empfunden.

Hinter dem oberen Augenlid, außen oben in der Augenhöhle, liegt die Tränendrüse. Sie sondert durch feine Ausführungsgänge die salzige Tränenflüssigkeit in den Bindehautsack ab. Die Flüssigkeit wird durch die Lidbewegungen über die freie Vorderfläche des Augapfels, insbesondere über die empfindliche Hornhaut, verteilt und erhält sie glatt und schlüpfrig. Abgeleitet wird die Flüssigkeit durch den Tränenkanal, der vom inneren Augenwinkel in die Nasenhöhle führt. Nur bei übermäßiger Absonderung, wie es beim Weinen oder einem mechanischen Reiz der Fall ist, vermag der Tränenkanal die Flüssigkeit nicht zu fassen, so daß diese dann über die Lider läuft.

Das **Ohr** besteht aus dem äußeren, mittleren und inneren Ohr (Abb. 17). Zum äußeren Ohr gehören Ohrmuschel und äußerer

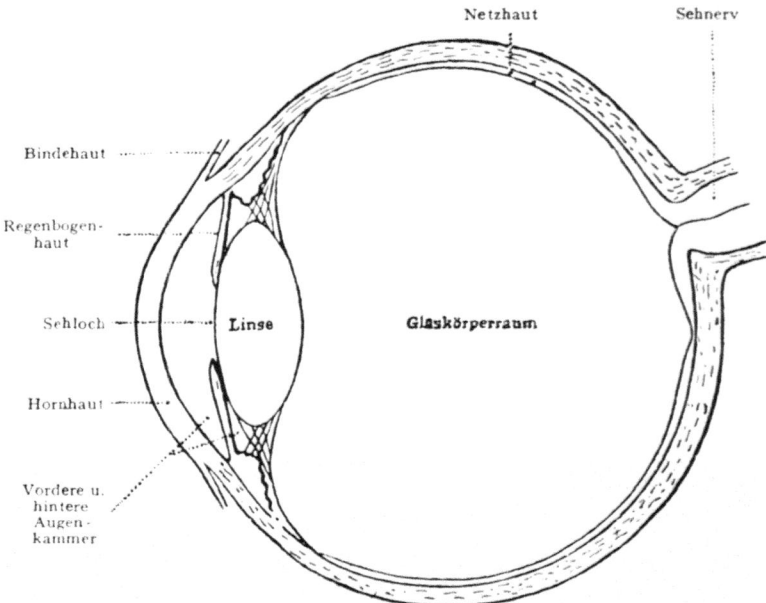

Abb. 16. Durchschnitt durch das Auge. (Nach SCHIECK.)

Gehörgang, der nach innen von dem zarten, durchscheinenden Trommelfell abgeschlossen wird. Hinter dem Trommelfell liegt die mit Schleimhaut ausgekleidete Paukenhöhle, das Mittelohr. Ein Gang, die Ohrtrompete, verbindet sie mit dem Rachen und dient zum Ausgleich des Luftdruckes zwischen Außenwelt und Mittelohr. Drei feine Gehörknöchelchen, Hammer, Amboß und Steigbügel, bilden eine der Schallübertragung dienende Leitung vom Trommelfell zum inneren Ohr, das aus der im Inneren des Schläfenbeins liegenden Schnecke und dem Labyrinth besteht. Dort endigt der vom Gehirn kommende Hörnerv. Die Schallwellen werden von der Ohrmuschel aufgefangen, durch den äußeren Gehörgang zum Trommelfell geleitet, das sie in Schwingungen versetzen. Die Schwingungen werden durch die Gehörknöchelchen auf das innere Ohr übertragen.

Die äußere **Nase**, die neben den Aufgaben als Geruchsorgan der Anwärmung der Atemluft dient, wird durch eine knorpelige, die innere Nase durch eine knöcherne Scheidewand in eine rechte und linke Hälfte geteilt. An den äußeren Wänden der Nasenhöhle wölben sich die drei Nasenmuscheln vor. Die Schleimhaut trägt in den Nasenlöchern Haare zum Abfangen des Staubes. Im oberen Teil der Schleimhaut verzweigt sich der Riechnerv, der den Geruch übermittelt.

Mund-Rachenorgane.

In dem geöffneten **Munde** sieht man Zähne, Zahnfleisch, den Gaumen, von dem hinten in der Mitte das Zäpfchen frei herabhängt

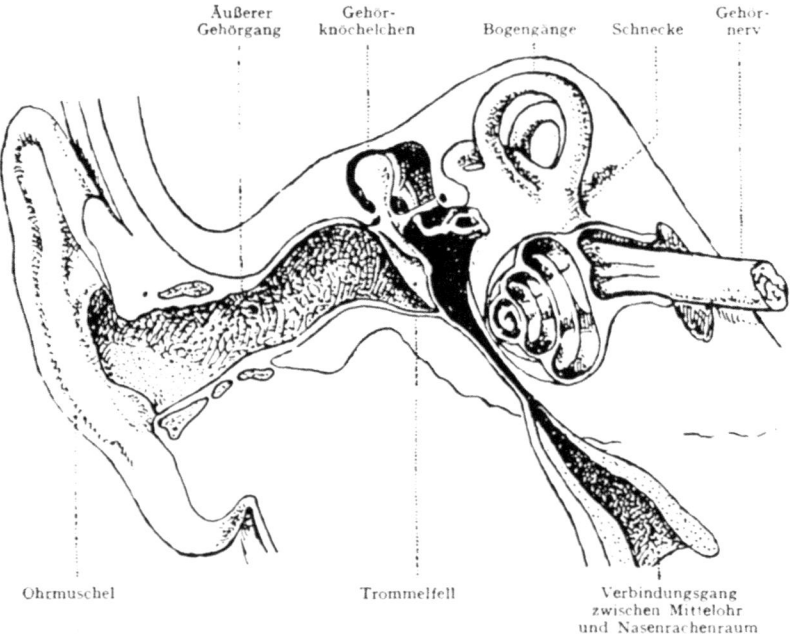

Abb. 17. Das menschliche Ohr. (Nach CORNING.)

(Abb. 18). Von dem Zäpfchen ziehen nach beiden Seiten je zwei Gaumenbögen, ein vorderer und ein hinterer, zum Mundboden herab. In den Nischen zwischen den vorderen und hinteren Gaumenbögen liegen beiderseits die Gaumenmandeln. Der Zungenrücken trägt die Geschmackswärzchen, kleine Erhebungen der Schleimhaut mit besonderen Nervenenden, die den Geschmack übermitteln. In die Mundhöhle ergießt sich aus mehreren Speicheldrüsen der Speichel. Die größte der Speicheldrüsen liegt unterhalb des Ohres, und wird Ohrspeicheldrüse genannt. Sie hat, was auf Grund der Bezeichnung gern angenommen wird, nichts mit der Bildung des Talgs im äußeren Gehörgang, dem sog. Ohrenschmalz, zu tun, sondern sie dient, ebenso wie die übrigen Speicheldrüsen, der Absonderung des Mundspeichels.

Nasen- und Mundhöhlen führen nach hinten zum **Rachen**. Hier liegt die Rachenmandel, die bei Kindern oft vergrößert ist und die Nasenatmung behindern kann. Der Rachen führt abwärts in den **Schlund**. Dieser stellt gewissermaßen die Weiche der Atmungs- und Verdauungsorgane dar, indem sie einerseits den Weg der Speisen in die Speiseröhre, andererseits den Weg der Luft über den Kehlkopf in die Luftröhre freigibt.

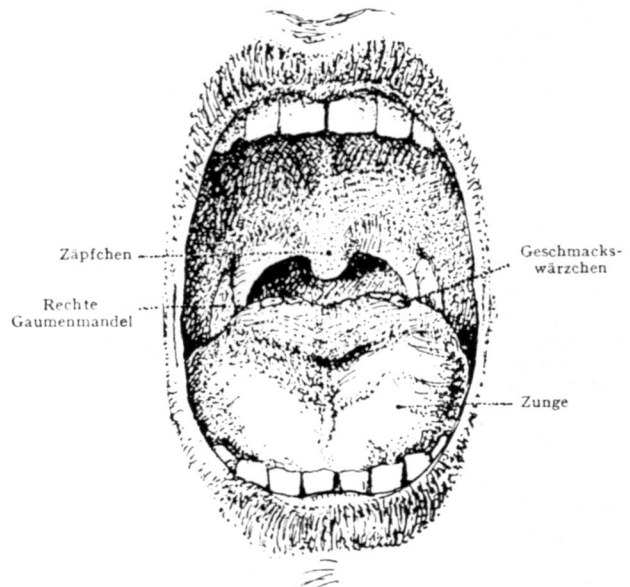

Abb. 18. Mund- und Rachenorgane.

Der **Kehlkopf** bildet den Anfangsteil der Luftröhre (Abb. 19 u. 20). Die Speiseröhre liegt hinter dem Kehlkopf und der Luftröhre. Beim Schlucken wird der Kehlkopf unter den Zungengrund gehoben. Der Kehldeckel legt sich über den Eingang, so daß Getränke und Speisen nicht in den Kehlkopf geraten. In dem Kehlkopf liegen die Stimmbänder, die durch größere oder geringere Länge der Stimme tieferen oder helleren Klang verleihen. Die Spalte zwischen den Stimmbändern ist die Stimmritze. Die Sprache wird im Munde durch verschiedene Stellung von Gaumen, Zunge und Lippen gebildet. Betrachtet man den Hals von außen, so sieht man oft den Kehlkopf vorn in der Mitte besonders bei Männern als sog. „Adamsapfel" vorspringen. Deutlich fühlen kann man ihn immer. Unter ihm liegt die Schilddrüse, die für gewöhnlich weder sichtnoch fühlbar ist, zuweilen sich jedoch, auch in der Schwangerschaft, vergrößert und zur Kropfbildung führt.

Körperoberfläche.

Bei der Betrachtung der **Brust** sieht man in der Mitte die etwas flachere Gegend über dem Brustbein, rechts und links oben die Schlüsselbeine. Bei fettarmen Menschen springen die Schlüsselbeine vor, die Schlüsselbeingruben oberhalb und unterhalb sinken ein, die Rippen und auch der untere Fortsatz des Brustbeins, der Schwertfortsatz, zwischen den Rippen zeichnen sich ab. Zu

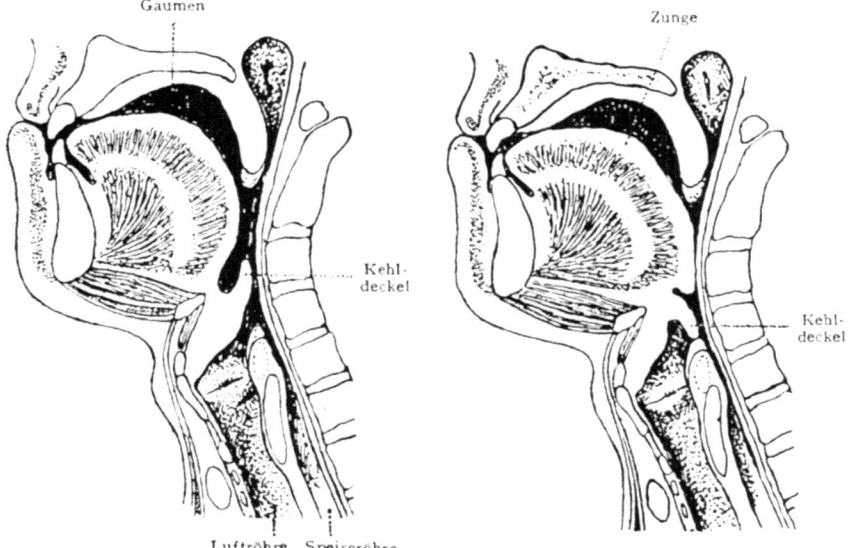

Abb. 19. Durchschnitt durch den Kehlkopf beim Atmen. Der Kehldeckel ist gehoben und läßt die Luft in die Luftröhre einströmen.

Abb. 20. Kehlkopf beim Schlucken. Der Kehldeckel ist gesenkt und verschließt die Luftröhre.

beiden Seiten der Brustbeingegend liegen bei dem Weibe die Brüste, die später näher beschrieben werden (S. 218).

Der Winkel oberhalb des Brustbeins zwischen den Rippenbogen heißt die Magengrube, weil dahinter in der Bauchhöhle der untere Teil des Magens liegt. Etwa in der Mitte des Bauches sieht man den mehr oder weniger tief eingezogenen Nabel.

Während die Brustwand rings durch Knochen gestützt ist, werden die vordere und seitliche **Bauchwand** nur von Weichteilen, im wesentlichen von in mehreren Lagen sich überdeckenden Muskelschichten (Abb. 21) gebildet, die dem Bauch den für das Tragen des Bauchinhaltes erforderlichen Halt geben. Die Dicke der Bauchwand ist je nach der Muskulatur und vor allem nach dem Fettpolster sehr verschieden. Bei sehr dicken Personen ist es kaum möglich, innere Organe durchzufühlen, während die Bauchwand Fettarmer der Untersuchung kein Hindernis bietet.

Die beim Erwachsenen behaarte Gegend über dem Schambein heißt der **Schamberg**. Von dort ziehen schräg nach außen und oben zum oberen Beckenrand die Leistenbeugen, die den Bauch gegen die Oberschenkel abgrenzen.

Zu beiden Seiten des Schambeins werden die Bauchmuskeln von dem **Leistenkanal** durchsetzt, der sich gewöhnlich schließt.

Zuweilen bleibt er aber durchgängig, so daß Teile von Baucheingeweiden, Darm oder Netz, hindurchtreten und sich unter der

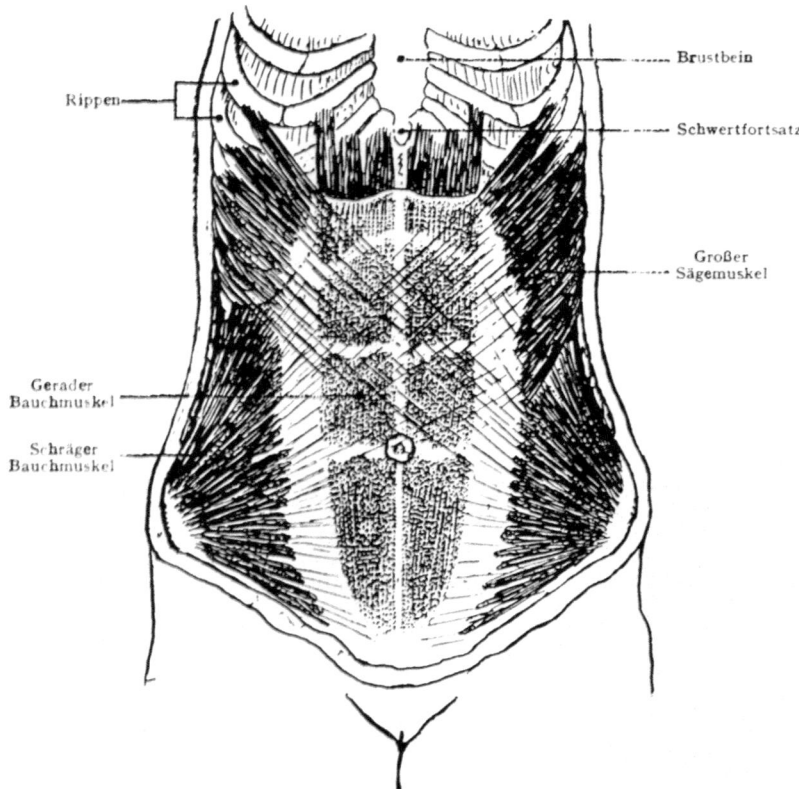

Abb. 21. Rumpfmuskulatur. Die geraden und die schrägen Bauchmuskeln sind in Schichten übereinandergelegt und verleihen so dem nicht durch das Knochengerüst gestützten Bauch die nötige Festigkeit. (In Anlehnung an MOLLIER.)

Haut vorwölben können. Man spricht dann von einem Leistenbruch, der verschieden groß sein kann und sich bei der Frau wesentlich seltener findet als beim Manne.

Brusthöhle.

Die Brusthöhle wird nach außen durch den Brustkorb und zur Bauchhöhle durch das Zwerchfell begrenzt und ist durch das Brustfell ausgekleidet (Abb. 22). Der Brustkorb wird durch die beim Skelett bereits besprochenen Rippen gebildet, die untereinander durch die in zwei Schichten liegenden Zwischenrippenmuskeln verbunden sind. Diese Muskeln vermögen die Rippen bei der Erweiterung des Brustkorbes zum Zwecke der Einatmung zu heben.

Das **Zwerchfell** ist ein Muskel, der rings an den Rippen, an der Wirbelsäule und am Brustbein ansetzt und kuppelförmig nach oben

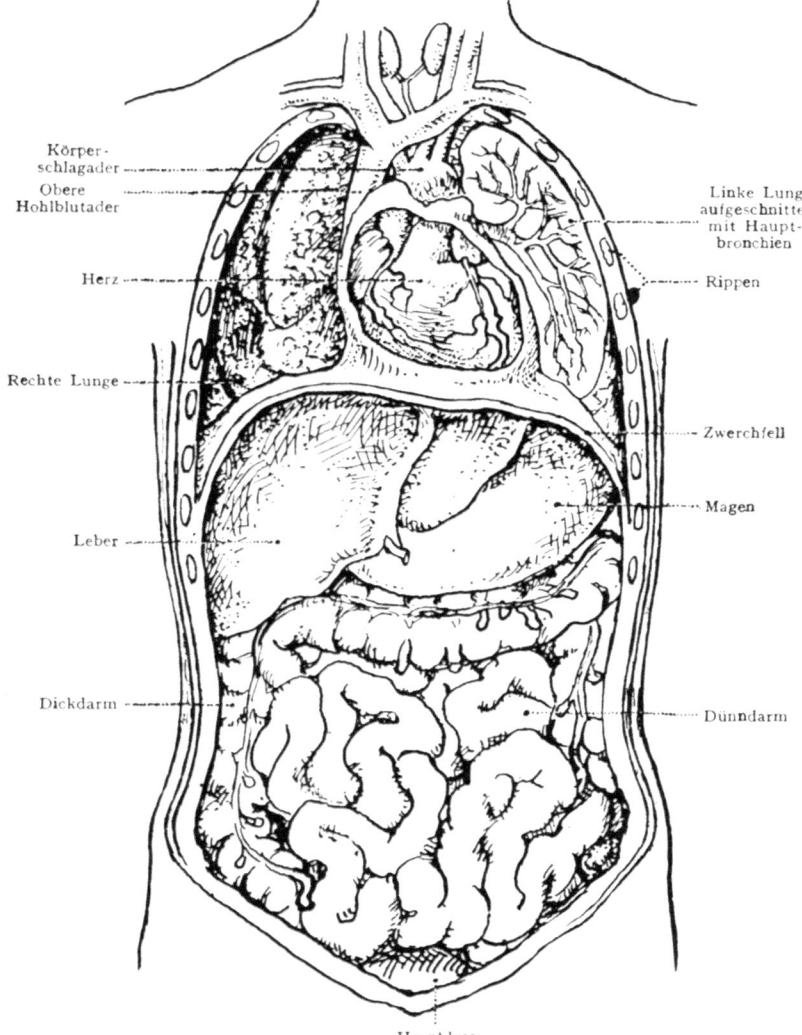

Abb. 22. Brust- und Bauchhöhle. Der vordere Brustkorb und die vordere Bauchwand sind entfernt. Die Lunge ist links mit den Hauptbronchien dargestellt.

gewölbt ist. Es flacht sich bei der Zusammenziehung ab und erweitert dadurch den Brustraum.

In der Brusthöhle liegen die Organe des Kreislaufes und der Atmung: das Herz mit den großen Blutgefäßen, die Lungen mit

dem unteren Teil der Luftröhre und ihren Ästen, außerdem die
Speiseröhre, die durch einen Schlitz des Zwerchfells zum Magen

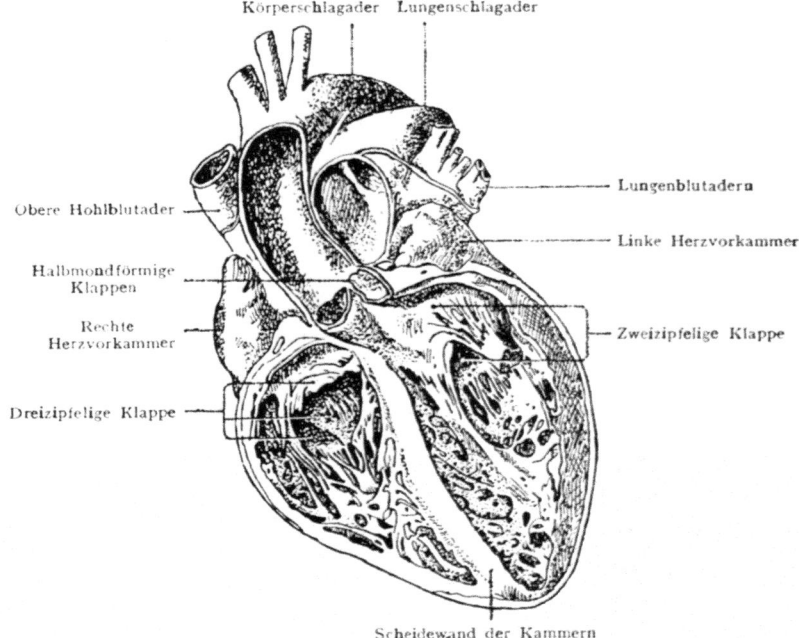

Abb. 23. Das menschliche Herz. (In Anlehnung an TOLDT.)

führt. Die Brusthöhle ist von einer glatten, glänzenden Haut, dem
Rippenfell, ausgekleidet, die auch die Lungen als **Brustfell** überzieht.
Der Raum zwischen Rippen- und Brustfell heißt Brustfellraum.
Unter normalen Verhältnissen ist er allerdings nicht vorhanden,
vielmehr liegen Rippen- und Brustfell dicht aneinander.

Das **Herz**, eingehüllt von dem dünnen, häutigen Herzbeutel,
liegt zum größten Teil in der linken Brusthälfte (Abb. 23). In der
Größe entspricht es jeweils etwa der rechten Faust des betreffenden
Menschen. Seine Gestalt ist annähernd die eines stumpfen Kegels.
Es liegt so, daß die Grundfläche des Kegels nach rechts oben, die
Spitze nach links unten weist. Das Herz ist ein starker, selbsttätiger Hohlmuskel, der das Blut in ständigem Strom durch den
Körper treibt.

Durch eine Längsscheidewand wird das Herz in eine linke und
eine rechte Hälfte geteilt. Jede Hälfte wird wiederum durch eine
schließbare Klappe, die rechts drei Zipfel und links zwei Zipfel hat,
in eine Vorkammer und eine Kammer geschieden. In die Vorkammern münden, in den Kammern entspringen die **Gefäße**,
und zwar heißen alle zum Herzen hinführenden Gefäße B l u t a d e r n

oder **Venen**, während die vom Herzen wegführenden als **Schlagadern** oder **Arterien** bezeichnet werden.

Sind die Vorkammern mit Blut gefüllt, so ziehen sie sich zusammen und drücken das Blut in die Kammern. Darauf ziehen sich die Kammern zusammen, so daß sich die Klappen gegen die sich wieder erweiternden und füllenden Vorkammern schließen. Das Blut wird in die Schlagader gepreßt. Während sich nun die Kammern wieder erweitern und füllen, schließen sich die halbmondförmigen Klappen, die im Anfangsteil der Schlagadern sitzen, durch die auf ihnen lastende Blutsäule. Auf diese Weise kann kein Blut aus den Schlagadern zurückströmen. Schließen dagegen die Klappen zwischen den Vorkammern und Kammern und den Schlagadern und Kammern schlecht, so daß bei jeder Zusammenziehung des Herzmuskels Blut zurückfließt, so spricht man von einem Herzklappenfehler. Die Zusammenziehung und Erweiterung des Herzens wiederholt sich bei dem Erwachsenen nach einer sehr fein eingespielten nervösen Steuerung ganz regelmäßig etwa 70mal, bei dem Neugeborenen in den ersten Wochen 120—140mal in der Minute. Bei der Zusammenziehung der Kammern wird die Herzspitze gegen die Brustwand gedrückt. Man fühlt und sieht auch zuweilen den „Herzspitzenstoß" zwischen 5. und 6. Rippe etwas unterhalb der linken Brustwarze.

Das Blut, das aus den Kammern in die Schlagadern gepreßt wird, und aus den Blutadern in die Vorkammern zurückströmt, kann im Körper entweder den großen oder den kleinen Blutkreislauf durchströmen (Abb. 82).

Der große Blutkreislauf führt von der linken Herzkammer durch den gesamten Körper zur rechten Vorkammer. Der kleine Blutkreislauf führt von der rechten Kammer durch die Lungen zur linken Vorkammer.

Der **große Blutkreislauf.** Aus der linken Herzkammer empfängt die große Körperschlagader sauerstoffhaltiges hellrotes Blut. Die vom Herzen wegführende Körperschlagader macht am Herzen einen leichten Bogen nach oben und verläuft dann vor der Wirbelsäule abwärts durch die Brust- und Bauchhöhle. In diesem Verlaufe sendet sie nach allen Gegenden des Körpers und zu allen Organen Äste, die sich immer feiner verzweigen und schließlich in allerfeinsten, nur noch mikroskopisch sichtbaren Haargefäßen die Gewebe durchziehen. Hier wird das Blut dunkelblaurot, weil es an das Gewebe Sauerstoff abgibt und Kohlensäure aufnimmt. Die Haargefäße gehen in feine Adern über, die sich allmählich in stärkeren und schließlich zwei großen Adern, der oberen und unteren Hohlvene, sammeln. Diese gehen zum Herzen hin und münden in die rechte Vorkammer.

Der **kleine Blutkreislauf.** Aus der rechten Kammer strömt das kohlensäurehaltige dunkelblaurote Blut vom Herzen weg in die Lungenschlagader. Die Lungenschlagader verzweigt sich in der

Lunge allmählich zu feinsten Haargefäßen. Hier wird das dunkelblaurote Blut hellrot, weil es Kohlensäure abgibt und Sauerstoff aufnimmt, und fließt nun in immer stärkeren Blutadern zur linken Vorkammer zurück.

Linke Vorkammer und Kammer oder, wie man sich auch ausdrückt, das linke Herz und die Lungenvenen, enthalten also hellrotes Blut, rechte Vorkammer, rechte Kammer, auch das rechte Herz genannt, und die Lungenarterien dunkelblaurotes Blut.

Die Blutwelle, die bei jeder Zusammenziehung der linken Kammer in die große Körperschlagader geschleudert wird, fühlt man als **Puls** in den Schlagadern, die dicht unter der Haut liegen. In den Schlagadern steht das Blut unter hohem Druck, so daß aus einer geöffneten Schlagader entsprechend der vom Herzen ausgehenden Blutwelle das hellrote Blut im Bogen spritzt. Aus einer geöffneten Blutader dagegen fließt das dunkelblaurote Blut.

Als Atmungsorgane dienen die **Lungen** (Abb. 22). Sie sind ein elastisches schwammartiges Gewebe. Die rechte Lunge füllt die rechte Brusthöhle und besteht aus drei Lappen. Die linke Lunge besteht aus zwei Lappen und füllt die linke Brusthöhle. Zu den Lungen führt die Luftröhre. Die Luftröhre ist ein häutiges, durch eingefügte Knorpelspangen starres Rohr, das sich in der Brusthöhle zunächst in je einen Ast für die rechte und die linke Lunge teilt. Die Hauptäste, die sog. Hauptbronchien, teilen sich dann für jeden Lappen in dünnere Äste, die Bronchien, und diese verzweigen sich allmählich ohne Knorpel, wie die Zweige eines Baumes, nach allen Richtungen. Die feinsten Zweige enden blind und tragen Ausbuchtungen, die Lungenbläschen. Um diese Lungenbläschen spinnen sich die Haargefäße, und in ihnen spielt sich die **Atmung,** d. h. der Gasaustausch, ab.

Die Luft ist, abgesehen von geringfügigen anderen Beimengungen, ein Gemenge von $^4/_5$ Stickstoff und $^1/_5$ Sauerstoff. Der Stickstoff ist für die Atmung gleichgültig, notwendig dagegen ist der Sauerstoff. Dehnen sich die Lungenbläschen bei der Einatmung aus, so füllen sie sich mit Luft. Der Sauerstoff geht in das Blut der Haargefäße über. Aus dem Blut tritt Kohlensäure in die Lungenbläschen, und die Kohlensäure wird bei der Ausatmung, wenn die Lungenbläschen wieder zusammensinken, aus dem Körper entfernt. Das dunkelblaurote, sauerstoffarme Blut wird dabei hellrot und sauerstoffreich. Außerdem wird bei der Atmung von den Lungen auch Wasser in Form von Wasserdampf abgegeben.

Die Lunge ist zwar elastisch und dehnbar, aber keiner eigenen Bewegung fähig. Die Atembewegungen geschehen vielmehr durch den Brustkorb, dem die Lunge nur folgt.

Bei der Einatmung werden durch die Zwischenrippenmuskeln die Rippen gehoben und die Zwerchfellkuppe abgeflacht. Dadurch wird der Brustraum erweitert. Der Luftdruck im Brustraum wird niedriger als in der Außenwelt. Zu seinem Ausgleich strömt die Luft durch die Luftröhre in die Lunge nach. Die Lunge füllt sich mit Luft und der Gasaustausch findet statt. Bei der Ausatmung wird der Brustkorb teils durch entgegengesetzt wirkende Muskeln, teils durch ein Nachlassen der Spannung der Einatmungsmuskeln verengt. Die Luft wird aus der Lunge infolge der Elastizität des Lungengewebes herausgepreßt. Während bei ruhiger Atmung nur die Zwischenrippenmuskeln tätig sind, werden bei angestrengter Atmung auch Brust- und Halsmuskeln als Atemhilfsmuskeln angespannt.

Durch die Zwerchfellbewegung werden die Baucheingeweide verschoben, so daß Ein- und Ausatmung durch Heben und Senken der Bauchdecken angezeigt wird.

Bauchhöhle.

Die Innenwand der Bauchhöhle wird von einer glatten, glänzenden Haut, dem Bauchfell, überzogen, das auch die inneren Organe zum größten Teil bekleidet. Die Fläche des Bauchfells ist also eine viel größere als die Innenfläche der Bauchwände. In der Bauchhöhle liegen in dem vom Bauchfell ausgekleideten Teil die Organe der Verdauung: Magen, Darm, Leber, Bauchspeicheldrüse und die Milz (Abb. 22), während die Nieren mit den Harnleitern (Abb. 24), die Blase und beim Weibe die inneren Geschlechtsorgane (S. 91) außerhalb des Bauchfells liegen.

Der **Magen** liegt unterhalb des Zwerchfells auf der linken Seite, und zwar in seinem oberen Teil noch hinter den Rippen. Der untere Teil krümmt sich nach der Mitte zu. Er ist ein häutiger Sack, der im leeren Zustande zusammengefaltet, bei der Aufnahme von Nahrung erweitert ist. Seine Schleimhaut enthält Drüsen, die den Magensaft absondern. An den Magen schließt sich der **Darm** an. Wir unterscheiden am Darm vier Abschnitte: Unmittelbar am Magen den kurzen Zwölffingerdarm, darauf den Dünndarm, der in zahlreichen Schlingen die Bauchhöhle ausfüllt und vor der rechten Darmbeinschaufel in den Dickdarm übergeht. Der unterste Abschnitt des Dünndarms heißt Blinddarm. An ihm hängt ein etwa fingerlanger, blind endender, wurmförmiger Fortsatz, der Wurmfortsatz. Von der Beckenschaufel steigt der Dickdarm rechts aufwärts bis unter die Leber, bildet hier eine Krümmung, verläuft quer nach links bis unter den Magen, bildet hier wieder eine Krümmung und steigt an der linken Seite abwärts, um unten in den Mastdarm überzugehen. Der Mastdarm ist am After mit einem willkürlich bewegten Schließmuskel versehen. Vom Magen und dem queren Teil des Dickdarms hängt das Netz, eine dünne, durchschimmernde mit Fett versehene Haut, vor den Darmschlingen in die Bauchhöhle herab.

Speiseröhre, Magen und Darm besitzen unwillkürlich bewegte Muskelfasern, durch deren Zusammenziehung ihr Inhalt weitergeschoben wird.

Die Schleimhaut des Darms enthält zahlreiche der Oberflächenvergrößerung dienende Erhebungen, die Darmzotten, die zur Aufsaugung der verdauten Nahrungsstoffe dienen (Abb. 2).

Die **Leber**, das größte innere Organ des Körpers, liegt auf der rechten Seite unterhalb des Zwerchfells und fast ganz hinter den Rippen. Sie hat mannigfache Aufgaben. Sie bereitet die Gallenflüssigkeit, die zum Teil durch einen Gang unmittelbar in den Darm abgegeben wird, zu einem anderen Teil aber in der an der unteren Leberfläche liegenden Gallenblase gespeichert wird und bei Bedarf durch einen Ausführungsgang in den Zwölffingerdarm fließt. Die Leber spielt aber auch bei dem Auf- und Abbau der dem Körper aus dem Darm durch das Blut zugeführten Nährstoffe eine bedeutende Rolle, so daß Erkrankungen der Leber häufig zu dauernden Schädigungen und sogar zum Tode führen.

An der gleichen Stelle wie der Ausführungsgang der Leber mündet auch der Ausführungsgang der **Bauchspeicheldrüse**, deren Saft bei den Verdauungsvorgängen im Darm von Bedeutung ist. Wie wir später sehen werden, hat sie auch an anderen Stoffwechselvorgängen maßgeblichen Anteil.

Zur **Verdauung** müssen die festen Bestandteile der Nahrung durch die Zähne ordentlich zerkleinert werden. Die Backenzähne heißen Mahlzähne. Die Speisen sollen also „zermahlen" werden. Je sorgfältiger dies geschieht, je länger der Mensch also kaut, um so besser für die Verdauung. Im Munde werden die Speisen mit dem Saft der Speicheldrüsen, dem Speichel, im Magen mit dem Magensaft, im Zwölffingerdarm mit der Galle und dem Saft der Bauchspeicheldrüse vermischt. Diese Verdauungssäfte bewirken die eigentliche Verdauung, d. h. sie verwandeln die in den Speisen vorhandenen unlöslichen Nahrungsstoffe in lösliche, die dann von den Darmzotten aufgesaugt und ins Blut abgegeben werden.

Die **Nahrungsstoffe** teilt man nach ihrer chemischen Zusammensetzung in Eiweißstoffe, die hauptsächlich im Fleisch enthalten sind, ferner in Kohlehydrate, die im wesentlichen im Mehl, in Gemüsen und Kartoffeln, im Zucker enthalten sind, und in Fette ein. Der Mundspeichel greift die Kohlehydrate an, der Magensaft macht die Eiweißstoffe löslich, die Galle wirkt bei der Fettverdauung mit, der Saft der Bauchspeicheldrüse wirkt durch seine Zusammensetzung auf alle drei Stoffe ein. Außer diesen Stoffen braucht der Körper noch Wasser und Salze. Die Nahrungsmittel enthalten ferner besondere Stoffe, Vitamine, die in Gemüsen, Früchten, einigen Fetten, z. B. im Lebertran, enthalten sind, und deren Fehlen in der Nahrung entweder durch einseitige Nahrungsaufnahme oder durch Zerstören bei der Nahrungsmittelzubereitung gewisse Erkrankungen, die Mangelerkrankungen, hervorruft. Die von der Magen- und Darmwand aufgenommenen, verdauten Nährstoffe werden teils direkt, teils auf dem Umweg über die Lymphgefäße dem Blut zugeführt. Die unverdaulichen Bestandteile der Nahrung werden von dem Darm, nachdem sie im Dickdarm durch Wasserentzug eingedickt sind, wieder ausgeschieden.

Die **Milz**, unter dem linken Rippenbogen gelegen, gehört zu den blutbildenden und abbauenden Organen.

Die **Nieren** (Abb. 24), rechts und links von der Lendenwirbelsäule gelegen, bereiten den Harn, d. h. sie sondern das überflüssige

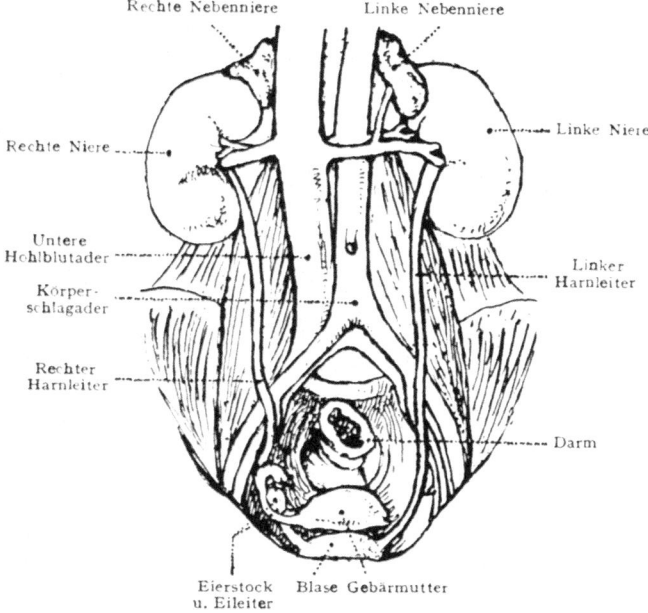

Abb. 24. Die Nieren mit Nebennieren, Harnleiter und Blase. Auf der linken Seite ist der Eileiter und der Eierstock entfernt, um den Verlauf des Harnleiters deutlicher darzustellen.

Wasser und die in ihm gelösten Abbaustoffe wie Harnstoffe, Salze u. a. m. aus dem Blute ab. Der Harn läuft von ihnen in zwei dünnen, häutigen Röhren, den Harnleitern, zur Blase, wo er sich sammelt.

Die **Blase** (Abb. 24) liegt hinter dem Schambein im kleinen Becken. In stark gefülltem Zustand überragt sie das Schambein nach oben. Der Verschluß der weiblichen Blase wird durch die unwillkürlich betätigte innere Schließmuskulatur, den willkürlich betätigten äußeren Schließmuskel, durch Polstergewebe und durch die mit der Blasenfüllung zunehmende Lageveränderung zwischen Harnblase und Gebärmutter betätigt.

Schädelhöhle und Rückenmarkshöhle.

In der dritten Körperhöhle, der Schädelhöhle, liegt das Gehirn, das sich als Rückenmark in die Rückenmarkshöhle fortsetzt. **Gehirn** und **Rückenmark** sind weiche, sehr empfindliche Organe, die von den dem Gehirn die ernährenden Blutgefäße zuführenden Hirnhäuten umhüllt werden. Das Gehirn ist aus drei Teilen in komplizierter Weise aufgebaut (Abb. 25). Es besteht aus dem Großhirn, dem Kleinhirn und dem Mittelhirn mit dem verlängerten Mark, das eine Menge lebenswichtiger Zentren enthält. Die in dem Gehirn befindlichen Hohlräume führen eine geringe Menge klarer Flüssigkeit,

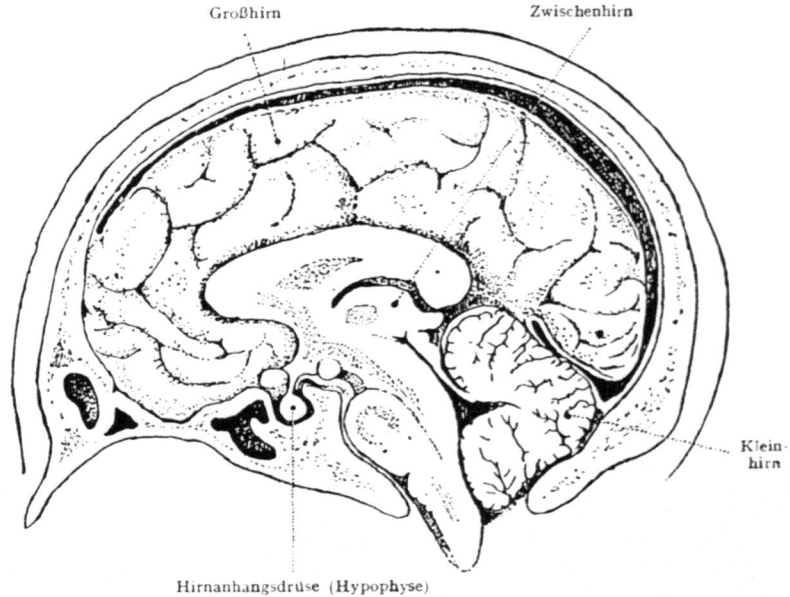

Abb. 25. Das menschliche Gehirn. (Nach MARTIUS: Lehrbuch der Geburtshilfe.)

das Hirnwasser. Etwas reichlicher findet sich die Flüssigkeit innerhalb der Häute. Vom Gehirn und Rückenmark gehen **Nerven** als weiße, sehnenähnliche Stränge ab. Die größeren Nerven laufen gewöhnlich neben den größeren Blutgefäßen. Von dem Gehirn führen die Sinnesnerven zu den Sinnesorganen, nämlich der Geruchsnerv zur Nase, der Sehnerv zum Auge, der Gehörnerv zum Ohr, der Geschmacksnerv zur Zunge. Sie nehmen hier die äußeren Reize auf und übermitteln sie dem Gehirn, wo sie als ein bestimmter Geruch, als Bild, Klang oder Geschmack in das Bewußtsein gelangen. Die übrigen vom Gehirn und Rückenmark ausgehenden Nerven haben zwei verschiedene Verrichtungen. Entweder tragen sie von ihren Endstellen aus als Empfindungsnerven Empfindungen nach dem Gehirn, z. B. von der Haut her Tast-, Schmerz-, Wärme-, Kälteempfindung oder sie übermitteln als Bewegungsnerven vom Gehirn den Muskeln Reize, die Bewegungen veranlassen.

Innere Absonderung.

Wir lernten bei der Verdauung bereits einige Drüsen kennen, die Speicheldrüsen, die Magendrüsen, die Leber und die Bauchspeicheldrüse. Diese Drüsen erzeugen einen Saft, der durch einen Ausführungsgang entleert wird. Es gibt nun im Gegensatz dazu eine Reihe von Drüsen im Körper, die keinen Ausführungsgang haben, aber bestimmte, von ihnen gebildete Stoffe,

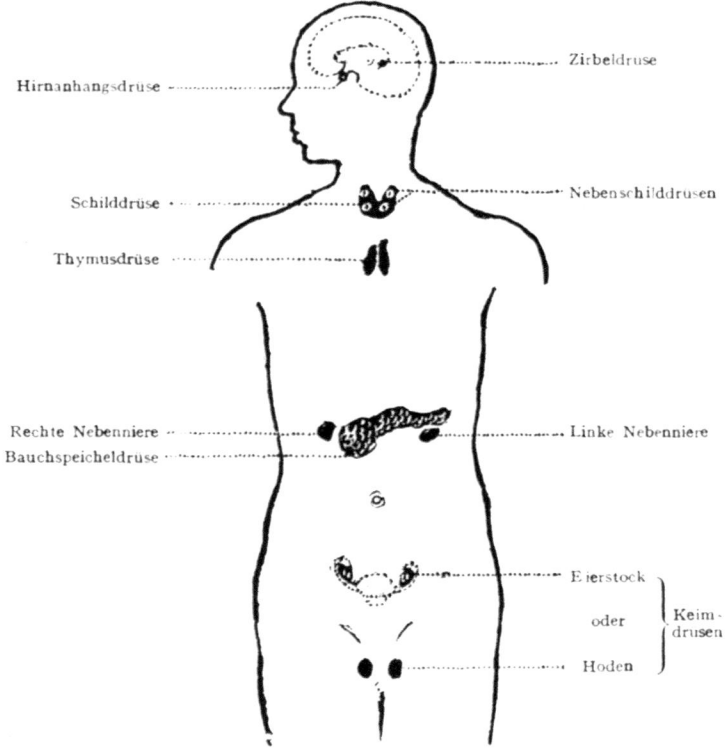

Abb. 26. Lage der Drüsen mit innerer Absonderung. (In Anlehnung an HOSKINS.)

die Hormone, unmittelbar an das Blut abgeben und dadurch an der Entwicklung des Körpers und seiner Verrichtungen beteiligt sind (Abb. 26). Man kann diese Drüsen als Lebensdrüsen bezeichnen, da durch ihr Fehlen oder ihre mangelhafte Verrichtung das Zusammenspiel aller Kräfte des Körpers und aller Funktionen der Zelle weitgehend gestört oder sogar völlig zum Erliegen gebracht werden. Solche Drüsen sind z. B. der mit der Grundfläche des Gehirns zusammenhängende und mit ihm in nervöser Verbindung stehende „Hirnanhang", die Hypophyse (Abb. 25 u. 26). Sie bildet sehr zahlreiche Wirkstoffe, die unter anderem auf die Funktion der Geschlechtsdrüsen und des gesamten Stoffwechsels, sowie auf die Geburtswehen, einen wesentlichen Einfluß haben. Sie steht als Motor über allen anderen Drüsen mit innerer Absonderung und wird ihrerseits in ihrer Tätigkeit durch diese reguliert. Es findet also hier eine sehr feine Abstimmung aller dieser Drüsen untereinander und durcheinander statt, die den geordneten Ablauf aller

Lebensvorgänge gewährleistet. Eine andere Drüse mit innerer Absonderung ist die Schilddrüse für den Stoffwechsel, die Thymusdrüse, die unterhalb der Schilddrüse liegt und sich während des Wachstums zurückbildet, die Nebenniere (Abb. 24), die als kleine pyramidenförmige Aufsätze auf dem oberen Nierenpol liegen und auf das selbständige Nervensystem und den Stoffwechsel abgestimmt sind, bestimmte Teile der Bauchspeicheldrüse, die den Zuckerstoffwechsel wesentlich beeinflussen. Schließlich gehören dazu die Keimdrüsen, die nicht nur der Erzeugung der Geschlechtszellen, sei es der Eier oder des Samens dienen, sondern durch die die gesamte Formung des typisch männlichen oder typisch weiblichen Organismus hervorgerufen wird. Störungen ihrer Absonderung bewirken ganz bestimmte Krankheiten, wobei Krankheitszustände durch eine zu starke oder durch eine zu geringe Absonderung entstehen können. Bei der Frau wirkt die innere Absonderung des Eierstockes auf das Wachstum und die Ausbildung der körperlichen Geschlechtsmerkmale. Sie beeinflußt das geistige und seelische Leben. Durch Störungen dieser Funktion werden Krankheitszustände hervorgerufen, die nicht nur die Fortpflanzungsfähigkeit beeinflussen, sondern die sich auch in den gesamten körperlichen und seelischen Ablauf aller Lebensvorgänge des weiblichen Organismus nachteilig auswirken können. Die natürlichen Folgen einer herabgesetzten Tätigkeit der Eierstöcke sehen wir in den Wechseljahren, in denen sich die Eierstöcke zurückbilden und allmählich ihre Tätigkeit einstellen.

Körperflüssigkeiten.

Das **Blut** (Abb. 27) ist eine undurchsichtige, rote Flüssigkeit. Es hat einen eigenartigen salzigen Geschmack und die Fähigkeit zu gerinnen, d. h. von einem flüssigen Zustand in einen festen überzugehen. Die Blutmenge des erwachsenen Menschen beträgt etwa 5 Liter. Bei einem Verlust des Blutes durch Verletzungen oder unter der Geburt von etwa 1—2 Liter kann der Verblutungstod eintreten. Das Blut besteht aus der Blutflüssigkeit, in der sich die roten und weißen Blutkörperchen befinden.

Die **Blutflüssigkeit** setzt sich aus dem klaren, wasserähnlichen Blutserum und dem fädigen klebrigen Blutfaserstoff, dem Fibrin, zusammen, das bei der Gerinnung des Blutes austritt. Die Fähigkeit zur Blutgerinnung ist eine wichtige Schutzmaßnahme des Körpers, durch die die Blutgefäße auf schnellstem Wege wieder verschlossen werden, so daß ein weiterer Blutaustritt durch die Entstehung von Blutgerinnseln in den Gefäßen und von Schorf an der Wundoberfläche vermieden wird. Ohne die Fähigkeit der Blutgerinnung würde der Mensch durch das ungehemmte Ausströmen dieser wichtigen Körperflüssigkeit schon aus kleinsten Wunden sehr bald den Verblutungstod erleiden.

Die **roten Blutkörperchen** (Abb. 27) sind kleine, kernlose Scheiben, die den Blutfarbstoff enthalten. Der Blutfarbstoff trägt den

Sauerstoff, der bei der Atmung aufgenommen wird. Gleichzeitig transportiert er die Kohlensäure, die bei der Verbrennung der Nähr-

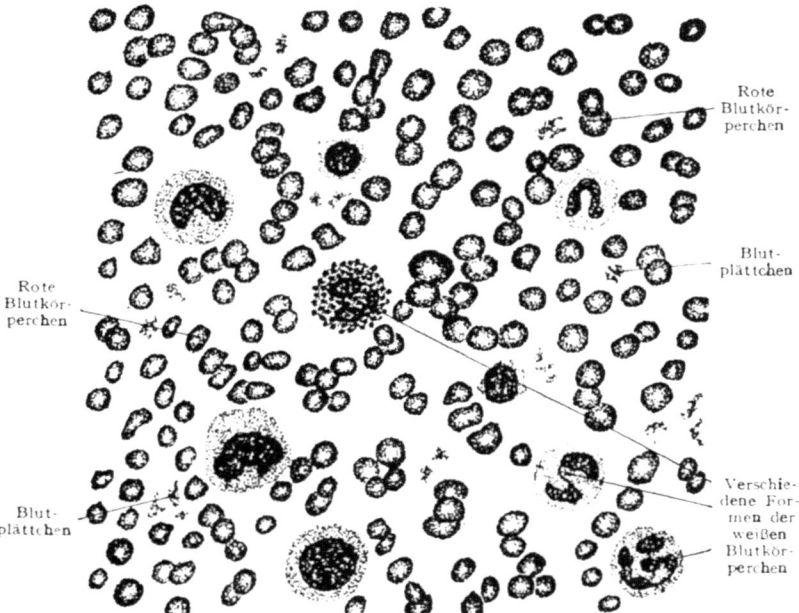

Abb. 27. Blutausstrich. Man erkennt die verschiedenen Bestandteile des Blutes.

stoffe in den Körpergeweben gebildet wird, zur Lunge, von der sie ihrerseits ausgeatmet wird. Auf diese Weise kommt die lebenswichtige Versorgung des Blutes mit Sauerstoff und die lebenserhaltende Abgabe der im Körper gebildeten Kohlensäure zustande. Im Blutfarbstoff ist auch das für den Körper wichtige Eisen enthalten.

Die **weißen Blutkörperchen** (Abb. 27) sind gelappte Zellen, die in der Lage sind, eine eigene Bewegung auszuführen. Sie bewegen sich fort, indem sie Zellfortsätze aussenden und wieder einziehen. Sie umfließen mit ihrem Zellschleim Zelltrümmer und Bakterien und nehmen sie in ihren Zelleib auf. So werden sie zu allen Organen und Geweben des Körpers namentlich zu Wunden und Verletzungen geführt, an denen sie die Aufgabe haben, die eintretenden Spaltpilze und Verunreinigungen anzugreifen und aufzunehmen. Ein Teil der weißen Blutkörperchen geht bei diesem Kampf gegen die Spaltpilze und die anderen Verunreinigungen zugrunde. Diese zugrunde gegangenen weißen Blutkörperchen nennt man Eiter.

Schließlich gibt es im Blut noch die Blutplättchen, die bei der Blutgerinnung eine wesentliche Rolle spielen, und die viel kleiner als die roten und weißen Blutkörperchen sind (Abb. 27).

Während sich das Blut im Körper nur innerhalb der Blutgefäße findet, werden die Gewebe von einer anderen Flüssigkeit, der farblosen **Lymphe**, durchtränkt. Sie findet sich überall in den feinen Spalten und Gängen zwischen den Zellen und sammelt sich dann in anfangs feinen, später weiteren Gefäßen, den Lymphgefäßen. Stellenweise sind in die Lymphgefäße die **Lymphknoten** eingeschaltet, die die Größe eines Hirsekorns oder einer Bohne haben. Sie wirken wie ein Filter und fangen in die Lymphbahn gelangende Stoffe wie Krankheitserreger und anderes ab. Dadurch kann es bei eiternden Wunden in den dazugehörigen Lymphknoten zu einer schmerzhaften Schwellung und Rötung kommen. Man beobachtet derartige Schwellungen der Lymphknoten sehr häufig bei Fußverletzungen in der Leistenbeuge, bei Verletzungen der Finger und der Hand in der Achselhöhle.

Stoffwechsel.

Solange der Körper wächst, baut er neues Gewebe auf. Auch nach vollendetem Wachstum werden dauernd absterbende Zellen durch neue ersetzt. Außer diesen Wachstumsvorgängen sondert der Körper in den Drüsen reichlich Saft ab. Er leistet ferner Arbeit und erzeugt Wärme. Dazu müssen durch die Nahrung Stoffe zugeführt werden: Wasser, Salze, Eiweißstoffe, Fette und Kohlehydrate. Wir sahen bei der Verdauung, daß die gelösten Nahrungsstoffe in das Blut übergehen. Im Kreislauf des Blutes gelangen sie zu den Zellen, in denen sie aufgespeichert oder verbraucht werden. Zu diesem Vorgange, den man mit einer Verbrennung vergleichen kann, ist der Sauerstoff nötig, der den Zellen vom Blut zugeführt wird. Die Umwandlung der Stoffe im Körper, der **Stoffwechsel**, spielt sich also in den Zellen ab. Die für den menschlichen Körper unbrauchbaren Rückstände werden aus den Zellen wieder an das Blut abgegeben und durch verschiedene Organe ausgeschieden. Die Kohlensäure wird in der Lunge ausgeatmet. Die abgebauten Eiweißstoffe werden als Harnstoff in den Nieren ausgeschieden, ebenso Salze und das überschüssige Wasser, das zum Teil auch durch die Haut und die Lungen abgegeben wird.

Durch den Stoffwechsel und die Muskeltätigkeit wird die Eigenwärme des Menschen erzeugt und erhalten. Sie schwankt beim Gesunden zwischen 36,5—37,5° C und ist in den Morgenstunden gewöhnlich etwas niedriger als in den Nachmittagsstunden.

B. Allgemeine Krankheitslehre.

Die Hebamme muß in der allgemeinen Krankheitslehre Kenntnisse besitzen, da bei einer Schwangeren, Gebärenden, Wöchnerin und auch bei einem Neugeborenen jederzeit krankhafte Störungen eintreten können. Es hängt dann von der Hebamme ab, für die notwendige ärztliche Behandlung zu sorgen. Unter Umständen wird die Hebamme sogar einmal die Pflege übernehmen müssen.

Krankheitsursachen und Krankheitsverlauf.

Krank ist der Körper, der in seinen normalen Verrichtungen gestört ist.

Die häufigsten **Krankheitsursachen** sind: Unzweckmäßige Lebensweise, fehlerhafte oder schlechte Ernährung, Schädlichkeiten der Witterung durch Erkältung oder Überhitzung, ungesunde Beschäftigung oder Überanstrengung, Verletzungen, Vergiftungen und das Eindringen von Krankheitserregern in den Körper.

Wir scheiden die Krankheiten hinsichtlich ihrer **Ursachen** in **ansteckende und nichtansteckende**, d. h. **übertragbare und nichtübertragbare Krankheiten.** Ansteckend sind z. B. Pocken, Scharlach, Masern, Diphtherie, Wundrose, Starrkrampf, Typhus, Ruhr, Cholera, Fleckfieber, Grippe, Genickstarre, Tuberkulose, Tripper, Syphilis. Nichtansteckende Krankheiten sind dagegen Herzfehler, Nierenerkrankungen, Nervenkrankheiten, Zuckerkrankheit, Gicht usw.

Je nach dem **Verlauf** teilt man die Krankheiten in schnell verlaufende oder **akute** und langsam verlaufende oder **chronische** ein. Zu den akuten Krankheiten rechnen wir im allgemeinen die obengenannten ansteckenden Krankheiten, mit Ausnahme der Tuberkulose, die vorwiegend einen chronischen Verlauf zeigt (S. 58). Auch Tripper und Syphilis (S. 62, 64) neigen zu chronischem Verlauf. Chronische Krankheiten sind z. B. Herzfehler, Nervenkrankheiten und gewisse Nierenerkrankungen.

Krankheiten führen entweder zur Genesung, mag sie vollständig oder unvollständig sein, oder zum Tode. Sie werden durch Befragen, durch Untersuchung und Beobachtung des Kranken erkannt. Geheilt werden die Krankheiten durch vielerlei Mittel: Bettruhe, zweckmäßige Ernährung, Arznei, Anwendung physikalischer Heilmethoden, operative Eingriffe usw. Bei unheilbaren Krankheiten sucht man die Leiden der Kranken zu lindern.

Die Behandlung der Krankheiten ist lediglich Sache des Arztes. In gewissen Fällen muß die Hebamme zur ersten Hilfeleistung bereit und imstande sein. Sie muß wissen, wann der Arzt zu rufen ist und unter Umständen seine Anordnungen ausführen können.

Krankenbeobachtung.

Da der Arzt täglich nur kurze Zeit am Krankenbett weilen kann, so ist er für die Beurteilung der Krankheit auf die Beobachtungen der Pflegeperson angewiesen. Die Beobachtung muß genau sein, damit über alle Krankheitserscheinungen berichtet werden kann.

Die Veränderungen, die Krankheiten am Körper hervorrufen, nennen wir Krankheitserscheinungen. Wir teilen sie in allgemeine und örtliche ein. Allgemeine **Krankheitserscheinungen** sind: Mattigkeit, Kopf- und Gliederschmerzen, Hitze- oder Kältegefühl, Fieber, d. h. Steigerung der Körperwärme, Unlust zum

Essen, unruhiger Schlaf usw. Als örtliche Krankheitserscheinungen bezeichnen wir die Störungen einzelner Körperteile und Organe, z. B. des Magens und des Darms, der Atmungsorgane, des Herzens, der Nieren, der Geschlechtsorgane.

Allgemeine Krankheitserscheinungen.

Von großer Bedeutung ist das Verhalten der **Körperwärme**. Die Eigenwärme ist bei gewissen Erkrankungen, z. B. bei den meisten akuten ansteckenden Krankheiten, mehr oder weniger erhöht. Zur Messung dient das **Thermometer**. Das übliche Thermometer besteht aus einer luftleeren, haarfeinen, zugeschmolzenen Glasröhre, deren unteres Ende erweitert ist. In dieser Erweiterung befindet sich Quecksilber. Dieses Metall dehnt sich bei Erwärmung gleichmäßig aus und ist darum zur Messung besonders geeignet. Wird das Quecksilber erwärmt, so steigt es in der Röhre hoch, bei Abkühlung sinkt es wieder herunter. Neben der Röhre befindet sich eine Einteilung nach Graden; beide sind von einem schützenden Glasrohr umschlossen.

Für die Messung der Wärme geht man allgemein von zwei Punkten aus: dem Punkt, an dem das Wasser gefriert, Gefrierpunkt oder Nullpunkt, und dem Punkt, an dem es siedet, Siedepunkt genannt. Den Abstand zwischen beiden teilt man nach Celsius in 100°.

Die normale Eigenwärme des Menschen schwankt zwischen 36,5—37,5°. Sie kann bei Erkrankungen auf 41—42° steigen und auf 35° und etwas darunter sinken. Ein Thermometer zur Messung der menschlichen Eigenwärme braucht also nur den geringsten Spielraum von etwa 32—43° zu umfassen. Da aber schon geringe Temperaturschwankungen im Krankheitsverlauf eine Bedeutung haben, sind die Grade noch in Zehntelgrade geteilt. So wird eine genaue Bestimmung der Körperwärme ermöglicht.

Man benutzt ein geeichtes Maximalthermometer, das auf dem erreichten Höhepunkt stehen bleibt, auch wenn das Thermometer entfernt wird. Vor und nach der Benutzung muß die Quecksilbersäule wieder nach unten geschlagen werden. Man legt das untere Ende des Thermometers in die völlig entblößte, abgetrocknete Achselhöhle ein, läßt den Arm fest an die Brust und die Hand auf die entgegengesetzte Schulter legen, damit das Quecksilber am unteren Ende des Thermometers allseitig von der Achselhöhle umschlossen ist (Abb. 28). Nach 10 Min. hat das langsam steigende Quecksilber seinen höchsten Stand erreicht. Dann entfernt man das Thermometer aus der Achselhöhle, liest die angezeigte Temperatur ab und notiert sie auf einem eigens dafür angelegten Zettel.

Zur Messung der Körperwärme kann man das Thermometer auch in den After einführen. Dazu soll es vorher mit Öl oder Vaseline schlüpfrig gemacht werden. Diese Art der Messung ist besonders bei Kindern empfehlenswert. Man achte aber darauf, daß das Kind ruhig liegt, damit das Thermometer nicht im After zerbricht. Im After ist schon nach 5 Min. die Körperwärme ermittelt.

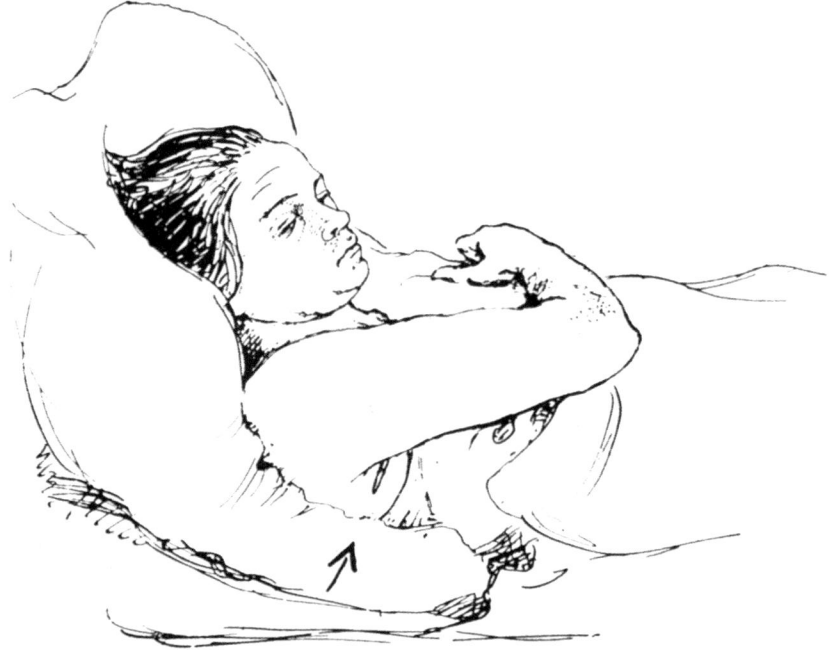

Abb. 28. Fehlerhafte Messung der Körpertemperatur. Das Thermometer muß mit seinem unteren Ende in der Achselhöhle liegen und darf nicht, wie es dargestellt ist, frei aus der Achselhöhle herausragen. Der Pfeil zeigt auf die falsch liegende Spitze des Thermometers.

Die Afterwärme ist um einige Zehntelgrade höher als die Achselhöhlentemperatur. Vor und nach dem Gebrauch ist das Thermometer natürlich zu reinigen und bei Verdacht auf eine ansteckende Krankheit nach dem Gebrauch immer durch Abreiben mit einer Desinfektionslösung zu desinfizieren.

Steigt die Eigenwärme über die normale Höhe auf 38^0 und darüber, so besteht **Fieber.** Das Fieber kann 40^0, selbst 41 und 42^0 erreichen. Auch das Fieber zeigt ebenso wie die normale Temperatur tägliche Schwankungen, d. h. es ist gewöhnlich abends höher als morgens.

Temperaturen von $37,6—37,9^0$ geben die Fiebergrenze an. Man spricht dann von erhöhter Temperatur. Zeigt das Thermometer z. B. morgens $37,6^0$, so ist zu erwarten, daß abends 38^0 oder darüber gemessen werden, also Fieber besteht. Deshalb ist bei dem Verdacht auf eine Erkrankung immer die Abendtemperatur als die entscheidende zu ermitteln und dem Arzte anzugeben. Die Hebamme soll sich mit Rücksicht auf die tageszeitlich bedingten Temperaturschwankungen daran gewöhnen, die Temperatur zur gleichen Zeit morgens und abends zu messen oder messen zu lassen. Die erhaltenen Temperaturen werden bei Wöchnerinnen in das Tagebuch eingetragen.

Die Temperatur kann aber auch bei plötzlichem Fieberabfall, nach starken Blutungen oder bedrohlicher Herzschwäche unter 36,5 auf 35° abfallen.

Fieber zeigt im allgemeinen an, daß sich der Körper mit Krankheitserregern auseinanderzusetzen hat. Zu ihrer Abwehr setzt ein erhöhter Stoffwechsel ein. Deswegen ist auch die Zahl des Pulses und der Atemzüge vermehrt. Begleiterscheinungen des Fiebers sind: Kopfschmerzen, Kreuz- und Gliederschmerzen, gerötetes Gesicht, Durst, trockene Zunge und trockene Haut, dunkler Urin, Schlaflosigkeit, Benommenheit, die sich zur Bewußtlosigkeit steigern kann. Bei hohem Fieber können auch Delirien eintreten. Der Kranke hat dann Sinnestäuschungen, d. h. er deutet Wahrnehmungen falsch, oder sieht Erscheinungen und hört Geräusche, die nicht vorhanden sind und redet irre. Gleichzeitig besteht häufig Unruhe und vermehrter Bewegungsdrang.

Manche Krankheiten, z. B. das Kindbettfieber oder eine Brustentzündung, beginnen mit einem **Schüttelfrost**. Bei dem Schüttelfrost stellt sich das im Mittelhirn liegende, die Temperatur regulierende Nervenzentrum sehr schnell auf eine erhöhte Körpertemperatur um. Die Stoffwechselvorgänge, die dieser zentralen Regulation zu folgen haben, können aber der vom Temperaturzentrum verlangten Körpertemperatur nur langsamer nachkommen. Diese liegt also zunächst unter der vom Temperaturzentrum verlangten Körpertemperatur. Bis zu dem allmählich stattfindenden Ausgleich empfindet der Organismus ein Kältegefühl, das sich je nach der zu überwindenden Temperaturdifferenz vom leichten Frostgefühl bis zum Schüttelfrost steigert. Der Kranke zittert am ganzen Leibe, die Zähne schlagen aufeinander. Nach einem solchen Frost muß sofort die Temperatur gemessen werden. Schüttelfrost und Fieber zeigen stets eine schwere Erkrankung an. Der Zustand ist besonders bedrohlich, wenn mehrere Schüttelfröste aufeinanderfolgen. Schüttelfröste sollen stets nach Tag, Stunde und Dauer vermerkt werden. Fehlt die Temperatursteigerung, so entspringt der Frost gewöhnlich einem Schwächezustand und hat geringere Bedeutung. Derartige Frostgefühle beobachtet man nicht selten im Anschluß an ermüdende Geburten.

Ein anderes zur Erkennung von Krankheiten wichtiges Mittel ist die Beobachtung des Pulses. Der **Puls** ist eine Erweiterung der Schlagadern, verursacht durch die vom Herzen in die Schlagadern geworfene Blutwelle. Er kann an allen Stellen gefühlt werden, wo Schlagadern nahe unter der Haut liegen. Am besten fühlt man ihn oberhalb des Handgelenks an der Beugeseite über der Speiche. Dies ist der Puls der Speichenschlagader, der Radialispuls. Man legt Mittel- und Zeigefinger mit sanftem Druck auf die genannte Stelle und fühlt dann den stoßweisen Anschlag der Blutwelle (Abb. 29). Die Schläge zählt man am Sekundenzeiger der Uhr ¼ Min. lang

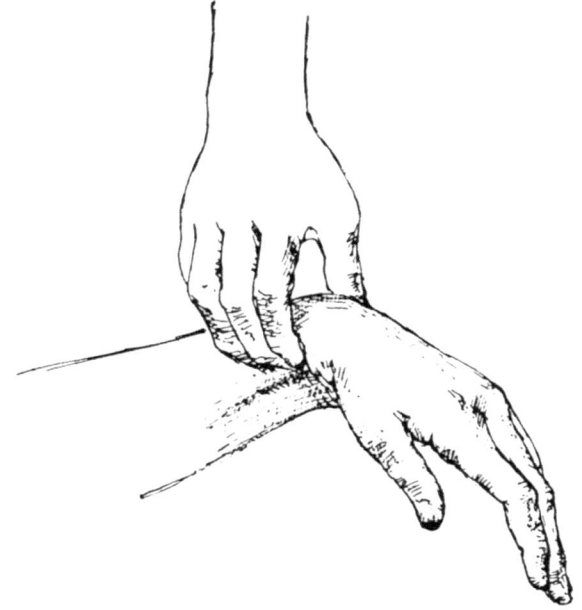

Abb. 29. Fühlen des Radialispulses.

und vervielfältigt die gefundene Zahl mit 4. So erhält man die Pulszahl in der Minute.

Die gesunde Frau hat etwa 72 regelmäßig aufeinanderfolgende Pulsschläge in der Minute. Der Puls wird durch seelische Erregung oder durch lebhafte Bewegung vorübergehend vermehrt.

Dauernd vermehrt sich die Zahl der Pulsschläge beim Fieber. Sie beträgt 120 und mehr. Je höher sie steigt, um so kränker ist im allgemeinen der Mensch. Ohne Fieber kann die Pulszahl bei Erkrankungen des Herzens, nach großen Blutverlusten oder bei anderen Schwächezuständen ansteigen. Eine dauernde Verringerung der Pulszahl wird bei manchen Menschen beobachtet, ohne besondere Bedeutung zu haben.

Bei einiger Übung lernt man auch die Beschaffenheit des Pulses beurteilen. Der Puls ist, was seine Schlagfolge anbetrifft, schnell oder langsam, regelmäßig oder unregelmäßig. Seine Qualität kann, wie man sagt, kräftig und voll sein oder sie ist klein, d. h. schwach, also nur mit Mühe zu fühlen, wenn das Herz schwach arbeitet. Ein kleiner und sehr rascher Puls zeigt immer einen ernsten Zustand an und deutet auf eine Herzschwäche hin, ebenso wie ein unregelmäßiger aussetzender Puls eine ernste Gefahr bedeutet.

Ferner muß die **Atmung** bei Krankheiten beobachtet werden. Der gesunde Erwachsene atmet ruhig, gleichmäßig und mühelos etwa 16mal in der Minute. Die Atmung kann bei Erkrankungen beschleunigt, oberflächlich, unregelmäßig und mühsam sein. Die Zahl der Atemzüge ist beim Fieber, besonders aber auch bei Herz- und Lungenkrankheiten vermehrt. Die Atmung kann so erschwert sein, daß der Kranke nach Luft ringt. Er sitzt mit ängstlichem Gesichtsausdruck aufrecht im Bett. Die zusätzlichen Atemmuskeln, die Halsmuskeln, sind angespannt, die Nasenflügel gebläht. Oft ist das Gesicht dabei bläulich verfärbt. Ein solcher Zustand deutet immer auf ein bedrohliches Hindernis der Atmung oder des Blutumlaufs.

Krankheiten der Atmungsorgane sind von Husten begleitet. Es ist zu beobachten, ob der Husten mit Auswurf einhergeht oder trocken ist, welchen Klang er hat, wie sich Zahl, Dauer und Stärke der einzelnen Anfälle verhalten. Dabei ist die Beschaffenheit des Auswurfs genau zu beachten. Seine Farbe kann rostfarben, grau, gelb, grünlich, seine Beschaffenheit dünnflüssig, dickflüssig, zäh, geballt, schleimig, eitrig, blutig, sein Geruch fade oder stinkend werden. Der Auswurf ist in einem mit Desinfektionslösung gefüllten und zugedeckten Speiglas zu sammeln, damit der Arzt ihn sehen und beurteilen kann.

Der allgemeine **Ernährungs- und Kräftezustand** der Kranken ist für das Überstehen der Krankheit von großer, wenn auch nicht immer von entscheidender Bedeutung. Im allgemeinen wird eine gut genährte, kräftige Frau besser als eine schlecht ernährte, schwache eine Krankheit überwinden. Auf den Ernährungs- und Kräftezustand ist also von vornherein zu achten. Er leidet bei Erkrankungen mit hohem Fieber rasch. Infolge des gesteigerten Stoffwechsels und der mangelhaften Nahrungsaufnahme wird das Körperfett verbraucht. Die Kranke magert ab und wird hinfällig.

Jede Krankheit verändert den Ausdruck des Menschen. Während der Gesunde einen freien, klaren Blick hat, ist der des Kranken müde und matt.

Die Schleimhaut der Lippen, der Zunge und des Mundes ist bei fiebernden Kranken trocken, oft borkig belegt. Mitunter bilden sich auch in der Mundschleimhaut Geschwüre, die Mundfäule. Dabei besteht ein übler Geruch aus dem Munde.

Örtliche Krankheitserscheinungen.

Die Eßlust ist bei vielen, besonders fieberhaften Krankheiten beeinträchtigt. Ein weißer oder mißfarbener Belag auf der Zunge zeigt an, daß die Verdauung nicht in Ordnung ist. Dazu gesellt sich häufig Übelkeit, Aufstoßen und **Erbrechen**. Das Erbrochene besteht aus saurem Speisebrei oder aus Schleim, der zuweilen gallig verfärbt ist. Es kann auch Blut enthalten oder nur aus Blut bestehen. Wenn das Erbrochene nach Kot riecht, der Leib aufgetrieben ist kein Stuhl und keine Blähungen abgehen, so ist dies ein Zeichen dafür, daß der Durchgang durch den Darm gehemmt ist und ein Darmverschluß besteht. Auch das Erbrochene muß für die Untersuchung durch den Arzt aufbewahrt werden. Von geringerer Bedeutung ist das Erbrechen Kreißender und Operierter nach der Narkose.

Der **Stuhlgang** ist geformt, breiig oder wäßrig. Dünnen und häufigen Stuhl nennt man Durchfall. Er ist das Zeichen beschleunigter Darmtätigkeit und einer Darmerkrankung. Oft ist der Durchfall von schmerzhaften Darmzusammenziehungen, Koliken, begleitet. Zu achten ist besonders auf erbsbreiartige und reiswasserähnliche Durchfälle. Man spricht von Stuhlzwang, wenn schmerzhafter und häufiger Drang zum Stuhl besteht.

Läßt der Kranke den Stuhl unter sich, so ist dies ein Zeichen dafür, daß der Afterschließmuskel nicht mehr funktioniert, oder daß der Kranke benommen ist.

Der Stuhlgang zeigt bei gewissen Krankheiten eine veränderte Farbe, weißlich, lehmfarben, schwarz oder eine auffällige Form: bandförmig, schafkotartig, oder Beimengungen von Schleim, Eiter, Blut. Mitunter finden sich darin auch unverdaute Nahrungsmittel, Würmer usw.

Sehr häufig ist bei Frauen ein zu seltener Stuhlgang, die Stuhlverstopfung, die gewöhnlich auf einer Darmträgheit beruht.

Der **Harn** oder Urin ist gewöhnlich klar, bernsteingelb und wird in 24 Stunden in einer Menge von $1-1^1/_2$ Liter entleert. Er enthält hauptsächlich Wasser, Salze und Harnstoff. Durch starken Schweiß und Durchfälle wird die Urinmenge vermindert. Der Urin sieht dann dunkler aus. Auch beim Fieber ist der Urin dunkler und wasserärmer. Oft trübt sich der klar entleerte Urin einige Zeit, nachdem er kalt geworden ist, und gibt einen gelblichroten Bodensatz von Harnsalzen. Erwärmt man solchen Urin, so löst sich der Bodensatz wieder auf. Diese Trübung ist ohne Bedeutung. Ist aber der Urin schon bei der Entleerung getrübt, so kann es sich um Beimengungen von Scheidenfluß handeln oder es liegt eine Krankheit der Blase, des Nierenbeckens oder der Niere vor.

Bei Nierenkrankheiten ist die Menge des täglich entleerten Urins oft sehr verringert. Dadurch werden die Ausscheidungsstoffe im Blut zurückgehalten und führen allmählich zu einer Vergiftung des Körpers.

Bei manchen Krankheiten finden sich auch fremde Bestandteile im Harn, Zucker bei Zuckerkrankheit, Eiweiß und Blut bei Nierenkrankheiten, Gallenfarbstoffe bei Gelbsucht.

Auf die Farbe und den Geruch des Urins ist zu achten. Bei einigen Blasenleiden, z. B. Blasenkatarrh, werden die Kranken von schmerzhaftem Urindrang gequält.

Es kommt vor, daß der Urin unwillkürlich abgeht oder gar nicht gelassen werden kann, was als Harnverhaltung bezeichnet wird.

Die Untersuchung des Urins auf Eiweiß wird folgendermaßen vorgenommen. Ein Reagensglas wird etwa 2—3 fingerbreit mit Urin gefüllt, der durch Watte filtriert ist. Einige Tropfen Essigsäure, die in Form des unverdünnten Speiseessigs immer zur Hand ist, werden zugesetzt. Der Urin wird vorsichtig über einer offenen Flamme erhitzt. Wenn er beim Kochen klar bleibt, so enthält er kein Eiweiß. Bildet sich beim Kochen ein grauweißer Niederschlag, so handelt es sich um Eiweiß (Abb. 198).

Die **Haut** weist bei Erkrankungen verschiedene Veränderungen auf. Sie kann auffallend blaß sein. Die schlechte Blutfüllung ist besonders an den Lippen, am Zahnfleisch oder an der Augenbindehaut deutlich wahrzunehmen. Oder sie kann stark gerötet sein, z. B. im Gesicht bei hohem Fieber. Oder sie kann bei behinderter Atmungs- oder Herztätigkeit durch Sauerstoffmangel an den Lippen, im Gesicht oder an den Fingern bläulich verfärbt sein. Sie ist bei Gelbsucht gelb, wenn Galle in das Blut tritt. Am deutlichsten zeigt sich die Gelbfärbung am Weißen des Auges.

Ferner kann die Haut gedunsen oder teigig geschwollen sein, so daß der Fingereindruck eine Delle hinterläßt. Die Schwellung ist auf einzelne Körperteile beschränkt, wenn der Abfluß der Gewebsflüssigkeit in den Lymphbahnen erschwert oder eine größere abführende Blutader verstopft ist. Dann staut sich das Blut, und Blutwasser tritt in das Gewebe. Oder die teigige Hautschwellung ist allgemein (Wassersucht), weil die Herz- oder Nierentätigkeit versagt.

Erweiterte Blutadern an den Beinen, sog. Krampfadern, sind bei Schwangeren und Wöchnerinnen häufig. Bei stärkerer Entwicklung verursachen sie häufig Stauungen und Schwellungen an den Füßen, Fußgelenken und Unterschenkeln.

Zu achten ist ferner auf Ausschläge und Geschwüre.

Schweiß tritt beim Fieber auf, wenn die Temperatur abfällt. Dieser „warme Schweiß" ist reichlich und großtropfig. „Kalter Schweiß" tritt in geringer Menge auf; er ist klebrig. Die Haut ist dabei kühl und blaß. Gewöhnlich deutet er auf große Schwäche und zeigt sich oft kurz vor dem Tode.

Klagt die Kranke über Schmerzen an irgendeiner Stelle, so ist das dem Arzt zu berichten.

Auf Reizungen und Erkrankungen des Gehirns und des Nervensystems deuten hin: Zuckungen, Krämpfe, Lähmungen und Bewußtseinsstörungen.

Gelähmt ist ein Muskel, dessen Tätigkeit aufgehoben ist. Ein gelähmter Muskel magert rasch ab.

Krämpfe sind Zusammenziehungen der willkürlichen Muskeln, die entweder rasch aufeinanderfolgen und vorübergehen oder als eine dauernde Spannung bestehen bleiben. Die Krämpfe können in einzelnen Muskeln auftreten, z. B. der harmlose Wadenkrampf, oder in Muskelgruppen oder die Muskulatur des ganzen Körpers umfassen. Anfallsweise erfolgen allgemeine Krämpfe bei der Fallsucht, der Epilepsie und der Eklampsie, einer schweren Erkrankung Schwangerer und Gebärender. Bei der Eklampsie und Epilepsie ist das Bewußtsein geschwunden. Bei hysterischen Krämpfen, die ähnlich aussehen, schwindet das Bewußtsein nicht.

Geisteskrankheiten sind durch Verstimmung, Angst mit der Gefahr des Selbstmordes, Willenslosigkeit, Bewegungshemmungen, Unruhe, vermehrten Bewegungsdrang, durch Sinnestäuschungen, verkehrtes, unsinniges Reden, Gedächtnisschwäche, Bewußtseinstrübungen usw. gekennzeichnet.

Ohnmacht ist eine rasch eintretende Bewußtlosigkeit, die durch eine Blutleere des Gehirns hervorgerufen wird. Der Puls ist klein und meist langsam, die Atmung oberflächlich. Legt man den Kopf der Ohnmächtigen tief, um die Blutzufuhr zum Gehirn zu begünstigen, so kehrt das Bewußtsein bald zurück. Kranken im Zustand der Ohnmacht darf niemals eine Flüssigkeit eingegeben werden, da die Gefahr besteht, daß die Kranken sich verschlucken und die eingegebene Flüssigkeit in die Luftröhre kommt. Die Kranken können dadurch ersticken oder aber zum mindesten eine Lungenentzündung davontragen. Schwache und blutleere Menschen, Genesende, die nach langem Krankenlager zum erstenmal aufstehen, besonders auch solche, die schwere Blutverluste gehabt haben, werden leicht ohnmächtig.

Beim **Scheintod** schwinden alle Lebensäußerungen, nur der schwache Herzschlag verrät noch Leben.

Dem **Tod** geht meist der Todeskampf voraus. Der Sterbende ist unruhig und atmet schwer. Mit dem Herzstillstand tritt der Tod ein. Einige Stunden nach dem Tode stellt sich die Totenstarre ein. Die Muskeln erstarren, der Körper wird steif. Nach einiger Zeit löst sich die Starre wieder.

Man spricht von **Herzschlag**, wenn der Tod plötzlich durch Herzlähmung eintritt. Dies ereignet sich bei Herzerkrankungen, oder wenn Luft, in eröffnete Hohladern eingesaugt, in das Herz gerät.

Ein **Lungenschlag** kommt durch eine Verstopfung der Lungenschlagader durch Blutgerinnsel oder durch Eindringen von Luft zustande. Unter heftiger Atemnot tritt plötzlich der Tod ein.

Gehirnschlag ist eine Blutung im Gehirn, die den plötzlichen Tod oder nach vorübergehender Bewußtlosigkeit eine Lähmung der Glieder, meist nur einer Seite, und Sprachstörungen zur Folge hat. Der Gehirnschlag wiederholt sich in letzterem Falle gewöhnlich nach einiger Zeit.

Krankenpflege.

Allgemeine Grundsätze der Krankenpflege.

Schwerkranke Frauen hat die Hebamme in der Regel nicht zu pflegen. Es ist nicht ihre Aufgabe, den Beruf einer Krankenpflegerin auszuüben. Ansteckende Krankheiten muß sie sogar ängstlich meiden, um sie nicht auf Gebärende zu übertragen. Trotzdem ist es für sie als Helferin der Schwangeren, Gebärenden, Wöchnerinnen und Neugeborenen notwendig, daß sie die wichtigsten Regeln der Krankenpflege kennenlernt.

Alle Verordnungen des Arztes sind, soweit sie nicht etwa mit den Vorschriften der Dienstanweisung für die Hebammen in Widerspruch stehen, pünktlich auszuführen. Bei der Untersuchung einer Kranken soll die Hebamme als Helferin dem Arzt in jeder Hinsicht zur Hand gehen.

Die ersten Bedingungen für die Pflege einer Kranken sind **Sauberkeit** und gute Luft. Die Pflegerin sei selber am Körper und in ihrer Kleidung peinlich sauber. Sie wasche sich stets die Hände, ehe sie die Kranke berührt und eine Hilfeleistung verrichtet, und nachdem sie mit Kranken in Berührung gekommen ist. Sie halte auf größte Reinlichkeit der Kranken, der Leibwäsche, des Bettes, Zimmers und Eßgeschirrs.

Das **Krankenzimmer** soll trocken, geräumig, luftig und hell sein. Nicht geeignet sind Zimmer, deren Fenster wegen übler Gerüche oder störender Geräusche von draußen geschlossen bleiben müssen. Im Hause selbst ist nach Möglichkeit für Abstellung des Lärms zu sorgen. Das Krankenzimmer muß gut gelüftet werden. Frische Luft regt die Atmung an, schlechte behindert sie. In einem schlecht gelüfteten Zimmer verringert sich der Sauerstoff allmählich, die ausgeatmete Kohlensäure sammelt sich an. Die Erneuerung der Luft geschieht am besten durch Öffnen eines vom Krankenbett entfernten Fensters, so daß die Kranke nicht unmittelbar dem kühlen Luftstrom ausgesetzt ist. Zweckmäßig ist es, wenn nur die oberen Scheiben des Fensters geöffnet werden. Dann zieht die warme Luft, die stets nach oben steigt, ab, und die kühle einströmende Luft sinkt auf den Boden und verteilt sich. So entsteht eine beständige Luftströmung und Lufterneuerung. Wenn möglich lüftet man durch ein Nebenzimmer, d. h. man öffnet dort die Fenster und läßt die Durchgangstür offen.

Trockene Luft reizt die Atemwege. Man vermehrt ihren Feuchtigkeitsgehalt, indem man im Zimmer nasse Laken aufhängt oder mit Wasser gefüllte Gefäße auf den Ofen oder auf die Heizkörper stellt.

Die Temperatur des Krankenzimmers soll 17—19° C betragen.

Das Krankenzimmer soll nur dann verdunkelt werden, wenn das Licht so grell hereinscheint, daß es die Kranke belästigt. Eine Lampe darf, soweit kein elektrisches Licht vorhanden ist, weder qualmen noch riechen. Sie muß außerhalb des Krankenzimmers ausgeblasen werden. Für die Nacht ist ein Schirm zur Verdunklung notwendig.

Für größte Sauberkeit des Krankenzimmers, das täglich feucht aufzuwischen ist, ist Sorge zu tragen.

In dem **Bett** der Kranken soll eine Matratze, am besten aus Roßhaar, liegen, der Kopf auf einem Roßhaarkissen. Bedeckt sei die Kranke mit 1 oder 2 Wolldecken oder einer leichten Steppdecke. Federbetten erhitzen den Körper und sind schwer zu reinigen. Als

Unterbetten sollen Federbetten überhaupt nicht benutzt werden. Das Bett stehe möglichst frei, so daß das Pflegepersonal von beiden Seiten an das Bett treten kann. Das über der Matratze liegende Leinentuch muß sorgfältig geglättet und festgesteckt werden, so daß es keine Falten bildet. Ebenso muß das Hemd unter dem Rücken öfters glatt gezogen werden. Die Kranke muß im Bett täglich gereinigt, d. h. Gesicht und Hände müssen gewaschen, die Zähne geputzt, der Mund gespült werden. Ebenso ist das Haar in Ordnung zu halten.

Als **Leibwäsche** sollen bettlägerige Kranke nur ein Hemd tragen. Das Hemd soll vor dem Anziehen gewärmt werden. Bei Frauen mit Ausflüssen aus den Geschlechtsteilen wird das Hemd hinten bis zur Lendengegend in die Höhe genommen. Das Wechseln des Hemdes bei Schwerkranken erfordert Übung. Beim Anziehen werden zuerst die Ärmel über die Arme gestreift, dann wird das Hemd über den Kopf gezogen. Beim Ausziehen wird umgekehrt verfahren: erst wird das Hemd von hinten über den Rücken, Nacken und Kopf gestreift, und zum Schluß werden die Ärmel von den Armen gezogen.

In das Krankenbett gehören, wenn Ausfluß besteht, oder sonst Verunreinigungen zu befürchten sind, **Unterlagen,** eine obere aus durchlässigem, aufsaugendem, und eine untere aus wasserdichtem Stoff. Zu ersteren taugen dicke Stoffe, wie Barchent oder Leinwand in mehrfachen Lagen. Am besten sind dünne Moos- oder Zellstoffkissen zu verwenden. Ungeeignet sind die oft gebrauchten kleinen Steppdecken, weil sie schwer zu reinigen sind. Weitere Hilfsgegenstände für bequeme Lagerung der Kranken im Bett sind Genickrollen, Spreu-, Wasser-, Luftkissen, stellbare Kopf- und Rückenlehnen, Krankenselbstheber und Fußkissen.

Zur Entleerung des Stuhlgangs und des Harns gebraucht man einen **Bettschieber,** auch Steckbecken oder Unterschieber genannt. Der entleerte Kot und Harn ist stets zu besichtigen und bei auffallendem Aussehen zur Besichtigung für den Arzt aufzuheben. Den Harn bewahrt man in einem Glase auf.

Beim Erbrechen der Kranken unterstütze die Pflegerin den Kopf derselben. Erbricht die Kranke in bewußtlosem Zustand, z. B. nach der Narkose, so wird der Kopf flach auf die Seite gelegt, damit der erbrochene Mageninhalt aus dem Munde und nicht in die Luftröhre läuft.

Die Kranke bedarf bei der **Nahrungsaufnahme** der Hilfe. Darf die Kranke nicht aufgesetzt werden, so schiebt die Pflegerin einen Arm unter den Nacken der Kranken, hebt den Kopf an und gibt mit der anderen Hand langsam und vorsichtig die Getränke in einem Löffel oder halbgefüllten Glase, die Speise mit einem Löffel. Zweckmäßig ist die Benutzung von Schnabeltassen. Ist das Aufrichten der Kranken erlaubt, so wird Kopf und Nacken durch ein Polster erhöht, so daß der Kranke bequem trinken und essen kann. Bei längerem Bettlager sind Krankentische, die über das Bett reichen, sehr bequem.

Beim **Eingeben von Arzneien** muß die ärztliche Verordnung, die ebenso wie der Name des Kranken auf dem Schild der Flasche, der Schachtel usw. vermerkt ist, genau beachtet werden. Arzneimittel dürfen nicht verwechselt werden. Die zum innerlichen Gebrauch bestimmten Arzneimittel werden in runden Flaschen, die zum äußerlichen Gebrauch bestimmten in sechskantigen Flaschen abgegeben. Mittel, die mit der Aufschrift „Gift", letzteres mit einem Totenkopf, bezeichnet sind, sollen sorgfältig unter Verschluß aufbewahrt werden. Alle Arzneimittel müssen immer vor dem Zugriff von Kindern sicher bewahrt werden.

Vor der Bettung der Kranken soll das Bett angewärmt werden. Die Durchwärmung geschieht mit Wärmflaschen. Das sind metallene, verschraubbare Behälter, die mit heißem Wasser gefüllt werden. Man kann auch irdene Kruken benutzen, die nur sorgfältig verschlossen werden müssen. Man hüllt die gefüllten Wärmflaschen in ein Tuch und legt sie an das Fußende des Bettes. Niemals darf die Wärmflasche bei einer bewußtlosen Kranken im Bette liegen bleiben. Sie soll immer vor der Bettung der Kranken aus dem durchwärmten Bett entfernt werden. Verbrennungen durch Wärmflaschen kommen leider immer noch vor, und das Pflegepersonal kann für derartige Verbrennungen haftbar gemacht werden.

Bei der **Umlagerung** der Kranken von einem Bett in ein anderes wird das neue Bett so gestellt, daß sein Fußende dem Kopfende des alten entspricht. Das Hinüberheben durch eine Person ist nur möglich, wenn der Kranke imstande ist, seine Arme fest um den Hals der tragenden Person zu legen. Die Pflegerin umfaßt dabei den Kranken dicht unterhalb des Gesäßes und am Rücken, so daß der Kranke wie in einem Lehnstuhl sitzt. Sind zwei Personen zum Tragen da, so faßt die eine unter den Nacken, so daß der Kopf nicht herunterhängt, und den Rücken, die andere unter Becken und Oberschenkel. Stehen drei Personen zur Verfügung, so faßt die erste Nacken und Schultern, die zweite oberhalb des Beckens und unterhalb des Gesäßes, die dritte unter die Unterschenkel. So wird die Kranke gehoben und vorsichtig nach dem anderen Bett getragen.

Eine besondere Aufgabe ist es, bei langem Krankenlager das Durchliegen der Kranken, den **Dekubitus**, zu verhüten. Gefährdet sind besonders die auf der Unterlage fest aufliegenden Körperteile, wie Kreuzbeingegend, Fersen, Ellenbogen und Schulterblätter. Diese Körperstellen müssen sorgfältig sauber und trocken gehalten werden. Bei dem einfachen Dekubitus rötet und entzündet sich die Haut, und es bilden sich flache Geschwüre. Bei schweren, langdauernden Krankheiten, wie bei Typhus oder Kindbettfieber, bei denen die benommene oder bewußtlose Kranke längere Zeit unbewegt daliegt, beobachtet man auch einen brandigen Dekubitus. Durch den ständigen Druck auf derselben Stelle hört der Blutumlauf und die Ernährung des Gewebes auf. Es stirbt ab, wird schwarz und stößt sich allmählich unter Eiterung und tiefer Geschwürsbildung ab. Auf verdächtige Hautstellen ist der Arzt sofort aufmerksam zu machen.

Bei Kranken, deren **Tod** vorauszusehen ist, muß die Pflegerin bis zum letzten Augenblick mit treuer Fürsorge und erhöhter Sorgfalt ihres Amtes walten und alles tun, was zur Erleichterung der letzten Stunde beitragen kann. Verlangt der Kranke geistlichen Trost, so muß diesem Wunsche ungesäumt entsprochen werden.

Unmittelbar nach dem Tode wird die Leiche gestreckt, die Augenlider werden zugedrückt, um den Unterkiefer wird ein über den Scheitel führendes Tuch gebunden, damit sich der Mund schließt. Dann wird die Leiche mit einem Laken zugedeckt und das Zimmer gelüftet.

Hilfeleistungen bei der Krankenpflege.

Es kommt vor, daß eine Kranke oder Wöchnerin an einer Harnverhaltung leidet. Dann muß der Harn mittels des **Katheters** entfernt werden. Der Katheter, den die Hebamme mit sich führt, ist ein Rohr von Gummi. Vor dem Gebrauch wird der Katheter 15 Min. lang ausgekocht. Er bleibt dann in dem abgekochten Wasser oder in einer Desinfektionslösung bis zum Gebrauch liegen.

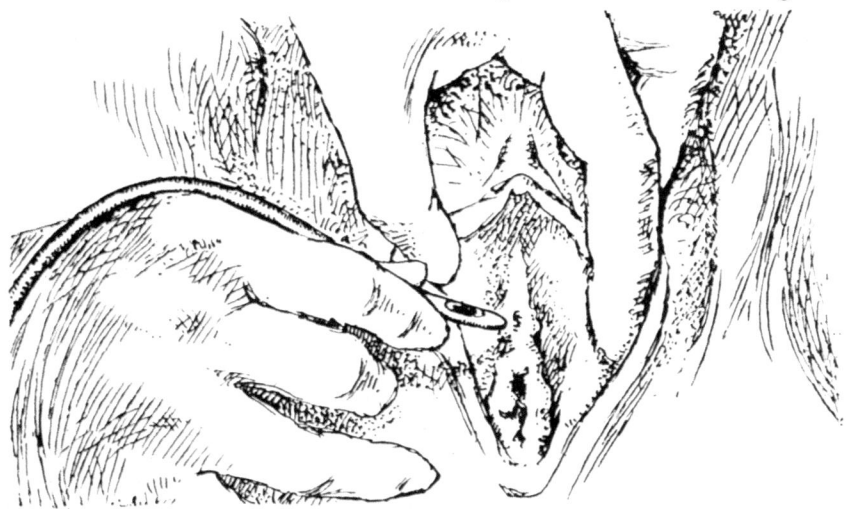

Abb. 30. Abnehmen des Harns. Mit Daumen und Zeigefinger der linken Hand werden die kleinen Schamlippen gespreizt und nach Desinfektion der Katheter mit der rechten Hand in die gut sichtbar gemachte Öffnung der Harnröhre eingeführt. (Nach MARTIUS: Lehrbuch der Geburtshilfe.)

Zum Abnehmen des Harns wird die Frau in die Rückenlage mit erhöhtem Kreuz gebracht und die Beine werden gespreizt aufgestellt. Die Harnröhrenmündung muß gut zugänglich und sichtbar gemacht werden, damit nicht beim Einführen des Katheters keimhaltiger Schleim oder Wochenfluß in die Blase hineingeschoben wird. Jede Verunreinigung der Blase, mag sie nun am Katheter haften oder mit ihm von den Geschlechtsteilen hineingebracht sein, erzeugt eine Entzündung der Blase, den Blasenkatarrh. Da die gesamte Umgebung der Harnröhrenöffnung, besonders im Wochenbett, von Keimen beladen ist, ist das Katheterisieren im Wochenbett mit besonderen Gefahren verbunden. Es ist deshalb nur unter Beachtung der größten Reinlichkeit auszuführen, wenn alle anderen Mittel zur Blasenentleerung versagen.

Die Hebamme stellt sich, nachdem sie sich die Hände vorschriftsmäßig gewaschen und desinfiziert hat, an die rechte Seite des Lagers, zieht mit Daumen und Zeigefinger der linken Hand die kleinen Schamlippen auseinander, so daß sie die Mündung der Harnröhre sieht, und tupft mit einem in Desinfektionslösung getauchten Wattebausch die Harnröhrenmündung von vorn nach hinten sorgfältig mit einer wischenden Bewegung ab. Während sie nun noch die Schamlippen gespreizt hält, nimmt sie mit der rechten Hand den Katheter, faßt ihn nahe dem offenen Ende mit Daumen-, Zeige- und Mittelfinger und schiebt ihn vorsichtig in die Harnröhre ein (Abb. 30). Sie muß sich dabei vergegenwärtigen, daß bei der Lage der Frau die Harnröhre etwa waagerecht verläuft. Niemals darf sie stärkeren Druck anwenden. Der Druck darf nur ganz sanft sein, so daß der Katheter langsam, wie von selber, durch die Harnröhre gleitet. Sobald die Spitze des Katheters in der Blase anlangt, läuft Urin ab. Der Urin wird in dem bereitgestellten Gefäß aufgefangen. Ist der Urin abgelaufen, so verschließt die Hebamme mit dem Zeigefinger das offene Ende des Katheters und zieht ihn vorsichtig heraus.

Gleich nach dem Gebrauch wird der Katheter wieder ausgekocht.

Sollte die Hebamme beim Einführen des Katheters auf Widerstand stoßen, so ist wahrscheinlich ein Krampf des Blasenschließmuskels daran schuld. Sie warte dann einige Augenblicke, bis der Krampf vergeht. Die Harnröhre kann aber auch verlagert oder verzogen sein. Die Hebamme versuche dann durch vorsichtiges Schieben des Katheters nach der einen oder anderen Richtung den richtigen Weg zu finden. Doch ist dabei jede Anwendung von Gewalt zu vermeiden. Wenn die Einführung des Katheters nicht gelingt, ist ein Arzt hinzuzuziehen.

Die Hebamme wird bisweilen **Einspritzungen** von Arzneilösungen unter die Haut, d. h. subkutane Injektionen, vorzunehmen haben. Diese werden mit kleinen, meist 1 ccm Flüssigkeit haltenden, in 10 Teile eingeteilten Spritzen, den Rekordspritzen, ausgeführt. Spritze und Nadel müssen vor dem Gebrauch ausgekocht werden. Die verordnete Menge der eingespritzten Arznei beträgt z. B. $^1/_2$ Spritze = 5 Teilstriche = 0,5 ccm, $^3/_4$ Spritze = $7^1/_2$ Teilstriche = 0,75 ccm usw. Ein wenig mehr wird in die Spritze aufgesogen. Die Spritze wird sodann mit der Nadel nach oben gehalten und jede Luftblase durch langsames Vorwärtsschieben des Spritzenstempels entfernt. Der Stempel wird genau auf den vorgeschriebenen

Teilstrich eingestellt. Als Hautstelle ist zur Einspritzung eine solche zu wählen, die sich gut abheben läßt und an der auch keine Blut-

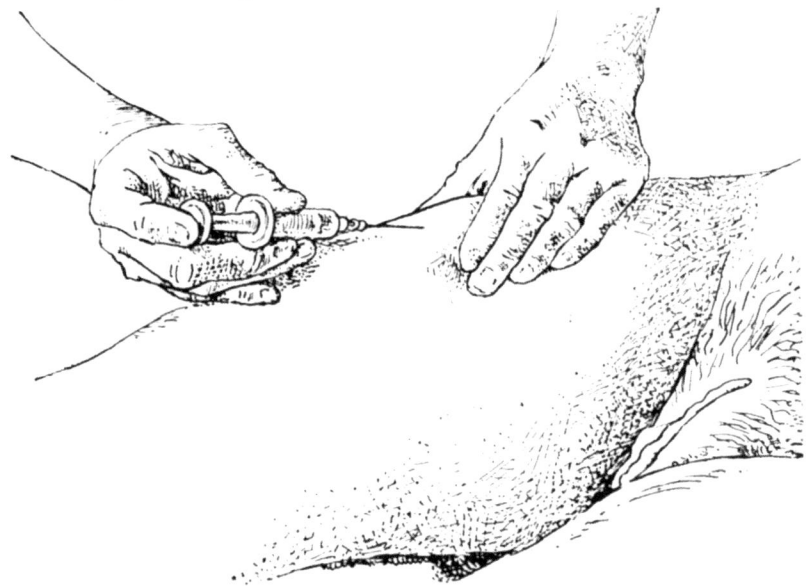

Abb. 31. Einspritzung unter die Haut. Die linke Hand hebt eine Hautfalte ab, die rechte sticht die Kanüle unter die Haut und nicht zu flach in die Haut des Oberschenkels.

adern durchschimmern. Am geeignetsten ist die Außenseite des oberen Drittels des Oberschenkels. Die Hautstelle wird mit einem in 70%igen Alkohol getauchten Wattebausch kräftig abgerieben. Mit Daumen und Zeigefinger der linken Hand wird eine Falte der abgeriebenen Hautstelle abgehoben, mit der rechten Hand die gefüllte Spritze schreibfederartig gefaßt und die Nadel mit einem kurzen Stoß in das lockere Gewebe unter die Haut eingestoßen (Abb. 31). Der Inhalt der Spritze wird, nachdem zunächst der Spritzenstempel kurz angezogen wird, um festzustellen, daß die Kanüle nicht in einer Blutader liegt, durch langsames Vorwärtsschieben des Spritzenstempels entleert und dann die Nadel mit einem kurzen Ruck herausgezogen. Spritze und Nadel sind nach dem Gebrauch wieder zu reinigen.

Der Einlauf in den Mastdarm hat den Zweck, die in ihm liegenden Kotmassen aufzuweichen und zu entleeren. Zum Einlauf bedient man sich der Spülkanne, dem Irrigator mit einem 1 m langen schwarzen Schlauch und Afterrohr, dem Klystierrohr. Die Spülkanne ist ein Gefäß von Glas, Porzellan oder Blech, das 1 Liter Flüssigkeit faßt. An dem Boden befindet sich ein Ansatz zur Befestigung des Gummischlauches. Gewöhnlich nimmt man zum Einlauf Wasser, und zwar $1/2$ Liter beim Erwachsenen, einen kleinen

Tassenkopf beim Neugeborenen. Das Wasser muß angewärmt sein. Man kann die Wirkung des Einlaufs dadurch verstärken, daß man dem Wasser einen Teelöffel Salz zusetzt.

Der Einlauf wird in Rückenlage mit erhöhtem Steiß oder wenn möglich in linker Seitenlage, entsprechend dem Verlauf der unteren Darmabschnitte, ausgeführt (Abb. 32). Nachdem die Hebamme

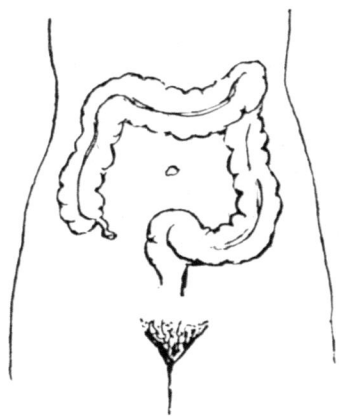

Abb. 32. Verlauf des Dick- und des Enddarms. Man erkennt, daß der Einlauf, wenn er in Seitenlagerung ausgeführt wird, in linker Seitenlagerung gemacht werden muß, damit die Einlaufflüssigkeit entsprechend dem Verlauf des Enddarms leichter einfließt.

das eingefettete Afterrohr vorsichtig in den After und nicht versehentlich in die Scheide etwa 7—8 cm tief geführt hat, hebt sie die Spülkanne etwa $1/2$ m hoch und läßt das Wasser langsam einlaufen. Die Einführung des Rohres muß vorsichtig, niemals mit Gewalt, geschehen, damit der Mastdarm nicht verletzt wird. Stockt der Einlauf, so genügt gewöhnlich ein leichtes Zurückziehen des Rohres, um das Einlaufen des Wassers wieder in Gang zu bringen. Je mehr die Frau in der Seitenlage nach der Bauchseite hinübergeneigt liegt, um so leichter wird meistens die Flüssigkeit einfließen.

Der Einlauf soll möglichst lange zurückgehalten werden, damit der Kot gründlich erweicht wird. Erfolgt Stuhldrang, so wird die Frau auf die Bettpfanne gebracht.

Ein Kind, das einen Einlauf erhalten soll, legt man in Bauchlage auf den Schoß. Das Rohr wird etwa 2 cm weit sehr vorsichtig eingeführt, und die Spülkanne nur wenig gehoben.

Nach jedem Einlauf werden Spülkanne, Schlauch und namentlich das Afterrohr gründlich gereinigt. Zu einem Reinigungsklystier wird vom Arzt zuweilen auch Öl oder Glycerin angeordnet.

Scheidenspülungen werden heute im allgemeinen nicht mehr gemacht. Nur in vereinzelten Fällen werden sie ärztlicherseits verordnet. Eine Scheidenspülung ist aus Gründen der Reinlichkeit, wie sie häufig von den Frauen selbst durchgeführt wird, grundsätzlich zu unterlassen, da sie die Selbstreinigung der Scheide, die durch ihre Eigenkeime gewährleistet ist, stört. Auch Scheidenspülungen in der Nachgeburtsperiode zum Zweck der Verringerung von

Gebärmutterblutungen sind heute nach der Darstellung der Wehenmittel im allgemeinen nicht mehr erforderlich.

Bäder werden in der Schwangerschaft nur zur Reinigung des Körpers angewandt. Vollbäder sind bei Hochschwangeren und Gebärenden nicht zu empfehlen. Das Badewasser, das immer Keime enthält, kann dabei besonders bei Mehrgebärenden leicht in die Scheide eindringen und dann zu Unterleibsentzündungen und Fieber im Wochenbett führen. Es sind deshalb in diesen Fällen ebenso wie im Wochenbett nur Duschen, Ganz- oder Teilabwaschungen bei einer Wassertemperatur von 35—38⁰ durchzuführen. Vollbäder sind erst nach Ablauf des Wochenbettes wieder erlaubt.

Man unterscheidet Vollbäder, in denen der ganze Körper gebadet wird, Halbbäder, bei denen der Körper nur bis an den Nabel vom Wasser bespült wird, Sitzbäder und Fußbäder.

Die Hebamme wendet zur Reinigung nur w a r m e Vollbäder an. Das Badewasser soll 35⁰ C warm sein. Die Wärme muß mit dem Thermometer geprüft werden. Die Frau soll bis an den oberen Teil der Brust im Wasser liegen. Mit dem Bade kann man eine Abseifung des Körpers und besonders auch der Geschlechtsteile verbinden. Bestimmt der Arzt h e i ß e Bäder, so ordnet er gewöhnlich solche von 38—40⁰ an. Nach einem solchen Bade soll die Frau stark schwitzen. Sie wird daher unmittelbar nach dem Bade in angewärmte und wollene Decken gepackt. Die Dauer des gewöhnlichen Bades soll 10 Min. nicht übersteigen. Bei Heilbädern bestimmt der Arzt die Dauer des Bades.

Über das Bad des neugeborenen Kindes siehe S. 208.

Trockene **Wärme** wendet man durch Heizkissen, Gummibeutel oder heiße Tücher an. Häufiger verwendet man f e u c h t e W ä r m e. Man taucht ein Handtuch in recht warmes Wasser, windet es aus und legt es zusammengefaltet auf den kranken Teil. Darüber kommt wasserdichter Stoff und ein wollenes Tuch, welches das nasse Handtuch überragt. So bleibt der Umschlag warm und feucht, da das Wasser nicht verdunsten kann. Man erneuert ihn alle $^1/_2$—1 Stunde.

W a r m e B r e i u m s c h l ä g e fertigt die Hebamme an, indem sie Hafergrütze oder gestoßenen Leinsamen mit heißem Wasser zu einem Brei anrührt. Die Hälfte des Breies schlägt sie dann in ein leinernes Tuch ein und legt diesen Breiumschlag auf den kranken Körperteil. Damit keine Verbrennung entsteht, prüft sie vorher die Wärme des Umschlags durch Annäherung an ihre Augenlider oder Wangen. Um eine rasche Abkühlung zu verhindern, bedeckt sie den Umschlag mit einem wollenen Tuch. Beginnt er sich abzukühlen, so nimmt die Hebamme den anderen Teil des inzwischen warmgehaltenen Breies und erneuert den Umschlag.

Zur **Kältewirkung** bedient man sich am besten der Eisblase. Ein verschraubbarer Gummibeutel wird etwa zur Hälfte mit zerstoßenem Eis gefüllt, so daß er sich dem kranken Körperteil bequem anschmiegen kann. Damit die Haut nicht erfriert, darf der

Eisbeutel nicht unmittelbar auf die Haut gelegt werden, sondern muß mit einer Schutzhülle aus Stoff umgeben sein. Schon wenn sich die Haut stark rötet, muß die Schutzhülle zwischen Eisblase und Haut verstärkt werden. Man zerkleinert das Eis, indem man es auf ein grobes reines Tuch legt und mit einer starken Nadel durchsticht.

Sowohl in den Fällen der Anwendung von Wärme als auch bei der Benutzung von Eis muß die Hebamme sorgsam darauf bedacht sein, daß die Kranke nicht irgendwelche Schädigungen davonträgt und keine Verbrennungen, bzw. Erfrierungen erleidet. Besonders bei Schlafenden, Benommenen oder Bewußtlosen ist zu bedenken, daß von solchen Kranken Schmerzäußerungen nicht gegeben werden. Für unter Umständen auftretende Schädigungen ist die Hebamme haftbar.

Auch in der Form von kalten Umschlägen kann man Kälte einwirken lassen. Man legt in raschem Wechsel mehrfach zusammengelegte Tücher aus Leinen als Kompressen, die in Eiswasser oder möglichst kaltes Wasser getaucht und ausgewunden sind, auf den kranken Teil. Weniger umständlich und wirksamer ist die Eisblase, die aber im allgemeinen nur auf ärztliche Anordnung angewendet werden soll.

Die **Prießnitzschen Umschläge** sind ein Mittelding zwischen kalten und warmen Umschlägen. Ein Handtuch wird in kaltes Wasser getaucht, ausgewunden, auf den kranken Teil gelegt und mit einem Flanell- oder Wolltuch bedeckt. Der kalte Umschlag erwärmt sich bald und behält die Wärme unter dem Tuche. Der Umschlag wird je nach Verordnung gewechselt.

Diese Umschläge wirken schmerzlindernd und beruhigend und werden besonders bei Entzündungen und krampfähnlichen Zuständen angewandt.

Einpackungen des ganzen Körpers in nasse Leintücher macht man folgendermaßen: Eine große wollene Decke wird über das Bett gelegt, darüber kommt ein nasses, ausgewundenes Leinentuch. Hierauf wird die Kranke gelegt und einschließlich der Arme mit dem Leinentuch umhüllt. Darüber wickelt man die wollene Decke dicht um den Körper. Bei fieberhaften Krankheiten wird der Arzt zuweilen solche Einpackungen verordnen.

Senfteige verwendet man auf Verordnung des Arztes, wenn eine Hautstelle stark gereizt werden soll. Frisch gestoßener Senfsamen wird mit warmem Wasser zu einem dicken Brei angerührt, bis der scharfe Senfgeruch zu spüren ist. Dann wird der Brei etwa messerrückendick auf ein Stück Leinwand gestrichen und nun dies Senfpflaster auf die Haut gelegt. Es bleibt dort liegen, bis sich die Haut unter lebhaftem Brennen stark rötet, wozu meist 10 Min. nötig sind. Dann entfernt man das Pflaster und wäscht die gerötete Stelle mit warmem Wasser ab.

Statt dieses Senfbreies kann man auch Senfpapier aus der Apotheke verwenden. Man feuchtet es mit Wasser an und legt es auf die Haut.

Um **Lindenblüten-, Flieder-, Pfefferminztee** usw. zu bereiten, übergießt man einen Teelöffel bis einen Eßlöffel des Tees in einer Kanne mit $^1/_4$—$^1/_2$ Liter kochenden Wassers. Den Aufguß läßt man etwa 10 Min. ziehen. Dann gießt man ihn durch ein Sieb oder Leinentuch in eine Tasse. Kochen soll der Tee nicht, da er die wirksamen Stoffe verlieren würde.

Zur Herstellung erfrischender Getränke sind am besten Fruchtsäfte zu verwenden. Selterwasser ist ungeeignet, weil die Kohlensäure den Magen zu stark aufbläht. Als anregende Getränke empfehlen sich Tee und Kaffee, während alkoholhaltige Getränke zu vermeiden sind. Erfordert die Ernährung besondere Maßnahmen und besondere Diät, so wird der behandelnde Arzt die notwendigen Anweisungen geben.

Welche Arzneien die Hebamme selbständig anwenden darf, ist in der dem Lehrbuch beigegebenen Dienstanweisung aufgeführt.

Hilfeleistung bei der Narkose.

Die Narkose ist eine Betäubung, die die Schmerzen nicht empfinden läßt. Man unterscheidet einerseits Allgemeinnarkose, bei der die Narkosemittel entweder eingeatmet, oder in die Blutbahn eingespritzt oder in den Darm als Einlauf gegeben werden, andererseits die örtliche Betäubung durch Einspritzen des Betäubungsmittels unter die Haut, in die Nervenbahnen oder in den Rückenmarkskanal.

In der Geburtshilfe benutzt man die Narkose bei geburtshilflichen Eingriffen und zur Dammnaht. Die Hebamme muß über die Einatmungsnarkose Bescheid wissen, da sie hierbei dem Arzt in Ermangelung eines zweiten Arztes zur Hand gehen muß, während die intravenösen Narkosen oder die örtliche Betäubung von dem behandelnden Arzt selbst durchgeführt werden können. Dabei muß die Hebamme sich immer der Größe der Verantwortung, die vor dem Gesetz zwar von dem Arzt getragen wird, bewußt sein und die Narkose so ausführen, als wenn sie selbst die Verantwortung dafür trüge.

Als **Narkosemittel** für die Einatmungsnarkose sind am gebräuchlichsten Chloroform, Äther und Chloräthyl. Diese Narkosemittel haben alle ihre Gefahren und Nachteile. Chloroform ist ein starkes Herzgift und darf deshalb nur sehr vorsichtig und langsam verabreicht werden. Äther reizt die Schleimhäute der Luftwege und führt dadurch bei langer Einwirkung zu einer Lungenentzündung. Er ist feuergefährlich, so daß auch in größerer Entfernung kein offenes Feuer brennen darf. Chloräthyl ist für längere Narkosen ungeeignet. Am gebräuchlichsten ist heute in der Geburtshilfe die kombinierte Chloräthyl-Äthernarkose, bei der das Chloräthyl zunächst als Einschlafmittel, der Äther zur Aufrechterhaltung und Vertiefung des Schlafes benutzt wird. Besonders zu beachten ist bei der Narkose:

1. **Puls.** Er wird zunächst etwas unregelmäßig. Bei genügender Schlaftiefe muß er aber dann regelmäßig und langsam bleiben.

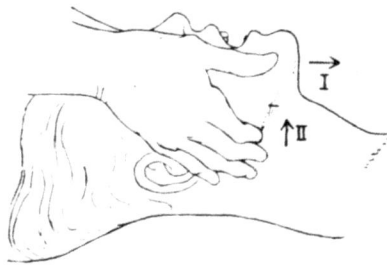 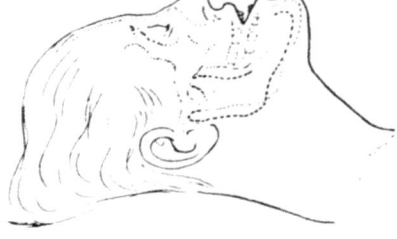

Abb. 33. Die Haltung der Hände bei der Narkose. Der 2. und der 3. Finger liegen am Kieferwinkel, der Daumen in der Gegend des Kinnes. Zunächst wird mit dem Daumen der Kiefer nach unten gedrückt, d. h. der Mund geöffnet. Dann wird durch Druck auf den Kieferwinkel der Unterkiefer nach vorne geschoben.

Abb. 34. In die Abbildung sind die Umrisse des Unterkiefers eingezeichnet. Die stark gestrichelte Linie stellt den Unterkiefer in der Ausgangsstellung dar, die fein gestrichelte Linie den Unterkiefer, nachdem er vorgeschoben worden ist (vgl. Abb. 33 II).

2. **Pupillen.** Der wichtigste Punkt zur Feststellung der Narkosentiefe ist der Zustand der Pupillen. Solange diese noch auf den Einfall von Licht reagieren, d. h. sich verkleinern, schlafen die Kranken so tief, daß sie einerseits nicht gefährdet sind, andererseits jede geburtshilfliche Operation durchführbar ist. Werden die Pupillen unter der Narkoseeinwirkung aber weit, und reagieren sie nicht mehr auf Lichteinfall, so ist der Schlaf des Kranken so tief, daß zunächst mit weiteren Gaben des Narkosemittels gewartet werden muß.

3. **Atmung.** Sie ist zunächst etwas flach. Bei genügender Tiefe des Schlafes atmen die Kranken tief und regelmäßig. Es muß darauf geachtet werden, daß die Atmung frei ist. Sie kann durch Schleimansammlung im Munde oder ein Zurücksinken des Zungengrundes mit einer damit verbundenen Verlegung des Kehlkopfes behindert sein. Aus diesem Grunde ist es notwendig, den Unterkiefer gut nach vorne zu ziehen. Zu diesem Zweck faßt man mit den Zeigefingern an die beiderseitigen Kieferwinkel, mit dem Daumen an die Vorderfläche des Kinns und zieht das Kinn zunächst nach unten und dann nach vorn, so daß die untere Zahnreihe vor der oberen Zahnreihe steht. Während der ganzen Narkose wird der Unterkiefer unter Seitenlagerung des Kopfes mit der einen Hand so gehalten (Abb. 33, 34).

4. **Lagerung des Kopfes.** Der Kopf soll während der Narkose auf der Seite liegen. Bei eintretendem Erbrechen muß er gut auf die Seite gewendet werden, damit der erbrochene Mageninhalt nicht in die Luftwege gesogen wird und dann zur Erstickung oder Schluck-

lungenentzündung führt. Um das Erbrechen von vornherein zu vermeiden, ist es wünschenswert, daß der Magen leer ist.

5. Schutz der Augen. Es ist darauf zu achten, daß das Narkosemittel nicht in die Augen gerät, da dadurch schwere Entzündungen der Augenbindehaut entstehen.

6. Künstliche Zähne. Tragen die Patienten ein teilweises oder vollständiges künstliches Gebiß, so muß es vor Beginn der Narkose herausgenommen werden, da sonst die Gefahr besteht, daß das Gebiß verschluckt wird oder in die Luftwege gerät.

Die **Inhalationsnarkose wird folgendermaßen gemacht:** Auf künstliche Zähne achten und nach der letzten Nahrungsaufnahme fragen. Flache Lagerung der Frau. Augen abdecken. Ruhig und tief atmen lassen. Chloräthyl tropfenweise auf die Narkosemaske geben und dabei den Kranken zum Zählen auffordern. Sobald die Zahlen unregelmäßig genannt werden, Chloräthyl beiseitelegen und Äther in schneller Tropfenfolge auf die Maske geben. Atmung und Pupillen beachten. Unterkiefer vorhalten und Puls kontrollieren. Jede Narkose nur so tief halten, und so lange andauern lassen, wie es für den jeweiligen Eingriff notwendig ist. Je kürzer die Betäubung, und je weniger Narkosemittel verbraucht werden, um so günstiger für Mutter und Kind.

Erste Hilfe bei Unglücksfällen.

Hilfe bei Unglücksfällen zu leisten, gehört zwar nicht zu dem eigentlichen Beruf der Hebamme. Wie es aber die Pflicht jedes Menschen ist, in solchen Fällen hilfreich beizuspringen, so muß auch die Hebamme zu solcher ersten Hilfe bereit sein, zumal ihre Kenntnisse von dem Bau und den Verrichtungen des menschlichen Körpers und von der Krankenpflege sie hierzu geeigneter machen als andere Menschen. Nicht selten wird es vorkommen, daß die Hebamme die erste ist, die zur Hilfeleistung herbeigerufen wird. Besonders gilt dies auf dem Lande.

Aber die Hebamme soll auch hierbei nicht etwa den Arzt spielen wollen. Ihre Aufgabe ist vielmehr nur, bis der gerufene Arzt erscheint, die erste schnell gebotene Hilfe zu leisten und zu verhüten, daß Unzweckmäßiges geschieht.

Bei **Verwundungen** ist die Aufmerksamkeit auf Stillung der Blutung und Reinhaltung der Wunde gerichtet. Vor allem ist zu verhüten, daß die Wunde durch widersinnige und geradezu gefährliche Volksmittel, wie Auflegen von Spinnweben usw. verunreinigt wird. Die Blutung wird gestillt, indem man mit desinfizierter Hand einen in Desinfektionslösung getauchten und ausgedrückten Wattebausch gegen die Wunde preßt, die dabei nicht etwa abgerieben oder abgewaschen werden darf. Hierdurch wird eine Verunreinigung der Wunde herbeigeführt oder Blutgerinnsel losgerissen, die ein vorher blutendes Gefäß verschlossen haben. Nur grobe Schmutzteile, wie Erde, Holzsplitter u. dgl. dürfen vorsichtig aus der Wunde und ihrer Umgebung entfernt werden. Im übrigen berührt man die Wunde selbst niemals mit dem Finger. Bei mäßiger Blutung genügt gewöhnlich zur Blutstillung, wenn der Druck eine Zeitlang gleichmäßig ausgeübt wird. Dann wird die Wunde mit sterilem Verbandstoff bedeckt.

Sitzt die Wunde an einem Gliede, so umwickele die Hebamme das Glied mit einer Binde von seinem Ende, also vom Fuß oder der Hand aus, nach oben bis über die blutende Stelle. Spritzt eine Schlagader, so umschnürt die Hebamme das Glied oberhalb der blutenden Wunde kräftig mit einer elastischen Binde, z. B. einem Hosenträger oder einem Irrigatorschlauch. Die Umschnürung bezweckt ein Zusammenpressen der Arterien. Sie muß also immer am Oberarm bzw. Oberschenkel erfolgen, da sie am Unterarm bzw. Unterschenkel zwecklos wäre, weil hier zwischen den beiden Knochen Arterien laufen, die Blut zuführen und nicht zusammengepreßt werden können. Bei sehr starkem Blutverlust verwende die Hebamme Wiederbelebungsmittel.

Bei **Verbrennungen** müssen die verbrannten Teile mit einer sog. Brandbinde oder wenigstens mit keimfreiem Mull und keimfreier Watte verbunden werden.

Bei **Vergifteten** muß der Magen von dem Gift durch Erbrechen entleert werden. Man führt einen Finger tief in den Hals, worauf oft Erbrechen eintritt. Hilft das nicht, so kann man Öl oder größere Mengen von warmem Wasser mit Butter trinken lassen. Nur bei Phosphorvergiftung durch Zündhölzchen darf niemals Fett, also auch nicht Öl oder Milch gegeben werden.

Dem **Erstickten** wird in erster Linie frische Luft zugeführt. Wenn das Zimmer mit gefährlichen Gasen gefüllt ist, wie z. B. mit Kohlendunst oder Leuchtgas, muß der Erstickte in einen anderen Raum geschafft werden. Sodann sind alle beengenden Kleidungsstücke zu lösen oder zu entfernen, damit der Erstickte gut atmen kann. Besteht keine Atmung, so ist die künstliche Atmung einzuleiten. Dies geschieht am besten in folgender Weise: Der Erstickte wird waagerecht auf einen Tisch oder dergleichen gelegt. Die Schultern werden leicht erhöht (Rollkissenunterlage). Die Hebamme stellt sich hinter den Kopf des Verunglückten, ihr Gesicht diesem zugewendet. Darauf faßt sie beide Arme des Erstickten dicht oberhalb der Ellenbogengelenke und führt sie langsam, ohne sie von der Unterlage zu erheben, nach hinten und oben bis unmittelbar an den Kopf des Erstickten heran. Bei Ausführung dieser Bewegung sieht man deutlich, wie der Brustkorb die Einatmungsstellung einnimmt. Nach 2 Sek. werden beide Ellenbogen erhoben, dicht nebeneinandergeführt und mit einem kräftigen Druck auf die vordere seitliche Brustgegend gepreßt (Ausatmung). Dies muß gleichmäßig, ungefähr 15mal in der Minute, ausgeführt und lange fortgesetzt werden. Zuweilen setzt die Atmung erst nach mehrstündigen Wiederbelebungsversuchen wieder ein.

In gleicher Weise ist bei **Erhängten** und **Ertrunkenen** die künstliche Atmung einzuleiten. Beim Abschneiden des Erhängten beachte man, daß der Körper nicht auf den Fußboden stürzt. Bei

Ertrunkenen reinige man die Mundhöhle von etwaigem Schlamm oder anderem Inhalt. Die Versuche, durch Tieflagerung des Kopfes und Erheben des Rumpfes ,,das Wasser aus den Luftwegen abfließen zu lassen", sind zwecklos. Nach Entfernung aller beengenden Kleidungsstücke wird die künstliche Atmung, wie oben geschildert, eingeleitet.

Erfrorene werden aus der Kälte sogleich in einen warmen Raum gebracht. Man schneidet die Kleider ab und reibt die Körperoberfläche mit warmen Tüchern oder behebt die allgemeine Auskühlung durch ein körperwarmes Vollbad.

C. Spezielle Krankheitslehre.

Es gibt sehr zahlreiche Krankheiten, die den Körper in seiner Gesamtheit oder nur einzelne Teile und Organe befallen. Man unterscheidet ansteckende Krankheiten oder Infektionskrankheiten und nicht ansteckende Krankheiten.

Ansteckende Krankheiten.

Ansteckende oder übertragbare Krankheiten nennt man diejenigen, die durch Erreger oder deren Gifte ausgelöst werden und übertragbar sind.

Die **Erreger** der meisten ansteckenden Krankheiten sind kleinste, nur mit starker Vergrößerung sichtbare Gebilde, die als Bakterien bezeichnet werden. Da sie sich durch Spaltung vermehren, nennt man sie auch Spaltpilze. Die einen sind kugelförmig und heißen darum Kokken (lateinisch coccus = Kugel), die anderen sind stäbchenförmig und heißen Bazillen (lateinisch bacillus = Stäbchen) (Abb. 35, 36). Es gibt eine große Anzahl von Spaltpilzen, die überall in der Natur vorkommen und durchaus harmlos sind. Alle Fäulnis- und Gärungsvorgänge beruhen auf der Anwesenheit und Mitwirkung von Spaltpilzen. Nur einige bestimmte Arten von Spaltpilzen sind für den Menschen gefährlich und verursachen, wenn sie in den Körper eindringen, bestimmte Erkrankungen. Ihre Wirkung beruht darauf, daß sie sich im Körper unter Entziehung von Nährstoffen durch Spaltung ungeheuer schnell vermehren und Gifte absondern.

Jede ansteckende Krankheit hat ihren Erreger. So erzeugt der Tuberkelbazillus Tuberkulose, der Diphtheriebazillus Diphtherie, der Typhusbazillus Typhus. Verschiedene Arten von Kokken bewirken die Wundkrankheiten, wie Entzündungen, Eiterungen oder Kindbettfieber.

Für die **Ansteckung** ist zunächst also der Kranke mit seinen Absonderungen die unmittelbare Quelle. Der an Tuberkulose

Erkrankte hustet Tuberkelbazillen aus, zerstreut sie mit seinem Auswurf und gefährdet dadurch die Personen seiner Umgebung. Der

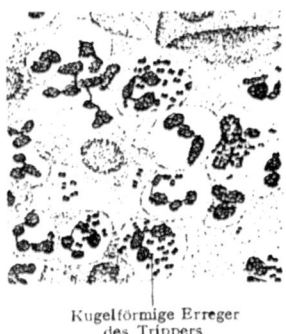

Kugelförmige Erreger
des Trippers

Abb. 35. Kugelförmige Infektionserreger. In diesem Bild sind die Erreger des Trippers, die Gonokokken, dargestellt, die innerhalb der weißen Blutkörperchen liegen.

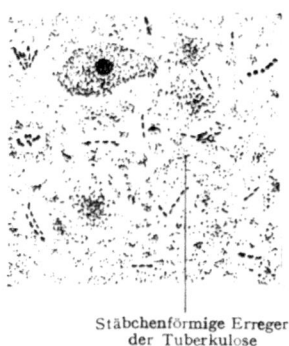

Stäbchenförmige Erreger
der Tuberkulose

Abb. 36. Stäbchenförmige Infektionserreger. Darstellung der Erreger der Tuberkulose, der Tuberkelbazillen.

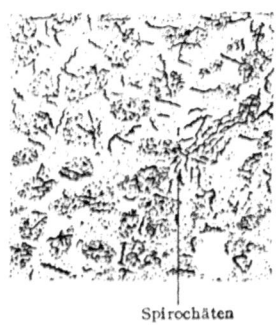

Spirochäten

Abb. 37. Spiralförmige Infektionserreger. Darstellung der Spirochäten als Erreger der Syphilis.

Scharlachkranke verbreitet die Scharlacherreger mit seinem Speichel und Auswurf, der Typhuskranke die Erreger des Typhus durch Harn und Stuhlgang. Aber nicht nur die unmittelbare Berührung mit dem Kranken bedeutet eine Gefahr. Denn die mit den Absonderungen entleerten Krankheitserreger halten sich noch eine längere Zeit lebendig und ansteckungsfähig, so daß Gegenstände, die mit ihnen verunreinigt sind, wie Betten, Kleidungsstücke, Spielzeug, Bücher u. a. noch längere Zeit die Krankheit übermitteln können. Oder aber die Entleerungen Typhuskranker gelangen, wie es auf dem Lande häufig ist, auf den Mist und sickern von dort in einen benachbarten undichten Brunnen. Auf diese Weise kann ein ganzer Kreis von Menschen, die das Wasser dieses Brunnens unabgekocht gebrauchen, an Typhus erkranken. Die Typhusbazillen können auch in die Milch gelangen und so die Krankheit verbreiten. Manche Infektionskrankheiten werden durch belebte Körper, die als Virus bezeichnet werden, hervorgerufen. Diese Viren sind so klein, daß sie im Mikroskop nicht sichtbar sind, sondern nur durch Filterung des Blutwassers Erkrankter nachweisbar werden.

Ist der Kranke genesen, so beherbergt er zuweilen noch lange Zeit Krankheitserreger, scheidet sie aus und bildet so eine dauernde Gefahr für seine Umgebung. Man nennt solche Menschen **Dauerausscheider**. Ja, es kommt vor, daß Menschen Krankheitserreger beherbergen und ausscheiden, ohne jemals an der Krankheit deutlich gelitten zu haben.

Die Wege, auf denen eine Ansteckung erfolgt, sind oft verwickelt und unklar. Immer aber ist ein Kranker oder ein Mensch, der die Krankheitserreger trägt, die ursprüngliche Quelle. Keinesfalls sind die Krankheitserreger wie die harmlosen Spaltpilze überall in der Natur verbreitet, und es ist möglich, die ansteckenden Krankheiten zu bekämpfen, indem man die Kranken absondert, ihre Ausscheidungen desinfiziert und Dauerausscheider oder sonstige Bazillenträger ermittelt.

Werden an einem Ort oder in einer Gegend viele Menschen von der gleichen ansteckenden Krankheit befallen, so spricht man von einer Epidemie.

Die Eintrittspforten für Krankheitserreger in den menschlichen Körper sind:

1. Wunden und Verletzungen. Während die unverletzte Haut in der Regel von krankmachenden Keimen nicht durchdrungen werden kann, führt das Eindringen der Keime in Wunden und Verletzungen zur Wundinfektion.

2. Die Atemwege und Lungen. Die an Diphtherie, Grippe, Angina und Tuberkulose Erkrankten schleudern beim Husten, Niesen, Räuspern und Sprechen mit Krankheitserregern beladenen Schleim und Speicheltröpfchen von sich, die von den Gesunden eingeatmet werden. Man spricht dann von einer Tröpfcheninfektion oder die Erreger gelangen in den Staub, um mit diesem in die Atemwege zu gelangen.

3. Der Magen-Darmkanal. Entweder kommt mit Typhus-, Ruhr- oder Cholerabazillen verunreinigte Nahrung in den Magen-Darmkanal oder Absonderungen Kranker gelangen durch verschmutzte Finger in die Gegend des Mundes und werden von dort aus in den Verdauungskanal aufgenommen.

4. Die Geschlechtsorgane. Sie sind die hauptsächlichste Eingangspforte für die Erreger der Geschlechtskrankheiten. Unter der Geburt können dort auch die Keime, die das Kindbettfieber hervorrufen, eintreten.

5. Der Mutterkuchen. Trägt die Mutter in ihrem Blut Krankheitserreger, so können diese Keime durch den Mutterkuchen auf die Frucht übergehen.

Da sich die Hebamme leicht selber anstecken oder die Erkrankung auf Gebärende und Wöchnerinnen übertragen kann, muß sie die wichtigsten Infektionskrankheiten kennen.

Infektionskrankheiten mit Hautausschlägen.

Masern. Sie sind eine überaus leicht übertragbare Kinderkrankheit. Erwachsene werden selten befallen. Die Krankheit beginnt nach etwa 10tägiger Inkubationszeit, unter der man die Zeit der Ansteckung bis zum Ausbruch der Erkrankung versteht, mit Fieber, Lichtscheu, Schnupfen und einem eigenartig harten, oft bellenden Reizhusten. Im Munde, auf der Wangenschleimhaut, sind eigentümliche kleine weiße Flecken auf gerötetem Grunde kennzeichnend. Der kleinfleckige Hautausschlag beginnt hinter den Ohren, am Kinn, um den Mund herum, zeigt sich dann auch auf der Brust, an Armen, Beinen und am ganzen Rumpf. Die Flecken sind etwa linsengroß, rot, rund, gezackt oder eckig und gehen oft ineinander über. Mit sinkendem Fieber blaßt der Ausschlag ab. Es tritt eine kleienartige Schuppung ein. An Masern schließen sich nicht selten Lungenentzündung und Mittelohrentzündung an.

Gegen Masern hat man in neuerer Zeit Serumbehandlung eingeführt.

Scharlach. Er tritt mit Ausnahme der ersten 7 Lebensmonate in allen Lebensaltern, besonders aber im Kindesalter, auf. Die Krankheit beginnt gewöhnlich 4—8 Tage nach Aufnahme der Krankheitserreger mit Schüttelfrost, schnellem Fieberanstieg, Erbrechen und Halsschmerzen. Meistens in den ersten 24 Stunden bildet sich zuerst an der Innenseite der Oberschenkel, dann am Hals und bald am ganzen Körper der rote Ausschlag aus. Er läßt aber immer die Umgebung von Nase, Mund und Kinn frei. Auf den Mandeln besteht oft ein grauweißer Belag. Die Halsdrüsen sind geschwollen. Die Zunge sieht himbeerfarben aus. In der 3. oder zu Anfang der 4. Woche beginnt die Abschuppung der Haut in großen Schuppen und Platten, so daß sie an den Händen und Füßen oft in großen Fetzen abgezogen werden kann. Als Nachkrankheit ist auch in Fällen, die ganz leicht verlaufen sind, eine Nierenentzündung häufig. Schutzimpfungen haben sich bewährt.

Windpocken sind eine echte Kinderkrankheit. Nach 14tägiger Inkubationszeit treten im Gesicht, zuweilen auch auf der behaarten Kopfhaut, am Rumpf, weniger an den Gliedmaßen, linsengroße, von einem roten Hof umgebene Bläschen auf. Der Ausbruch ist häufig von leichtem Fieber begleitet. Die Bläschen trocknen nach kurzer Zeit ein. Das Allgemeinbefinden ist nur wenig gestört, und nach 1—1$^1/_2$ Wochen ist die Krankheit überstanden.

Pocken. Die Pocken beginnen in der Regel 2 Wochen nach der Ansteckung mit Schüttelfrost und meist hohem Fieber. Am 4. Tage bilden sich rote Knötchen zunächst im Gesicht, später am Rumpf und den übrigen Körperteilen, die sich später in Bläschen umwandeln.

Die Übertragung auf Gesunde kommt entweder durch Berührung mit dem Kranken oder durch Gegenstände aus der Umgebung des Kranken zustande. In früheren Jahrhunderten war die Menschheit dieser Seuche gegenüber schutzlos. Zufällige Beobachtungen haben zu der Erkenntnis geführt, daß Kuhpocken, dem Gesunden in die Haut eingeimpft, den Menschen nur an der Stelle der Einimpfung pockenkrank machen, der Körper aber durch diese örtliche Erkrankung so viele Gegengifte bildet, daß er im ganzen auch in Zukunft der Erkrankung nicht verfällt. Aus diesem Grunde ist die Impfpflicht von Staats wegen eingeführt worden.

Das **Reichsimpfgesetz** fordert, daß jedes Kind, außer gewissen durch den Arzt zu bestimmenden Ausnahmen, vor Ablauf des auf sein Geburtsjahr folgenden Kalenderjahres geimpft werden muß. Bleibt die Impfung erfolglos, so muß sie im folgenden Jahre wiederholt werden. Außerdem muß jedes Kind innerhalb seines 12. Lebensjahres wiedergeimpft werden. Impfen darf nur ein Arzt. Wenn die Impfung mit Kälberlymphe gut ausgeführt wird, so ist sie völlig unschädlich. Sollte einmal die Hebamme die Behauptung hören, daß Impfen schädlich sei, so bekämpfe sie diesen Irrtum.

Infektionskrankheiten des Rachens und der Atmungsorgane.

Angina. Sie ist die häufigste und bekannteste Infektionskrankheit des Rachens und kommt dadurch zustande, daß Wundkeime in die Mandeln eindringen. Die Angina oder Mandelentzündung kann leicht und schnell verlaufen. Sie kann aber auch durch ein Eindringen der Keime in die Blutbahn zu schweren Krankheitsbildern führen, da sich die Erreger dann in anderen Organen ansiedeln und zu Nieren- oder Herzklappenentzündungen führen können.

Bei Gebärenden entsteht durch Eindringen der Erreger der Angina in die durch die Geburt entstandenen Wundflächen ein Kindbettfieber. Jede Hebamme hat sich demnach vor einer Erkrankung mit Angina zu schützen. Ist sie jedoch erkrankt, so darf sie keine Geburtshilfe treiben, da sie sonst die Gebärenden, Wöchnerinnen und Säuglinge gefährdet. An Angina erkrankte andere Personen hat sie von den ihr anempfohlenen Frauen fernzuhalten.

Diphtherie. Sie befällt besonders Mandeln, Gaumen, Rachen und Kehlkopf. Sie kann aber auch auf der Augenbindehaut, Nasenschleimhaut, in der Scheide und auf Wunden, z. B. an dem noch nicht verheilten Nabel vorkommen. Sie tritt in allen Lebensaltern auf. Die Zeit zwischen Ansteckung und Krankheitsausbruch beträgt gewöhnlich 2—3 Tage. Die Erkrankung beginnt mit grauweißen Belägen auf den geröteten und geschwollenen Mandeln, die schnell zu zusammenhängenden Häuten anwachsen und auf die Umgebung übergreifen. Bei Säuglingen besteht häufig nur ein blutig-eitriger Schnupfen. Das Fieber ist meistens hoch, die Halsdrüsen sind immer geschwollen. Geht der Belag auf den Kehlkopf über, so stellt sich bellender Husten, Heiserkeit und Atemnot ein, und es kann durch einen völligen Verschluß des Kehlkopfes der Erstickungstod eintreten. Als Folgen der Diphtherie zeigen sich mitunter Herzschwäche und Lähmungen. Die Behandlung ist Sache des Arztes. Es ist aber die Aufgabe der Hebamme, beschleunigt für die Hinzuziehung eines Arztes zu sorgen, wenn ihr ein Krankheitsfall zu Ohren kommt und sich selbst von der Umgebung des Erkrankten fernzuhalten. Eine vorkehrende Impfung hat sich sehr bewährt.

Grippe. Sie tritt kurze Zeit nach der Ansteckung und plötzlich als schwere Entzündung der Atemwege auf. Besonders befürchtet ist namentlich bei schwangeren Frauen die bei einer Grippe häufig auftretende Lungenentzündung. Die Grippe pflegt in Epidemien von großer Ausdehnung aufzutreten.

Lungenentzündung. Es handelt sich dabei um eine akute Erkrankung der Lungen, die durch besondere Erreger verursacht, aber nicht im eigentlichen Sinne ansteckend ist. Sie verläuft unter hohem Fieber mit Seitenstechen und Atemnot. Meist wird rotbrauner zäher Auswurf ausgehustet. Wenn auch viele Fälle in Heilung übergehen, so kann ein Kranker mit Lungenentzündung infolge des Versagens der Herzkraft schon binnen weniger Tage sterben.

Der **Keuchhusten** befällt besonders Kinder. Etwa 14 Tage nach der Ansteckung stellt sich Husten ein, der zuweilen auffallend rauh ist, oft aber auch nichts besonders Auffallendes an sich hat. In der zweiten Krankheitswoche tritt der Husten gewöhnlich in krampfartigen Anfällen auf, die minutenlang dauern und oft mit Erbrechen enden. Dabei wird die Luft hörbar eingesogen. Bei Kindern kommt es dabei zu beängstigenden Erstickungszuständen. Bei Erwachsenen kann das Krankheitsbild atypisch sein und dadurch nur schwer erkennbar werden.

Tuberkulose. Ihre Erreger (Abb. 36) werden durch Kranke verbreitet, die an Lungentuberkulose leiden. Die Kranken schleudern bei Hustenstößen kleine Schleimtröpfchen aus, an denen Bazillen haften. Die Tröpfchen halten sich einige Zeit schwebend in der Luft und können von den Gesunden in der Umgebung des Kranken eingeatmet werden. Die Ansteckung mit Tuberkulose erfolgt beim Erwachsenen ebenso wie bei der Grippe vornehmlich durch diese Tröpfcheninfektion. Bei Kindern spielt die Infektionsmöglichkeit durch Tuberkelbazillen enthaltende Milch eine wesentliche Rolle. Da viele Kranke mit ihrem Auswurf unvorsichtig umgehen, ihn auf den Fußboden entleeren, wo er eintrocknet und später mit dem Staub in der Luft umhergewirbelt und eingeatmet wird, ist die Umgebung von an Tuberkulose Erkrankten immer gefährlich und gerade Kinder, die auf dem Fußboden spielen und sich dabei die Hände beschmieren, sollten aus der Umgebung solcher Menschen ferngehalten werden. Auch die Milch tuberkulöser Kühe enthält Tuberkelbazillen.

Im frühesten Kindesalter bewirkt die Ansteckung oft eine rasch und tödlich verlaufende Erkrankung. Im übrigen verläuft die

Tuberkulose gewöhnlich chronisch. Die Krankheitsherde in der Lunge schließen sich ab, können aber gelegentlich später wieder aufflackern und ein Fortschreiten der Krankheit veranlassen. Die Kennzeichen der fortschreitenden Lungenschwindsucht sind: Husten, schleimig-eitriger Auswurf, zuweilen mit Blutbeimengungen, Abmagerung und unregelmäßiges Fieber. Greift ein Krankheitsherd in der Lunge auf ein Blutgefäß über, so kann eine schwere Blutung, ein sog. Blutsturz, eintreten.

Zur Bekämpfung der Tuberkulose, die eine der gefährlichsten Volksseuchen darstellt und gerade in der heutigen Zeit weiter verbreitet ist denn je, sind fast überall Fürsorgestellen eingerichtet worden. In ihnen werden die Kranken eingehend untersucht und beraten. Die Hebamme kommt durch ihren Beruf in viele Familien und wird häufig Tuberkuloseverdächtige antreffen. Sie ist deshalb besonders dazu berufen, an der Tuberkulosebekämpfung mitzuwirken, indem sie den Verdächtigen der Tuberkulosefürsorge zuweist. Da die Tuberkulose zuweilen auch in der Schwangerschaft und im Wochenbett erneut aufflammt, muß bei unklaren Fieberzuständen an die Möglichkeit dieser Erkrankung gedacht werden. Inwieweit in solchen Fällen die Unterbrechung der Schwangerschaft erforderlich ist, kann nur vom Arzt entschieden werden.

Infektionskrankheiten der Verdauungsorgane.

Typhus. Er tritt häufig vereinzelt auf, zuweilen aber auch in Epidemien, wenn Trinkwasser eines Brunnens oder Wasserwerkes oder Milch einer Molkerei durch Typhusbazillen verunreinigt werden. Die Krankheit beginnt 2—3 Wochen nach der Ansteckung unter Mattigkeit, Appetitlosigkeit, Kopfschmerzen mit langsamem Fieberanstieg. Die Lippen und die Zunge der Kranken sind trocken, rissig, oft borkig belegt. Der Kranke empfindet großen Durst, ist matt und häufig benommen. In schweren Fällen bestehen Delirien und der Kranke ist nur schwer im Bett zu halten. In der Regel sind Durchfälle von eigentümlicher, erbsbreiartiger Beschaffenheit vorhanden. Es gibt aber auch Fälle, wo sie fehlen, und Stuhlverhaltung besteht. Da sich im Dünndarm Geschwüre bilden, droht bei einem Typhuskranken immer die Gefahr einer Darmblutung. Die Typhusbazillen sind aber nicht nur in den Geschwüren, sondern auch im Blut und Urin des Kranken enthalten. Nachdem das Fieber 2—3 Wochen gleichmäßig auf seiner Höhe bestanden hat, fällt es bei günstigem Krankheitsverlauf langsam ab. Es gibt Fälle, wo nach der Ansteckung nur ganz geringe Krankheitserscheinungen auftreten, so daß sie oft gar nicht als Typhus beachtet werden. Sie sind darum für die Weiterverbreitung gefährlicher als die schweren. Die Typhusbazillen werden im Stuhl und Urin ausgeschieden. Die Übertragung erfolgt am häufigsten durch die mit Harn oder Stuhl verunreinigten Hände. Die Abgänge müssen stets sorgfältig desinfiziert werden. Da im Blut des Typhuskranken gewöhnlich von der Mitte der 2. Krankheitswoche ab eigentümliche Stoffe nachgewiesen werden können, läßt sich der Krankheitsverdacht durch eine Blutuntersuchung sichern. Stuhl und Urin sind auch nach der Genesung auf Typhusbazillen zu untersuchen, um Dauerausscheider festzustellen.

Die **Ruhr** ist eine Erkrankung des Dickdarms. Sie beginnt mit heftigen Leibschmerzen und Durchfällen, die bald schleimig werden und zu Stuhlzwang führen. Meist ist dem Schleim auch Blut beigemengt. Fieber ist oft vorhanden, kann aber auch fehlen. Da die Ruhrbazillen nur mit dem Stuhlgang der Kranken ausgeschieden werden, ist die Übertragung durch gründliche Sauberkeit leicht zu vermeiden. Unreifes Obst verursacht keine Ruhr, kann aber den Ausbruch einer Ruhr begünstigen.

Cholera ist eine Darmerkrankung, die 2—6 Tage nach der Ansteckung mit heftigem Erbrechen und Durchfällen auftritt. Die Stühle werden meist farblos und reiswasserähnlich. Die Harnabsonderung hört mit der zunehmenden Häufigkeit der flüssigen Stuhlgänge allmählich auf. Unter fortschreitender Erschöpfung treten schmerzhafte Muskelkrämpfe, insbesondere Wadenkrämpfe, auf und der Kranke verfällt rasch. Es gibt aber auch ganz leicht verlaufende Fälle, die sich nur in Unwohlsein und geringen Durchfällen äußern. Aber gerade diese sind für die Weiterverbreitung der Krankheit gefährlicher als die schweren Erkrankungen. Die Cholera spielt in Deutschland nur eine geringe Rolle, da sie vornehmlich eine Erkrankung der tropischen Gegenden ist und nur zuweilen nach Deutschland eingeschleppt wird.

Infektionskrankheiten des Nervensystems.

Es gibt auch Infektionskrankheiten des Nervensystems. Die Erreger dringen meistens durch den Nasenrachenraum ein und gelangen von dort in das Gehirn. Sie werden oft durch eine Tröpfcheninfektion verbreitet.

Die **Kinderlähmung** beginnt gewöhnlich mit einem Katarrh der Atemwege und ähnelt anfangs der Grippe. Es tritt dann aber plötzlich eine schlaffe Lähmung einzelner oder sämtlicher Gliedmaßen auf, die sich langsam wieder zurückbildet, häufig jedoch in einem Arm oder Bein oder in den Gliedmaßen einer Seite bestehen bleibt. Das gelähmte Glied bleibt im Wachstum zurück und verkrüppelt. Der Ansteckungsstoff, ein Virus, ist im Nasen- und Rachenschleim und auch im Stuhl und Urin enthalten.

Die **übertragbare Genickstarre** tritt in der Regel vereinzelt, manchmal aber auch in Form von Epidemien auf. Sie gefährdet hauptsächlich Kinder bis zum 4. Lebensjahr, befällt aber auch die späteren Lebensalter. Die Erkrankung beginnt wenige Tage nach der Ansteckung mit Erbrechen, Schüttelfrost, Kopfschmerzen und Fieber. Die Erkrankten sind äußerst empfindlich gegen Berührungen. Bald oder auch nach einigen Tagen tritt die kennzeichnende Nackensteifigkeit ein, so daß der Kopf dabei gewöhnlich stark nach hinten gebeugt wird. Zuweilen führt die Erkrankung schon nach wenigen Stunden zum Tode, zuweilen vergehen unter starker Benommenheit, Erregungszuständen, selbst Krämpfen, mehrere Tage, bis die tödliche Atemlähmung eintritt. In anderen Fällen tritt im Laufe von Wochen und Monaten ein langsamer Kräfteverfall ein. Bei günstigem Verlauf der Krankheit bleiben häufig Störungen wie Schwerhörigkeit oder Taubheit, Schielen oder Blindheit zurück.

Die Krankheitserreger sind im Nasenrachenschleim vorhanden und werden durch Husten und Niesen verbreitet. Immer ist im Beginn ein Nasenrachenkatarrh vorhanden.

Die **epidemische Gehirnentzündung.** Nachdem mehrere Tage allgemeine Erscheinungen wie Fieber, Kopfschmerzen, Schwindel, Erbrechen, auch Leibschmerzen und Reißen in den Gliedern bestanden haben, stellt sich auffallende Schlafsucht ein, oder es beginnen Zuckungen. Andere Fälle verlaufen chronisch. Die Bewegungen verlangsamen und versteifen allmählich. Kau- und Schluckstörungen treten ein, und es bildet sich ein langsam fortschreitendes Siechtum aus. Kinder zeigen nach der Genesung oft merkwürdige Veränderungen des Charakters. Die Übertragung der Krankheit erfolgt durch den Nasenrachenschleim und Speichel, oder auch durch Stuhl und Urin.

Infektionskrankheiten durch Insektenstiche.

Infektionskrankheiten können auch durch den Stich von Insekten übertragen werden. Hier sind die Malaria und das Fleckfieber zu nennen, beides Krankheiten, die in Deutschland nur selten vorkamen, heute aber unter dem Einfluß des vergangenen Krieges häufiger auftreten.

Die **Malaria** äußert sich durch in bestimmten 1—4tägigen Pausen auftretende, schwerste Fieberanfälle mit Schüttelfrösten. Die Krankheitserreger werden durch die Speicheldrüsen einer Mückenart bei einem Stich in das Blut des Menschen übertragen.

Beim **Fleckfieber,** das eine schwere, oft tödliche Infektionskrankheit mit einem masernartigen Hautausschlag darstellt, sind die Kleiderläuse die Überträger der Krankheitskeime. Die Erkrankung beginnt 1—3 Wochen nach der Ansteckung mit starken Kopfschmerzen, Entzündung der Schleimhäute, der Nase und Augen, Schnupfen und sehr hohem Fieber. Nach einigen Tagen treten zunächst auf dem Bauch, bald am ganzen Rumpf und den Gliedern, und auch auf den Handflächen und Fußsohlen, zahlreiche rote Flecken auf. Die Erkrankung, die in der Regel mehrere Wochen anhält, verläuft meist sehr schwer und führt in vielen Fällen zum Tode.

Infektionskrankheiten der Geschlechtsorgane (Geschlechtskrankheiten).

Zu den ansteckenden Geschlechtskrankheiten gehören der wei che Schanker, der Tripper oder die Gonorrhoe und die

Syphilis oder Lues. Die Ansteckung erfolgt gewöhnlich an den Geschlechtsteilen gelegentlich des Geschlechtsverkehrs. Die

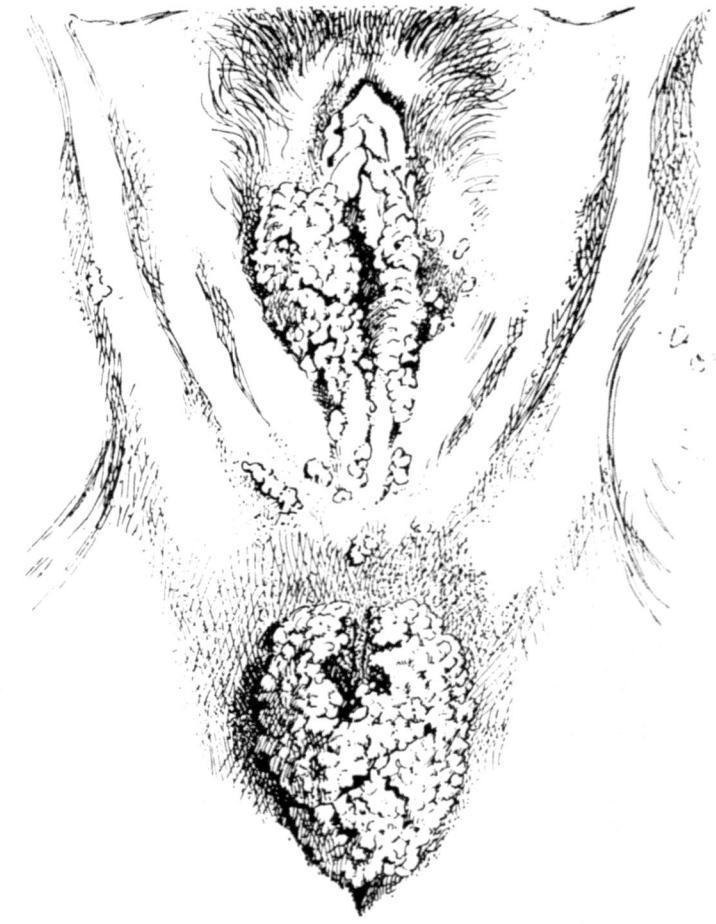

Abb. 38. Spitze Feigwarzen an den kleinen Schamlippen, am Damm und am After. Sie bilden sich durch längere Zeit bestehenden Ausfluß, der nicht auf einer Erkrankung an Tripper zu beruhen braucht.
(Nach MARTIUS: Lehrbuch der Gynäkologie.)

Ansteckung mit Syphilis kann auch an anderen Körperstellen, beispielsweise an den Lippen durch Küssen oder an den Fingern gelegentlich der inneren Untersuchung, die an einer syphilitischen Gebärenden ohne Handschuhe ausgeführt wurde, entstehen.

Der **Tripper** ist eine Schleimhautentzündung, die durch einen besonderen Spaltpilz, den Gonokokkus, hervorgerufen wird (Abb. 35). Der Sitz der Erkrankung ist gewöhnlich die Schleimhaut der Geschlechts- und Harnorgane, bei der Frau meist der Harnröhre und des Gebärmutterhalses. Die Schleimhaut ist im Anfang hochrot entzündet und sondert eine eitrige Flüssigkeit, die zuweilen reichlich

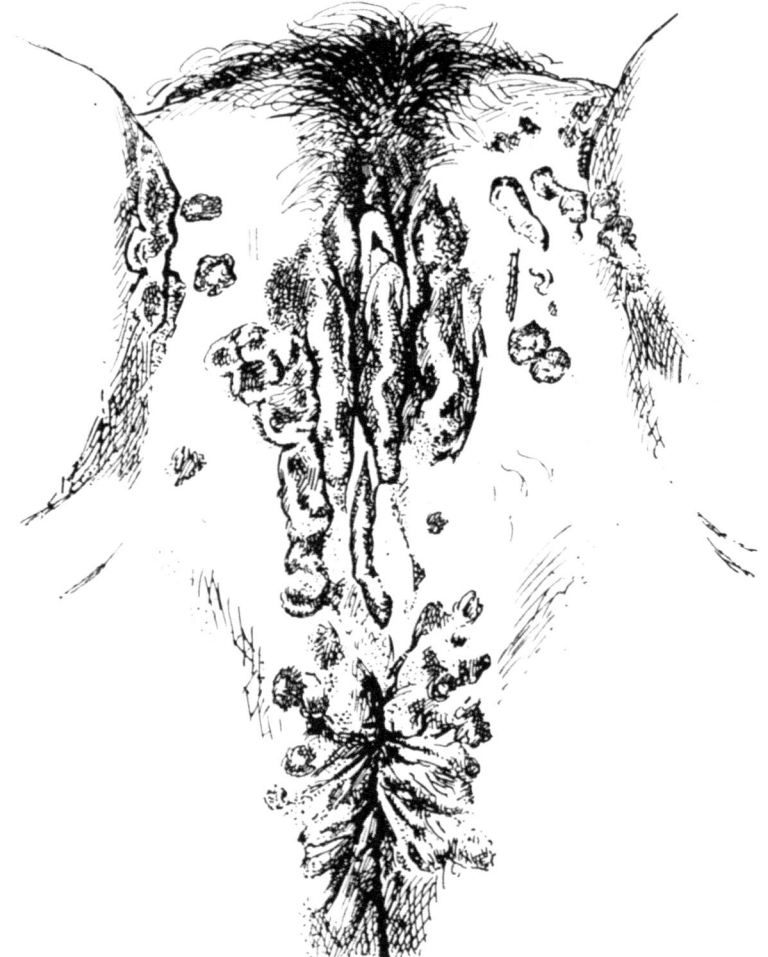

Abb. 39. Breite Feigwarzen in der Gegend der äußeren Geschlechtsteile und am After. (Nach MARTIUS: Lehrbuch der Gynäkologie.)

aus den Geschlechtsteilen fließt und die Schamlippen sowie deren Umgebung rötet, ab. Der Eiter enthält die ansteckenden Gonokokken. Besteht der Ausfluß längere Zeit, so erzeugt er zuweilen an den äußeren Geschlechtsteilen kleine Wärzchen, die spitzen Feigwarzen, die besonders in der Schwangerschaft eine große Ausdehnung erlangen können (Abb. 38). Die Krankheit kann auch auf die Gebärmutterhöhle, die Eileiter, Eierstöcke und das Beckenbauchfell übergehen. Die eitrige Entzündung der Eileiter und des Beckenbauchfells führt zu schwerer und dauernder Schädigung dieser Organe, unter Umständen zu dauernder Unfruchtbarkeit.

Außer der Schleimhaut der Geschlechts- und Harnorgane werden auch andere Schleimhäute leicht befallen, so die **Schleimhaut des Afters und des Mastdarms**, die von dem über den Damm fließenden Trippereiter infiziert wird. Ganz besonders gefährlich ist die Übertragung des Trippereiters auf das **Auge**. Neugeborene werden während der Geburt beim Hindurchtreten durch den Geburtskanal leicht durch die Tripperreger enthaltenden Scheidenabsonderungen angesteckt. Wenn die Hebamme die nötigen Vorsichtsmaßregeln außer acht läßt (S. 212), so erkranken die Kinder nach 3—4 Tagen an einer schweren eitrigen Entzündung der Augenbindehaut, die auf die Hornhaut und den Augapfel übergeht und durch Zerstörung der Hornhaut zu völliger Erblindung eines oder beider Augen führen kann (S. 13).

Ausfluß aus den Geschlechtsteilen, der im allgemeinen als **Weißfluß** bezeichnet wird, haben viele Frauen aus anderen Ursachen, ohne daß sie tripperkrank sind. Auch in manchen Fällen von Tripper, besonders wenn die Krankheit länger besteht, kann der Ausfluß gering sein. Nur der Nachweis der Erreger stellt die Krankheit fest. Daher wird die Hebamme im Verdachtsfalle immer die Frau dem Arzt überweisen. Denn von einer **Behandlung der Krankheit durch die Hebamme darf niemals die Rede sein**. Sie muß aber der Kranken einprägen, daß die allergrößte Sauberkeit notwendig ist, um den Tripper nicht weiter zu übertragen. Niemals soll eine tripperkranke Frau mit einem Kinde in einem Bett schlafen, da Übertragungen der Krankheit auf die Geschlechtsteile gesunder Personen, besonders kleiner Mädchen, oft beobachtet worden sind. Fahrlässige Ansteckung anderer Personen mit Tripper ist nach dem Gesetz strafbar.

Die **Syphilis** oder **Lues** kommt dadurch zustande, daß die Erreger in eine, wenn auch noch so kleine Wunde eindringen und von da in das Blut gelangen. Die Syphiliserreger sind spiralförmig und heißen Spirochäten (Abb. 37). Sie sind in den feuchten Absonderungen krankhaft veränderter Körperstellen, im Blut, in der Milch und sämtlichen Säften syphilitisch erkrankter Personen vorhanden.

In der Regel wird die Syphilis durch den Geschlechtsverkehr übertragen. Einige Wochen nach der Ansteckung bildet sich an den äußeren Geschlechtsteilen oder an dem Ort der Infektion als **erstes Stadium ein Knötchen**, aus dem ein Geschwür mit scharfem Rand und harter Umgebung, der harte Schanker, wird. Die Erreger wandern von dem Schanker auf dem Wege der Lymphgefäße weiter und führen darauf zu einer Anschwellung der dem Ort der Ansteckung gehörenden Lymphknoten, bei einer Ansteckung an den Geschlechtsteilen der Lymphknoten der Leistengegend. Das Geschwür kann bei der Frau oft unscheinbar oder an verborgenen Stellen z. B. am Muttermund sein und daher leicht übersehen werden. Eine Zeitlang später erscheint ein rosa Ausschlag auf der Haut der Kranken, der ebenfalls geringfügig sein und übersehen werden kann. Weiterhin bilden sich **breite Feigwarzen** an den Geschlechtsteilen, um den After, zuweilen unter der Brust oder zwischen den Zehen (Abb. 39). Sie sind meist mit einer wäßrigen Schmiere bedeckt und sehr ansteckend. **Ausschlag und Feigwarzen bilden das zweite Stadium.** Nach Monaten oder Jahren, in denen die Krankheit ausgeheilt zu sein scheint, tritt plötzlich ein neuer Ausschlag auf. Es entstehen Geschwüre im Rachen, der Kehlkopf wird befallen, die Stimme wird heiser, **Geschwülste am Knochen** und an den inneren Organen treten auf. Man spricht dann von dem **dritten Stadium.** Endlich nach langer Zeit, wenn längst völlige Gesundheit zu bestehen scheint, können schwere **Nerven- und Geisteskrankheiten als viertes Stadium** die Folgen der Syphilis sein.

Die Krankheit erstreckt sich über Jahre und Jahrzehnte. Sie ist aber heilbar, wenn rechtzeitig ärztliche Behandlung eintritt, die sich über Jahre zu erstrecken hat.

Die Syphilis wird nur von der kranken Mutter auf die Frucht übertragen. Eine Übertragung unmittelbar durch den Samen eines syphilitischen Vaters auf das Kind gibt es nicht. LUES bewirkt häufig Fehlgeburten und Frühgeburten. Dabei oder auch bei rechtzeitiger Geburt, werden oft erweichte Früchte geboren. Die lebenden Früchte können äußere Zeichen der Syphilis tragen (S. 499). Die Syphilis wird im Gegensatz zum Tripper nur durch Wunden übertragen, die freilich so unbedeutend sein können, daß sie nicht bemerkt werden. **Am ansteckendsten sind die Geschwüre und Feigwarzen an den Geschlechtsteilen.** Für die Hebamme besteht also die Gefahr, daß sie sich bei Außerachtlassung der nötigen Vorsichtsmaßregeln anläßlich einer Untersuchung mit Syphilis ansteckt. Dieser Gefahr kann sie jedoch durch die Benutzung der Gummihandschuhe immer aus dem Wege gehen.

Die Behandlung der Syphilis ist selbstverständlich nicht Sache der Hebamme. Bemerkt sie verdächtige Erscheinungen bei einer Frau, so weise sie die Betroffene sofort an einen Arzt, ohne ihr zunächst den Namen der Krankheit zu nennen.

Die syphilitische Erkrankung kann auch durch Untersuchungen des Blutwassers und der Rückenmarksflüssigkeit (Wassermannsche Reaktion) festgestellt werden.

Der **weiche Schanker** bildet eitrig belegte Geschwüre an den äußeren Geschlechtsteilen, wobei die Leistendrüsen anschwellen und vereitern. Diese Krankheit ist nicht syphilitischer Natur.

Am 1. Oktober 1927 trat in Deutschland das **Gesetz zur Bekämpfung der Geschlechtskrankheiten** in Kraft (S. 504).

Nicht ansteckende Krankheiten.

Die vielen nicht ansteckenden Krankheiten werden in Allgemeinerkrankungen, Organerkrankungen und Mißbildungen eingeteilt. Sie können geburtshilflich von Bedeutung sein, und es ist deshalb für die Hebamme wichtig, sie zu kennen. Zu den

Allgemeinerkrankungen

rechnet man Störungen des Stoffwechsels, beispielsweise die Gicht, Störungen der Drüsen mit innerer Absonderung, beispielsweise die Zuckerkrankheit, und die Blutkrankheiten. Wenn es sich auch in diesen Fällen um eine Erkrankung des gesamten Körpers handelt, so zeigen diese Krankheiten doch häufig eine besondere Bevorzugung einzelner Organe.

Im Gegensatz hierzu lassen die

Organerkrankungen

ein gegenteiliges Verhalten erkennen. Hier stehen die Erkrankungen der Organe im Vordergrund und erst in zweiter Linie treten die Auswirkungen auf den Organismus auf. Für die Hebamme ist es gut, etwas über die Erkrankungen der Organe zu wissen, da derartige Krankheiten den Verlauf der Schwangerschaft und Geburt entscheidend beeinflussen und in besonders schweren Fällen manchmal den Grund für eine Schwangerschaftsunterbrechung, die immer nur aus medizinischen Gründen gerechtfertigt ist, darstellen können. Die vielen und verschiedenartigen Erkrankungen der inneren Organe zu erkennen oder gar zu behandeln, ist niemals Sache der Hebamme, sondern nur die Aufgabe des Arztes. Deshalb soll die Hebamme jede in der Schwangerschaft erkrankte Frau an den Arzt verweisen, und um rechtzeitig vorbeugen und unter Umständen frühzeitig behandeln zu können, dafür Sorge tragen, daß die gesunde schwangere Frau im Verlauf der Schwangerschaft mehrmals ärztlich untersucht wird.

Geschwülste können sich an allen Organen und Stellen des Körpers entwickeln. Sie entstehen durch ein beschleunigtes und von dem Normalen abweichendes Wachstum der Gewebe. Man unterscheidet je nach ihrem feingeweblichen Aufbau und Verlauf gutartige und bösartige Geschwülste. Wenn es auch hier ebensowenig wie bei anderen Erkrankungen nicht zu den Aufgaben der Hebamme gehört, Frauen mit Geschwülsten zu behandeln, so muß sie doch einiges darüber wissen. Denn die Krankheitserscheinungen sind häufig nur gering, und die Hebamme wird von den Frauen, die deshalb den Arzt teils aus Schamgefühl, teils in Unkenntnis, noch nicht aufsuchen wollen, häufig frühzeitig ins Vertrauen gezogen und um Rat gefragt. In allen derartigen Fällen muß die Hebamme, auch wenn sie glaubt, die Harmlosigkeit der Erkrankung feststellen zu können, die Frau der ärztlichen Behandlung zuführen. Denn nicht selten versteckt sich hinter anscheinend bedeutungslosen Krankheitserscheinungen eine bösartige Geschwulst. Die

Tätigkeit der Hebamme hat sich nur auf Schwangerschaft, Geburt und Wochenbett zu beschränken. Hier kann sie, besondere Fälle ausgenommen, selbständig arbeiten. Die Behandlung von Erkrankungen aber gehört nicht zu ihren Aufgaben und sie hat sich derer zu enthalten.

Der **Krebs** der Gebärmutter gehört zu den bösartigen Geschwülsten. Er ist die gefährlichste und häufigste Unterleibskrankheit, die eine Frau befallen kann. Die einzige Hilfe für die an einem Krebs erkrankte Frau ist, je nach Lage der Erkrankung die Operation oder die Behandlung mit Radium und Röntgenstrahlen. Die Erfolge der Behandlung hängen davon ab, zu welcher Zeit die Behandlung begonnen wird, und es ist kein geringer Teil der krebskranken Frauen, der durch eine falsche Beratung von seiten der Hebamme erst spät und dadurch mit schlechten Heilungsaussichten in die ärztliche Behandlung kommt. Je früher behandelt wird, desto besser, je später die Behandlung begonnen wird, desto schlechter. Unbehandelt führt der Krebs in jedem Falle zum Tode.

Der Krebs entwickelt sich meist am Scheidenteil, seltener im Körper der Gebärmutter und noch seltener in der Scheidenwand. Immerhin werden krebsartige Veränderungen an den äußeren Geschlechtsteilen dem Auge am frühesten zugänglich und aus diesem Grunde schon frühzeitig bemerkt (Abb. 40). Bei allen Krebsentwicklungen entsteht zunächst ein rundlicher oder flacher Knoten, der sich allmählich durch Zerfall an seiner Oberfläche oder in der Tiefe in ein Geschwür mit harten Rändern verwandelt. Durch Wachstum am Rande und in der Tiefe greift der Krebs immer mehr um sich, zerstört, wenn er an der Gebärmutter begonnen hat und unbehandelt bleibt, nach und nach die gesamte Gebärmutter, Blase und den Mastdarm und schreitet in die Gebärmutterbänder und das Bauchfell fort. Schon vorher verbreitet er sich im allgemeinen durch die Lymph- und Blutgefäße im Körper weiter und durchsetzt die Lymphknoten und inneren Organe, insbesondere die Leber und die Lunge.

Auf Gebärmutterkrebs deuten folgende Erscheinungen:

1. Blutungen, die unmittelbar nach dem Geschlechtsverkehr oder beim Stuhlgang auftreten, unregelmäßige, lange andauernde Blutungen, Blutungen zwischen den regelmäßigen Perioden, Blutungen, die nach dem vollständigen Aufhören der Periode im höheren Alter sich wieder einstellen. Derartige Blutungen können zuweilen auch aus anderen Ursachen auftreten, sie weisen aber am häufigsten auf das Bestehen eines Krebses hin.

2. Ausflüsse, die blutig-wäßrig oder dickflüssig aussehen und übelriechen. Rein eitrige, milchige oder schleimige Ausflüsse weisen mehr auf Katarrhe oder Entzündungen der Scheide hin.

3. Schmerzen fehlen beim beginnenden Krebs.

Frauen, die solche Erscheinungen den Hebammen klagen, müssen sofort an den Arzt gewiesen werden. Wenn sich die Kranken weigern, so soll die Hebamme auf die Möglichkeit eines gefährlichen Leidens oder gar eines Krebses hinweisen und die Frauen möglichst zum Arzt hinführen.

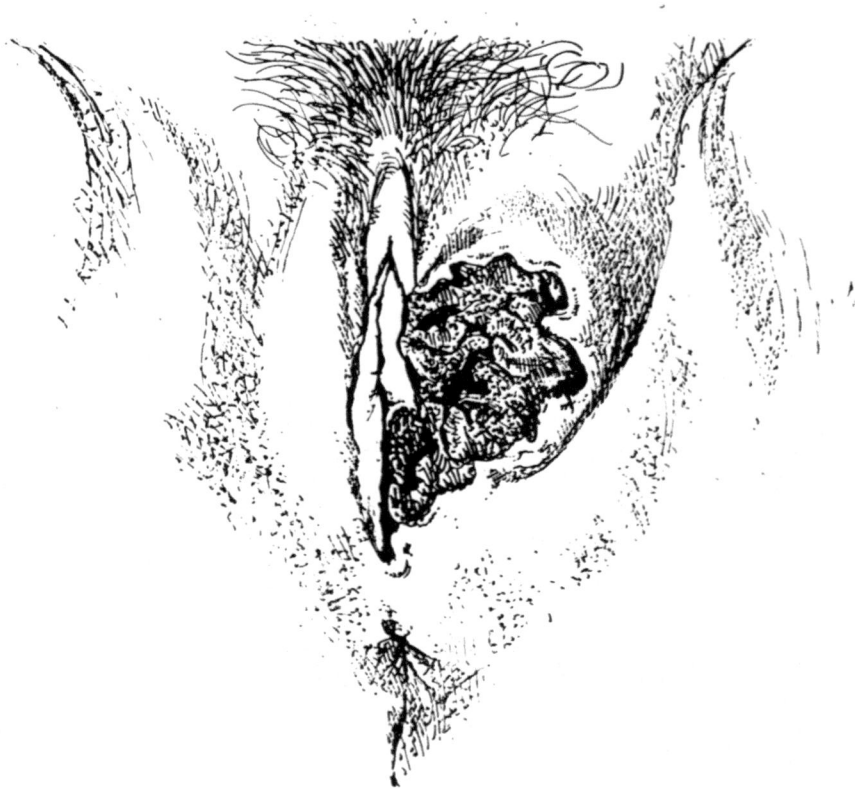

Abb. 40. Krebs der äußeren Geschlechtsteile. Auf der linken Seite ist eine große, geschwürig zerfallene Geschwulstbildung zu erkennen, welche die große und kleine Schamlippe bereits teilweise zerstört hat.

Unter keinen Umständen darf die Hebamme eine Kranke selbst auf Krebs untersuchen, da sie nie in der Lage ist, die Erkrankung sicher festzustellen, und da die Absonderungen des Krebses für die Hebamme insofern gefährlich sind, als sie in großer Zahl gefährliche Wundspaltpilze enthalten, die durch die Hebamme auf eine Gebärende übertragen werden können.

Die Hebamme soll sich an der Bekämpfung des Gebärmutterkrebses nur insofern beteiligen, als sie die Frauen des Kreises ihrer Tätigkeit über die Bedeutung der oben geschilderten Krankheitserscheinungen belehrt. Erfahrungsgemäß neigen die Frauen dazu, diese Anzeichen leicht zu nehmen und die unregelmäßigen

Blutungen in den späteren Lebensjahren für Erscheinungen der Wechseljahre zu halten und dadurch ihr Leiden zu verschleppen.

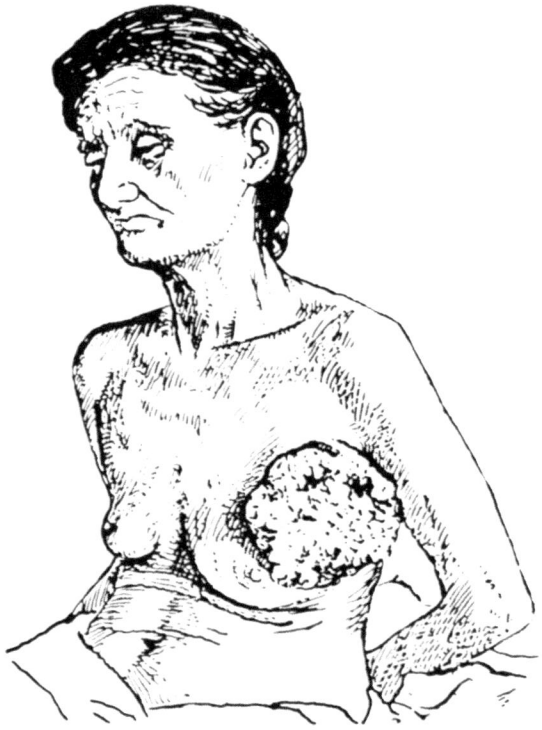

Abb. 41. Weit fortgeschrittener Krebs der linken Brust. (Nach STICH-BAUER.)

Die Hebamme muß ferner auf die Frauen einwirken, daß sie sich vom 35. Lebensjahr an jährlich zweimal fachärztlich untersuchen lassen. Auf diese Weise gelingt es nicht selten, Anfangsstadien des Krebses zu erfassen, bevor sie irgendwelche Krankheitserscheinungen machen, und diese Frauen dann schon frühzeitig der Behandlung zuzuführen.

Der Krebs entwickelt sich am häufigsten in den Brüsten der Frau. Er entsteht als kleiner harter Knoten entweder in der Tiefe oder dicht unter der Haut. Der Knoten vergrößert sich, kleine Knötchen treten in der Nachbarschaft, zuweilen auch in der Haut auf, zugleich verbreitet er sich durch die Lymphgefäße in die Lymphknoten der Achselhöhle (Abb. 41). Schließlich bildet die ganze Brust eine harte unverschiebliche Geschwulst, die von geröteter und gespannter Haut überzogen ist. Nicht alle Knoten der Brust sind Krebs. Entzündungen und gutartige Geschwülste können einem beginnenden Krebs sehr ähnlich sein, doch vermag die Unterscheidung nur von einem Arzt getroffen zu werden. Ebenso wie beim Gebärmutterkrebs liegt das Heil der Kranken nur in einer rechtzeitigen und frühzeitigen Behandlung.

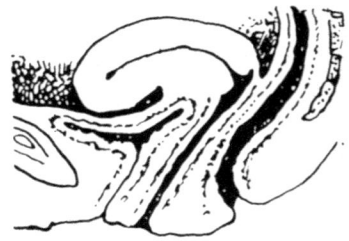

Abb. 42.

Abb. 42. Durchschnitt durch die inneren Geschlechtsteile der Frau bei regelrechter Lage.

Abb. 43. Senkung der Gebärmutter und der Scheide. Der Scheidenteil der Gebärmutter ist aus dem Scheideneingang ausgetreten und hat die vordere und hintere Scheidenwand mitgenommen. Die Blase ist mit vorgewölbt.

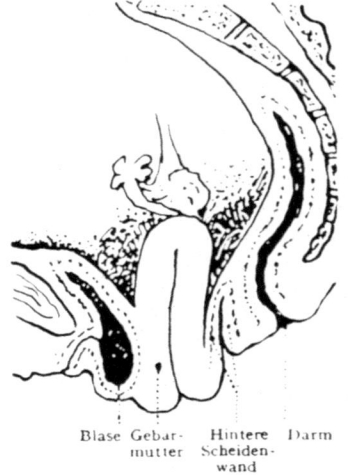

Blase Gebär-   Hintere   Darm
     mutter   Scheiden-
             wand

Abb. 43.

Andere Unterleibserkrankungen bestehen in **gutartigen Geschwülsten**. Es gibt **Geschwülste der Gebärmutter,** die aus **Muskelgewebe** zusammengesetzt sind. Sie verstärken die Regel erheblich und machen sie schmerzhaft. Manche wachsen so stark, daß sie den Leibesumfang beträchtlich vermehren und den Grund für sehr starke, ja unstillbare Blutungen abgeben können.

Die **Geschwülste des Eierstockes** können sehr groß werden, so daß der Leibesumfang einer Hochschwangeren weit übertroffen wird. Sie bestehen meist aus einer oder mehreren mit Flüssigkeit gefüllten Blasen. Solche Geschwülste sind lebensgefährlich und müssen durch Operation beseitigt werden.

Starke Blutungen bei der Regel und Schmerzhaftigkeit kommen auch bei **Lageveränderungen** der Gebärmutter vor. Die Gebärmutter kann nach vorn, seitlich und nach hinten, verlagert sein. Die Rückwärtsverlagerung kann aber braucht nicht Beschwerden zu machen. Sie macht Beschwerden, wenn der Gebärmuttergrund auf den Mastdarm drückt. Es kann dann zu Stuhlverhaltungen und Kreuzschmerzen kommen. Eine Rückwärtsverlagerung der Gebärmutter gefährdet eine beginnende Schwangerschaft (S. 253).

Unter **Gebärmuttervorfall** versteht man ein Herabsinken der Gebärmutter, so daß der Muttermund in oder vor den Geschlechtsteilen erscheint oder auch die ganze Gebärmutter zwischen den Schenkeln wie eine Geschwulst hängt. Dabei ist stets auch die ganze Scheide mit vorgefallen, so daß ein Scheidenkanal überhaupt nicht mehr besteht. In anderen Fällen ist nur die Scheide

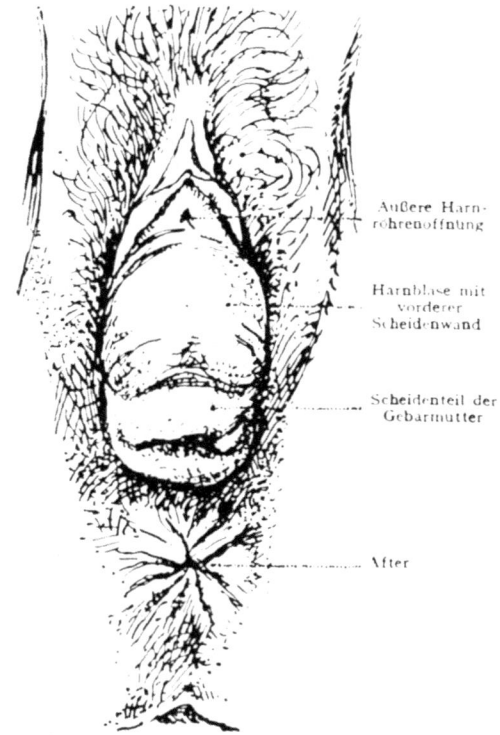

Abb. 44. Der gleiche Befund in der Ansicht von außen.

vorgefallen. Man spricht dann von einem **Scheidenvorfall** und sieht, wie sich die vordere und hintere Scheidenwand aus der klaffenden Schamspalte hervorwölbt. Der Vorfall nimmt beim Drängen, Pressen und schweren Tragen durch die Frau zu. In der Rückenlage zieht er sich teilweise oder ganz zurück, so daß er am Morgen meist weniger deutlich wahrzunehmen ist als am Abend nach der geleisteten Tagesarbeit (Abb. 42, 43, 44).

Der Scheiden- und Gebärmuttervorfall entsteht durch Erschlaffung des Stütz- und Halteapparates der Gebärmutter (S. 92) und der Scheidenwandungen. Meistens besteht auch noch ein alter oder schlecht geheilter Dammriß, der einen solchen Vorfall begünstigt. Die Hauptursache ist neben einer angeborenen Gewebsschwäche in einer mangelhaften Schonung während des Wochenbettes, in dem vor der genügenden Rückbildung und Stärkung der Beckenbodenmuskulatur wieder mit der Arbeit begonnen wird, zu suchen.

Auch **Polypen**, das sind gestielte Geschwülste, die im Muttermund liegen, verursachen Blutungen, ähnlich wie der Krebs der Gebärmutter. Gewöhnlich besteht dabei auch stärkerer weißer Ausfluß.

Die chronischen, d. h. langsam verlaufenden **Unterleibsentzündungen** erzeugen Schmerzen und Unregelmäßigkeiten in der Regel. Die akute Unterleibsentzündung, bei der es durch weitere Aufwanderung der Keime zur **Bauchfellentzündung** kommen kann, ist eine lebensgefährliche Krankheit. Sie kommt auch beim Kindbettfieber vor (S. 401). Eine starke Auftreibung des Leibes, fortwährendes Erbrechen, unsägliche Schmerzen, rascher Verfall der Kräfte mit oft nur niedrigem Fieber bei kleinem beschleunigtem Puls weisen auf das Bestehen einer Bauchfellentzündung hin.

Schwere Geburten bewirken zuweilen ausgedehnte **Zerreißungen**, die auch bei guter Behandlung nicht völlig ausheilen (S. 282). Es verbleiben Dammrisse (S. 282). Mitunter bildet sich eine widernatürliche Verbindung zwischen Harnblase und Scheide (S. 285), weil die Zwischenwand infolge übergroßem und zu lange dauerndem Geburtsdruck abstirbt, oder eine widernatürliche Verbindung zwischen Darm und Scheide.

Mißbildungen.

Körpermißbildungen sind immer angeboren. Es gibt Mißbildungen, die mit dem weiteren Leben nicht vereinbar sind, bei denen das Kind also entweder tot zur Welt kommt oder unmittelbar nach der Geburt stirbt und solche, die ein Weiterleben unter entsprechender Fürsorge erlauben. Da die Hebamme und der Geburtshelfer als erste das Vorliegen von Mißbildungen erkennen, ist es ihre Sache, gemäß dem Krüppelfürsorgegesetz vom 6. 5. 1920 derartige Kinder dem Jugendamt zu melden. So werden die Erkrankten rechtzeitig einer Behandlung, die dann häufig die angeborene Mißbildung weitgehend ausgleichen kann, zugeführt. Geburtshilflich spielen die Mißbildungen insofern eine Rolle, als sie häufig zu Geburtsschwierigkeiten führen oder sogar zum Geburtshindernis werden. Es handelt sich hier vorwiegend um Doppelmißbildungen, angeborene Hirnbrüche und angeborene Geschwülste. Man muß immer mit der Möglichkeit einer Mißbildung rechnen, da es solche gibt, die um das Weiterleben zu ermöglichen, sofort operiert werden müssen, wie Nabelbrüche oder Verschluß des Afters. Die häufigsten Körpermißbildungen werden auf S. 347 besprochen.

Wundkrankheit und Wundschutz.

Eine **Wunde** nennt man die Durchtrennung von Gewebe, sei es durch Schnitt, Stich, Zerreißung oder Quetschung. In der Wunde sind stets Blutgefäße durchtrennt, so daß die Wunde blutet. Die Blutung ist gering, wenn nur Haargefäße, sie ist stärker, wenn Blutadern oder Schlagadern verletzt sind. Gerade im Fall der

Eröffnung größerer Schlagadern kann es zum Verblutungstode kommen. Eine Schlagaderblutung erkennt man an dem stoßweisen der Pulswelle entsprechenden Blutaustritt (S. 35).

Die Blutung kommt, wenn sie nicht zu stark ist, durch Blutgerinnung zum Stillstand, wobei Blutpfropfe die Gefäße verschliessen und verkleben. Stärkere Blutungen stillt man durch Druck, durch Naht oder Unterbindung der größeren durchtrennten Blutgefäße.

Man schützt die Wunde vor Wundkrankheiten dadurch, daß man die Wunde rein hält. Die Wunde heilt am schnellsten, wenn ihre Ränder verkleben und wieder zusammenwachsen. Bei größeren Wunden muß der Arzt zu diesem Zweck die Wundnaht ausführen. Legen sich die Wundränder nicht aneinander, so muß sich die Lücke erst durch neu gebildetes Gewebe füllen. Dieses neue Gewebe, das auch als wildes Fleisch oder Granulationsgewebe bezeichnet wird, ist sehr zart und blutet leicht. Jede Wunde sondert während der Heilungsvorgänge Flüssigkeit ab und heilt unter Narbenbildung.

Entstehung und Verlauf von Wundkrankheiten.

Gelangen Wundspaltpilze in eine Wunde, so ist sie „infiziert". Die **Infektion** bewirkt eine Entzündung der Wunde, so daß sie schmerzhaft und heiß wird und die Umgebung sich rötet und anschwillt. Eine entzündete Wunde sondert Eiter ab, in dem sich neben den Spaltpilzen massenhaft weiße Blutkörperchen, die die Wundinfektion abwehrend im Kampf gegen die Spaltpilze zugrunde gegangen sind, finden.

Die Entzündung kann auf die Wunde und ihre nächste Umgebung beschränkt bleiben. Die Eitererreger können sich aber auch in den Spalträumen des Gewebes und in den Lymphwegen weiter verbreiten. Sehr bösartige Spaltpilze können sich rasch im Blut über den ganzen Körper verbreiten. Es kommt dann zur allgemeinen Blutvergiftung, einer überaus schweren Erkrankung mit hohem Fieber, die den Tod zur Folge haben kann.

Die Gefährlichkeit einer Infektion hängt hauptsächlich von folgenden Umständen ab:

1. von der Zahl und Lebenskraft der eingedrungenen Keime,
2. von der Beschaffenheit der Eingangspforte und
3. von der Widerstandsfähigkeit des befallenen Körpers.

Der Körper besitzt gegen die Wundspaltpilze natürliche Schutzkräfte, und zwar zum einen gewisse Stoffe in der Blutflüssigkeit, welche die Spaltpilze lähmen und abtöten, zum anderen die weißen Blutkörperchen, die am Entzündungsort aus den Gefäßen auswandern, einen Schutzwall gegen die eingedrungenen Spaltpilze bilden und die Spaltpilze aufnehmen. Zwischen dem Körper und den eingedrungenen Spaltpilzen besteht also immer ein Kampf, in dem der Stärkere Sieger bleibt.

Die häufigsten **Eitererreger** sind zwei Arten von Kokken: Staphylokokken (Haufenkokken), die in Häufchen nebeneinander liegen, und Streptokokken (Kettenkokken), die beim Wachstum Ketten bilden.

Für die **Übertragung** von Eitererregern sind am gefährlichsten eiternde Wunden, Wochenfluß bei Kindbettfieber, Ausfluß der krebskranken Gebärmutter, ebenso die Absonderung von Kranken, die an Diphtherie, Scharlach und Wundrose leiden. Auch die gewöhnlichen Mandelentzündungen werden durch Eitererreger verursacht. Schon ein Mensch mit Schnupfen oder Rachenkatarrh kann beim Niesen, Husten, Räuspern die Infektion einer Wunde veranlassen. Alle diese Erkrankungen sind von der Hebamme sorgfältig zu meiden, und wenn sie selber an Husten oder Schnupfen leidet, muß sie bei ihrer Arbeit besonders vorsichtig sein und niemals die Kreißende oder Wöchnerin anhusten, sondern sich stets abwenden. Die Leichen der an solchen Krankheiten Gestorbenen sind nicht zu berühren und ihre Wäsche, Bettzeug, Kleider dürfen vor gründlicher Desinfektion nicht gebraucht werden. Leichen sollen überhaupt von der Hebamme nicht berührt werden, da schon sehr rasch Zersetzungsvorgänge eintreten.

Eiterspaltpilze haben eine lange Lebensdauer, auch wenn sie eintrocknen. Sie können mit dem Staub des Fußbodens aufgewirbelt werden und in der Luft des Zimmers enthalten sein. Niemals darf also ein Gegenstand, wie Instrumente, Watte, Mull, Verbandstoff, der zur Erde gefallen ist, zur Wundbehandlung benutzt werden, auch wenn er vorher keimfrei war.

Wo Eitererreger in der Außenwelt einen günstigen Nährboden finden, vermehren sie sich rasch, so in faulenden tierischen Stoffen, an unsauberen und beschmutzten Stellen. Die menschliche Hand, die im Laufe des Tages alle möglichen Dinge anfaßt, trägt immer Eitererreger.

Die Eitererreger gelangen fast stets durch Berührung, seltener durch die Luft, beim Sprechen, Niesen oder Husten in die Wunde. Die Infektion kann schon bei der Entstehung der Wunde erfolgen, da der Gegenstand, der die Wunde verursacht, mit Spaltpilzen besetzt sein kann oder die verwundete Hautstelle, die Kleider, welche die Wunde umgeben, oder ein zum Blutstillen benutztes Taschentuch bereits Spaltpilze trugen. Daran ist nachträglich nichts mehr zu ändern. Befürchtet man, daß eine Wunde infiziert ist, so kann nur durch geeignete Behandlung die Entwicklung der Entzündung bekämpft werden. Immer kann und muß aber vermieden werden, daß Eitererreger durch die Hände des Behandelnden oder durch Verbandstoffe und Instrumente in die Wunde gebracht werden.

Die vier **Hauptmerkmale** einer Entzündung sind: Schwellung, Röte, Hitze, Schmerz.

Ein größerer Entzündungsherd unter der Haut in der Tiefe des Gewebes schmilzt gewöhnlich ein. Es bildet sich eine mit Eiter gefüllte Höhle, ein **Abszeß**. Abszesse müssen immer vom Arzt eröffnet werden.

Ein **Geschwür** ist eine infolge chronischer Entzündung und Eiterung schwer heilende Wunde.

Der **Brand** eines Körperteiles tritt ein, wenn er vom Blutstrom nicht mehr ernährt wird. Der Teil wird kalt, empfindungslos, blaurot. Er stirbt ab. Dabei kann er eintrocknen oder faulen. Der abgestorbene Teil kann nach einiger Zeit vom Körper abgestoßen werden.

Unter den Wundkrankheiten sind diejenigen die häufigsten, die durch die Eiterspaltpilze erzeugt werden. Eine seltene Form der Wundkrankheit ist die außerordentlich ansteckende **Wundrose** (S. 404). Hier dringen Spaltpilze in eine kaum bemerkbare Wunde ein und verbreiten sich in der Haut weiter. Die Haut schwillt an und wird rosenrot. Anschwellung und Rötung wandern unter lebhaftem Fieber rasch über die Haut weiter.

Eine sehr gefährliche Wundkrankheit ist der **Wundstarrkrampf** (S. 404). Er entsteht, wenn die Erreger des Wundstarrkrampfes, die sich häufig in der Gartenerde und im Kehricht der Zimmer aufhalten, eine Wunde verunreinigen. Es treten allgemeine Krämpfe auf, bei denen der Körper starr wird. Die Krankheit führt fast stets zum Tode.

Die Wöchnerin und das neugeborene Kind können bei unsauberer Behandlung der Wunden im Bereich des Geburtskanals oder des Nabels an Wundrose und an Wundstarrkrampf erkranken, an letzterem insbesondere, wenn Watte oder Verbandstoffe gebraucht werden, die auf den Fußboden gefallen waren.

Wundschutz und Desinfektion.

Wie verhütet man das Eindringen der Spaltpilze in die Wunden? Man berühre die Wunden überhaupt nicht oder nur mit Gegenständen, die frei von Spaltpilzen sind. Keimfreiheit erzielen wir, indem wir die etwa vorhandenen Spaltpilze abtöten. Da man niemals weiß, ob nicht ein Gegenstand oder die Hand Spaltpilze enthält, so ist alles keimfrei zu machen, was mit der Wunde in Berührung kommt.

Die Abtötung oder Vernichtung der Krankheitskeime wird Desinfektion genannt.

Es gibt **zwei Mittel, Keimfreiheit zu erzielen:**

1. **Die Hitze.** Dabei wird die Desinfektion dadurch erreicht, daß man den Gegenstand entweder 15 Min. kocht oder ausglüht, oder daß man längere Zeit erhitzten Wasserdampf durch den Gegenstand strömen läßt.

2. **Chemische Mittel**, durch die die Spaltpilze sicher abgetötet werden.

Die für die Hebamme zugelassenen Mittel sind: Alkohol, Bazillol, Chloramin, Sagrotan, Zephirol.

Instrumente und Verbandstoffe werden in der Regel durch Hitze, die untersuchenden oder operierenden Hände und der Körper der Kranken stets nach gründlicher Reinigung mit chemischen Mitteln desinfiziert.

Wenn der Arzt einen Kranken operiert, also eine Wunde erzeugt, so macht er zuerst seine Hände und die Körperstelle des Kranken, an der die Operation stattfinden soll, durch Waschen und chemische Mittel keimfrei, dann wendet er Instrumente und Verbandstoffe an, die durch Hitze keimfrei geworden sind. Von allen Gegenständen, die mit Wunden in Berührung kommen, sind die Hände die gefährlichsten, da sie infolge der Betätigung im täglichen Leben mit Keimen beladen sind. Sie enthalten namentlich unter den Nägeln die besten Schlupfwinkel für Keime. Die Hände müssen daher am sorgfältigsten keimfrei gemacht werden. Ohne keimfreie Hände keine gute Wundheilung!

Zum **Auskochen der Instrumente** kann jedes reine Gefäß benützt werden. Zur Schonung der Instrumente erhält das Wasser einen Zusatz von Soda, und zwar ein Kinderlöffel Soda auf 1 Liter Wasser. Das Wasser muß mindestens 15 Min. kochen, damit alle Keime abgetötet werden. Für Kranken- und Entbindungsanstalten, hat man besondere Kochapparate. Sie sind einfach und billig, so daß sich die Hebamme einen solchen anschaffen kann, um ihre Instrumente nach dem Gebrauch in ihrer Wohnung auszukochen. Für die Desinfektion mit strömendem Wasserdampf hat man besondere Apparate verschiedener Größe. In den großen Dampfdesinfektionsapparaten kann man auch größere Stücke, Betten, Matratzen, Kleider desinfizieren. Die meisten Städte haben solche Apparate zur öffentlichen Benutzung. Keimfreie Verbandstoffe erhält man in allen Apotheken und Verbandstoffhandlungen.

Die **Desinfektion in der Geburtshilfe** wird wesentlich unterstützt, indem die Hebamme sorgfältig die Berührung aller Gegenstände, die Krankheitskeime enthalten können, meidet.

Die Hebamme sei am Körper und in ihrer Kleidung reinlich und pflege ihre Hände. Besonders pflege sie auch ihre Mundhöhle und Zähne durch tägliches Putzen und Ausspülen. Sie dulde keine faulenden Zähne im Munde und beschaffe sich, wenn nötig, guten Zahnersatz. Im übrigen soll die Reinlichkeit am Körper nicht nur durch Waschungen, sondern auch durch häufige Vollbäder erhöht werden.

Die Hände sind die wertvollsten Werkzeuge der Hebammen. Nur eine Hand mit glatter, weicher Haut läßt sich sicher keimfrei machen. Grobe Arbeit macht die Haut der Hände hart, rauh, rissig und schafft Schlupfwinkel für Spaltpilze. Die Hebamme soll daher solche Arbeiten meiden und durch häufige Waschungen mit warmem Seifenwasser die Haut weich und geschmeidig erhalten. Sie hüte sich vor jeder, auch der kleinsten Verletzung der Hände.

Wunden sind schwer zu desinfizieren. Eiternde Stellen und Geschwüre verbieten jede Untersuchung. Auch sich selbst kann die Hebamme anstecken, z. B. mit Syphilis, wenn sie eine Wunde am untersuchenden Finger hat. Ringe müssen vor jeder Desinfektion von den Fingern entfernt werden. Am besten trägt die Hebamme überhaupt keine Ringe.

Die Nägel sollen rund und kurz geschnitten werden. Bei jeder Waschung soll die Nagelgegend gebürstet und der Nagelschmutz unter dem Nagel entfernt werden.

Die Desinfektion der Hände besteht

1. in einer Waschung mit heißem Wasser, Seife und Bürste,
2. in der eigentlichen Desinfektion mit keimtötenden Mitteln.

Der Alkohol bewirkt bei gründlicher Waschung der Hände eine einigermaßen zuverlässige Abtötung der an ihnen haftenden Keime. Die Desinfektionslösung, die nach der Alkoholdesinfektion angewendet wird, erhöht noch die keimtötende Wirkung des Alkohols und gibt den Händen eine besonders für die innere Untersuchung sehr vorteilhafte schlüpfrige Beschaffenheit.

Aber mit aller Bestimmtheit muß hier die Tatsache betont werden, daß die Desinfektion mit beiden Mitteln unwirksam ist, wenn ihr nicht eine sorgfältige Waschung der Hände vorausgegangen ist.

Beschreibung der Desinfektion. Die Hebamme stellt sich zwei reine Schalen mit je einem Liter heißen Wassers zurecht. In die eine Schale wird die notwendige Menge des Desinfektionsmittels geschüttet. Die Flüssigkeit muß solange umgerührt werden, bis sich das Desinfektionsmittel vollständig gelöst hat.

Das Bazillol wird in 1%iger Lösung verwandt, so daß auf 1 Liter Wasser 10 g kommen.

Das Sagrotan wird in $1/2$%iger Lösung verwandt. Auf 1 Liter Wasser kommen also 5 g.

In eine dritte kleinere saubere Schale, an deren Stelle im Notfall ein tiefer reiner Teller oder ein ähnliches Gefäß benutzt werden kann, gießt die Hebamme mindestens 200 ccm Alkohol.

Dann wird der Nagelreiniger der Hebammentasche entnommen und auf einem Stück Watte oder einem reinen Tuch zurechtgelegt.

Von den beiden Wurzelbürsten legt die Hebamme in die Waschschale mit heißem Wasser die größere Bürste mit der Aufschrift „Seife", in die Schale mit Desinfektionslösung die kleinere Bürste mit der Aufschrift „Desinfektion" und in die Schale mit Alkohol einen großen Bausch Watte. Nunmehr beginnt die Waschung der Hände und Unterarme mit Seife und Bürste und heißem Wasser. Alle Teile der Hand werden sorgsam mit Seife abgebürstet, jeder Finger einzeln, am sorgfältigsten die Gegend der Nägel. Dieses Abbürsten und Waschen soll, nach der Uhr gemessen, mindestens 5 Min. währen.

Nach der Waschung wird von einer Hilfsperson zunächst das Schmutzwasser weggegossen und durch reines, heißes Wasser ersetzt. Nunmehr wird mit dem Nagelreiniger der Schmutz unter den Nägeln sorgfältig entfernt, danach werden die Hände und Unterarme noch einmal in dem reinen Wasser gründlich 5 Min. abgeseift und gebürstet.

Sodann beginnt die eigentliche Desinfektion. Die nassen Hände und Unterarme werden in der Schale mit Alkohol gründlich gewaschen und mit dem in der Alkoholschale liegenden Wattebausch kräftig abgerieben derart, daß alle Falten der Hand, sämtliche Finger besonders in der Nagelgegend und die Unterarme ausgiebig mit Alkohol in Berührung kommen. Diese Waschung mit Alkohol soll, nach der Uhr gemessen, mindestens 3 Min. dauern*.

Dann werden die noch nassen Hände in die Schale mit Desinfektionslösung getaucht und mit der Bürste bearbeitet, wie bei den vorhergehenden Waschungen, jeder Finger einzeln, am meisten die Nagelgegenden. Die Unterarme werden mit Desinfektionslösung abgespült. Dieses Waschen der Hände mit Desinfektionslösung dauert, nach der Uhr gemessen, 2 Min.

Die Hebamme kann annehmen, daß die Hände keimfrei sind, wenn sie genau nach Vorschrift desinfiziert sind. Um die Sicherheit zu erhöhen, zieht die Hebamme über die desinfizierten Hände Gummihandschuhe, die durch Auskochen sterilisiert sind.

Die **Gummihandschuhe**, die so dünn sein sollen, daß sie Untersuchung und Dammschutz nicht behindern, sind nur dann durch Kochen wirklich keimfrei zu machen, wenn sie gut gepflegt und heil sind. Ist das nicht der Fall, so stellt der Gummihandschuh eine große Gefahr dar. Man glaubt, er sei steril und verläßt sich darauf, so daß leicht an der Hand haftende Infektionserreger übertragen werden.

Zur Desinfektion der Gummihandschuhe werden diese mit Wasser gefüllt und so zunächst auf ihre Dichtigkeit geprüft. Sodann werden sie in gefülltem Zustande in kochendes Wasser getan und 5 Min. lang gekocht. Die Handschuhe müssen beim Kochen vollständig im Wasser liegen und dürfen keine Luft enthalten. Ist das Auskochen beendet, so werden die Handschuhe in eine Schale mit frischer Desinfektionslösung getan. Von hier aus werden sie wassergefüllt auf die Hand gezogen, ohne jedoch dabei ihre Außenfläche zu berühren. Nun ist die vorher richtig desinfizierte und mit dem wirklich sterilen Handschuh bedeckte Hand völlig keimfrei. Nach dem Gebrauch wird der Handschuh zunächst an der Hand gewaschen, abgetrocknet, ausgezogen und gut gepudert und dann fortgelegt. Ist der Handschuh mit keimhaltigem Material in Berührung gekommen, so ist er nach der oberflächlichen Reinigung unbedingt sofort auszukochen, damit nicht keimhaltiges Material in den Geburtskoffer verschleppt wird. Der Gummihandschuh stellt in seiner absoluten Keimfreiheit nicht nur einen Schutz für die Gebärende dar, sondern er ist auch durch die vollständige Bedeckung der Hand ein Schutz für die Hebamme gegenüber irgendwelchen Eitererregern und der Syphilis.

Die Instrumente soll die Hebamme durch Auskochen keimfrei machen. Die Dauer des Kochens muß 15 Min. betragen, und das Wasser mit dem Sodazusatz muß während dieser Zeit auch wirklich kochen.

Den für die Desinfektion ihrer Hände nötigen 70%igen Alkohol erhält die Hebamme in der Apotheke oder in einer Drogenhandlung. Da der reine Alkohol ziemlich teuer ist, der weit billigere

---

* Die Hebamme achte auf die Feuersgefahr durch die Nähe einer offenen Flamme.

Brennspiritus oder denaturierte Spiritus aber reinem Alkohol an keimtötender Wirkung gleichsteht, so ist es der Hebamme erlaubt, anstatt des reinen Alkohols auch den gewöhnlichen Brennspiritus zur Desinfektion ihrer Hände zu benutzen. Da nun die Hebamme für die Desinfektion ihrer Hände nur einen 70%igen Alkohol anwenden soll, der Brennspiritus aber 90—95% Alkohol enthält, so soll sie den von ihr zu verwendenden Brennspiritus entsprechend einem Viertel der Menge mit Wasser verdünnen. Dies geschieht in der Weise, daß die Hebamme auf je 100 g Brennspiritus 25 g reines Wasser zusetzt und mit dem Brennspiritus vermischt, also bei 200 g Brennspiritus 50 g Wasser usw.

Der Brennspiritus wird nach Maßgabe der bestehenden Vorschriften im Kleinhandel für gewöhnlich in Flaschen von mindestens 1 Liter Inhalt abgegeben. Doch ist unter gewissen Bedingungen auch schon die Abgabe kleinerer Mengen Brennspiritus zulässig. Da die Hebamme immer einen ausreichenden Vorrat an Alkohol besitzen muß, so wird ihr empfohlen, sich ständig etwa bis zu 5 Liter Brennspiritus vorrätig zu halten, diesen Vorrat aber an einem feuersicheren Ort, am besten im Keller, aufzubewahren. Größere Mengen Brennspiritus in ihrer Behausung vorrätig zu halten, empfiehlt sich mit Rücksicht auf die oft bestehenden Schwierigkeiten feuersicherer Aufbewahrung solcher Mengen für die Hebamme nicht. Beim Einfüllen von Brennspiritus aus einem Vorratsgefäß in die in ihrer Hebammentasche mitzuführende $^3/_4$ Liter-Flasche (S. 535) sei die Hebamme mit Rücksicht auf die Feuergefährlichkeit des Brennspiritus immer sehr vorsichtig. Niemals sollte die Umfüllung von Brennspiritus bei künstlichem Licht, in der Nähe eines Lichtes oder eines Feuers geschehen. Eine elektrische Birne dagegen ist ungefährlich.

Hat die Hebamme bei einer Entbindung oder einem Wochenbesuch ihren Vorrat an Alkohol vorzeitig verbraucht, so wird sie überall ohne Schwierigkeiten und rasch die erforderliche Menge von Brennspiritus in dem Haushalt der betreffenden Frau oder in einem geeigneten Geschäft erhalten können.

Die Desinfektionsmittel bezieht die Hebamme aus der Apotheke. Da die Benutzung der Desinfektionsmittel durch unbefugte Personen zu Vergiftungen führen kann, sollen die Desinfektionsmittel immer sorgfältig aufbewahrt werden. Desinfektionslösungen sind nach ihrer Benutzung wegzuschütten.

Wunden und ihre Umgebung sind möglichst wenig zu berühren. Muß die Hebamme aber eine Wunde berühren, so wird der desinfizierte Finger direkt aus der Desinfektionslösung auf die Wunde gebracht. Würde die Hand nach der Desinfektion noch irgendeinen Gegenstand, z. B. die Kleidung oder die Bettwäsche berühren, so würde sie wieder keimhaltig werden.

Verbandstoffe und die ausgekochten Instrumente sind vor ihrer Anwendung nur mit keimfreier Hand anzufassen.

Von der keimfreien Verbandwatte nimmt die Hebamme nur so viel aus der Packung, wie sie gebraucht. Niemals darf die Watte offen liegenbleiben. Die ausgekochten Instrumente bleiben in dem ausgekochten Wasser bis zum Gebrauch liegen oder werden in eine Schale mit Desinfektionslösung gelegt. Ein Stück Watte oder Verbandzeug, das auf den Fußboden gefallen ist, darf nie wieder gebraucht werden.

Alle gebrauchten Watte- und Verbandstücke sind sofort zu verbrennen! Gebrauchte Wäsche und Unterlagen sind zu waschen, aber niemals durch die Hebamme, da sie dadurch ihre Hände verunreinigen würde.

Zusammenfassend sei noch einmal gesagt: von allen Gegenständen, die eine Wunde berühren, sind die Hände die gefährlichsten! **Von der Desinfektion der Hände hängt in erster Linie Leben und Gesundheit der Kreißenden und Wöchnerin ab.**

Spezieller Teil.

I. Der regelrechte Verlauf von Schwangerschaft, Geburt und Wochenbett.

A. Die regelrechte Schwangerschaft.

Anatomie des weiblichen Beckens und der Geschlechtsteile.

Das weibliche Geschlecht unterscheidet sich von dem männlichen nicht nur durch körperliche Merkmale, sondern auch durch sein gesamtes Wesen und seine seelische Veranlagung. Das Muttergefühl kennzeichnet das Wesen der Frau als naturgegebene Notwendigkeit, da in der gesamten Natur dem weiblichen Geschlecht als dem Hauptträger der Fortpflanzung die Sorge für den Nachwuchs übertragen wurde. Zu diesem Zweck ist das weibliche Geschlecht körperlich und seelisch in besonderer Weise ausgestattet.

Nicht nur die Geschlechtsteile, sondern auch andere körperliche Eigentümlichkeiten kennzeichnen den Körperbau der Frau. Die Körpergröße der Frau ist durchschnittlich geringer als die des Mannes, die Knochen sind zarter, die Muskeln weniger kräftig ausgebildet. Das Fettpolster unter der Haut ist stärker entwickelt, wodurch die Glieder runder und weicher geformt sind. Die Schultern sind schmaler, die Brusthöhle stienger, während mit Rücksicht auf die Fortpflanzungsvorgänge die Hüften breiter und die Bauchhöhle geräumiger als beim Manne sind. Auch wenn das Becken bei beiden Geschlechtern die gleiche Form zeigt, so gibt es doch gewisse Unterscheidungsmerkmale.

Das weibliche Becken und seine geburtshilfliche Bedeutung.

Das Becken (Abb. 45) stellt einen Knochenring dar und besteht beim erwachsenen Menschen aus vier Knochen:

dem Kreuzbein,
dem Steißbein und
den beiden Hüftbeinen.

Das **Kreuzbein** (Abb. 45) bildet die hintere Wand des Beckens und ist aus fünf fest aneinandergefügten Wirbeln zusammengesetzt. Es ist keilförmig und über seine beckenwärts gerichtete Fläche von oben nach unten und von der einen Seite zur anderen Seite leicht

gekrümmt. Seine Längsachse verläuft etwas nach hinten unten
geneigt, so daß durch die gerade auf ihm stehende Wirbelsäule an

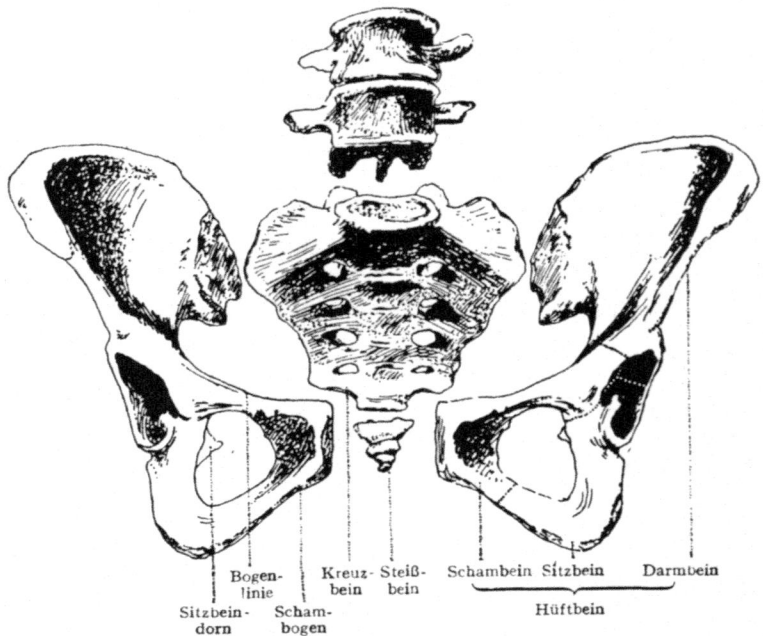

Abb. 45. Das knöcherne Becken in seine vier Teile, Kreuzbein, rechtes und linkes
Hüftbein und Steißbein zerlegt mit zwei Lendenwirbeln.
(Nach MARTIUS: Lehrbuch der Geburtshilfe.)

dem Übergang vom Kreuzbein zur Lendenwirbelsäule eine Abknickung, der Vorberg oder das Promontorium entsteht. An der Innenseite finden sich beiderseits vier Öffnungen, aus denen die großen Nerven austreten.

Nach unten steht das Kreuzbein mit dem aus vier kleinen Wirbeln zusammengesetzten **Steißbein** gelenkig in Verbindung (Abb. 45).

An das Kreuzbein schließt sich seitlich beiderseits und gelenkig mit ihm verbunden das rechte und linke **Hüftbein** an (Abb. 45). Dieses besteht aus drei in der Hüftgelenkpfanne zusammengesetzten Knochenteilen, dem Darmbein, dem Sitzbein und dem Schambein. Das nach oben liegende Darmbein ist der größte Knochen, während sich das Sitzbein nach unten und das Schambein nach vorne an das Darmbein anschließen.

Das Darmbein (Abb. 45) bildet die Seitenwand des Beckens und besitzt die Gestalt einer Schaufel. Der vorne gelegene Teil wird deshalb die Darmbeinschaufel genannt. Der obere Rand der Darmbeinschaufel heißt der Darmbeinkamm, der in dem vorderen und hinteren Darmbeinstachel endet. Der untere bogenförmige Rand der Innenfläche heißt die Bogenlinie (Abb. 45).

Das Sitzbein (Abb. 45) hat zwei Äste, einen hinteren breiteren, den absteigenden Sitzbeinast, und einen vorderen schmaleren, den aufsteigenden Sitzbeinast. Der absteigende Ast trägt nach hinten und innen den Sitzbeindorn (Abb. 45). Der untere stärkere Teil des Sitzbeins, an dem beide Äste zusammenstoßen, heißt der Sitzbeinhöcker. Von ihm und dem Sitzbeindorn geht auf beiden Seiten des Beckens je ein starkes Band zum Seitenrande des Kreuzbeins, durch das die Verbindung der Knochen untereinander größere Festigkeit bekommt.

Das Schambein (Abb. 45) besitzt einen queren und einen absteigenden Ast, der in den aufsteigenden Sitzbeinast übergeht. Auf dem queren Schambeinast verläuft eine scharfe Knochenkante, der Schambeinkamm. Die Schambeine stoßen vorn in der Schamfuge zusammen. Der untere Rand der beiden absteigenden Schambein- und aufsteigenden Sitzbeinäste heißt der Schambogen (Abb. 45). Die Sitz- und Schambeinäste umrahmen an der vorderen Wand des Beckens zwei große Öffnungen, die beiden eirunden Löcher, die zum größten Teil durch eine sehnige Haut verschlossen sind.

Man teilt das Becken in das große und kleine Becken. Das **große Becken**, das oberhalb des Vorberges und der Bogenlinien liegt, wird seitlich durch die Darmbeinschaufeln und hinten durch die unteren Lendenwirbel begrenzt.

Das **kleine Becken** lieg unterhalb des Vorberges, der Bogenlinien und des oberen Randes der Schambeinkämme und der Schamfuge. Es wird hinten durch das Kreuz- und Steißbein, vorn durch die Schamfuge und seitlich durch die Innenwände der Pfannengegenden begrenzt. Nur das kleine Becken hat unter normalen Verhältnissen für die Geburt eine Bedeutung. Obwohl es in allen Durchmessern geräumiger als beim Manne ist, so ist es doch für den Kopf des Kindes, der bei der Geburt hindurchgetrieben werden muß, eng.

Wir unterscheiden am kleinen Becken verschiedene Abschnitte:

den **Beckeneingangsraum,**

die **Beckenhöhle** und

den **Beckenausgangsraum.**

Der Beckeneingangsraum stellt den Übergang von dem großen in das kleine Becken dar. Die Begrenzung wird nach oben durch eine Ebene, die durch die vom Vorberg und den oberen Rand der Schamfuge gezogene Linie gelegt wird, nach unten durch eine Ebene, die in der Höhe der Bogenlinie liegt, gebildet. Durch diese beiden Ebenen ist der Beckeneingangsraum nach oben und unten abgegrenzt und stellt einen querelliptischen kurzen Zylinder dar. Er ist von Weichteilen ausgekleidet, denen aber außer einer gewissen Rauminanspruchnahme keine geburtsmechanische Bedeutung zukommt (Abb. 49).

Der Beckeneingangsraum zeigt folgende Durchmesser (Abb. 46):

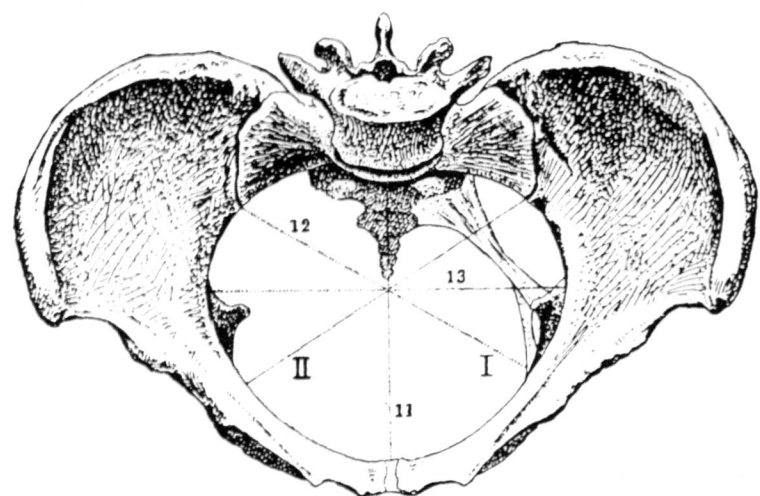

Abb. 46. Das knöcherne Becken von vorn oben betrachtet, mit der Beckeneingangsfigur und den Durchmessern. Gerader Durchmesser 11 cm, Querdurchmesser 13 cm, erster oder linker schräger Durchmesser von links vorn nach rechts hinten 12 cm, zweiter oder rechter schräger Durchmesser von rechts vorn nach links hinten 12 cm. (Nach MARTIUS: Lehrbuch der Geburtshilfe.)

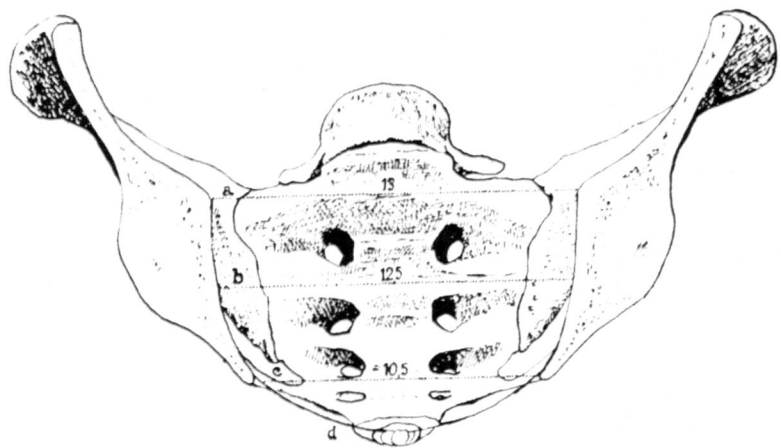

Abb. 47. Darstellung der Beckenhöhle mit den Querdurchmessern des knöchernen Beckens. Das Schambein und ein Teil des Darmbeins sind abgetragen. Man erkennt deutlich die runde Beckenhöhle, die sich nach unten etwas verjüngt, als ein tassenkopfartiges Gebilde. (Nach MARTIUS: Lehrbuch der Geburtshilfe.)

1. **Den geraden Durchmesser**, der von der Mitte des Vorberges zur Schoßfuge zieht und 10,5—11 cm mißt. Geburtshilflich

wesentlich wichtiger ist der gerade Hebammendurchmesser, die Conjugata vera obstetrica, der vom Vorberg quer durch den Beckeneingangsraum zu dem am weitesten vorspringenden Punkt an der Innenseite der Schamfuge verläuft Er beträgt 11 cm (Abb. 46, 51).

2. Den queren Durchmesser, der den größten Abstand zwischen den Bogenlinien darstellt und 13 cm mißt.

3. Die beiden schrägen Durchmesser von je 12 cm. Der erste oder linke schräge Durchmesser geht von dem linken queren Schambeinast zu der rechten Kreuz-Darmbeinfuge, also von links vorn nach rechts hinten, der zweite oder rechte schräge Durchmesser von dem rechten queren Schambeinast zur linken Kreuz-Darmbeinfuge, also entsprechend von rechts vorn nach links hinten (Abb. 46).

Durch den Beckeneingangsraum kommt man wie durch einen Vorraum in die **Beckenhöhle**. Dieser geräumigste Teil des knöchernen Geburtskanals hat die Form eines annähernd runden Topfes, der nach unten schmächtiger wird und vorn unten, wo sich der Ausgang befindet, etwas abgeschrägt ist. Dadurch erhält die Beckenhöhle die Form eines Tassenkopfes. Die Beckenhöhle wird hinten durch das Kreuzbein, vorne durch Teile der Schambeine und seitlich durch Teile der Darm- und Sitzbeine gebildet (Abb. 47).

In der Beckenhöhle sind die Maße der Durchmesser entsprechend der runden Form dieses Beckenabschnittes alle gleich und betragen 12,5 cm.

An die Beckenhöhle schließt sich der **Beckenausgangsraum** an. Er wird gegen die Beckenhöhle durch eine Ebene begrenzt, die zwischen den unteren Rand der Schamfuge und die Steißbeinspitze gelegt ist. Nach außen und unten hat der Beckenausgangsraum die Form zweier Dreiecke, deren gemeinsame Grundlinie von der Verbindung der beiden Sitzbeinhöcker gebildet wird. Das vordere Dreieck wird durch die beiden absteigenden Schambeinäste begrenzt. Das hintere Dreieck findet seine Abgrenzung durch je eine von dem rechten und linken Sitzbeinhöcker zur Steißbeinspitze gezogene Linie. Da die Sitzbeinhöcker, der untere Schamfugenrand und die Steißbeinspitze nicht in einer Ebene, vielmehr der untere Schamfugenrand und die Steißbeinspitze höher liegen, kommt eine Gestalt zustande, die mit einem Dach vergleichbar ist, bei dem die Verbindungslinie der beiden Sitzbeinhöcker den Dachfirst darstellen (Abb. 48, 49). Der geburtsmechanisch wirksame Beckenausgangsraum besteht aus einem in dem vorderen Dreieck liegenden längsverlaufenden Weichteilspalt, so daß der Geburtskanal nicht nach unten, sondern nach vorn unten geöffnet ist.

Der Beckenausgangsraum hat folgende Durchmesser (Abb. 50):

1. Den geraden Durchmesser, der von der Spitze des Steißbeins zum unteren Rand der Schamfuge geht und 9—10 cm mißt. Während der Geburt wird er aber meistens um 2 cm auf 11—12 cm

vergrößert, da der Kindskopf das bewegliche Steißbein nach hinten zurückdrängt.

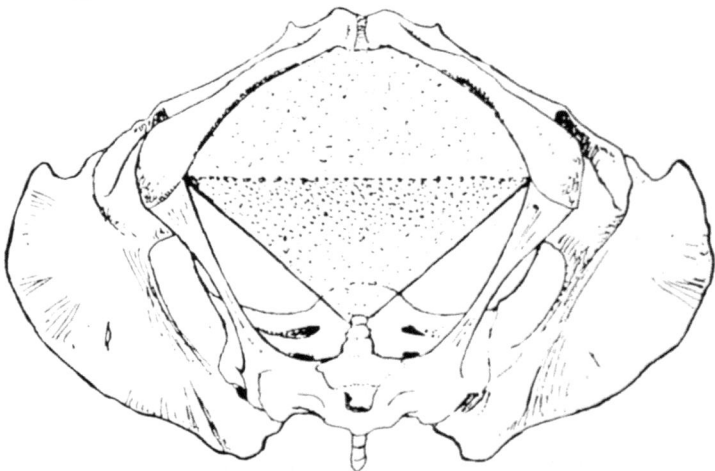

Abb. 48. Beckenausgangsraum von unten gesehen. Die beiden, den Beckenausgangsraum nach außen begrenzenden Dreiecke liegen nicht in einer Ebene, sondern bilden in ihrer gemeinsamen durch die Verbindung der beiden Sitzbeinhöcker gebildeten Grundlinie einen Winkel.

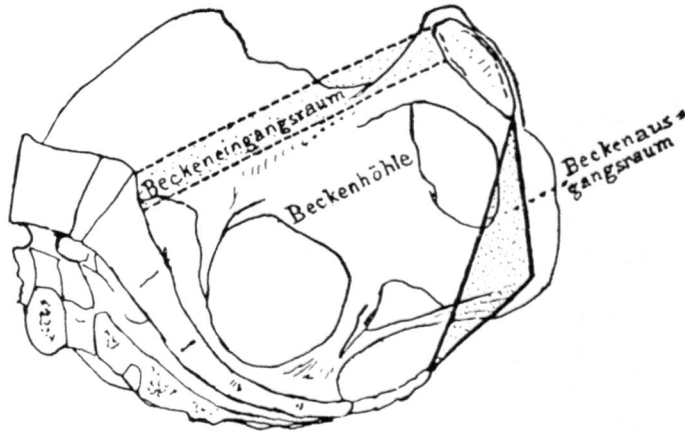

Abb. 49. Querschnitt durch das knöcherne Becken mit dem durch die beiden Beckeneingangsebenen begrenzten Beckeneingangsraum und der Darstellung des Beckenausgangsraumes. Es ist deutlich ersichtlich, daß auch der Beckenausgangsraum keine Ebene, sondern ein Raum ist.

2. Den queren Durchmesser zwischen den Sitzbeinhöckern mit einem Maß von 11 cm.

3. Den linken oder ersten schrägen Durchmesser, der von links vorn nach rechts hinten zieht.

4. Den rechten oder zweiten schrägen Durchmesser, der entsprechend von rechts vorn nach links hinten geht.

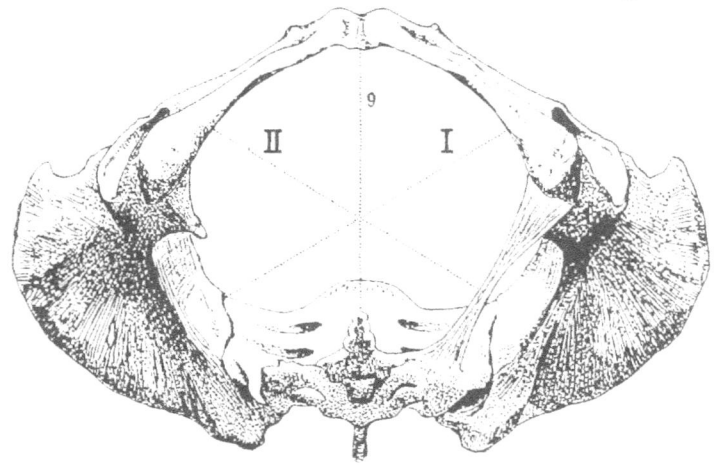

Abb. 50. Das Becken, wie es bei der inneren Untersuchung von unten gesehen wird, mit dem ersten und zweiten schrägen Durchmesser (vgl. Abb. 46).
(Nach MARTIUS: Lehrbuch der Geburtshilfe.)

Im Beckeneingang ist also der größte Durchmesser der quere, im Beckenausgang dagegen der gerade.

Halbiert man die geraden Durchmesser aller Beckenebenen und verbindet man diese Halbierungspunkte, so entsteht eine gebogene Linie, die überall gleich weit von den Beckenwänden entfernt ist. Man nennt sie die **Führungslinie** des Beckens, die entsprechend der Anordnung der verschiedenen Beckenabschnitte, insbesondere des Beckenausgangsraumes, im oberen Teil gestreckt, im unteren Teil dagegen in einem nach vorn offenen, flachen Bogen verläuft (Abb. 51).

Wichtig für die Orientierung im kleinen Becken unter der Geburt sind noch zwei Ebenen (Abb. 52). Die eine geht durch den unteren Schamfugenrand und wird als untere **Schamfugenrandebene** bezeichnet. Die andere dazu parallel verlaufende Ebene geht durch die beiden Sitzbeindorne und hat deshalb die Bezeichnung **Sitzbeindornebene** erhalten.

Bei aufrechter Körperstellung ist das Becken etwas nach vorn geneigt, so daß der Beckeneingang nicht nach oben, sondern nach vorn und oben, der Beckenausgang nach unten und etwas nach hinten gerichtet ist. Man nennt diese Stellung die **Neigung** des Beckens (Abb. 53).

Das Becken ist außen von Muskeln umgeben, und auch die Innenwand trägt einige Muskeln, die den Raum verengen. Der Beckenausgang ist durch Weichteile, Muskeln und sehnige Bänder, den sog. **Beckenboden**, bis auf drei Öffnungen für die Harnröhre, die

Scheide und den Darm verschlossen. Dem Beckenboden fällt bei dem aufrechten Gang des Menschen die wichtige Aufgabe zu, das

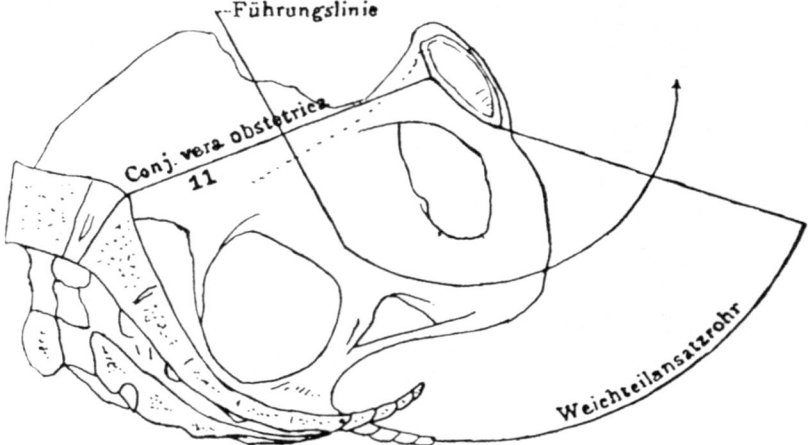

Abb. 51. Schnitt durch das Becken mit Einzeichnung der Conjugata vera obstetrica, der gebogenen Führungslinie und dem unter der Geburt gebildeten Weichteilansatzrohr. Das Steißbein wird unter der Geburt durch den tiefertretenden Kopf gestreckt. (In Anlehnung an MARTIUS: Lehrbuch der Geburtshilfe.)

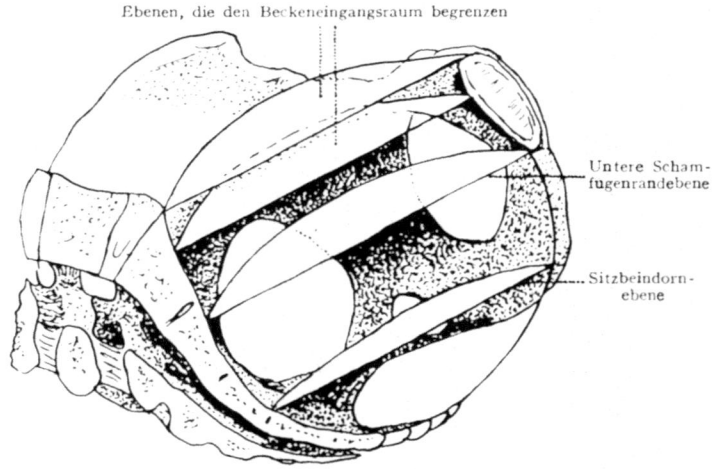

Abb. 52. Schnitt durch das knöcherne Becken mit den vier hineingedachten parallelen Ebenen und dem Beckenboden.
(Nach MARTIUS: Lehrbuch der Geburtshilfe.)

Becken und die Bauchhöhle nach unten abzuschließen. Die Muskulatur des Beckenbodens ist in drei Schichten dachziegelartig angeordnet (Abb. 54, 55). Die äußerste Schicht wird durch Muskeln, die zu einem Teil dem Verschluß der durch den Beckenboden ziehenden Organöffnungen, der Scheide und des Mastdarmes dienen, gebildet. Die nächst tiefere Schicht des Beckenbodens ist in Form einer dreieckigen Muskelplatte in den Schamfugenausschnitt ein-

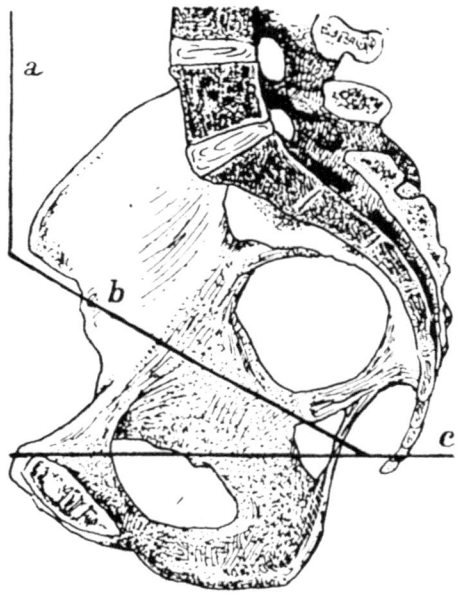

Abb. 53. Längsschnitt durch das knöcherne Becken bei der stehenden Frau. Die Aufrichtung der Wirbelsäule hat durch den aufrechten Gang einen höheren Grad erreicht als die des Beckens, so daß das Becken etwas nach vorn geneigt ist und seine Achse mit der Achse der Wirbelsäule einen Winkel bildet. Das Becken ist geneigt. a Achse der Wirbelsäule; b Achse des Beckens; c Waagerechte.

gelassen und dient der Verstärkung des Verschlusses im Bereich des Schambogens. Die dritte und innerste Schicht liegt noch tiefer. Dieser stärkste und wichtigste Teil des Beckenbodens wird durch den Musculus levator ani, d. h. Afterheber, gebildet. Er hat neben der Stützung des gesamten Beckenbodens große geburtsmechanische Bedeutung und bildet von innen betrachtet rechts und links je eine schiefe Ebene und zwar so, daß der zwischen ihm liegende Raum sich ausgangswärts verjüngt (Abb. 56). Die mittleren Ränder des Muskels begrenzen einen schmalen dreieckigen Spalt, an dessen Spitze die Steißbeinspitze und dessen Basis an dem Schambogen liegt. Durch die schräge Anordnung der verschiedenen Teile dieses Muskels wird der vorangehende Kindsteil in den Spalt hineingeleitet und längs gerichtet (S. 171).

Die weiblichen Geschlechtsteile.

Man teilt die weiblichen Geschlechtsteile in die inneren und äußeren ein. Die inneren Geschlechtsteile befinden sich in der Beckenhöhle, während die äußeren in und vor dem Schambogen liegen. Zu den äußeren Geschlechtsmerkmalen rechnen wir beim Weibe noch die Brüste (S. 218).

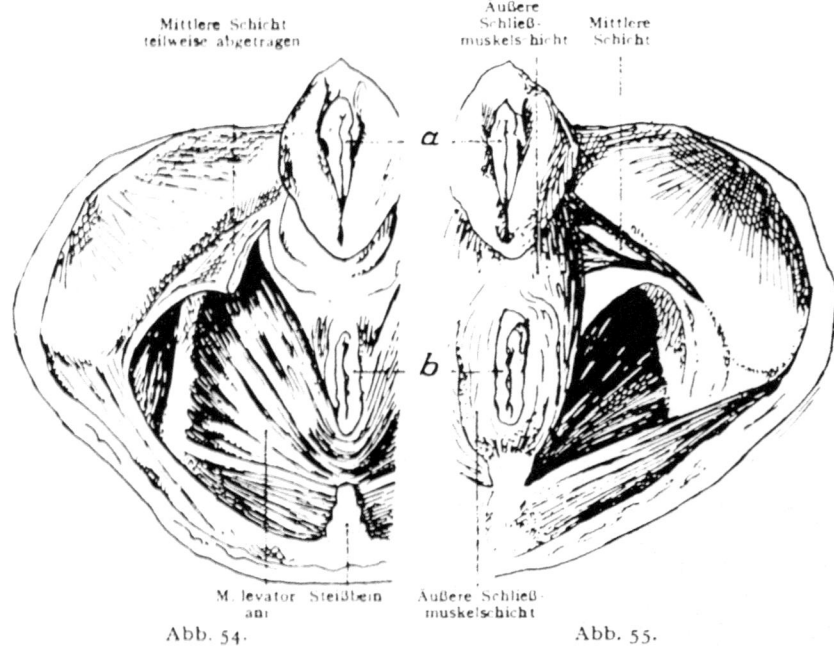

Abb. 54. Die innerste Schicht des Beckenbodens, des Musculus levator ani (Afterheber). Im oberen Teil ist noch ein Teil der mittleren Schicht zu erkennen. Der Rest ist abgetragen. a Äußere Geschlechtsteile; b After.

Abb. 55. Äußerste Schicht des Beckenbodens, die zum Teil dem Verschluß der durch den Beckenboden ziehenden Organöffnungen dient, und mittlere Schicht, die durch eine dreieckige in den Schamfugenausschnitt eingelassene Muskelplatte gebildet wird und der Verstärkung des Verschlusses im Bereich des Schambogens dient. (In Anlehnung an MARTIUS: Lehrbuch der Geburtshilfe.)

Äußere Geschlechtsteile. Oberhalb der Schoßfuge liegt der Schamberg. Die Haut wölbt sich hier durch ein stärkeres Fettpolster vor und ist stark behaart (Abb. 57).

Vom Schamberg ziehen zwei an der äußeren Seite behaarte, breite Hautfalten, die großen Schamlippen nach unten und hinten (Abb. 57) und vereinigen sich hier durch das Schamlippenbändchen. Zwischen den großen Schamlippen liegt die Schamspalte. Die großen Schamlippen fügen sich bei Jungfrauen eng aneinander, während sie bei Frauen, die geboren haben, klaffen.

Zwischen den großen Schamlippen liegen die kleinen Schamlippen (Abb. 57). Sie sind kürzer und mit Schleimhaut überzogen. Sie umhüllen vorn einen weichen, etwa erbsengroßen Höcker, den Kitzler (Abb. 57), der reich an Blutgefäßen und Nerven ist. Die Gegend zwischen den kleinen Schamlippen nennt man den Vorhof.

Etwa 2 cm hinter dem Kitzler liegt die **Harnröhrenmündung**
(Abb. 57), die von einem Schleimhautwulst, dem sehr empfindlichen

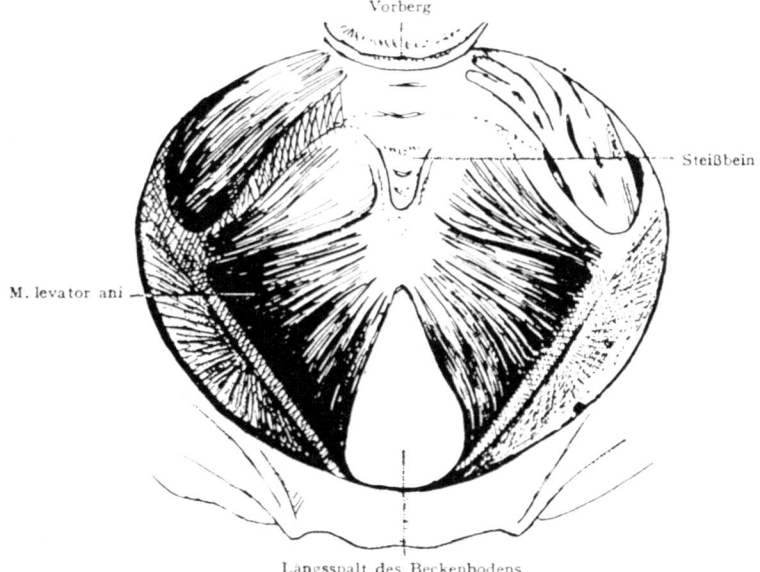

Abb. 56. Der Beckenboden von innen gesehen, durch den sich das kleine Becken ausgangswärts verjüngt. Ein Längsspalt für den Durchtritt der Weichteile, Darm, Scheide, Harnröhre, bleibt frei. (In Anlehnung an MARTIUS: Lehrbuch der Geburtshilfe.)

Harnröhrenwulst, umgeben ist. Dahinter findet sich der **Scheideneingang** (Abb. 57), der bei Jungfrauen durch ein zartes Häutchen, das **Jungfernhäutchen**, bis auf eine kleine Öffnung verschlossen ist. Durch den Geschlechtsverkehr wird das Häutchen eingerissen. Bei der ersten Geburt wird es fast völlig zerstört, so daß nur geringe, warzenförmige Erhabenheiten, myrtenblattförmige Warzen, zurückbleiben. Zwischen dem Schamlippenbändchen und dem After liegt der sehr dehnbare **Damm** (Abb. 57), der dem bereits beschriebenen Beckenboden aufliegt (S. 87). Die Gegend hinter dem After bis zur Steißbeinspitze heißt der **Hinterdamm**.
Die weibliche **Harnröhre** ist etwa 4 cm lang und sehr dehnbar. Sie verläuft von der Harnröhrenmündung aus nach oben und etwas nach hinten in die Harnblase, die beim Weibe geräumiger ist als beim Manne (Abb. 58).
Innere Geschlechtsteile. Der Scheideneingang führt in die **Scheide** (Abb. 58). Die Scheide ist ein sehr dehnbarer muskulöser Schlauch. Man unterscheidet eine vordere kürzere und eine hintere längere Scheidenwand. Die Scheidenhaut bildet querverlaufende Falten, die sich an der Vorder- und Hinterwand in je einem längsverlaufenden Wulst vorwölben. Durch häufigen

Geschlechtsverkehr und durch Geburten wird die Scheide geweitet, die Wände werden glatter und schlaffer. Der innerste Teil der Scheide heißt das Scheidengewölbe (Abb. 58). In dieses ragt von oben der zapfenförmige Scheidenteil der Gebärmutter und teilt es in zwei Abschnitte, das vordere und das höher hinaufreichende hintere Scheidengewölbe (Abb. 58).

Die Gebärmutter ist ein hohler, dickwandiger Muskel von der Gestalt einer plattgedrückten Birne. Der breite Teil sieht nach oben und vorn, der schmale Teil nach unten. Man unterscheidet eine vordere und hintere Wand und eine rechte und linke Seitenkante. Der obere Teil der Gebärmutter heißt Gebärmutterkörper, der mittlere außerhalb der Schwangerschaft schmale, im Verlauf der Schwangerschaft gedehnte Teil Zwischenstück, der untere schmalere Teil Gebärmutterhals. Der unterste Teil des Halses ragt, wie schon erwähnt, als Scheidenteil der Gebärmutter zapfenförmig in die Scheide (Abb. 58).

Der Hohlraum der Gebärmutter ist dreieckig, von vorn nach hinten abgeplattet (Abb. 59). Die Höhle geht in den Halskanal über. Der Beginn des Halskanals in der Gebärmutter ist verengt und heißt der innere Muttermund. Die Mündung des Halskanals in der Scheide heißt der äußere Muttermund, der bei Erstgebärenden ein rundes Grübchen, bei Mehrgebärenden eine Querspalte mit vorderer und hinterer Muttermundslippe darstellt (Abb. 59). Die Innenwand der Gebärmutter ist mit Schleimhaut ausgekleidet. Vor der Gebärmutter liegt die Blase, hinter ihr der Mastdarm.

Die Gebärmutter ist, soweit sie frei in das kleine Becken ragt, mit dem Bauchfell überkleidet. Das Bauchfell zieht von der vorderen Bauchwand über die Wölbung der Blase, bildet dahinter eine kleine Vertiefung und geht dann auf die Gebärmutter über. Hinter der Gebärmutter reicht das Bauchfell über das hintere Scheidengewölbe hinab und geht dann auf den Mastdarm über (DOUGLASscher Raum). Vor der Gebärmutter bildet das Bauchfell also eine flachere, hinter ihr eine tiefere Grube (Abb. 58).

Die Gebärmutter liegt nicht fest im Becken, sondern ist derart aufgehängt, daß sie einerseits dem bei dem aufrechten Gang des Menschen erhöhten Innendruck des Bauchraumes standhält, andererseits sich den verschiedenen Füllungszuständen von Blase und Darm anpaßt. Schließlich ist die Aufhängevorrichtung so beschaffen, daß sie die im Verlauf der Schwangerschaft an sie gestellten Aufgaben mit den größeren Lage- und Gestaltsveränderungen ohne Schwierigkeiten ausgleicht. Zu diesem Zweck ist die Gebärmutter in der Gegend des Halses durch ein Muskelfasern enthaltendes Bindegewebssystem, das als Beckenbindegewebe bezeichnet wird, eingelassen und so mit dem knöchernen Beckenrahmen fest verankert (Abb. 60, 61). Die stärksten Züge dieses Gewebes ziehen nach der Seite und nach der Kreuzbeinaushöhlung. Schließlich umkleidet das Beckenbindegewebe noch die benachbarten Hohlorgane, wie Blase, Harnröhre und Scheide.

Das Beckenbauchfell, das die Gebärmutter bis zum Zwischenstück bekleidet, bildet mehrere von der Gebärmutter wie

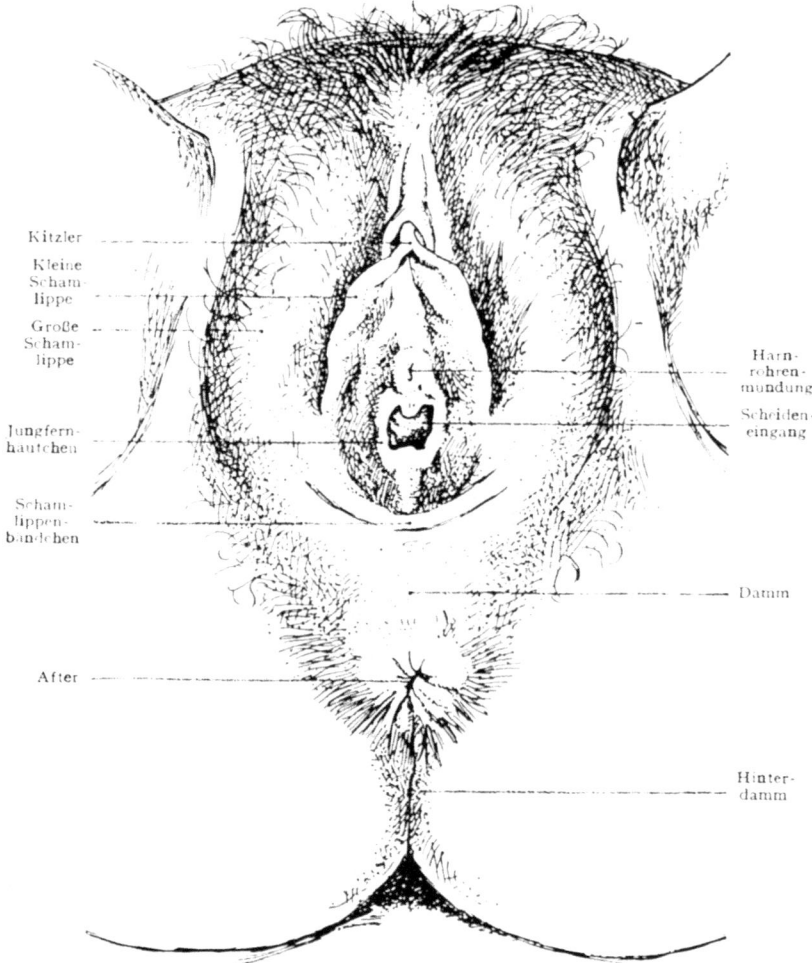

Abb. 57. Die äußeren Geschlechtsteile der Frau.

Stricke abgehende Verstärkungen, von denen die runden Mutterbänder (Abb. 59, 60), die beiderseits an den Gebärmutterecken ansetzen und durch den Leistenkanal in die großen Schamlippen ziehen, am auffälligsten sind. Das Bauchfell, das ferner die Eileiter und Eierstöcke umschließt, zieht mit einer Bauchfelldoppelung als breites Mutterband zur Beckenwand (Abb. 60).

Da die Gebärmutter trotz ihrer Befestigungen beweglich an den Bändern hängt, ist ihre Lage nicht immer die gleiche. Bei leerer

Blase ist der Gebärmuttergrund ein wenig nach vorn geneigt. Füllt sich die Blase, so wird der Gebärmuttergrund etwas zurückgedrängt.

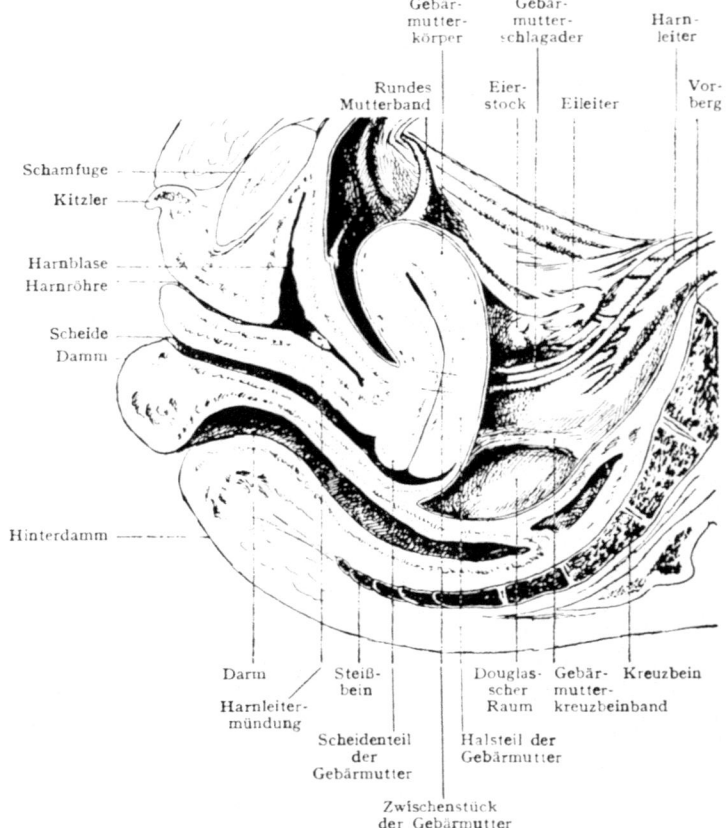

Abb. 58. Längsschnitt durch die inneren Geschlechtsteile der liegenden Frau. (Nach MARTIUS: Lehrbuch der Geburtshilfe.)

Ist gleichzeitig der Mastdarm gefüllt, so wird die ganze Gebärmutter gehoben. Legt sich die Frau auf die Seite, so sinkt der Grund der Gebärmutter nach derselben Seite, während der Hals nach der entgegengesetzten Seite abweicht. Dieses Abweichen der Lage verstärkt sich, wenn die Gebärmutter in der Schwangerschaft vergrößert ist (S. 190).

Durch die breiten Gebärmutterbänder verlaufen die Blutgefäße, Lymphgefäße und Nerven zu der Gebärmutter. Gefäße und Nerven sind von lockerem Bindegewebe umgeben.

Von dem Grunde der Gebärmutter gehen beiderseits außer den runden Mutterbändern noch die Eileiter und die Eierstocksbänder (Abb. 59, 60) ab. Entsprechend der Aufgabe, das Ei zu befördern, ist der Eileiter ähnlich wie andere der Fortbewegung

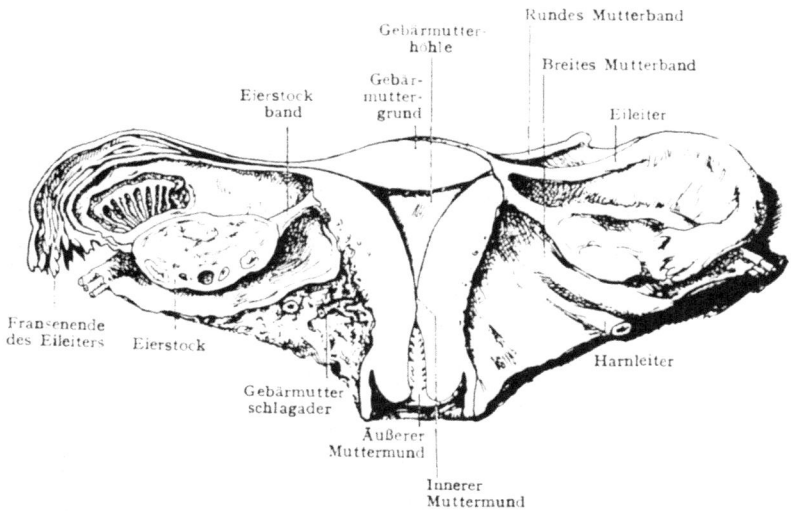

Abb. 59. Anatomie der inneren Geschlechtsteile der Frau von hinten gesehen. Die Gebärmutter und die rechten Gebärmutteranhänge sind aufgeschnitten. (In Anlehnung an MARTIUS: Lehrbuch der Geburtshilfe.)

des Inhalts dienende Hohlorgane mit starken, zum Teil längs, zum Teil ringförmig angeordneten Muskelfasern ausgestattet. Dadurch wird der Eileiter zu Zusammenziehungen befähigt, mit Hilfe derer der Inhalt fortbewegt werden kann. Die Schleimhaut des Eileiters weist viele Längsfalten auf (Abb. 62). Die Eileiter verlaufen, von der oberen Falte des breiten Mutterbandes bedeckt, in leichten Schlängelungen gegen das Becken und besitzen zwei Öffnungen. Die eine, sehr feine Öffnung, führt in die Gebärmutter, die andere trichterförmig erweiterte und mit Fransen besetzte mündet in die Bauchhöhle (Abb. 59) und stellt somit eine Verbindung zur Außenwelt dar, im Gegensatz zum Mann. Bei ihm ist die Außenwelt gegen den innerhalb des Bauchfells gelegenen Teil der Bauchhöhle fest abgeschlossen.

Neben den Fransen der Eileiter und oft in Berührung mit ihnen liegen die Eierstöcke. Sie stecken in der hinteren Fläche des breiten Mutterbandes und sind außerdem an je zwei Gefäße enthaltenden Bändern befestigt. Das eine führt zum freien Ende des Eileiters, das andere zum Gebärmuttergrunde (Abb. 59, 60). Die Eierstöcke sind annähernd von Taubeneigröße und leicht abgeplattet. In ihrem Innern finden sich zahllose Bläschen von verschiedener Größe. Jedes dieser Bläschen enthält ein Ei. Das Ei ist eine im Verhältnis zu den übrigen Gewebszellen recht große Zelle.

Es hat die Größe eines Staubkorns und sein Durchmesser beträgt den 50. Teil eines Zentimeters. Von den im Eierstock angelegten,

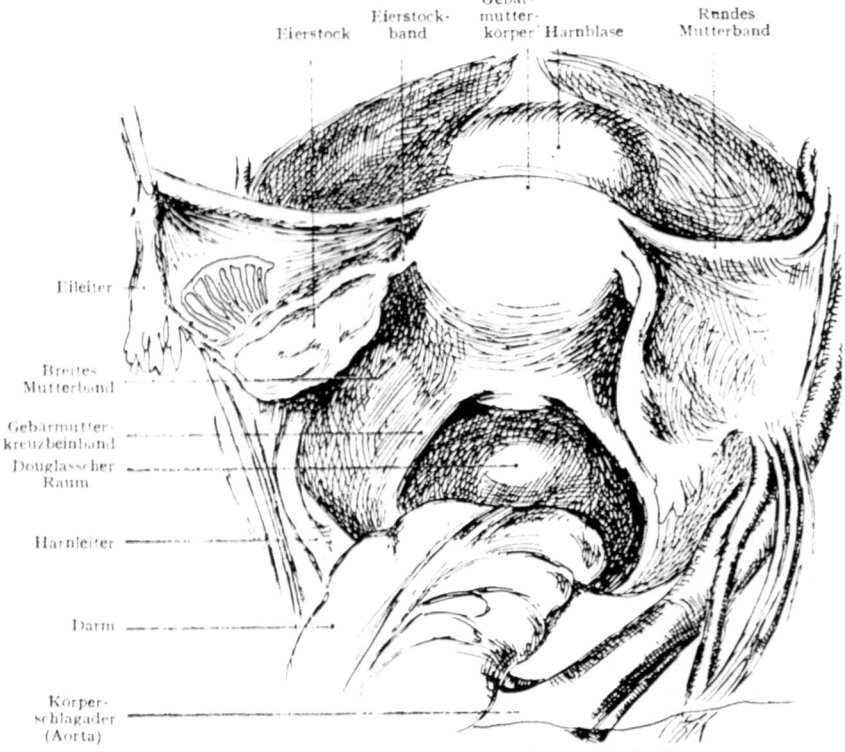

Abb. 60. Blick in die Bauchhöhle von oben. (Nach MARTIUS: Lehrbuch der Geburtshilfe.)

auf mehrere Hunderttausend geschätzten Eier kommen nur einige Hundert zur Reifung, während die übrigen zugrunde gehen.

Die Anatomie und Physiologie der Brüste wird auf S. 218 besprochen.

Physiologie der weiblichen Geschlechtsteile.

Eireifung Schwangerschaft, Geburt und Wochenbett stellen Höchstleistungen des weiblichen Organismus dar. Während der Kindheit befinden sich die Geschlechtsorgane im Zustand der Ruhe und nehmen ihre Tätigkeit in den Entwicklungsjahren, den Pubertätsjahren, auf.

Die Geschlechtsreife beginnt im 12.—14. und endet im allgemeinen zwischen dem 45. und 50. Lebensjahr. Der Beginn der Geschlechtsreife äußert sich im Auftreten der monatlichen Regelblutungen, im Wachstum der Geschlechtsteile und Brüste und im Wachsen der Scham- und Achselbehaarung. Die Geschlechtsreife wird bedingt durch die Tätigkeit der Eierstöcke, die ihrerseits dem Einfluß der Hirnanhangsdrüse unterliegen.

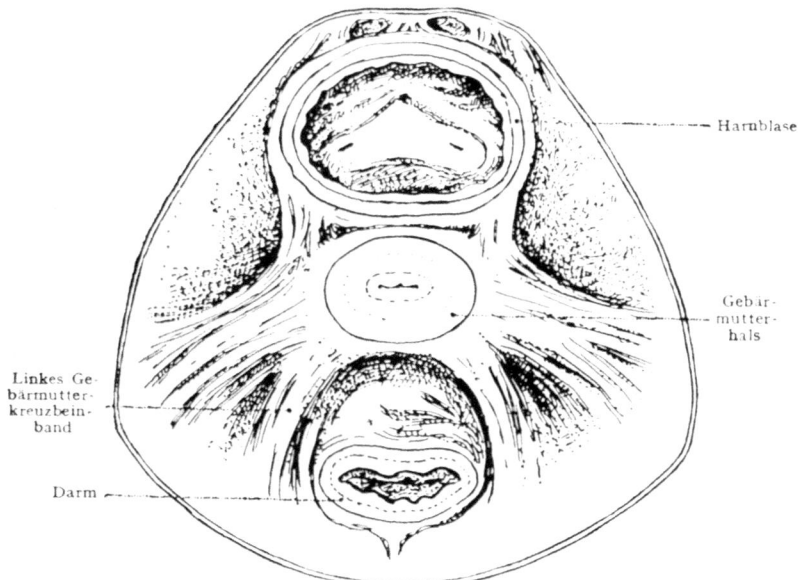

Abb. 61. Das Beckenbindegewebe als Aufhängevorrichtung.
(Nach MARTIUS: Die gynäkologischen Operationen.)

Die Eierstockbläschen bestehen aus den Eizellen mit den dazugehörigen Deckzellen. Die sich zur Reifung anschickenden Eibläschen wachsen unter Vermehrung der Deckzellen und gleichzeitiger Verflüssigung ihres Inhalts allmählich heran. Auf diese Weise wird der fertige, sprungreife GRAAFsche Follikel gebildet (Abb. 63). Dieser platzt, das Ei wird durch das Eibläschenwasser herausgespült und von den Fransenenden des Eileiters, das sich zur Zeit des Follikelsprunges schon an den Eierstock angelegt und diesen wie die Fangarme eines Polypen umgeben hat, aufgenommen. Das Ei wird dann durch Zusammenziehungen der Eileitermuskulatur in den Längsfalten zum Gebärmutterkörper befördert (Abb. 62), wo es sich im Falle der Befruchtung in der Schleimhaut einnistet, im Falle der Nichtbefruchtung aber zugrunde geht. In dem gesprungenen Follikel bilden sich große Zellen von gelber Farbe, aus denen der Gelbkörper entsteht (Abb. 64).

Neben dieser lediglich die Fortpflanzung betreffenden Eigenschaft hat der Eierstock noch eine die Lebensfunktion im allgemeinen betreffende und ebenso wichtige Aufgabe. Die Eierstöcke dienen so nicht nur der Erhaltung der Art, sondern auch durch die Produktion der Wirkstoffe der Erhaltung der Einzelperson.

Die weiblichen Geschlechtshormone.

Die hormonale Tätigkeit der Eierstöcke ist an das System der Eibläschen gebunden, und es werden von ihm 2 Wirkstoffe produziert.
1. Das Follikelhormon,
2. das Gelbkörperhormon.

Die Produktion des Follikelhormons erfolgt schon vor Beginn der Geschlechtsreife durch den gesamten Follikelapparat der Eierstöcke, d. h. durch die Primärfollikel, die reifenden Follikel und die GRAAFschen Follikel. Sie erreicht während der Bildung des GRAAFschen Follikels jedesmal eine Steigerung. Der Wirkstoff wird von den Keimdrüsen gebildet und abgegeben, aber nicht gespeichert. In der Schwangerschaft wird die Produktion des Follikelhormons ebenso wie die Produktion aller anderen die Geschlechtsorgane beeinflussenden Wirkstoffe von dem Mutterkuchen als einer vorübergehend angelegten Bildungsstätte von Wirkstoffen übernommen.

Das **Follikelhormon** veranlaßt zunächst das Wachstum der weiblichen Geschlechtsorgane und bewirkt die Ausbildung der weiblichen Geschlechtsmerkmale. Es bewirkt ferner den Aufbau der Gebärmutterschleimhaut, die die Gebärmutterhöhle auskleidet.

Der Wirkstoff des aus dem gesprungenen Follikel entstehenden **Gelbkörpers** (Abb. 64) hat die Aufgabe der weiteren Vorbereitung der Gebärmutterschleimhaut für den Empfang eines befruchteten Eies. Er hemmt die weitere Eireifung und hebt die Wehenbereitschaft der Gebärmutter auf, so daß er einen die Schwangerschaft schützenden Stoff darstellt. Das Gelbkörperhormon wird in der Schwangerschaft bis zum 4. Monat von dem Gelbkörper selbst, in den späteren Schwangerschaftsmonaten auch von dem Mutterkuchen gebildet.

Die Betriebsgemeinschaft zwischen Eierstock und Gebärmutter wird übergeordnet hormonal von der **Hypophyse** gesteuert. Man unterscheidet an der Hypophyse den Vorder- und den Hinterlappen. Die Einwirkung des Hypophysenvorderlappens auf die Eierstocksfunktion wird durch seinen Wirkstoff, das Prolan, bewerkstelligt, während der Hinterlappen die Wehentätigkeit beeinflußt. Das Hormon des Vorderlappens ist unersetzlich notwendig, damit die weiblichen Keimdrüsen ihre Tätigkeit ausüben können. Es wirkt auf und über die Keimdrüsen, regt ihr Wachstum an und ruft die Follikel- und Gelbkörperbildung hervor. Nur unter der Einwirkung des Prolans bereiten die Eierstöcke ihrerseits ihre eigenen Wirkstoffe, von denen wiederum die Veränderungen der Gebärmutterschleimhaut abhängig sind.

Im allgemeinen werden unter anderem zwei Wirkstoffe, die die Keimdrüsen beeinflussen, in dem Hypophysenvorderlappen angenommen, von denen der eine als Follikelreifungshormon, der andere als Gelbkörperbildungshormon bezeichnet wird. Im

Verlauf der Schwangerschaft wird auch die Produktion dieser Wirkstoffe von dem Mutterkuchen übernommen.

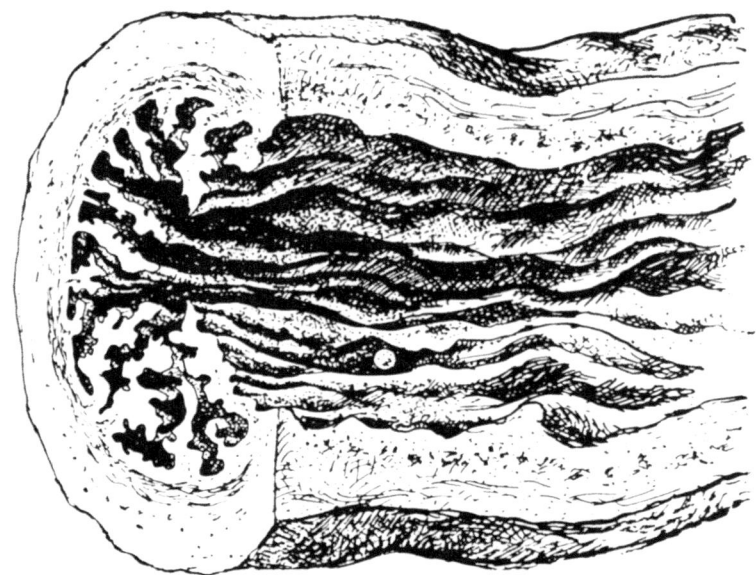

Abb. 62. Längsschnitt durch den Eileiter mit Darstellung der Eileitermuskulatur und der Schleimhautfalten. In den Schleimhautfalten befindet sich ein Ei. Alle Teile der Abbildung sind maßstabgerecht in 15facher Vergrößerung der natürlichen Größe gezeichnet.

Die Hypophyse ihrerseits wird durch nervöse Reize aus dem Zwischenhirn gesteuert. Dieses hemmt die Ausschüttung der Hypophysenvorderlappenwirkstoffe dadurch, daß das Follikelhormon die Tätigkeit des Zwischenhirns regulierend beeinflußt. Ein Zuviel an Follikelhormon hemmt das Zwischenhirn und damit den Hypophysenvorderlappen. Die Eierstöcke werden also nicht nur durch den Hypophysenvorderlappen, sondern die Tätigkeit des Hypophysenvorderlappens wird durch die Eierstöcke auf dem Umweg über das Zwischenhirn reguliert. Zwischenhirn, Hypophysenvorderlappen und Eierstöcke stellen also eine ·Betriebsgemeinschaft dar, in der alle drei sich gegenseitig ergänzen und gleichwertig sind (Abb. 65, 66, 67, 68).

Überblicken wir nochmals die Bildungsstätten der im Sexualleben der Frau eine Rolle spielenden Wirkstoffe, so ergibt sich:

Aus der Hypophyse:
1. Follikelreifungshormon,
2. Gelbkörperbildungshormon.

Aus dem Eierstock:
1. Follikelhormon,
2. Gelbkörperhormon.

Aus dem Mutterkuchen:
1. Follikelhormon,
2. Gelbkörperhormon,
3. Auf die Keimdrüsen gerichtetes Hormon.

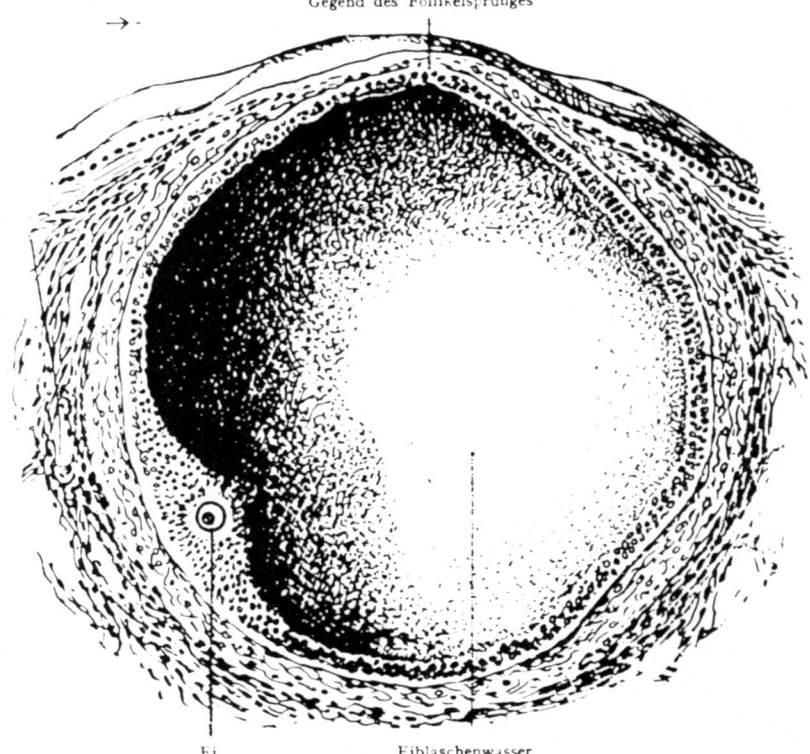

Abb. 63. Fast sprungfertiger GRAAFscher Follikel mit buckliger Vorwölbung an der freien Oberfläche des Eierstockes. Links oben ist rechts vom Pfeil im gleicher Maßstab die Länge eines menschlichen Samenfadens angegeben. (15fache Vergrößerung der natürlichen Größe.)

Die periodischen Schleimhautveränderungen der Gebärmutter.

Im ganzen betrachtet bereitet sich das Gewebe des Gebärmutterkörpers in jedem Monat für die Aufnahme des befruchteten Eies vor, indem die Schleimhaut durch die Anreicherung der Drüsen und des lockeren Bindegewebes um ein Vielfaches an Dicke zunimmt. Die Gebärmutterschleimhaut wird für die Einnistung des Eies vorbereitet. Bleibt jedoch das Ei unbefruchtet und ist damit eine Einbettung nicht notwendig, so geht die vergeblich aufgebaute Schleimhaut zugrunde und wird unter dem Zeichen der Blutung nach außen abgestoßen. Dieser vierwöchentlich sich abspielende Vorgang des Auf- und Abbaues wird als

Zyklus, die Abstoßung der nicht für die Einbettung benutzten Schleimhaut als Periode, Regel oder Menstruation bezeichnet (Abb. 69).

Im einzelnen spielen sich die Vorgänge, wenn man von dem Zustand ausgeht, der nach Beendigung der Periodenblutung und Abheilung der Schleimhautwunden vorhanden ist, folgendermaßen ab:

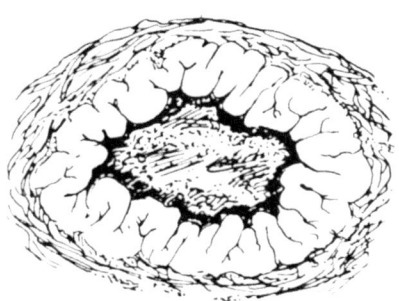

Abb. 64. Gelbkörper im Schnitt.

1. Unmittelbar nach Abstoßung der größten Teile der Schleimhaut, d. h. also während sich die Periodenblutung noch nach außen bemerkbar macht, wird die Schleimhaut unter dem Einfluß des von dem heranreifenden Follikel gebildeten Follikelhormons neu aufgebaut. Zunächst heilt die Wundfläche ab und die Drüsen, von denen der größte Teil bei der Periode abgestoßen wurde, wachsen heran, so daß sich die Schleimhaut wieder verdickt. Dieser Vorgang hält etwa bis zum 14. Tage an, wenn man vom Beginn der Periode an rechnet und einen etwa 28tägigen Zyklus voraussetzt (Abb. 69).

2. Etwa am 14. Tage springt der Follikel, das Ei wird freigegeben, und aus dem gesprungenen Follikel entsteht der Gelbkörper (Abb. 64). Dieser nimmt sofort seine hormonale Tätigkeit auf und produziert das Gelbkörperhormon, unter dessen Einfluß die Gebärmutterschleimhaut weiter für die Aufnahme eines befruchteten Eies vorbereitet wird. Die Schleimhaut lockert sich auf, die Drüsen, die zunächst gestreckt verliefen, schlängeln sich und werden noch reichlicher gebildet. Sie bilden ein Sekret, das viel Stärke enthält, die zur Ernährung des befruchteten Eies dienen soll. Zu dieser Zeit ist die Schleimhaut etwa 4—6 mm dick und hat sich gegenüber der Schleimhautdicke unmittelbar nach der Periode etwa auf das Fünffache vergrößert. Damit ist die Höhe der monatlichen Gewebsentwicklung erreicht und die Gebärmutterschleimhaut für die Aufnahme des Eies bereit gemacht und reichlich mit Nährstoffen versehen (Abb. 69, 70).

Für den weiteren Verlauf ist nun von Bedeutung, ob das etwa am 14. Tage freigegebene Ei befruchtet worden ist oder nicht. Für den Fall, daß das Ei befruchtet wurde und damit eine Schwangerschaft eingetreten ist, nimmt dieses, so kann man annehmen,

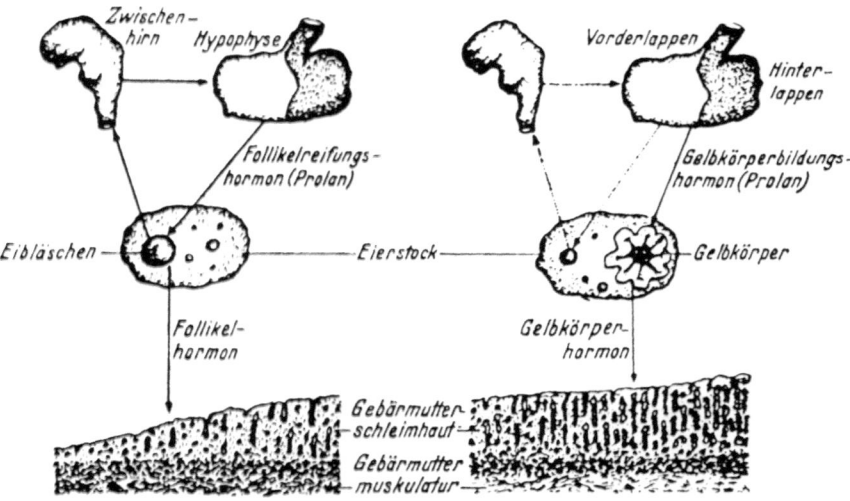

Abb. 65. Schematische Darstellung der Beziehungen zwischen Mittelhirn, Hypophyse, Eierstock und Gebärmutterschleimhaut in der Follikelreifungsphase. (In Anlehnung an MARTIUS: Lehrbuch der Geburtshilfe.)

Abb. 66. Schematische Darstellung der Beziehungen zwischen Mittelhirn, Hypophyse, Gelbkörper, Gebärmutterschleimhaut in der Gelbkörperphase. (In Anlehnung an MARTIUS: Lehrbuch der Geburtshilfe.)

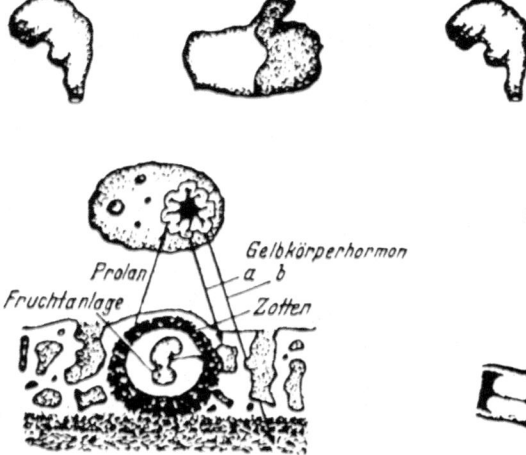

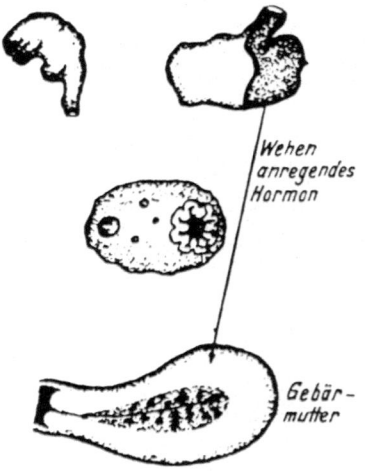

Abb. 67. Schematische Darstellung der Beziehungen zwischen Mittelhirn, Hypophyse, Eierstock, Fruchtanlage und Gebärmutter in der Schwangerschaft. Die Hypophyse und das Mittelhirn sind ruhig gestellt. Gelbkörper und Zotten regulieren sich gegenseitig. a Beziehungen zwischen Gelbkörper und Gebärmutterschleimhaut; b Beziehungen zwischen Gelbkörper und Gebärmuttermuskulatur.

Abb. 68. Schematische Darstellung der Beziehungen zwischen Hypophysenhinterlappen und Gebärmuttermuskulatur. Der Hypophysenhinterlappen bildet das wehenanregende Hormon.

sofort, ähnlich wie später der Mutterkuchen, seine innersekretorische Wirkung auf und produziert das Gelbkörperbildungshormon, das

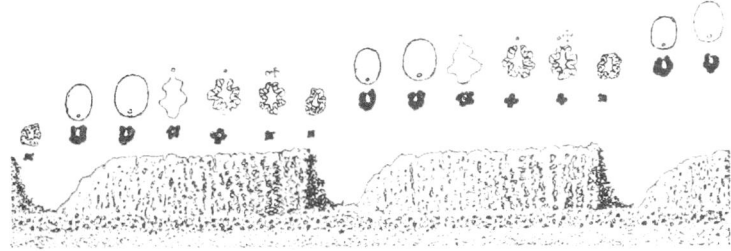

Abb. 69. Schematische Darstellung des Zyklus. In der Reihe oben ist der reifende Follikel mit Gelbkörperbildung, unten der Aufbau der Schleimhaut dargestellt. (Nach SCHRÖDER.)

ursprünglich von dem Hypophysenvorderlappen bereitgestellt wurde, so daß der Gelbkörper des Eierstocks mit seiner Wirkung auf

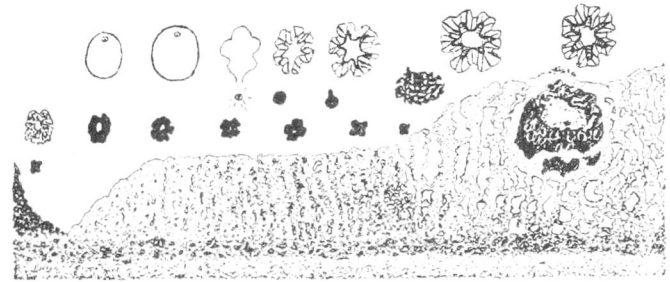

Abb. 70. Schematische Darstellung der Vorgänge am Eierstock und der Gebärmutterschleimhaut bei Eintritt einer Schwangerschaft. In der Reihe oben ist der reifende Follikel und die Entstehung des Schwangerschaftsgelbkörpers dargestellt, während unten der Aufbau der Gebärmutterschleimhaut mit der Bildung der Siebhaut zu erkennen ist. (Nach SCHRÖDER.)

die Gebärmutterschleimhaut erhalten bleibt (Abb. 67). Die Schleimhaut wird deshalb nicht abgestoßen, das befruchtete Ei sinkt in den vorbereiteten Boden, wo es der weiteren Entwicklung entgegengehen kann (Abb. 70). Die Gebärmutter wird ruhiggestellt und die weitere Follikelreifung gehemmt.

In dem anderen Falle, in dem das Ei nicht befruchtet wurde, fehlt der Anstoß für das weitere Erhaltenbleiben des Gelbkörpers, so daß dieser etwa nach 14 Tagen seine Tätigkeit einstellt. Da nun der entsprechende Wirkstoff zur Erhaltung der Gebärmutterschleimhaut fehlt und ein Nest für das inzwischen zugrunde gegangene unbefruchtete Ei nicht vonnöten ist, wird die für die Schwangerschaft vorbereitete Schleimhaut abgestoßen (Abb. 69).

3. Der Abbau der Schleimhaut spielt sich so ab, daß die Gefäße bersten und ein Teil der Schleimhaut unter der Wirkung von

Blutungen und verdauenden Stoffen von der Unterfläche abgehoben und zertrümmert wird. Die Zelltrümmer und das Drüsensekret mischen sich mit dem Blut und werden nach außen abgestoßen.

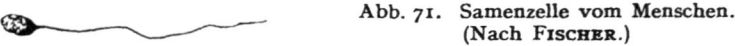

Abb. 71. Samenzelle vom Menschen. (Nach FISCHER.)

Es bleibt nur eine dünne Schleimhautschicht bestehen, die die Aufgabe hat, die Wundheilung zu vollbringen und wieder neue Drüsen zu bilden (Abb. 69).

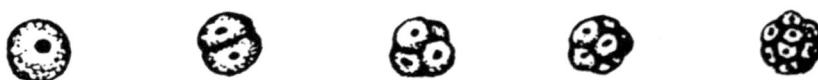

Abb. 72. Entwicklung des befruchteten Eies bis zur Maulbeerform. Die Maulbeerform ist nicht größer als die ursprüngliche Eizelle selbst.

Ende der vierziger Jahre wird die Eireifung unregelmäßig, seltener und erlischt schließlich völlig, so daß es zum Seltener- und Schwächerwerden der Periode und endlich zum Aufhören kommt.

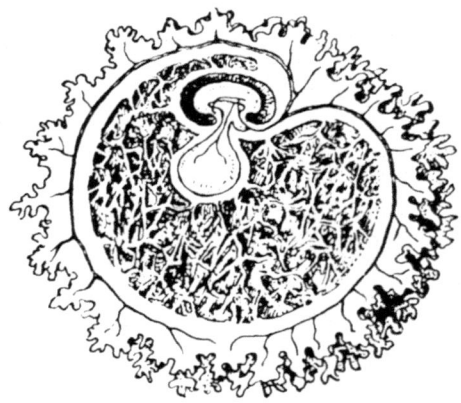

Abb. 73. Menschliches Ei in einem frühen Entwicklungsstadium. (In Anlehnung an MARTIUS: Lehrbuch der Geburtshilfe.)

In diesen sog. Wechseljahren leiden die Frauen häufig an nervösen Beschwerden, sind reizbar und wechselnder Stimmung, klagen über Hitzewallungen, Herzklopfen, Schweißausbrüche und Schwindel. Diese Erscheinungen gehen meist allmählich zurück. Die Geschlechtsteile beginnen zu schrumpfen, ihre Tätigkeit ist beendet.

Von großer Wichtigkeit ist es, daß gerade in der Zeit der Wechseljahre Unterleibserkrankungen aller Art, besonders der Gebärmutterkrebs, gehäuft auftreten. Bei allen ungewöhnlichen und unregelmäßigen Blutungen in dieser Zeit ist daher sofort ärztlicher Rat einzuholen.

Anatomie und Physiologie der Zeugung und Entwicklung der Schwangerschaft.

Die junge Schwangerschaft.

Bei dem geschlechtlichen Verkehr gelangt der männliche Samen, auch Sperma genannt, in das hintere Scheidengewölbe und kommt

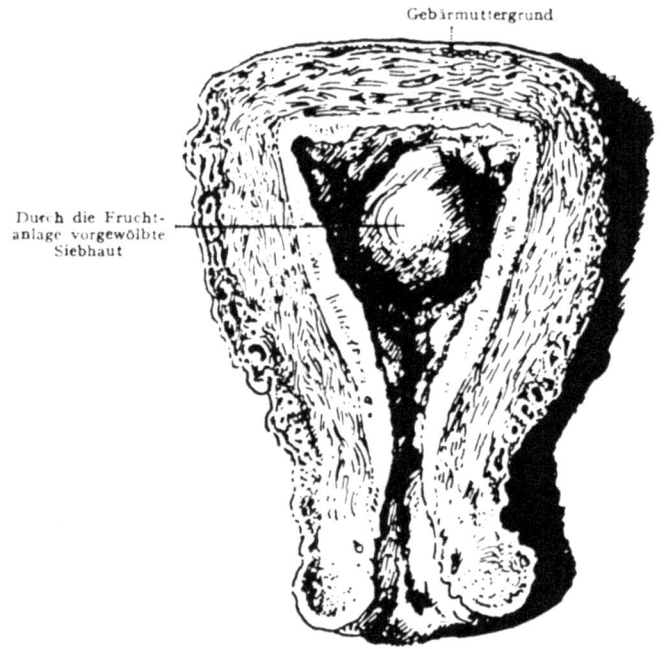

Abb. 74. Frisch eingebettetes befruchtetes Ei in der Gebärmutterhöhle. Die Siebhaut hat sich über dem Ei wieder geschlossen und wird durch die Frucht vorgewölbt. (Nach MARTIUS: Lehrbuch der Geburtshilfe.)

dort bei der regelrechten Lage der Gebärmutter mit dem äußeren Muttermund in Berührung. Er kann von dort aus durch seine Eigenbewegungen, deren er mittels der Bewegungen seines Schwanzes fähig ist, in die Gebärmutter gelangen. Im Falle des Vorhandenseins eines befruchtungsfähigen Eies kommt es dann im Eileiter zur **Befruchtung**. Man spricht von diesem Zeitpunkt als von dem Empfängnistermin. Jede Samenzelle hat vorn eine Anschwellung, den Kopf, und hinten einen fadenförmigen Anhang, den Schwanz, durch dessen lebhafte Bewegung die Samenzelle in der Lage ist, sich fortzubewegen. Die Samenzelle ist wesentlich kleiner als das Ei (Abb. 71). Das Ei trifft mit dem Sperma wahrscheinlich im äußeren Teil des Eileiters zusammen. Dort dringt die Samenzelle in die Eizelle ein und die Befruchtung ist damit vollzogen. Geschlechtsverkehr und Befruchtung sind also zeitlich voneinander getrennt. Ist die Samenzelle in das Ei eingedrungen, so wird die Eihülle für weitere Samenzellen undurch-

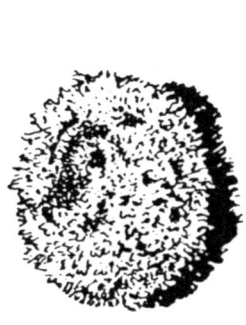
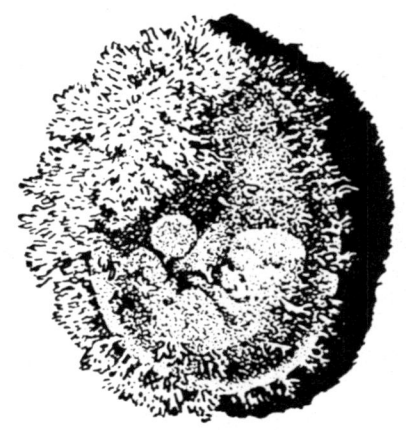

Abb. 75. Junges Ei in der 4.—6. Schwangerschaftswoche. Es ist an der Außenfläche noch überall mit Zotten bedeckt. (In natürlicher Größe gezeichnet.) (Nach MARTIUS: Lehrbuch der Geburtshilfe.)

Abb. 76. Ei in der 8. Schwangerschaftswoche, bei dem sich die Zotten schon weitgehend zurückgebildet haben. Die Anlage des Mutterkuchens ist schon deutlich zu erkennen. (In natürlicher Größe gezeichnet.) (Nach MARTIUS: Lehrbuch der Geburtshilfe.)

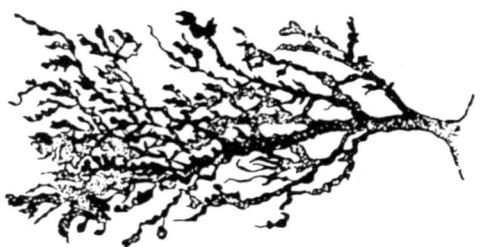

Abb. 77. Zottenbäumchen eines Eies in der 14. Schwangerschaftswoche. In Wasser schwimmend und mit Lupenvergrößerung nach der Natur gezeichnet. (Nach MARTIUS: Lehrbuch der Geburtshilfe.)

dringlich, so daß immer nur eine Samenzelle die Befruchtung herbeiführt. Der eingedrungene Kopf der Samenzelle verschmilzt mit dem Kern der Eizelle, woraufhin in derselben sofort eine lebhafte Entwicklung, die **Furchung**, einsetzt. Das Ei teilt sich zunächst in zwei Teile. Diese teilen sich wiederum und so fort, bis aus der zuerst einfachen Zelle ein Gebilde entstanden ist, das aus einer großen Zahl kleinster Zellen besteht und in seiner äußeren Form einer Maulbeere gleicht (Abb. 72). Durch weitere Teilungen und Abschnürungen entstehen im Verlauf der Entwicklung die einzelnen

Organanlagen und die weitere Gestaltung der Frucht. Dazu kommen
Entwicklungsvorgänge, durch die die für das weitere Wachstum der

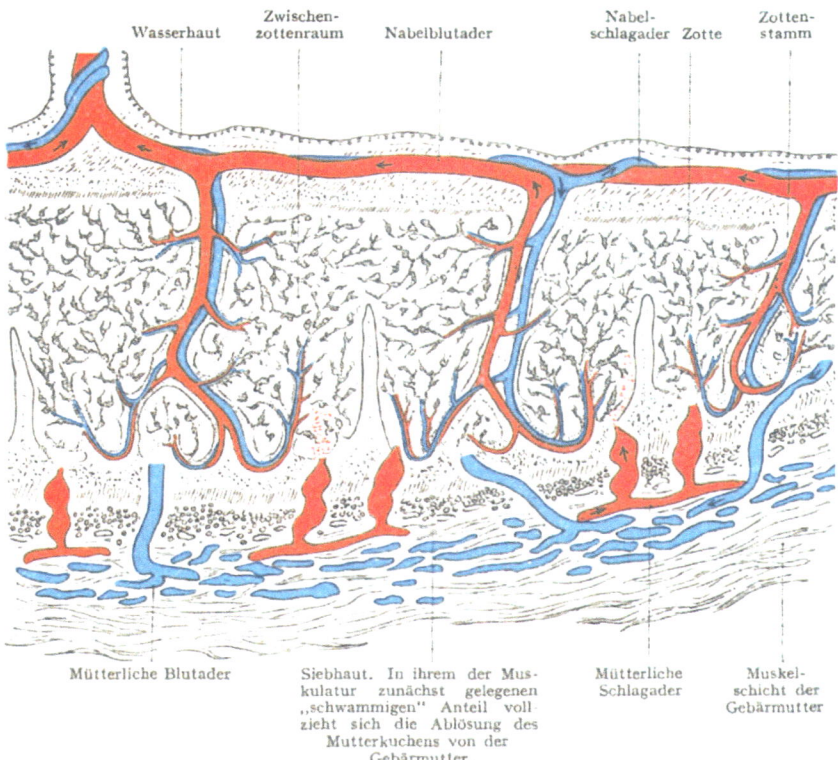

Abb. 78. Mutterkuchen im Durchschnitt und schematisch dargestellt.
(Nach MARTIUS: Lehrbuch der Geburtshilfe.)

Frucht notwendigen Anhangsgebilde aufgebaut werden (Abb. 73).
Sie betreffen:

1. den **Dottersack,** der für das menschliche Ei eine geringere Bedeutung besitzt als vielfach für das tierische Ei, bei dem er der Ernährung der Frucht dient. Auf dem Dottersack bilden sich kleine Blutgefäße, die Dottergefäße.

2. die **Wasserhaut,** eine Zellschicht, die einen Hohlraum umgibt.

3. eine äußere Zellschicht, die spätere **Zottenhaut.** Auf dieser äußeren Zellschicht, der nunmehrigen Oberfläche des Eies, bilden sich feine Sprossen, die Wurzelfasern vergleichbar, den Namen Zotten führen. Aus der Bauchseite der Frucht wachsen mit Hilfe einer Ausstülpung, die zum Teil später zur Harnblase wird, Blutgefäße an die Eihüllen heran und verzweigen sich in den Zotten. Inzwischen ist das Ei in die Gebärmutterhöhle geschafft worden und findet dort die vorbereitete, unterdessen noch mehr gewucherte

und aufgelockerte Schleimhaut vor. Die weitere Auflockerung und Wucherung kommt unter dem Einfluß des ja bestehen gebliebenen

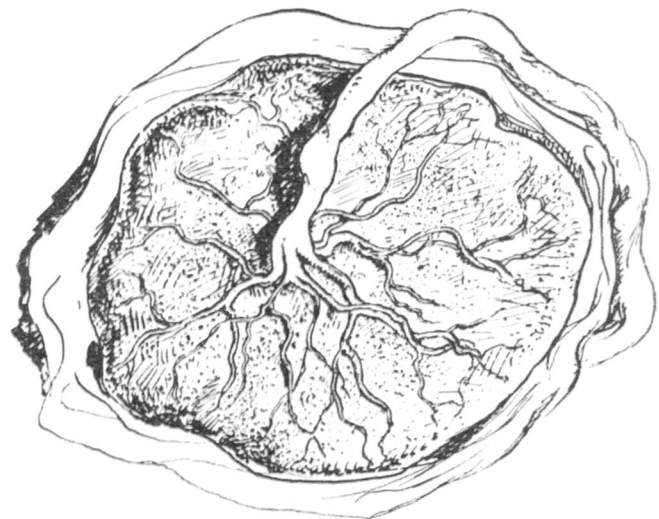

Abb. 79. Kindliche Seite des Mutterkuchens mit der etwa in der Mitte ansetzenden Nabelschnur. Am Rande sind noch die Eihäute und die über den Mutterkuchen ziehende Wasserhaut zu erkennen.

Gelbkörpers zustande. Da die Schleimhaut von den vergrößerten Drüsen siebartig durchlöchert erscheint, hat sie den Namen **Siebhaut** erhalten. Die auf der Oberfläche des Eies entstandenen feinen Zotten haben sich inzwischen so verzweigt, daß sie das ganze Ei wie mit einem feinen Wurzelgeflecht umkleiden (Abb. 73, 75). Man nennt die von den Zotten besetzte Hülle des Eies die Zottenhaut (Abb. 73). Da die Zotten die Fähigkeit besitzen, das mütterliche Gewebe aufzulösen und in dasselbe einzudringen, senkt sich das Ei meist an der vorderen oder hinteren Wand des Gebärmutterkörpers in die Siebhaut ein, worauf sich diese über dem Ei wieder zusammenschließt und es völlig wie mit einer Kapsel umgibt (Abb. 74). Dieser Teil der Siebhaut erhält daher den Namen Kapselsiebhaut, während der unter dem Ei gelegene Teil, der der Grundfläche oder Basis des Eies entspricht, Grundflächen- oder Basalsiebhaut genannt wird. Die Zotten senken sich in die sie umgebende Siebhaut ein wie Wurzeln eines Baumes in den Erdboden (Abb. 77). Bei dieser Gelegenheit treffen sie auf in der Siebhaut verlaufende Schlagadern und Blutadern der Mutter und eröffnen dieselben, so daß sich mütterliches Blut zwischen die einzelnen Zotten ergießt. Die mit mütterlichem Blut gefüllten Bluträume, in welche die Zotten eintauchen, nennt man den Zwischenzottenraum. Im Inneren der Zotten verlaufen, wie oben erwähnt, Blutgefäße der Frucht, so daß das mütterliche und kindliche Blut nur durch die Oberfläche der Zotten, die von einer doppelten Zellschicht gebildet wird, getrennt sind. Ähnlich wie die Darmzotten

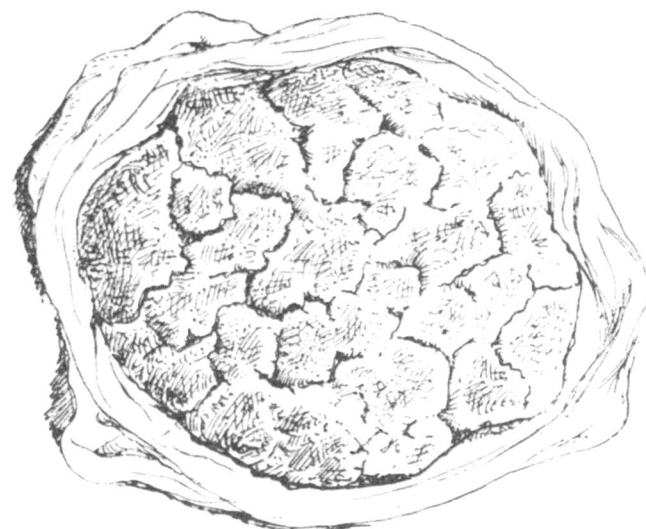

Abb. 80. Der Mutter zugekehrte Seite des Mutterkuchens mit den einzelnen Lappen.

imstande sind, aus dem Speisebrei des Darms die für den Körper nötigen Nahrungsstoffe aufzunehmen, vermögen auch die Zotten der Zottenhaut aus dem sie umspülenden mütterlichen Blut die für das Wachstum des Eies nötigen Stoffe zu entnehmen, und zwar gelangen sowohl chemisch veränderte und gelöste Nähr- und Aufbaustoffe wie Wasser, Eiweiß, Fette, Kohlehydrate, Vitamine und Salze aus dem Blute der Mutter in das Innere der Zotten, als auch der für die Lebensvorgänge ganz besonders wichtige Sauerstoff. Sauerstoff und Nährstoffe, die somit in das Innere der Zotten gelangt sind, werden von den kindlichen Blutgefäßen aufgenommen und zur Frucht weitergeführt. Umgekehrt gelangen aus dem kindlichen Blute verbrauchte Stoffe, z. B. Kohlensäure, Harnstoff und andere Abbaustoffe durch die Zottenwände in den Zwischenzottenraum, werden vom mütterlichen Blut aufgenommen und fortgeleitet. Niemals aber findet eine Vermischung von mütterlichem und kindlichem Blute statt.

Die Zellschicht, welche bei der anfänglichen Sonderung der Zellen einen Hohlraum umgab, sondert eine Flüssigkeit ab und wird zu einer feinen durchsichtigen Haut umgebildet. Diese umschließt die ganze Frucht mit Ausnahme der Stelle, an der aus der Bauchseite die Blutgefäße hervortreten. Hier befindet sich auch der Dottergang als Verbindung zwischen Frucht und Dottersack (Abb. 73). Später tritt an die Stelle dieses Bauchstiels die Nabelschnur. Von dieser die Frucht umgebenden Haut, der Wasserhaut, wird dauernd Flüssigkeit, das Fruchtwasser, abgesondert, so daß die Wasserhaut mehr und mehr ausgedehnt wird und

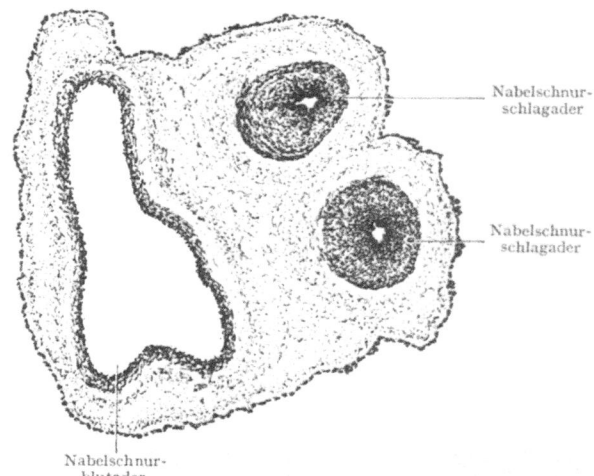

Abb. 81. Durchschnitt durch die Nabelschnur.

schließlich mit der Zottenhaut verklebt. Auf diese Weise erhält das Ei eine dreifache Hülle. Die äußerste ist die von der Mutter stammende Siebhaut, in die sich das Ei eingebettet hat, die nächstfolgende ist die zur Zottenhaut gewandelte Oberfläche des Eies, schließlich folgt innen die Wasserhaut, die das Fruchtwasser umgibt.

Die Siebhaut ist anfangs ziemlich dick und blutgefäßreich. Beim weiteren Wachstum des Eies verdünnt sie sich und wird blutärmer. Die Kapselsiebhaut verklebt allmählich bei weiterem Wachstum des Eies mit der gegenüberliegenden, die Gebärmutterinnenfläche auskleidenden wahren Siebhaut. Das Ei füllt etwa in der 12. Woche die ganze Gebärmutterhöhle aus.

Die Zottenhaut ist anfangs an ihrer ganzen Oberfläche mit Zotten besetzt (Abb. 75), im 3. Monat der Schwangerschaft aber tritt eine Änderung ein. An einem großen Teil der Oberfläche des Eies verlieren sich die Zotten, so daß eine glatte Haut, Lederhaut genannt, übrigbleibt (Abb. 76). Nur an der Grundfläche des Eies, an der der Säfteverkehr mit dem mütterlichen Gewebe am ausgiebigsten ist, wachsen die Zotten ganz besonders stark, verzweigen sich baumartig und dringen tief in die Siebhaut und ihre Gefäße ein (Abb. 77). Dabei unterscheidet man Haftzotten, welche zur Verankerung des Eies in der Siebhaut dienen, von den Nährzotten, welche hauptsächlich den Stoffwechsel unterhalten. An derselben Stelle verdickt sich auch die Basal-Siebhaut und sendet balkenartige Vorsprünge zwischen die größeren Zottenstämme. Sie enthält jetzt ausschließlich die großen mütterlichen Berträume des Zwischenzottenraumes, welche die Zotten mit den kindlichen Blutgefäßen umgeben. Durch die Verbindung von mütterlichem und kindlichem Gewebe entsteht der Mutterkuchen (Abb. 78).

Weitere Gestaltung des Eies.

Am Ende seiner Entwicklung besteht das Ei aus drei Häuten, der Wasserhaut, der Lederhaut und der Siebhaut, von denen die Wasser- und Lederhaut von der Fruchtanlage, die Siebhaut dagegen vom mütterlichen Organismus gebildet wird, der Frucht, die sich im Fruchtwasser befindet, dem Mutterkuchen, an dessen Aufbau alle drei Eihüllen, vorwiegend die Zottenhaut beteiligt sind, und der Nabelschnur, welche sich vom Mutterkuchen zum Nabel der Frucht erstreckt.

Der **Frucht- oder Mutterkuchen** (Placenta) ist ein flacher, schwammiger, rotbrauner Körper von meist runder Form. Sein Gewicht beträgt am Ende der Schwangerschaft etwa 500 g. Entsprechend der Einnistungsstelle des Eies haftet er gewöhnlich an der hinteren oder vorderen Wand des Gebärmutterkörpers. Die dem Kinde zugewandte Fläche ist von der glatten Wasserhaut überkleidet, die der Mutter zugekehrte und in der Gebärmutterwand verankerte Seite ist rauh und gelappt. Auf der glatten Fläche setzt sich die Nabelschnur in der Mitte oder mehr seitlich an (Abb. 79, 80).

Der Mutterkuchen ist ein lebenswichtiges Organ für das Kind, da er nicht nur die Bereitstellung der für die Erhaltung der Schwangerschaft notwendigen Wirkstoffe zu gewährleisten hat, sondern auch den gesamten Stoffwechsel des Kindes vermittelt. Das Kind besitzt seinen eigenen Stoffwechsel. Es bezieht aber zum Unterschied gegen den geborenen Menschen, in dem sich der Stoffwechsel durch die Tätigkeit der Lungen und des Darmes im Organismus selbst abspielt, alle für sein Leben nötigen, durch die Zotten des Mutterkuchens bereits vorbereiten Stoffe, aus dem mütterlichen Blut. In den Zellen des kindlichen Körpers findet die Verarbeitung und der Abbau der zugeführten Stoffe statt. Das Eiweiß wird zu Harnstoff, die Fette und die Kohlehydrate werden unter Hinzuziehung des zugeführten Sauerstoffs zu Kohlensäure abgebaut. Wiederum durch den Mutterkuchen werden die Abbaustoffe dem mütterlichen Blut zugeführt und durch das Blut der Mutter ausgeschieden. Der Mutterkuchen übernimmt daher für die Frucht gleichzeitig die Tätigkeit der Lungen, des Verdauungsapparates und der Nieren. Der kindliche Organismus sorgt selbständig und ohne Rücksicht auf den Zustand der Mutter für den Aufbau seines Körpers. Er entwickelt selbständig Kraft und Wärme, so daß seine Körpertemperatur sogar die der Mutter um einige Zehntelgrade übersteigt. Die Frucht ist daher trotz ihrer unbedingten Abhängigkeit von der Mutter ein eigenes Lebewesen und nicht als ein Teil des mütterlichen Körpers anzusehen. Dieser sorgt lediglich für ihren Schutz und ihre Ernährung. Kommt es zu Störungen in der Tätigkeit des Mutterkuchens oder in den Blutbahnen der Nabel-

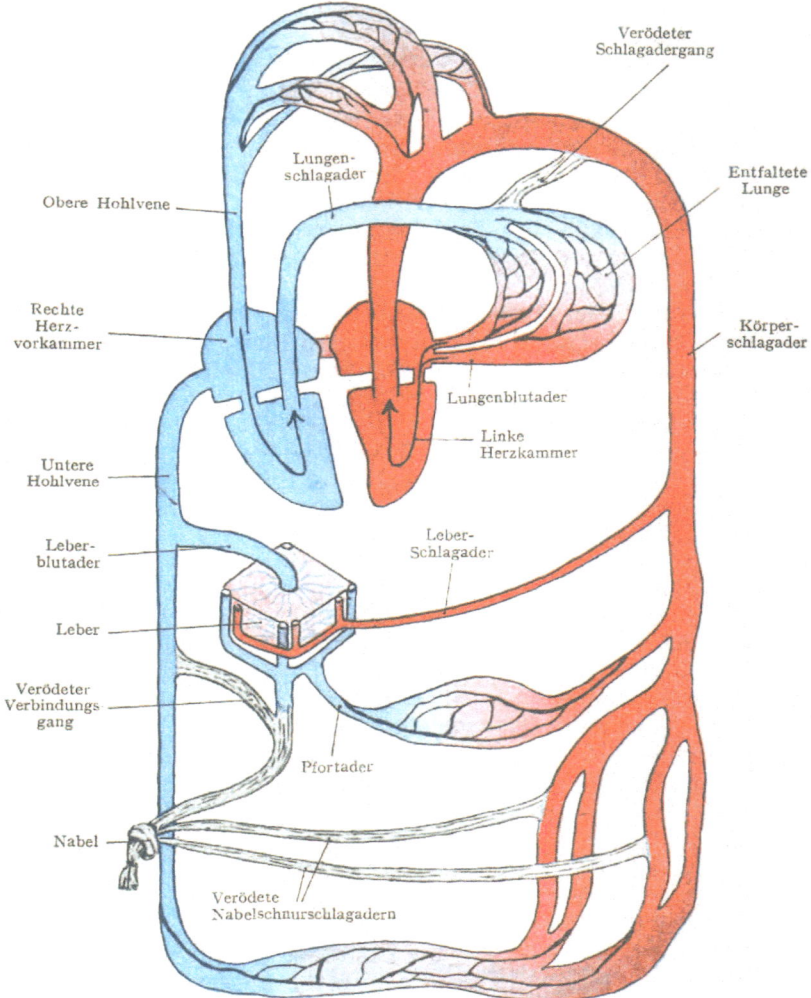

Abb. 82. Schematische Darstellung des Blutkreislaufes nach der Geburt.
(Nach MARTIUS: Lehrbuch der Geburtshilfe.)

schnur, so macht sich zuerst der Mangel an Sauerstoff bemerkbar, der schnell zum Erstickungstode der Frucht führt, wenn er nicht in Kürze behoben wird. Da Sauerstoff und Nahrungsstoffe auf demselben Wege zum Kinde gelangen, tritt bei Störungen der Erstickungstod, aber nicht der Hungertod ein.

— 113 —

Die **Nabelschnur,** ein etwa 50 cm langer, gewundener, fingerdicker Strang, mit einem Durchmesser von 15 mm, ist mit Wasser-

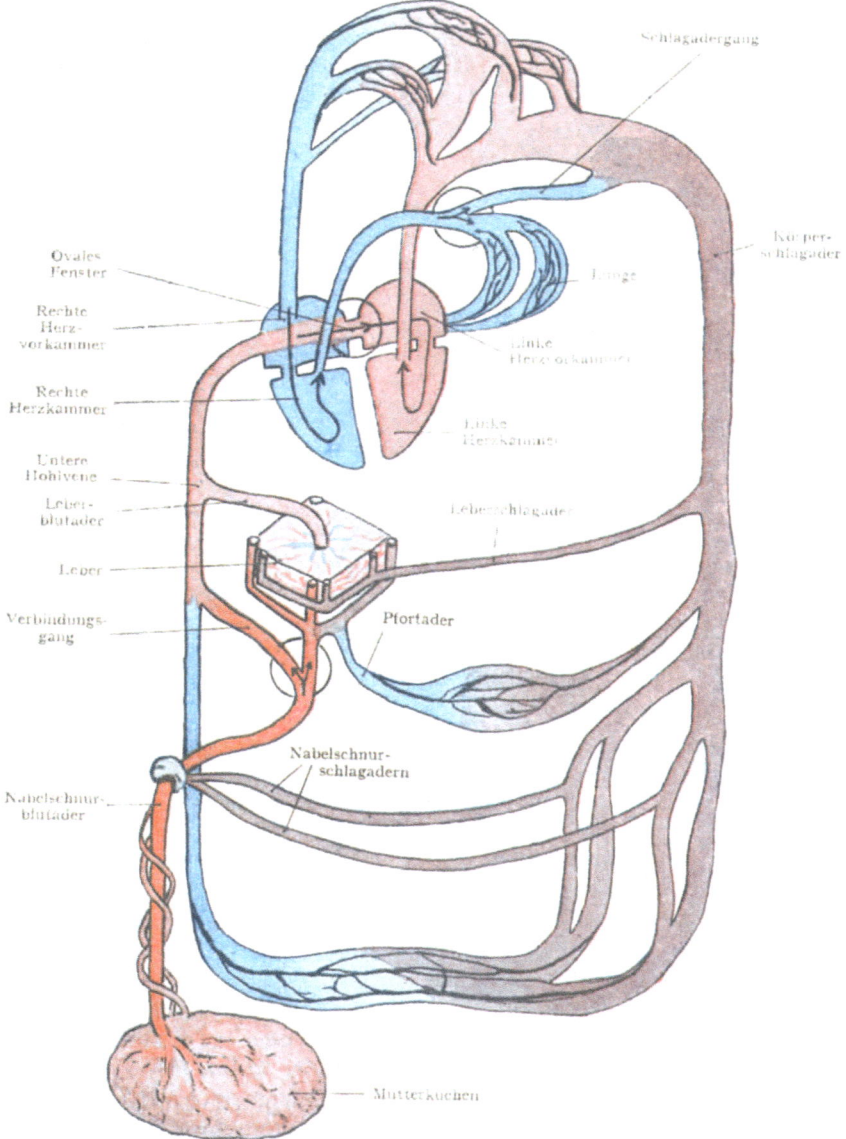

Abb. 83. Schematische Darstellung des Blutkreislaufes vor der Geburt. Durch Kreise sind die Stellen bezeichnet, an denen eine Verbindung zwischen dem venösen und dem arteriellen Gefäßsystem besteht.
(In Anlehnung an MARTIUS: Lehrbuch der Geburtshilfe.)

haut überzogen und aus einer gallertigen, sulzigen Masse gebildet. Je nach dem Wassergehalt unterscheidet man sulzreiche und

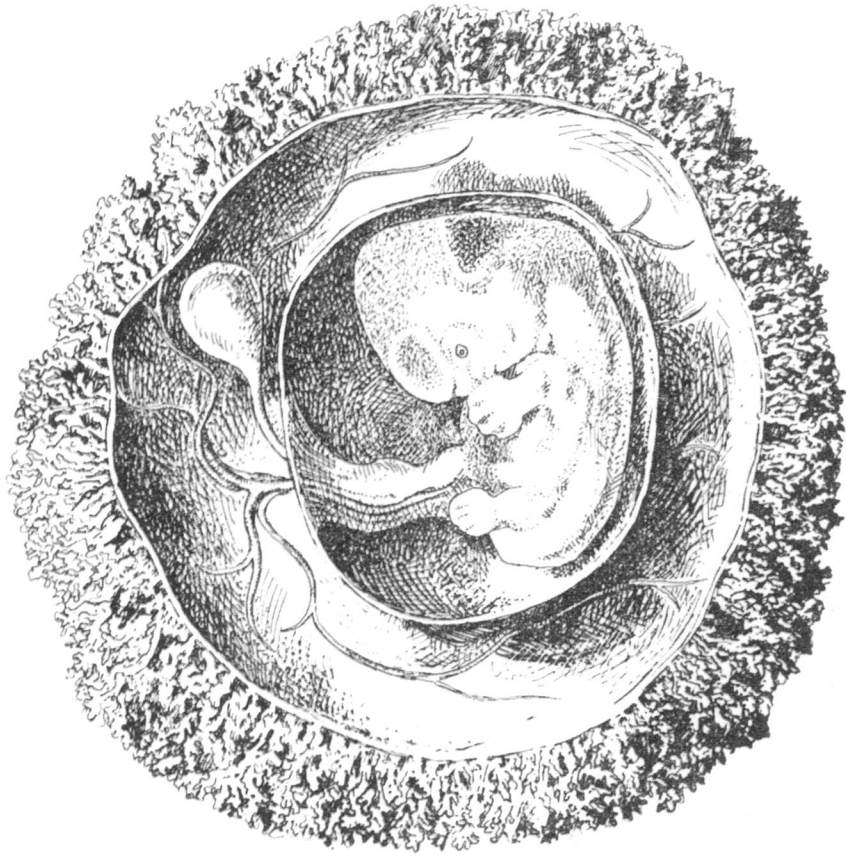

Abb. 84. Etwa 6 Wochen alte Frucht, die bereits Kopf, Augen und Gliedmaßenanlage erkennen läßt. Nach einem Präparat bei 5facher Vergrößerung gezeichnet. Fruchtlänge 15,5 mm. (Nach MARTIUS: Lehrbuch der Geburtshilfe.)

sulzarme Nabelschnüre, besondere Verdickungen der Sulze bezeichnet man als Sulzknoten. Innerhalb der schützenden Sulze verlaufen in Windungen drei Gefäße, zwei pulsierende Nabelschnurschlagadern und eine weite Nabelschnurblutader (Abb. 81).

Die beiden **Nabelschnurschlagadern** gehen aus den Beckenschlagadern des Kindes hervor, verlassen den kindlichen Körper am Nabel und gelangen als Nabelschnurschlagadern durch die Nabelschnur zum Mutterkuchen, dem sie das verbrauchte Blut des Kindes zuführen. Sie verzweigen sich sofort im Mutterkuchen und durchdringen ihn, bis sie als kleinste Haargefäße in den Zotten enden. Hier findet durch die Zottenwände die beschriebene Abgabe von Stoffen in den Zwischenzottenraum statt. Die aus dem mütterlichen Blut stammenden, dem Kinde notwendigen Stoffe werden nach Durchdringung der Zottenwandungen wiederum von Haargefäßen aufgenommen, die sich erst zu kleineren, dann größeren Blutadern vereinigen und schließlich als **Nabelschnurblutader** auf dem Wege der Nabelschnur in den kindlichen Körper zurückkehren. Die **Nabelschnurblutader**, die das sauerstoffreiche und mit Nährstoffen beladene Blut zum Herzen des Kindes führt, ergießt ihr Blut teils durch einen Verbindungsgang unmittelbar in die untere Körperhohlvene, teils zunächst in die Lebervene, nach deren Durchströmung auch dieses Blut in die untere Körperhohlvene einmündet. Diese endet bekanntlich in der rechten Herzvorkammer (S. 20). Beim geborenen Menschen fließt alles Blut dann in die rechte Herzkammer, um durch die Lungenschlagadern der Lunge zugeführt zu werden, wo es mit Sauerstoff versehen werden soll. Beim ungeborenen Kinde verhält es sich insofern anders, als bei ihm wegen der fehlenden Lungenatmung kein so ausgiebiger Lungenkreislauf besteht wie beim Erwachsenen, da nur soviel Blut in die Lungen zu kommen braucht, wie für ihre Ernährung unbedingt notwendig ist. Deshalb befindet sich im Herzen der Frucht eine Öffnung in der Scheidewand zwischen der rechten und linken Herzvorkammer, das **ovale Fenster**, und die Hauptmenge des Blutes fließt aus der rechten Herzvorkammer durch das ovale Fenster in die linke Herzvorkammer und von dort in die linke Herzkammer und die große Körperschlagader. Nur ein kleinerer Teil des Blutes gelangt von der rechten Herzvorkammer in die rechte Herzkammer und von dort in die Lungenschlagader. Diese hat nur bei der Frucht durch den Schlagadergang eine Verbindung zur großen Körperschlagader, so daß auf diesem Wege noch ein weiterer Teil des Blutes unmittelbar dem Körperkreislauf des Kindes zugeführt wird, ohne den Lungenkreislauf zu passieren. In die noch untätigen und unentfalteten Lungen gelangt also nur wenig Blut. Der **Blutkreislauf der Frucht** ist daher ein anderer als der des geborenen Menschen und erst durch das Einsetzen der Lungenatmung nach der Geburt schließt sich die Öffnung zwischen den beiden Herzvorkammern. Der Schlagadergang, die Nabelschlagadern, die Nabelblutader und der Verbindungsgang zwischen Nabelblutader und unterer Hohlvene werden bald nach der Geburt unwegsam, so daß dann der endgültige Kreislauf des geborenen Menschen hergestellt ist. Infolge der beschriebenen Verbindungen im Blutkreislauf der Frucht werden die Adern derselben, ausgenommen die Nabelblutader, überall vom Mischblut durchströmt, während im Kreislauf des geborenen Menschen eine strenge Scheidung zwischen hellrotem, sauerstoffhaltigem und dunklem, kohlensäurereichem Blut besteht (Abb. 82, 83).

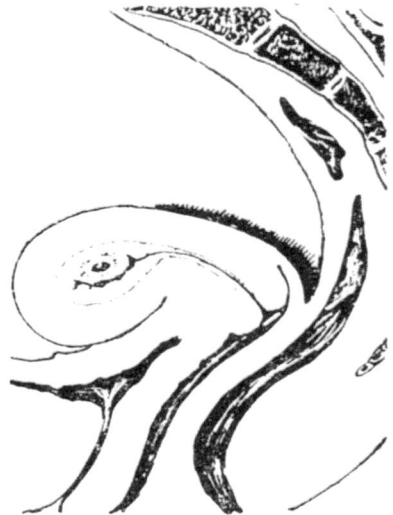

Abb. 85. Lage- und Größenverhältnisse der Gebärmutter außerhalb der Schwangerschaft. (Nach Martius: Lehrbuch der Geburtshilfe.)

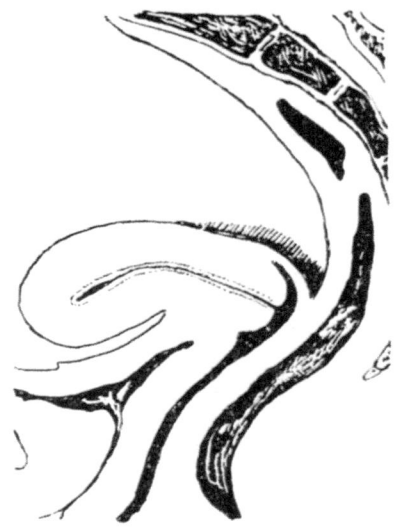

Abb. 86. Lage- und Größenverhältnisse am Ende des 1. Schwangerschaftsmonats. (Nach Martius: Lehrbuch der Geburtshilfe.)

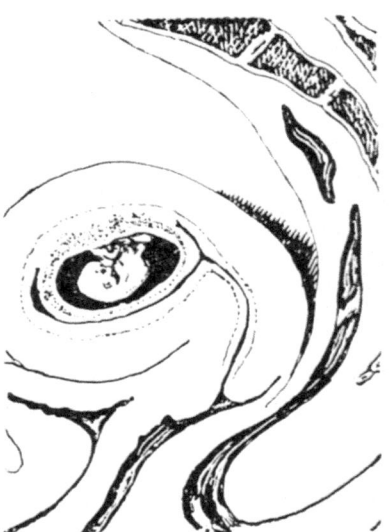

Abb. 87. Lage- und Größenverhältnisse am Ende des 2. Schwangerschaftsmonats. (Nach Martius: Lehrbuch der Geburtshilfe.)

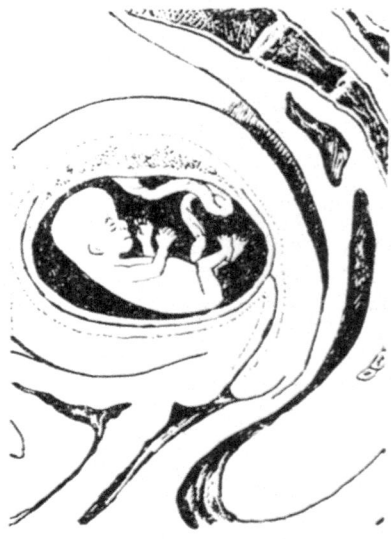

Abb. 88. Lage- und Größenverhältnisse am Ende des 3. Schwangerschaftsmonats. Der höchste Punkt der Gebärmutter steht in der Ebene des Beckeneingangs. (Nach Martius: Lehrbuch der Geburtshilfe.)

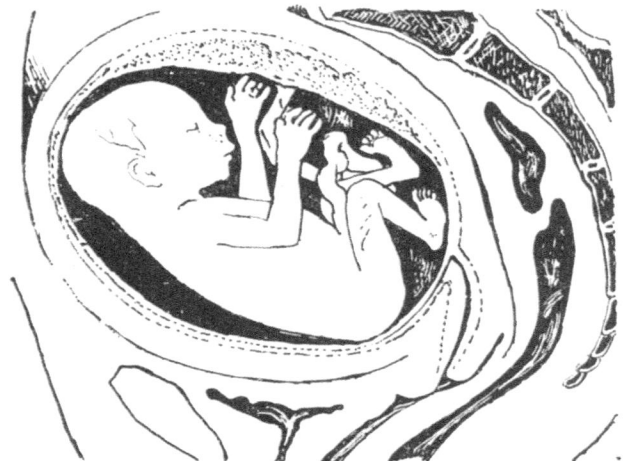

Abb. 89. Lage- und Größenverhältnisse am Ende des 4. Schwangerschaftsmonats. Der Gebärmuttergrund überragt den Beckeneingangsraum. Ein großer Teil der Gebärmutter liegt bereits oberhalb desselben.
(Nach MARTIUS: Lehrbuch der Geburtshilfe.)

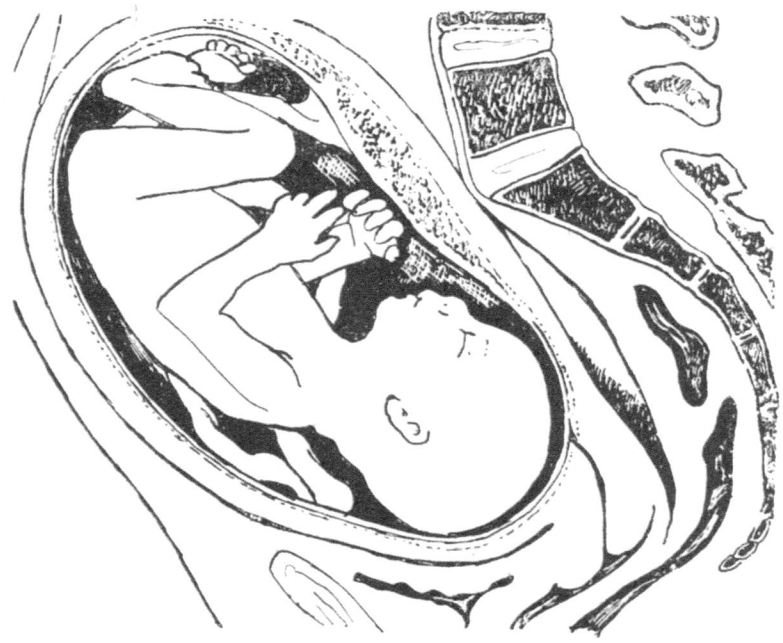

Abb. 90. Am Ende des 5. Schwangerschaftsmonats steht der Gebärmuttergrund dicht unterhalb des Nabels. Abb. 85—90 stellen die Größenverhältnisse von Frucht und Gebärmutter im Verhältnis zum Becken maßstabgerecht dar.
(Nach MARTIUS: Lehrbuch der Geburtshilfe.)

Betrachten wir den Unterschied zwischen dem Kreislauf der ungeborenen und geborenen Frucht nochmals zusammenfassend, so ist festzustellen, daß bei der ungeborenen Frucht

1. der größte Teil des Kreislaufes mit Mischblut angefüllt ist,
2. daß ein Gang unter teilweiser Ausschaltung des Leberkreislaufes die Nabelader und die untere Hohlvene verbindet,
3. daß durch das ovale Fenster eine Verbindung zwischen der rechten und linken Herzvorkammer besteht und
4. daß ein Verbindungsgefäß, der Schlagadergang, zwischen der Lungenschlagader und der Körperschlagader unter Ausschaltung des Lungenkreislaufes und des linken Herzens angelegt ist.

In der Eihöhle ist die Frucht vom **Fruchtwasser** umgeben. Es wird von der Wasserhaut abgesondert und ist eine grauweiße, anfangs klare, später getrübte wäßrige Flüssigkeit von fadem Geruch. Ihre Menge beträgt am Ende der Schwangerschaft etwa 1 Liter. Im Fruchtwasser finden sich, von der Oberfläche des kindlichen Körpers abgelaugt, Wollhaare, Käseschleimflocken und Hautschuppen. Besonders im Anfang der Schwangerschaft verhütet das Fruchtwasser Verwachsungen zwischen der Wasserhaut und der Frucht, durch die Mißbildungen entstehen könnten (S. 352). Das Fruchtwasser schützt den Blutumlauf, da es Nabelschnur und Mutterkuchen vor Druck bewahrt, ermöglicht der Frucht die freie Bewegung ihrer Glieder und hält gewaltsame Einwirkungen, die den Leib der Mutter betreffen, von ihr ab. Die Kindsbewegungen werden durch das Fruchtwasser aufgefangen und daher für die Mutter weniger empfindlich. Das Kind verschluckt Fruchtwasser zur Ergänzung seines Flüssigkeitsbedarfs und entleert Harn in dasselbe.

Die Gesamtheit von Mutterkuchen, Nabelschnur und Eihäuten führt den Namen Nachgeburt, da sie nach der Geburt des Kindes ausgestoßen wird.

Die Frucht in den einzelnen Schwangerschaftsmonaten.

Die ursprüngliche Fruchtanlage nimmt durch Faltungen und Krümmungen im Laufe der ersten Wochen auch äußerlich die Form einer Frucht an, wobei zuerst der große Kopf, der Rücken und das Herz, im 2. Monat auch die Gliedmaßen deutlich erkennbar werden (Abb. 84).

Gegen Ende des 2. Monats hat das rings von Zotten umhüllte Ei etwa die Größe eines Taubeneies (Abb. 87). In der Wasserhaut ist die gekrümmte Frucht ungefähr von der Größe einer Biene sichtbar, und man erkennt die Anlage der Nabelschnur und als Rest des Dottersackes ein feines gestieltes Bläschen, die Nabelblase.

In der 9.—10. Woche hat das Ei annähernd die Größe eines Hühnereies erreicht. Die Frucht ist ungefähr 7 cm lang. An der

Außenfläche des Eies sieht man die Anlage des Mutterkuchens, während der übrige Umfang des Eies von Zotten entblößt ist.

Am Ende des 4. Monats ist die Frucht 16 cm lang, ihre glatte Haut ist infolge der durchschimmernden Gefäße dunkelrot, das Geschlecht ist deutlich erkennbar. Das Ei ist in allen Teilen vollkommen ausgebildet (Abb. 89).

Am Ende des 5. Monats, also in der Mitte der Schwangerschaft, ist die Frucht 25 cm lang und etwa 300 g schwer. Auf der Haut bemerkt man den feinen Flaum der Wollhaare (Abb. 90).

Am Ende des 7. Monats ist die Frucht etwa 35 cm lang und 1200 g schwer. Der Kopf bedeckt sich mit Haaren, von der Haut wird ein weißlicher Talg, die Käseschmiere, abgesondert. Wird eine Frucht in dieser Zeit, d. h. vor der 28. Woche nach der letzten Menstruation geboren, so hat sie infolge ihrer faltigen und runzligen Haut ein greisenhaftes Aussehen; sie macht bereits Atembewegungen und bewegt die Glieder, ist aber außerhalb des mütterlichen Körpers wegen der Zartheit ihrer Organe noch nicht lebensfähig. Man nennt die vor der 28. Woche geborenen Früchte unreife Früchte und die Geburt eine Fehlgeburt. 28—29 Wochen nach der letzten Menstruation, d. h. nach einer wirklichen Schwangerschaftsdauer von 26—27 Wochen sind die Kinder außerhalb des mütterlichen Körpers lebensfähig und können unter besonderen Vorsichtsmaßnahmen am Leben erhalten werden. Man nennt die Früchte, die nach der 28. und bis zur 39. Woche geboren werden, ebenfalls unreife Früchte und die Geburt eine Frühgeburt, die auch ein greisenhaftes runzliges Aussehen hat. Nach dem Bürgerlichen Gesetzbuch ist die Abstammung von Kindern nach einer Schwangerschaftsdauer von 181 Tagen nach dem Geschlechtsverkehr mit einem bestimmten Vater noch möglich.

Im 9. Monat wird die Frucht 45 cm lang und hat ein Gewicht von 2000—2500 g. Durch stärkere Fettablagerung unter der Haut wird deren Farbe, die bis dahin infolge der durchscheinenden Blutgefäße rot war, blaßrosa, und die vorher runzligen Glieder werden rundlicher und praller.

Am Ende des 10. Monats erreicht die Frucht ihre Reife, sie ist ausgetragen. Eine zu diesem Zeitpunkt erfolgende Geburt ist als rechtzeitige Geburt zu bezeichnen.

Tritt die Geburt nach noch längerer Dauer der Schwangerschaft ein, so ist das Kind übertragen, die Geburt eine Spätgeburt. Übertragene Kinder sind meistens, aber nicht immer, besonders groß und schwer.

Die Berechnung des Alters der Frucht und der Dauer der Schwangerschaft erfolgt am besten durch die Feststellung der Länge der Frucht. Zu diesem Zweck erhebt man eine größere Frucht an den Füßen, läßt den Kopf nach abwärts hängen und mißt mit einem Bandmaß von der Ferse bis zum Scheitel. Die Länge der Frucht merkt man sich nach folgender Übersicht:

```
Am Ende des 1. Monats  1mal   1 cm,  also  1 cm
  ,,   ,,   ,,  2.    ,,   2 ,,   2 cm,   ,,   4 cm
  ,,   ,,   ,,  3.    ,,   3 ,,   3 cm,   ,,   9 cm
  ,,   ,,   ,,  4.    ,,   4 ,,   4 cm,   ,,  16 cm
  ,,   ,,   ,,  5.    ,,   5 ,,   5 cm,   ,,  25 cm
  ,,   ,,   ,,  6.    ,,   6 ,,   5 cm,   ,,  30 cm
  ,,   ,,   ,,  7.    ,,   7 ,,   5 cm,   ,,  35 cm
  ,,   ,,   ,,  8.    ,,   8 ,,   5 cm,   ,,  40 cm
  ,,   ,,   ,,  9.    ,,   9 ,,   5 cm,   ,,  45 cm
  ,,   ,,   ,, 10.    ,,  10 ,,   5 cm,   ,,  50 cm
```

Zu bemerken ist jedoch, daß diese Maße Durchschnittswerte darstellen und daher nur mit Vorsicht zu verwenden sind. Tote, besonders erweichte Früchte sind wegen der Erschlaffung ihrer Muskeln und Gelenke 1—2 cm länger als der Zeitrechnung entsprechen würde.

Die reife Frucht.

Ein **reifes Kind** besitzt mit starken individuellen Schwankungen eine Länge von durchschnittlich 50—54 cm und ein Gewicht von 2900—3500 g. Rumpf und Glieder sind voll und rund, die Haut ist hell rosarot. Nur an den Schultern und den Oberarmen ist noch ein leichter Flaum von Wollhaaren sichtbar. Die Kopfknochen sind fest. Die Knorpel der Ohren und der Nase fühlen sich hart an. Bei Knaben liegen die Hoden im Hodensack, bei Mädchen decken die großen Schamlippen die kleinen. Die Nägel sind fest und überragen das Nagelbett. Das lebendgeborene, reife Kind schreit sofort mit lauter Stimme, bewegt die Gliedmaßen kräftig, öffnet die Augen und macht nicht selten Saugbewegungen. Bald nach der Geburt entleert es Harn und aus dem After eine grünschwarze, zähe Masse, das Kindspech.

Zu früh geborene Kinder besitzen weder die genannte Länge noch das Gewicht. Es fehlen auch meist die übrigen Kennzeichen, so daß die Nägel nicht das Nagelbett überragen und die Körperoberfläche viel Wollhaare aufweist. Sie schreien schwach und wimmernd, sind schlafsüchtig und haben ein welkes, greisenhaftes Aussehen (Abb. 91). Sie nehmen die Brust schlecht und sind gegen Abkühlung sehr empfindlich.

Unter allen Kennzeichen der Reife ist die Länge das wichtigste. Die Hebamme soll ein Kind für reif erklären, das mindestens 49 cm lang ist. Ist es nur 48 cm lang, so darf sie es nur dann für reif halten, wenn alle übrigen Merkmale der Reife vorhanden sind. Die genaue Bestimmung des Reifegrades und ihre Eintragung in das Tagebuch ist in den Fällen besonders wichtig, in denen es sich um unehelich geborene Kinder handelt, da die Hebamme in Vaterschaftsprozessen sehr häufig später nach dem Zustande des Reifegrades gefragt wird.

Länge und Gewicht sind auch bei reifen Kindern Schwankungen unterworfen. Knaben sind durchschnittlich länger und schwerer als Mädchen. Kinder von Mehrgebärenden sind meist länger und schwerer als die von Erstgebärenden. Zwillinge sind gewöhnlich kleiner und leichter und zeigen oft nicht alle Reifezeichen.

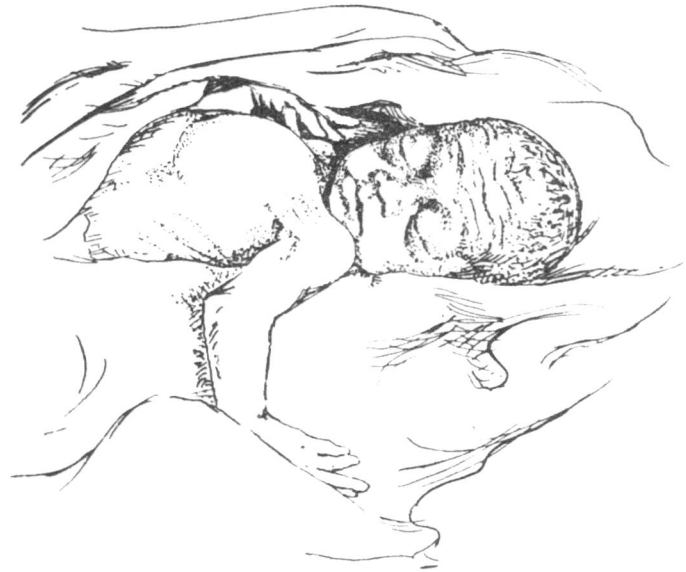

Abb. 91. Frühgeborenes Kind mit welkem, greisenhaftem Aussehen und schlaff hängenden Gliedmaßen. (Vgl. Abb. 386.)

Ein Kind mit allen Zeichen der Reife kann unter Umständen schon nach einer Schwangerschaftsdauer von 240 Tagen, in seltenen Ausnahmefällen nach einer noch kürzeren Schwangerschaftsdauer geboren werden.

Zum Verständnis des Geburtsvorganges ist eine genaue Kenntnis des **kindlichen Kopfes** notwendig, da dieser meist vorausgeht und als der größte und härteste Teil des Kindes den stärksten Widerstand findet. Der Kopf besteht aus Schädel und Gesicht, wobei dem Schädel eine überragende Bedeutung zukommt.

Der Schädel ist aus 7 Knochen zusammengesetzt (Abb. 92, 93):

1. Das Hinterhauptsbein hinten,
2. die beiden Scheitelbeine oben,
3. die beiden Stirnbeine vorn,
4. die beiden Schläfenbeine seitlich unten.

Die Schädelknochen sind beweglich miteinander verbunden. Zwischen je zwei Knochen liegt eine bindegewebige Haut, die als **Naht** bezeichnet wird. Zwischen den beiden Stirnbeinen liegt die Stirnnaht. Zwischen den beiden Scheitelbeinen liegt die Pfeilnaht, zwischen den Scheitelbeinen und dem Hinterhauptsbein die Hinterhauptsnaht, zwischen Scheitelbeinen und Stirnbeinen die Kranznaht und schließlich zwischen Scheitelbein und Schläfenbeinen die Schläfennaht. Die Schädelknochen sind gewölbt. Die hervorragendsten Stellen an jedem Knochen nennt man Höcker. Man unterscheidet die Stirnbeinhöcker, die Scheitelbeinhöcker und den Hinterhauptshöcker.

Wo mehrere Nähte zusammenstoßen, liegen die **Fontanellen**. Die große Fontanelle liegt am Vorderhaupt. Hier treffen vier Nähte zusammen: die Pfeilnaht, die Stirnnaht und die beiden Teile der

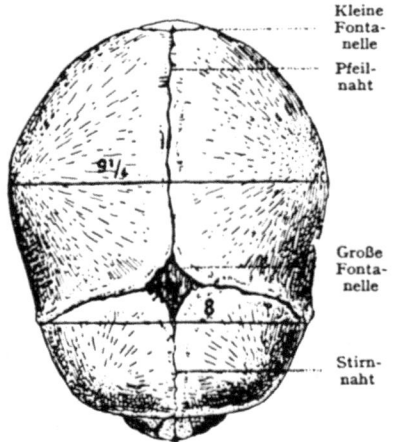

Abb. 92. Kindlicher Schädel von oben mit Pfeilnaht, Stirnnaht, großer und kleiner Fontanelle, sowie dem großen (9¼ cm) und dem kleinen (8 cm) queren Durchmesser. (Nach MARTIUS: Lehrbuch der Geburtshilfe.)

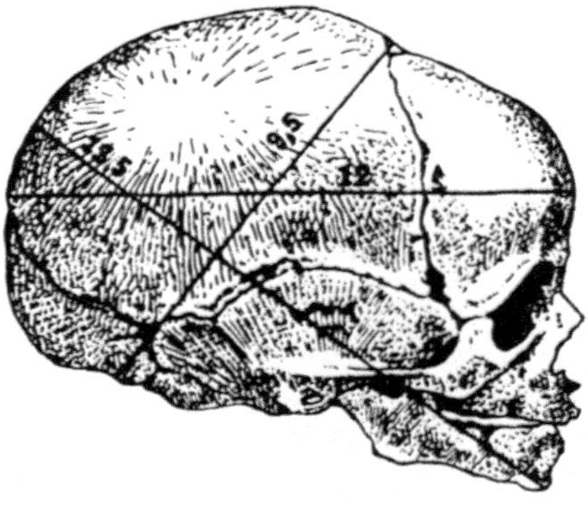

Abb. 93. Schädel von der Seite mit dem geraden Durchmesser (12 cm), dem großen schrägen Durchmesser (13,5 cm), dem kleinen schrägen Durchmesser (9,5 cm).

Kranznaht. Die große Fontanelle besitzt die Gestalt eines Papierdrachens und stellt eine größere Knochenlücke dar, die durch eine sehnige Haut verschlossen ist (Abb. 92, 93).

Die kleine Fontanelle liegt am Hinterhaupt. Hier stoßen drei Nähte zusammen: die Pfeilnaht und die beiden Teile der Hinterhauptsnaht. Da die Knochen bei ihr eng aneinanderliegen, weist sie meist keine Knochenlücke wie die große Fontanelle auf. Die Pfeilnaht verbindet die kleine mit der großen Fontanelle.

Bei der geburtshilflichen inneren Untersuchung ist es immer wichtig festzustellen, welche der Fontanellen man vor sich hat. Dabei darf man sich nicht auf die gefühlte Größe der Fontanellen verlassen, da der Tastbefund häufig durch eine vorhandene Geburtsgeschwulst undeutlich sein und verwischt werden kann. Vielmehr muß man sich immer bemühen, die an den Fontanellen zusammenstoßenden Nähte aufzusuchen und zu fühlen. Fühlt man vier zusammenstoßende Nähte, so hat man die große Fontanelle vor sich. Wenn jedoch drei Nähte zusammentreffen, handelt es sich um die kleine Fontanelle.

Bei unreifen Kindern sind die Nähte weiter und die Fontanellen größer.

Nähte und Fontanellen schaffen die Möglichkeit einer Verschiebung der Schädelknochen gegeneinander, so daß der Kopf während der Geburt und infolge der Biegsamkeit seiner dünnen Knochenschalen verformt und den Raumverhältnissen des Geburtsweges

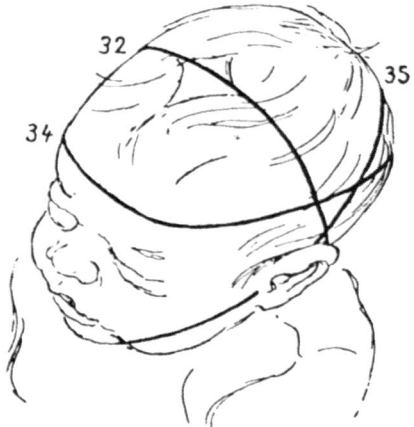

Abb. 94. Kindlicher Schädel mit eingezeichneten Umfängen, dem Hutmaß (34 cm) und dem kleinen schrägen Umfang von 32 cm.

angepaßt werden kann. Ferner dienen Nähte und Fontanellen bei der inneren Untersuchung als Hinweise für die Einstellung des Kopfes.

Man unterscheidet bei einem reifen Kinde am Kopf folgende **Durchmesser** (Abb. 92, 93):

1. Den geraden Durchmesser von dem gewölbten Teil der Stirn bis zum Hinterhauptshöcker (12 cm),

2. den großen queren Durchmesser von einem Scheitelbeinhöcker zum anderen (9,5 cm),

3. den kleinen queren Durchmesser von einer Schläfe zur anderen (8 cm),

4. den großen schrägen Durchmesser vom Kinn bis zur Wölbung des Hinterhaupts (13,5 cm),

5. den kleinen schrägen Durchmesser vom Nacken bis zur Mitte der großen Fontanelle (9,5 cm).

Der Umfang des Schädels über Stirn und Hinterhauptshöcker, als sog. Hutmaß gemessen, beträgt 34 cm, über Nacken und große Fontanelle gemessen 32 cm (Abb. 94).

Die Breite der Schultern beträgt 12 cm, die Breite der Hüften 11 cm.

Veränderungen des mütterlichen Körpers in der Schwangerschaft.

Die gewaltige Umstellung des mütterlichen Organismus, die sogleich mit der Einnistung des Eies in der Gebärmutter beginnt, betrifft nicht nur die Geschlechtsorgane und ihre Umgebung, sondern auch alle anderen Körpergewebe und nicht zuletzt auch die Seele der Frau.

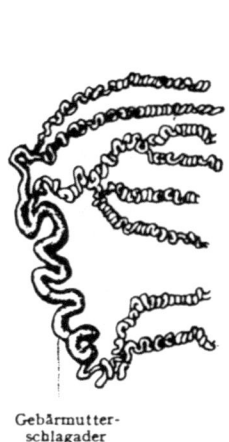
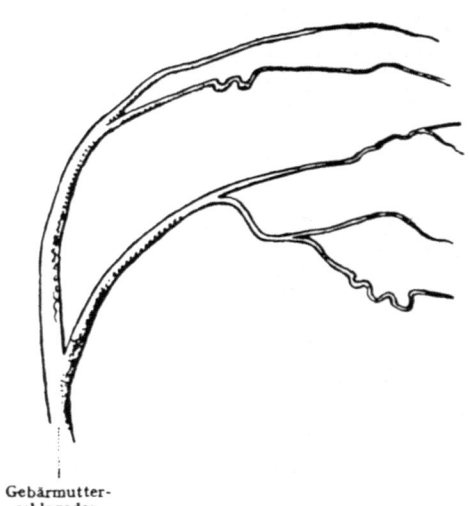

Gebärmutter-
schlagader

Gebärmutter-
schlagader

Abb. 95a. Gefäßspiralen der Gebärmutterschlagader.

Abb. 95b. Verlauf der Gebärmutterschlagader in den letzten Monaten der Schwangerschaft. Die Gefäßspiralen sind soweit in die Länge gezogen, daß die Gefäße gerade verlaufen.

Betrachten wir zunächst die Schwangerschaftsveränderungen der Geschlechtsorgane und ihrer Umgebung, so fällt am meisten das Wachstum der **Gebärmutter** auf. Entsprechend ihrer Aufgabe als Aufenthalts-, Schutz- und Ernährungsorgan der Frucht wächst die Gebärmutter schnell heran. Sowohl durch das Wachstum als auch durch den mit der Schwangerschaft verbundenen Verlust an Gewebsspannung erfolgt die Weiterstellung des Gebärmutterkörpers. Seine Muskulatur nimmt durch Vergrößerung der einzelnen vorhandenen und durch Neubildung neuer Muskelzellen an Masse zu. So kommt es, daß das Schwangerschaftsprodukt ohne jede Spannung von der Wand umgeben wird. Lediglich in den letzten Wochen der Tragzeit nimmt die Wandspannung zu, so daß sich die Gebärmutter etwas fester um die Frucht legt und den unteren Pol der Frucht im Beckeneingangsraum festhält. Die während der ganzen Schwangerschaft vorhandenen und sich immer mehr steigernden rhythmischen Zusammenziehungen der Gebärmuttermuskulatur nehmen allmählich zu, und zwar so lange, bis sie schließlich zu einer Steigerung des Innendruckes und damit zur Wehentätigkeit führen.

Mit den Veränderungen der Muskelfasern gehen auch Auflockerungsvorgänge und Wachstum des Bindegewebes und der

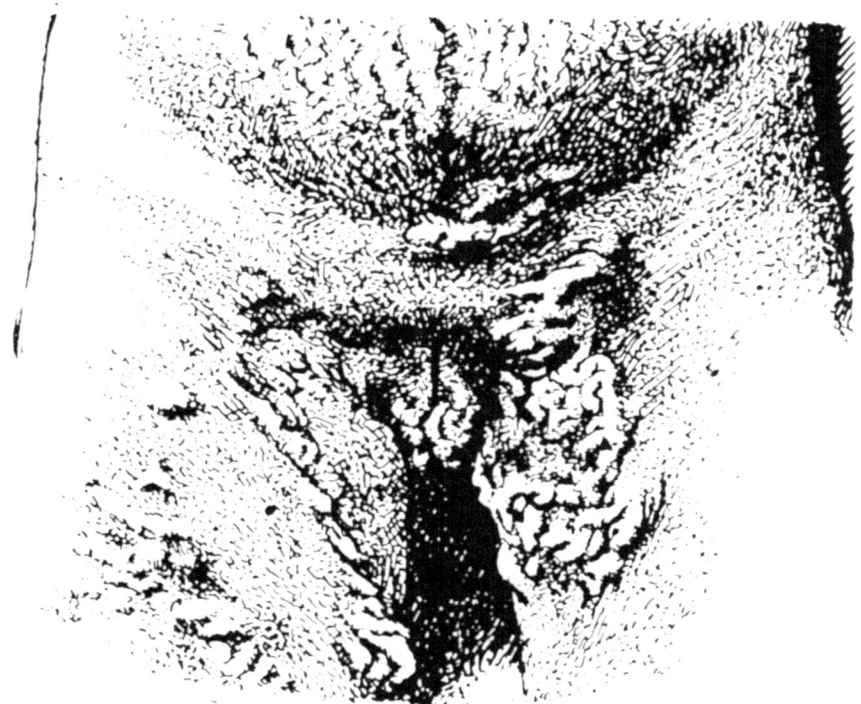

Abb. 96. Kindsadern am Oberschenkel und an den äußeren Geschlechtsteilen

Gefäße einher. Schon vor der Schwangerschaft sind die in der Gebärmutterwand verlaufenden Schlagadern so angelegt, daß sie mit dem Wachstum in der Schwangerschaft Schritt halten und sich den verschiedenen Spannungsschwankungen anpassen können. Sie verlaufen in Spiralen, die sich lediglich entsprechend der Vergrößerung der Gebärmutter abzudrehen brauchen, wodurch die Gefäße verlängert werden (Abb. 95a, 95b). Durch eine zusätzliche Vermehrung der Gefäße und Erweiterung der Gefäßräume ist die ausreichende Blutzufuhr und Versorgung des Schwangerschaftsproduktes gewährleistet.

Zur Raumausnutzung in der Gebärmutterhöhle wird im Verlauf des 3. Schwangerschaftsmonats das Zwischenstück, das bis dahin noch zum Verschlußapparat der Gebärmutter gehörte, in den Brutraum einbezogen. Während die Gebärmutterwand bis zum Beginn der Schwangerschaft einen dickwandigen Hohlmuskel darstellt, wird sie mit dem Fortschreiten der Schwangerschaft immer dünnwandiger und umgibt schließlich die Frucht wie einen schlaffen Sack, während der Halsteil fest und derb bleibt. In den weiteren

Monaten der Schwangerschaft nimmt die Gebärmutter eine walzenförmige oder eiförmige Gestalt an.

Im Verlauf der Schwangerschaft steigt die Gebärmutter aus dem kleinen Becken und reicht schließlich unter Verdrängung der Därme bis zum Rippenbogen, wodurch das Herz gegen Ende der Schwangerschaft etwas verdrängt wird und durch die Behinderung der Zwerchfellatmung Atembeschwerden auftreten können.

Die Veränderungen an den **äußeren Geschlechtsteilen und der Scheide** sind schon sehr früh bemerkbar. Durch die Auflockerungsvorgänge und die stärkere Durchblutung erhalten der Scheideneingang und die Scheidenhaut eine mehr glatte, weiche, samtartige Oberfläche. Die Farbe wird bläulich bis dunkelviolett. Das Gewebe wird weicher und dehnbarer. Oft entwickeln sich am Scheideneingang, an den Beinen und am After mehr oder weniger große Pakete von erweiterten Blutadern, die den Frauen nicht unerhebliche Beschwerden machen können (Abb. 96).

Die Ursachen für die Erweiterung der Blutadern am Bein im Verlauf der Schwangerschaft, die als sog. **Kindsadern** bezeichnet werden, sind verschiedene. Eine wesentliche Rolle spielt die Veränderung der Gewebsspannung in der Gefäßwand und in dem umgebenden Gewebe. Dadurch schließen die Klappen der Adern mangelhaft, so daß die ganze Blutsäule auf den Adern lastet und zu einer Erweiterung an schwachen Stellen führt. Es kommt aber auch im Verlauf der Schwangerschaft zu einer Behinderung des Blutabflusses aus den Beinen, der sich durch Stauungserscheinungen und Gefäßerweiterungen bemerkbar macht. Diese Stauung ist weniger auf eine Abdrosselung der Gefäße durch die vergrößerte und schwere Gebärmutter zurückzuführen, als vielmehr auf einen vermehrten Blutabfluß aus der Gebärmutter in die Blutadern des kleinen Beckens. Dieses fließt, besonders bei der stehenden Frau, in das kleine Becken mit der Schwerkraft nach unten. Aus den Beinen aber muß das dadurch vermehrte Blut beim Stehen und Sitzen nach oben entgegen der Schwerkraft bewegt werden. Diese Vorgänge erklären in Verbindung mit der erhöhten Durchlässigkeit der Gefäßwand auch die bei gesunden Schwangeren häufig auftretenden Anschwellungen der Beine und Füße durch Wasseraustritt. Schließlich aber spielt bei der Entstehung der Kindsadern auch noch eine angeborene Schlaffheit von Bindegewebe und Muskulatur eine wesentliche Rolle.

Entsprechend allen diesen Auflockerungsvorgängen wird auch der gesamte **Halteapparat** der Gebärmutter verändert.

Die verminderte Gewebsspannung, die man an der Gebärmutter und an den Blutgefäßen beobachtet, findet man auch am **Darm**, an dem **Nierenbecken** und an den **Harnleitern**. Dadurch sind die in der Schwangerschaft fast regelmäßig auftretende Stuhlverstopfung und die nicht selten zu beobachtenden Nierenbeckenentzündungen der Schwangeren zu erklären (S. 239).

Nicht unerheblich sind die Schwangerschaftsveränderungen im Bereich der **Knochen und Gelenke** des Beckens. Es kommt auch hier zu einer Auflockerung der Beckengelenke, durch die die beiden Beckenhälften in geringen Ausmaßen gegeneinander verschieblich

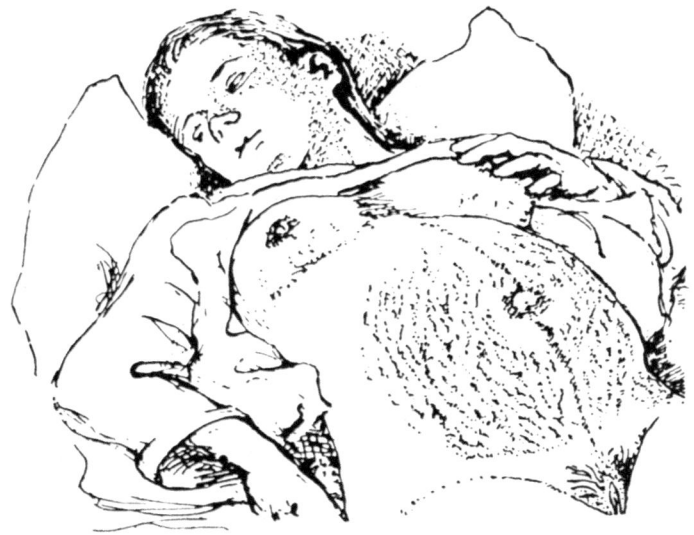

Abb. 97. Schwangerschaftsstreifen.

werden. Zum Ausgleich der herabgesetzten Stützfähigkeit des sonst fest gefügten Beckengürtels wird ebenso wie zur Unterstützung der aufgelockerten Bauchmuskulatur die Rückenmuskulatur in Anspruch genommen. Dabei kommt es nicht selten durch eine Überanstrengung dieser Muskelgruppen zu Rückenschmerzen.

Wenn sich die Bauchdecken im Verlauf der letzten Monate der Schwangerschaft dehnen, entstehen die **Schwangerschaftsstreifen** (Abb. 97). Da die elastischen Fasern im Bereich der Haut und des Unterhautzellgewebes zerreißen, schimmern die Blutgefäße durch die Haut, so daß die Schwangerschaftsstreifen eine bläuliche Farbe haben. Nach der Geburt verändern sie ihr Aussehen insofern, als sie vernarben, die Gefäße nicht mehr durchleuchten und dann eine weißliche, perlmuttglänzende, quergeriffelte Beschaffenheit haben. Bei wiederholten Schwangerschaften findet man dann neben frischen Schwangerschaftsstreifen auch solche, die von vergangenen Schwangerschaften herrühren.

Unter dem Einfluß einer Wasservermehrung im Blut und Gewebe nehmen die Frauen im Verlauf der Schwangerschaft durchschnittlich 8—15 kg an Gewicht zu, wovon etwa 5 kg auf die Frucht, den Mutterkuchen und das Fruchtwasser entfallen.

Eine der auffallendsten Veränderungen des mütterlichen Organismus im Verlaufe der Schwangerschaft ist die **Ablagerung von braunem Farbstoff** im Bereich des Gesichts, der Brustwarzen und des Warzenhofes, der äußeren Geschlechtsteile und des Afters.

Während die geschilderten Veränderungen das Allgemeinbefinden der Schwangeren gar nicht oder nur wenig beeinflussen, können die **Erscheinungen von seiten des Nervensystems** zu sehr schweren und die Frauen stark beeinträchtigenden Störungen führen. Hierher gehört in erster Linie die morgendliche **Übelkeit**, die zum Erbrechen führen kann. Dieses **Erbrechen** kann zum **unstillbaren Erbrechen** werden (S. 233). In derartigen Fällen müssen die Frauen unbedingt ärztliche Hilfe in Anspruch nehmen, damit nicht die dann auftretenden Hungererscheinungen schwere Stoffwechselstörungen hervorrufen. Auch der vermehrte **Speichelfluß** ist auf eine Beteiligung des Nervensystems an den Schwangerschaftsvorgängen zurückzuführen. Sehr auffallend sind die veränderten Neigungen der Geschmacksnerven, die sich entweder in **Abneigungen** oder besonderen **Zuneigungen** zu irgendwelchen Speisen bemerkbar machen.

Bei der Menge der körperlichen Veränderungen, die durch die Schwangerschaft hervorgerufen werden, ist es kein Wunder, daß auch die **seelische Verfassung** Schwankungen und Veränderungen unterworfen ist, die zwar meistens durch die innere Befriedigung über das zu erwartende Kind gekennzeichnet sind, nicht selten aber zu allerlei Abwegigkeiten des seelischen Lebens führen. So bedarf die schwangere Frau häufig eines gütigen, ihrer Lage Verständnis entgegenbringenden Zuspruchs, der zuweilen auch energisch vorgebracht werden muß. Es ist nötig, daß die Hebamme bemüht ist, sich in die seelische Verfassung der Schwangeren und Gebärenden einzufühlen, damit sie den richtigen Ton gegenüber den ihr anvertrauten Frauen findet.

Erkennung der Schwangerschaft.

Die Frage, ob eine Schwangerschaft vorliegt, ist besonders in den ersten Monaten schwer, zuweilen sogar unmöglich zu beantworten, in den späteren Monaten zwar leichter, aber bisweilen auch nur schwer zu entscheiden.

Man erkennt die Schwangerschaft an den

Schwangerschaftszeichen,

bei denen man **unsichere, wahrscheinliche** und **sichere Zeichen** unterscheidet.

1. Die **unsicheren Zeichen** beruhen auf allgemeinen Störungen im Körper der Frau.
2. Die **wahrscheinlichen Zeichen** gründen sich auf die Veränderungen der Geschlechtsorgane.
3. Die **sicheren Schwangerschaftszeichen** bestehen in dem Nachweis der Frucht und ihrer Lebensäußerungen.

Die unsicheren Zeichen: 1. Allgemeine Veränderungen im Befinden, Störungen im Blutkreislauf, in den Verdauungs- und Harnorganen, Übelkeit, Erbrechen, abnorme Gelüste und Veränderungen der Gemütsstimmung.

2. Zunahme des Leibesumfanges, Verbreiterung der Hüftgegend, Auftreten von Schwangerschaftsstreifen.

3. Auftreten von Dunkelfärbungen an verschiedenen Stellen des Körpers.

Da jede einzelne dieser Erscheinungen auch andere Ursachen haben kann, erlauben sie keinen bindenden Schluß auf das Bestehen einer Schwangerschaft.

Die **wahrscheinlichen Zeichen** gründen sich auf Veränderungen der Geschlechtsorgane.

Zu ihnen gehören:

1. Das Ausbleiben der Menstruation bei einer Frau, bei der sie bis dahin stets regelmäßig eingetreten war.

Die Menstruation bleibt aber auch bei Veränderungen der Lebensweise und der Ernährung auf Grund nervöser Einflüsse, z. B. durch Furcht vor einer Schwangerschaft oder bei lebhaftem Wunsch nach einer solchen und bei Krankheiten aus. Es können auch in seltenen Fällen bei schon bestehender Schwangerschaft noch geringfügige Blutungen aus der Siebhaut auftreten, die eine Regel vortäuschen.

2. Auflockerung und Wachstum der Gebärmutter, besonders wenn dieses der Zeitrechnung der Schwangerschaft entspricht.

Eine Vergrößerung der Gebärmutter ist auch durch Geschwülste bedingt; ferner können Geschwulstbildungen an anderen Unterleibsorganen mit der wachsenden Gebärmutter verwechselt werden.

3. Blaufärbung und Auflockerung des Scheideneingangs und der Scheide.

Ähnliche Veränderungen kommen aber auch bei Entzündungen und Geschwülsten vor.

4. Veränderungen an den Brüsten: Vergrößerung der Drüsenlappen und des Warzenhofes, dunkle Färbung desselben, Auftreten von Vormilch.

Derartige Veränderungen sind zuweilen aber auch auf eine frühere Stillperiode zurückzuführen. Bei manchen Frauen sondern die Brüste auch ohne Schwangerschaft Flüssigkeit ab, z. B. während der Regel oder bei Krankheiten. Da solche Verwechslungen möglich sind, erlauben auch die wahrscheinlichen Zeichen keinen sicheren Schluß auf eine bestehende Schwangerschaft.

Die **sicheren** Schwangerschaftszeichen bestehen in dem Nachweis der Frucht und ihrer Lebensäußerungen.

Es sind:

1. **Die sicher gehörten kindlichen Herztöne.**

Dieses Zeichen ist das bei weitem zuverlässigste. Bei seinem einwandfreien Nachweis, der allerdings erst vom 5.—6. Monat an gelingt, ist an dem Vorhandensein einer Schwangerschaft kein Zweifel. In früheren Monaten sind im allgemeinen die Herztöne zu leise, um mit Sicherheit gehört zu werden.

2. **Die sicher wahrgenommenen Kindsbewegungen.**

Die Feststellung der Bewegungen muß durch den Arzt oder die Hebamme erfolgt sein. Mit Sicherheit sind sie erst nach dem

5. Monat wahrnehmbar, da sie vorher zu schwach sind, um sich bemerkbar zu machen. Man fühlt die Kindsbewegungen mit der aufgelegten Hand oder sieht sie bei der Betrachtung des entblößten Leibes als eine vorübergehende Vorwölbung. Die Angabe der Frau über gefühlte Kindsbewegungen ist dagegen nicht zuverlässig, da hierbei bewußte oder unbewußte Täuschungen, z. B. Verwechslungen mit Darmbewegungen, vorkommen.

3. Die sicher gefühlten Teile des Kindes.

Sie sind bei der äußeren und inneren Untersuchung wahrnehmbar. Es kommen aber auch Verwechslungen mit Geschwülsten vor, besonders wenn diese der Größe und Form einzelner Fruchtteile ähneln.

Aus dem Gesagten geht hervor, daß die Hebamme die Schwangerschaft erst etwa im 6. Monat mit Sicherheit erkennen kann. In früheren Monaten darf sie allenfalls mit einer großen Wahrscheinlichkeit eine Schwangerschaft annehmen, wenn eine größere Anzahl wahrscheinlicher und unsicherer Zeichen zusammentrifft. In allen Zweifelsfällen bringt eine erneute Untersuchung zu einem Zeitpunkt, an dem sichere Schwangerschaftszeichen nachweisbar sein müßten, die Entscheidung.

Bei allen Unklarheiten der Untersuchung ist ärztlicher Rat einzuholen. Zu einem früheren Zeitpunkt läßt sich eine Schwangerschaft durch Röntgenaufnahmen und durch den Nachweis der vom Mutterkuchen gebildeten Wirkstoffe feststellen. Gerade die letztgenannte Methode macht die Erkennung der Schwangerschaft schon nach 4—6 Wochen möglich. Doch stehen diese beiden Verfahren für die Hebamme nicht zur Verfügung und haben deshalb für sie keine Bedeutung.

Zeichen der durchgemachten Geburt.

Schwangerschaft und Geburt hinterlassen am mütterlichen Körper, wenn die Frucht eine gewisse Größe erreicht hatte, durch die Veränderung der Geschlechtsteile und infolge des Durchtritts der Frucht durch den weichen Geburtsweg gewisse Merkmale, aus denen man auf die Tatsache einer voraufgegangenen Geburt schließt. Nur Fehlgeburten in den ersten Monaten hinterlassen wegen der Kleinheit der Frucht keine oder nur sehr geringfügige Kennzeichen. Bei der Untersuchung einer Schwangeren läßt sich daher in vielen Fällen feststellen, ob es sich um eine erste oder eine wiederholte Schwangerschaft handelt.

Die wesentlichsten Zeichen einer vorangegangenen Geburt sind folgende: Das Schamlippenbändchen ist meist eingerissen, nicht selten befindet sich am Damm eine Narbe, die Schamspalte klafft oder besitzt wenigstens nicht mehr den festen Schluß wie vor Eintritt einer Geburt. Das Jungfernhäutchen ist zerstört und als Rest desselben finden sich nur noch kleine Erhebungen, die myrtenblattförmigen Warzen (S. 91). Die Scheide ist weiter, die queren Falten sind zum Teil ausgeglichen, der Scheidenteil ist nicht wie bei Erstgeschwängerten zapfenförmig, sondern breit und wulstig. Der Muttermund stellt kein rundes Grübchen, sondern

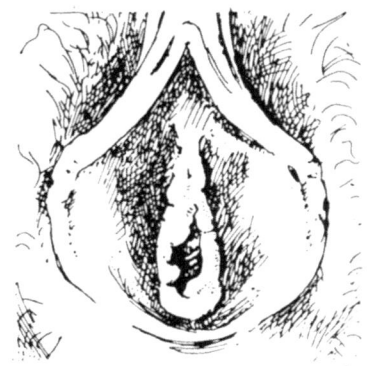

Abb. 98. Äußere Geschlechtsteile einer Frau, die noch nicht geboren hat. Das Jungfernhäutchen ist lediglich eingerissen.

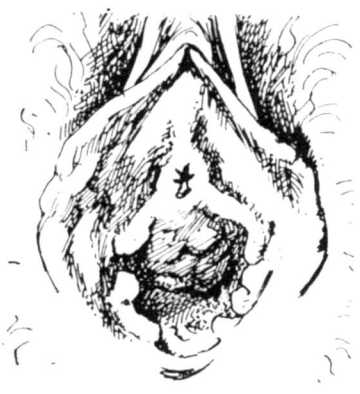

Abb. 99. Äußere Geschlechtsteile einer Frau, die geboren hat. Das Jungfernhäutchen ist weitgehend zerstört, die äußere Harnröhrenöffnung ist weiter als bei Abb. 98. Der Eingang in die Scheide klafft.

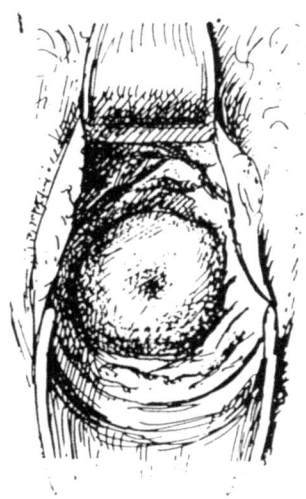

Abb. 100. Scheidenteil der Gebärmutter bei einer Frau, die noch nicht geboren hat. Der Muttermund ist grübchenförmig.

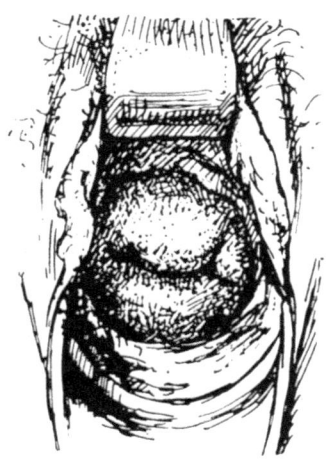

Abb. 101. Scheidenteil der Gebärmutter bei einer Frau, die geboren hat. Er ist plump gegenüber dem, der in Abb. 100 dargestellt ist. Der Muttermund ist quergespalten. Die Scheidenhaut ist glatter als bei Abb. 100.

infolge seitlicher Einrisse eine quere offene Spalte dar (Abb. 98, 99, 100, 101). In der Umgebung des Scheidenteils findet sich zuweilen hartes Narbengewebe. Die Bauchdecken der Mehrgeschwängerten sind schlaffer und man bemerkt in ihnen alte Schwangerschaftsnarben neben frischen Schwangerschaftsstreifen. Die Brüste sind meist schlaffer, die Warzen größer.

Die Zeichen einer vorangegangenen Geburt können jedoch trügen oder so geringfügig sein, daß sie leicht übersehen werden, besonders wenn eine längere Zeit seit der Geburt verstrichen ist. Selbst das Fehlen aller Veränderungen ist kein voller Beweis dafür, daß noch keine Schwangerschaft bestanden hat, da es sich z. B. um eine Fehlgeburt in den ersten Monaten gehandelt haben könnte. Aus diesen Gründen sind alle Aussagen der Hebamme darüber, ob schon einmal eine Schwangerschaft oder eine Geburt stattgefunden hat, z. B. vor Gericht, nur mit großer Vorsicht abzugeben und besser durch das Zeugnis eines Arztes zu ersetzen. Ein solches ist immer nötig, wenn festgestellt werden soll, ob sich die Geschlechtsteile im jungfräulichen Zustande befinden, oder ob bereits Geschlechtsverkehr stattgefunden hat.

Zeitrechnung und Terminbestimmung in der Schwangerschaft.

Die Berechnung der Schwangerschaftszeit und die Bestimmung des Geburtstermins ist von großer praktischer Wichtigkeit. Denn die bei jeder Untersuchung anzustellende Berechnung der Schwangerschaftszeit dient der Beurteilung, ob der vorliegende Schwangerschaftsbefund mit den Terminangaben der Frau übereinstimmt. Durch regelmäßig durchgeführte Schwangerschaftsuntersuchungen und sorgfältige Bestimmung der Schwangerschaftszeit gelingt es nicht selten, den Geburtstermin sicherer als durch die Angaben der Frau, die bewußt oder unbewußt falsch sein können, zu errechnen.

Zur Bestimmung der Schwangerschaftszeit und des Geburtstermins ist man zunächst auf die Angaben der Frau über das Auftreten der letzten Periode und der ersten Kindsbewegungen angewiesen. Stimmen diese beiden Termine überein, so kann man mit ziemlicher Sicherheit den Geburtstermin errechnen.

Die Schwangerschaft dauert 10 Mondmonate, von denen der Mondmonat je 28 Tage hat, also 40 Wochen oder 280 Tage, gerechnet von dem ersten Tag des letzten Unwohlseins. Dabei müssen wir uns klar darüber sein, daß die tatsächliche Schwangerschaftsdauer um den Zeitbetrag kürzer ist, der vom 1. Tag des letzten Unwohlseins bis zur Befruchtung vergangen ist. Da jetzt mit Sicherheit angenommen werden kann, daß der Follikel am häufigsten zwischen dem 10. und 17. Tag des Zyklus springt, also zu dieser Zeit auch die Befruchtung stattfindet, müssen wir mit einer tatsächlichen Schwangerschaftsdauer von 263—273 Tagen rechnen, wenn die Frau vorher annähernd regelmäßig ihre Periode gehabt hat. Sehr viel schwieriger ist es, den Geburtstermin zu bestimmen, wenn die Regel zu selten auftritt, da man dann über den Zeitpunkt des Follikelsprunges nur sehr unsicher orientiert ist. Ist die Regel häufiger als etwa alle 28 Tage, so verändert sich die Schwangerschaftsdauer entsprechend.

Kalendermäßig bestimmt man den Geburtstermin nach der NAEGELEschen[1] Regel, bei der man nicht 280 Tage auf dem Kalender abzuzählen braucht, sondern lediglich vom 1. Tag der letzten Periode 3 Monate zurückgeht und 7 Tage dazuzählt. Als Beispiel möge dienen: der 1. Tag der letzten Periode war der 1. Oktober; dann ist der errechnete Geburtstermin der 8. Juli.

Bei allen derartigen Berechnungen müssen wir trotz genauester Angaben der Frau und trotz einer nur vielleicht einmaligen Gelegenheit des Geschlechtsverkehrs uns darüber klar sein, daß die Schwangerschaftsdauer normalerweise weitgehenden Schwankungen unterworfen ist, so daß an dem kalendermäßig festgelegten Geburtstermin nur ein verhältnismäßig kleiner Prozentsatz von rund 4% geboren wird, während in 3 Wochen um den errechneten Geburtstermin, d. h. also 10 Tage davor und 10 Tage danach, etwa $^2/_3$ aller Kinder geboren werden. Es ist also zweckmäßig und richtiger, sich den ratsuchenden Frauen gegenüber nicht auf einen bestimmten Tag festzulegen, sondern den Frauen klarzumachen, daß der Geburtstermin nicht sicher auf den Tag zu bestimmen ist und daß das Kind voraussichtlich in einer Zeitspanne von 1—2 Wochen um den errechneten Termin geboren werden wird.

Die Bestimmung des Geburtstermins nach dem Auftreten der ersten Kindsbewegungen ist noch weniger zuverlässig. Erstgebärende beobachten sie etwa nach 20 Wochen, Mehrgebärende in der 16.—18. Schwangerschaftswoche. Der Unterschied in der Wahrnehmung der Kindsbewegungen bei Erst- und Mehrgebärenden ist dadurch zu erklären, daß die Mehrgebärenden diese klopfenden und stoßenden Bewegungen eher zu deuten verstehen, da sie ihnen schon von früheren Schwangerschaften her bekannt sind, als die Erstgebärenden. Man sieht daraus, daß die Angaben über das Auftreten der ersten Kindsbewegungen weitgehend von der Aufmerksamkeit der Schwangeren abhängig sind. Entsprechend schlecht sind sie also für die Errechnung des Geburtstermins zu verwerten und geben nur in Übereinstimmung mit den Angaben über die letzte Periode Hinweise.

Bei der Schwangerschaftsuntersuchung wird die Hebamme also zunächst versuchen, durch Befragen der Schwangeren den ungefähren Geburtstermin zu bestimmen.

Bessere Anhaltspunkte über den Zeitpunkt der Schwangerschaft erhält sie durch die Untersuchung der Schwangeren und die **Größe der Gebärmutter**. Trifft die Berechnung nach den Angaben mit dem Ergebnis der Untersuchung zusammen, so gewinnt die Bestimmung des Geburtstermins an Sicherheit.

Man muß sich von vornherein darüber klar sein, daß die Größe der Gebärmutter von ihrem jeweiligen Spannungszustand abhängig

[1] Geburtshelfer, Heidelberg 1778—1851.

ist. Im 2. Monat sind die Veränderungen noch geringfügig und schwer festzustellen. Der Scheidenteil ist etwas aufgelockert, der

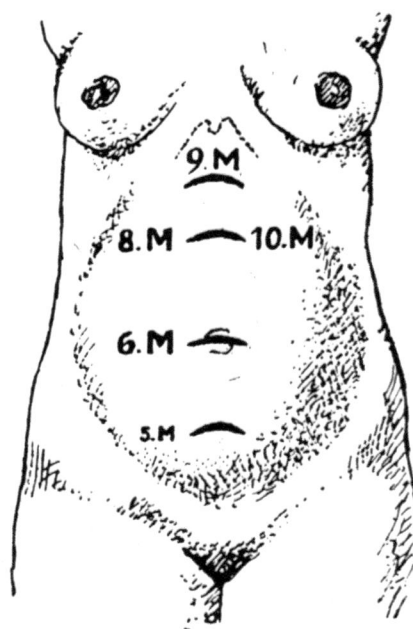

Abb. 102.
Stand des Gebärmuttergrundes in den einzelnen Schwangerschaftsmonaten.

Muttermund der Erstgeschwängerten wandelt sich allmählich in ein rundes Grübchen um. Legt man den Zeigefinger an den Scheidenteil oder in das vordere Scheidengewölbe und drückt mit der anderen Hand von außen hinter der Schoßfuge tief ein, so gelingt es bisweilen, die etwa gänseeigroße Gebärmutter zu fühlen.

Im 3. Monat beginnt der Leib der Schwangeren oberhalb der Schambeine sich etwas vorzuwölben. Der Scheidenteil steht höher. Durch die Untersuchung von innen und außen läßt sich die knapp kindskopfgroße Gebärmutter gut zwischen die Hände bringen. Man fühlt ihre Erweichung und Auflockerung im oberen Abschnitt, während der Scheidenteil etwas härter ist. Die Brüste werden voller.

Im 4. Monat läßt sich der Gebärmuttergrund oberhalb des kleinen Beckens deutlich von außen tasten. Der Scheidenteil ist höher gerückt. Die Gebärmutter ist fast frauenkopfgroß.

Im 5. Monat steht der Gebärmuttergrund in der Mitte zwischen Schoßfuge und Nabel (Abb. 102).

Im 6. Monat, der für die Zeitrechnung der Schwangerschaft besonders wichtig ist, da die Gebärmutter ihren Stand immer ziemlich genau einhält, findet man den Gebärmuttergrund in der Höhe des Nabels. Kindsteile sind deutlich fühlbar und sehr beweglich. Der Scheidenteil ist noch höher gerückt. Oberhalb des vorderen Scheidengewölbes befindet sich meist der vorangehende Kopf der Frucht als eine kleine, bewegliche Kugel.

Im 8. Monat steht der Gebärmuttergrund in der Mitte zwischen Nabel und Magengrube. Der Scheidenteil verkürzt sich bei Erstgeschwängerten.

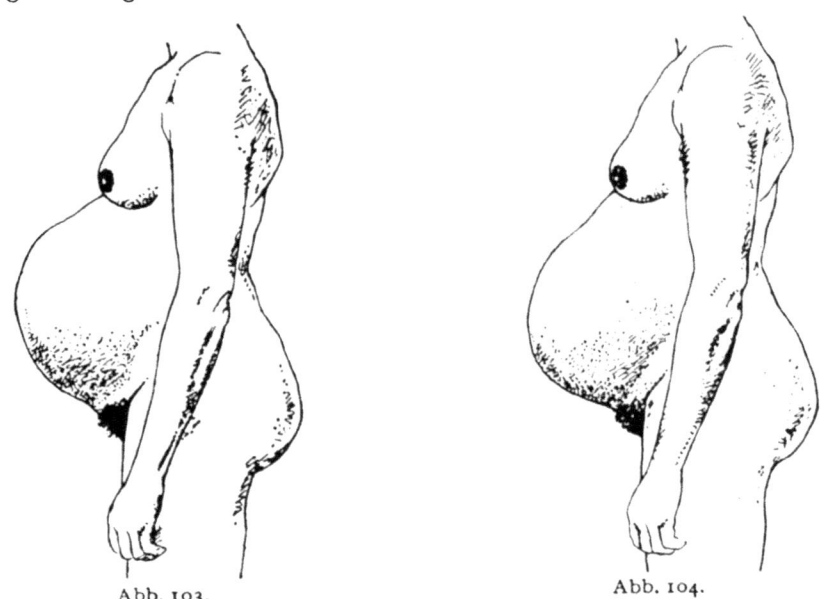

Abb. 103.   Abb. 104.

Abb. 103. Seitenansicht einer Frau im 8. Schwangerschaftsmonat.
(Nach MARTIUS: Lehrbuch der Geburtshilfe.)
Abb. 104. Seitenansicht einer schwangeren Frau im 10. Schwangerschaftsmonat. Der Gebärmuttergrund ist gegenüber Abb. 103 herabgesunken, der Leib im ganzen stärker vorgewölbt. (Nach MARTIUS: Lehrbuch der Geburtshilfe.)

Im 9. Monat erreicht der Gebärmuttergrund seinen höchsten Stand, und er erreicht seitlich den Rippenbogen. Der sehr hochstehende Scheidenteil ist bei Erstgeschwängerten auf etwa $1/2$ cm verkürzt. Der runde Muttermund ist geschlossen. Bei Mehrgeschwängerten klafft der untere Teil des Halskanals. Die Atmung der Schwangeren ist erschwert. Die Frucht ist wenig beweglich.

Vom Anfang bis Ende des 10. Monats, also bis zur Geburt, sinkt der Gebärmuttergrund herab, indem er die Bauchdecken vordrängt (Abb. 103, 104). Der Gebärmuttergrund steht in der 40. Woche wieder in der Mitte zwischen Nabel und Magengrube, der Leib ist aber stärker vorgewölbt und etwas herabgesunken. Die Atmung wird freier, wodurch die Schwangere eine Erleichterung verspürt. Der Nabel ist verstrichen. Der Scheidenteil rückt etwas tiefer, ist bei Erstgeschwängerten nach hinten gerichtet und gelangt erst kurz vor Beginn der Geburt mehr nach vorn. Der Scheidenteil verstreicht bei Erstgeschwängerten schließlich völlig, der Muttermund öffnet sich etwas. Auch bei Mehrgeschwängerten verkürzt sich der Scheidenteil, und der Halskanal ist bis zum inneren Muttermund geöffnet. Bei Erstgeschwängerten steht der Kopf fest im Beckeneingangsraum und drängt das vordere Scheidengewölbe herab, während er bei Mehrgeschwängerten meist noch beweglich über dem Becken steht. Der Leibesumfang beträgt Ende des 10. Monats annähernd 100 cm, während er im 8. Monat 92 cm mißt.

Nach diesen Kennzeichen läßt sich bei regelmäßigen Verhältnissen der Monat der Schwangerschaft bestimmen und danach der Termin der Geburt berechnen. Handelt es sich aber um Regelwidrigkeiten, wie z. B. um ein enges Becken, vermehrtes Fruchtwasser oder Zwillinge, so kann die Bestimmung auch für den Arzt schwierig sein.

Verhaltungsmaßregeln für Schwangere.

Die Schwangerschaft ist ein natürlicher Vorgang im Leben der Frau und bedarf deshalb für gewöhnlich keiner Behandlung. Da jedoch auch in der normalen Schwangerschaft beträchtliche Veränderungen im mütterlichen Körper und Beschwerden auftreten, die unter Umständen sogar krankhaft gesteigert sein können, sind bestimmte Verhaltungsmaßregeln für jede Schwangere erforderlich. Als erster Grundsatz hat zu gelten, daß die Schwangere ihre Lebensweise ebenso weiterführen soll wie vor der Schwangerschaft, vorausgesetzt, daß dieselbe eine vernünftige und der Gesundheit zuträgliche war. Als zweiter Grundsatz ist zu beachten, daß während der Schwangerschaft Überbelastungen jeder Art vermieden werden müssen.

Frische Luft und Reinlichkeit sind stets die Grundlagen einer zweckmäßigen Lebensweise. Besonders die Schwangere, die wegen der Versorgung der Frucht einen erhöhten Sauerstoffbedarf hat, lebe in möglichst reiner Luft, schlafe in einem gut gelüfteten Zimmer und meide den Aufenthalt in heißen, überfüllten Räumen, in denen es wegen der verbrauchten, schlechten Luft leicht zu Herzklopfen, erschwertem Atmen, selbst zu Ohnmachten kommt. Ein täglicher Spaziergang von 1—2 Stunden in frischer Luft ist wünschenswert, um die Körpermuskulatur in regelmäßiger Übung zu erhalten. Eine ausreichende Nachtruhe ist unbedingt erforderlich.

Die äußeren Geschlechtsteile sind täglich mit Watte, aber nicht mit einem Schwamm, und lauwarmem Wasser und Seife zu reinigen, um ein Wundwerden derselben und Keimansiedlungen zu vermeiden, die infolge der vermehrten Scheidenabsonderung sonst leicht entstehen. Auch die Brüste bedürfen einer besonderen Pflege. Die Warzen sollen durch tägliche Waschungen mit kaltem Wasser, Seife und einem Frottierlappen sauber gehalten und abgehärtet werden, damit sie für das Stillgeschäft vorbereitet und gegen die Beanspruchung während der Stillperiode widerstandsfähiger gemacht werden. Das tägliche Abtupfen der Brüste mit Alkohol, wie es vielfach vorgeschrieben wird, ist nicht zu empfehlen, weil durch die Austrocknung der Haut die Entstehung von Schrunden (S. 413) begünstigt wird.

Wöchentlich 1—2 Vollbäder von 35⁰ C und von 10—15 Min. Dauer reinigen die Haut und regen den Blutumlauf an. Etwa 4 Wochen vor der Geburt sind sie am besten durch Brausebäder oder Ganzabwaschungen zu ersetzen, um ein Eindringen von Badewasser in die Geschlechtsteile zu verhüten. Wegen der Übertragungsgefahr ist es von besonderer Wichtigkeit, daß die Wanne, in der die Schwangere badet, nicht von Personen mit ansteckenden Krankheiten oder Eiterungen benutzt wird. Ist eine gesunde Schwangere an eine bestimmte Art von Bädern gewöhnt, so kann sie in der Schwangerschaft ebenso verfahren wie vorher. Verboten sind heiße Sitz- und Fußbäder, Dampfbäder und Scheidenspülungen.

Auf häufigeren Wechsel von Leib- und Bettwäsche ist die Schwangere hinzuweisen. Eine sorgfältige Zahnpflege ist erforderlich, da Zahnerkrankungen in der Schwangerschaft nicht selten sind. Gegebenenfalls ist zahnärztliche Behandlung anzuraten.

Körperliche Bewegungen dürfen ohne Übertreibungen von Schwangeren ausgeführt werden. Planmäßige Leibesübungen bedürfen einer ärztlichen Anordnung, weitere sportliche Betätigungen, wie Tanzen, Radfahren, Tennisspielen, Geräteturnen, Reiten und weite, anstrengende Reisen sind am besten zu vermeiden. Körperliche Arbeit, soweit sie der Beruf erfordert, ist mit Maß gestattet. Fabrikarbeit kann die Schwangere auf Grund einer ärztlichen Bescheinigung 6 Wochen vor der Niederkunft einstellen, mindestens 6 Wochen lang nach der Entbindung ist sie gesetzlich verboten. Zu meiden ist das Heben schwerer Lasten, das Zuschieben schwerer Schubladen, Springen und ähnliche plötzliche Kraftanstrengungen sowie Tätigkeiten, die mit dauernder Erschütterung des Unterleibs verknüpft sind, da sie besonders bei dazu neigenden Schwangeren von einer Blutung, sogar von einer Fehlgeburt gefolgt sein können.

Die **Kleidung** der Schwangeren muß sich der veränderten Körperform anpassen, daher besonders dem Leibe und den Brüsten die Möglichkeit der Ausdehnung geben. Die Leibbinde soll abgelegt und dafür ein weiches Mieder oder eine Umstandsbinde getragen werden, welche die Bauchdecken stützt. Die Umstandsbinden sind zweckmäßig durch einen Büstenhalter zu ergänzen, der durch seine Achselbänder die Last auf die Schultern überträgt. Runde Strumpfbänder, die zu Blutstauungen führen, sind verboten und durch Strumpfhalter zu ersetzen. Besonders in den letzten Monaten der Schwangerschaft soll die gesamte Kleidung am besten so gestaltet sein, daß nichts um die Taille gebunden, sondern alles von den Schultern getragen wird.

Die **Ernährung** der Schwangeren besteht im allgemeinen unter Ausschluß schwerverdaulicher Speisen in der gewohnten gemischten Kost. Dabei ist jedoch vor allem jede Überernährung und Unterernährung zu vermeiden. Überernährung führt lediglich zu

Verdauungsstörungen und unerwünschtem Fettansatz bei der Mutter. Durch eine Unterernährung gelingt es nicht, wie es häufig angenommen wird, das Kind zur Erleichterung der Geburt klein zu halten. Die Entwicklung des Kindes ist von der Menge und Art der mütterlichen Ernährung unabhängig. Allzureichliches Getränk ist wegen der in der Schwangerschaft vorhandenen Neigung zu wäßrigen Anschwellungen nicht gestattet. Alkohol ist zu verbieten, da er auf die Frucht übergehen kann, besonders ist jedes Übermaß von Nachteil. Stark gewürzte, besonders gesalzene Speisen, übermäßiger Fleisch- und Fettgenuß, sind wegen etwaiger Nierenreizungen schädlich. Frisches, reifes Obst und Gemüse sind besonders empfehlenswert, desgleichen Milch in mäßiger Menge. Im übrigen zwinge man die Schwangere nicht zu bestimmten Speisen. **Sie kann essen, wonach sie Verlangen hat, und fortlassen, wogegen sie Widerwillen empfindet.** Sie soll regelmäßig, öfter und dann weniger essen. Abends soll sie besonders mäßig sein.

Gegen das **morgendliche Erbrechen** verordnet man, daß die Schwangere vor dem ersten Aufrichten im Bett etwas, genießt, z. B. eine Tasse Milch mit Zwieback, und danach noch etwa 1 Stunde liegen bleibt.

Für regelmäßige **Stuhlentleerung** sorgt man durch Essen von Obst, Gemüse, Salat und grobem Brot, oder läßt morgens ein Glas kaltes Wasser trinken. Von besonderer Wichtigkeit ist es, den Darm an Regelmäßigkeit zu gewöhnen, d. h. die Stuhlentleerung stets auf dieselbe Stunde zu legen, wenn auch kein besonderer Drang besteht. Wirken diese Mittel nicht, so kann etwa jeden 2. Tag ein Einlauf gegeben werden, dagegen ist es der Hebamme nicht erlaubt, andere Abführmittel anzuwenden. Bei hartnäckiger Stuhlverstopfung, die zu Blähungsbeschwerden, Gefühl der Fülle im Leib, Blutandrang zum Kopf und unruhigem Schlaf führt, ist **ärztlicher Rat** erforderlich.

Durch Genuß verdorbener oder ungeeigneter Nahrungsmittel, durch übermäßiges Essen oder durch Erkältung kann ein Durchfall entstehen. Gegen diesen verordnet man Warmhalten des Leibes mit einem Thermophor oder warmen Tüchern, sowie eine entsprechende Diät. Die Nahrungsaufnahme beschränkt sich auf Hafer-, Gersten- oder Reisschleim, die ohne Butter, Zucker und Milch bereitet sind. Als Getränk gibt man warmen, ungezuckerten Tee. Arzneimittel dürfen von der Hebamme nicht verordnet werden. Gelingt es nicht, mit den erwähnten Hausmitteln den Durchfall in kürzester Zeit zu beseitigen, so ist **ärztliche Behandlung** notwendig.

Auf regelmäßige **Harnentleerung** ist in allen Monaten der Schwangerschaft besonders zu achten.

Der **Geschlechtsverkehr** darf im Beginn der Schwangerschaft wegen der Gefahr einer Fehlgeburt nur mit Vorsicht und selten ausgeführt werden. In den letzten 6 Wochen vor der Geburt und 6 Wochen nach der Geburt (S. 228) ist er unbedingt zu unterlassen, da dabei Keime in die inneren Geschlechtsteile gebracht werden, die schwere Wochenbettserkrankungen zur Folge haben.

Da Schwangere wenig Widerstand gegen übertragbare Krankheiten besitzen und diese bei ihnen häufig einen schweren Verlauf nehmen, müssen sie sich sorgfältig vor Ansteckung jeder Art hüten und die Berührung mit derartigen Kranken meiden.

Eine ruhige und heitere **Gemütsstimmung** ist für das körperliche Befinden der Schwangeren und ihren Stoffwechsel von Bedeutung. Deshalb muß sie nach Möglichkeit vor Gemütsbewegungen, Schreck und Kummer bewahrt werden. Aufgabe der Hebamme ist es, beruhigend und tröstend auf die Schwangere, die sich nicht selten in einem Zustand der Überempfindlichkeit befindet, einzuwirken. Es wäre unverantwortlich, wenn sie im Gegensatz dazu durch Erzählung eigener Erlebnisse über schwere Geburten oder durch Ruhmredigkeit die Schwangere ängstigen würde.

Nicht selten wird die Hebamme auch Gelegenheit haben, manchem im Volk gerade in bezug auf Schwangerschaft, Geburt und Wochenbett bestehenden Aberglauben entgegenzutreten und vermöge ihrer Kenntnisse aufklärend zu wirken. Zu diesem Aberglauben gehört auch die weitverbreitete Anschauung von dem „Versehen" der Schwangeren. Wird ein Kind mit einer auffälligen Verbildung geboren, oder hat es ein ausgebreitetes Muttermal oder einen Blutschwamm, so werden diese Vorkommnisse unrichtigerweise darauf zurückgeführt, daß sich die Schwangere vor irgendeinem besonderen Ereignis, z. B. einer Feuersbrunst oder vor dem plötzlichen Anblick eines Krüppels oder eines Tieres stark erschreckt habe. Schreckhafte Gesichtseindrücke der Mutter könnten nur auf dem Wege der Nervenbahnen zum Kinde geleitet werden. Nerven sind jedoch weder im Mutterkuchen noch in der Nabelschnur vorhanden. Starke seelische Erregungen führen zwar zu Störungen im mütterlichen Blutkreislauf und zu Blutungen, sogar zur Unterbrechung der Schwangerschaft, aber körperliche Verbildungen des Kindes rufen sie nicht hervor. Diese entstehen vielmehr durch Störungen der Entwicklung. Die Verbildungen beginnen stets in den frühesten Zeiten der Schwangerschaft. Daher sind sie schon vorhanden, wenn nach dem Aberglauben das „Versehen" eintritt, da dieses sich fast immer erst in späteren Monaten der Schwangerschaft, häufig erst gegen das Ende derselben, ereignet.

Es ist notwendig, daß die Schwangere sich im Verlaufe der Schwangerschaft **dreimal von einem Arzt** untersuchen läßt. Zur Ausführung weiterer Untersuchungen ist die Hebamme durchaus befähigt, und es ist wünschenswert, wenn die Hebamme, welche die Geburt leiten soll, bereits in der Schwangerschaft zu Rate gezogen wird, damit alles Erforderliche für die Geburt vorbereitet wird. Die Hebamme stellt dann alle nötigen Gerätschaften bereit, kümmert sich um Wäsche und Kinderkleidung, sucht ein geeignetes Zimmer für die Geburt aus und macht sich mit dem

Haushalt bekannt. So vorbereitet kann sie bei der Geburt rechtzeitig und besser alle Hilfeleistungen vornehmen, als wenn sie erst alles im Haushalt zusammensuchen muß. Sie kann auch in der Schwangerschaft einen genauen geburtshilflichen Befund aufnehmen und unter Umständen Regelwidrigkeiten aufdecken, die ärztliche Hilfe erfordern.

Für viele Schwangere ist es wegen ihrer wirtschaftlichen Verhältnisse nicht möglich, einen großen Teil der gegebenen Vorschriften zu befolgen. Wenn sich auch die Hebamme bei ihren Verordnungen den äußeren Verhältnissen anpassen muß, so suche sie doch stets das Mögliche zu erreichen. In diesen Bestrebungen wird sie durch die Bestimmungen der Reichsversicherungsordnung unterstützt.

In vielen Städten, Gemeinden und Kreisen bestehen städtische bzw. Kreis-Wohlfahrtsämter mit Gesundheitsämtern bzw. Jugendämtern, die neben anderen Zweigen der Fürsorge, wie z. B. Wohnungs-, Tuberkulose-, Kleinkinder-, Geschlechtskranken-, Trinker- und Krüppelfürsorge auch die für die Hebamme besonders wichtige **Schwangeren-, Wöchnerinnen- und Säuglingsfürsorge** umfassen. Die Hebamme muß, um den sozialen Anforderungen ihres Berufes zu entsprechen, auch mit derartigen örtlichen Einrichtungen der Schwangeren-, Wöchnerinnen- und Säuglingsfürsorge vertraut sein, mit den beamteten Fürsorgepersonen unmittelbare Fühlung haben und soweit wie möglich selbst in der Fürsorge mitarbeiten.

An vielen Orten bestehen öffentliche geburtshilfliche Anstalten, Kliniken und Wöchnerinnenheime, in denen Schwangere, Gebärende und Wöchnerinnen mit ihren Kindern für längere Zeit Aufnahme finden und von dort nötigenfalls der weiteren Fürsorge überwiesen werden. Von besonderer Bedeutung sind auch die **Schwangeren- und Mütterberatungsstellen**, in denen ärztlicher und wirtschaftlicher Rat, sowie Belehrung in Rechtsangelegenheiten erteilt wird. Daneben gibt es private Wohlfahrtseinrichtungen, die ärmere Wöchnerinnen unterstützen und ihnen die Haussorge abnehmen.

Alle diese Anstalten und Einrichtungen innerhalb ihres Bezirks muß die Hebamme kennen, um ihre Schutzbefohlenen jederzeit beraten zu können.

Ferner sorgt die Hebamme nach Möglichkeit dafür, daß Mütter unehelicher Kinder zur Geltendmachung der Ansprüche des Kindes rechtzeitig mit dem Berufsvormund in Verbindung treten. Die Hebamme soll sich infolge ihrer Vertrauensstellung dieser Mütter besonders mitfühlend annehmen, gegebenenfalls auch bemüht sein, eine Aussöhnung der Schwangeren mit ihren Eltern herbeizuführen und hierbei auf das spätere Zusammenbleiben von Mutter und Kind im Elternhaus hinzuwirken.

B. Die geburtshilfliche Untersuchung.

Die geburtshilfliche Untersuchung ist der wichtigste Teil der Hebammenkunst. Sie allein setzt die Hebamme in die Lage, ein zuverlässiges Bild von dem vorliegenden Zustand zu gewinnen. Die geburtshilfliche Untersuchung kann sowohl in der Schwangerschaft wie unter der Geburt vorgenommen werden. Sie will ergründen:

1. ob sicher eine Schwangerschaft vorliegt,
2. ob es sich um eine erstgebärende oder um eine mehrgebärende Frau handelt,
3. welcher Zeitpunkt der Schwangerschaft vorliegt und wann die Geburt zu erwarten ist,
4. ob eine Einlings- oder Mehrlingsschwangerschaft besteht,
5. wie die Frau den Schwangerschaftsvorgängen gewachsen ist,
6. wie die Geburt voraussichtlich verlaufen wird.

Aufnahme der Vorgeschichte.

Zu der Ermittlung der Vorgeschichte hat die Hebamme an die Schwangeren eine Reihe von Fragen zu stellen. Die Fragen erstrecken sich auf:

1. Das **Lebensalter der Schwangeren.**

Kenntnis des Alters ist besonders bei Erstgebärenden von Wichtigkeit. Bei sehr jugendlichen Personen unter 18 Jahren kann die Muskulatur der Gebärmutter noch nicht genügend entwickelt sein und dadurch eine Verzögerung der Geburt eintreten. Ebenfalls kann bei alten Erstgebärenden über 30 Jahre die Dehnungsfähigkeit der Weichteile abgenommen haben und dadurch die Geburt erschwert werden.

2. **Frühere Krankheiten und erbliche Veranlagung.**

Gibt die Schwangere an, daß sie auffallend spät gehen gelernt hat, so besteht die Vermutung, daß sie an Englischer Krankheit gelitten hat, und daß möglicherweise eine Regelwidrigkeit des Beckens vorliegt. Auch Verkrümmungen der Wirbelsäule, Erkrankung der Hüfte oder des Beines können Regelwidrigkeiten des Beckens verursachen (S. 296). Hat die Schwangere einmal Scharlach gehabt, so kann eine Nierenerkrankung zurückgeblieben sein. Hat sie einen Gelenkrheumatismus überstanden, so besteht die Möglichkeit eines Herzfehlers. Hat sie häufiger an Stichen oder Krankheiten der Lungen gelitten, muß man an eine Tuberkulose, besonders wenn auch die Eltern oder Geschwister Tuberkulose gehabt haben, denken. Überstandene Geschlechtskrankheiten, vor allem Syphilis und Tripper, sind ebenfalls von besonderer Bedeutung.

3. Den Eintritt und die Stärke der **letzten Menstruation** und den Verlauf der früheren.

Nach der letzten Menstruation wird die Dauer der Schwangerschaft und der Geburtstermin berechnet.

4. Das **erste Wahrnehmen der Kindsbewegungen.**

Der Zeitpunkt ist wichtig zur Errechnung des Geburtstermins.

5. Die **Zahl und den Verlauf früherer Geburten und Fehlgeburten.**

Befund und Geburtsverlauf bei Erst- und Mehrgebärenden unterscheiden sich in vieler Hinsicht. Aus etwa voraufgegangenen Geburten lassen sich wichtige Anhaltspunkte für den Verlauf der zu erwartenden Geburt gewinnen. Sind die früheren Geburten stets regelrecht erfolgt, so ist das gleiche für die kommende Geburt zu erhoffen. Sind stets Regelwidrigkeiten eingetreten, so muß wieder mit der Wahrscheinlichkeit einer solchen gerechnet werden. Sind wiederholte Fehl- und Frühgeburten vorausgegangen, so besteht die Möglichkeit, daß die Schwangere an einer Syphilis erkrankt ist.

6. Das **Befinden während der Schwangerschaft.**

Hat die Schwangere Anschwellungen an verschiedenen Stellen des Körpers oder länger dauernde Kopfschmerzen bemerkt, so können diese Erscheinungen auf Nierenstörungen beruhen. Herz- und Atembeschwerden deuten auf Herz- oder Lungenerkrankungen, Blutungen in den ersten Monaten der Schwangerschaft auf eine beginnende Fehlgeburt, in der zweiten Hälfte auf einen regelwidrigen Sitz des Mutterkuchens (S. 368).

7. **Die Zeichen des Geburtsbeginns.**

Das Auftreten von sich wiederholenden ziehenden Schmerzen im Kreuz, der Abgang von blutigem Schleim oder von wäßriger Flüssigkeit aus den Geschlechtsteilen lassen auf eine im Gange befindliche Geburt schließen.

Nach der Ermittlung der Vorgeschichte erfolgt die

Aufnahme des Befundes

durch die äußere Untersuchung.

Schon während der Aufnahme der Vorgeschichte hat die Hebamme Temperatur und Puls der Schwangeren festgestellt. Dann bekleidet sie sich mit ihrer weißen Schürze, streift die Ärmel in die Höhe, bindet ihr Kopftuch um, stellt eine Schale mit warmem Waschwasser bereit und legt ihre ausgekochte Seifenbürste hinein. Zur Untersuchung bereitet sie ein frisch bezogenes Bett oder ein Ruhebett vor, über das ein reines Laken gebreitet ist. Das Lager muß hart sein, damit die Beckengegend nicht einsinkt und so beschaffen sein, daß der Oberkörper der zu Untersuchenden etwas erhöht werden kann. Die Schwangere muß ihren Harn in ein sauberes Gefäß entleeren. Der Harn wird aufgehoben und später auf Eiweiß untersucht (S. 37). Sie muß alle Kleidungsstücke ablegen, so daß sie nur noch mit einem Hemd bekleidet ist, das zur Aufnahme des Befundes zurückgeschlagen wird, und dann auf das vorbereitete Lager gebracht werden. Nunmehr wäscht sich die Hebamme ihre Hände in vorschriftsmäßiger Weise mit warmem

Wasser, Seife und Bürste und trocknet sie an einem reinen Handtuch ab.

Die Untersuchung beginnt mit der

Besichtigung der Schwangeren.

Die Hebamme versucht zunächst ein **allgemeines Bild** von dem Aussehen und Ernährungszustand der Schwangeren zu gewinnen, ob sie einen gesunden oder kranken Eindruck macht, wie die Farbe des Gesichts ist, ob sie auffallend bleich ist und ob Anschwellungen der Gliedmaßen oder Anschwellungen der Augenlider, die auf Nierenerkrankungen hindeuten, bestehen. Eine bläuliche Gesichtsfarbe und schnelle oder mühsame Atmung können durch Herz- oder Lungenleiden bedingt sein. Ferner achtet sie darauf, ob die Schwangere besonders klein ist, auffallend schmale Hüften hat, Verbiegungen an Armen und Beinen, eine Verkrümmung der Wirbelsäule oder eine Verkürzung eines Beines aufweist, Veränderungen, die auf ein enges Becken hindeuten. Die Beine besichtigt sie auf etwa vorhandene Krampfadern und Anschwellungen besonders der Knöchelgegend.

An den **Brüsten** ist zu beachten, ob sie kräftig entwickelt sind, ob die Warzen gut gebildet sind und genügend hervortreten.

Von besonderer Wichtigkeit ist die Besichtigung des **Leibes**. Die Hebamme stellt durch den Augenschein fest, ob die Wölbung des Leibes eine Eiform hat, was auf eine Längslage deutet, oder eine auffallende Breitenausdehnung zeigt, was eine Querlage vermuten läßt (Abb. 243, 244). Ein Hängebauch, der besonders bei der stehenden oder sitzenden Frau bemerkt wird, ist möglicherweise durch ein enges Becken bedingt. Die Hebamme sieht nach der braungefärbten Mittellinie, nach den Schwangerschaftsstreifen und der Beschaffenheit des Nabels. Hierauf mißt sie in Höhe des Nabels mit einem Bandmaß den größten Umfang des Leibes und vergleicht dieses Maß mit der angegebenen Zeit der Schwangerschaft. Ist das Maß zu groß oder zu klein, so besteht entweder ein Irrtum in der Zeitrechnung der Schwangerschaft, oder es handelt sich um eine Regelwidrigkeit, z. B. bei zu großem Umfang um übermäßiges Fruchtwasser oder um Zwillinge, bei zu kleinem Maße um eine auffällig schwach entwickelte oder abgestorbene Frucht. Besteht ein Mißverhältnis zwischen Kopf und Beckeneingang, also eine Regelwidrigkeit, so ist bei entleerter Harnblase die Unterbauchgegend dicht oberhalb der Schoßfuge mehr oder weniger erheblich vorgewölbt. Ist die Geburt bereits im Gange, so sieht die Hebamme, wie sich der Leib in gewissen Zwischenräumen in die Höhe richtet und versteift, während die Schwangere gleichzeitig unruhig wird und mehr oder weniger lebhafte Schmerzempfindungen äußert.

Schließlich betrachtet sie die **Michaelissche Raute**, die sich auf dem Rücken der Frau in der Gegend des Kreuzbeins befindet. Es handelt sich dabei um ein auf der einen Ecke stehendes Viereck, dessen Form durch vier meistens sehr deutlich sichtbare Grübchen gegeben ist (Abb. 105). Der obere Punkt liegt am Dornfortsatz des 5. Lendenwirbels, die beiden seitlichen Grübchen an den hinteren oberen Dornen des Darmbeinkammes, während der untere Winkel durch die schräge Ansatzlinie der Gesäßmuskulatur gebildet wird. Bei normal gestaltetem Becken stellt die Raute annähernd ein gleichseitiges Viereck dar. Ist dagegen die Raute abgeflacht, so

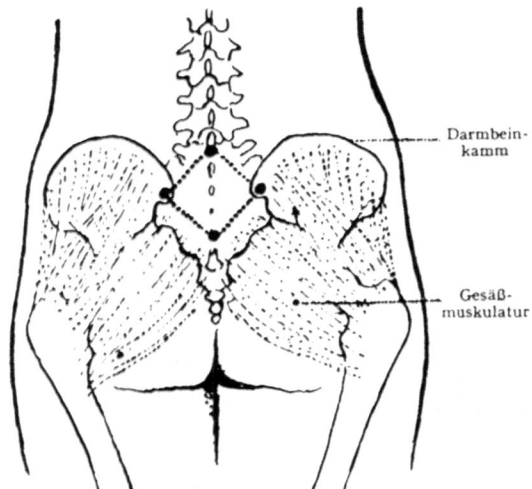

Abb. 105. MICHAELISsche Raute.

besteht ein plattes Becken (S. 292), ist das Viereck wesentlich höher als breit, ein unterentwickeltes Becken (S. 292). Ist die Raute schließlich schief, so handelt es sich um ein schrägverengtes Becken (S. 296). Die Betrachtung der Rautenform ist also für die Beurteilung der Beckenform äußerst wichtig und sollte von der Hebamme niemals unterlassen werden. Glaubt sie, eine veränderte Form der Raute festgestellt zu haben, so ruft sie den Arzt, der seinerseits eine genaue Beckenmessung durchführen oder veranlassen wird.

Zum Schluß besichtigt sie die äußeren Geschlechtsteile auf etwaige krankhafte Zustände: Anschwellungen, starke Blutaderknoten, Wunden, Geschwüre, Feigwarzen, eitrigen Ausfluß.

Die weitere Aufnahme des Befundes erfolgt durch die

äußere Untersuchung.

Die äußere Untersuchung wird mit bestimmten **Handgriffen**, **den Leopoldschen Handgriffen**, vorgenommen, zu deren Ausführung sich die Hebamme zunächst mit dem Gesicht zum Gesicht der Schwangeren (Abb. 106) auf den Rand des Lagers neben die zu Untersuchende setzt.

Mit dem ersten Handgriff wird der Höhenstand des Gebärmuttergrundes und der etwa in ihm befindliche Kindsteil festgestellt (Abb. 107).

Die Hebamme legt beide Hände mit zusammengelegten Fingerspitzen oberhalb der Schoßfuge fest auf den Leib und fühlt durch die Bauchdecken den Widerstand der härteren Gebärmutterwand. Dann gleitet sie mit beiden Händen nach aufwärts bis zu der Stelle, wo der Widerstand der Gebärmutter aufhört und die Fingerspitzen tiefer in die Bauchdecken einsinken. Dort findet sie die höchste Kuppe der Gebärmutter, den gewölbten Gebärmuttergrund, der sich mit beiden Händen umgreifen läßt. Falls der Gebärmuttergrund seitlich abgewichen sein sollte, bringt sie ihn zunächst in die Mitte. Sie mißt an Fingerbreiten ab, wie hoch er sich über der Schoßfuge oder über dem Nabel befindet, bzw. welcher Zwischenraum zwischen dem Nabel und dem Rippenbogen besteht. Drückt sie mit beiden Händen zart auf den Gebärmuttergrund, so fühlt sie meist in ihm einen großen Kindsteil, der sich durch den Druck hin und her bewegen läßt.

Man unterscheidet große und kleine Kindsteile und bezeichnet als die großen den Kopf, den Steiß und den Rücken, als die kleinen die Beine und die seltener fühlbaren Arme. Da das Kind meist in Längslage liegt, fühlt man in der Regel im Gebärmuttergrund einen großen Teil, und zwar, da die Mehrzahl der Längslagen Schädellagen sind, gewöhnlich den Steiß. Der Steiß ist weicher und unebener als der größere, härtere, runde und glatte Kopf. Fühlt die Hebamme bei diesem Handgriff keinen großen Teil im Gebärmuttergrund, so handelt es sich um eine regelwidrige Lage des Kindes.

Mit dem zweiten Handgriff wird die Einstellung des Rückens ermittelt (Abb. 108, S. 307).

Beide Hände gleiten vom Grunde seitlich bis zur ungefähren Nabelhöhe hinab, wobei die Handflächen den seitlichen Gebärmutterwandungen eng anliegen. Nunmehr bleibt die linke Hand zunächst ruhig liegen, während die rechte mit leicht gekrümmten Fingern unter vorsichtigem Druck eine Seite abtastet. Dann wird mit der linken Hand getastet, während die rechte still liegt und etwas entgegendrückt. Auf der einen Seite fühlt man bei dieser Tastung einen gleichmäßigen festen Widerstand, den walzenförmigen Rücken, auf der anderen Seite kleine unregelmäßige verschiebbare Teile, die häufig unter der Tastung ihre Lage wechseln und sich bewegen. Rücken und kleine Teile, die der Bauchseite der Frucht entsprechen, liegen fast immer entgegengesetzt. Liegt der Rücken weder der rechten noch der linken Seite der Gebärmutter an, sondern fühlt man auf der einen Seite den harten, runden Kopf, so handelt es sich um eine regelwidrige Lage des Kindes. Tritt während der Tastung eine Erhärtung der Gebärmutter, eine Wehe, auf, so läßt man die Hände während der Dauer derselben ruhig liegen und tastet erst beim Nachlassen der Zusammenziehung weiter.

Der dritte Handgriff dient der Erkennung des vorangehenden Teils, wenn dieser noch beweglich ist. Er besteht in

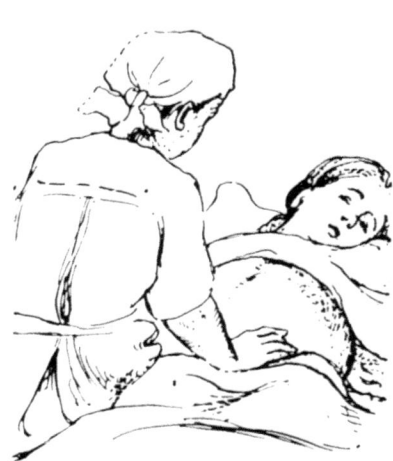

Abb. 106. Die Hebamme bei der Ausführung der ersten drei I EOPOLDschen Handgriffe. Sie sitzt neben dem Lager der Frau und wendet ihr Gesicht dem Gesicht der Schwangeren zu.

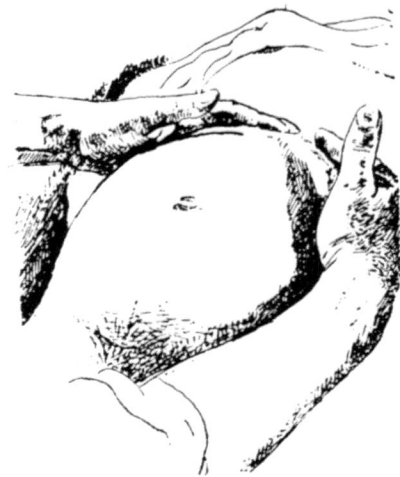

Abb. 107. Erster l EOPOLDscher Handgriff, mit dem die Höhe des Gebärmuttergrundes festgestellt wird.

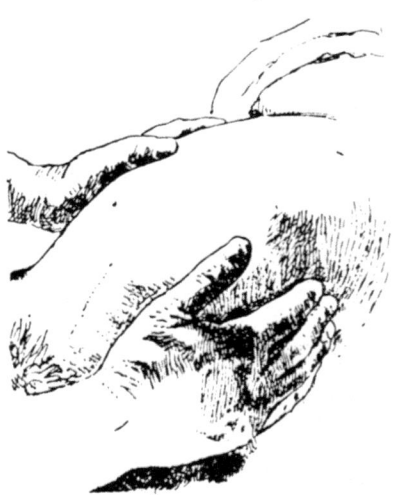

Abb. 108. Zweiter I EOPOLDscher Handgriff, mit dem die Einstellung des Rückens untersucht wird.

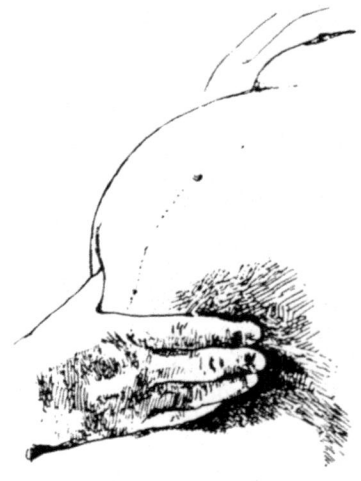

Abb. 109. Dritter LEOPOLDscher Handgriff, der der Erkennung des vorangehenden Teiles dient.

dem Hin- und Herschütteln des vorangehenden Kindsteils zwischen dem Daumen und den übrigen Fingern der einen Hand (Abb. 109).

Die rechte Hand wird stark gespreizt, wobei Daumen und Finger etwas nach innen gewölbt und auf die Gegend oberhalb der Schoßfuge gesetzt werden. Der Daumen auf der einen Seite, die dicht zusammengelegten Finger auf der anderen Seite dringen oberhalb

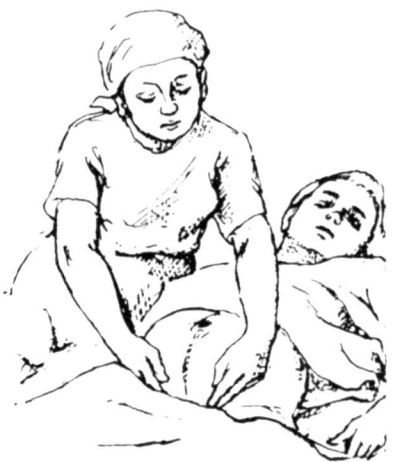

Abb. 110. Haltung der Hebamme bei Ausführung des vierten LEOPOLDschen Handgriffes. Sie wendet jetzt ihren Rücken dem Gesicht der Schwangeren zu.

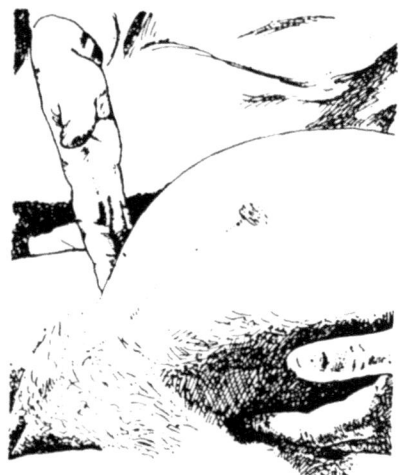

Abb. 111. Vierter LEOPOLDscher Handgriff, der der Bestimmung des vorliegenden Kindsteiles und seiner Höheneinstellung dient. (Nach MARTIUS: Lehrbuch der Geburtshilfe.)

der Schoßfuge möglichst tief ein und umfassen dabei den vorangehenden Teil. Bei der Häufigkeit der Schädellage wird dieser Teil meist der Kopf sein. Ist er noch beweglich, so gelingt es durch kurze Stöße von rechts nach links, ihn wie eine Kugel hin und her pendeln zu lassen, wobei er deutlich an die bewegenden Finger anschlägt. Befindet sich der vorangehende Teil nicht in der Mitte, so sucht man ihn seitlich von der Schoßfuge auf. Ist der Kopf schon tiefer in den Beckeneingang getreten, wie es bei Erstgebärenden am Ende der Schwangerschaft häufig der Fall ist, so fühlt man mit diesem Handgriff nur einen kleinen Abschnitt des Schädels.

Der vierte Handgriff gilt der Bestimmung des vorliegenden Kindsteils und seiner Höheneinstellung, wenn dieser bereits mit dem knöchernen Becken in mechanische Beziehung getreten ist.

Bei Ausführung dieses Handgriffes dreht sich die Hebamme und sieht zu den Füßen der Schwangeren (Abb. 110). Die beiden Hände, und zwar vorwiegend der 4., 3. und 2. Finger werden auf beiden Seiten in gleicher Höhe auf die Unterbauchgegend gesetzt, so daß die Fingerspitzen auf dem Beckeneingangsraum und aufeinander zu gerichtet sind. Sie dringen allmählich unter leichtem Druck und in Richtung des Beckeneingangs vor, bis sie die Muskelspannung überwunden haben (Abb. 111). Dann stoßen sie mit kurzen

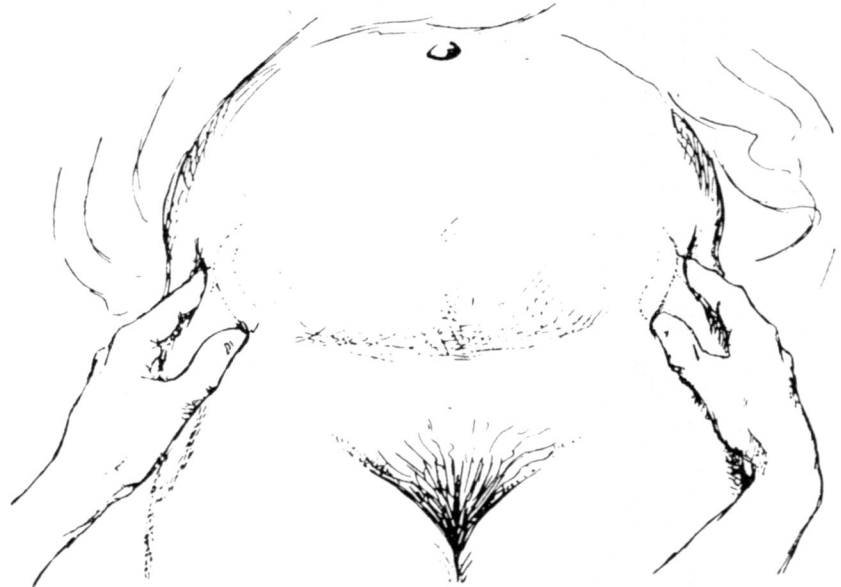

Abb. 112. Äußere Beckentastung. Die Daumen liegen auf den Darmbeinstacheln, die Zeigefinger auf den Darmbeinkämmen.

ruckenden Bewegungen mehrmals aufeinander zu, bis sie den dazwischen liegenden Kindsteil berühren. Auf diese Weise kann man den noch nicht ins Becken eingetretenen Teil des Kopfes abtasten und bei einiger Übung feststellen, wie weit der vorangehende Teil bereits in den Beckeneingangsraum getreten ist. So stellt der vierte Handgriff den wichtigsten in der gesamten Schwangerschafts- und Geburtsuntersuchung dar, besonders beim engen Becken, da er uns ohne innere Untersuchung jederzeit Aufschluß gibt, wieweit die Geburt fortgeschritten ist und ob unter Umständen ein Mißverhältnis zwischen dem vorangehenden Teil und dem Becken besteht.

Das kleine Becken, dessen Form und Masse für den Geburtsvorgang von ausschlaggebender Bedeutung sind, ist der äußeren Untersuchung nicht unmittelbar zugänglich. Man kann aber durch **Abtastung des großen Beckens** bestimmte Rückschlüsse auf die Bildung des kleinen Beckens machen.

Die Hebamme tastet zu diesem Zweck mit den Fingerspitzen beider Hände durch die Weichteile die beiden vorderen Darmbeinstacheln heraus, die normalerweise etwa 25 cm voneinander entfernt sind. Der Daumen der linken Hand befindet sich dann auf dem rechten vorderen Darmbeinstachel, der der rechten Hand auf dem linken Darmbeinstachel (Abb. 112). Nunmehr läßt sie die beiden Zeigefinger entlang der Darmbeinkämme nach hinten gleiten

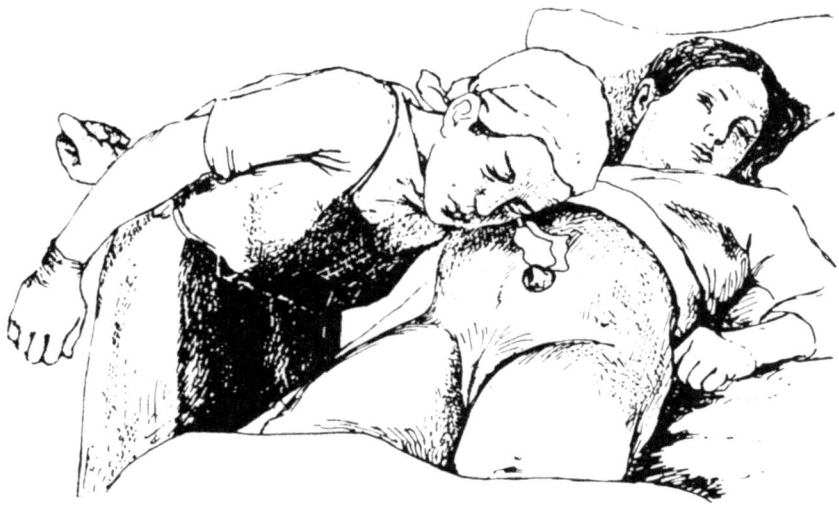

Abb. 113. Abhören der kindlichen Herztöne.
(In Anlehnung an MARTIUS: Lehrbuch der Geburtshilfe.)

und prüft, ob diese regelrecht gewölbt sind, was sie dadurch erkennt, daß an der Stelle ihrer stärksten Ausladung die Zeigefinger weiter voneinander entfernt sind als auf den Stacheln. Ist dies nicht der Fall, d. h. ist die Entfernung die gleiche, oder nähern sich sogar die Spitzen der Zeigefinger bei der Betastung der Darmbeinkämme, so handelt es sich wahrscheinlich um ein enges Becken.

Untersuchung durch das Gehör.

Die Hebamme benutzt zu dieser Untersuchung das Hörrohr, das sie auf den entblößten Leib der Schwangeren aufsetzt und lediglich durch Druck mit dem Kopf festhält. Sobald die Hebamme schon für den Dammschutz gewaschen ist, wird es mit sterilem Mull umwickelt, damit die desinfizierten Hände nicht unsteril werden (Abb. 113), oder sie läßt sich das Hörrohr von einer Hilfsperson halten. Sie nimmt dann verschiedene Geräusche wahr, die teils vom Kinde, teils von der Mutter ausgehen.

Am wichtigsten ist die Feststellung der **kindlichen Herztöne**. Diese hört man in der Regel an der Seite des kindlichen Rückens, und zwar in der Nähe des Kopfes am deutlichsten (Abb. 114). Bei Schädellagen hört man sie infolgedessen bei über dem Becken stehenden Kopf in der Nabelgegend oder unterhalb derselben, wenn der Kopf bereits ins Becken eingetreten ist. Bei der ersten Unterart sind die Herztöne am lautesten in der Nähe der Mittellinie, bei der zweiten Unterart in den seitlichen Abschnitten des Leibes wahrzunehmen. Ist der Rücken bei der Untersuchung schwer zu tasten, so können gelegentlich die auf einer Seite deutlich gehörten Herztöne einen Hinweis auf die Stellung des Rückens geben. Handelt

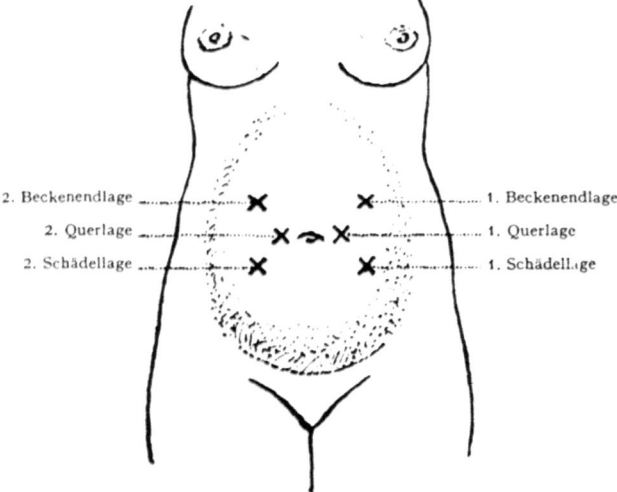

Abb. 114. Lage der Herztöne bei Schädellagen, Quer- und Beckenendlagen.

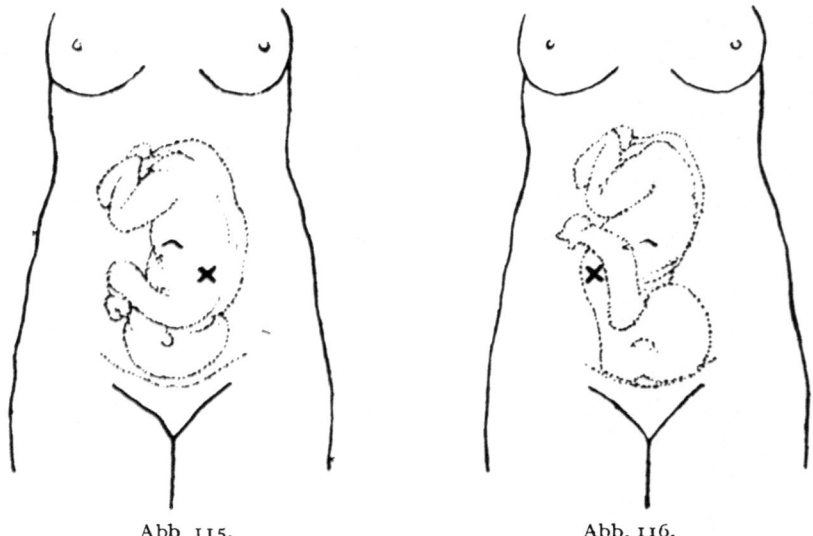

Abb. 115.   Abb. 116.

Abb. 115. Lage der Herztöne bei gewöhnlicher Hinterhauptslage.
Abb. 116. Lage der Herztöne bei Gesichtslage. Sie werden am deutlichsten auf der Seite der kleinen Teile gehört, da die Brust der Gebärmutterinnenwand unmittelbar anliegt. Bei der äußeren Untersuchung ist die Einbuchtung zwischen Rücken und dem in den Nacken geschlagenen Hinterhaupt deutlich zu fühlen (vgl. Abb. 277).

es sich um eine Beckenendlage, so sind die Herztöne am lautesten oberhalb des Nabels zu hören. Sind sie auf der Seite der kleinen Teile besonders deutlich, so besteht vermutlich eine Streckhaltung des Kindes (Abb. 115, 116). Merkt man sich die Stelle, an der man die Herztöne am deutlichsten gehört hat, so kann man durch das Tieferrücken der Herztöne während des Geburtsverlaufes auf das Tiefertreten des vorangehenden Teiles schließen (Abb. 160).

Die Herztöne gleichen dem Ticken einer Taschenuhr. Man hört sie in der Minute 120—140mal, also etwa doppelt so häufig wie die Herzschläge der Mutter. Faßt man während des Hörens der Herztöne gleichzeitig mit der Hand den Puls der Mutter an der Speichenschlagader, so bemerkt man ohne weiteres den Unterschied. Sind beide in der Zahl übereinstimmend, so handelt es sich nicht um die kindlichen Herztöne mit Ausnahme der seltenen Fälle, in denen durch die Beschleunigung des mütterlichen Pulses oder die Verlangsamung der kindlichen Herztöne sich zufällig eine gleiche Zahl ergibt. Um die Herztöne deutlicher zu machen, übt man mit der flachen Hand einen Druck auf die Seite der Gebärmutter aus, in der die kleinen Teile liegen, da man hierdurch den Rücken des Kindes der Gebärmutterwand und dem Hörrohr nähert. Die Herztöne sind beweisend für das Leben des Kindes. Sind sie unregelmäßig oder verlangsamt oder stark beschleunigt, so ist das Leben des Kindes in Gefahr (S. 192). Hört man sie gar nicht, so kann das Kind tot sein; es kann aber auch die Feststellung der Herztöne durch vermehrtes Fruchtwasser, durch sehr dicke Bauchdecken, durch die Stellung des Rückens nach hinten stark erschwert oder unmöglich gemacht werden. Vor dem 6. Monat der Schwangerschaft sind die Herztöne zu leise, um mit Sicherheit gehört zu werden.

Das **Nabelschnurgeräusch** ist ein schwaches Blasen, das gleichzeitig mit den Herztönen des Kindes auftritt. Es entsteht in der Nabelschnur, wenn diese einem leichten Druck ausgesetzt ist, wie er z. B. bei Umschlingungen um einen Teil des Kindes oder bei Vorhandensein eines wahren Knotens auftreten kann. Man hört das Geräusch nur selten.

Die **Kindsbewegungen** hört man zuweilen als ein leises, dumpfes und regelmäßiges Pochen oder Schaben, besonders an der Stelle, an der die Füße liegen.

Das **Gebärmuttergefäßgeräusch** ist eine von der Mutter ausgehende Erscheinung. Es entsteht in den großen, geschlängelten Schlagadern der Gebärmutter und wird am besten an den unteren seitlichen Gebärmutterabschnitten wahrgenommen. Man hört es als ein gleichzeitig mit dem Pulse der Mutter auftretendes Sausen oder Summen. Eine besondere Bedeutung besitzt es nicht.

Nicht selten hört man auch ein taktmäßiges Klopfen, das von der großen **Bauchschlagader** herrührt. Auch dieses stimmt mit dem mütterlichen Puls überein. Durch alle diese Erscheinungen wird das Hören der kindlichen Herztöne häufig erschwert.

Durch die Bewegung von Flüssigkeit und Gasen im Darm der Mutter entstehen bisweilen, besonders stark nach einer Mahlzeit auftretende, gurrende und zischende Darmgeräusche, die so laut sein können, daß sie die Herztöne völlig verdecken.

Nach beendeter Aufnahme des Befundes untersucht die Hebamme den Harn der Schwangeren auf Eiweiß. Ist Eiweiß vorhanden, so wird nach vorschriftsmäßiger Desinfektion katheterisiert und dieser Harn noch einmal auf Eiweiß untersucht. Bestätigt sich der Befund von Eiweiß, so ist ärztliche Hilfe erforderlich (S. 37).

Nach der Ausführung dieser geburtshilflichen Untersuchung hat die Hebamme in der übergroßen Zahl aller Fälle ein durchaus klares Bild von der vorliegenden Sachlage gewonnen. Sie ist bei regelrechtem Befunde nicht nur in der Lage, den Zeitpunkt der Schwangerschaft und den ungefähren Termin des Geburtseintritts zu bestimmen, das Wohlbefinden von Mutter und Kind festzustellen, eine Voraussage für den Geburtsverlauf abzugeben, sondern auch die Geburt selbst sachgemäß bis zu Ende zu leiten. Hat sie aber durch die Untersuchung in irgend einer Beziehung eine Regelwidrigkeit erkannt oder vermutet sie eine solche, so soll sie unter allen Umständen auf Zuziehung eines Arztes dringen und dessen Untersuchung und Anordnung das Weitere überlassen.

In einer kleinen Zahl von Fällen ist mit den beschriebenen Untersuchungsarten keine völlige Klärung des Befundes zu erzielen. Nur dann werden die angegebenen Maßnahmen durch die innere Untersuchung der Schwangeren bzw. Gebärenden ergänzt, die bei Schwangeren bis zur 36. Woche von der Scheide aus, bei Schwangeren jenseits der 36. Woche und bei Gebärenden zunächst vom Darm aus durchgeführt wird.

Die innere Untersuchung.

Durch die Erfindung des Gummihandschuhes und seine Einführung in die Geburtshilfe ist der inneren Untersuchung ein großer Teil der Gefahren, die ehedem bestanden, genommen. Es ist durch ihn möglich, sowohl bei vorschriftsmäßiger Desinfektion die untersuchende Hand absolut keimfrei zu machen, als auch die Hand der Hebamme vor Infektionen zu schützen, so daß die innere Untersuchung durch die Scheide nicht mehr so sehr gefürchtet zu werden braucht, wie es früher der Fall war.

Der Gummihandschuh gibt uns ferner die Möglichkeit, durch den Darm zu untersuchen, eine Untersuchungsmethode, bei der der Gebärenden nicht die Gefahren der Keimverschleppung zugemutet und bei der unter Benutzung eines wirklich dichten Handschuhes die Finger der Hebamme nicht verschmutzt werden, so daß auch im weiteren Verlauf der Geburt keine Keimverschleppung auf die Gebärende durch die Hebamme zu befürchten ist.

Man unterscheidet bei der inneren Untersuchung die **Untersuchung durch die Scheide als vaginale Untersuchung und die Untersuchung durch den Darm als rektale Untersuchung** (Abb. 117, 118). Bei der vaginalen Untersuchung kann zwar der jeweilige geburtshilfliche Befund sehr genau erhoben werden; es besteht aber dabei kurz vor oder unter der Geburt die

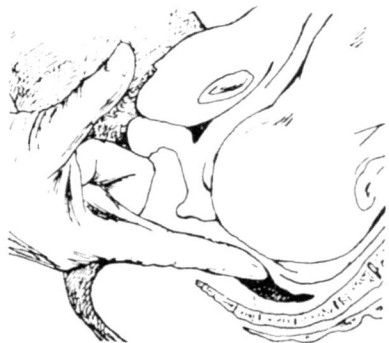
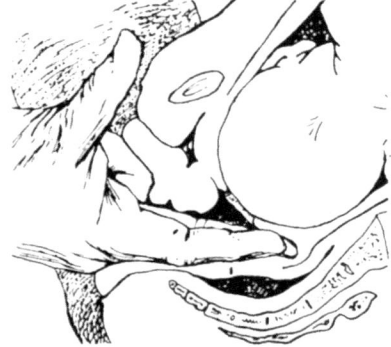

Abb. 117. Rektale Untersuchung. Zwischen dem in den Darm eingeführten Finger und dem Muttermund ist die Hinterwand der Scheide und die Vorderwand des Darms. Der kindliche Kopf ist schon in das Becken eingetreten, von der Kreuzbeinaushöhlung ist nichts mehr abzutasten. (Nach MARTIUS: Lehrbuch der Geburtshilfe.)

Abb. 118. Vaginale Untersuchung. Der untersuchende Finger kommt unmittelbar an den Muttermund, geht aber nicht in diesen ein. Der Kopf ist noch nicht mit seinem größten Umfang in das Becken eingetreten. Die Kreuzbeinaushöhlung ist noch vollständig abzutasten. (Nach MARTIUS: Lehrbuch der Geburtshilfe.)

Gefahr der Keimverschleppung. Durch den untersuchenden Finger werden nur allzu leicht Keime, die sich im Scheideneingang ja immer reichlich befinden, in die Scheide heraufgeschoben und bringen dadurch eine Gefährdung der Mutter mit der Möglichkeit eines späteren Wochenbettfiebers mit sich. Die Untersuchung durch den Darm birgt die Gefahr der Keimverschleppung nicht in sich. Sie hat aber gegenüber der vaginalen Untersuchung den Nachteil einer geringeren Genauigkeit. Sie gefährdet außerdem bei schlechten oder undichten Gummihandschuhen die Hand der Hebamme durch Verschmutzung und Infektion. Deshalb darf keine rektale Untersuchung ohne genügenden Schutz der Hand durch den Gummihandschuh ausgeführt werden.

Auf Grund dieser Unterschiede besteht für die **Anwendung der rektalen Untersuchung bei Schwangeren im letzten Schwangerschaftsmonat und bei Gebärenden folgende Regel:**

a) Hat die Hebamme durch die äußere Untersuchung einen regelrechten Befund aufnehmen können, so ist die Geburt von ihr **ohne** innere Untersuchung zu leiten.

b) Hat die Hebamme bei der äußeren Untersuchung eine Regelwidrigkeit festgestellt, so ist ohne innere Untersuchung ein Arzt zu benachrichtigen.

c) Hat die Hebamme bei der äußeren Untersuchung keine Regelwidrigkeit entdecken können, ist ihr aber das Ergebnis der Untersuchung unklar geblieben, ist es ihr also zweifelhaft, ob ein Arztfall vorliegt oder nicht, so ist zunächst rektal zu untersuchen.

d) Findet die Hebamme bei der äußeren Untersuchung bei sonst regelrechtem Befund, daß der vorangehende Kopf beweglich über dem Becken steht, so ist eine rektale Untersuchung erlaubt, um dabei festzustellen, ob es sich um eine äußerlich nicht erkennbare Regelwidrigkeit handelt oder nicht.

Es wird **vaginal untersucht:**

1. In der Schwangerschaft, bei Erstgeschwängerten, wenn die Schwangerschaft nicht älter als 36 Wochen ist und bis zum Eintritt der Geburt voraussichtlich mindestens 3—4 Wochen vergehen und eine Regelwidrigkeit nicht schon durch die äußere Untersuchung festgestellt ist. Ist dies der Fall, so ist die Schwangere ohne innere Untersuchung an einen Arzt zu weisen.

Ist eine vaginale Untersuchung vorgenommen und keine Regelwidrigkeit festgestellt worden, so erübrigt sich im allgemeinen jede weitere vaginale Untersuchung während der Geburt. Hat die innere Untersuchung eine Regelwidrigkeit bei der Schwangeren ergeben, so ist dieselbe an einen Arzt zu weisen.

Bei Mehrgeschwängerten ist eine innere Untersuchung bei normalen äußeren Befunden nicht erforderlich. Erweckt die äußere Untersuchung oder die Aufnahme der Vorgeschichte den Verdacht auf eine Regelwidrigkeit, so ist die Schwangere ohne innere Untersuchung an einen Arzt zu weisen.

2. Unter der Geburt.

Bringt auch die rektale Untersuchung keine Sicherheit, ob es sich um einen Arztfall handelt oder nicht, so darf durch die Scheide untersucht werden.

Die früher bestehende Vorschrift, daß die Hebamme für den Fall, daß die Herztöne bei oder unmittelbar nach dem Blasensprung absinken, wegen des Verdachts auf einen Nabelschnurvorfall vaginal untersuchen soll, besteht nicht zurecht; denn durch die Vorbereitung für diese Untersuchung geht wertvolle Zeit verloren. Die Hebamme soll vielmehr so handeln, als ob die Nabelschnur vorgefallen wäre, d. h., beschleunigt einen Arzt benachrichtigen, das Becken der Frau hochlagern und der Gebärenden jedes Mitpressen untersagen (S. 345).

Eine Mastdarmuntersuchung soll von der Hebamme höchstens zweimal vorgenommen werden, eine vaginale Untersuchung am besten gar nicht, und wenn erforderlich, nur einmal. Eine zweite vaginale Untersuchung bei einer Gebärenden ist nur dann erforderlich, wenn im Verlauf der Geburt eine unerwartete und grundlegende Änderung der Sachlage eingetreten ist, die durch die äußere und rektale Untersuchung allein nicht erklärt werden kann.

Bei jeder inneren Untersuchung sind folgende Fragen zu beantworten:
1. Was ist der vorangehende Teil?
2. Was ist die Leitstelle?
3. In welcher Ebene steht die Leitstelle?
4. Ist die Kreuzbeinaushöhlung noch leer oder schon ausgefüllt?
5. Wo steht die kleine Fontanelle?
6. Wo steht die große Fontanelle?
7. Wie verläuft die Pfeilnaht, bzw. Stirnnaht oder Gesichtslinie oder bei Beckenendlagen die Hüftbreite?
8. Wie weit und wie beschaffen ist der Muttermund?
9. Steht die Blase?
10. Wie ist das Becken innerlich beschaffen? Ist der Vorberg zu erreichen?

Jede innere Untersuchung muß unter Begründung, warum sie vorgenommen wurde, in das Tagebuch eingetragen werden.

Die **Untersuchung durch den Darm** wird folgendermaßen ausgeführt:

Die untersuchende Hand wird zum Schutz gegen eine Verunreinigung durch Darmkeime mit einem ausgekochten, vorher auf Undurchlässigkeit geprüften Handschuh bedeckt. Über den Zeigefinger der untersuchenden Hand wird noch zusätzlich ein Gummifingerling gezogen, der nach der Untersuchung mit einer nur hierzu verwandten Pinzette abgezogen und vernichtet wird. Auf diese Weise werden die Handschuhe nicht unnötig verunreinigt. Vor die äußeren Geschlechtsteile der Frau wird ein Bausch keimfreier Watte gelegt, so daß nur der After sichtbar bleibt. Die Hebamme taucht den Zeigefinger in Öl oder Vaseline, setzt sich auf die Kante des Lagers und fordert die Frau auf wie beim Stuhlgang zu pressen, wodurch sich der After öffnet. Dann führt sie den Finger langsam und vorsichtig durch den After in den Darm ein.

Nach der Untersuchung wird der Fingerling vernichtet und der Handschuh nach grober mechanischer Reinigung in eine gesonderte Schüssel mit Desinfektionslösung gelegt. Bei der gleichen Geburt darf er nicht wieder verwendet werden. Die Hebamme wäscht nach der Untersuchung sofort ihre Hände mit Wasser und Seife und bürstet sie in der Desinfektionslösung. War der **Finger** durch eine während der Untersuchung entstandene Durchlässigkeit des Gummischutzes mit **Darminhalt verunreinigt**, so muß sie sich die **Hände sofort vorschriftsmäßig desinfizieren**. Bei jeder nach einer Mastdarmuntersuchung etwa notwendig werdenden weiteren Tätigkeit der Hebamme müssen nach vorschriftsmäßiger Desinfektion beide Hände mit ausgekochten Gummihandschuhen, die nicht zur Mastdarmuntersuchung gedient haben, bekleidet werden.

Die **Untersuchung durch die Scheide** wird mit 2 Fingern, dem Zeige- und Mittelfinger ausgeführt. Nur in Ausnahmefällen ist es

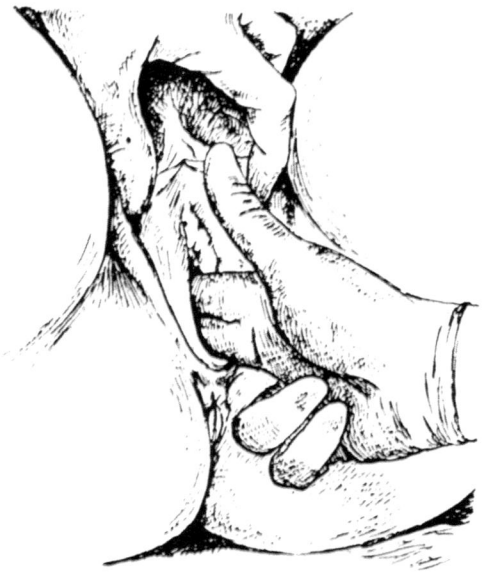

Abb. 119. Ausführung der vaginalen Untersuchung. Zeige- und Mittelfinger der rechten Hand werden unter Spreizung der kleinen Labien durch Daumen und Zeigefinger der linken Hand in die Scheide eingeführt unter Vermeidung des sehr empfindlichen Harnröhrenwulstes. Vierter und fünfter Finger werden eingeschlagen.
(Nach MARTIUS: Lehrbuch der Geburtshilfe.)

notwendig, lediglich mit dem Zeigefinger zu untersuchen. Niemals aber darf bei einer Untersuchung, die mit einem Finger begonnen wurde, der 2. Finger nachgezogen werden, da dieser immer durch Afterkeime verunreinigt ist. Unmittelbar vor der Ausführung der inneren Untersuchung stellt die Hebamme ihre Wasch- und Desinfektionsgelegenheit bereit (S. 188). Die Gebärende wird für die innere Untersuchung vorbereitet, indem vorher unter das Gesäß ein Kissen geschoben wird, so daß dieses höher liegt. Die Oberschenkel werden gebeugt, so daß die Unterschenkel möglichst nahe an den Oberschenkeln und die Füße auf dem Lager stehen. Danach legt sie wasserdichten Stoff und eine Unterlage über das Steißkissen auf das Lager. Es folgt die vorschriftsmäßige Desinfektion der Hände und das Anziehen des Gummihandschuhes über die untersuchende Hand (S. 77). Die Hebamme ergreift mit der behandschuhten Hand einen größeren in Desinfektionslösung getauchten Bausch keimfreier Watte und spült zunächst die äußeren Geschlechtsteile ab. Dann setzt sie sich wie bei der rektalen Untersuchung auf das Lager der Frau und spreizt mit der Hand die Schamlippen, damit der Scheideneingang frei wird und wischt ihn mit einem Wattebausch in der Richtung von oben nach unten ab. Danach legt sie die Zeige- und Mittelfinger auf das Schamlippenbändchen, drückt es nach abwärts, um den empfindlichen Harnröhrenwulst nicht zu berühren und führt Zeige- und Mittelfinger möglichst tief in die Scheide ein (Abb. 119). Der Daumen wird dabei stark abgespreizt, der 4. und 5. Finger in die Hand geschlagen und fest gegen den wenig empfindlichen, nachgebenden Damm gedrückt. Nun brauchen die Schamlippen mit der anderen Hand nicht mehr auseinandergehalten zu werden. Während die Finger in der Richtung der Führungslinie des Beckens in die Höhe geführt werden, wird der Ellenbogen auf das Lager gesenkt.

Bei der vaginalen Untersuchung in der Schwangerschaft, also vor der 36. Schwangerschaftswoche, prüft die Hebamme die Beschaffenheit des Scheideneingangs, die Weite und Länge der Scheide. Sie beachtet, ob die Scheidenhaut glatt, faltig oder rauh ist oder ob sie Narben enthält, und sucht sodann den Scheidenteil auf, der an seiner im Verhältnis zu den weichen Scheidenwandungen größeren Härte erkannt wird. Der Scheidenteil ist bei Erstgebärenden zapfenförmig, gegen Ende der Schwangerschaft verstrichen, so daß nur noch der äußere Muttermund steht. Bei Mehrgebärenden ist er wulstig und mit seitlichen Einrissen versehen, gegen Ende der Schwangerschaft ist er verkürzt und für den Finger eingängig. Der auf der Spitze des Scheidenteils befindliche äußere Muttermund hat bei Erstgeschwängerten die Form eines kleinen Grübchens, bei Mehrgeschwängerten die einer mehr oder weniger klaffenden Querspalte (Abb. 100, 101).

Handelt es sich um eine innere Untersuchung unter der Geburt, so ermittelt die Hebamme, ob der Scheidenteil erhalten, verkürzt oder verstrichen ist, die Größe des Muttermundes und die Beschaffenheit seiner Ränder. Dabei ist bei der vaginalen Untersuchung immer die Grenze des Muttermundes zu beachten und mit dem untersuchenden Finger lediglich der Scheidenteil zu umfahren, nicht aber in den inneren Muttermund einzugehen, damit nicht unnötig Keime von der keimhaltigen Scheide in den keimfreien Halskanal geschleppt werden. Es darf bei der vaginalen Untersuchung niemals ohne dringende Notwendigkeit in den Muttermund vorgedrungen werden. Gewöhnlich kann der Befund so vollständig erhoben werden, wie es für die Beurteilung der geburtshilflichen Verhältnisse notwendig ist. Bei der Prüfung der Frage, ob die Fruchtblase, die man als eine feine glatte Haut fühlt, noch steht, ob sie in der Wehenpause schlaff oder gespannt ist, ob viel oder wenig Vorwasser vorhanden ist, muß man sich hüten, durch zu starkes Andrängen der Finger besonders während einer Wehe die Blase unabsichtlich zu sprengen.

Es folgt die Tastung des vorangehenden Teiles, meistens des Kopfes, seiner Höheneinstellung, der Leitstelle, der Nähte und Fontanellen. Bei Erstgebärenden am Ende der Schwangerschaft drängt der normalerweise fest im Beckeneingangsraum stehende Kopf das vordere Scheidengewölbe herab. Steht der Kopf noch über dem Becken und ist er schwer erreichbar wie in früheren Monaten der Schwangerschaft oder bei einem Mißverhältnis, so nimmt die Hebamme die andere Hand oberhalb der Schoßfuge auf die Bauchdecken und drückt den Kopf von außen den inneren Fingern entgegen. Während der Geburt wird festgestellt, ob ein Teil und welcher im Muttermund liegt und wie tief er bereits getreten ist. Ist der vorangehende Teil der Kopf, so erkennt man ihn an seiner Härte und runden Form, vor allem aber an seinen Nähten und Fontanellen. Diese geben auch besonders nach dem Blasensprung den Hinweis auf die Einstellung (S. 307) des Kopfes. Besteht nach dem Blasensprung eine Kopfgeschwulst (S. 184), so fühlt sich der im Muttermund liegende Abschnitt weich und teigig an. Man umkreist mit den Fingern die weiche Stelle und kann falls der Kopf der vorangehende Teil ist, harte Knochen, Nähte und Fontanellen fühlen. Gelingt es dabei nicht, die harten Schädelknochen zu erreichen, so handelt es sich nicht um eine Schädellage, sondern um eine Regelwidrigkeit.

Die Hebamme muß auch den Stand des Kopfes im kleinen Becken bestimmen, ob er über dem Becken steht oder schon in das Becken eingetreten ist, ob er in der Beckenmitte oder im Beckenausgang steht. Dabei gibt die Tastung der Beckenwandungen Aufschluß über den Stand des Kopfes. **Je mehr man hinten von der Kreuzbeinaushöhlung und vorn von der Hinterfläche der Schoßfuge abtasten kann, um so höher steht der Kopf noch** (Abb. 118). Außerdem geben die untere Schoßfugenrandebene und die Sitzbeindornebene (S. 87) wertvolle Hinweise für die Höheneinstellung des vorangehenden Teils. Kann man nichts mehr vom Kreuzbein und der hinteren Fläche der Schoßfuge abtasten, so steht der Kopf im Beckenausgangsraum. **Falsch ist die Annahme, daß der Kopf tief im Becken steht, wenn** man ihn bei der inneren Untersuchung leicht erreicht, da eine große Kopfgeschwulst vorhanden sein kann, die schon in der Nähe des Beckenausgangs fühlbar ist, während der Hauptteil des knöchernen Schädels noch über dem Becken steht.

Ist das kleine Becken leer, so kann es sich um vermehrtes Fruchtwasser oder um eine regelwidrige Lage des Kindes oder um ein enges Becken handeln. In diesen Fällen prüft die Hebamme, ob sie durch Empordrängen des hinteren Scheidengewölbes den breiten Knochenvorsprung des Vorberges mit den eingeführten Fingern erreicht. Bei normalem Becken ist dies nicht möglich. Erreicht sie ihn, so liegt eine Verengung im geraden Durchmesser des Beckeneingangs vor. Auch die Seitenwände des Beckens werden abgetastet. Bei normalem Becken fühlt sie mit den Fingern nur den vorderen Abschnitt der gebogenen Linie, während sie bei verengtem Becken unter Umständen die gesamte Bogenlinie verfolgen kann. Handelt es sich um ein enges Becken, so springen bisweilen die Kreuzbeinwirbel stärker hervor. Auch auf der Hinterfläche der Schoßfuge fühlt man gelegentlich eine Verdickung oder eine vorspringende Leiste, wodurch das Becken im geraden Durchmesser verengt wird. Zum Schluß untersucht die Hebamme die Größe des Schambogens, ob er besonders eng ist, was auf eine

Verengung des Beckenausgangs hinweist, oder ob er auffällig klafft, was auf einer in der Jugend durchgemachten Englischen Krankheit beruhen könnte.

Hat sie eine Gebärende durch die Scheide untersucht, so prüft sie ihre Handschuhfinger, ob sie mit Schleim, Blut oder Kindspech bedeckt sind. Der Gummihandschuh wird an der Hand abgespült, abgezogen, mit Seifenwasser und Desinfektionslösung gesäubert, abgetrocknet und verwahrt. Die Hebamme wäscht sogleich ihre Hände, bürstet sie in der Desinfektionslösung und trocknet sie mit einem reinen Handtuch ab.

Auf einige **Vorsichtsmaßregeln bei der inneren Untersuchung während der Geburt** muß besonders hingewiesen werden. Niemals dürfen die untersuchenden Finger stark gegen die Fruchtblase drücken, da sie sonst gesprengt werden könnte, wodurch Gefahren für Mutter und Kind eintreten. Aus demselben Grunde ist es bei stehender Blase wegen der Gefahr der vorzeitigen Blasensprengung unstatthaft, rücksichtslos nach Nähten und Fontanellen zu suchen. Niemals darf der noch beweglich stehende vorangehende Teil aus dem Beckeneingang gedrängt werden. Die Untersuchung soll zwar einen sicheren Befund ergeben, aber nicht überflüssig ausgedehnt werden. Vor allem sind **alle nicht vorgeschriebenen Tastversuche und scheinbare Hilfeleistungen bei der inneren Untersuchung aufs strengste verboten.**

Bei jeder geburtshilflichen Untersuchung ist das Schamgefühl der zu Untersuchenden zu schonen.

Die Hebamme ist nach § 300 des Strafgesetzbuches verpflichtet, über alles, was ihr bei Ausübung ihres Berufes bekanntgeworden ist — abgesehen von dem, was dem Arzt oder der Behörde pflichtgemäß mitzuteilen ist —, strengstes Stillschweigen zu bewahren. Jede Verletzung des Berufsgeheimnisses kann eine gerichtliche Bestrafung zur Folge haben.

Hebamme und Arzt.

Die geburtshilfliche Untersuchung hat der Hebamme die Erkenntnis vermittelt, ob eine regelmäßige Schwangerschaft bzw. Geburt vorliegt oder ob Regelwidrigkeiten bestehen. Hierdurch wird sie sofort vor eine wichtige Entscheidung gestellt, denn für ihre gesamte Tätigkeit gilt der Grundsatz, daß sie befugt ist, **normale Fälle selbständig zu beraten und zu betreuen, daß sie aber pflichtgemäß auf Zuziehung eines Arztes zu dringen hat**, wenn sie eine Regelwidrigkeit erkannt hat oder vermutet. Wird trotz normalen Befundes die Zuziehung eines Arztes seitens ihrer Pflegebefohlenen oder deren Angehörigen gewünscht, so soll sich die Hebamme diesem Wunsche fügen. Kommt überhaupt die Inanspruchnahme eines Arztes in Frage, so ist es ihr verboten, besonders gegen den Wunsch der zu Behandelnden für einen bestimmten Arzt zu werben. Sie soll vielmehr die Entscheidung, welcher

Arzt benachrichtigt werden soll, den Angehörigen überlassen. Handelt es sich um eine Regelwidrigkeit in der Schwangerschaft, die keine unbedingte Bettruhe erfordert, so kann die Schwangere den Arzt in seiner Wohnung aufsuchen. In allen anderen Fällen, besonders während der Geburt, muß der Arzt gerufen werden. Bei gebotener Eile ist es stets am ratsamsten, den zunächst wohnenden Arzt zu benachrichtigen. Wird von den Angehörigen die von der Hebamme für nötig befundene Zuziehung eines Arztes abgelehnt, so muß sie ihnen die Folgen der Ablehnung klarmachen. Bleibt es trotzdem bei der Ablehnung, so muß sie sich zu ihrer eigenen Sicherung dieses bescheinigen lassen. Wird auch die Bescheinigung abgelehnt, so muß sie den Tatbestand dem Amtsarzt melden. Niemals aber darf sie wegen solcher Ablehnung ihre Pflegebefohlene im Stich lassen, da Hilfsbereitschaft das oberste Gebot bleibt.

Die **Benachrichtigung des Arztes** erfolgt durch die Hebamme im Einverständnis und im Auftrage ihrer Pflegebefohlenen oder deren Angehörigen und muß so beschaffen sein, daß der Arzt aus ihr ein klares Bild der Sachlage gewinnen kann. Sie wird entweder schriftlich oder durch den Fernsprecher, zur Vermeidung von Mißverständnissen aber niemals durch einen nur mündlich beauftragten Boten übermittelt. Soll der Arzt in die Wohnung der Schwangeren bzw. Gebärenden gerufen werden und befindet sich in derselben ein Fernsprecher, so benutzt die Hebamme diesen. Ist der Fernsprecher nicht in der Wohnung und kann die Hebamme, wie z. B. während der Geburt, das Zimmer nicht verlassen, so übergibt sie einem Boten eine genaue schriftliche Mitteilung, die er dem Arzt am Fernsprecher vorlesen kann. Steht kein Fernsprecher zur Verfügung, so muß der schriftliche Bescheid dem Arzt übermittelt werden. Ist der gewünschte Arzt nicht erreichbar, so wird ein zweiter oder dritter aufgesucht. Die Meldung muß die genaue Anschrift des Arztes, den Namen und die Wohnung der Gebärenden und den Grund der Benachrichtigung enthalten.

Während in geburtshilflichen Anstalten und Kliniken mit ihren neuzeitlichen Einrichtungen jede geburtshilfliche Maßnahme stets ohne weiteres vorgenommen werden kann, muß die Hebamme der Praxis zu demselben Zweck mehr oder weniger behelfsmäßige **Vorbereitungen** treffen, und zwar so rechtzeitig, daß bei der Ankunft des Arztes alles bereit ist. Zunächst sorgt sie dafür, daß kochendes Wasser in reichlicher Menge vorhanden ist, da es zur Desinfektion und zum Auskochen von Instrumenten gebraucht wird. Wünschenswert ist auch ein Vorrat an abgekochtem und wieder abgekühltem Wasser, das in einem bedeckten Kochtopf bereitgehalten wird. Ferner besorgt die Hebamme Schalen zur Desinfektion und stellt mehrere Tische auf, über die sie reine Laken breitet. Auf einen dieser Tische legt sie eine Anzahl frisch gewaschener Handtücher, Laken und Unterlagen bereit, auf einen anderen legt sie ein Kissen, die Kinderwäsche und eine Anzahl durchwärmter Windeln. Daneben stellt sie die Badewanne für das Kind und einen sauberen

Eimer mit reinem kaltem Wasser, da sie auch Zurüstungen für die Behandlung eines etwa scheintot geborenen Kindes treffen muß. Die beschriebenen Vorbereitungen sind bei jeder Geburt, auch wenn sie von der Hebamme allein geleitet wird, erforderlich.

Viele geburtshilfliche Maßnahmen und Eingriffe werden auf dem **Querbett** vorgenommen, das gleichfalls vorbereitet sein muß. Im Querbett wird die Frau mit dem Gesäß auf den Rand einer Längsseite des Bettes gelagert. Um Durchnässungen des Bettes zu vermeiden, wird unter das Gesäß wasserdichter Stoff, der mit einer reinen Unterlage bedeckt ist, geschoben und in einen vor dem Bett stehenden Eimer geleitet. Der Oberkörper wird durch ein Kissen etwas erhöht, die Beine werden auf zwei neben das Bett gestellte Stühle gespreizt aufgestellt, ein dritter Stuhl steht für den Geburtshelfer zwischen den Beinen der Gebärenden. Sind die nötigen Hilfspersonen vorhanden, so können die Beine von diesen gehalten werden. Geburtshilfliche Eingriffe lassen sich statt auf dem Querbett auch bei Lagerung der Gebärenden auf einem festen Tisch, z. B. einem Küchentisch, vornehmen, der mit einem Kissen und einem reinen Laken bedeckt ist. In Ermangelung von Hilfskräften kann man zum Halten der Beine ein zusammengerolltes Bettlaken um den Nacken der Gebärenden führen und die Enden um die angezogenen und gespreizten Knie knüpfen.

Bringt der Arzt seine **Instrumente** nicht keimfrei mit, so müssen sie vor dem Gebrauch an Ort und Stelle ausgekocht werden. Hat der Arzt keine eigene Kochschale, so verwendet man am besten einen Fisch- oder Spargelkocher, in dem die Instrumente liegen können, sonst einen anderen sauberen und hohen Haushaltungstopf, in dem die Instrumente stehen müssen. Die auszukochenden Instrumente werden in ein reines Tuch, dessen gegenüberliegende Zipfel miteinander verknüpft werden, geschlagen und in den Kochtopf versenkt. Nach 15. Min. langem Kochen in reinem Wasser, dem man auf jeden Liter einen Kinderlöffel Soda zusetzt, wird das Bündel mit Hilfe von zwei Holzlöffeln oder mit der Kornzange herausgenommen und in eine Schale mit einer Desinfektionslösung gelegt.

Wichtig ist auch die Vorbereitung einer ausreichenden **Beleuchtung**. Man verwendet beim Fehlen einer genügenden Gas- oder elektrischen Beleuchtung eine oder zwei mit einem Reflektor versehene Küchenlampen, für die man einen sicheren Standort, z. B. einen Schrank, auswählt, oder die man an einem festen Haken oder Nagel an die Wand hängt. Es ist nicht ratsam, eine Lampe von einer helfenden Person halten zu lassen, da sich dabei leicht unliebsame Zwischenfälle ereignen.

Falls keine sachverständigen Personen, Wochenpflegerinnen usw. zur Hand sind, sorgt die Hebamme für die nötigen **Helferinnen**. Dazu eignen sich am besten ruhige Frauen, die selbst geboren haben. Nahe Familienangehörige, besonders der Ehemann, sind meist weniger gut am Gebärbett zu verwenden. Diesen überträgt man besser die Beaufsichtigung des zu kochenden Wassers und ähnliche Hilfsarbeiten.

Ist der Arzt erschienen, so tritt die Hebamme ihm als Gehilfin zur Seite, ist aber dadurch nicht etwa jeder eigenen Verantwortung für ihre Tätigkeit enthoben. Sie muß den **Anordnungen des Arztes** Folge leisten und denselben bei ihrer Pflegebefohlenen und deren Angehörigen Geltung verschaffen, selbst wenn sie von den Maßnahmen, die sie während ihrer Ausbildungszeit kennengelernt hat, abweichen sollten. Nur den Vorschriften der Dienstanweisung muß sie unbedingt nachkommen. Trifft daher der Arzt eine Verordnung, die mit der Dienstanweisung in Widerspruch steht, so muß sie ihn taktvoll, am besten unter vier Augen, darauf aufmerksam machen, daß sie die Verordnung nicht ausführen darf.

In **dringenden Notfällen**, z. B. bei Blutungen wegen vorliegenden Mutterkuchens, bei eingetretener Zerreißung der Gebärmutter, bei Schwangerschaft außerhalb der Gebärmutter mit innerer Blutung, ist die Hebamme auch berechtigt, ihre Pflegebefohlene in ihrer Begleitung unmittelbar in eine Anstalt oder Klinik einzuliefern, ohne daß vorher ein Arzt gerufen worden ist.

C. Die regelrechte Geburt.

Physiologie der Geburt.

Geburt nennt man den Vorgang, durch den die im Verlauf der Schwangerschaft gebildete Frucht aus dem Körper ausgestoßen wird. Wir unterscheiden:

1. Fehlgeburt. Die Geburt erfolgt in den ersten 28 Wochen der Schwangerschaft. Das Kind ist unreif und nicht lebensfähig.

2. Frühgeburt. Die Geburt tritt in der 29.—38. Woche ein. Das Kind ist unreif, aber unter Umständen lebensfähig.

3. Rechtzeitige Geburt. Die Geburt erfolgt etwa in der 40. Schwangerschaftswoche. Das Kind ist zu dieser Zeit ausgetragen, lebensfähig und reif (S. 120).

4. Spätgeburt. Die Geburt erfolgt nach der 40. Schwangerschaftswoche. Das Kind ist reif und lebensfähig, unter der Geburt aber gefährdet.

Die treibenden Kräfte.

Auf dem Verschwinden von wehenhemmenden und der Zunahme von wehenerregenden Stoffen im Blut beruht der Geburtsbeginn. Durch die wehenerregenden Wirkstoffe, die aus dem Hinterlappen der Hypophyse stammen (Abb. 68), kommt es zu rhythmischen unwillkürlichen Zusammenziehungen der Gebärmuttermuskulatur von $1/2$—$1^{1}/_{2}$ Min. Dauer. Diese werden als Wehen bezeichnet. Der Zeitraum, der zwischen den Wehen liegt und sehr verschieden lange dauert, wird Wehenpause genannt.

Wenn aus dem Fruchthalter der Fruchtaustreiber werden soll, so müssen verschiedene Vorbedingungen erfüllt sein.

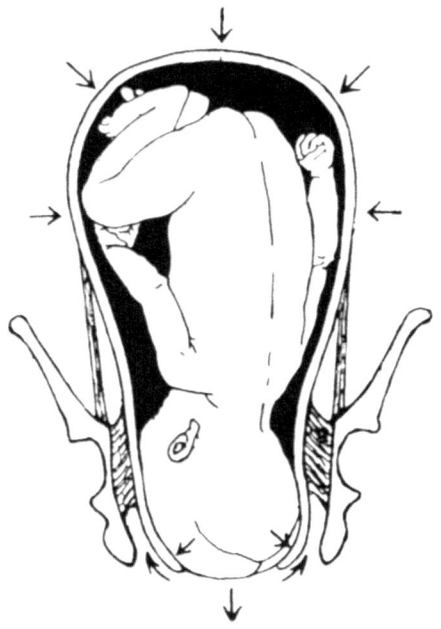

Abb. 120. Schematische Darstellung der Wirkung der Wehenkraft und der Bauchpresse. Die Pfeile zeigen an, in welcher Weise die Wehenkraft an der Gebärmutter ansetzt. Die Gebärmutterbänder verankern diese am Beckengürtel, so daß sich der Hohlmuskel bei Tiefertreten des Kopfes über den Kopf zurückzieht.
(Nach MARTIUS: Lehrbuch der Geburtshilfe.)

Zunächst muß infolge der Erhöhung des Innendruckes durch die Zusammenziehung der Gebärmuttermuskulatur der Inhalt nach der Stelle des geringsten Widerstandes ausweichen. Das ist der Halskanal, der nachgibt und sich eröffnet. Bei seiner Erweiterung handelt es sich nicht nur um eine Dehnung durch die Fruchtblase, bzw den vorangetriebenen Fruchtteil, sondern auch um eine aktive Eröffnung. Die Eröffnung des Gebärmutterverschlusses kommt dadurch zustande, daß sich der massige dickwandige Gebärmutterkörper zusammenzieht und das dünnere an Muskeln schwächere Zwischenstück der Gebärmutter unter Zug gesetzt wird. Der Gebärmutterkörper zieht sich also zusammen, während der Halskanal und das Zwischenstück auseinandergezogen werden. Die Muskulatur des Gebärmutterkörpers zieht sich aber in jeder Wehe nicht nur zusammen, sondern sie zieht sich infolge der spiraligen Anordnung der Muskelfasern gewissermaßen über der Frucht zurück. Die Erweiterung des Fruchthalterverschlusses geht also nicht nur passiv, sondern auch aktiv durch die Zugwirkung der einzelnen Muskelfasern vonstatten. So ist die Eröffnung unabhängig von der Dehnung durch die Fruchtblase,

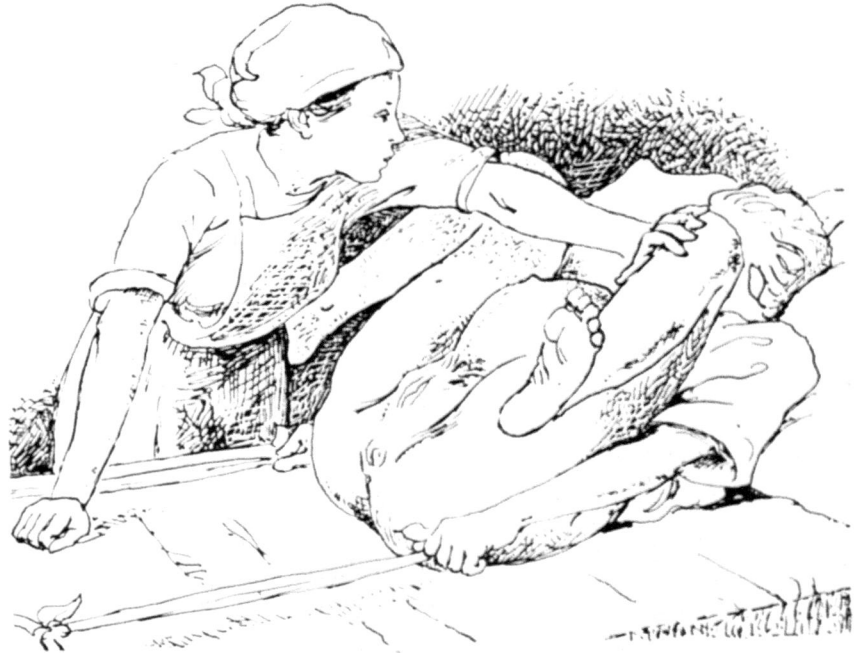

Abb. 121. Preßwehen. Dabei hilft die Hebamme der Gebärenden, indem sie das eine Bein der Gebärenden in ihre Hüfte stützen läßt, an dem anderen Bein das Knie zurückhält. Die Frau bekommt Zügel in die Hand, an denen sie während der Wehe kräftig zieht. Auf diese Weise kann sie die Preßwehen besser verarbeiten.

bzw. dem vorangehenden Teil. Für die austreibende Wirkung der Wehenkraft ist schließlich noch wichtig, daß die Gebärmutter durch ihre Verankerung mit Hilfe des Befestigungsapparates (S. 92) im kleinen Becken festgehalten wird. Wäre dies nicht der Fall, so würde sie sich bei ihrer Verkleinerung über der Frucht nach oben zurückziehen. Da dieses infolge der Befestigung nicht möglich ist, weicht das Geburtsobjekt nach der Stelle des geringsten Widerstandes aus, d. h. nach dem Muttermund (Abb. 120).

Nach der Erweiterung der Geburtswege wird die Wirkung der Wehentätigkeit noch verstärkt und ergänzt durch die Bauchpresse. Sie ist dem Willen der Gebärenden unterworfen und bewirkt durch die Zusammenziehung der Bauchmuskulatur eine Erhöhung des Innendruckes im Bereich der Bauchhöhle und damit auch der Gebärmutterhöhle. Sie stellt eine wertvolle Ergänzung zur Verstärkung der Wehentätigkeit dar. Wenn sie zunächst auch weitgehend willkürlich ist, so wird sie in dem Augenblick, in dem der Kopf auf dem Beckenboden steht, fast unwillkürlich, da die

Frauen durch den Druck auf den Damm einen unwiderstehlichen Drang zum Mitpressen, d. h. zur Betätigung der Bauchpresse verspüren, sehr ähnlich wie bei der Entleerung der Kotsäule, bei der auch durch den Druck auf den Damm die Bauchpresse unwillkürlich betätigt wird. Die Gebärende stellt zum Pressen ihren Körper fest, indem sie die Beine aufstemmt und mit den Händen eine Handhabe ergreift. Dann drängt sie durch eine tiefe Einatmung das Zwerchfell abwärts, hält es durch Schließen der Stimmritze in dieser Stellung fest und spannt die Muskeln der vorderen und seitlichen Bauchwand kräftig an (Abb. 121).

Man unterscheidet folgende Arten von Wehen.

Die **vorhersagenden Wehen** oder Vorwehen (Schwangerschaftswehen) bestehen schon in der letzten Zeit der Schwangerschaft. Es sind leichte Zusammenziehungen, die zeitweise auftreten und als Hartwerden des Leibes empfunden werden.

Die **Eröffnungswehen** treten mit Beginn der Geburt ein, eröffnen den Halskanal und den Muttermund, sind regelmäßiger und werden gewöhnlich als besonders schmerzhaft empfunden.

Die **Austreibungswehen** treiben das Kind durch den Muttermund und durch die Scheide nach außen und werden von der Bauchpresse unterstützt. Sie heißen deshalb auch Preßwehen. Sie treten in rascher Folge auf und bewirken den Höhepunkt des Schmerzes bei dem Durchtritt des Kindskörpers durch die Schamspalte (Abb. 121).

Die **Nachgeburtswehen** lösen die Nachgeburt von der Gebärmutterwand ab. Sie sind schwächer und kaum schmerzhaft.

Die **Nachwehen** sind Zusammenziehungen der Gebärmutter in den ersten Tagen des Wochenbettes. Sie sind besonders bei Mehrgebärenden häufig von Schmerzempfindungen begleitet.

Der Geburtsweg.

Als Geburtsweg bezeichnet man den Knochen-Weichteilkanal, durch den das Kind bei seiner Ausstoßung aus dem mütterlichen Körper getrieben wird. Er besteht aus den von den Wehen zum Durchtrittsschlauch umgeformten Abschnitten der Geschlechtsteile, deren Wandungen durch die Beckenmuskulatur, insbesondere die des Beckenbodens, verstärkt werden (weicher Geburtsweg). Dieses Weichteilrohr, das oberhalb des inneren Muttermundes beginnt und in der Schamspalte endet, wird im größten Teil seines Verlaufes — vom Beckeneingang bis zum Beckenausgang — von den Knochenwänden des kleinen Beckens umschlossen (harter Geburtsweg).

Der außerhalb der Schwangerschaft starre und unveränderliche Beckenkanal wird durch die Schwangerschaftsauflockerung seiner Gelenkfugen etwas elastisch und kann daher während der Geburt, wenn auch nur in sehr beschränktem Maße, eine Raumveränderung erfahren, insofern als dadurch eine Verformung des knöchernen Geburtskanals über dem Geburtsobjekt ermöglicht wird (S. 126).

Er bestimmt im großen und ganzen die Form des Geburtskanals und stellt die äußerste Grenze der Erweiterungsmöglichkeit des weichen Geburtsweges dar.

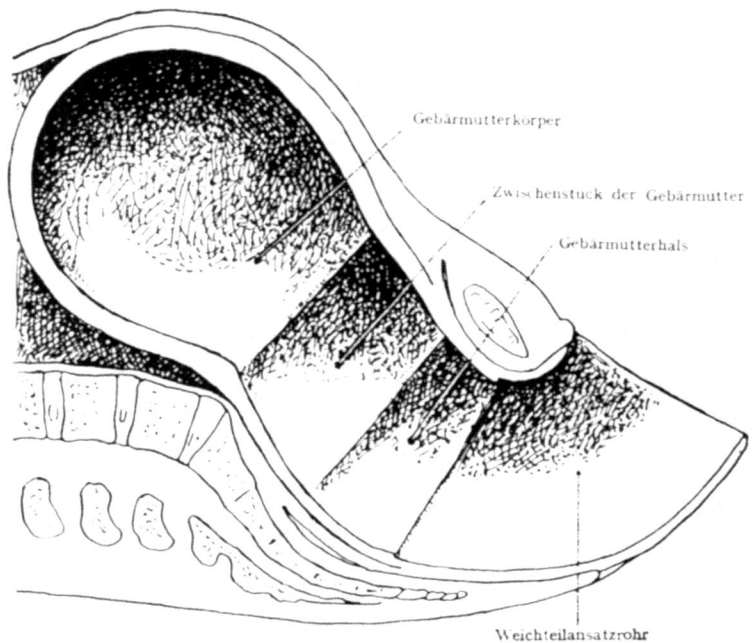

Abb. 122. Weichteilansatzschlauch. Durch die Dehnung des Gewebes wird der ursprünglich enge Ausführungsgang der Geschlechtsteile und die ihn umgebende Muskulatur gangbar gemacht. (Nach MARTIUS: Lehrbuch der Geburtshilfe.)

Der Beckeneingang wird durch große Muskelwülste auf beiden Seiten eingeengt. Auch in der Beckenmitte ist der Innenraum des Beckens durch Muskelwände ausgekleidet und verkleinert. Der Beckenausgang ist durch eine Anzahl von muskulösen und sehnigen Platten und dazwischen gelagertem Bindegewebe wie mit einem Zwerchfell abgeschlossen, das hinten den Mastdarm, vorn die Scheide und die Harnröhre durchtreten läßt, indem es diese Gebilde ringförmig umgreift (S. 88).

Aufgabe der treibenden Kräfte ist es, den ursprünglich engen Ausführungsgang der Geschlechtsteile und die ihn umgebende Muskulatur für den Durchtritt des Kindes gangbar zu machen, eine Aufgabe, die durch die Dehnung der Weichteile gelöst werden muß. Dabei entsteht schließlich ein Muskelrohr von annähernd überall gleicher Weite, das sich schlauchartig den Wandungen des kleinen Beckens anlegt und im Sinne der Führungslinie bogenförmig nach vorn ausläuft (Abb. 122). Bei diesem Vorgang wird der Damm und die Beckenbodenmuskulatur unter hochgradiger Dehnung zum sog. Weichteilansatzschlauch umgebildet (Abb. 123, 124, 125, 126). In der Höhe des Beckeneingangs hat der Querschnitt dieses Durchtrittsschlauches eine mehr querovale, in Beckenmitte eine runde, im Beckenausgang eine runde bis längsovale Form (S. 85).

Die geburtsmechanischen Gesetze.

Es fragt sich nun, wie das Geburtsobjekt auf seinem Wege zum Ausgang mit dem Geburtskanal in Beziehung tritt. Man bezeichnet die Haltungs- und Einstellungsveränderungen der Frucht, die durch die Wehentätigkeit, die Form des Geburtskanals und des Geburtsobjektes hervorgerufen werden, in seiner Gesamtheit als Geburtsmechanismus. Dieser unterliegt ganz bestimmten physikalischen Gesetzen, deren Grundlage das von dem Göttinger Mathematiker GAUSS (geb. 1777, gest. 1855) für die Mechanik aufgestellte

Gesetz des geringsten Zwanges

ist. Dieses auf die Geburtshilfe übertragene Gesetz besagt, daß das Geburtsobjekt sich mit seinen verschieden geformten Umfängen in den verschiedenen Höhen des Geburtskanals jeweils so einstellt wie es am besten hineinpaßt. Es besteht also immer das Bestreben nach

Formenübereinstimmung,

die durch die verschiedenen Haltungs- und Einstellungsänderungen des Geburtsobjekts im Verlauf des Geburtskanals erreicht wird. Auf diese Weise wird stets der geringste Zwang zwischen dem Geburtsobjekt und dem Geburtskanal hergestellt, und die Drehungen der Frucht können denen eines Schraubenbolzens, der durch das Gewinde einer Schraubenmutter gedreht wird, verglichen werden. Dabei stellt sich der längsovale Kopf in den querovalen Beckeneingangsraum mit querverlaufender Pfeilnaht, dreht sich in der Beckenhöhle und stellt sich im Längsspalt des Beckenausgangs längs ein.

Auch die Beugung des Kopfes in der Beckenhöhle ist durch mechanische Gesetze zu erklären. Die Hals-Kopf-Verbindung ist an dem Kopf nicht in der Mitte, sondern außerhalb derselben mehr zum Hinterhaupt hin angebracht. Dadurch entsteht ähnlich wie bei einer Wippe, bei der die Unterstützung nicht in der Mitte angebracht ist, ein langer und ein kurzer Hebelarm (Abb. 127). Die widerstrebenden Kräfte des Geburtskanals sind rund herum gleich stark. Da sich bei verschieden langen Hebelarmen eine gleich starke Kraft an dem längeren stärker auswirkt als an dem kürzeren, bleibt im Verlauf der Geburt der längere Hebelarm, der durch das Vorderhaupt dargestellt wird, mehr zurück. Dagegen wirkt an dem kürzeren Hebelarm, dem Hinterhaupt, die widerstrebende Kraft geringer, so daß er leichter vordringen kann. Das Hinterhaupt tritt also tiefer, während das Vorderhaupt zurückbleibt, d. h. der Kopf beugt sich in der Hals-Kopf-Verbindung.

Neben dem Bestreben nach Formübereinstimmung spielt das Bestreben nach

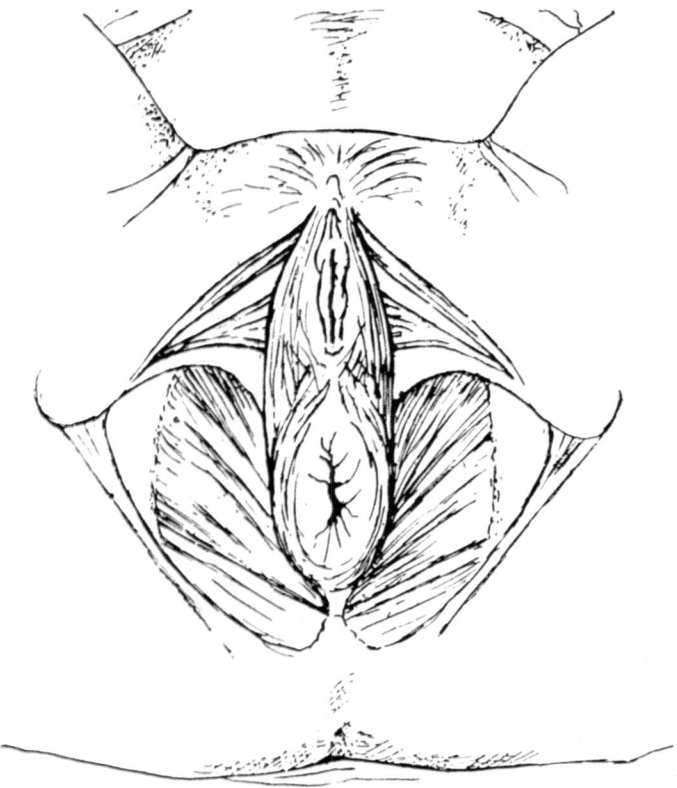

Abb. 123. Beckenboden außerhalb der Schwangerschaft von unten gesehen.

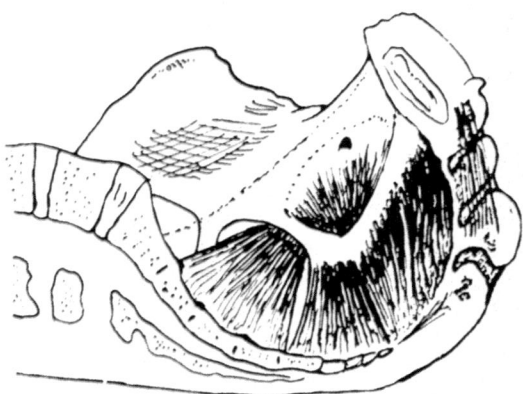

Abb. 124. Beckenbodenmuskulatur mit Levatormuskulatur außerhalb der Schwangerschaft im Längsschnitt.

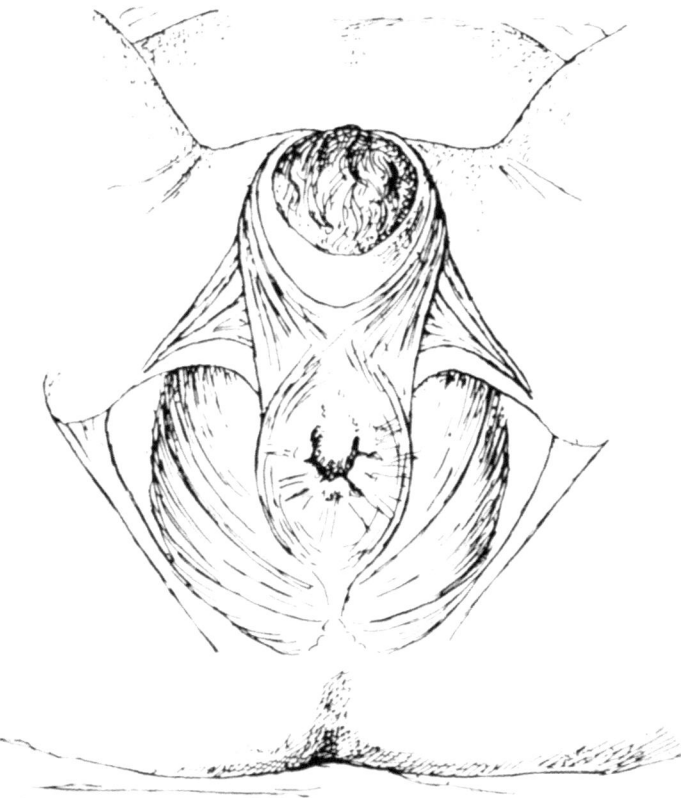

Abb. 125. Beckenboden, der unter der Geburt stark durch den vorangehenden Teil gedehnt und ausgewalzt wird. (Nach MARTIUS: Lehrbuch der Geburtshilfe.)

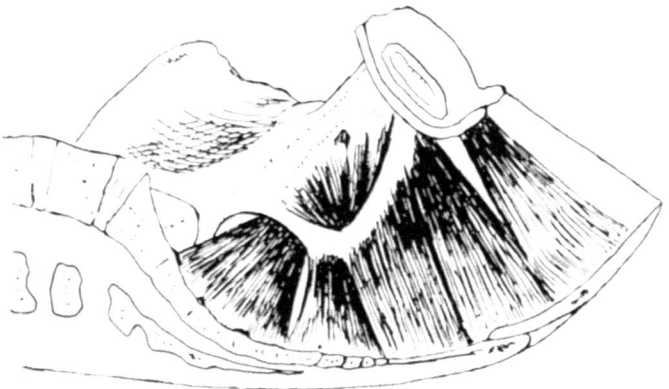

Abb. 126. Das gleiche wie Abb. 125 im Längsschnitt. Die Beckenbodenmuskulatur wird stark gedehnt und in den Weichteilansatzschlauch einbezogen. (Nach MARTIUS: Lehrbuch der Geburtshilfe.)

Abbiegungsübereinstimmung
in der Geburtsmechanik eine wesentliche Rolle. Im Knie des Geburtskanals muß eine Abbiegung der Frucht stattfinden. Durch diese kommt es innerhalb des kindlichen Körpers zu Gewebsspannungen, die ihrerseits nach Entspannung streben. Dieses Streben wirkt sich dahin aus, daß sich die Frucht bei dem Durchtritt durch

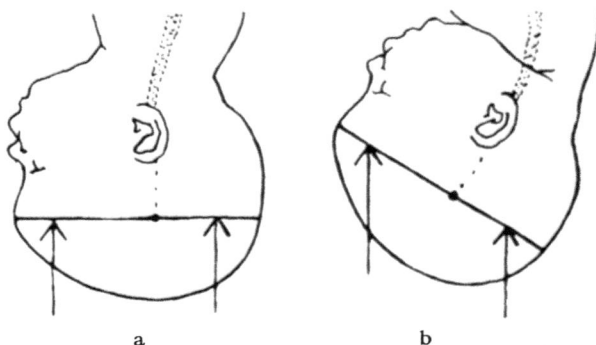

a b
Abb. 127a u. b. Die gleich starken Widerstände des Geburtskanals wirken an dem längeren Hebelarm, der durch das Vorderhaupt dargestellt wird, stärker als an dem kürzeren durch das Hinterhaupt gebildeten Hebelarm. Der Kopf wird gebeugt.

das Knie des Geburtskanals so lange dreht, bis die Richtung der geringsten Gewebsspannung bzw. der leichtesten Abbiegbarkeit der Frucht mit der Abbiegungsrichtung des Geburtskanals an seinem Knie übereinstimmt. Damit ist das Gesetz des geringsten Zwanges erfüllt.

Geburtsmechanismus bei Hinterhauptslage.

Bei Wehenbeginn oder bei Erstgebärenden in den letzten Wochen der Schwangerschaft paßt sich als **erste Phase** des Geburtsmechanismus der ovale Kopf mit seinem größten Längsdurchmesser nach dem Gesetz der Formenübereinstimmung in den ovalen Beckeneingangsraum mit seinem größten Querdurchmesser ein (Abb. 128, 129, 130). Die Pfeilnaht verläuft zu dieser Zeit also quer oder etwas schräg. Dabei hält der Kopf zunächst noch seine Mittelhaltung zwischen Beugung und Streckung aufrecht, so daß man bei dieser Phase der Geburt noch nicht von einer Hinterhauptslage, sondern nur von einer Schädellage sprechen kann. Die Pfeilnaht verläuft meist in gleicher Entfernung von der Schamfuge und dem Vorberg, wenn sie auch manchmal etwas dem Vorberg genähert ist. Das Hinterhaupt steht auf der Seite des Rückens, so daß gar keine oder eine nur geringe Drehung der Halswirbelsäule vorhanden ist, je nachdem ob der Rücken weiter nach vorn oder hinten liegt. In der ersten Phase des Geburtsmechanismus, dem Eintreten des Kopfes in den Beckeneingangsraum hat also der Kopf entsprechend dem Gesetz der Formenübereinstimmung eine ihm aufgezwungene Einstellung, aber eine ungezwungene Haltung (S. 307, 309).

Wenn der Kopf tiefer tritt, beginnt die **zweite Phase** des Geburtsmechanismus, bei dem nun dem Kopf auch die Haltung aufgezwungen wird. Da er allseitig unter gleichem Zwang steht, geht er nach den obenbeschriebenen mechanischen Gesetzen in eine Beugehaltung über (Abb. 131, 132, 133). Die Raumausnutzung ist auf diese Weise in der runden Beckenhöhle die bessere. Die kleine Fontanelle tritt dabei als Leitstelle in die Führungslinie, wodurch sich die Längsachse des Kopfovals in den Längsdurchmesser des Beckens einstellt. Inzwischen ist der Kopf an den Beckenboden gekommen Daß die Richtungsübereinstimmung zwischen der Längsachse des Kopfes und der Beckenhöhle im allgemeinen durch eine Beugung des Kopfes zustande kommt, beruht auf der bereits geschilderten exzentrisch angelegten Hals-Kopf-Verbindung (S. 167). Der Nacken des Kindes beginnt sich gleichzeitig in dem längsovalen Beckenausgangsraum nach dem Gesetz der Formenübereinstimmung allmählich schamfugenwärts zu drehen, so daß sich der Längsdurchmesser des Kopfes in den längsgerichteten Weichteilspalt des Beckenbodens dreht. Diese Drehung wird unterstützt durch die trichterförmig angeordnete Beckenbodenmuskulatur, die in ihrem Weichteilspalt ihren tiefsten Punkt erreicht (Abb. 56). Durch diese Anordnung rutscht das Oval des Kopfes auf der Innenfläche des Beckenbodens in den Weichteilspalt hinein.

Die drei Bewegungen des Kopfes:
1. das Tiefertreten,
2. die Beugung,
3. die Drehung,

die in ihrer Gesamtheit also die zweite Phase des Geburtsmechanismus darstellen, werden nicht nacheinander, sondern miteinander durchgeführt. Der geradlinigen, schraubenförmigen zweiten Phase wird durch den Beckenboden ein Ziel gesetzt, und es folgt die

dritte Phase des Geburtsmechanismus oder der Austrittsmechanismus aus dem kleinen Becken.

Er dient der Überwindung des Knies des Geburtskanals (S. 87). Der Kopf legt sich unter Führung der kleinen Fontanelle mit dem Nacken in den Schamfugenausschnitt und geht nun von einer Beugehaltung in eine Streckhaltung über, durch die das Vorderhaupt und das Gesicht geboren werden, indem der in den Schamfugenausschnitt gelegte Nacken zum festen Punkt, dem Stemmpunkt, wird (Abb. 134—139). Der Kopf wird also durch diese Haltungsänderung um diesen Punkt herumgehebelt. Mechanisch fällt durch die Drehung des Nackens nach vorn die leichteste Abbiegbarkeit des Kopfes mit der Biegung, dem Knie des Geburtskanals, zusammen.

Gleichzeitig und gleichsinnig spielt sich die

vierte Phase des Geburtsmechanismus

mit der Entwicklung des Schultergürtels ab, die mechanisch unabhängig von dem Kopfmechanismus den gleichen Gesetzen der

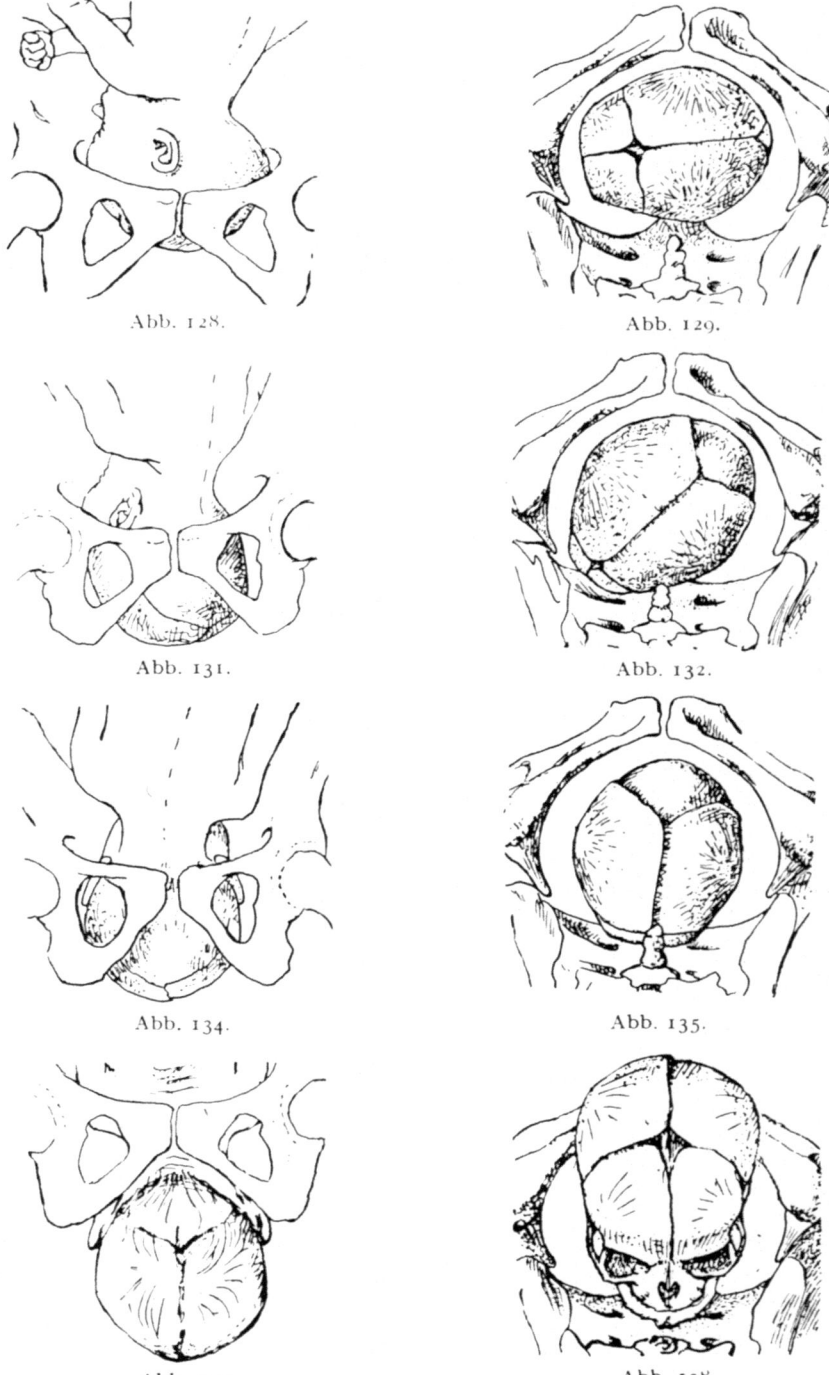

Abb. 128.   Abb. 129.

Abb. 131.   Abb. 132.

Abb. 134.   Abb. 135.

Abb. 137.   Abb. 138.

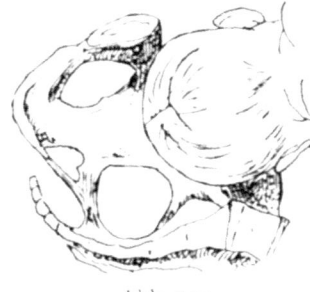

Abb. 130.

Abb. 128. Erste Phase des Geburtsmechanismus bei erster Hinterhauptslage, von vorn gesehen.

Abb. 129. Erste Phase des Geburtsmechanismus bei erster Hinterhauptslage, von unten gesehen.

Abb. 130. Erste Phase des Geburtsmechanismus bei erster Hinterhauptslage, von der Seite gesehen.

Abb. 128—130. Der vorangehende Teil steht im Beckeneingangsraum, die Pfeilnaht verläuft quer, die Haltung ist ungezwungen.

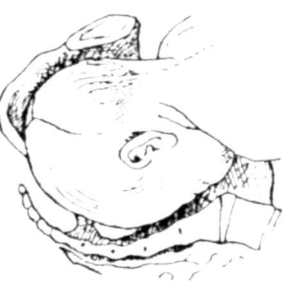

Abb. 133.

Abb. 131. Zweite Phase des Geburtsmechanismus bei erster Hinterhauptslage, von vorn gesehen.

Abb. 132. Das gleiche wie Abb. 131, von unten gesehen.

Abb. 133. Das gleiche wie Abb. 131 u. 132, von der Seite gesehen.

Abb. 131—133. Die Leitstelle steht in der Beckenhöhle, die Pfeilnaht verläuft im ersten schrägen Durchmesser, die kleine Fontanelle übernimmt die Führung. Die Haltung ist eine gezwungene.

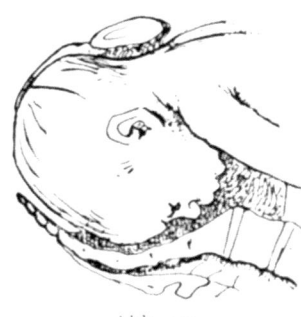

Abb. 136.

Abb. 134. Dritte Phase des Geburtsmechanismus (Austrittsmechanismus) bei erster Hinterhauptslage, von vorn gesehen.

Abb. 135. Das gleiche wie Abb. 134, von unten gesehen.

Abb. 136. Das gleiche wie Abb. 134 u. 135, von der Seite gesehen.

Abb. 134—136. Die Leitstelle steht auf dem Beckenboden, die Pfeilnaht verläuft im geraden Durchmesser, der Kopf füllt die Beckenhöhle vollkommen aus.

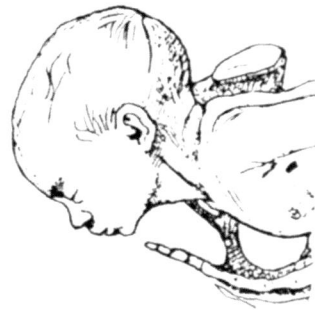

Abb. 139.

Abb. 137. Weiterer Verlauf des Austrittsmechanismus, von vorn gesehen.

Abb. 138. Das gleiche wie Abb. 137, von unten gesehen.

Abb. 139. Das gleiche wie Abb. 137 u. 138, von der Seite gesehen.

Abb. 137—139. Der Nacken legt sich in den Schamfugenausschnitt und wird durch Streckung um die Schamfuge herumgehebelt.

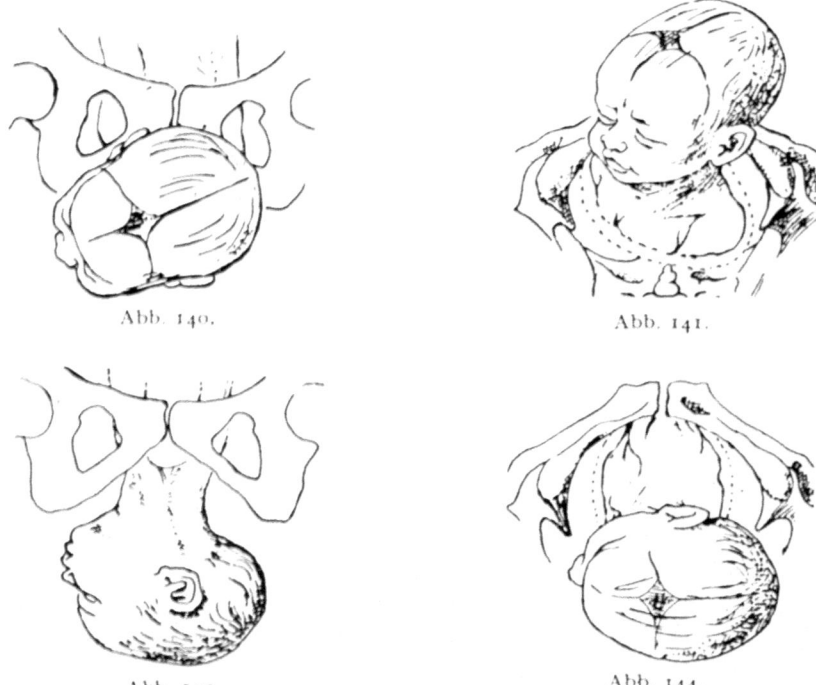

Abb. 140.   Abb. 141.

Abb. 143.   Abb. 144.

Formenübereinstimmung und der leichtesten Abbiegbarkeit unterliegt. Die Schulterbreite passiert den Beckeneingangsraum schräg oder quer, dreht sich in der Beckenhöhle und verläuft am Knie des Geburtskanals dann im geraden Durchmesser (Abb. 140, 141, 142, 143, 144, 145). Dieser gleichsinnige und gleichzeitig ablaufende Mechanismus erklärt sich dadurch, daß der größte Durchmesser des Kopfes, der Längsdurchmesser, zu dem größten Durchmesser des Schultergürtels, der Schulterbreite, senkrecht steht und der querovale Beckeneingangsraum genau so weit von dem längsovalen Beckenausgangsraum entfernt ist wie die maßgebende Ebene des Kopfes von der des Schultergürtels.

Bei dem Austritt des Schultergürtels legt sich zunächst die vordere Schulter in den Schamfugenausschnitt. Durch Seitwärtsbeugung der Wirbelsäule wird dann auch die hintere Schulter durch das Knie des Gebärmutterkanals über den Damm geboren (Abb. 154, 155). Der von dem Geburtszwang befreite Kopf wird bei dem Geburtsmechanismus der Schultern durch die Übertragung ihrer Drehbewegungen auf den Kopf lediglich mitgenommen. Hierdurch kommt die äußere Drehung zustande.

Der Geburtsmechanismus des Kopfes teilt sich bei der regelrechten Hinterhauptslage also in folgende 4 Phasen ein (MARTIUS):

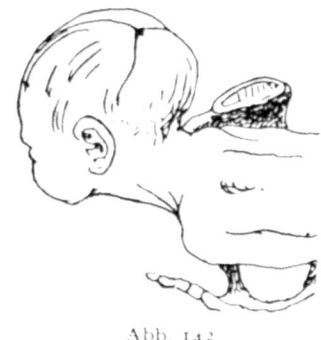

Abb. 140. Durchtrittsmechanismus der Schulter von vorn.

Abb. 141. Das gleiche wie Abb. 140 von unten.

Abb. 142. Das gleiche wie Abb. 140 u. 141 von der Seite.

Abb. 140—142. Die Schultern treten mit querer oder schräg verlaufender Schulterbreite in den Beckeneingangsraum ein.

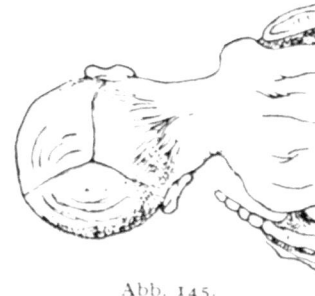

Abb. 143. Vierte Phase des Geburtsmechanismus mit der Entwicklung des Schultergürtels von vorn.

Abb. 144. Das gleiche wie Abb. 143.

Abb. 145. Das gleiche wie Abb. 143 u. 144.

Abb. 143—145. Die Schultern treten aus dem Becken aus. Die Schulterbreite verläuft im geraden Durchmesser. Die vordere Schulter legt sich in den Schambogen.

1. Quer- oder Schrägeinstellung des in Mittelhaltung befindlichen Kopfes im Beckeneingangsraum.
2. Beugung und innere Drehung des Kopfes in der Beckenhöhle.
3. Übergang des längs eingestellten Kopfes in Streckung im Beckenausgangsraum.
4. Äußere Drehung des Kopfes mit dem Gesicht nach der Seite, abhängig vom Schultermechanismus.

Geburtsmechanismus der verschiedenen Hinterhauptslagen.

a) **Erste Hinterhauptslage, erste Unterart** (Abb. 128—145).
Äußere Untersuchung: Kopf oberhalb der Schamfuge, Steiß im Gebärmuttergrund, Rücken links, kleine Teile rechts, Herztöne links unterhalb des Nabels.
Verlauf.
Beckeneingangsraum: kleine Fontanelle links, große Fontanelle rechts, Pfeilnaht quer.
Beckenmitte: kleine Fontanelle in der Führungslinie links vorn, große Fontanelle rechts hinten, Pfeilnaht im ersten oder linken schrägen Durchmesser.
Beckenausgangsraum: kleine Fontanelle unter der Schamfuge, große Fontanelle hinten. Pfeilnaht im geraden Durchmesser. Das Hinterhaupt tritt unter der Schoßfuge hervor, der Nacken stemmt sich an, das Vorderhaupt und das Gesicht werden über dem Damm geboren.

Gleichsinnig mit der Geburt des Kopfes tritt die Schulterbreite aus dem queren Durchmesser des Beckeneingangsraums in den zweiten oder rechten schrägen Durchmesser der Beckenmitte und dann in den geraden Durchmesser des Beckenausganges. Der Kopf wird mit dem Gesicht nach dem rechten Schenkel der Mutter gedreht. Die rechte vordere Schulter stemmt sich unter der Schamfuge an, die linke tritt über den Damm. Der Rücken des Kindes sieht nach links, die vordere rechte Hüfte tritt unter der Schoßfuge, die linke am Damm hervor.

Das geborene Kind trägt die Kopfgeschwulst auf dem rechten Scheitelbein. Das linke Scheitelbein wird unter das rechte geschoben.

b) Erste Hinterhauptslage, zweite Unterart.

Äußere Untersuchung: der gleiche Befund wie bei der ersten Unterart, die Herztöne sind etwas weiter außen hörbar.
Verlauf.
Beckeneingang: kleine Fontanelle links, große Fontanelle rechts, Pfeilnaht quer.
Beckenmitte: 1. kleine Fontanelle in der Führungslinie links hinten, große Fontanelle rechts vorn, Pfeilnaht im zweiten oder rechten schrägen Durchmesser.
2. kleine Fontanelle links, große Fontanelle rechts, Pfeilnaht quer (Beckenmittenquerstand).
3. kleine Fontanelle links vorn, große Fontanelle rechts hinten, Pfeilnaht im ersten oder linken schrägen Durchmesser.
Beckenausgang: kleine Fontanelle vorn, große Fontanelle hinten, Pfeilnaht im geraden Durchmesser.
Weiterer Verlauf: siehe erste Unterart.

Die erste und die zweite Unterart der gewöhnlichen linken Hinterhauptslage unterscheiden sich im Verlauf des Geburtsmechanismus also folgendermaßen (Abb. 146, 148).

Erste Unterart	Zweite Unterart
Beckeneingang: kleine Fontanelle links, große Fontanelle rechts, Pfeilnaht quer.	Das gleiche.
Beckenmitte: kleine Fontanelle links vorn, große Fontanelle rechts hinten, Pfeilnaht im ersten schrägen Durchmesser.	1. kleine Fontanelle links hinten, große Fontanelle rechts vorn, Pfeilnaht im zweiten schrägen Durchmesser.
	2. kleine Fontanelle links, große Fontanelle rechts, Pfeilnaht quer.
	3. kleine Fontanelle links vorn, große Fontanelle rechts hinten, Pfeilnaht im ersten schrägen Durchmesser.
Beckenausgang: kleine Fontanelle vorn, große Fontanelle hinten, Pfeilnaht im geraden Durchmesser.	Das gleiche.

Zweite oder rechte Hinterhauptslage.
Erste Unterart.
Äußere Untersuchung: Kopf oberhalb der Schamfuge, Steiß im Gebärmuttergrund, Rücken rechts, kleine Teile links, Herztöne rechts unterhalb des Nabels.

Verlauf.
Beckeneingangsraum: Pfeilnaht quer, kleine Fontanelle rechts, große Fontanelle links.
Beckenmitte: kleine Fontanelle in der Führungslinie rechts vorn, große Fontanelle links hinten, Pfeilnaht im zweiten oder rechten schrägen Durchmesser.
Beckenausgangsraum: kleine Fontanelle unter der Schamfuge, große Fontanelle hinten, Pfeilnaht im geraden Durchmesser. Das Hinterhaupt tritt unter der Schoßfuge hervor, der Nacken stemmt sich an, das Vorderhaupt und das Gesicht werden über den Damm geboren.

Gleichsinnig mit der Geburt des Kopfes tritt die Schulterbreite aus dem queren Durchmesser des Beckeneinganges in den ersten oder linken schrägen Durchmesser in Beckenmitte und dann in den geraden Durchmesser des Beckenausganges. Der Kopf wird mit dem Gesicht nach dem linken Schenkel der Mutter gedreht. Die linke vordere Schulter stemmt sich unter der Schamfuge an, die rechte tritt über den Damm. Der Rücken des Kindes sieht nach rechts, die vordere linke Hüfte tritt unter der Schamfuge, die rechte hintere am Damm hervor. Das geborene Kind trägt die Kopfgeschwulst auf dem linken Scheitelbein. Das rechte Scheitelbein wird unter das linke geschoben.

Zweite Hinterhauptslage, zweite Unterart.
Äußere Untersuchung: der gleiche Befund wie bei der ersten Unterart. Die Herztöne sind schwerer und etwas weiter außen hörbar.
Verlauf.
Beckeneingangsraum: kleine Fontanelle rechts, große Fontanelle links, Pfeilnaht quer.
Beckenmitte. 1. kleine Fontanelle in der Führungslinie rechts hinten, große Fontanelle links vorn, Pfeilnaht im ersten oder linken schrägen Durchmesser.
2. kleine Fontanelle rechts, große Fontanelle links, Pfeilnaht quer (Beckenmittenquerstand).
3. kleine Fontanelle rechts vorn, große Fontanelle links hinten, Pfeilnaht im zweiten oder rechten schrägen Durchmesser.
Beckenausgang: kleine Fontanelle vorn, große Fontanelle hinten, Pfeilnaht gerade.
Weiterer Verlauf: wie bei der ersten Unterart.

Die erste und zweite Unterart der gewöhnlichen rechten Hinterhauptslage unterscheiden sich folgendermaßen (Abb. 147, 149)

Erste Unterart.	Zweite Unterart.
Beckeneingang: kleine Fontanelle links, große Fontanelle rechts, Pfeilnaht quer.	Das gleiche.
Beckenmitte: kleine Fontanelle rechts vorn, große Fontanelle links hinten, Pfeilnaht im zweiten schrägen Durchmesser.	1. kleine Fontanelle rechts hinten, große Fontanelle links vorn, Pfeilnaht im ersten schrägen Durchmesser.
	2. kleine Fontanelle rechts, große Fontanelle links, Pfeilnaht quer.
	3. kleine Fontanelle rechts vorn, große Fontanelle links hinten, Pfeilnaht im zweiten schrägen Durchmesser.
Beckenausgang: kleine Fontanelle vorn, große Fontanelle hinten, Pfeilnaht im geraden Durchmesser.	Das gleiche.

Wie man aus dieser Zusammenstellung ersieht, besteht der Unterschied zwischen der ersten und zweiten Unterart

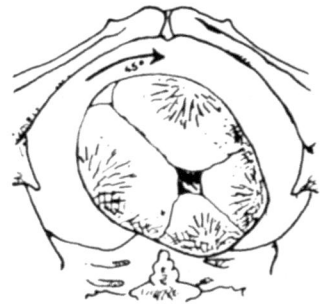
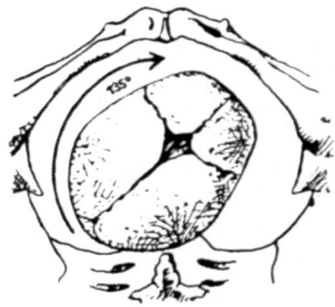

Abb. 146. Untersuchungsbefund bei erster Hinterhauptslage, erste Unterart. Die Pfeilnaht steht im ersten schrägen Durchmesser, die kleine Fontanelle links vorn, die große Fontanelle rechts hinten. Der Kopf muß sich, damit die Pfeilnaht in den geraden Durchmesser kommt, um 45° drehen.

Abb. 147. Untersuchungsbefund bei zweiter Hinterhauptslage, erste Unterart. Kleine Fontanelle rechts vorn, große Fontanelle rechts hinten. Pfeilnaht im zweiten schrägen Durchmesser. Der Kopf muß sich, um in den geraden Durchmesser zu kommen, um 45° drehen. Die kleine Fontanelle steht dann vorn.

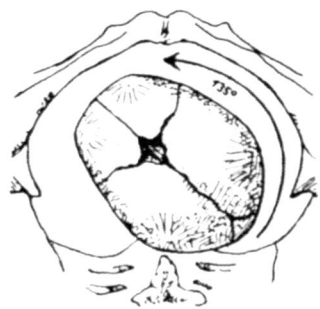
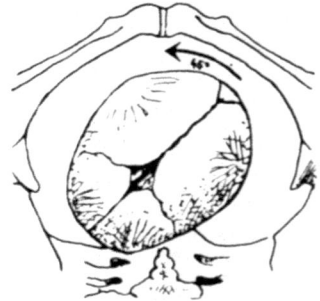

Abb. 148. Untersuchungsbefund bei erster Hinterhauptslage, zweite Unterart. Damit die kleine Fontanelle nach vorn kommt, muß sich die Pfeilnaht um 135° drehen.

Abb. 149. Untersuchungsbefund bei zweiter Hinterhauptslage, zweite Unterart. Auch hier muß sich die Pfeilnaht, damit die kleine Fontanelle von rechts hinten nach vorn kommt, um 135° drehen.

der Hinterhauptslagen im Geburtsmechanismus darin, daß sich bei der ersten Unterart die Pfeilnaht auf ihrem Wege durch den Geburtskanal nur um 90° zu drehen braucht, während bei der zweiten Unterart eine Drehung von 135° erforderlich ist.

Hintere Hinterhauptslage.

Nur sehr selten erhält sich die zweite Unterart während des ganzen Geburtsverlaufs. In diesen seltenen Fällen wird in der Beckenmitte die kleine Fontanelle nicht nach vorn, sondern nach hinten gedreht, so daß sie im Beckenausgang hinten am Steißbein steht und nicht vorn unter der Schoßfuge (Abb. 150, 151). Auch

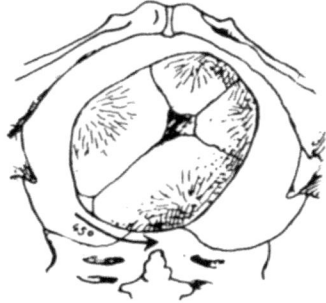

Abb. 150. Untersuchungsbefund bei erster hinterer Hinterhauptslage. Bei dem Austrittsmechanismus steht die kleine Fontanelle hinten. Damit die Pfeilnaht vom zweiten schrägen Durchmesser in den geraden Durchmesser kommt, muß sich der Kopf um 45^0 drehen.

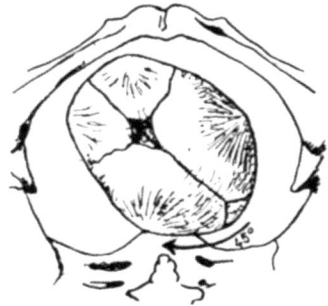

Abb. 151 Untersuchungsbefund bei zweiter hinterer Hinterhauptslage. Die Pfeilnaht steht im ersten schrägen Durchmesser, die kleine Fontanelle rechts hinten. Die Pfeilnaht dreht sich bei dem Austrittsmechanismus um 45.

in diesen Fällen wird das Hinterhaupt als der vorangehende Teil zuerst geboren. Der Austrittsmechanismus spielt sich dann so ab, daß der schon gebeugte Kopf sich am Knie des Geburtskanals noch stärker beugt und dann austritt, indem sich die Gegend der großen Fontanelle in den Schamfugenausschnitt legt und das Hinterhaupt bis zum Nacken über den Damm geboren wird. Durch eine nun folgende Streckung werden Gesicht und Vorderhaupt geboren. Da die weitere am Knie des Geburtskanals erforderliche Beugung des Kopfes gegen die leichteste Abbiegbarkeit erfolgen muß, verläuft die dritte Phase des Geburtsmechanismus immer erschwert und verzögert.

Verlauf der Geburt in Hinterhauptslage.

Die Geburt wird in 3 Zeiten eingeteilt:

1. Die Eröffnungszeit erstreckt sich vom Einsetzen einer regelmäßigen Wehentätigkeit bis zur völligen Erweiterung des Muttermundes.
2. Die Austreibungszeit rechnet von der völligen Eröffnung des Muttermundes bis zur vollendeten Geburt des Kindes.
3. Die Nachgeburtszeit dauert bis zur vollendeten Ausstoßung der Nachgeburt.

Die Dauer der Geburt hängt von der Stärke der Wehen, von der Weite und Dehnbarkeit des Geburtskanals und der Größe des Kindes ab. Bei Erstgebärenden dauert die Geburt länger als bei Mehrgebärenden, und zwar etwa 15 Stunden, während die Geburt bei Mehrgebärenden durchschnittlich 9 Stunden dauert. Eine genaue Abgrenzung der Eröffnungszeit gegen die Austreibungszeit ist nicht immer mit Sicherheit durchzuführen. Wenn die Blase vor vollständiger Eröffnung des Muttermundes gesprungen ist, gehen die Eröffnungs- und Austreibungsvorgänge nebeneinander her. Die Nachgeburtszeit dauert im allgemeinen 20—30 Min., kann sich aber auch länger, bis zu einer Stunde, hinziehen. In den letzten Wochen der Schwangerschaft treten die Vorwehen häufiger auf. Sie bereiten die Geburt vor und stellen bei Erstgebärenden den Kopf fest in den Beckeneingangsraum. Sie können in solcher Stärke auftreten, daß sie den Geburtsbeginn vortäuschen, können aber dann wieder nachlassen, so daß sich dieser noch tagelang hinzögert.

Die Eröffnungszeit.

Die **Geburt beginnt,** wenn
1. die Wehentätigkeit anfängt und regelmäßig ist,
2. das Fruchtwasser abfließt,
3. es zeichnet, wobei man unter „zeichnen" den Abgang von mit Blut vermischtem Schleim versteht. Er stammt aus dem Halskanal, während das Blut aus der Siebhaut, in der die Lösung der Eihäute erfolgte und aus kleinen Einrissen des Halskanals kommt.

Die ersten Wehen werden von den Frauen zunächst als ein Ziehen im Kreuz bezeichnet und später als ein Ziehen vom Kreuz in-den Leib angegeben. Die Schmerzempfindung nimmt je nach der Empfindlichkeit und dem Temperament der Gebärenden allmählich zu. Die Wehen treten zunächst alle 10—15 Min., später alle 3—5 Min. und in der Austreibungszeit alle 1—3 Min. auf. Sie halten $1/2$—1 Min. an. Die Befestigungen der Gebärmutter am Beckengerüst werden bei den Zusammenziehungen der Muskulatur angespannt, wodurch sich die in der Wehenpause schlaffe Gebärmutter aufbäumt und mit ihrer Längsachse in die Führungslinie des Beckeneingangs einstellt.

Bei der Eröffnung des Gebärmutterverschlusses wird der Halskanal von innen nach außen auseinandergezogen. Man bezeichnet den **Grad der Erweiterung des Muttermundes** nach der Größe bekannter Münzsorten und nennt ihn

markstückgroß bei einem Durchmesser von etwa 2 cm,
dreimarkstückgroß bei einem Durchmesser von 3 cm,
kleinhandtellergroß, wenn der Durchmesser 6 cm beträgt,
handtellergroß bei einem Durchmesser von 8 cm.

Bei der vollständigen Erweiterung des Muttermundes mißt er etwa 10—12 cm Durchmesser.

Bei der Eröffnung des Muttermundes besteht bei Erst- und Mehrgebärenden insofern ein Unterschied, als bei Erstgebärenden der äußere Muttermund solange bestehen bleibt, bis der gesamte Halskanal in eine trichterförmige Höhle umgewandelt ist. Erst dann zieht er sich über den vorangehenden Kindsteil zurück, bis er schließlich vollständig eröffnet und verstrichen ist. Bei Mehrgebärenden nimmt der äußere Muttermund von vornherein an der

Erweiterung des Halskanals teil, so daß mit der Erweiterung des inneren Muttermundes auch der äußere bis auf einen wulstigen Saum, der immer bestehen bleibt, erweitert ist.

Die Eröffnung des Fruchthalterverschlusses kann man äußerlich an dem Hochsteigen der Grenzfurche zwischen dem Gebärmutterkörper und dem Zwischenstück verfolgen, da diese bei den Zusammenziehungen der Muskulatur allmählich nabelwärts verlagert wird, ein Vorgang, der unter Umständen auf eine drohende Zerreißung der Gebärmutter hindeuten kann (S. 285).

Mit der beginnenden Erweiterung des Halskanals löst sich der untere Eipol von der Siebhaut ab. Es kommt zu kleinen Einrissen am Muttermund, so daß es etwas blutet. Mit der fortschreitenden Eröffnung des Halskanals wird der untere Eipol in den Halskanal getrieben. Daran ist zunächt nur die Fruchtblase mit dem Fruchtwasser als dem Teil der Frucht beteiligt, der dem Wehendruck am leichtesten nachgibt, während der weniger gut verformbare Kindsteil, meistens der Kopf, zunächst an seiner Höheneinstellung nichts ändert. Auf diese Weise stellt sich zunächst die das Vorwasser enthaltende Fruchtblase. Während sich der Halsteil über ihr weiter zurückzieht, wölbt sich die Fruchtblase immer weiter zum Ausgang vor, bis sie auch in der Wehenpause prall stehenbleibt. Die Blase ist springfertig. Gewöhnlich springt sie dann auch nach wenigen Wehen rechtzeitig, d. h. der Muttermund war beim **Blasensprung** fast vollständig oder vollständig erweitert, und das vor dem vorangehenden Kindsteil befindliche Vorwasser fließt ab. Mit dem Blasensprung rückt der vorangehende Kindsteil tiefer, legt sich nun ringförmig an die Weichteile des Geburtskanals an und schließt auf diese Weise die Gebärmutterhöhle nach außen ab. Durch diesen Berührungsgürtel wird die Hauptmasse des Fruchtwassers zurückgehalten und fließt erst nach der Geburt des Kindes ab. Die Blase kann aber schon springen, bevor überhaupt die Wehentätigkeit eingesetzt hat oder in einer früheren Zeit der Eröffnungsperiode. Man spricht dann vom vorzeitigen bzw. frühzeitigen Blasensprung. Während dem frühzeitigen Blasensprung bei Längslagen keine wesentliche geburtshilfliche Bedeutung zukommt, können beim vorzeitigen Blasensprung und nicht sehr bald einsetzender Wehentätigkeit durch den mangelhaften Verschluß leicht Keime aufwandern und zu Fieber unter der Geburt oder im Wochenbett führen. Schließlich gibt es noch einen verspäteten Blasensprung, wenn die Eihäute sehr fest und derb sind und nicht bersten, so daß die Fruchtblase sich dann bis in die Schamspalte vorwölbt. Die Hebamme darf sie unter diesen Umständen zum Bersten bringen, d. h. die Blase sprengen, während ihr sonst jede Blasensprengung verboten ist.

Zuweilen legt sich die Fruchtblase ohne Vorwasser unmittelbar an den vorangehenden Teil des Kindes an, und der kindliche Kopf wird, von Eihäuten umhüllt, mit einer sog. Glückshaube geboren (S. 362).

Die Austreibungszeit.

Nach der vollständigen Erweiterung des Fruchthalterverschlusses beginnt die Austreibungszeit. In ihr wird der vorangehende Kindsteil, dem der übrige Kindskörper nach bestimmten Gesetzen folgt, in die Scheide und dem aus dem Beckenboden, dem Damm und dem Scheideneingang gebildeten Weichteilansatzschlauch (Abb. 122) vorgetrieben. Für diese den Wehen gestellte Aufgabe wird die Bauchpresse zur Hilfe genommen. Dabei hebt die Gebärende den Oberkörper in jeder Wehe an, um die **Preßwehen** gut

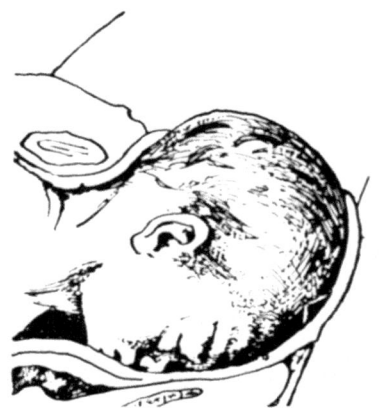 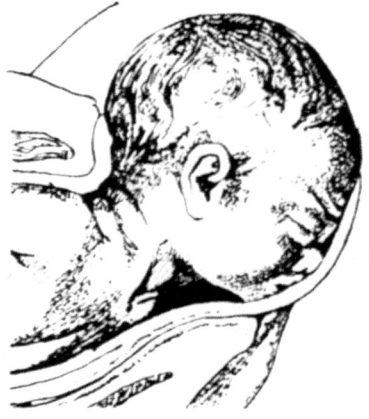

Abb. 152. Der Austrittsmechanismus. (Nach MARTIUS: Lehrbuch der Geburtshilfe.)

Abb. 153. Bei dem weiteren Austrittsmechanismus streckt sich der Kopf. (Nach MARTIUS: Lehrbuch der Geburtshilfe.)

verarbeiten zu können. Bevor die Austreibungswehen einsetzen und sich zu ihrer vollen Höhe verstärken, tritt nach dem Blasensprung meistens eine kurze Zeit der Ruhe ein, da sich die Gebärmuttermuskulatur der durch den Abfluß des Fruchtwassers veränderten Gewebsspannung anpassen muß. Die Wehenschmerzen, die zunächst mehr Dehnungsschmerzen waren, werden nunmehr Druckschmerzen auf die Nachbarorgane im kleinen Becken und Dehnungsschmerzen am äußeren Geburtskanal. Bei jedem Nachlassen der Wehe läßt auch die Bauchpresse nach, und die Frau sammelt in der Wehenpause Kraft für die nächste Wehe. Bei der Verarbeitung der Wehen sind die Frauen sehr verschieden geschickt. Die einen lassen die Wehe günstigerweise erst auf den Höhepunkt kommen, um dann mit Hilfe der Bauchpresse kräftig mitzupressen, die anderen sind unruhig, pressen zu früh oder benutzen die Bauchpresse nur schlecht, so daß sie die Wehen mangelhaft verarbeiten und entsprechend langsamer zum Ziele kommen. Dabei ist es wichtig, die Gebärende richtig zu lagern. Die Hebamme muß darauf achten, daß die Frauen nicht mit einem hohlen Kreuz und zu stark angezogenen Beinen pressen, da bei einer derartigen Körperhaltung die Geburtslinie unnötig stark gebogen ist. Man muß vielmehr darauf achten, daß die Gebärende flach auf der

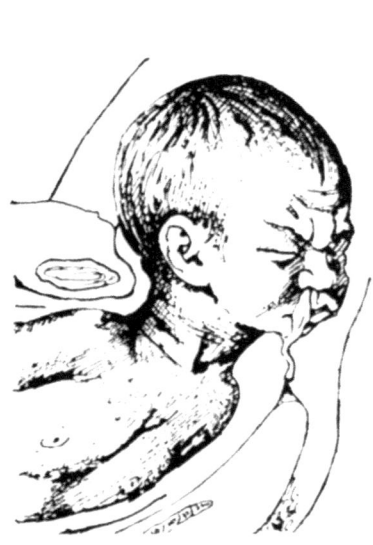

Abb. 154. Nachdem der Kopf geboren ist, dreht sich die Schulterbreite in den Längsdurchmesser des Beckenausgangs. (Nach MARTIUS: Lehrbuch der Geburtshilfe.)

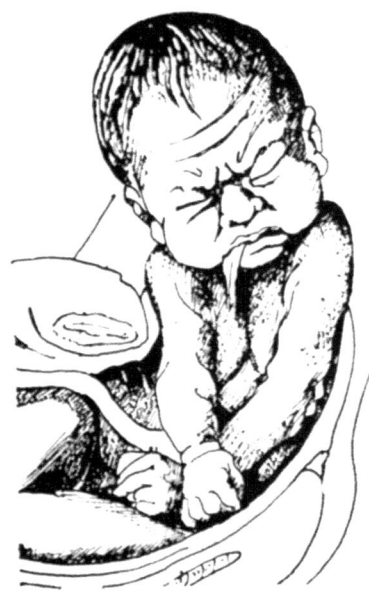

Abb. 155. Nachdem die Schultern geboren sind, wird der übrige Kindskörper in der Richtung der Führungslinie des Geburtskanals geboren. (Nach MARTIUS: Lehrbuch der Geburtshilfe.)

Unterlage aufliegt, die Beine nicht zu stark abwinkelt, so daß die Geburtslinie flacher und für den Austrittsmechanismus günstiger wird.

Durch das Tiefertreten des vorangehenden Kindsteiles wird das Scheidenrohr gedehnt und die gesamte auch noch anderen Aufgaben dienende Beckenbodenmuskulatur mit den äußeren Geschlechtsteilen einem gemeinsamen Zwecke zugeführt. Dieses Weichteilansatzrohr (Abb. 122) ermöglicht dem Kind den Austritt über den außerhalb der Schwangerschaft den Verschluß des Beckens bildenden Beckenboden, der während der Geburt eröffnet wird, um dann gleich wieder seine Funktion als Beckenverschlußapparat zu übernehmen. Im weiteren Verlauf hat der vorangehende Kopf schließlich den Scheideneingang erreicht. Ein Teil des Schädels wird während der Wehe zwischen den auseinanderweichenden Schamlippen sichtbar, geht aber zunächst in der Wehenpause zurück, worauf die Schamspalte sich wieder schließt: der Kopf **schneidet ein** (Abb. 162). Durch wiederholtes Andrängen des Kopfes werden die äußeren Geschlechtsteile und besonders der sich stark vorwölbende Damm mehr und mehr gedehnt. Die Gebärende empfindet durch den Druck des Kopfes auf den Mastdarm oft Stuhldrang, der Harn kann infolge des Druckes auf die Harnröhre nicht mehr gelassen werden. Unter zunehmender Längsdehnung wird der Damm vorgewölbt, sein Gewebe verdünnt sich, die Afteröffnung klafft und wird nach vorn gezogen, zuweilen wird Darminhalt ausgepreßt. Endlich bleibt der Kopf auch in der Wehenpause sichtbar, Kraft und Schmerzhaftigkeit der Preßwehen haben den höchsten Grad erreicht und die Bauchpresse wird durch die Mitwirkung der gesamten Körpermuskulatur verstärkt. Das Gesicht der Gebärenden ist gerötet, ihre Lippen sind bläulich verfärbt, der Körper ist in Schweiß gebadet und die Knie zittern. Zuweilen stellen sich Wadenkrämpfe ein. Die Erregung steigert sich unter lebhaften Schmerzäußerungen aufs höchste, bis endlich bei einer neuen Wehe **der Kopf durchschneidet** und geboren wird (Abb. 163, 166). Sofort empfindet die Gebärende eine große Erleichterung. Nach kurzer Pause erfolgt dann unter Drehung des kindlichen Kopfes die Geburt der Schulter, denen der übrige Körper zwanglos folgt, da er ohne Schwierigkeiten durch den vom Kopf gedehnten weichen Geburtsweg gleitet (Abb. 152, 153, 154, 155, 167).

Mit der Geburt des Rumpfes fließt der Rest des Fruchtwassers, das Nachwasser, untermischt mit etwas Blut ab. Das neugeborene Kind liegt zwischen den Schenkeln der Mutter und bekundet sein Leben durch lebhaftes Schreien. Von seinem Nabel verläuft die Nabelschnur durch die klaffenden Geschlechtsteile der Mutter zu der noch in der Gebärmutter befindlichen Nachgeburt. An dem kindlichen Kopf fällt in den meisten Fällen und ganz besonders bei langdauernden Geburten eine Geschwulst des Kopfes auf. Es handelt sich dabei um die **Kopf- oder Geburtsgeschwulst** (Abb. 342, 343).

Der vom Muttermund umschlossene und abgeschnürte Abschnitt des Kopfes, also die Leitstelle, befindet sich unter einem geringeren Druck als der übrige von den Gebärmutterwandungen umgebene und unter dem Wehendruck stehende Kindskörper. Es kommt beim lebenden Kinde zu einer Faltung der Kopfhaut, einer Erschwerung des Blutrückflusses an dieser Stelle und dadurch zu einer blutig-wäßrigen, teigigen Anschwellung der Kopfschwarte, der Geburtsgeschwulst. Bei der Schädellage befindet sich die Geburtsgeschwulst auf dem vorangehenden Scheitelbein und wird Kopfgeschwulst genannt. Durch den Widerstand des Geburtskanals gegen den vorrückenden Kopf wird dieser besonders bei längerer Dauer der Austreibung verformt, indem sich die Kopfknochen in den Nähten übereinanderschieben. Die Scheitelbeine werden dabei über die Stirnbeine und über das Hinterhauptsbein, das hinten gelegene Scheitelbein meist unter das vorangehende vordere geschoben. Die Kopfknochen können sich infolge ihrer Biegsamkeit der Gestalt des Geburtskanals anpassen, so daß das Hinterhaupt mehr oder weniger lang ausgezogen ist. Alle diese Veränderungen schwinden in den ersten Stunden des Lebens.

Im Gegensatz zu der Kopfgeschwulst entsteht viel seltener eine **Kopfblutgeschwulst** (S. 384).

Die Nachgeburtszeit.

Nach Ausstoßung des Kindes braucht die Gebärmutter einige Zeit, um sich mit Hilfe der Nachgeburtswehen dem veränderten Füllungszustand anzupassen. Durch die Zusammenziehung der Muskulatur wird sie beträchtlich verkleinert, so daß der Gebärmuttergrund jetzt etwa in Nabelhöhe steht und dort durch die erschlafften Bauchdecken deutlich getastet werden kann (Abb. 177a).

Die Verkleinerung erstreckt sich auch auf die Haftstelle des Mutterkuchens, wodurch die Placenta entweder zunächst in der Mitte oder bei einer anderen Lösungsart zuerst an den Rändern abgehoben wird (Abb. 156, 157). Bei der **Ablösung der Nachgeburt** werden die großen Gefäße eröffnet, das austretende Blut hilft den Mutterkuchen zu lösen, und durch das Zusammenwirken mit den Nachgeburtswehen, die nach kurzer Pause einsetzen und zu einer fortgesetzten Verkleinerung der Haftstelle führen, wird die Lösung im allgemeinen etwa innerhalb von 20 Min. vollendet.

Sitzt die Placenta der Gebärmutterwand flach auf, so übt die Zusammenziehung der Muskulatur von beiden Seiten etwa den gleichen Druck aus und die Nachgeburt hebt sich zunächst in der Mitte ab. Das hinter dem gelösten Teil nachströmende Blut vollendet die Lösung. Sitzt die Placenta aber über Eck, sei es in der Tubenecke oder in der Kante des Gebärmuttergrundes, so wird bei einer von allen Seiten gleich stark wirkenden Kraft die Mitte nicht etwa gehoben, da dabei eine Vergrößerung der Haftfläche stattfinden müßte. Die über Eck liegende Mitte der Nachgeburt wird vielmehr noch stärker in die Ecke gedrückt, und die Nachgeburt löst sich bei der zunehmenden Verkleinerung der Haftfläche zuerst an der Seite (Abb. 158, 159a, b), von der eine Schicht auf dem Mutterkuchen haftet, die andere in der Gebärmutter zurückbleibt und später mit dem Wochenfluß ausgestoßen wird. Der Mutterkuchen fällt auf den Muttermund und in die Scheide. Dort bleibt er zunächst liegen, bis seine **Austreibung** durch die Bauchpresse erfolgt (Abb. 178, 179). Bisweilen empfindet die Gebärende einen Drang zum Pressen, da die Scheide durch den in ihr befindlichen Mutterkuchen gedehnt und hierdurch die Bauchpresse zur Tätigkeit angeregt wird. In anderen Fällen wird die Nachgeburt ausgetrieben, wenn die Gebärende aus sonstigen Gründen die Bauchpresse wirken läßt, z. B. beim Husten, Niesen oder Urinlassen. Schließlich kann man die Austreibung der Nachgeburt damit vollenden, daß man die Gebärende zum Pressen auffordert. Bei der Austreibung zieht der Mutterkuchen die Eihäute hinter sich her und von der Gebärmutterwand ab. Dies hat zur Folge, daß bei dem geborenen Mutterkuchen die Eihäute fast immer auf die mütterliche Seite umgestülpt sind. Die Austreibung der gelösten Nachgeburt kann durch die Hebamme unterstützt werden, indem sie die meist auf der rechten Seite liegende Gebärmutter umfaßt, in die Mitte bringt und bei gleichzeitigem Mitpressen der Gebärenden stützt (Abb. 179).

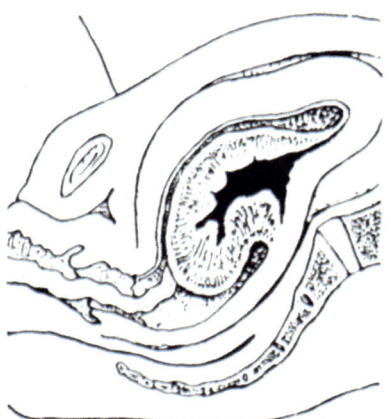 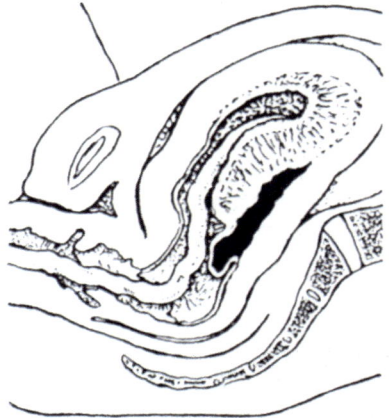

Abb. 156. Ablösung der Nachgeburt im Durchschnitt. Die Nachgeburt löst sich zunächst in der Mitte.

Abb. 157. Ablösung der Nachgeburt im Durchschnitt. Die Nachgeburt löst sich zuerst am Rande.

Die vollständig entleerte Gebärmutter ist als eine harte, abgeplattete Kugel, etwa handbreit über der Schoßfuge durch die Bauchdecken zu tasten. Durch die Zusammenschiebung der Muskulatur werden an der Haftstelle die Öffnungen der mütterlichen Gefäße verlegt und eine weitere Blutung vermieden.

Die Gebärende empfindet infolge der bei der Geburt geleisteten Muskelarbeit, der dabei auftretenden Schweißentwicklung und infolge der länger dauernden Entblößung ihres Körpers nicht selten ein Kältegefühl, das sich zu einem Frost steigern kann und sie nach wärmerer Bedeckung verlangen läßt. Allmählich aber tritt ein Wohlbehagen ein, und die Gebärende kann sich von den Anstrengungen und Schmerzen der Geburt erholen. Allerdings bestehen noch eine Zeitlang Abspannungs- und Ermüdungszustände, und die seelische Erregung läßt eine wirkliche Ruhe noch nicht aufkommen.

Leitung der regelrechten Geburt durch die Hebamme bis zur Geburt des Kindes.

Die Geburt ist ein natürlicher Vorgang, der im allgemeinen keiner Kunstgriffe bedarf. Aufgabe der Hebamme ist es, den Verlauf der Geburt sorgfältig zu beobachten, Schädlichkeiten von der Gebärenden fernzuhalten und ihre Beschwerden zu lindern.

In der Leitung der Geburt findet die Hebamme ihren wichtigsten und verantwortungsvollsten Wirkungskreis. Durch sachgemäße Ausübung ihres Berufes erfüllt sie eine segensreiche Aufgabe. Sie kann aber schweres Unglück verschulden, wenn sie aus Unkenntnis, Leichtsinn und eingebildetem Besserwissen

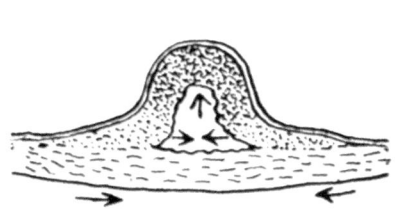

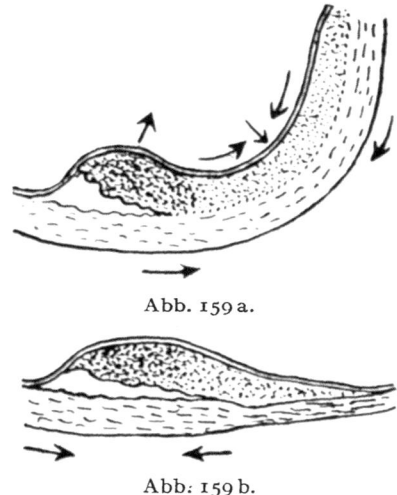

Abb. 158. Schematische Darstellung der Lösung der Nachgeburt von Abb. 156. Durch das Zusammenziehen der Gebärmuttermuskulatur stößt in der Mitte der Nachgeburt die Kraft von beiden Seiten zusammen, so daß sich der Mutterkuchen dort abhebt.

Abb. 159a.

Abb. 159b.

Abb. 159a u. b. Schematische Darstellung der Ablösung des Mutterkuchens von Abb. 157. a. Die Nachgeburt sitzt über Eck. Durch die Zusammenziehung der Gebärmutter wird die Nachgeburt noch stärker in die Ecke gedrückt und löst sich bei der zunehmenden Verkleinerung der Haftfläche zuerst an der Seite. b. Wenn die Gebärmuttermuskulatur sich unregelmäßig zusammenzieht ohne daß die Nachgeburt über Eck sitzt, z. B. bei einem tieferen Sitz der Haftstelle, so sind die Zusammenziehungen der Gebärmutter ungleichmäßig und die Nachgeburt löst sich ebenfalls zuerst an der Seite.

ihre Pflichten versäumt. Die Hebamme soll im Vollbesitz der Kenntnisse und aller Fertigkeiten ihres Berufes sein und Verständnis für die Leiden der Gebärenden besitzen. Erst dann wird sie zu einer wahren Helferin in der schweren Stunde der Geburt. Ruhiges Wesen, wenig Worte, aber sicheres Handeln, freundlicher Zuspruch, auch wenn nötig, ernste Ermahnungen, erwecken Vertrauen. Hastiges, lautes Benehmen, Geschwätzigkeit und Ruhmredigkeit sind Untugenden, die am Gebärbett besonders tadelnswert sind.

Wird die Hebamme zur Geburt gerufen, so folgt sie dem Rufe stets ohne Zeitverlust. Sie bekleidet sich mit einem Waschkleide, das kurze oder emporstreifbare Ärmel besitzt, schneidet sich die Fingernägel möglichst kurz und wäscht sich noch in ihrer Wohnung gründlich die Hände. Dann nimmt sie ihre Tasche mit Geräten, die stets gebrauchsfertig bereitliegen muß, und begibt sich zu der Gebärenden. Ist sie dort angekommen, so soll ihre erste

Frage dahin gehen, ob das Vorwasser bereits abgeflossen ist. Wird die Frage bejaht, so macht sie ohne Zeitverlust alle Zurüstungen, stellt Temperatur und Puls fest und führt die äußere Untersuchung aus. Scheint sich die Geburt bereits ihrem Ende zu nähern, d. h. werden bereits Preßwehen wahrgenommen, so desinfiziert sie sich rechtzeitig zum Dammschutz, um nicht von der Geburt überrascht zu werden.

In den meisten Fällen übernimmt die Hebamme die Geburt im Beginn der Eröffnungszeit, wenn das Fruchtwasser noch nicht abgeflossen ist. In diesem Falle führt sie die **geburtshilfliche Untersuchung** in der **vorgeschriebenen Reihenfolge** durch. Während sie die Vorgeschichte aufnimmt (S. 141), kocht sie gleichzeitig aus ihrer Tasche die beiden Bürsten, den Nagelreiniger, die Gummihandschuhe, die Nabelschnurschere, die Scheren zum Kürzen der Schamhaare, den Katheter, das Nabelband, die Klemmen und gesondert das Afterrohr aus.

Hierauf stellt sie die Gefäße für die Desinfektion bereit: Schalen mit Wasser und Alkohol, in die die dazugehörigen Bürsten gelegt werden und bereitet die Desinfektionslösung. Eine weitere Schale gebraucht sie zum Reinigen der Geschlechtsteile der Gebärenden.

Nunmehr führt sie die vorschriftsmäßige Waschung ihrer Hände aus. Vor jeder neuen Waschung der Hände ist das Waschwasser zu erneuern.

Sodann folgt die **äußere Untersuchung**, wie sie bereits auf S. 144 mit den typischen Handgriffen und der Kontrolle der Herztöne dargestellt ist.

Bei der Vorbereitung werden die Gebärenden, falls es der Zustand noch erlaubt, zur **Körperreinigung** stehend in der Badewanne unter einer Dusche abgewaschen. Auf diese Weise wird ein Eindringen von Badewasser in die Scheide vermieden.

Ist die Geburt schon weit fortgeschritten oder handelt es sich um bedrohliche Zustände bei der Gebärenden, z. B. um Herzfehler, Lungenentzündung oder um Blutungen oder Krämpfe, so muß statt dessen eine Reinigung durch Abwaschen auf dem Lager erfolgen.

Hierauf erhält die Kreißende einen **Einlauf** zur Entleerung des Mastdarms (S. 45). Dieser Einlauf ist stets zu geben, auch wenn kurz vorher Stuhlgang erfolgt ist, ja sogar, wenn Durchfall besteht, denn der Einlauf soll den Mastdarm leer machen, da sonst während der Austreibung dauernd Kot ausgepreßt wird Die Entleerung des Darmes soll nicht auf dem Klosett, sondern auf einer Bettschüssel (Stechbecken), im Notfall auf einem Nachtgeschirr oder einem Eimer erfolgen. Der Urin soll in ein sauberes Gefäß entleert werden, damit er auf Eiweiß untersucht werden kann (S. 37). Der After ist nach der Stuhlentleerung sorgfältig mit Watte zu reinigen.

Die Schamhaare werden alsdann mit der dazu bestimmten Schere möglichst kurz geschnitten. Darauf werden die Geschlechtsteile und ihre Umgebung, d. h. die Innenseite der Oberschenkel, der Unterbauch bis zum Nabel und zum Schluß Damm und Aftergegend gründlich abgespült und mit einem Wattebausch abgetrocknet. Hierauf erhält die Gebärende reine Leibwäsche.

Handelt es sich um einen der angeführten Ausnahmefälle, bei denen eine innere Untersuchung notwendig ist, so wird sie jetzt von der Hebamme vorgenommen, nachdem die vorschriftsmäßige Desinfektion ihrer Hände erfolgt ist und die untersuchende Hand mit dem ausgekochten Gummihandschuh bekleidet worden ist.

Hat die äußere und im Ausnahmefall auch die innere Untersuchung mit Sicherheit ergeben, daß es sich um eine regelrechte Geburt handelt, so übernimmt die Hebamme die Leitung derselben, in allen anderen Fällen muß sie pflichtgemäß die Zuziehung eines Arztes verlangen.

Das **Gebärzimmer** soll möglichst hell, luftig, nicht zu warm (17—19° C) sein und möglichst wenig Staubfänger, wie Polstermöbel und dergleichen, enthalten. Alle überflüssigen Personen, namentlich Kinder, sollen das Zimmer verlassen; auch Tiere, z. B. Hunde, sind zu entfernen.

Im Beginn der Eröffnungszeit kann die Gebärende außer Bett sein, sofern die Kindslage eine regelrechte ist und bei stehender Blase der Kopf fest im Becken steht. Sie kann je nach Wunsch abwechselnd liegen, stehen oder gehen. Bei der Wehe sucht die Gebärende eine Stütze, sie setzt sich oder stützt sich auf einen Stuhl oder ergreift die Hände der Hebamme. Wenn die Wehen stärker werden, oder wenn die Hebamme bei einer etwa notwendigen inneren Untersuchung die Blase auch in der Wehenpause gespannt gefühlt hat, muß die Gebärende gelagert werden. Nach dem Blasensprung darf sie keinesfalls umhergehen.

Das **Geburtsbett** ist ein gewöhnliches Bett mit fester Matratze, damit das Gesäß nicht einsinkt. Das Bett erhält reine Wäsche und wird möglichst so aufgestellt, daß es von beiden Längsseiten zugängig ist. Um das Bett vor Benässung zu schützen, wird unter die Gesäßgegend der Gebärenden ein breites Stück wasserdichten Stoffes quer über die Matratze gelegt, über die eine reine leinene Unterlage kommt. Läßt sich eine wasserdichte Unterlage nicht beschaffen, so legt man der Gebärenden ein mehrfach zusammengelegtes Laken unter das Gesäß. Im Notfall läßt sich der wasserdichte Stoff auch durch mehrere Lagen von festem Papier ersetzen, das mit der leinenen Unterlage bedeckt wird. Als Bedeckung dient am besten eine Wolldecke mit Leinenüberzug, während Federkissen als zu warm zu meiden sind.

Die Gebärende soll bis auf das Hemd völlig entkleidet sein. Das Hemd wird am Rücken emporgerollt, um es vor Verunreinigung mit Fruchtwasser oder Blut zu schützen. Das Kopfhaar wird geordnet, langes Haar in zwei Zöpfe geflochten.

Die Hebamme sorgt für weitere Zurüstungen, wie sie S. 188 beschrieben sind. In die Nähe des Bettes stellt sie eine größere

Schale mit Desinfektionslösung und legt einige Wattebäusche hinein, um von Zeit zu Zeit, besonders vor dem Dammschutz, die Geschlechtsteile reinigen zu können. In eine andere Schale mit gleicher Lösung werden die Nabelschnurschere, die Gummihandschuhe und das Nabelband nach dem Auskochen gelegt.

Die **Lagerung** der Gebärenden in der Eröffnungsperiode kann, sofern der Kopf mit dem Beckeneingangsraum schon in mechanische Beziehung getreten ist, eine beliebige sein. Wenn der Kopf noch hoch steht, kann man den Oberkörper der Gebärenden durch ein Kopfkissen erhöhen. Dabei neigt sich die Lendenwirbelsäule nach vorn, so daß der Kopf gegen den Beckeneingang getrieben wird. Steht der Kopf tief, so kann man den Oberkörper flacher lagern, damit der Kopf aus der Kreuzbeinhöhlung nach vorn vorrückt.

Ferner gilt folgende wichtige allgemeine Regel: Man lagere die Gebärende auf die Seite, wo der Teil steht, der tiefer treten und sich nach vorn drehen soll. Ist z. B. der beweglich über dem Becken stehende Kopf auf die rechte Darmbeinschaufel abgewichen, so lagert man die Gebärende auf die rechte Seite. Handelt es sich um eine erste Schädellage zweite Unterart (S. 176), steht also die kleine Fontanelle links hinten, so lagert man sie auf die linke Seite, bei zweiter Schädellage zweite Unterart (S. 177) auf die rechte Seite, damit sich die kleine Fontanelle nach vorn dreht. Bei der Seitenlagerung fällt der bewegliche Gebärmuttergrund auf dieselbe Seite, während sich der untere Abschnitt der Gebärmutter mit dem vorangehenden Teil nach der anderen Seite bewegt. Auf diese Weise gelangt gegebenenfalls der abgewichene Kopf in das Becken, oder die kleine Fontanelle tritt tiefer und dreht sich nach vorn.

Ist der vorangehende Kindsteil und seine Einstellung durch die äußere Untersuchung nicht eindeutig zu ermitteln oder bestehen andere Unklarheiten, so wird die innere Untersuchung durch den Mastdarm zu Hilfe genommen (S. 155). Zu diesem Zweck zieht die Hebamme einen besonders bezeichneten desinfizierten Gummihandschuh an, streift einen Fingerling über den untersuchenden Zeigefinger und führt die Untersuchung durch. Dabei beachtet sie die Punkte, die auf S. 155 aufgezählt werden.

Führt die Untersuchung durch den Mastdarm ebenfalls zu keiner sicheren Klärung, was selten der Fall ist, oder aber tritt unter der Geburt eine bedrohliche durch die Mastdarmuntersuchung nicht näher erklärliche Änderung der Lage ein, so muß durch die Scheide untersucht werden (S. 156).

Springt die Blase, so ist die Menge und Farbe des abgehenden Vorwassers zu beachten. Grünlich gefärbtes Fruchtwasser deutet auf Abgang von Kindspech. In diesem Falle sind wegen der möglichen Gefährdung des Kindes unmittelbar nach dem Blasensprung die Herztöne besonders sorgfältig zu überwachen und gegebenenfalls ein Arzt zu benachrichtigen (S. 192).

In der Austreibungszeit hat die Gebärende Rückenlage einzunehmen und die Beine auf das Lager mit gebeugten Knien aufzustemmen, damit sie die Wehen gut „verarbeiten" kann. Das geschieht fast stets unwillkürlich, so daß eine Belehrung meist nicht nötig ist. Ein Mitpressen in der Eröffnungsperiode ist nicht nur zwecklos, sondern auch schädlich, da dadurch die Blase vorzeitig springen kann und die Gebärende sich unnötig erschöpft. Es ist daher in dieser Zeit zu verbieten. Da die Gebärende beim Mitpressen gern nach einer Handhabe greift, kann man an den unteren Bettpfosten je ein Handtuch befestigen und ihr die Enden in die Hände geben (Abb. 121). Dabei ist darauf zu achten, daß die Gebärende nicht einen hohlen Rücken macht, sondern das Kreuz auf das Lager fest auflegt.

Ferner achtet die Hebamme auf die Harnblase. Da mit dem Stuhlgang nach dem Einlauf im Beginn der Geburt auch der Harn entleert ist, findet zunächst keine stärkere Füllung der Blase statt. Später sieht man oft die gefüllte Blase sich deutlich an der Unterbauchgegend von der Gebärmutter abheben. Die Gebärende muß dann unbedingt Harn lassen. Gelingt es nicht, so muß die Hebamme vorschriftsmäßig den Katheter anwenden, da eine stärkere Füllung der Blase eine Wehenschwäche erzeugt.

Ein Nahrungsbedürfnis ist bei der Gebärenden meist nicht vorhanden. Die Nahrungsaufnahme ist auch zu beschränken, da leicht Erbrechen auftritt. Der im weiteren Geburtsverlauf oft lebhafte Durst wird durch Wasser, Milch oder Kaffee gestillt.

Niemals soll der Allgemeinzustand der Gebärenden vernachlässigt werden. Alle Erstgebärenden klagen schließlich über Erschöpfung und ersehnen das Ende der Geburt. Dies ist kein Grund zur Besorgnis. Die Hebamme sucht die Kreißende zu trösten und zu ermuntern. Auch durch kleine Handgriffe erleichtert sie die Beschwerden der Gebärenden. Sie kann in der Seitenlagerung während der Wehe die Kreuzgegend mit der Hand stützen, sie ergreift die Hände der Gebärenden, die bei der Wehe gern eine Stütze suchen. Sie kann, wenn nicht eine bestimmte Lage notwendig ist, abwechselnd Seiten- und Rückenlage einnehmen lassen.

Tritt in einem Bein ein Wadenkrampf ein, so faßt sie den Fuß an der Sohle mit der vollen Hand und biegt ihn nach aufwärts gegen den Unterschenkel. Der Krampf wird dadurch beseitigt.

Das Messen der Temperatur gibt der Hebamme den wichtigsten Aufschluß über das Befinden der Gebärenden. Deshalb legt sie stets nach Lagerung der Gebärenden das Thermometer ein und wiederholt alle 2 Stunden die Temperaturmessung. Steigt das Thermometer über 38°, so liegt eine Regelwidrigkeit vor, und ein Arzt ist zu benachrichtigen. Nach Beendigung der Geburt ist an den Amtsarzt eine Meldung zu erstatten. Je höher die Temperatur bei der Geburt steigt, um so dringlicher ist ärztliche Hilfe notwendig.

Der Einfluß der Geburt auf das Kind äußert sich vor allem in Veränderungen der **Herztöne**. Bei jeder Wehe tritt eine Verlangsamung der Anzahl der Herztöne ein. Sie ist bei stehender Blase gering, nach dem Blasensprung stärker und besonders ausgesprochen in der Austreibungszeit, in der die Herztöne auf 80 und 100 Schläge in der Minute absinken können. Sie erreichen aber in der Wehenpause ihre ursprüngliche Zahl wieder.

Die Erscheinung der Verlangsamung der kindlichen Herztöne erklärt sich durch eine Verminderung der Sauerstoffzufuhr zum Mutterkuchen während der Wehe. Die Wehe preßt die Gebärmutter zusammen und mit ihr auch die Haftstelle des Mutterkuchens. Dadurch wird der Blutumlauf in den zum Zwischenzottenraum verlaufenden mütterlichen Gefäßen gehemmt, und die Frucht bekommt weniger Sauerstoff, was ihr Herz sofort durch Verlangsamung seiner Tätigkeit anzeigt. Nach Aufhören der Wehe fließt das mütterliche Blut freier. Es kann mehr Sauerstoff abgegeben werden, und die Herztöne erreichen wieder ihre natürliche Anzahl. Ist das Fruchtwasser abgeflossen, so verkleinert sich die Gebärmutter noch mehr und die Folgeerscheinungen verstärken sich. Besonders gegen Ende der Austreibungszeit, wenn der vorangehende Teil des Kindes sich schon in der Scheide befindet, ist die Verkleinerung der Gebärmutter und dementsprechend die Verlangsamung der Herztöne beträchtlich. Je mehr Fruchtwasser während der Geburt abfließt, d. h. je mehr die Gebärmutter sich verkleinert, um so mehr nehmen die Herztöne bei der Wehe an Zahl ab. Es ist daher für das Kind wichtig, daß möglichst viel Fruchtwasser nach dem Blasensprung in der Gebärmutter zurückbleibt und in der Wehenpause von der Mutter möglichst viel Sauerstoff aufgenommen wird, indem man die Gebärende zwischen den Wehen tief atmen läßt.

Die Tatsache, daß das Herz der Frucht auf jede Störung der Sauerstoffzufuhr antwortet, ist von größter Bedeutung. Wird die Zufuhr dauernd behindert, wie es bei sehr starken Wehen und langer Dauer der Austreibungszeit der Fall sein kann, so bleiben die Herztöne auch in der Wehenpause langsam. Dieses Anzeichen verrät, daß das Kind infolge von Sauerstoffmangel zu ersticken droht.

Die Beobachtung der kindlichen Herztöne ist eine wichtige Aufgabe für die Hebamme (Abb. 113). Besonders in der Austreibungszeit sind die Herztöne wenigstens nach jeder zweiten Wehe zu überwachen, um rechtzeitig eine Störung und eine drohende Gefahr für das Kind zu erkennen, während sie in der Eröffnungsperiode alle 10—15 Min. zu kontrollieren sind. Sinken die Herztöne ab und erholen sie sich in der Wehenpause nicht wieder, so ist sofort ärztliche Hilfe in Anspruch zu nehmen. Mit dem Fortschreiten der Geburt und dem Tiefertreten und den Drehungen des vorangehenden Teiles wird auch die Stelle, an der die Herztöne am deutlichsten zu hören sind, von der Seite zur Mittellinie allmählich verlagert. In der Austreibungsperiode

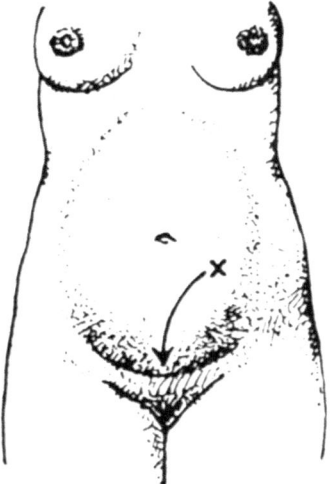

Abb. 160. Verlagerung der Herztöne im Verlauf der Geburt bei erster Schädellage von der linken Seite etwas unterhalb des Nabels zur Mittellinie unmittelbar oberhalb der Schamfuge.

sind sie dann in der Mittellinie unmittelbar oberhalb der Schamfuge zu hören (Abb. 160).

Wenn der Kopf in der Wehe sichtbar wird, bereitet sich die Hebamme zum **Dammschutz** vor, indem sie die Gebärende lagert, sich vorschriftsmäßig desinfiziert und danach die Gummihandschuhe anzieht. Beim Durchtritt des Kopfes durch die enge Schamspalte kommt es besonders bei Erstgebärenden leicht zu einer Zerreißung des Dammes, dem Dammriß. Um den Riß zu verhindern oder wenigstens seine Ausdehnung zu beschränken, übt man den Dammschutz aus. Dieser soll im allgemeinen erst einsetzen, wenn der Kopf auch in der Wehenpause nicht mehr zurückweicht. Bei früherer Anwendung kann er das notwendige Tiefertreten des Hinterhauptes erschweren. Die Hebamme führt den Dammschutz in Rückenlage der Gebärenden aus. Wenn die Hebamme feststellt, daß der Damm außergewöhnlich hoch ist oder nach einer Dammnaht bei einer vorangegangenen Geburt narbig verändert und dadurch die Dehnungsfähigkeit des Beckenbodens herabgesetzt ist, benachrichtigt die Hebamme sofort einen Arzt; denn in solchen Fällen muß, um die Geburt zu beenden und eine Überdehnung des narbigen Gewebes zu vermeiden, von dem zugezogenen Arzt der Dammschnitt ausgeführt werden.

Durch Lagerung der Frau mit gespreizten Beinen und Unterlegen eines festen Steißkissens wird der Damm für die Hände und Augen gut zugänglich (Abb. 161). Eine bereitgestellte Schüssel mit $^1/_2\%$iger Sagrotanlösung oder einer anderen Desinfektionslösung, in der mehrere Wattebäusche liegen, steht neben dem Gebärbett. Mit Hilfe der Wattebäusche werden der Damm und der After während des Einschneidens und Durchschneidens des Kopfes mehrmals von dem abfließenden Blut und Schleim und ausgepreßtem Kot gesäubert. Dabei wird immer nur von vorn nach hinten gewischt, um keine Keime vom After auf die Geschlechtsteile zu bringen (Abb. 164). **Der Dammschutz besteht im wesentlichen nur darin, dafür zu sorgen, daß der Kopf nicht zu schnell durchschneidet, das Gewebe des Dammes sich allmählich dehnt und seine Elastizität voll ausgenutzt wird. Durch den Dammschutz wird also der Durchtritt des Kopfes verlangsamt** (Abb. 165). Da die Gefährdung des Dammes von seiner Höhe, der Elastizität des Gewebes und von der Größe des Kopfes, von der Form des Schambogens und von der Geschwindigkeit des Durchtritts abhängt, und wir nur in der Lage sind, das Durchtrittstempo zu beeinflussen, sind alle anderen Maßnahmen, wie beispielsweise das vielfach empfohlene Zusammenhalten des Beckenbodengewebes nutzlos. **Bei dem Dammschutz wird lediglich der Kopf während der Wehe zurückgehalten und langsam herausgeleitet.** Die Hebamme steht an der rechten Bettseite und führt mit der rechten Hand den Dammschutz aus, und zwar erst dann, wenn der Kopf in der Wehenpause stehenbleibt. Von diesem Augenblick an muß sie allerdings sehr aufmerksam sein, damit der Kopf beim Pressen oder bei einer Wehe nicht plötzlich herausschießt. Sie legt dazu Daumen und Zeigefinger der rechten Hand auf den Damm, wo sich die Stirnhöcker befinden (Abb. 165, 168), nachdem sie den After mit einem großen Wattebausch abgedeckt hat. Die linke Hand wird auf den geborenen Teil des Kopfes gelegt. So hat sie den Kopf fest in der Gewalt und kann nun in jeder Wehe die Stirnhöcker und das Gesicht des Kindes Millimeter um Millimeter über den Damm treten lassen. Sie gibt dabei der Streckbewegung des Kopfes nach. Bleibt der Kopf zu lange stehen und rückt er nicht weiter vor, so fordert sie die Gebärende auf, auch ohne Wehe mitzupressen. Auf diese Weise wird dann langsam der kindliche Kopf geboren.

Ist die beschleunigte Beendigung der Geburt wegen einer starken Verlangsamung der kindlichen Herztöne notwendig, so kann die Hebamme **den Hinterdammgriff** anwenden, indem sie durch das Dammgewebe hindurch den Kopf des Kindes, insbesondere das Kinn zu ergreifen versucht und so allmählich über den Damm leitet.

Nachdem der Kopf geboren ist, müssen Mund und Nasenöffnung des Kindes freiliegen. Der Mund wird sofort mit einem in abgekochtes Wasser getauchten Mulläppchen ausgewischt, damit der etwa im Munde befindliche Schleim noch vor dem ersten Atemzuge entfernt wird. Sie wischt ferner mit einem ebenfalls in abgekochtem Wasser angefeuchteten Mulläppchen die Augenlider von dem äußeren zum inneren Augenwinkel ab, um etwa anhaftende Keime vor dem ersten Augenaufschlag zu entfernen (Abb. 169). Zeigt sich nach dem Durchtreten des Kopfes eine Umschlingung der Nabelschnur um den Hals, so lockert sie die Schlinge so weit, daß die Schultern durchtreten können.

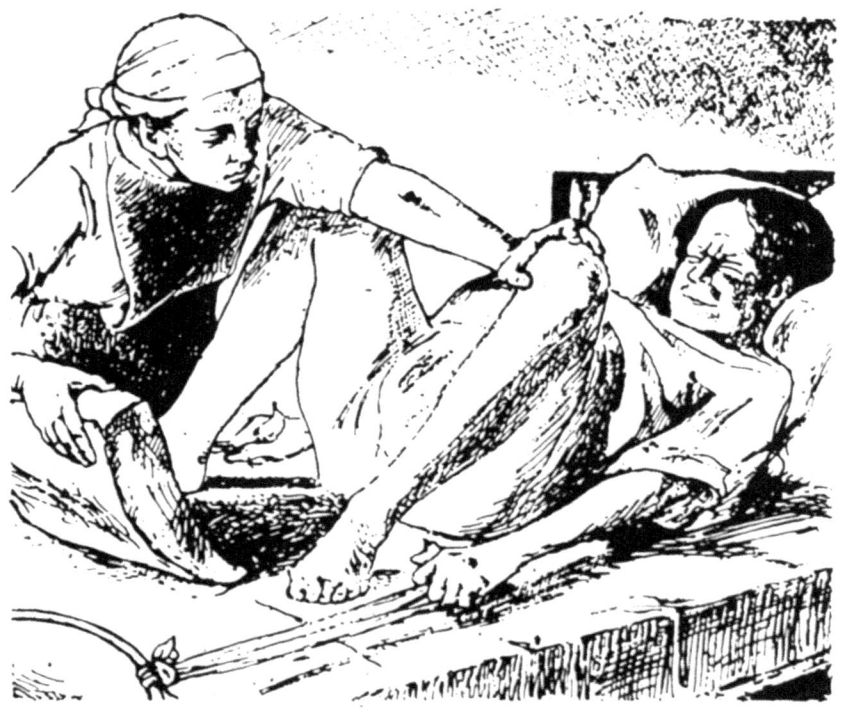

Abb. 161. Die Hebamme ist im Begriff, der Gebärenden ein Steißkissen unterzuschieben. Durch die Lagerung auf das Steißkissen wird der Rücken rund gemacht. Die Gebärende stellt die Beine auf, damit die Hebamme für ihre weiteren Maßnahmen Bewegungsfreiheit hat. (In Anlehnung an MARTIUS.)

Für die **Entwicklung der Schultern** erfaßt die Hebamme den Kopf zwischen die flachen Hände, wobei die Kleinfinger in Richtung des kindlichen Körpers liegen und leitet ihn zunächst dammwärts (Abb. 170), bis die vordere Schulter unter der Schoßfuge hervortritt. Dann wird der Kopf angehoben, damit die hintere Schulter über den Damm rollt (Abb. 171). **Niemals aber darf hierbei an dem Kopf gezogen werden**, da dadurch der Damm stark belastet wird und einreißt (Abb. 173). Gelingt dieses Durchleiten nicht ganz mühelos, so **entwickelt sie das Kind an den Schultern.** Sie hakt mit dem Zeigefinger in die vordere Achselhöhle des Kindes, zieht zunächst etwas nach unten und dann nach vorn. Sobald die vordere Schulter unter der Schamfuge erscheint, wird der Zeigefinger der anderen Hand vom Rücken her in die hintere Achselhöhle eingeführt und nun durch Zug an beiden Schultern der Rumpf entwickelt (Abb. 172).

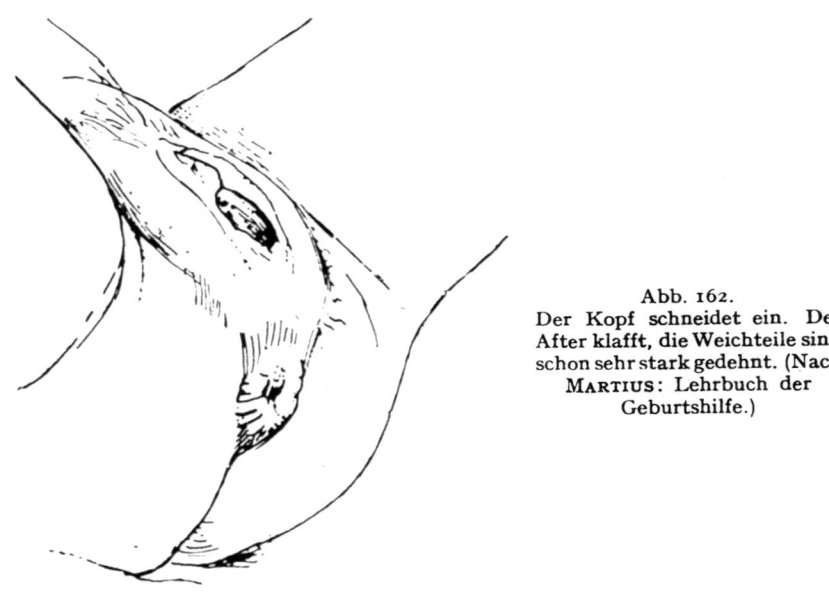

Abb. 162.
Der Kopf schneidet ein. Der After klafft, die Weichteile sind schon sehr stark gedehnt. (Nach MARTIUS: Lehrbuch der Geburtshilfe.)

Das geborene Kind wird zunächst an den Beinen bis zum ersten Schrei aufgehängt, damit in der Luftröhre befindlicher Schleim

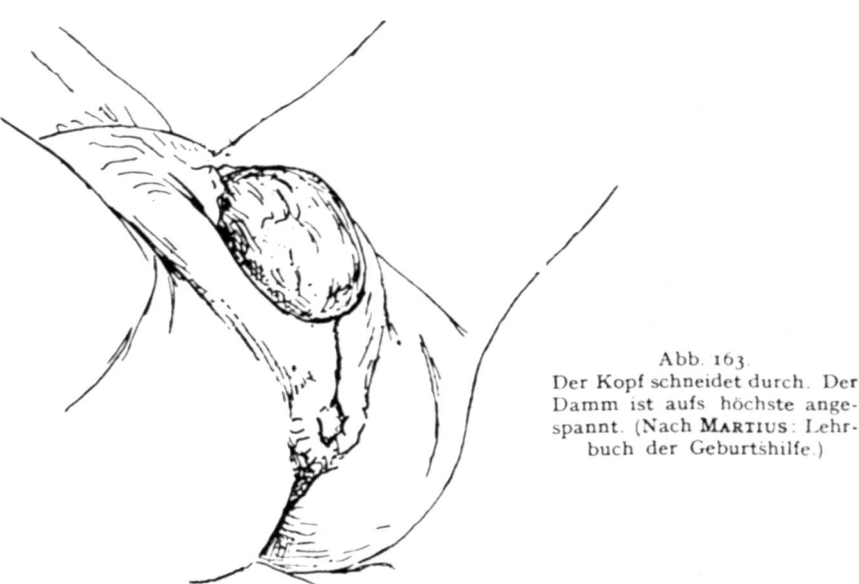

Abb. 163.
Der Kopf schneidet durch. Der Damm ist aufs höchste angespannt. (Nach MARTIUS: Lehrbuch der Geburtshilfe.)

beim ersten Atemzug nicht eingesogen wird (Abb. 174) und dann mit dem Gesicht nach oben zwischen die Schenkel der Mutter

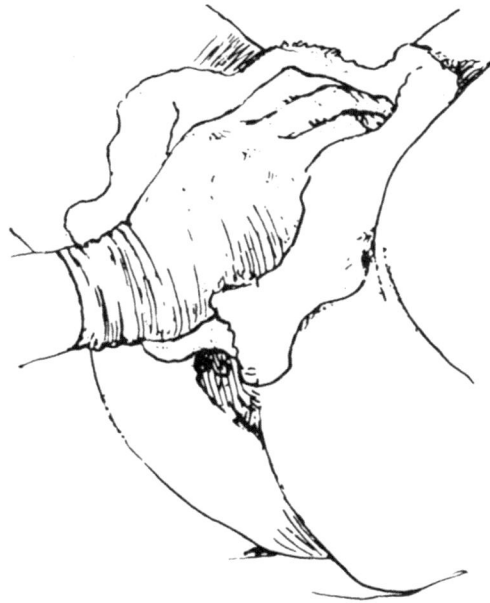

Abb. 164.
Während des Einschneidens des Kopfes (Abb. 162) wischt die Hebamme die äußeren Geschlechtsteile mit Desinfektionslösung von vorn nach hinten ab.

gelegt, ohne daß die Nabelschnur gezerrt oder gedrückt wird. Konnte die Hebamme, weil nach dem Kopf der Rumpf sofort nachfolgte,

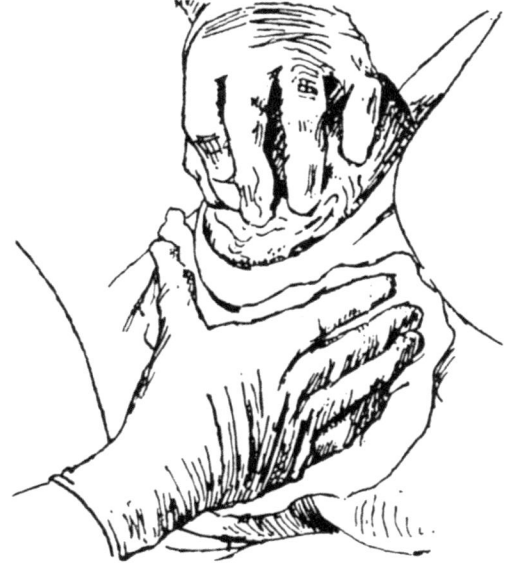

Abb. 165.
Bei dem Durchschneiden des Kopfes (Abb. 163) führt die Hebamme den Dammschutz aus. Die rechte Hand liegt auf dem Damm, die linke auf dem Kopf und verlangsamt dadurch den Durchtritt des Kopfes. (Nach MARTIUS: Lehrbuch der Geburtshilfe.)

die Augenlider des Kindes noch nicht abwischen, so tut sie es jetzt noch möglichst vor dem Augenaufschlag. Schreit das Kind nicht

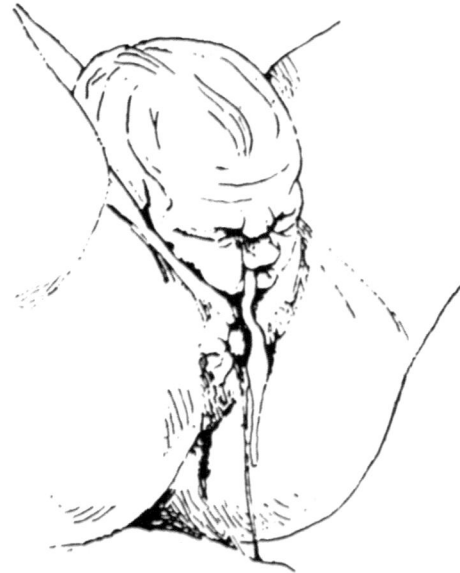

Abb. 166. Der Kopf wird geboren. Aus der Nase entleert sich Schleim. (Nach MARTIUS: Lehrbuch der Geburtshilfe.)

sofort, so schlägt sie mit der Hand wiederholt leicht auf den Rücken, wodurch etwa in der Luftröhre befindlicher Inhalt in den Mund

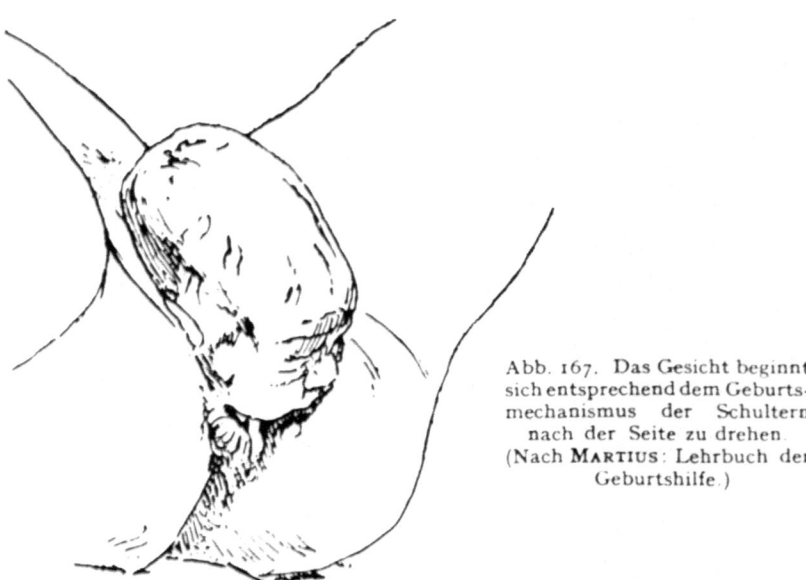

Abb. 167. Das Gesicht beginnt sich entsprechend dem Geburtsmechanismus der Schultern nach der Seite zu drehen. (Nach MARTIUS: Lehrbuch der Geburtshilfe.)

läuft und von dort durch erneutes Auswischen entfernt werden kann. Nach der Geburt des Kindes prüft die Hebamme den Damm

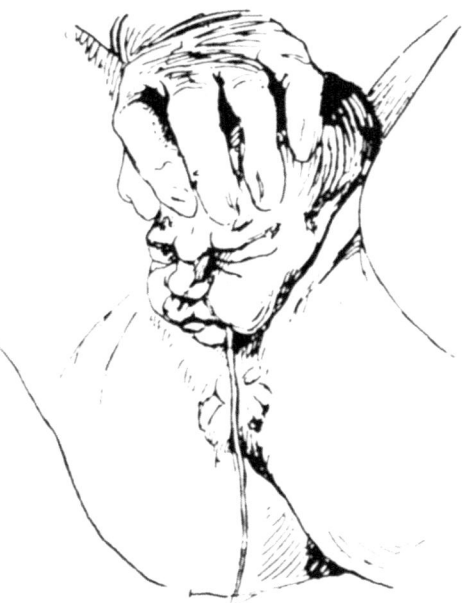

Abb. 168. Die linke Hand reguliert weiter die Geschwindigkeit des Austritts des Kopfes. Das Kinn ist im Gegensatz zu Abb. 166 bereits geboren. (Nach MARTIUS: Lehrbuch der Geburtshilfe.)

auf Verletzungen. Wenn ein Dammriß entstanden ist, muß immer ein Arzt zugezogen werden.

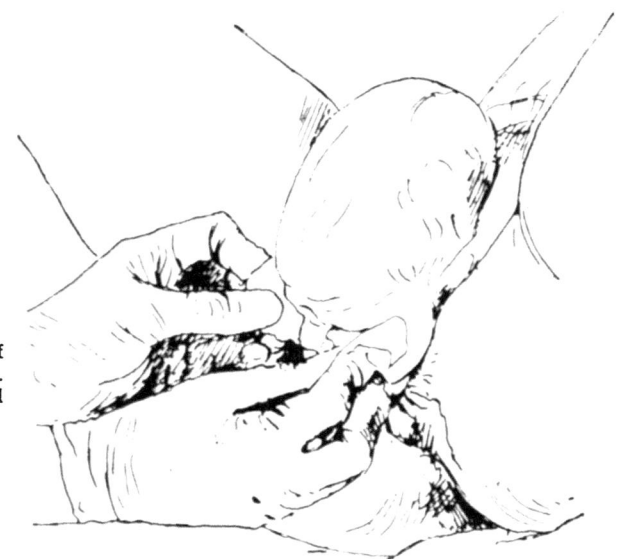

Abb. 169. Wenn der Kopf vollständig geboren ist (Abb. 167), werden Mund und Augen ausgewischt.

Es folgt die **vorläufige Abnabelung**, die normalerweise in aller Ruhe dann vorgenommen wird, wenn die Atmung des Kindes in

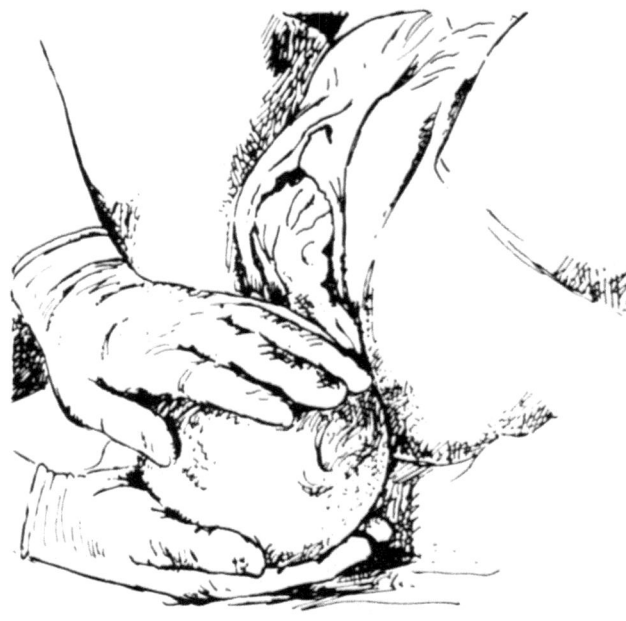

Abb. 170. Die Hebamme hat den Kopf zwischen die Hände gefaßt und leitet ihn abwärts, bis die vordere Schulter unter der Schoßfuge vortritt. (Nach MARTIUS: Lehrbuch der Geburtshilfe.)

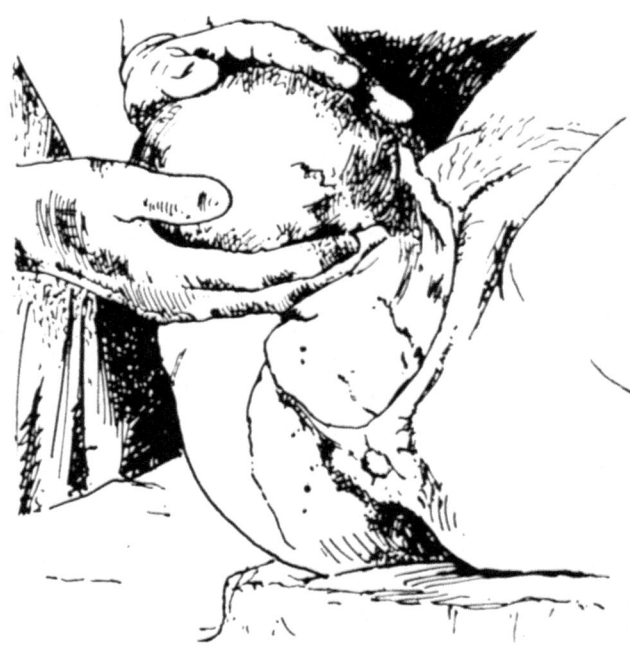

Abb. 171. Der Kopf wird angehoben, damit die hintere Schulter über den Damm rollt. (Nach MARTIUS: Lehrbuch der Geburtshilfe.)

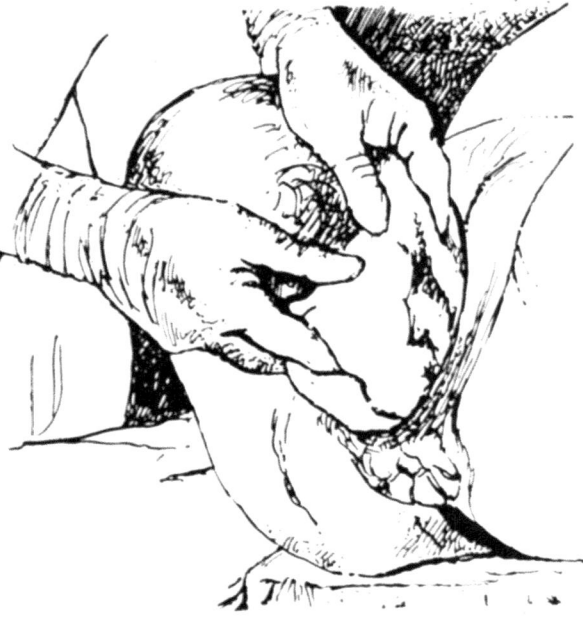

Abb. 172. Wenn die Schultern entwickelt sind, kann die Hebamme ihre beiden Zeigefinger vom Rücken her in die Achselhöhlen des Kindes einführen, so daß der übrige Kindskörper entsprechend der Führungslinie entwickelt werden kann. (Nach MARTIUS: Lehrbuch der Geburtshilfe.)

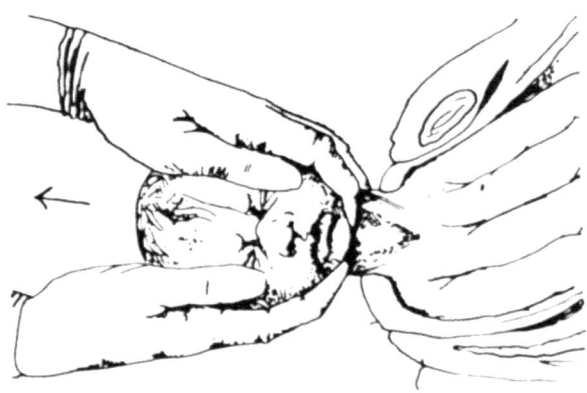

Abb. 173. Hier wird bei der Entwicklung der Schultern an dem Kopf fälschlicherweise gezogen. Dabei wird der Damm übermäßig stark belastet und reißt oft noch ein. (In Anlehnung an MARTIUS.)

Gang gekommen ist und das Kind dadurch zu erkennen gibt, daß es von der Zufuhr des Blutes aus dem Mutterkuchen unabhängig ist. Atmet das Kind aber nach etwa 3 Min. nicht, so wird das Kind auch abgenabelt, um an ihm die unter Umständen erforderlichen Wiederbelebungsversuche zu machen (S. 393). Bei der Abnabelung kommt es grundsätzlich darauf an, strengste Asepsis einzuhalten und das Abfließen von Blut aus dem Nabelschnurrest des Kindes und des Mutterkuchens zu verhindern. Zu diesem Zweck bürstet sich die Hebamme die Hände nochmals in Alkohol oder Desinfektionsflüssigkeit. Es wird eine Klemme oder ein Nabelband gut handbreit vom Nabel des Kindes entfernt, eine zweite Klemme mutterkuchenwärts angelegt und sodann mit der ausgekochten Nabelschnurschere die Nabelschnur zwischen den beiden unterbundenen Stellen durchschnitten. Während die Hebamme schneidet, muß die Schere von der anderen Hand völlig gedeckt gehalten

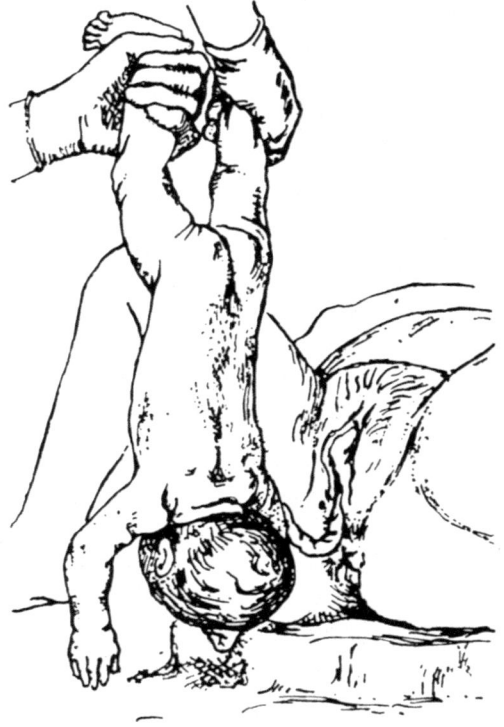

Abb. 174. Das geborene Kind wird bis zum ersten Schrei an den Beinen aufgehängt, damit in der Luftröhre befindlicher Schleim beim ersten Atemzug nicht eingesogen wird. (In Anlehnung an MARTIUS.)

werden, damit das lebhaft sich bewegende Kind nicht verletzt wird (Abb. 175). Die aus der Scheide heraushängende Nabelschnur wird in die Leistenbeuge der Mutter gelegt, das Kind in eine vorgewärmte Windel eingeschlagen, in das Bettchen oder auf einen Wickeltisch gelegt, um die endgültige Nabelversorgung erst später vorzunehmen (S. 211).

Leitung der regelrechten Geburt durch die Hebamme nach der Geburt des Kindes.

(Leitung der Nachgeburtszeit.)

Die Hebamme prüft, ohne zu drücken, durch vorsichtiges Auflegen der Hand, ob die Gebärmutter hart ist, in der Höhe des Nabels steht und beachtet die Menge des abgehenden Blutes. Sie legt dann die Gebärende trocken, indem sie ihr eine reine Unterlage unterschiebt, gibt ihr eine sterile Vorlage, legt die Beine der Gebärenden gekreuzt übereinander, damit bei einer auftretenden

Blutung das Blut nicht unkontrollierbar in das Bett fließt, sondern sich in einem zwischen den Oberschenkeln sich bildenden Blutsee sammelt und sorgt für warme Bedeckung (Abb. 176).

Die Hebamme beschäftigt sich zunächst nicht weiter mit dem Kind, sondern widmet ihre Aufmerksamkeit ganz der Mutter. Nur

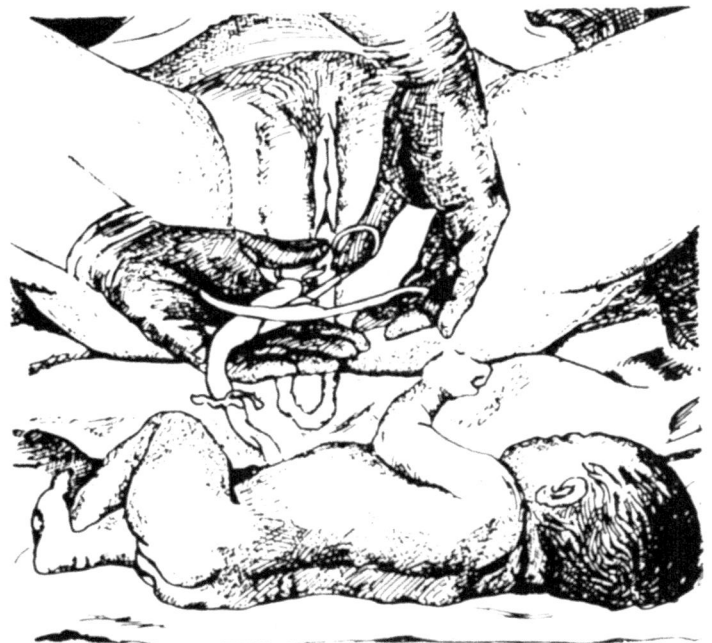

Abb. 175. Vorläufige Abnabelung des Kindes. Dabei wird immer die Nabelschnur über die Handfläche gelegt und unter dem Schutz der Hand zwischen den beiden Unterbindungsstellen durchschnitten. (Nach MARTIUS: Lehrbuch der Geburtshilfe.)

wenn das Kind scheintot ist, muß sie sich sofort seiner annehmen, darf aber die Gebärende nicht außer acht lassen. In der Nachgeburtszeit besteht vor allem die Gefahr einer Blutung. Das Blut kann entweder nach außen abgehen und sich bei richtiger Lagerung in einem Blutsee zwischen den Oberschenkeln sammeln oder sich ohne nach außen zu gelangen in die Gebärmutterhöhle ergießen. Es ist die Aufgabe der Hebamme, darüber zu wachen, daß die während der Nachgeburtszeit abgehende Blutmenge keine bedrohliche Höhe erreicht, sondern sich in normalen Grenzen zwischen 200 und 300 g hält. Zu diesem Zweck lüftet sie in Abständen die Bettdecke und überzeugt sich von der Menge des abgegangenen Blutes. Manchmal gibt die Gebärende selbst an, daß eine warme Flüssigkeit aus den Geschlechtsteilen fließe, woraufhin sofort eine Besichtigung vorgenommen werden muß. Um eine etwaige Blutung in die Gebärmutterhöhle rechtzeitig zu erkennen, überwacht die Hebamme ferner in Abständen von etwa 5 Min. Hochstand und Härte der Gebärmutter durch die sanft aufgelegte Hand. Steht der Gebärmuttergrund in Nabelhöhe, so enthält die Höhle in keiner nennenswerten Menge Blut (Abb. 177). Hat eine stärkere Blutung in die Gebärmutter stattgefunden, so ist dieselbe größer als normal und weich.

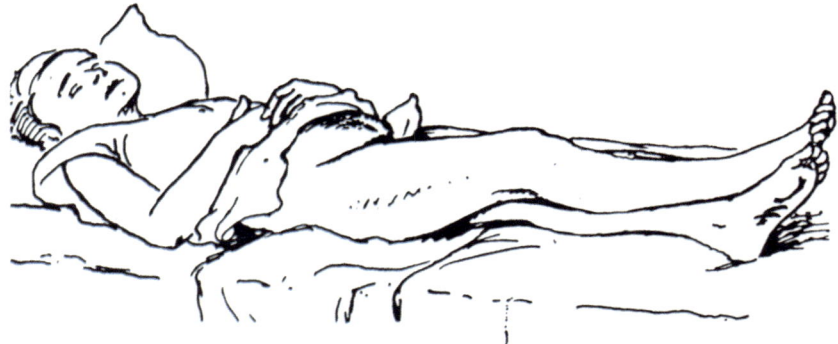

Abb. 176. Lagerung der Gebärenden nach der Geburt des Kindes. Vor die äußeren Geschlechtsteile kommt eine saubere Vorlage, die Beine der Gebärenden liegen gekreuzt übereinander.

Oberstes Gebot bei der Leitung der Nachgeburtszeit ist Ruhe und abwartendes Verhalten, solange es nicht blutet.

Ergibt sowohl die Besichtigung der Unterlage wie die Betastung der Gebärmutter während des Ablaufs der Nachgeburtszeit das Fehlen einer wesentlichen Blutung, so muß sich die Hebamme vor jeder Vielgeschäftigkeit, besonders vor einem Reiben und Kneten der Gebärmutter hüten, da dadurch der regelrechte Ablauf der Nachgeburtszeit gestört wird. Nach etwa einer halben Stunde ist meistens der Mutterkuchen gelöst, was die Hebamme durch die **Zeichen der vollendeten Lösung** erkennt. Sie sind:

1. der gelöste Mutterkuchen gelangt in den Dehnungsschlauch, der Gebärmutterkörper wird hart, platt und steigt meistens nach rechts gekantet bis zwei Querfinger oberhalb des Nabels (Abb. 178),

2. die Nabelschnur rückt vor,

3. beim Pressen rückt die Nabelschnur vor und bleibt liegen, während sie sich beim ungelösten Mutterkuchen nach dem Aufhören des Pressens wieder zurückzieht,

4. beim Eindrücken mit den Fingern oberhalb der Schamfuge zieht sich die Nabelschnur nicht zurück im Gegensatz zu der Nabelschnur beim ungelösten Mutterkuchen.

Von den Lösungszeichen ist das wichtigste und sicherste das Emporsteigen des hart und kantig gewordenen, nach rechts gelegenen Gebärmuttergrundes, für dessen Erkennung das Auflegen der Hand genügt (Abb. 178). Alle anderen Zeichen sind nicht so zuverlässig und nur heranzuziehen, wenn man mit dem ersten Zeichen, beispielsweise bei sehr dicken Bauchdecken, nicht zum Ziele kommt. Ist die Lösung der Nachgeburt sicher erfolgt, wird der Gebärmutterkörper mit einer Hand gefaßt, in die Mitte gebracht und kräftig gestützt. Dann wird die Frau aufgefordert mitzupressen, bis der Mutterkuchen geboren ist. Seine Geburt aus der Schamspalte unterliegt dem gleichen Mechanismus wie die des Kindes, indem sie sich dem Druck von oben folgend über den Damm hebt (Abb. 179). Während der Ausstoßung sinkt der Mutterkuchen entsprechend seiner Schwere mit dem schon geborenen Teil auf das Lager der Frau und zieht die Eihäute hinter sich her. Diesen Vorgang kann man unterstützen, indem man das Gesäß anheben läßt. Drohen die Eihäute abzureißen, so faßt die Hebamme den Mutterkuchen mit beiden Händen und dreht ihn mehrmals herum, bis die Eihäute zu einem festen Strick gedreht sind (Abb. 180). Auf diese Weise vermeidet man, daß Eihautreste im Geburtskanal zurückbleiben.

Es ist verboten, die Nachgeburt durch Zug am Nabelstrang herauszuzerren oder sie auf diese Weise aus der Scheide zu entfernen. Bei einem derartigen Vorgehen kann es zum Zurückbleiben eines Teils des Mutterkuchens, zum Abreißen der Nabelschnur oder der Eihäute oder zur vollständigen Umstülpung der Gebärmutter kommen, was lebensgefährliche Blutungen zur Folge haben würde. Es darf nur der völlig gelöste, vor der Schamspalte liegende Mutterkuchen von der Hebamme weggenommen werden.

Da eine Verzögerung der Lösung durch eine Blutung und eine aufsteigende Infektion die Mutter gefährden kann, wird die Nachgeburtsperiode, wenn es nicht blutet, folgendermaßen geleitet:

15 Min. nach der Geburt des Kindes:

Wenn der Mutterkuchen gelöst ist, wird der Gebärmutterkörper in die Mittellinie gebracht und mit der Hand gestützt. Die Frau wird aufgefordert mitzupressen, bis der Mutterkuchen geboren ist. Wenn er nicht gelöst ist, abwarten.

30 Min. nach der Geburt des Kindes:

Wenn die Placenta gelöst ist, wie oben.

Wenn sie nicht gelöst ist, Katheterisieren und Lösungszeichen abwarten. Sind die Lösungszeichen nicht vorhanden, abwarten. Sind die Lösungszeichen vorhanden, wie oben.

60 Min. nach Geburt des Kindes:

Wenn die Nachgeburt gelöst ist, wie oben.

Wenn sie nicht gelöst ist, abwarten.

90 Min. nach Geburt des Kindes:

Wenn sie gelöst ist, wie oben.

Wenn sie nicht gelöst ist, Arzt benachrichtigen.

Die geborene Nachgeburt wird in Gegenwart eines Zeugen genau untersucht und auf **Vollständigkeit geprüft**. Zu diesem Zweck wird die Nabelschnur in der Gegend ihrer Ansatzstelle fest um die

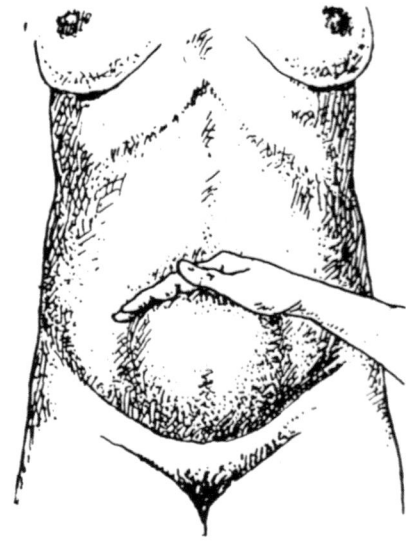
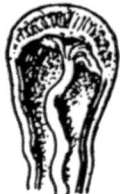

Abb. 177 a. Stand des Gebärmuttergrundes bei der äußeren Untersuchung, vor Lösung des Mutterkuchens.

Abb. 177 b. Schematische Darstellung der Gebärmutter und Placenta vor Lösung des Mutterkuchens.

Abb. 177 a.

Hand gewickelt und mit den umgestülpten Eihäuten aufgehängt (Abb. 181). Man erkennt so, ob die Eihäute vollständig oder am

Abb. 178 a. Nachdem der Mutterkuchen gelöst ist, steigt die Gebärmutter meistens nach rechts gekantet hoch. Man fühlt äußerlich deutlich den gekanteten, hochgestiegenen Gebärmuttergrund. Die Nachgeburt liegt im Dehnungsschlauch.

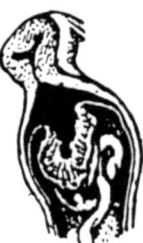
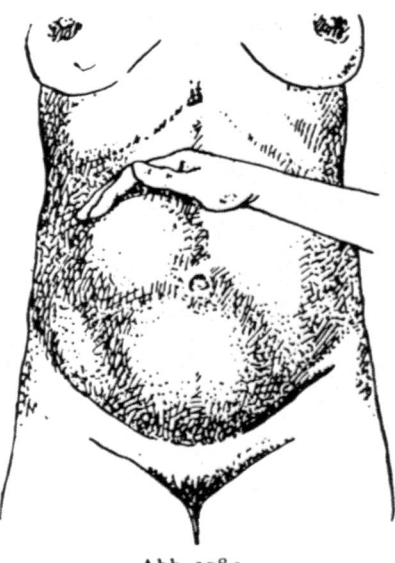

Abb. 178 b. Schematische Darstellung der Gebärmutter und Placenta nach Lösung des Mutterkuchens.

Abb. 178 a.

Rande des Mutterkuchens abgerissen sind. Das Abreißen der Eihäute erweckt immer den Verdacht auf einen **Nebenmutterkuchen**, der durch große abgerissene, klaffende Gefäßöffnungen am Rande des Mutterkuchens deutlich wird. Hat die Hebamme

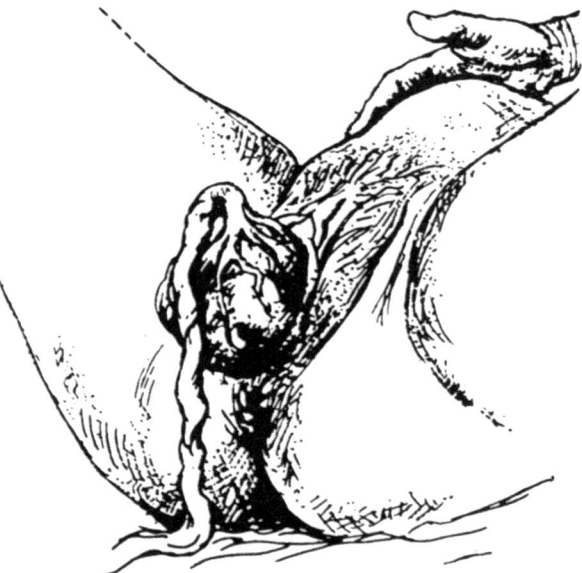

Abb. 179. Geburt des Mutterkuchens. Die Placenta steigt entsprechend der Führungslinie zunächst hoch und fällt dann herunter. Durch die rechte Hand der Hebamme wird die Gebärmutter gestützt und in die Mitte gebracht.

eine Nebenplacenta festgestellt oder nur den Verdacht auf eine solche, so muß sie den Arzt benachrichtigen.

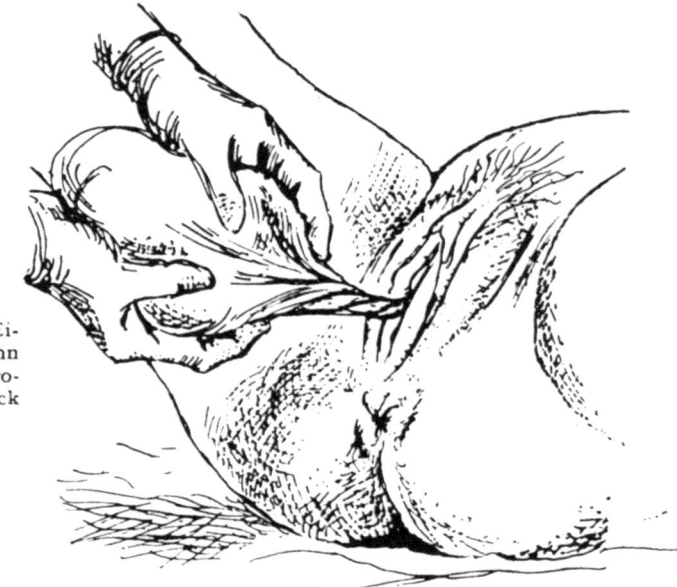

Abb. 180. Die Eihäute werden, wenn sie abzureißen drohen, zu einem Strick gedreht.

Die Nachgeburt kann verschiedene Formen haben, und die Nabelschnur kann an verschiedenen Stellen eingepflanzt sein. Neben dem **Nebenmutterkuchen** unterscheiden wir noch einen **geteilten Mutterkuchen** (Abb. 212, 213). Die Nabelschnur kann am Rande des Mutterkuchens oder auch im Bereich der Eihäute eingepflanzt sein, so daß die Nabelschnurgefäße durch die Eihäute hindurchlaufen (Abb. 333). Zuweilen kommt es auch vor, daß Blutgefäße von dem Mutterkuchen durch die Eihäute wieder in dem Mutterkuchen verlaufen. Man spricht dann von abirrenden Gefäßen im Mutterkuchen.

Sind die Eihäute auf Vollständigkeit geprüft, wird die mütterliche Seite der Nachgeburt untersucht. Zu diesem Zwecke legt sich die Hebamme unter Umstülpen der Eihäute den Mutterkuchen auf die flache Hand und sieht nach, ob zwischen den einzelnen Lappen unter Umständen kleinere oder größere Stücke fehlen (Abb. 182). Normalerweise passen die einzelnen Lappen gut zusammen. Fehlt ein Stück, so erkennt man deutlich einen vollständig oder teilweise herausgerissenen Lappen (Abb. 183). Bestehen Zweifel, ob die Nachgeburt vollständig ist oder hat die Hebamme einen Defekt festgestellt, so muß der Arzt benachrichtigt werden, der die weiteren erforderlichen Eingriffe ausführt. Auch bei dem Fehlen großer Abschnitte der Eihäute ist der Arzt zu verständigen. Die Nachgeburt selbst muß bis zur Ankunft des Arztes aufgehoben werden.

Nach Beendigung der Nachgeburtsperiode prüft die Hebamme, ob die Gebärmutter gut zusammengezogen, d. h. als eine harte Kugel etwa handbreit über der Schoßfuge zu fühlen ist. Ist dies der Fall, so zieht sie der Entbundenen eine reine Unterlage unter, gibt ihr eine frische Vorlage und lagert sie mit ausgestreckten, gekreuzten Beinen (Abb. 176) gerade auf den Rücken, deckt sie warm zu und wendet sich nunmehr dem Kinde zu.

Zunächst wird das **Kind gebadet** (Abb. 184, 185). Das Badewasser soll 35° C warm sein. Die Temperatur ist stets mit dem Badethermometer und nicht etwa mit der Hand oder dem Ellbogen zu prüfen. In dem Badewasser, das den ganzen kindlichen Körper mit Ausnahme des Gesichts bedecken soll, wird das Kind von den ihm anhaftenden Verunreinigungen und der Käseschmiere gereinigt. Hierzu verwendet man Watte und niemals einen Schwamm. Die Augen des Kindes dürfen mit dem Badewasser nicht in Berührung kommen, sondern sie werden mit anderer Watte und besonderem abgekochtem Wasser gereinigt. Beim Baden hält die Hebamme das Neugeborene mit der linken Hand, indem sie diese unter dem Nacken des Kindes hindurchführt, die halbe Hand in die Achselhöhle legt und so die Schulter umfaßt. Der Kopf ruht dabei auf dem Handgelenk und taucht nur mit dem Hinterkopf in das Wasser. Mit der rechten Hand wird die Reinigung des kindlichen Körpers vorgenommen. Das Bad dient nicht nur zur Reinigung, sondern auch zur Belebung des Blutumlaufes und der Lungentätigkeit.

Es ist fraglich, ob man bei dem ersten Zurechtmachen des Kindes die Käseschmiere, mit der die Haut bedeckt ist, entfernen soll.

Die Käseschmiere ist stark fetthaltig und besteht aus dem Sekret der Hauttalgdrüsen. Sie bedeckt die Haut des Kindes schon in

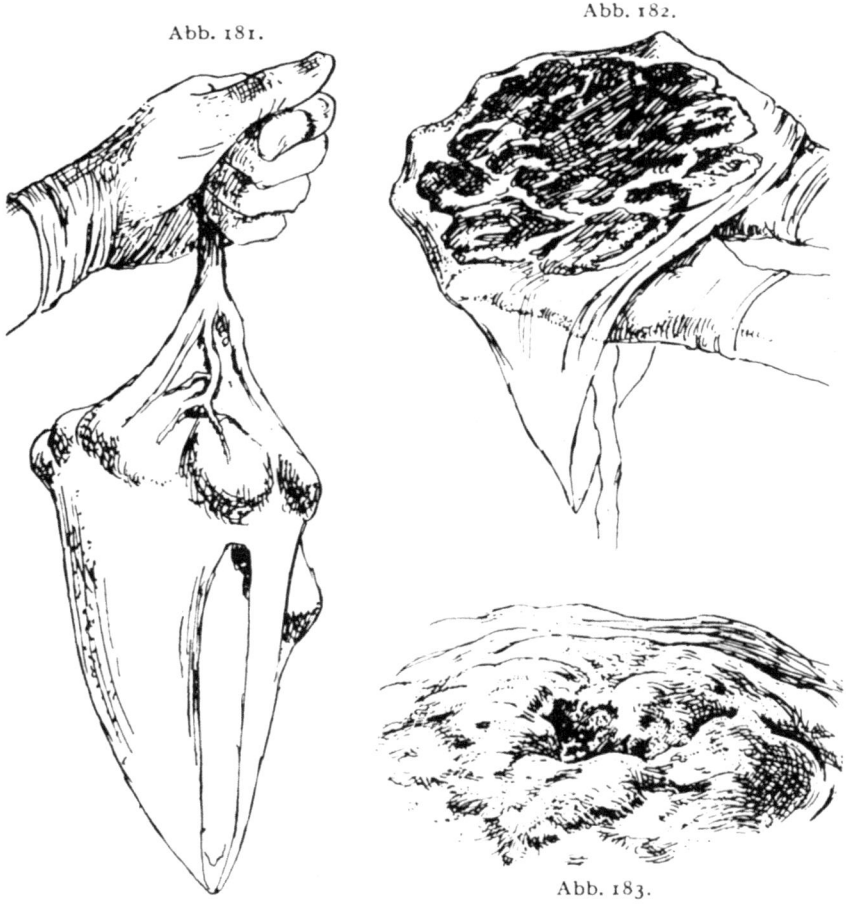

Abb. 181. Untersuchung der Nachgeburt auf Vollständigkeit. Zunächst werden die Eihäute auf Vollständigkeit und möglicherweise in ihnen verlaufende Gefäße untersucht. (Nach MARTIUS: Lehrbuch der Geburtshilfe.)

Abb. 182. Untersuchung der mütterlichen Seite der Placenta. Dazu wird der Mutterkuchen auf beide Hände flach aufgelegt.
(Nach MARTIUS: Lehrbuch der Geburtshilfe.)

Abb. 183. Fehlen eines Stückchens des Mutterkuchens, im Ausschnitt gezeichnet.

den letzten Wochen der Schwangerschaft und bildet besonders am Rücken und an den Gliedmaßen einen mehr oder weniger dicken Überzug. Sie hat die Aufgabe, die Haut vor der Einwirkung des Fruchtwassers zu schützen. Unter der Geburt dient die Käseschmiere als Gleitmittel und erleichtert die mechanischen Geburtsvorgänge. Auch während der ersten Stunden nach der Geburt

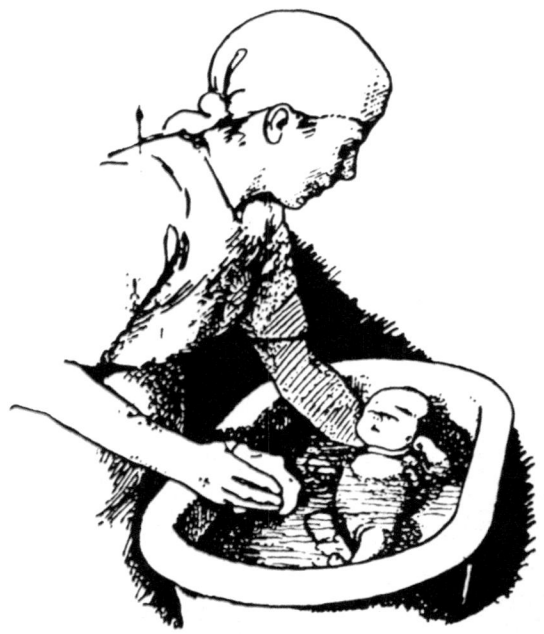

Abb. 184. Bad des Neugeborenen. Die Wassertemperatur wird mit dem Badethermometer gemessen. Der Kopf des Kindes ruht in der Gegend des linken Handgelenkes der Hebamme. Die Finger der linken Hand greifen in die Achselhöhle, der Daumen über die Schulter.

dient sie als Schutzschicht für die empfindliche Haut und verringert die Wärmeabgabe. Die kindliche Haut soll auch fähig sein, nach der Geburt große Mengen von Eiweiß- und Fettstoffen und sogar Vitaminen aus der Käseschmiere aufzunehmen. Es ist deshalb zweckmäßig, die Käseschmiere auf der Haut des Kindes zurückzulassen und nur sehr große Mengen zu entfernen. Im Verlauf der ersten beiden Lebenstage verschwindet die Käseschmiere, indem sie eintrocknet und an den Windeln haften bleibt. Die Reste, die sich z. B. häufig in den Achselhöhlen und Leistenbeugen finden, werden dann entfernt.

Nach dem Bade trocknet die Hebamme das Kind sorgfältig und vorsichtig ab. Das **Kind wird dann auf Mißbildungen, Verkrüppelungen oder Anzeichen einer Verkrüppelung untersucht**, da die Hebamme nach dem Krüppelfürsorgegesetz verpflichtet ist, jede Verkrüppelung oder die drohenden Anzeichen dem Jugendamt anzuzeigen. Besonders muß darauf geachtet werden, daß After- und Harnröhrenöffnungen regelrecht vorhanden sind und kein Nabelschnurbruch und keine Wirbelsäulenspalte besteht, da diese Verbildungen sofortige ärztliche Hilfe erfordern (S. 350).

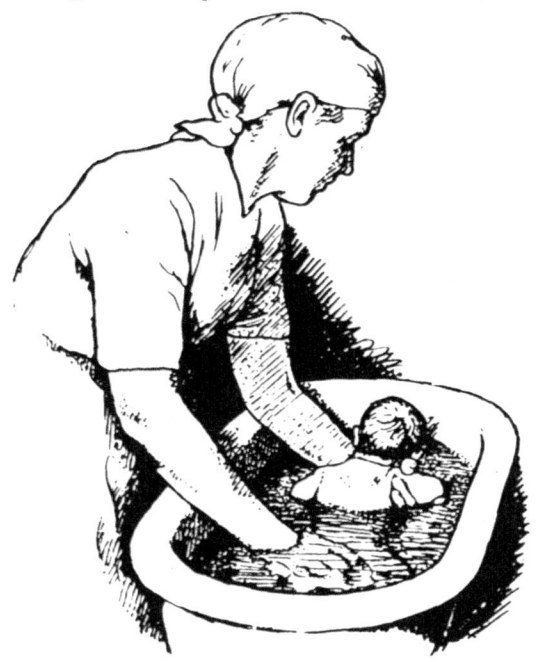

Abb. 185. Bad des Neugeborenen. Reinigung des Rückens.

Ist bei der Entbundenen weiter alles in Ordnung, so folgt die **endgültige Abnabelung** (Abb. 186, 187, 188). Sie erfolgt immer erst, nachdem das Kind gebadet ist. Mit einem sterilen Nabelbändchen wird die Nabelschnur 1 cm vom Hautnabel entfernt abgebunden. Dabei wird das Band zunächst um die Nabelschnur gelegt und ein einfacher Knoten gemacht. Dann wird das Band nochmals um den Nabelschnurrest gelegt und ein doppelter Knoten gemacht. Bei der Anlegung der Knoten, die fest angezogen werden müssen, um eine lebensgefährliche Nachblutung aus dem Nabel zu vermeiden, stützt die Hebamme die beiden Ellbogen fest auf den Wickeltisch auf, damit sie bei einem Zerreißen des Nabelbandes nicht mit der Hand ausfährt und den Nabelschnurrest aus dem Nabel herausreißt. Dann wird mit einer Nabelschnurschere der überschüssige Nabelschnurrest und das Nabelschnurbändchen, etwa 1 cm vom Knoten entfernt, gemeinsam abgeschnitten. Nun wird mit einem in Alkohol getränkten Tupfer aus dem Nabelschnurstumpf die noch vorhandene Flüssigkeit, vorwiegend Blut, herausgedrückt und die „Nabelschürze" angelegt. Sie besteht aus einem doppelten, etwa 15 × 15 cm großen Gazeläppchen, das bis zur Mitte eingeschnitten ist (Abb. 187, 188). In diesen Schlitz wird der Nabel eingelegt und die Nabelschürze zuerst von oben nach unten, dann von unten nach oben und schließlich seitlich einschlagend plattenartig

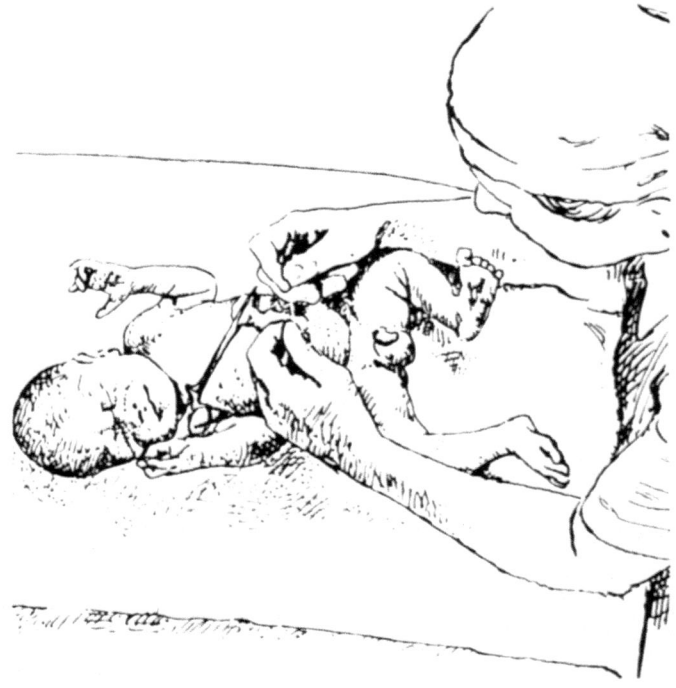

Abb. 186. Endgültige Abnabelung. Die Nabelschnur wird 1 cm vom Nabel entfernt doppelt unterbunden. Beim Anziehen der Knoten stützt die Hebamme die beiden Ellenbogen auf den Tisch auf. (In Anlehnung an MARTIUS.)

auf den Nabel gelegt und zu ihrer Befestigung die Nabelbinde um den Leib des Kindes gewickelt. Besonders bei sulzreicher Nabelschnur kommt es vor, daß die Unterbindung sich lockert und Blutungen entstehen. **Mehrmalige Kontrolle ist deshalb erforderlich.** Tritt eine Nachblutung auf, so ist die Unterbindung mit desinfizierten Händen nochmals nachzuziehen oder eine neue Unterbindung anzulegen. Nach der Abnabelung mißt die Hebamme die Länge des an den Beinen über dem Lager oder über einem Tisch hochgehaltenen Kindes sowie den geraden Kopfumfang mit dem Bandmaß und stellt, wenn eine brauchbare Waage vorhanden ist, das Körpergewicht fest. Die gefundenen Zahlen sind in das Tagebuch einzutragen.

Darauf muß die Hebamme wegen der Gefährdung der **Augen** durch möglicherweise im Ausfluß der Gebärenden vorhandene Tripperkeime eine 1%ige Höllensteinlösung in jedes Auge des Kindes einträufeln (S. 62). Diese Einträufelung, rechtzeitig und vorschriftsmäßig ausgeführt verhütet die zu fürchtende eitrige Augenentzündung mit der danach häufig entstehenden Erblindung des Neugeborenen.

Die Hebamme führt in ihrer Tasche eine 1%ige Höllensteinlösung in Ampullen mit sich. Das Kind wird flach auf einen Tisch gelegt. Mit zwei Fingern der linken Hand öffnet die Hebamme

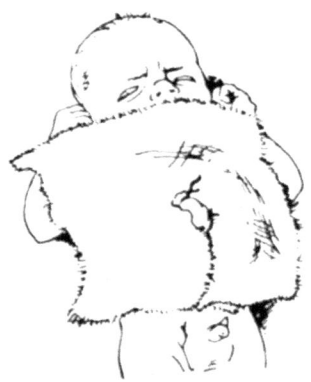
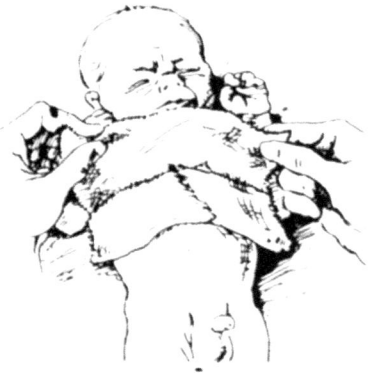

Abb. 187. Anlegen der Nabelschürze. In den Schlitz der Nabelschürze wird der Nabel von unten herein und nach oben gelegt.

Abb. 188. Einschlagen des Nabels zunächst in den unteren Teil, dann in den oberen Teil der Nabelschürze.

die Lidspalte des einen Auges und läßt aus einer noch nicht angebrauchten Ampulle, die sie vorher nach Vorschrift der Fabrik tropffertig gemacht hat und die sie mit der rechten Hand etwa 3 cm vom Auge des Kindes entfernt hält, 1—2 Tropfen der Höllensteinlösung auf die Bindehaut des Auges fallen. In gleicher Weise verfährt sie mit dem zweiten Auge, wobei besonders zu beachten ist, daß der Tropfen auch wirklich in das Auge fällt, was dadurch erschwert wird, daß das Kind nach der ersten Einträufelung die Augen zukneift. Fließt nach beendeter Einträufelung aus den Lidspalten etwas Flüssigkeit heraus, so ist diese mit Mull abzutupfen.

Sodann wird das Kind angekleidet, gewindelt und in sein Bettchen auf die Seite gelegt. Die Bekleidung des Kindes sei warm, aber so eingerichtet, daß es seine Glieder bewegen kann. Ein Hemd, ein Jäckchen, eine Windel, eine Zwischenlage und ein Flanelltuch sind erforderlich. Die Arme bleiben frei. Bei der Besorgung des Kindes beachtet man, ob es kräftig schreit. Ist dies nicht der Fall, oder wimmert es nur von Zeit zu Zeit, so reibt die Hebamme den Rücken des Kindes mit einer Windel oder klopft es auf das Gesäß. Es ist unbedingt nötig, daß das Neugeborene in den ersten Minuten seines Lebens die Lungen entfaltet und mit Luft füllt, was durch kräftiges, wiederholtes Schreien bewirkt wird.

Während der Versorgung des Kindes hat sich die Hebamme wiederholt durch Betastung der Gebärmutter und Besichtigung der

Unterlage überzeugt, daß keine stärkere Blutung besteht. Nachdem das Kind gebettet ist, folgt die **weitere Versorgung der Entbundenen.** Sie schiebt ihr ein Stechbecken unter das Gesäß, spült die Geschlechtsteile mit abgekochtem Wasser ab und entfernt etwa anklebendes Blut mit einem Bausch reiner Watte. Hierauf werden auch die weitere Umgebung der Geschlechtsteile, die Oberschenkel und das Gesäß mit abgekochtem Wasser gereinigt und abgetrocknet. Die Unterlage wird gewechselt, ein Stück saubere Watte vor die Schamspalte gelegt und die Frau wiederum mit geschlossenen, ausgestreckten Beinen gelagert. Ist die Gebärmutter gut zusammengezogen, so legt die Hebamme als eine Art Bauchbinde ein Handtuch um den Leib der Entbundenen, zieht es fest an und vereinigt die Enden durch Sicherheitsnadeln. Das Hemd wird gewechselt und, falls ein zweites Bett zur Verfügung steht, die Entbundene in dieses hinübergehoben, nachdem es vorher gut ausgerüstet und durchwärmt ist. In anderen Fällen kann auch das Gebärbett als Wochenbett benutzt werden.

Die Hebamme ist verpflichtet, nach Ausstoßung der Nachgeburt zwei volle Stunden bei der Entbundenen zu bleiben, da während dieser Zeit immer noch Blutungen auftreten können. Sie hat daher in gewissen Zwischenräumen den Höhenstand und die Erhärtung der Gebärmutter zu prüfen und auf Blutabgang zu achten. Ebenso hat sie ihre Aufmerksamkeit auf das Wohlbefinden des Kindes zu richten. Im übrigen verwendet sie die Zeit dazu, Puls und Temperatur der Entbundenen festzustellen, ihre Geräte und Instrumente zu reinigen und auszukochen und im Wochenzimmer Ordnung zu schaffen. Schließlich erteilt sie der Entbundenen Anweisungen für ihr ferneres Verhalten.

D. Das regelrechte Wochenbett.

Physiologie des Wochenbettes.

Rückbildungs- und andere Wochenbettsvorgänge.

Das Wochenbett ist durch die Wundheilung und Rückbildung im Bereich des in der Schwangerschaft nur auf den Aufbau eingestellten weiblichen Organismus gekennzeichnet. Man bezeichnet als Wochenbett die Zeitspanne, die von der Ausstoßung der Nachgeburt bis zu dem Zeitpunkt vergeht, an dem der vor der Schwangerschaft bestehende Zustand wieder erreicht ist, was im allgemeinen 6 Wochen dauert.

Am **Gebärmutterkörper** sind die Rückbildungsvorgänge am stärksten ausgeprägt und der äußeren Untersuchung am zugänglichsten, da man die allmähliche Verkleinerung der Gebärmutter durch die Bauchdecken verfolgen kann. **Eine innere Untersuchung ist wegen der Gefahr der Keimverschleppung im Wochenbett der Hebamme in jedem Falle verboten.** Der Gebärmuttergrund steht unmittelbar nach der Geburt zwischen Nabel und Schamfuge. Er steigt nach 24 Stunden durch das Nachlassen der Muskelspannung zunächst bis in die Höhe des Nabels. Im Verlauf des Wochenbettes bildet sich die Gebärmutter dann so schnell zurück, daß sie im allgemeinen nach Ablauf der 2. Woche nach der Entbindung im kleinen Becken liegt. Der Halskanal verengert sich, und der innere Muttermund schließt sich im Laufe der 2. Woche, während der äußere Muttermund noch längere Zeit offenbleibt.

Unter dem Einfluß der häufig sehr kräftig von Mehrgebärenden als schmerzhaft empfundenen und durch das Stillgeschäft verstärkten Nachwehen wird die Gebärmutter verkleinert, und die in der Höhle befindlichen Blutgerinnsel und Teile der abgestoßenen Siebhaut herausbefördert.

Die Abbauvorgänge in der Gebärmutter kommen dadurch zustande, daß durch die Blutleere, die infolge der starken Zusammenziehung der Muskulatur eintritt, das Gewebe schlecht ernährt wird. Dadurch zerfallen die im Verlauf der Schwangerschaft neu gebildeten Muskelfasern und unterliegen der Auflösung, so daß die Gebärmutter wieder ihre normale Größe erreicht und zunächst sogar auf Grund der herabgesetzten Eierstocktätigkeit noch kleiner wird als sie vor Eintritt der Schwangerschaft war.

In Übereinstimmung mit diesen Abbauvorgängen gehen die Heilungsvorgänge an den Geburtswunden. Durch die Ablösung der Nachgeburt und der Eihaut von der Siebhaut ist eine Wunde im Bereich der gesamten Gebärmutterhöhle entstanden, deren Blutstillung lediglich dadurch zustande kommt, daß die Gefäße durch die zusammengezogenen Muskelbündel abgedrosselt werden, während im Bereich der Haftstelle des Mutterkuchens die Gefäße auch durch Blutpfröpfe verschlossen werden, die der Haftstelle eine höckrige Beschaffenheit geben. Durch die nun mangelhaft gewordene Blutzufuhr machen sich auch Abbauvorgänge an der in der Gebärmutterhöhle gebliebenen Siebhaut bemerkbar. Diese erfolgen durch weiße Blutkörperchen, die aus den Gefäßen austreten. Sie übernehmen die Abraumarbeit, wandern dann, soweit sie nicht zugrunde gehen, in die Gebärmutterhöhle und werden zusammen mit abgestorbenen Gewebsfetzen und verflüssigtem Blutpfropfen und Blutwasser als Wochenfluß nach außen abgegeben. Nach Bereinigung der Wundhöhle wird von den Deckzellen der verbliebenen Drüsenreste eine neue Auskleidung gebildet.

Entsprechend diesen Heilungsvorgängen ändert sich auch die Beschaffenheit des **Wochenflusses.** Der Wochenfluß ist am ersten Tage rein blutig, nimmt dann eine bräunliche Farbe an, wird am 5.—6. Tage gelblich, eiterähnlich und geringer, schließlich am 8.—10. Tage weiß und dünnflüssig. Der normale Wochenfluß hat einen faden Geruch und enthält stets die eingedrungenen Keime in großer Menge. Er ist deshalb stark keimhaltig, so daß sich die Hebamme davor hüten muß, mit ihm in Berührung zu kommen. Bisweilen kommt es in späteren Tagen, besonders beim Aufstehen der Wöchnerin, wieder zu einer geringen aus der Gebärmutter stammenden Blutbeimengung. Nach 4—6 Wochen hört der Wochenfluß völlig auf.

Die Beschaffenheit des Wochenflusses bietet also immer einen guten Überblick über die Vorgänge, die sich im Inneren der Gebärmutter abspielen und es ist deshalb wichtig, den Wochenfluß

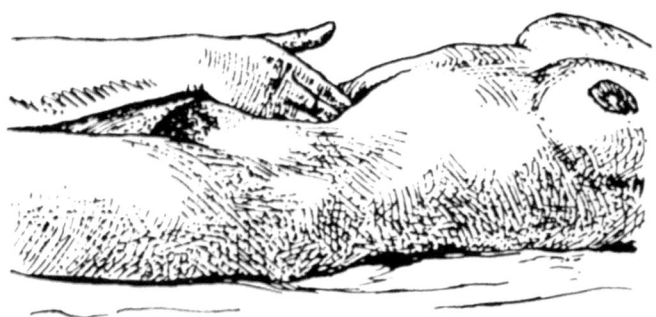

Abb. 189. Auseinandergewichene Bauchmuskeln. Die Hand liegt in dem Spalt zwischen dem geraden Bauchmuskel.

sorgfältig zu überwachen. Erst wenn das Versiegen des Wochenflusses den Abschluß der Wundheilung in der Gebärmutter anzeigt, ist den Frauen ein Vollbad und die Wiederaufnahme des Geschlechtsverkehrs erlaubt.

Die im Dehnungsschlauch aufgetretenen Riß- und Quetschwunden heilen ebenso wie kleine Einrisse am Schamlippenbändchen schnell durch Verklebung.

Gleichzeitig mit der Rückbildung des Geburtskanals kommt es auch an den Aufhänge- und Befestigungsvorrichtungen der Gebärmutter zu einer Beseitigung der in der Schwangerschaft aufgetretenen Gewebsveränderungen. Der **Beckenboden**, der in der Schwangerschaft und unter der Geburt bis zu seiner äußersten Leistungsfähigkeit belastet worden ist (Abb. 123—126), gewinnt erst allmählich wieder an Festigkeit, so daß die Frauen häufig noch längere Zeit nach der Entbindung über ein Gefühl der Schwere und des Druckes nach unten zu klagen haben. Die Schamspalte erhält nur einen unvollkommenen Verschluß, wie auch die Scheide weiter und schlaffer bleibt als sie vor der Schwangerschaft war.

Die Rückbildung der **Bauchdecken** richtet sich nach der allgemeinen Körperbeschaffenheit der Wöchnerin. Bei muskelkräftigen Personen mit straffen Geweben kann es zu einer fast völligen Wiederherstellung kommen. Handelt es sich dagegen um eine Wöchnerin mit schlaffer Muskulatur oder wird die Rückbildung durch vorzeitige unzweckmäßige Anstrengungen der Bauchmuskeln gestört, so findet eine Wiederherstellung nicht statt. Man beobachtet dann nicht selten ein Auseinanderweichen der Bauchmuskeln, wodurch die Ausbildung eines Hängebauches begünstigt wird

(Abb. 189). Die Braunfärbung der Mittellinie des Leibes bleibt oft etwas sichtbar.

Mit der Rückbildung der Bauchdecken verändern sich auch die **Schwangerschaftsstreifen** narbig. Sie verlieren ihre bläuliche Farbe und werden weiße, glänzende Streifen.

Die Schwangerschaftsauflockerung des Skelettes, vor allem des Beckengürtels, in den Beckenverbindungen verschwindet allmählich.

Die Beseitigung der vermehrten Flüssigkeitsansammlung in den Geweben während der Schwangerschaft geschieht durch vermehrte Harnmengen und durch starke Schweiße im Verlauf des Wochenbettes, so daß eine sorgsame Hautpflege vonnöten ist.

Die **Kindsadern** (Abb. 96) bilden sich weitgehend zurück, wenn auch Reste mit einer Neigung zur Krampfaderbildung bestehen bleiben.

Das **Allgemeinbefinden** der Wöchnerin weist auch bei normalem Verlauf einige Besonderheiten auf. Das regelmäßige Wochenbett verläuft ohne Fieber, jede Steigerung der Körperwärme auf oder über 38° ist regelwidrig, also krankhaft. Schon bei Temperaturen, die sich dieser Grenze nähern, liegt meist eine geringe Störung vor. Nur in den ersten 12 Stunden nach der Geburt kann die Temperatur leicht erhöht sein, ohne daß dies immer auf einen regelwidrigen Verlauf des Wochenbettes hinweist. Im übrigen wird durch Fieber fast immer eine Störung der Wundheilung oder eine Wundinfektion angezeigt, die zu schwersten Erkrankungen, ja zum Tode der Wöchnerin führen kann.

Der Puls im Wochenbett ist normal, er beträgt 70—80 Schläge in der Minute, nicht selten ist er sogar auffällig verlangsamt. Die Herztätigkeit ist aber leicht beeinflußbar. Schon bei geringen körperlichen Anstrengungen oder seelischen Erregungen der Wöchnerin kann die Pulszahl erheblich zunehmen. Hat während der Geburt ein stärkerer Blutverlust stattgefunden, so ist die Pulszahl ebenfalls erhöht.

Die Entleerung der **Harnblase** stößt häufig in den ersten Tagen des Wochenbettes auf Schwierigkeiten. Manche Wöchnerinnen sind überhaupt nicht imstande, den Harn zu lassen. Ursächlich kommt eine Quetschung bei der Geburt und eine nachträgliche Schwellung der Harnröhre und des Blasenhalses in Betracht oder die bei der Erschlaffung der Bauchdecken mangelhafte Wirkung der Bauchpresse. Manchen Wöchnerinnen ist es auch unmöglich, in Rückenlage den Harn zu entleeren.

Auch die **Darmtätigkeit** ist in den ersten Tagen häufig angehalten und kann meist nur durch Nachhilfe in Gang gebracht werden.

Die **Eßlust** pflegt sich bald wieder einzustellen und ist besonders bei der stillenden Wöchnerin groß.

Die anstrengende Geburtsarbeit, die mit der Geburt verbundenen körperlichen und seelischen Erregungen, sowie die Vorgänge der Rückbildung und Wundheilung erfordern ein großes **Ruhe- und Schlafbedürfnis** der Wöchnerin. Geistige und körperliche Ruhe im Wochenbett sind daher wichtige Hilfsmittel zur völligen Wiederherstellung.

Aufbauvorgänge im Wochenbett.

Die **weibliche Brust**, die im Wochenbett auf die Gebärmutter einen deutlichen Einfluß ausübt, zeigt damit ihre unmittelbare Zusammengehörigkeit mit den weiblichen Geschlechtsorganen. Auch sie unterliegt nicht nur im Verlaufe der Schwangerschaft, sondern ganz besonders während des Wochenbettes erheblichen Aufbauvorgängen, die das zu erwartende Stillgeschäft vorbereiten.

Jede Brust trägt auf der höchsten Wölbung eine Brustwarze, die von dem dunkler gefärbten Warzenhof umgeben ist. Die Spitze enthält eine Anzahl feiner Öffnungen, die Mündungen der Milchkanälchen. Die äußere Haut der Brüste zeichnet sich durch besondere Weichheit und Zartheit aus.

Die Brüste tragen die Milchdrüsen, die von Bindegewebe umgeben und in mehr oder weniger reichliches Fettgewebe eingebettet sind (Abb. 190). Jede Milchdrüse besteht aus etwa 12 bis 15 Drüsenlappen, die wiederum aus kleinen Bläschen, die die Milch absondern, zusammengesetzt sind. Die feineren Ausführungsgänge vereinen sich zu 12—15 größeren Milchgängen, die in der Warze enden.

Die Anregung zum Wachstum der Brust und zu ihrer Entwicklung geht von den Wirkstoffen des Eierstockes aus. Unter ihrer Einwirkung entwickeln sich am Ende der Milchgänge die Milchdrüsen. Dem zunehmenden Gehalt dieser Wirkstoffe im Blut vor der zu erwartenden Periode entsprechend erhält die Brust jeweils Anregungen zum Wachstum, und es kommen dadurch nicht selten manchmal schmerzhaft empfundene Spannungsgefühle zustande, die nach der Periode wieder vergehen.

Die hormonale Abhängigkeit des Drüsenwachstums zeigt sich besonders deutlich in der Schwangerschaft. Zu dieser Zeit erfährt die Brust durch die großen Mengen der im Mutterkuchen gebildeten Wirkstoffe als Vorbereitung für das Stillgeschäft ein erhebliches Wachstum. Solange das Drüsengewebe dazu angeregt wird, bildet sich nur wenig Flüssigkeit. Diese als Vormilch oder Kolostrum bezeichnete Flüssigkeit wird während der Schwangerschaft und in den ersten Tagen des Wochenbettes abgesondert. Die eigentliche Milchbildung setzt erst nach Ausschwemmung der Schwangerschaftshormone 3—4 Tage nach der Geburt ein.

Die Brüste schwellen durch das Einschießen der Milch erheblich an und entleeren nunmehr die fertige Milch. Beim Einsetzen der stärkeren Milchabsonderung am 3. oder 4. Wochenbettstage treten in den Brüsten häufig ziehende Schmerzen und Spannungsgefühle ein. Dabei erhöht sich die in der Achselhöhle gemessene Temperatur der Wöchnerin wegen der Nähe der Milchdrüse bisweilen um einige Zehntel Grade. Niemals kommt es hierdurch zum Auftreten von Fieber.

Die Milch läßt sich beim Druck auf die Milchdrüse anfangs in großen Tropfen, schließlich im Strahl entleeren. Je früher und regelmäßiger das Kind angelegt wird, und je kräftiger es saugt, um so früher und reichlicher tritt die Milchabsonderung ein.

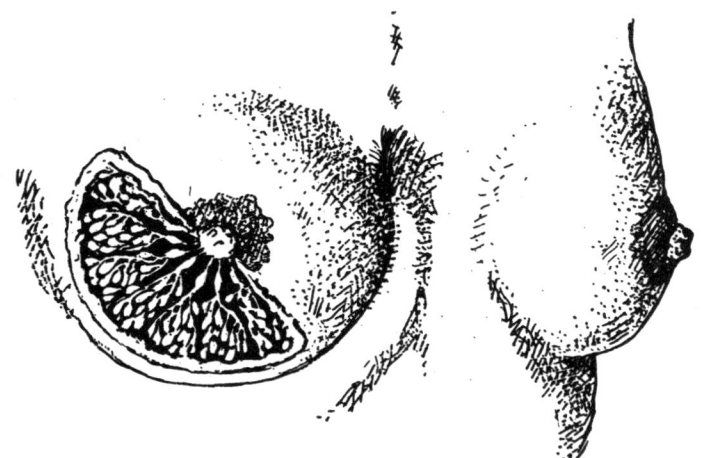

Abb. 190. Darstellung der weiblichen Brust mit einem Teilausschnitt. Man erkennt die Drüsenläppchen mit den Milchkanälchen. Halbschematisch dargestellt.

Bei dem Einschießen der Milch beobachtet man in seltenen Fällen auch eine Anschwellung verkümmert angelegter Brustdrüsen in der Achselhöhle oder in der von der Achselhöhle zur Leistenbeuge führenden Milchleiste.

Sobald die Bildung der Milch in Gang gekommen ist, untersteht die Brustdrüse nicht mehr dem Einfluß der Wirkstoffe. Sie unterliegt dann nur noch den mechanischen Reizen, die durch das Saugen und Entleeren der Brust zustande kommen. Auf diese Weise wird aus der Milchdrüse ein Organ, das seine Funktion selber reguliert und in dem das Angebot durch die Nachfrage geregelt wird. Nach dem Abstillen wird durch Rückbildungsvorgänge manchmal unter dem Zeichen einer Milchstauung allmählich wieder ein Zustand erreicht, der dem einer Frau, die noch nicht geboren hat, entspricht.

Schon in der Schwangerschaft hatte sich die Wöchnerin durch Sauberhaltung und Abhärtung der Brüste auf das Stillgeschäft vorbereitet (S. 136). Während der ganzen Stillzeit sind die Brüste und die Warzen sauber und warm zu halten und vor Druck zu schützen. Durch einen passenden Brusthalter sollen die Brüste nach dem Aufstehen gestützt werden; ein vor sie gelegtes, öfter zu wechselndes sauberes Leinentuch fängt die auslaufende Milch auf.

Vor und nach dem Stillen ist die Warze mit frisch abgekochtem Wasser abzuwaschen.

Für die Wöchnerin selbst ist das Stillen von Vorteil, da beim Anlegen des Kindes Wehen auftreten und diese die Rückbildung der Geschlechtsteile fördern.

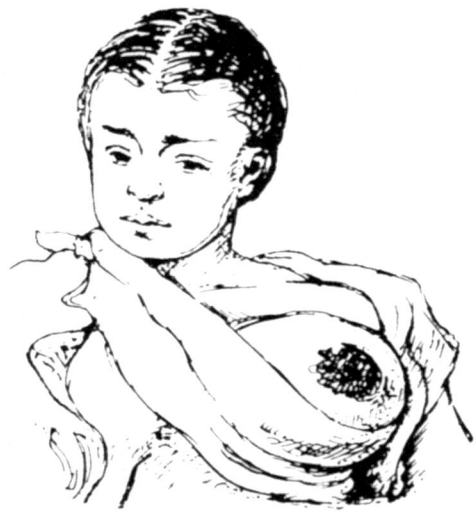

Abb. 191. Hochbinden der Brust.

Darf eine Wöchnerin infolge ärztlichen Verbotes ihr Kind nicht stillen oder ist das Kind tot, so entstehen durch die Anschwellung der Brüste beim Einschießen der Milch starke Spannungsbeschwerden. Dann bindet man die Brüste durch zusammengelegte Tücher, deren Enden über den Nacken gebunden werden, auf (Abb. 191), läßt knappe Diät einhalten, namentlich wenig trinken und sorgt für reichliche Stuhlentleerung. Nach wenigen Tagen schwinden die Beschwerden, da die Brüste abschwellen. Ein Fehler wäre es, die Milch abzusaugen oder abzudrücken, da sie dann immer wieder aufs neue abgesondert würde. Die Milchmenge reguliert sich nach dem Bedarf, so daß infolge der eintretenden Stauung die weitere Milchbildung aufhört.

Wenn auch die Tätigkeit der Hebamme meist mit dem Ablauf des Wochenbettes aufhört, so kann sie doch noch für die Zukunft durch Raterteilung das weitere Stillgeschäft fördern. Stillende Frauen sollen so weiterleben, wie sie es gewohnt waren. Sie sollen die gewohnte Kost genießen, ohne sich den Magen zu überladen. Im allgemeinen wird durch reichliche gemischte Kost und durch regelmäßiges Anlegen des Kindes die Milchabsonderung in Gang gehalten. Körperliche Bewegung, Aufenthalt in frischer Luft, regelmäßiges Leben, Vermeidung einer Verdauungsstörung, ausgiebige nächtliche Ruhe, heitere Gemütsstimmung fördern den Kräftezustand und haben guten Einfluß auf das Allgemeinbefinden während der Stillzeit. Tritt bei der stillenden Frau die Regel ein, so kann sie unbedenklich weiter stillen, denn während dieser Zeit wird allenfalls die Menge, nicht aber die Beschaffenheit der Milch verändert. Ebensowenig wird durch Gemütserregungen, Angst, Schreck oder Kummer die Zusammensetzung der Milch beeinflußt. Die abgesonderte Menge ist höchstens herabgesetzt, besonders wenn die Nahrungs- und Flüssigkeitsaufnahme der Mutter stark eingeschränkt ist. Schlechte oder dem Kinde schädliche Muttermilch gibt es überhaupt nicht.

In den meisten Fällen läßt sich die natürliche Ernährung ohne weiteres durchführen, zuweilen aber kommt es zum Auftreten von Stillschwierigkeiten (S. 413).

Leichte Erkrankungen oder Beschwerden der Mutter, wie Kopf- oder Rückenschmerzen, Schwäche oder Blutarmut sind kein Grund zum Abstillen des Kindes. Die Hebamme soll zum Weiterstillen ermuntern, da sich oft die in der ersten Zeit auftretenden Beschwerden durch gute Pflege und Ernährung der Mutter trotz fortgesetzten Stillens beheben lassen. Ist dies nicht der Fall, so muß einem Arzt die Entscheidung anheimgegeben werden.

Ebenso soll bei kranken Wöchnerinnen die Hebamme niemals das Selbststillen verbieten, sondern in solchen Fällen die Entscheidung dem Arzt überlassen.

Erheblichere Stillhindernisse, wie sie durch dauerndes Wundsein der Warzen, Milchdrüsenentzündung und ernste Erkrankungen der Mütter, z. B. Grippe, Diphtherie, Tuberkulose oder andere gebildet werden können, verlangen stets die Zuziehung eines Arztes (S. 57).

Pflege der Wöchnerinnen.

Allgemeine Richtlinien.

Die Pflege der Wöchnerin hat die Aufgabe zu erfüllen, die regelmäßigen Vorgänge des Wochenbettes durch sachgemäße Beratung und Versorgung der Wöchnerin zu unterstützen und Schädigungen fernzuhalten. Die Hebamme hatte zu diesem Zweck schon am Schluß der Geburt Anordnungen und Verhaltungsmaßregeln gegeben. Sie ist aber verpflichtet, durch regelmäßige Besuche sich von der richtigen Durchführung dieser Vorschriften zu überzeugen, eintretende Regelwidrigkeiten rechtzeitig zu erkennen und bestimmte pflegerische Maßnahmen bei Mutter und Kind selbst vorzunehmen. Nur dann, wenn beispielsweise wegen der Anwesenheit einer staatlich geprüften Wochenpflegerin die Wochenbesuche der Hebamme nicht notwendig werden oder wenn der Amtsarzt wegen Erkrankung der Wöchnerin ein bestimmtes Verbot erlassen hat, soll die Hebamme von den Besuchen Abstand nehmen.

Das Wichtigste bei der Pflege der Wöchnerin ist immer, die Wöchnerin und das Kind vor einer Infektion zu bewahren. Diese Gefahr liegt bei der Keimhaltigkeit des Wochenflusses nur allzu nahe. Es sind deshalb bei der Pflege der Wöchnerin für Arzt und Hebamme bestimmte Regeln zu befolgen.

1. Das Kind muß immer vor der Wöchnerin versorgt werden, um eine Keimübertragung, die besonders bei einer noch offenen Nabelwunde zu schweren Erkrankungen des Säuglings führt, zu vermeiden.

2. Bei der Wöchnerin muß vor der Säuberung der Geschlechtsteile die allgemeine Körperreinigung vorgenommen werden, um eine Keimübertragung auf die Brust zu vermeiden.

3. Die Wöchnerin ist täglich von oben bis unten abzuwaschen.

4. Die äußeren Geschlechtsteile werden von anhaftenden Wochenflußresten durch Abspülen mit einer Desinfektionslösung, z. B. $1/_2$%ige Sagrotanlösung, gereinigt. Scheidenspülungen sind verboten.

5. Die Vorlagen, die in den ersten Tagen mindestens viermal zu wechseln sind, dürfen nie mit der Hand, sondern nur mit einer Pinzette angefaßt werden.

Das Gebärzimmer dient bei den meisten Frauen auch als **Wochenzimmer**, es muß vor allem für Licht und Luft zugängig, sauber und staubfrei sein. Licht, Luft und Sauberkeit sind wie für jedes Krankenzimmer auch für das Wochenzimmer von größter Bedeutung, um so mehr, als durch die Ausscheidung der Wöchnerin die Luft leicht verdorben wird. Die Lüftung erfolgt am besten von einem Nebenzimmer aus, der Fußboden ist täglich feucht aufzuwischen, alle Staubfänger, wie Polstermöbel, Teppiche und dergleichen sind aus dem Wochenzimmer zu entfernen. Gebrauchte Wäsche, Unterlagen, Windeln dürfen im Wochenzimmer weder aufbewahrt noch gereinigt werden, ebensowenig darf Wäsche im Wochenzimmer getrocknet werden. Überflüssige Personen haben nach Möglichkeit das Wochenzimmer zu meiden. Die Zimmerwärme soll 17—19° C betragen.

Das **Bett der Wöchnerin** wird am besten so aufgestellt, daß es von beiden Seiten zugängig ist, daß es nicht in nächster Nähe eines Ofens oder Heizkörpers steht und die Wöchnerin nicht unmittelbar in das Licht sieht. Die Bettwäsche muß sauber sein und oft gewechselt werden. Unterlagen, wie sie während der Geburt benutzt werden, schützen das Bett vor Verunreinigung durch Wochenfluß. Die Bedeckung der Wöchnerin hat sich nach ihrem Wärmebedürfnis zu richten. Federbetten sind auch hier am besten zu vermeiden, da sie eine übermäßige Schweißentwicklung begünstigen. Hat man zwei Betten zur Verfügung, so wechselt man mit denselben ab, sonst muß das Herrichten des Bettes so vorsichtig ausgeführt werden, daß die Wöchnerin dabei nicht angestrengt wird.

Die Wöchnerin soll 7—8 Tage **Bettruhe** einhalten. Früheres Aufstehen ist in der Wohnung der Wöchnerin schon deshalb bedenklich, weil dann die Wahrscheinlichkeit besteht, daß sie vorzeitig ihre Tätigkeit im Haushalt aufnimmt. Die hierdurch möglicherweise erwachsenden Schädigungen bestehen in Blutungen,

Verlagerungen, Senkungen der Gebärmutter und Scheide und anderen Unterleibserkrankungen.

Zur Unterstützung der Rückbildungsvorgänge und zur Kräftigung der Muskulatur sowie zur Vermeidung späterer Schäden ist eine leichte **Wochenbettgymnastik** durchzuführen. Sie soll in erster Linie die überdehnte Bauch- und Beckenbodenmuskulatur in ihren regelrechten Spannungsgrad zurückführen und damit späteren Beschwerden durch einen Hängeleib oder Senkungen entgegenarbeiten. Sie soll ferner die Gefahr der Thrombose verhüten und den Stoffwechsel anregen. Das im Folgenden gegebene Schema trägt diesen verschiedenen Gesichtspunkten Rechnung und gibt einen Anhalt für die durchzuführenden Übungen. Bei den Übungen ist zu bedenken, daß in der ersten Woche nach der Entbindung im wesentlichen die schrägen Bauchmuskeln und die Beckenbodenmuskulatur geübt werden müssen, während die Übungen für die geraden Bauchmuskeln zur Vermeidung eines verstärkten Innendruckes in der Bauchhöhle und damit eines verstärkten Druckes auf den Beckenboden erst später gemacht werden dürfen. Läßt man den Kopf und den Oberkörper heben, so fällt das gestörte Zusammenspiel zwischen den geraden und den schrägen Bauchmuskeln auf. Die gerade Bauchmuskulatur versucht die ganze Arbeit zu leisten, während die schrägen nicht mitarbeiten, was man an dem oben stehenbleibenden Rippenbogen deutlich erkennen kann.

Bei allen Übungen muß die Hebamme beobachten, ob der Bauch sich stets regelrecht, also auch unter Herabziehen des Rippenbogens, zusammenzieht und ob die Bauchdeckenspannung bei abgestreckten Beinen oder Oberkörper gehalten werden kann. Ehe das nicht möglich ist, darf eine Steigerung der Übungen nicht vorgenommen werden, wie überhaupt ausdrücklich vor einem „Zuviel" gewarnt werden muß. Erst nach dem eigentlichen Wochenbett darf mit einem intensiveren Training der Bauchmuskeln begonnen werden. Massage ist von den Hebammen nicht durchzuführen, sofern sie nicht erlernt worden ist. Unsachgemäß durchgeführte Massage führt zu Schädigungen.

Zur Verhütung der Schwangerschaftsstreifen wird in den letzten Schwangerschaftsmonaten eine Behandlung der Bauchhaut mit Daumen und Zeigefinger empfohlen, bei der die Haut leicht ziehend abgehoben wird.

Die Wochenbettgymnastik beginnt etwa 24—48 Stunden nach der Geburt und besteht in

1. Übungen zur Anregung der Blutzirkulation in den Gliedmaßen,
2. Atemübungen,
3. Übungen für die Bauchmuskulatur,
4. Übungen für die Beckenbodenmuskulatur.

Es ist zweckmäßig, die Übungen für 1., 3. und 4. mit Atemübungen abzuwechseln. Im einzelnen werden die Übungen etwa folgendermaßen durchgeführt:

1. Übungen zur Anregung der Blutzirkulation in den Gliedmaßen vom 2. Wochenbettstage ab: Hände beugen und

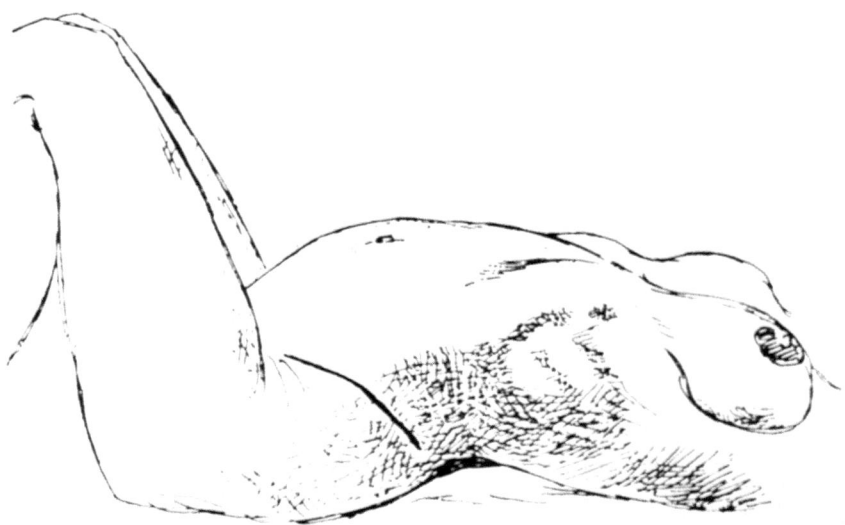

Abb. 192. Bei der Einatmung wird das Kreuz hohl, das Becken gekippt. Die Bauchmuskulatur ist entspannt. Die Umrisse des Beckenkammes sind auf die Haut aufgetragen.

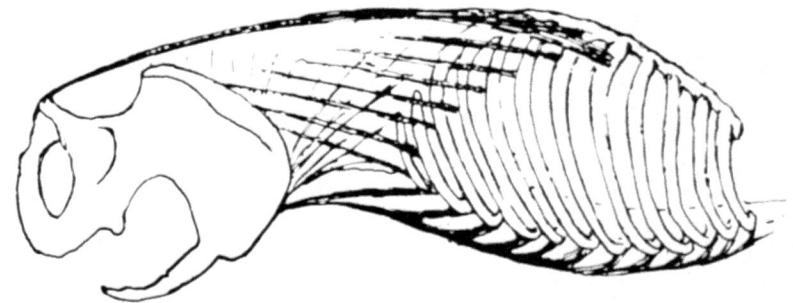

Abb. 193. Das gleiche wie Abb. 192, schematisch dargestellt.

strecken, Arme auf- und abwärts führen, Füße strecken, beugen und rollen.

2. Atemübungen vom 2. Wochenbettag ab: Hände unter den Kopf verschränken, Bauch vorwölben und einatmen, Kopf von der Unterlage abheben und ausatmen.

3. Übungen für die Bauchmuskulatur vom 4. Wochenbettage ab:

a) Unter Einatmen das Kreuz hohl machen lassen und das Becken kippen, unter Ausatmen das Kreuz runden, das Becken aufrichten (Abb. 192—195). Dabei müssen die Gesäßmuskeln kräftig angespannt werden, so daß das Gesäß etwas von der Unterlage abgehoben wird.

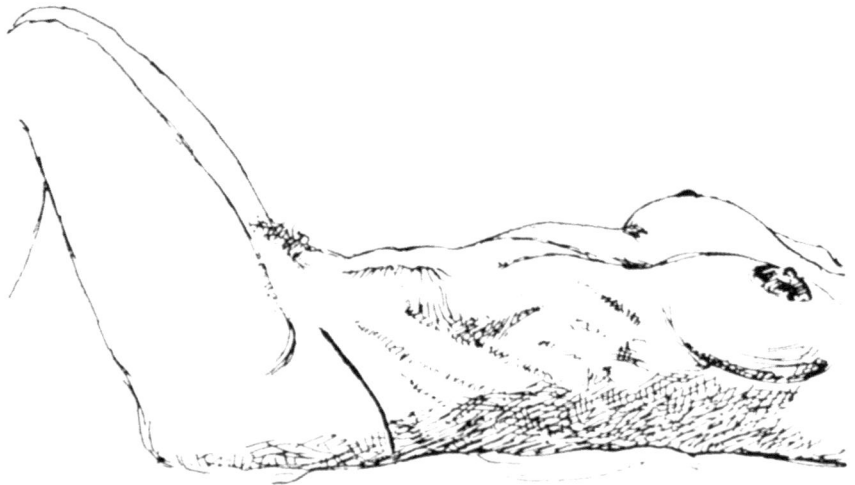

Abb. 194. Bei der Ausatmung wird das Kreuz gerundet, das Becken aufgerichtet, die geraden und schrägen Bauchmuskeln zusammengezogen. Man sieht die Umrisse der angespannten schrägen Bauchmuskeln. Der Beckenkamm ist durch die schwarze Linie dargestellt.

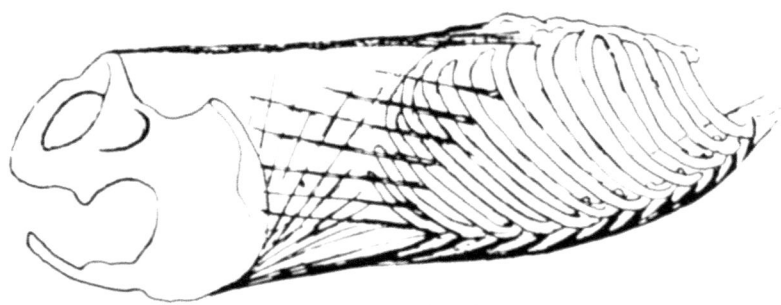

Abb. 195. Das gleiche wie Abb. 194, schematisch dargestellt.

Diese Übung stellt die Grundlage für alle weiteren Übungen der Bauchmuskulatur dar, die entsprechend dem Wochenbettag durch Arm- oder Beinbewegungen ergänzt werden.

b) Eine Hand hinter den Kopf legen, den Kopf anheben unter leichter Vordrehung der Schultern und Ellenbogen und zurück.

c) Seitliches Herausschieben des rechten und linken gestreckten und abgespreizten Beines. Dabei wird das Becken gekippt. Einziehen des Beines.

d) Einatmung mit Vorwölben des Bauches. Ausatmung unter Zusammenziehung des Bauches und Anheben des Kopfes. Sind die Bauchmuskeln stark auseinandergewichen, so ist das Anheben des Kopfes zunächst fortzulassen.

e) Ein Bein wird gebeugt abgehoben und wieder hingestellt. Dann wird das gestreckt liegende Bein mit der Ausatmung hochgehoben und wieder hingelegt.

4. **Übungen für die Beckenbodenmuskulatur** vom 4. Wochenbettag ab:

a) Anspannen und Zusammenziehen des Beckenbodens, als sollte dünner Stuhlgang zurückgehalten werden.

b) Bei angestellten Beinen einatmen, mit Vorwölbung des Bauches, Beckenkippen und leichtem Spreizen der Beine. Ausatmen mit Zusammenziehung des Bauches und Einziehen des Beckenbodens. Schließen der Knie gegen leichten, später stärkeren Widerstand durch die Hebamme.

Bei allen fieberhaften Erkrankungen sind die Übungen bis auf die Atemübungen zu unterlassen.

Reinlichkeit ist im Wochenbett ein unbedingtes Erfordernis. Die Geschlechtsteile sind täglich zu reinigen und äußerlich mit Desinfektionsflüssigkeit abzuspülen. Die Vorlagen, für die reine Watte oder Zellstoff zu benutzen ist, sind in der 1. Woche 3—4mal täglich zu wechseln. Dazu sind die Unterlagen rechtzeitig zu erneuern. Ein häufiger Wechsel der Leibwäsche ist erforderlich, da sie leicht durch Wochenfluß, Milch und Schweiß verunreinigt wird. Die reine Wäsche muß vorgewärmt sein.

Niemals sollen die Hände der Wöchnerin mit Wochenfluß in Berührung kommen, da sie sonst Keime auf die Brustwarzen übertragen kann. Auch auf die Nase und die Augen des Kindes ist eine Übertragung möglich. Deshalb müssen die Hände der Wöchnerin täglich mehrmals gewaschen werden.

Jede übermäßige **geistige Beschäftigung** und **Erregung** soll von der Wöchnerin, besonders während der ersten Woche, nach Möglichkeit ferngehalten werden. Lesen, Schreiben, Anordnungen im Haushalt sind nur in beschränktem Maße erlaubt. Das Wochenzimmer soll selbst von den engsten Angehörigen nur selten und auf kurze Zeit betreten werden. Vollständig zu verbieten sind die sog. Wochenbesuche guter Freundinnen. Diese Besuche können auf spätere Zeit verschoben werden.

Die **Nahrung** der Wöchnerin muß leicht verdaulich sein. Eine besondere Diät ist nicht erforderlich und nicht wünschenswert. Die gesunde Wöchnerin kann sofort alles essen mit Ausnahme schwer verdaulicher Speisen, die ihr auch außerhalb der Schwangerschaft nicht zuträglich waren. Am besten wird eine kräftige gemischte Kost gegeben.

Die Flüssigkeitszufuhr ist mit Rücksicht auf das Stillgeschäft etwas zu erhöhen, während viele Suppen, die den Magen nur belasten, zu vermeiden sind. Alkohol schädigt nicht nur die Wöchnerin, bei der er Blutungen hervorrufen kann, sondern auch das Kind, da er in die Milch übergeht. Er ist infolgedessen ganz zu verbieten, besonders da er keineswegs ein Kräftigungsmittel für die Wöchnerin ist. Gegen den Durst wird Wasser, Fruchtsaft, Tee oder Milch verabreicht.

Die stillende Frau hat gewöhnlich ein **erhöhtes Eßbedürfnis**, so daß sie den wegen der Milchabgabe notwendigen Überschuß an Nahrung ohne Schwierigkeiten zu sich nimmt. Diesem Eßbedürfnis soll aber nicht derartig nachgegeben werden, daß Verdauungstörungen oder ein starker Fettansatz die Folge sind. Unbedingt ist daran festzuhalten, daß es **außer kräftiger Kost weder Speisen noch besondere Mittel gibt, welche die Milchbildung befördern**, noch solche, die dem Kinde schädlich sind, indem sie in die Milch übergehen. Die Milchdrüsen bereiten die Milch aus dem Blute unabhängig von der Art und Zusammensetzung der von der Mutter genossenen Speisen und Mittel. Außer dem schon erwähnten Alkohol gehen nur starkwirkende Gifte in die Milch über.

Ist bis zum 3. Tage **Stuhlgang** nicht von selbst erfolgt, so darf die Hebamme, wenn es sich um eine völlig gesunde Wöchnerin handelt, einen Eßlöffel Rizinusöl geben, das in solcher Menge ein ungefährliches und sicher wirkendes Abführmittel ist. Ist die dadurch erzielte Entleerung nicht genügend, so muß außerdem noch ein Einlauf gegeben werden (S. 45). Bleibt in der Folge die tägliche Stuhlentleerung aus, so verabfolgt die Hebamme einen Einlauf. **Die Verabreichung von Rizinusöl soll nicht wiederholt werden.**

Die **Harnentleerung** soll tagsüber möglichst alle 3—4 Stunden erfolgen. Da eine Koppelung der nervösen Versorgung zwischen Blase und Gebärmutter besteht, fördert die Entleerung der Blase auch gleichzeitig die Zusammenziehung der Gebärmutter. Die Hebamme hat deshalb die Pflicht, die Wöchnerin dazu anzuhalten, die Blase täglich mindestens zweimal zu entleeren. Vermag die Wöchnerin den Harn nicht zu lassen, so kann die Hebamme zunächst versuchen, durch warme Umschläge auf den Leib und Berieselung der äußeren Geschlechtsteile mit abgekochtem warmem Wasser den Harnabgang zu fördern. Auch das Laufenlassen eines Wasserhahnes und das Aufsetzen der Wöchnerin führt manchmal zum Erfolge. Nur in dringenden Fällen, d. h. wenn trotz aller Mühe eine natürliche Entleerung der Blase nicht zustande kommt, ist der Katheter anzuwenden. Beim Einführen des Katheters ist ganz besonders auf Keimfreiheit zu achten, da ein **Blasenkatarrh** die Folge ist, wenn Wochenfluß mit dem Katheter in die Blase geschoben wird (S. 43).

In den ersten Wochenbettagen wird der Bauch mit einem einfachen Leinentuch gewickelt. Es ist darauf zu achten, daß auch im Spätwochenbett noch eine Leibbinde getragen wird.

Eine Wöchnerin darf das **Bett verlassen**, wenn bei gutem Allgemeinbefinden Puls und Temperatur völlig normal waren, die Gebärmutter nicht mehr oberhalb der Schoßfuge tastbar und der Wochenfluß nicht mehr blutig ist. Gewöhnlich ist dies am 8.—10. Tage der Fall. Die Wöchnerin verläßt das Bett zunächst für einige Stunden. Auch in den ersten Tagen nach dem Aufstehen soll sie noch viel liegen und auch in der 3. Woche mit Anstrengungen noch zurückhaltend sein. Alle Bewegungen, die die Bauchmuskeln übermäßig anspannen, sind möglichst zu vermeiden. An die frische Luft kann sie mit warmer Unterkleidung, soweit die Witterung es erlaubt und die Wege für sie nicht zu anstrengend sind, sehr bald gehen.

Während eines Zeitraumes von mindestens 6 Wochen nach der Entbindung soll auch eine gesunde Wöchnerin keinen **Geschlechtsverkehr** haben. Besonders schwächliche Erstgebärende sind mit großer Schonung zu behandeln, da ihre völlige Erholung oft längere Zeit auf sich warten läßt.

Stärkere Anstrengungen und schwere **Körperarbeit** unterläßt die Wöchnerin in den ersten 3 Monaten nach Möglichkeit, da hierdurch Lageveränderungen der Gebärmutter entstehen können. Die Aufnahme der gewerblichen Arbeit vor Ablauf der 6. Woche ist gesetzlich verboten.

Ist es wegen der äußeren Verhältnisse für Wöchnerinnen undurchführbar, alle diese Vorschriften zu befolgen, so suche die Hebamme nach Möglichkeit die für das Wochenbett notwendigen Maßnahmen durchzusetzen, worin sie durch die gesetzlichen Einrichtungen der Wochenhilfe und Wochenfürsorge unterstützt wird.

Wochenbesuch.

Die Hebamme hat die Wöchnerin und das neugeborene Kind in den ersten 10 Tagen mindestens einmal täglich, wenn möglich zweimal, zu besuchen. Ob diese Besuche dann noch fortzusetzen sind, hängt von dem Befinden und dem Wunsche der Wöchnerin ab. In Fällen, in denen eine derartige Ausdehnung der Wochenbesuche auf Schwierigkeiten stößt, wenn z. B. auf dem Lande eine große Entfernung zum Wohnsitz der Wöchnerin hinderlich ist oder wenn die Hebamme durch Übernahme anderer Geburten in Anspruch genommen wird, gilt als Richtschnur, daß Besuche in der ersten Woche unbedingt nötig, in der zweiten jedenfalls erwünscht sind. Es ist der Hebamme erlaubt, zum Wochenbesuch an Stelle ihrer großen Tasche eine besondere, nur für solche Besuche bestimmte Tasche mitzunehmen, welche die erforderlichen Geräte enthalten muß. Sind diese Geräte bei der Wöchnerin vorhanden, so ist deren Mitnahme zum Wochenbesuch nicht notwendig.

Der Besuch beginnt mit Befragen nach dem Allgemeinbefinden der Wöchnerin, wie sie geschlafen hat, ob Schmerzen oder Nachwehen bestehen, ob Stuhl- oder Harnentleerung erfolgt ist, ob das Kind ruhig war. Dann legt die Hebamme das Thermometer in die Achselhöhle und prüft den Puls; die gefundenen Zahlen vermerkt sie auf einem Zettel. Sie wiederholt dies bei jedem Wochenbettbesuch, so daß sie am Ende ihrer Wochenbettpflege einen genauen Temperatur- und Pulszettel, der die jedesmal gemessene Temperatur und den gleichzeitig festgestellten Puls angibt, besitzt. Die regelmäßige **Ermittlung von Temperatur und Puls** der Wöchnerin gibt der Hebamme den sichersten Aufschluß über den Verlauf des Wochenbettes. Sie gehört daher zu den unbedingt notwendigen und wichtigsten Verrichtungen bei ihren Wochenbesuchen. Danach stellt sie alle zur Waschung und Desinfektion der Hände erforderlichen Geräte zurecht, bürstet sich die Hände mit Wasser und Seife und wendet sich zuerst zum Kinde, das zur Verhütung einer Nabelinfektion immer vor der Mutter zu besorgen ist. Über die Versorgung des Kindes S. 430.

Nachdem die Hebamme das Kind besorgt hat, geht sie an die **Versorgung** der Wöchnerin. Gesicht und Hände werden gewaschen, das Haar geordnet.

Danach schiebt sie der Wöchnerin ein Stechbecken unter, entfernt mit der Kornzange die Vorlage, besichtigt den an ihr haftenden Wochenfluß, prüft den Geruch und legt die Vorlage in das Stechbecken. Nunmehr verabfolgt sie — allerdings nur wenn notwendig — einen Darmeinlauf, läßt aber stets die Wöchnerin in das Stechbecken den Harn lassen. Die Wöchnerin soll es versuchen, auch wenn sie keinen Drang verspürt. Nachdem die Blase, bzw. der Darm entleert sind, wäscht sich die Hebamme die Hände und tastet nach Entfernung der Leibbinde nach dem Stand des Gebärmuttergrundes und überzeugt sich, ob die Gebärmutter oder ihre Umgebung bei der Betastung schmerzhaft ist. Sie sieht dabei die Wöchnerin an, um zu erkennen, ob diese das Gesicht bei der Betastung verzieht. Darauf erfolgt die Reinigung der Geschlechtsteile. In die Spülkanne hat die Hebamme abgekochtes, warmes Wasser gegossen und den roten Schlauch mit Scheidenrohr an ihr befestigt. Ist abgekochtes Wasser nicht zu beschaffen, so nehme sie eine Desinfektionslösung, die vorher in einer besonderen Kanne bereitet worden ist. Mit der einen Hand hält sie die Spülkanne hoch, mit der anderen nähert sie das Scheidenrohr den Geschlechtsteilen und rieselt sie ab. Das Spülwasser fließt in das untergeschobene Stechbecken.

Sodann wird ein reiner Wattebausch locker vor die Geschlechtsteile gelegt, aber nicht gegen die Geschlechsteile gedrückt oder gestopft, da sonst der Wochenfluß zurückgehalten werden würde. Die Unterlage wird, falls sie verunreinigt ist, gewechselt. Die Leibbinde oder das Handtuch wird wieder fest um den Leib gelegt. Nach Bedarf wird ein reines Hemd angezogen. Diese Reinigung ist in der 1. Woche zweimal am Tage, später nur einmal täglich auszuführen.

Hierauf erfolgt das Anlegen des Kindes (S. 434). Nachdem das Kind getrunken hat, schafft die Hebamme im Zimmer Ordnung, sorgt für Reinigung des Stechbeckens und Verbrennung der Vorlage, sowie für Lüftung und richtige Temperatur im Zimmer und erteilt Anweisung über das Essen. Grobe Arbeit bei der Reinigung des Wochenzimmers soll die Hebamme nicht verrichten.

Folgende wichtige Anordnungen sind zu beachten: **Eine Wöchnerin darf niemals von der Hebamme innerlich untersucht werden.** Eine innere Untersuchung würde die zahlreichen verklebten Wunden wieder aufreißen und Infektionen veranlassen. Auch würde die Hand der Hebamme mit Wochenfluß und den darin befindlichen Keimen verunreinigt werden. Zur Reinigung der Geschlechtsteile ist immer **Verbandwatte**, niemals ein Schwamm zu benutzen. Es ist der Hebamme verboten, die Unterlagen oder die Leib- und Bettwäsche der Wöchnerin und des Kindes zu waschen; die dabei unausbleibliche Berührung mit dem Wochenfluß würde die Hand der Hebamme in gefährlicher Weise verunreinigen.

Alle Verrichtungen am Wochenbett sollen mit Ruhe und Sicherheit, aber auch mit freundlichem, teilnehmendem Wesen ohne unnötiges Gerede vorgenommen werden.

Bemerkt die Hebamme irgendeine **Regelwidrigkeit im Wochenbett**, so hat sie auf Zuziehung eines Arztes zu dringen.

Ausdrücklich sei betont, daß die Reinigung der im Wochenbett gebrauchten Geräte nach jedem Wochenbesuch von neuem erfolgen muß. Besitzt die Wöchnerin eigene Geräte, wie ein Scheidenrohr oder einen Irrigator, so kann die Hebamme sich derselben bedienen. Auch diese sind von ihr peinlich sauber zu halten.

Den bei einem Wochenbesuch in einer Menge von 100—200 g gebrauchten Alkohol (Brennspiritus) darf die Hebamme in einer gut gereinigten, mit Kork verschlossenen Flasche aufbewahren und in der Wohnung der Wöchnerin zurücklassen, um ihn beim nächsten Wochenbesuch wieder zu verwenden. Sie mache die Wöchnerin oder deren Angehörige auf die Feuergefährlichkeit des Alkohols aufmerksam.

Feststellung einer vorausgegangenen Geburt.

Soll eine Hebamme z. B. vor Gericht aussagen, ob eine von ihr nicht entbundene Frau vor kurzer Zeit geboren hat, so muß sie ihr Urteil auf die ihr über einen solchen Fall mitgeteilten Tatsachen und auf die von ihr vorgenommene äußere Untersuchung bzw. Besichtigung gründen.

Ist die Geburt erst vor kurzer Zeit erfolgt, so ergibt der Untersuchungsbefund:
1. Ein meist bleiches und leidendes Aussehen.
2. Eine pralle Beschaffenheit der Brüste, aus denen sich Vormilch oder Milch ausdrücken läßt.
3. Schlaffheit der Bauchdecken mit der Färbung der Mittellinie und frischen Schwangerschaftsstreifen.
4. Einen Stand des Gebärmuttergrundes oberhalb der Schoßfuge in den ersten 10 Tagen.

Die Besichtigung der Geschlechtsteile ergibt:
1. Klaffen der Schamspalte.
2. Frische Verletzungen des Scheideneingangs.
3. In manchen Fällen einen Dammriß.
4. Absonderung des Wochenflusses.

Auf Grund dieser Erhebungen würde sich die Hebamme vorsichtigerweise etwa folgendermaßen äußern: Der Befund, den ich aufgenommen habe, ist ungefähr so wie bei einer Wöchnerin in den ersten Tagen nach der Geburt.

Da es sich um eine Wöchnerin handelt, darf von der Hebamme niemals eine Berührung der äußeren Geschlechtsteile oder eine innere Untersuchung vorgenommen werden.

Ist schon längere Zeit nach der Geburt verstrichen, so wird die Entscheidung schwierig. Die Hebamme soll in solchen Fällen erklären, daß sie nicht imstande sei, ein bestimmtes Urteil abzugeben und die Begutachtung einem Arzt übertragen werden müsse.

Kennzeichen eines neugeborenen Kindes.

Man bezeichnet als Neugeborenenzeit die ersten 4 Lebenswochen des Kindes nach der Geburt. In dieser Zeit erfolgt der Übergang von den Lebensverhältnissen vor der Geburt zu denjenigen, die nach der Geburt eintreten, denen sich das Kind mit seinen Organen erst anpassen muß.

Folgende Zeichen beweisen, daß das Kind erst vor wenigen Tagen geboren ist:

1. Das Vorhandensein des Nabelschnurrestes.
2. Die Entleerung von Kindspech.
3. Spuren von Käseschmiere auf der Haut.
4. Das Vorhandensein einer Geburtsgeschwulst, am häufigsten einer Kopfgeschwulst. Hieraus läßt sich auch die Lage erkennen, in der das Kind geboren ist.

Ist der Nabelschnurrest bereits eingetrocknet, so liegt die Geburt einige Tage weiter zurück. Besteht eine frische Nabelwunde, so beweist diese, daß der Nabelschnurrest erst vor kurzem abgefallen ist.

II. Der regelwidrige Verlauf von Schwangerschaft, Geburt und Wochenbett.

A. Die regelwidrige Schwangerschaft.

Die normale Schwangerschaft stellt den weiblichen Körper vor Aufgaben, die ohne Nachteile von ihm nur bei völliger Gesundheit des gesamten Organismus erfüllt werden können. Wenn die Leistungsfähigkeit der mütterlichen Organe in irgendeiner Beziehung während der Schwangerschaft herabgesetzt ist, so können diese den gestellten Anforderungen nicht entsprechen. Es kommt dann leicht zu Gesundheitsstörungen der verschiedensten Art und Schwere. Bestehen Regelwidrigkeiten der Geschlechtsteile oder Regelwidrigkeiten in der Entwicklung des Eies, so können die erhöhten Anforderungen, die von den Schwangerschaftsvorgängen an den normalerweise mütterlichen Körper gestellt werden, so groß sein, daß sie von ihm gar nicht oder nur unter schwerer Schädigung bewältigt werden. Alle Regelwidrigkeiten während der Schwangerschaft können nicht nur der Mutter, sondern auch dem Kinde verderblich werden.

Da die entstehenden Gefahren nicht selten durch sofortige ärztliche Behandlung gemildert oder beseitigt werden, ist es die wichtigste Aufgabe der Hebamme, Abweichungen und Regelwidrigkeiten während der Schwangerschaft rechtzeitig zu erkennen und für die Behandlung durch einen Arzt zu sorgen.

Ein regelwidriger Verlauf der Schwangerschaft entsteht im wesentlichen durch

1. Erkrankungen,
a) die mit der Schwangerschaft in unmittelbarem Zusammenhang stehen,
b) die durch die Schwangerschaft beeinflußt werden,
c) die die Schwangerschaft beeinflussen.

2. Regelwidrigkeiten der Geschlechtsteile,

3. Regelwidrigkeiten des Eies,
a) krankhafte Ansiedlung,
b) krankhafte Veränderungen.

1a) Erkrankungen,

die mit der Schwangerschaft in unmittelbarem Zusammenhang stehen.

Die beim Stoffwechsel des Eies, bzw. der Frucht in das mütterliche Blut gelangenden Abbaustoffe werden normalerweise ohne Schädigung des mütterlichen Körpers ausgeschieden. Trotzdem kommt es schon bei regelrechtem Ablauf leicht zu Reizwirkungen der verschiedensten Art, die einen Teil der Schwangerschaftsbeschwerden hervorrufen. In besonderen Fällen wird der Einfluß der Reizstoffe auf den mütterlichen Körper durch eine Überempfindlichkeit und Veranlagung des mütterlichen Organismus so mächtig, daß eine Art Giftwirkung entsteht, die zu Stoffwechselstörungen mit entsprechenden unter Umständen schweren Schädigungen führt.

Das **Erbrechen** der Schwangeren ist in den ersten Monaten eine so häufige Erscheinung, daß es geradezu als ein, wenn auch unsicheres Schwangerschaftszeichen angesehen werden darf (S. 28). Es wird nicht nur durch die Einwirkung der Reizstoffe, sondern auch zweifellos durch nervöse und seelische Einflüsse verursacht. Die Schwangere erbricht gewöhnlich morgens nach dem Aufstehen in nüchternem Zustande. Unter Umständen wiederholt sich das Erbrechen ohne besondere Übelkeit ein oder mehrere Male am Tage und schädigt die Schwangere in keiner Weise. Eine Behandlung ist deshalb in den leichteren Fällen nicht notwendig. Man tut gut, wenn die Schwangere durch das Erbrechen stärker belästigt wird, im Bett vor dem ersten morgendlichen Aufrichten etwas genießen zu lassen. Im allgemeinen verschwindet das Erbrechen im Verlaufe der 12.—16. Schwangerschaftswoche von selbst.

In fließendem Übergang kann sich aus dieser beinahe normalen Erscheinung ein **stärkeres Erbrechen** entwickeln, bei dem ein beträchtlicher Teil der eingenommenen Nahrung wieder verlorengeht, so daß die Schwangere darunter leidet und nicht unerheblich an Kräften einbüßt. Die Hebamme empfiehlt zunächst Bettruhe und kühle, flüssige Speisen, während gleichzeitig durch Darmeinläufe für genügende Stuhlentleerung gesorgt wird. Nimmt das Erbrechen aber dabei nicht sehr schnell ab, so ist **ärztliche Behandlung** erforderlich.

In einigen Fällen kann das **Erbrechen** als Folge der Schwangerschaftsvorgänge **unstillbar** werden. Hierbei werden alle Speisen erbrochen, und es tritt sogar bei leerem Magen Brechreiz auf, durch den die Schwangere unter starker Anstrengung lediglich nur den Magensaft herauswürgt. Es kommt dadurch in dem schwangeren Organismus zu einer erheblichen Störung des Salzhaushaltes, durch die wiederum ein Brechreiz ausgelöst werden kann. So greifen allmählich die Veränderungen, die einerseits durch die Schwangerschaft, andererseits durch die Störungen des Stoffwechsels und schließlich durch die Beeinflussung der seelischen Vorgänge hervorgerufen werden, ineinander und steigern sich gegenseitig, so daß der Zustand äußerst bedrohlich wird. Die Schwangere magert ab und verfällt, sie leidet unter ständigem Durstgefühl, die Lippen werden trocken, es tritt ein übler Mundgeruch auf, Schmerzen entstehen in der Magengegend, und die Harnmenge wird auffallend gering. Sehr bedrohlich ist der Zustand, wenn die Haut eine gelbe Farbe bekommt, die Temperatur steigt und der Puls klein und unregelmäßig wird. Dann kann nach kurzer Zeit der Tod der Schwangeren eintreten. Da in seltenen Fällen zur Rettung des mütterlichen Lebens eine Unterbrechung der Schwangerschaft notwendig ist, ist es wünschenswert, nicht nur um solche bedrohlichen Zustände von vornherein zu vermeiden, sondern auch um die Schwangerschaft zu erhalten, den Arzt rechtzeitig hinzuziehen. Von diesem wird eine entsprechende, unter Umständen klinische Behandlung veranlaßt werden.

Bei manchen Schwangeren besteht neben dem Erbrechen oder unabhängig von demselben besonders nachts ein äußerst lästiger und starker **Speichelfluß**. Man läßt den Mund häufig mit Wasser ausspülen, dem einige Tropfen Alkohol oder Wasserstoffsuperoxyd zugesetzt sind. Tritt unter solchen Maßnahmen nicht eine baldige Besserung ein, so ist ärztliche Behandlung erforderlich.

Unter dem Einfluß von Stoffwechselstörungen kommt es in der Schwangerschaft nicht selten zu einer verminderten Leistung der **Nieren** und damit zu einer Wasseransammlung im Körper, die äußerlich als Anschwellung der Haut an den verschiedensten Körperstellen, besonders im Gesicht, an den Beinen, den Geschlechtsteilen (Abb. 196) und den Bauchdecken bemerkt werden kann. Die Gesichtszüge verändern sich dabei wesentlich und vergröbern sich so stark, daß die sonst vorhandenen Falten an den Mundwinkeln verschwinden und die Augenlider so anschwellen, daß die Lidspalte verkleinert wird. Die von der wäßrigen Anschwellung betroffene Haut wird gespannt, weiß und glänzend. Drückt man mit dem Finger auf eine solche Stelle, so bleibt eine sichtbare Delle zurück. Entwickeln sich die Schwellungen an den Beinen besonders bei Frauen, die im Laufe des Tages viel gestanden haben, erst abends, so brauchen sie keine Bedeutung zu haben. Treten derartige Veränderungen aber schon am Morgen auf und sind sie von Anschwellungen anderer Körpergegenden begleitet, so deuten sie immer auf eine Erkrankung der Niere in der Schwangerschaft hin. Die Nierenerkrankung wird deutlich durch das im Urin nachweisbare Eiweiß. Wenn auch derartige Zustände im allgemeinen nach der Schwangerschaft wieder abklingen, so dürfen sie doch nicht unbeachtet bleiben. In seltenen Fällen entstehen nach Beendigung der Schwangerschaft chronische Nierenschädigungen, oder es bildet sich aus der Erkrankung der Niere in der Schwangerschaft bei Zusammentreffen mit anderen begünstigenden Zuständen das Krankheitsbild der Eklampsie heraus. Wegen all dieser gefährlichen Möglichkeiten muß die Hebamme am besten schon in leichten Fällen von wäßriger Anschwellung unter allen Umständen aber, wenn sie im Katheterurin Eiweiß nachgewiesen hat, einen Arzt hinzuziehen.

Die **Eklampsie** gehört zu den gefährlichsten Erkrankungen, die während der Schwangerschaft, der Geburt oder des Wochenbettes vorkommen. Man versteht darunter eine Erkrankung, die mit

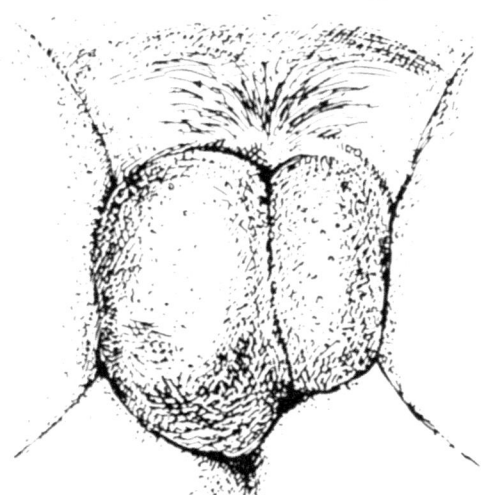

Abb. 196. Anschwellung der äußeren Geschlechtsteile, insbesondere der großen Schamlippen durch Wasseransammlung bei einer Nierenschädigung in der Schwangerschaft.

anfallsweise auftretenden allgemeinen Muskelkrämpfen, Bewußtseinsstörungen und Nierenveränderungen auftritt. Am häufigsten wird die Eklampsie während der Geburt, seltener in der Schwangerschaft, am seltensten im Wochenbett beobachtet. Besonders gut genährte und kräftige Erstgebärende werden häufiger als Mehrgebärende von der Erkrankung betroffen. Auch bei Mehrlingsschwangerschaft kommt die Eklampsie etwas häufiger vor als sonst. Die Eklampsie, die nur während der Schwangerschaft, unter der Geburt und im Wochenbett auftritt, steht mit den Schwangerschaftsvorgängen in Zusammenhang, so daß es unter bestimmten Voraussetzungen, die man allerdings im einzelnen noch nicht kennt, zu diesem schweren Krankheitsbilde kommt.

In den meisten Fällen beginnt die Erkrankung ganz plötzlich mit einem Krampfanfall, seltener gehen ihr Vorboten voraus. Als solche sind anzusehen: in der Schwangerschaft eine fortschreitende Zunahme wäßriger Anschwellungen, besonders im Gesicht, und eine Verringerung der ausgeschiedenen Harnmenge beim Vorhandensein von Nierenschädigungen mit Eiweiß im Urin, während der Geburt das Auftreten von Unruhe, Kopf- und Stirnschmerzen, Schwindel, Übelkeit, Erbrechen, Magenschmerzen, Flimmern vor den Augen oder anderen Sehstörungen, selbst vorübergehender Erblindung.

Tritt ein **Krampfanfall** auf, so schwindet das Bewußtsein, der Blick wird starr, im Gesicht beginnen Zuckungen, die sich schnell auf die Muskulatur der Arme, Beine und des Rumpfes fortsetzen, so daß der ganze Körper hin und her geschleudert wird.

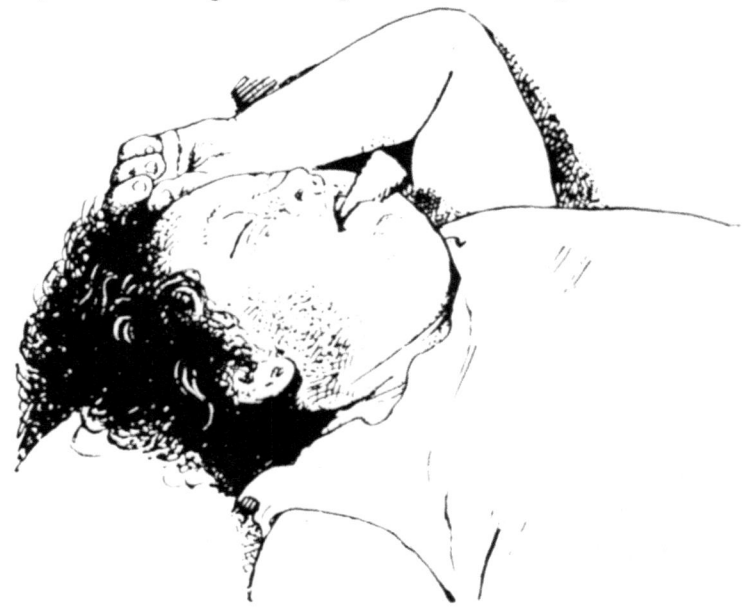

Abb. 197. An Eklampsie erkrankte Schwangere. Das Gesicht ist gedunsen, die Augenlider geschwollen, im Mund steckt ein Gummikeil, um Zungenbisse zu vermeiden.

Der Krampf erstreckt sich auch auf die Atemmuskeln, so daß die Atmung stockt. Durch die entstehende Kohlensäureüberladung des Blutes wird der Körper, besonders das Gesicht, tiefblau. Schaum tritt vor den Mund, der oft mit Blut vermischt ist. Durch Zuckungen der Zungen- und Unterkiefermuskulatur kommt es häufig zu schweren Bißverletzungen, selbst zum völligen Abbeißen der Zunge. Nach etwa einer halben bis einer Minute werden die Zuckungen schwächer, der Krampfanfall löst sich, die Atmung kehrt mit einer tiefen schnarchenden Einatmung wieder, die Muskeln erschlaffen, und die Kranke liegt mit schnarchender und rasselnder Atmung tief schlafend und bewußtlos da (Abb. 197). In vielen Fällen kehrt das Bewußtsein nach einiger Zeit zurück, jedoch fehlt jede Erinnerung an das Vorgefallene. In der Folge können dann in Pausen von wenigen Minuten bis zu Stunden neue Anfälle auftreten, und das Bewußtsein kann dauernd schwinden. Die Zahl der Anfälle ist verschieden, mit zunehmender Häufigkeit steigert sich die Lebensgefahr, jedoch sind 60 und mehr Anfälle beobachtet worden.

Der Puls ist neben der bei der Erkrankung bestehenden Blutdrucksteigerung meist langsam und hart. Wird er klein und beschleunigt, so nimmt die Erkrankung gewöhnlich einen ungünstigen Verlauf. Die Körpertemperatur ist häufig beträchtlich erhöht.

Infolge der bei der Eklampsie fast immer bestehenden schweren Nierenschädigung ist die Harnabsonderung sehr gering. In

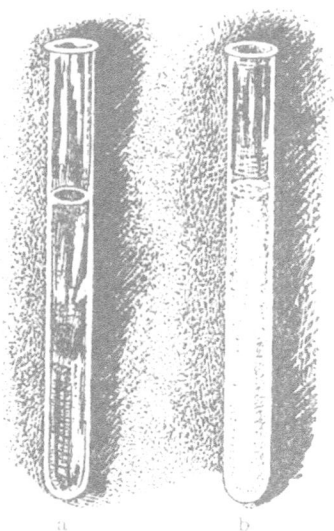

Abb. 198a u. b. Nachweis des Eiweiß im Urin durch Kochen. a Im Urin ist kein Eiweiß, er bleibt nach dem Kochen klar. b Im Urin ist Eiweiß, es findet sich ein deutlicher Niederschlag.

schwersten Fällen ist sie sogar vollkommen aufgehoben. Der Harn ist dunkelbraun und enthält Eiweiß in großer Menge, so daß beim Kochen die gesamte Harnmenge erstarrt (Abb. 198a u. b, S. 37).

Der Fortgang der Geburt wird durch die Eklampsie nicht gehemmt. Im Gegenteil, es treten häufig sehr kräftige Wehen auf, die die Geburt in kurzer Zeit beenden. Da von der bewußtlosen Gebärenden keine Schmerzempfindungen geäußert werden, müssen, um nicht von der Geburt überrascht zu werden, die Wehen durch die auf den Leib gelegte Hand geprüft werden. Nach Beendigung der Geburt werden die Anfälle häufig schwächer oder hören gänzlich auf.

Gefahren. Die Gefahren der Eklampsie sind sowohl für die Mutter wie für das Kind außerordentlich große. Im ganzen sterben etwa 25% der Erkrankten an der Eklampsie. Nur in geburtshilflichen Kliniken und Anstalten, in denen die Möglichkeit sofortiger Behandlung und größerer Operationen besteht, kann die Sterblichkeit auf etwa 5—10% heruntergehen. Die Gebärende geht während der Geburt an Herz- oder Atmungslähmung oder an einer Gehirnblutung zugrunde, oder der Tod erfolgt erst im Wochenbett an Lungenentzündung oder an zunehmender Herzschwäche. Auch Lähmungen, Geisteserkrankungen, Sprachstörungen, chronische Nieren- und Lungenerkrankungen können sich an eine überstandene Eklampsie anschließen. Besonders auffällig ist es, daß vielen Frauen nicht nur die Erinnerung an die Geburt, sondern auch an die Ereignisse vor Ausbruch der Eklampsie vollkommen fehlt.

Die Sterblichkeit der Kinder beträgt bei der Eklampsie 20 bis 40 %. Die häufigste Todesursache ist die Erstickung. Da die Gebärende während des Anfalls keinen Sauerstoff aufnimmt, kann sie nicht die genügende Menge Sauerstoff an das Kind abgeben. Dazu kommt noch, daß zahlreiche, durch die Erkrankung bedingte, geburtshilfliche Eingriffe zu Schädigungen des Kindes führen können. Nicht selten kommt es vor, daß das Neugeborene in den ersten Lebenstagen an Krampfanfällen leidet.

Die Feststellung der Eklampsie ist nicht schwierig, da der Anfall nicht zu verkennen ist. Verwechslungen könnten nur mit anderen Erkrankungen vorkommen, bei denen ebenfalls Krampfanfälle auftreten.

Bei der Fallsucht (Epilepsie), die auf einer Schädigung des Gehirns beruht, kommt es zwar zu Krampfanfällen mit Bewußtseinsstörung. Sie treten aber während der Schwangerschaft und besonders während der Geburt äußerst selten auf. Ferner erfährt die Hebamme von den Angehörigen, daß die Frau schon vor der Schwangerschaft an solchen Krampfanfällen gelitten hat. Bei der Epilepsie fehlt im Gegensatz zur Eklampsie das gedunsene Gesicht und das Eiweiß im Urin.

Hysterische Krämpfe können bei nervösen, aufgeregten und willensschwachen Frauen auftreten. Sie sind leicht von der Eklampsie zu unterscheiden. Das Bewußtsein ist hierbei nicht völlig erloschen, Verletzungen, besonders Zungenbisse, kommen nicht vor. Daher befindet sich auch kein blutiger Schaum vor dem Munde. Bei Besprengung des Gesichts mit kaltem Wasser hört der Anfall auf.

Urämische Krämpfe, die bei schweren Nierenerkrankungen unter völligem Versiegen der Harnabsonderung auftreten, sind von der Eklampsie schwer zu unterscheiden, kommen aber während der Schwangerschaft und der Geburt nur in Ausnahmefällen vor.

In allen Fällen von drohender oder ausgebrochener Eklampsie, aber auch bei anderen Krampfanfällen während der Geburt, ist sofortige ärztliche Hilfe erforderlich. Je schneller sie zur Stelle ist, desto besser sind die Aussichten für Mutter und Kind. Daher sind die Ergebnisse in geburtshilflichen Kliniken am besten und eine Überführung dahin in erster Linie anzuraten. Bis zur Ankunft des Arztes ist die Hauptaufgabe der Hebamme, die Gebärende vor Schaden und Verletzungen zu bewahren. Zu diesem Zweck legt sie Bettstücke um die Gebärende, damit die Kranke sich nicht an den Holz- oder Eisenteilen des Bettes oder an der Wand verletzt. Durch vorgestellte Stühle verhütet sie, daß die Kranke bei einem Anfall aus dem Bett fällt. Zur Vermeidung von Zungenverletzungen schiebt sie den umwickelten Stiel eines Holzlöffels oder einen Gummikeil bei jedem Anfall vorsichtig zwischen die Zähne der Gebärenden. Auf den Kopf kann ein kalter Umschlag gelegt werden. Im übrigen aber ist es wichtig, alle äußeren Reize von der Gebärenden fernzuhalten, da sie Anfälle auslösen.

Im Zimmer muß äußerste Ruhe herrschen, das Licht muß abgeblendet werden, jedes unnötige Berühren oder Festhalten der Erkrankten ist zu vermeiden. Der Eklamptischen, die von der Hebamme keinen Augenblick verlassen werden darf, dürfen keine Getränke verabfolgt werden, die bei der halb oder ganz bewußtlosen Kranken in die Luftröhre gelangen und zu schweren Lungenentzündungen Veranlassung geben.

Um nicht von der Geburt überrascht zu werden, muß die Hebamme den Fortgang derselben beobachten und sich rechtzeitig zum Dammschutz vorbereiten.

Für den Arzt werden die üblichen Vorbereitungen getroffen, der Harn wird aufgehoben. Zahl und Zeit der Anfälle wird ebenso wie Puls und Temperatur der Gebärenden schriftlich vermerkt.

In günstig verlaufenden Fällen steigert sich im Wochenbett die ausgeschiedene Harnmenge beträchtlich. Der Eiweißgehalt geht langsam zurück. Wegen der möglichen Folgeerkrankungen der Eklampsie muß die Leitung des Wochenbettes stets einem Arzt übertragen werden.

Durch die Wirkung der Reizstoffe treten in der Schwangerschaft auch **Hautausschläge** auf. Diese können als kleinfleckige oder flächenhafte Rötungen der Haut, in anderen Fällen als nesselartige Blasenausschläge erkennbar werden. Die Ausschläge sind meist mit einem starken Juckreiz verbunden und bedecken den ganzen Körper oder auch nur einzelne Teile desselben. Ärztliche Behandlung ist stets erforderlich.

Im Zusammenhang mit den Stoffwechselstörungen stehen auch unvermutet auftretende Schmerzen in den Ausbreitungsgebieten verschiedener Empfindungsnerven. Derartige als **Neuralgien** bezeichnete Beschwerden treten in den Kiefernerven auf und können eine Zahnerkrankung vortäuschen. Sie machen sich auch durch Schmerzen, die vom Kreuz in den Oberschenkel ziehen, bemerkbar und werden dann häufig als Entzündung der großen Ischiasnerven gedeutet. Da die Beinnerven häufig beteiligt sind, haben die Schwangeren über sehr lästige Wadenkrämpfe zu klagen.

Durch Störungen in dem Zusammenspiel der Drüsen mit innerer Absonderung kann schließlich das seltene, aber um so ernster zu bewertende Krankheitsbild der **Knochenerweichung** (Osteomalazie) zustande kommen (S. 297), das sich durch unbestimmte Schmerzen in der Gegend des Kreuzbeins und der Schamfuge sowie in den Schienbeinen besonders beim Gehen bemerkbar macht und bei dem infolge der mangelnden Festigkeit des knöchernen Stützapparates der Gang watschelnd und unbeholfen wird. Da sich im Verlauf der Schwangerschaft das Becken nicht unerheblich verformt (Abb. 234), ist eine sofortige ärztliche Behandlung erforderlich.

Klagt eine Schwangere über Schmerzen in der Nierengegend, besteht Fieber und ist der frisch gelassene Harn getrübt, so kann es sich um eine **Nierenbeckenentzündung in der Schwangerschaft** handeln. Für die Herkunft der Keime kommen verschiedene Wege in Betracht. Man hat früher an ein Aufsteigen der Keime aus der Blase, an eine Verschleppung der Keime auf dem Blutwege oder an eine Ausscheidung von keimhaltigem Urin durch die Nieren als Ursache der Keimansiedlung in den Nierenbecken gedacht. Diese Möglichkeiten mögen in einzelnen Fällen zu Recht bestehen. Meistens aber handelt es sich um eine **Überwanderung der Keime aus den benachbarten Darmabschnitten** in das durch die Schwangerschaft aufgelockerte schlaffe Nierenbecken. Niere und Darm sind besonders rechts sehr nahe benachbart, und es bestehen dort ausgedehnte Lymphgefäßverbindungen, die eine Überwanderung der Keime bei der meistens gleichzeitig auftretenden **Stuhlträgheit** begünstigen und das häufige rechtsseitige Auftreten erklären. Erkrankt eine schwangere Frau mit starkem Krankheitsgefühl und Fieber bis 39 und 40°, zuweilen mit Schüttelfrösten beginnend und häufig von Übelkeit und Erbrechen begleitet, besteht dazu noch eine Verzögerung der Stuhlentleerung und werden von der Lendengegend zur Blase ziehende Schmerzen angegeben, bzw. besteht ein Schmerz beim Abtasten der Nierengegend, so handelt es sich um eine Nierenbeckenentzündung. **Sofortige ärztliche Hilfe ist erforderlich.** Bis zu ihrem Einsetzen ist Bettruhe und eine Lagerung der Kranken erforderlich, und zwar auf die Seite, die als gar nicht oder weniger schmerzhaft angegeben wird. Das wichtigste aber ist, für eine sofortige und gründliche Entleerung des Darmes zu sorgen.

Die gleiche Ursache wie die Nierenbeckenentzündung in der Schwangerschaft hat die **Darmlähmung** in der Schwangerschaft. Die herabgesetzte Gewebsspannung führt zunächst zu einer Darmträgheit, aus der sich später eine Lähmung entwickeln kann. Die Erkennung ist leicht, da im Vordergrund die Verhaltung von Stuhl und Winden steht. Da die späteren von Erbrechen begleiteten Stadien lebensbedrohlich sind, ist sofortige ärztliche Hilfe notwendig. Gelingt es nicht, die Darmtätigkeit wieder in Gang zu bringen, so führt die Erkrankung zum Tode, da infolge der fehlenden Ausscheidung der Stoffwechselschlacken eine Vergiftung des Körpers zustande kommt.

Entzündungen der Blase sind im Verlauf der Schwangerschaft nicht selten. Durch das Hochsteigen der Gebärmutter und den Druck des vorangehenden Teiles auf den Blasenausgang wird die vollständige Entleerung der Blase sehr häufig erschwert, so daß Harnreste, die sich zersetzen, Entzündungen der Blasenschleimhaut hervorrufen. Diese bewirken häufig einen Harndrang und Brennen beim Wasserlassen. Der Urin riecht dann sehr häufig faulig. Eine ärztliche Behandlung ist immer notwendig.

1b) Erkrankungen,
die durch die Schwangerschaftsvorgänge beeinflußt werden.

Die Schwangerschaftsvorgänge üben einen besonderen Einfluß auf den mütterlichen Blutkreislauf und seine Organe aus.

Das **Herz** hat in der Schwangerschaft erhöhte Arbeit zu leisten, da es durch die Einschaltung des Blutkreislaufes im Bereich des Mutterkuchens belastet wird. Dazu kommt noch, daß die große Gebärmutter am Ende der Schwangerschaft einen Druck gegen das Zwerchfell ausübt, der die Organe der Brusthöhle und damit auch das Herz in seiner Tätigkeit mechanisch stört. Unter der Geburt werden die Anforderungen, die an das Herz gestellt werden, noch größer, und es kommt bei jeder Wehe, besonders bei den Preßwehen, zu einer Erhöhung des Blutdrucks. Nach Austritt des Kindes strömt das Blut zu den Gefäßen der Bauchhöhle. Die dabei auftretende plötzliche Änderung der Blutverteilung mit einer gleichzeitig auftretenden Druckschwankung des Kreislaufes legen dem Herzen eine weitere schwere Arbeit auf. Während aber das gesunde Herz durch seine Anpassungsfähigkeit alle diese Belastungen überwindet, ist das kranke Herz dazu häufig nicht in der Lage. Selbst bei Herzfehlern, die nach Infektionskrankheiten entstanden sind, können zwar, wenn das Herz sich der vermehrten Arbeitslast angepaßt hat, Schwangerschaft und Geburt regelrecht verlaufen. Zuweilen treten aber infolge der Mehrbelastung des Herzens in der Schwangerschaft sehr bedenkliche Störungen, wie Atemnot, Blaufärbung des Gesichts, Beschleunigung und Unregelmäßigkeit des Pulses auf. Dabei kommt es nicht nur zu schweren Zuständen der Mutter, sondern auch das Kind kann an Sauerstoffmangel absterben, oder es tritt bei noch lebendem Kind eine Frühgeburt ein. Noch verhängnisvoller kann die Geburt verlaufen, da bei ihr die genannten Erscheinungen sich zu einer unmittelbar lebensbedrohenden Höhe für die Mutter steigern. Treten die geschilderten Beschwerden in der Schwangerschaft, bei der Geburt oder im Wochenbett auf, oder vermutet die Hebamme das Vorhandensein eines Herzfehlers, da die Schwangere Gelenkrheumatismus oder eine andere Infektionskrankheit durchgemacht hat, oder wird ihr von dem Vorhandensein eines Herzfehlers berichtet, so ist ärztliche Hilfe notwendig, ebenso wie für den Fall, daß die Schwangere an Herzklopfen mit einem unregelmäßigen Puls leidet.

Ähnliche Erscheinungen können beobachtet werden, wenn die Schwangere eine Vergrößerung der Schilddrüse, also einen **Kropf** hat. Mit ihm ist bisweilen ein Hervortreten der Augäpfel verbunden (BASEDOWsche Krankheit). Auch hierbei ist ärztliche Hilfe erforderlich.

In der Schwangerschaft auftretende **Kindsadern** (S. 126) können sich **entzünden.** Sie werden oft druckschmerzhaft, die Umgebung rötet sich und schwillt an. Frauen mit Kindsadern sollen jedes Kratzen an den Schenkeln vermeiden, weil gerade dadurch Entzündungen und Geschwürsbildungen entstehen. Behandlung durch einen Arzt ist stets notwendig. Bis zu seinem Eintreffen wird das Bein ruhiggestellt und hochgelagert.

Platzt ein Blutaderknoten, so entsteht eine Blutung, die ohne schleunige Behandlung, besonders wenn der Knoten unmittelbar unter der Haut liegt, wie es häufig an den äußeren Geschlechtsteilen der Fall ist, zu einem erheblichen Blutverlust führen kann. Die Hebamme soll beim Vorhandensein eines Blutaderknotens die Schwangere anweisen, bei etwaigem Platzen des Knotens sofort

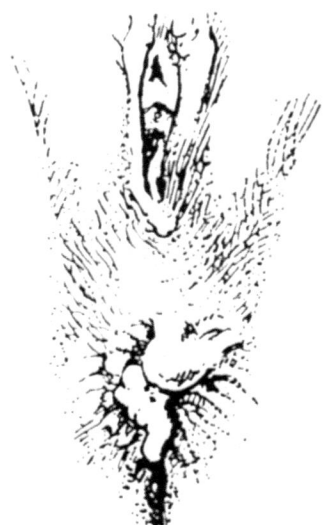

Abb. 199. Hämorrhoidalknoten am After.

auf die blutende Stelle einen reinen Wattebausch aus einem Verbandpäckchen, das sie ständig mit sich führen muß, zu drücken, bis weitere Hilfe zur Stelle ist. Wenn die Hebamme zu einer solchen Blutung gerufen wird, so muß sie mit keimfreier Watte oder mit keimfreiem Mull auf die blutende Stelle einen Druck ausüben und sofort einen Arzt verlangen.

Nicht selten findet man bei Schwangeren eine **Erweiterung der Blutadern des unteren Mastdarmabschnittes und des Afters, Hämorrhoiden** (Abb. 199). Es kann dadurch zu Blutungen bei der Stuhlentleerung kommen, in anderen Fällen eine Entzündung und starke Schmerzhaftigkeit dieser Aderknoten eintreten. Ärztliche Hilfe muß in Anspruch genommen werden.

Bei Störungen der Blutverteilung kann es bei Schwangeren zu **Ohnmachten** kommen. Darunter versteht man eine vorübergehende Unterbrechung des Bewußtseins, die häufig infolge einer mangelhaften Versorgung des Gehirns mit Sauerstoff entsteht. Enge Kleidung, Aufenthalt in schlecht gelüfteten oder überheizten Räumen sind häufig die Ursache. Schwangere sollen deshalb solche Orte möglichst meiden. Tritt eine Ohnmacht ein, so bringt man die Schwangere zur Behebung der Blutleere des Gehirns auf ein

Lager mit tiefliegendem Kopf, befreit sie von den die Brust beengenden Kleidungsstücken, spritzt ihr Wasser ins Gesicht und sorgt für Zutritt frischer Luft. Sobald das Bewußtsein sicher wiedergekehrt ist, verabreicht man ihr einen Schluck Wasser.

Auch die **Atmungsorgane** werden durch die Schwangerschaftsvorgänge erheblich in Anspruch genommen. Die Einschaltung des kindlichen Stoffwechsels, die mechanische Behinderung der Atmung durch die Vergrößerung der Gebärmutter in den letzten Monaten der Schwangerschaft, die Anforderungen der Geburt mit ihren Wehen, besonders den Preßwehen, stellen die Lunge vor Aufgaben, die sie nur bei völliger Gesundheit ohne Schaden bewältigt. Besteht daher eine Erkrankung der Lunge, so sind schwere Störungen möglich.

Das verhältnismäßig häufige Zusammentreffen von **Lungentuberkulose** und **Schwangerschaft** ist als ein Ereignis aufzufassen, welches das Leben der Mutter und die Entwicklung des Kindes aufs ernsteste bedroht. Die Erkrankung beginnt entweder mit der Schwangerschaft, oder sie wird, wenn sie bereits bestanden hat, durch die Schwangerschaft ungünstig beeinflußt, so daß eine erhebliche Verschlimmerung erfolgt. Durch die Mehrbelastung der Lungentätigkeit in der Schwangerschaft und während der Geburt ist es erklärlich, daß die Lungentuberkulose häufig schon in den ersten Monaten der Schwangerschaft Fortschritte macht und besonders während der Geburt schwere Erscheinungen auftreten. Auch im Wochenbett kommt es infolge der voraufgegangenen Schädigungen nicht selten zu weiteren Verschlimmerungen der Erkrankung. Besonders gefährdet sind die Schwangeren, bei denen die Tuberkulose auch auf den Kehlkopf übergegangen ist, da die Beteiligung des Kehlkopfes immer darauf hinweist, daß die Erkrankung der Lunge schon weit fortgeschritten ist. In allen Fällen, in denen die Hebamme glaubt, daß eine Lungentuberkulose besteht, z. B. wenn die Schwangere abgemagert ist, an Nachtschweißen leidet, abends Temperaturerhöhungen hat, hüstelt oder ständig heiser ist, über Stiche in den Lungen klagt, eitrig-schleimigen oder blutigen Auswurf hat, oder der Hebamme Mitteilung macht, daß sie an einem Lungenspitzenkatarrh oder an Schwindsucht leidet oder deswegen schon einmal behandelt worden ist, z. B. in der Lungenfürsorge oder in einer Heilstätte, oder aber in der Umgebung der Schwangeren sich ein an einer Tuberkulose Erkrankter befindet, hat sie auf **sofortige ärztliche Untersuchung und Behandlung** zu dringen.

Eine schwere Gefährdung des mütterlichen und kindlichen Lebens entsteht, wenn eine Schwangere von einer **akuten Lungenentzündung** befallen wird, die sich nicht selten an Infektionskrankheiten, besonders an **Grippe** und **Masern** anschließt. Bei der Lungenentzündung werden meist größere Abschnitte, unter Umständen ganze Lappen der Lunge für die Atmung unbrauchbar. Hierdurch entsteht ein Zustand der Kohlensäureüberladung des

Blutes, der weder von der Mutter noch von dem Kinde ertragen werden kann. Die Mutter geht häufig an Herzschwäche, das Kind an Sauerstoffmangel zugrunde. Die Anzeichen der Krankheit, die nicht selten mit einem Schüttelfrost beginnt, sind: hohes Fieber, beschleunigte Atmung, Seitenstechen, Husten und Auswurf. Dabei ist das Gesicht meist gerötet. Sofortige ärztliche Hilfe ist stets erforderlich. So lange bettet die Hebamme die Schwangere in halbsitzender Stellung und verabfolgt ihr kühles Getränk.

Die Schwangerschaftsvorgänge wirken sich auch auf das **Nervensystem** aus.

Auf Grund von Nervenreizungen kann es an verschiedenen Körperteilen der Schwangeren zu Gefühlsstörungen, Kribbeln und Taubsein, gelegentlich auch zu entzündungsähnlichen Erscheinungen unter Rötung und Schwellung der erkrankten Stellen oder selbst zu lähmungsartigen Zuständen kommen.

Schwangere werden bisweilen von unwillkürlichen und unzweckmäßigen Muskelzuckungen im Gesicht, am Rumpf und an den Gliedern, dem Veitstanz, befallen, besonders solche, die schon in der Kindheit an der Erkrankung gelitten haben. Der Veitstanz kann in der Schwangerschaft ziemlich leicht verlaufen, aber auch sofort sehr schwer einsetzen, so daß die Erkrankung unter stärkster Muskelunruhe infolge hochgradiger Erschöpfung des gesamten Körpers zum Tode führt.

Die mit der Schwangerschaft verknüpften seelischen Eindrücke führen, besonders bei an sich leicht erregbaren und nervösen Frauen, manchmal zu Geistesstörungen. Es kommt dabei zu Zuständen der Erregung wie der äußersten Niedergeschlagenheit, so daß sogar Selbstmordversuche unternommen werden. Während der Geburt und im Wochenbett erfahren die seelischen Störungen noch eine Steigerung. Bei Frauen, die schon früher an einer Geisteskrankheit gelitten haben, tritt zuweilen während der Schwangerschaft oder im Wochenbett ein Rückfall der Erkrankung auf. Alle Nerven- und Geisteskrankheiten bedürfen sofortiger ärztlicher Hilfe.

Erfährt die Hebamme von einer Schwangeren, daß sie zuckerkrank ist, so hat sie für ärztliche Behandlung zu sorgen. Die **Zuckerkrankheit** wird durch die Schwangerschaft verhältnismäßig häufig ungünstig beeinflußt, und auch die Zuckerkrankheit ihrerseits wirkt sich ungünstig auf die Schwangerschaft aus. Zuckerkranke Frauen werden selten schwanger, und die Kinder sterben häufig schon mit dem Einsetzen der ersten Wehen ab. Schwangerschaft und Geburt dürfen deshalb auch bei anatomisch normalen Verhältnissen nur in Verbindung mit einem Arzt geleitet werden.

Zeigt eine Schwangere eine wachsartige Blässe und eine große Hinfälligkeit und Muskelschwäche, so besteht der Verdacht, daß es sich um eine **Blutkrankheit** handelt, deren an sich schon ungünstiger Verlauf durch die Schwangerschaft häufig noch verschlimmert wird. Daher ist sofortige ärztliche Behandlung notwendig.

1c) Erkrankungen,
die die Schwangerschaft beeinflussen.

Akute, fieberhafte Erkrankungen bringen einer schwangeren Frau größere Gefahren als einer nichtschwangeren. Durch die Schwangerschaftsvorgänge zeigen die Frauen infolge der schon weitgehend in Anspruch genommenen Reservekräfte ein schwereres Krankheitsbild und viel häufiger Komplikationen. Zudem arbeiten Herz und Kreislauf im Verlauf der Schwangerschaft mit einer verminderten Leistungsreserve, und die Gebärenden erliegen diesen zusätzlichen Anforderungen viel eher. Die Infektion bringt auch häufig Fieber mit sich, so daß Fehl- und Frühgeburten vermehrt auftreten. Es kann aber auch manchmal infolge Übertretens von Giftstoffen durch den Mutterkuchen auf die Frucht oder bei hohem Fieber der Mutter durch Wärmestauung in der Frucht zum Fruchttod und damit zu einer vorzeitigen Unterbrechung der Schwangerschaft kommen. Die körperlichen Anstrengungen bei einer auftretenden Fehl- bzw. Frühgeburt stellen eine erneute Beanspruchung der zur Verfügung stehenden Reservekräfte dar. Die dann entstehende Wundfläche in der Gebärmutter gibt die Möglichkeit des Eintritts der Erreger in den mütterlichen Organismus und legt damit den Grund für ein Wochenbettfieber. **Alle akuten Infektionskrankheiten in der Schwangerschaft stellen also eine sehr ernste Komplikation dar**, und die Schwangeren dürfen Ansteckungsmöglichkeiten nicht ausgesetzt werden, d. h. sie müssen jede Berührung mit derartigen Kranken vermeiden.

Schon eine **Angina** in der Schwangerschaft stellt eine Gefährdung und Komplikation dar, da von den Rachenorganen auf dem Umweg über das Blut im Falle einer Fehlgeburt eine Gebärmutterschleimhautentzündung und ein Wochenbettfieber entstehen kann.

Bei der Erkrankung an **Grippe** neigen die Schwangeren in erhöhtem Maße zu Fehlgeburten und Lungenentzündungen, die immer gefährlich sind und häufig tödlich verlaufen.

Erfährt die Hebamme von **Pockenerkrankungen** in ihrem Bereich, so soll sie alle Schwangeren veranlassen, sich aufs neue impfen zu lassen.

Unter den chronisch verlaufenden Infektionen während der Schwangerschaft ist die **Syphilis** besonders wichtig und folgenschwer. Eine syphilitische Infektion des Eies findet nach voraufgegangener Erkrankung der Mutter statt, indem die Spirochäten (Abb. 37) den Mutterkuchen durchwandern. Diese Übertragungsform ist auch dann vorhanden, wenn äußere Syphiliserscheinungen bei der Mutter nicht beobachtet worden sind. Die Blutuntersuchung mit Hilfe der Wassermannschen Reaktion zeigt allerdings auch in solchen Fällen stets die Erkrankung der Mutter an. Die Syphilis besteht entweder schon vor Eintritt der Schwangerschaft oder wird gleichzeitig mit der Empfängnis oder bei schon bestehender Schwangerschaft übertragen. Je frischer die Syphilis der Mutter, desto stärker ist ihre Einwirkung auf die Frucht. Nur wenn die Infektion der Mutter erst wenige Wochen vor der Geburt stattfindet, kann die Frucht freibleiben. Gewöhnlich kommt es bei einer frischen Infektion durch Überschwemmung des Eies mit Spirochäten zum Absterben der Frucht und zur Unterbrechung der Schwangerschaft. Verbleibt die abgestorbene Frucht einige Zeit in der Gebärmutter, so wird sie im Zustand der Erweichung geboren. Außer Hautveränderungen findet man bei der Frucht syphilitische Veränderungen innerer Organe mit zahlreichen Spirochäten, ferner eine syphilitische Erkrankung der Knochen. Die Syphilis der Placenta zeigt sich in einer schwammigen Verdickung und einer blaßrötlichen Farbe derselben. Liegt die Infektion der Mutter einige Zeit zurück oder hat bereits eine Behandlung stattgefunden, so kann das Kind bei der rechtzeitigen Geburt absterben oder mit syphilitischen Erscheinungen lebend geboren werden (S. 499). Ist die mütterliche Infektion im Verlauf der Zeit oder durch ausreichende Behandlung wesentlich abgeschwächt, so werden scheinbar gesunde Kinder geboren. Aber auch diese können Späterscheinungen von Syphilis aufweisen oder in ihrer Entwicklung zurückbleiben.

Aus diesen Gründen muß jeder Fall von Syphilis in der Schwangerschaft zur Beeinflussung bzw. Heilung von Mutter und Kind sofort und energisch behandelt werden. Der Arzt ist daher so früh wie möglich zu benachrichtigen.

Auf die Gefahr der Übertragung der Syphilis auf die Hand der Hebamme sei noch einmal hingewiesen. Bestehen syphilitische Veränderungen an den äußeren Geschlechtsteilen, so unterläßt die Hebamme jede innere Untersuchung und weist die Schwangere an einen Arzt. Für den Fall, daß sich eine Untersuchung als unumgänglich erweist, rieselt sie die Geschlechtsteile vorher mit einer Desinfektionslösung ab. Die Gummihandschuhe müssen mit besonderer Sorgfalt auf ihre Undurchlässigkeit geprüft sein. Entdeckt die Hebamme trotz aller Vorsichtsmaßregeln einige Zeit, unter Umständen erst einige Wochen, nach der Untersuchung an ihrer Hand eine verdächtige Stelle, eine Entzündung oder einen empfindlichen Knoten, so hat sie sich zur weiteren Veranlassung sofort zum Amtsarzt zu begeben.

Wenn eine Frau, die einen **Leistenbruch** hat, schwanger wird, so verschwindet der Bruch infolge der Ausdehnung des Leibes und des Emporsteigens der Gebärmutter, die sich vor die Bruchpforte schiebt, von selbst. Ist dies nicht der Fall, zieht sich eine hervorgetretene Darmschlinge nicht zurück, weil Verwachsungen bestehen, so kann sie unwegsam werden und sich einklemmen. Stuhl und Darmgase gehen nicht ab, Aufstoßen, Erbrechen, Auftreibung des Leibes treten auf, die Darmschlinge wird brandig, so daß die Gefahr einer Bauchfellentzündung besteht. Bei einer **Darmverschlingung** treten ganz ähnliche Erscheinungen auf. Nur eine sofortige Operation kann in solchen Fällen den tödlichen Ausgang verhindern.

Eine bei Schwangeren gefährliche Erkrankung ist die Entzündung des Wurmfortsatzes, die sog. **Blinddarmentzündung,** da sie schnell zu einer eitrigen Bauchfellentzündung führen kann. Bei Schmerzen in der rechten Unterbauchgegend, die sowohl von selbst, als auch bei Druck auf diese Stelle auftreten, Fieber, Verdauungsstörungen und meistens auch Erbrechen ist ärztliche Hilfe dringend notwendig.

Nicht selten kommt es während der Schwangerschaft oder im Wochenbett zu Schmerzanfällen, die von der Lebergegend ausgehen und durch eine **Gallenblasenentzündung** oder durch Gallensteine bedingt sind (Gallensteinkoliken). Bisweilen besteht dabei eine Gelbsucht. Sofortige ärztliche Hilfe ist notwendig.

Erfährt die Hebamme, daß eine Schwangere eine angeborene Veranlagung zu **schwer stillbaren Blutungen** hat, die bei kleinsten Verletzungen in großer Stärke auftreten, so muß sofortige ärztliche Hilfe in Anspruch genommen werden. Bei der Geburt, besonders in der Nachgeburtszeit, besteht bei solchen Kranken die Gefahr der Verblutung.

Leidet eine Schwangere an einer **Rückenmarkserkrankung,** so ist häufig besonders auffällig, daß die Kindsbewegungen nicht gefühlt werden, und daß sowohl die Schwangerschaft wie die Geburt völlig schmerzlos verlaufen.

Bei einer **Epilepsie** oder Fallsucht pflegen während der Schwangerschaft die Häufigkeit und die Stärke der Krampfanfälle abzunehmen, um erst nach Ablauf des Wochenbettes in alter Form wieder aufzutreten. Die Krampfanfälle ähneln denen der Eklampsie (S. 235). In seltenen Fällen kann eine Epilepsie erst in der Schwangerschaft beginnen und einen sehr schweren Verlauf nehmen.

Werden **Schwachsinnige** schwanger, so entspricht ihr Verhalten ihrem Geisteszustand. Sie treffen weder Vorbereitungen für die Geburt, noch hinterläßt dieselbe bei ihnen einen besonderen Eindruck. Das Kind wird gewöhnlich vernachlässigt. Aus diesem Grunde sind Mutter und Kind besonders hifsbedürftig, und es ist notwendig, daß die Hebamme die ihr anvertraute Schwachsinnige mit großer Aufmerksamkeit betreut.

In allen Fällen von Rückenmarks- und Gehirnerkrankungen ist sofortige Benachrichtigung eines Arztes erforderlich.

Unfälle und äußere Verletzungen Schwangerer können die verschiedensten Folgen für Mutter und Kind haben. Sie führen in schwersten Fällen zum Tode der Schwangeren und der Frucht, in anderen Fällen zur Unterbrechung der Schwangerschaft. Sehr häufig allerdings verlaufen selbst schwere Verletzungen, wie Fall und Sturz von größerer Höhe, Überfahrenwerden, Blitzschlag und ähnliche Ereignisse ohne Schaden für die Schwangerschaft. Nur wenn durch die Verletzung die Gebärmutter selbst betroffen wird, ist die Schwangerschaft stark gefährdet. Es kommt dann zur Unterbrechung. In seltenen Fällen wird auch bei fortbestehender

Schwangerschaft das Kind innerhalb der Gebärmutter geschädigt.

Es ist selbstverständlich, daß in jedem Fall, in dem eine Schwangere einen erheblichen Unfall erleidet, sofortige **ärztliche Hilfe** erforderlich ist.

Im Gegensatz zu den schweren Verletzungen mit ihren möglichen Folgen für die Schwangerschaft haben die von den Frauen vielfach angegebenen leichten Unfälle, wie Heben, Stoßen, Fallen u. dgl. meist keinen Einfluß auf den Fortbestand der Schwangerschaft. Tritt doch eine solche Folge ein, so kommt es in unmittelbarem Anschluß an den Unfall zu einer Blutung aus den Geschlechtsteilen, zum vorzeitigen Blasensprung oder zum Auftreten von Wehen. Ärztliche Hilfe ist dann erforderlich.

Für **Zahnerkrankungen**, die im Verlauf der Schwangerschaft auftreten, gilt im allgemeinen die Regel, daß die Füllung erkrankter Zähne während der Schwangerschaft durchgeführt werden soll, von größeren Zahnbehandlungen aber, wie Ziehen von Zähnen, mit Rücksicht auf die häufig schlechte Verträglichkeit der örtlichen Betäubung besser Abstand genommen wird. Macht sich ein Kalkmangel bei der Mutter infolge Kalkbedarfs des Kindes, z. B. durch Erscheinungen von seiten der Zähne, bemerkbar, so ist ärztlicher Rat einzuholen. Bei vielen Schwangeren besteht in der zweiten Hälfte der Schwangerschaft eine Schwellung und Rötung des Zahnfleisches. Es handelt sich dabei um Veränderungen, die keine Entzündung, sondern schwangerschaftsbedingte Wachstumsvorgänge, wie wir sie auch an anderen Organen gefunden haben, darstellen.

2. Regelwidrigkeiten der Geschlechtsteile.

Regelwidrigkeiten der Geschlechtsteile können eine Empfängnis verhindern und die Frau unfruchtbar machen. In anderen Fällen wird die Schwangerschaft in ihrem Verlauf mehr oder weniger störend beeinflußt.

1. **Bildungsfehler von Gebärmutter und Scheide** sind angeborene Zustände (Abb. 200—205). Gebärmutter und Scheide entwickeln sich in der Frucht aus zwei seitlichen, völlig getrennten Gängen, die normalerweise zu einem einfachen Rohr verschmelzen. Kommt es zu Entwicklungsstörungen bei diesem Vorgang, so entstehen Verbildungen der Geschlechtsteile verschieden hohen Grades. In den ausgesprochensten Fällen bestehen zwei völlig getrennte Scheiden und Gebärmütter, von denen jede mit ihrem Scheidenteil in die zugehörige Scheide hineinragt (Abb. 205). In anderen Fällen ist die Trennung nicht vollständig, sondern betrifft nur einzelne Abschnitte der Geschlechtsteile, so daß sich in der Scheide oder in der Gebärmutter beispielsweise mehr oder weniger ausgedehnte fleischige Stränge finden (Abb. 200, 203). Der Gebärmutterhals kann einfach sein, während der Gebärmutterkörper aus zwei seitlichen Hörnern, wie es bei vielen Tieren normal ist, besteht (Abb. 202).

Manchmal zeichnet sich nur der Gebärmuttergrund durch eine besondere Breite und eine Einsattelung in der Mitte aus (Abb. 201).

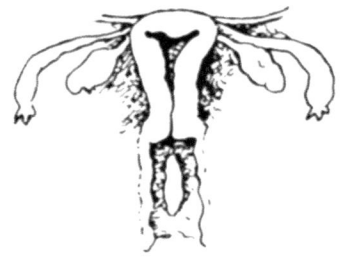

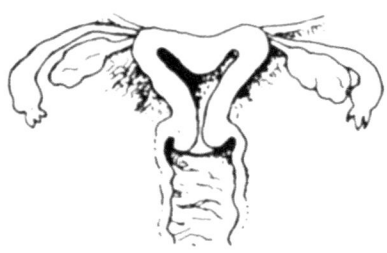

Abb. 200. Gewebswulst in der Scheide. (Nach MARTIUS: Lehrbuch der Geburtshilfe.)

Abb. 201. Einsattelung des Gebärmuttergrundes. (Nach MARTIUS: Lehrbuch der Geburtshilfe.)

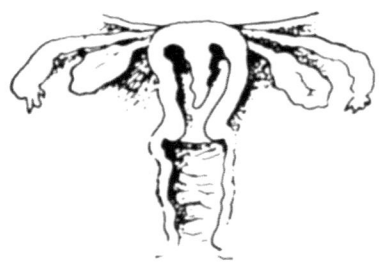

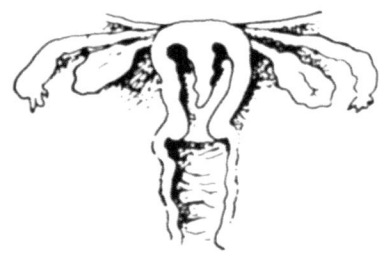

Abb. 202. Zweihörniger Uterus. (Nach MARTIUS: Lehrbuch der Geburtshilfe.)

Abb. 203. Scheidewand im Gebärmutterkörper. (Nach MARTIUS: Lehrbuch der Geburtshilfe.)

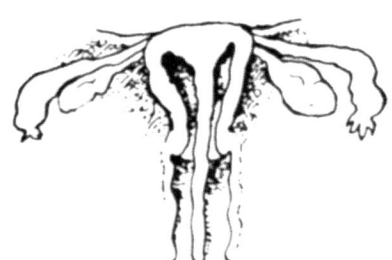

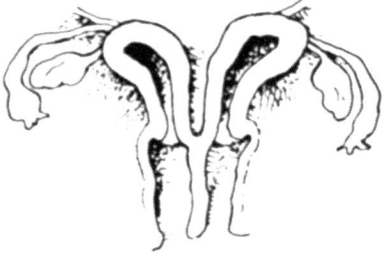

Abb. 204. Scheidewand in der Gebärmutter und der Scheide. (Nach MARTIUS: Lehrbuch der Geburtshilfe.)

Abb. 205. Die inneren Geschlechtsteile sind doppelt angelegt. Es findet sich auf jeder Seite je eine Scheide und je eine Gebärmutter. (Nach MARTIUS: Lehrbuch der Geburtshilfe.)

Wenn es bei einem Bildungsfehler zu einer Schwangerschaft kommt, kann dieselbe normal verlaufen. Es können aber auch regelwidrige Lagen und andere Schwierigkeiten unter der Geburt, z. B. Nachgeburtsstörungen, eintreten.

Deshalb soll die Hebamme jede Schwangere, bei der sie eine Verbildung der Geschlechtsteile bemerkt, an einen Arzt verweisen.

2. **Geschwülste** der Geschlechtsteile treten besonders häufig an den Eierstöcken und an der Gebärmutter auf. Die Eierstocksgeschwülste sind meist große, mit Flüssigkeit gefüllte Blasen, die mit der Gebärmutter durch das breite Mutterband, den Eileiter und das Eierstocksband wie durch einen Stiel verbunden sind. Besteht neben einer Eierstocksgeschwulst eine Schwangerschaft, so kann sie sich bei dem Wachstum der Gebärmutter und den dadurch bedingten ständigen Lageveränderungen der Geschwulst drehen und der Stiel drillen. Dabei treten die Erscheinungen einer Bauchfellentzündung auf, und das Fortbestehen der Schwangerschaft ist bedroht. Ist eine Eierstocksgeschwulst sehr groß, so findet sie neben der wachsenden Gebärmutter in der Bauchhöhle keinen genügenden Raum, und es entstehen ähnliche Erscheinungen wie bei übermäßigem Fruchtwasser oder einer Zwillingsschwangerschaft, nämlich Spannungsgefühle, Herzbeschwerden und Atemnot.

Wenn die Hebamme glaubt, eine Geschwulst neben der schwangeren Gebärmutter zu fühlen, so muß sie ärztliche Hilfe zur Entscheidung, ob ein operativer Eingriff notwendig ist, erbitten.

Muskelgeschwülste, die sich in der Wand der schwangeren Gebärmutter finden, machen im allgemeinen während der Schwangerschaft keine wesentlichen Störungen. Sie werden gelegentlich mit Kindsteilen verwechselt. Bemerkt die Hebamme an der Wand der Gebärmutter mehr oder weniger große, runde und feste Knollen, und vermutet sie deshalb das Vorhandensein von Muskelgeschwülsten, so soll sie die Schwangere an einen Arzt verweisen (Abb. 223). Wenn die Hebamme nach einer Geburt oder im Wochenbett neben der Gebärmutter eine Geschwulst feststellt, hat sie umgehend für Hinzuziehung eines Arztes zu sorgen, da derartige Geschwülste sich im Wochenbett häufig infizieren und dann zu einer Bauchfellentzündung führen können.

Der Krebs des Scheidenteils oder der Scheide macht in der Schwangerschaft dieselben Erscheinungen wie außerhalb der Schwangerschaft. Der bei dieser Erkrankung bestehende fleischwasserfarbige Ausfluß und die unregelmäßigen zunächst geringen Blutungen, ohne daß die Frauen dabei Schmerzen verspüren (S. 67), werden häufig als Schwangerschaftsfolgen gedeutet und deshalb nicht beachtet. Erfährt eine Hebamme, daß eine Schwangere an Krankheitserscheinungen leidet, die für einen Krebs sprechen, so muß sie, ohne eine innere Untersuchung vorzunehmen, sofort für einen Arzt sorgen. Wenn die Hebamme die Krankheitserscheinungen des Krebses verkannt und eine innere Untersuchung vorgenommen hat, also mit dem Krebs in Berührung gekommen ist, muß sie sofort die Hände desinfizieren und dem Amtsarzt Meldung erstatten.

Sehr wichtig für den Verlauf der Schwangerschaft sind die **Lageveränderungen der Gebärmutter.** Die Gebärmutter soll auch in der Schwangerschaft mit ihrem Grunde und Körper nach vorn übergeneigt liegen, so daß der Gebärmuttergrund in späteren

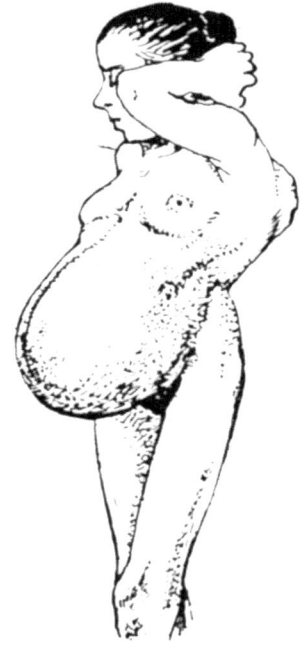

Abb. 206. Hängebauch bei einer Schwangeren, die an einer Rachitis erkrankt war.

Monaten der Mitte der vorderen Bauchwand anliegt. Es kommen folgende Lageveränderungen vor:

a) Die Vorwärtsbeugung. Der Gebärmuttergrund hängt zu weit nach vorne über.

b) Die Rückwärtsbeugung. Der Gebärmutterkörper ist nach hinten gebeugt.

c) Die Seitwärtswendung. Der Gebärmutterkörper ist nach der Seite abgewichen.

d) Der Vorfall. Die Gebärmutter hat sich gesenkt und liegt teilweise oder ganz vor den äußeren Geschlechtsteilen.

a) Eine zu starke Vorwärtsbeugung ist nur in den letzten Monaten der Schwangerschaft und im allgemeinen nur bei schlaffen und überdehnten Bauchdecken möglich und hat nur dann eine Bedeutung. Der Grund sinkt weit nach vorn, und der Scheidenteil steigt entsprechend nach hinten in die Kreuzbeinaushöhlung. Der Leib gewinnt dadurch ein besonderes Aussehen, und es bildet sich ein Hängebauch aus (Abb. 206). Der Gebärmuttergrund drängt dann die Bauchdecken vor sich her, so daß der Bauch in hochgradigen Fällen bis zu den Knien der stehenden Frau herabhängt. Ferner kommt der Hängebauch beim engen Becken vor, wenn der Kopf am Ende der Schwangerschaft nicht in den Beckeneingang tritt, sondern über dem Becken stehenbleibt. Die Gebärmutter erhält dann den für ihr weiteres Wachstum nötigen Raum dadurch,

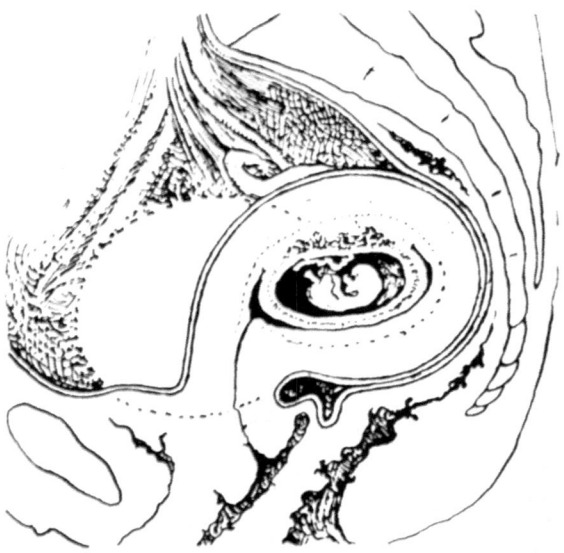

Abb. 207. Rückwärtsbeugung der schwangeren Gebärmutter bei einer Schwangerschaft in der 8. Schwangerschaftswoche. Sie füllt einen großen Teil der Kreuzbeinhöhlung aus. Die normale Lage der schwangeren Gebärmutter ist links andeutungsweise dargestellt.

daß sie die Bauchdecken übermäßig ausdehnt. Bei starkem Hängebauch kann der Kopf nicht in den Beckeneingang treten, er bleibt hoch und beweglich, was zu verschiedensten Geburtsstörungen Anlaß gibt (Abb. 224).

Ein Hängebauch kann erhebliche Beschwerden machen. Alle Bewegungen, besonders das Gehen, werden erschwert. In den Bauchdecken treten ziehende Schmerzen auf. Die Erscheinungen werden gelindert durch Tragen einer passenden Leibbinde, die man am besten anfertigen läßt oder behelfsmäßig herstellt, indem man ein breites Flanelltuch um den Leib legt, hinten am Rücken vereinigt und mit Trageländern, die über die Schulter gehen, versieht. Mit dem Wachstum der Gebärmutter ist die Weite der Binde entsprechend zu ändern.

Wegen der möglicherweise eintretenden Geburtsstörungen soll jede Schwangere mit einem Hängebauch sofort bei den ersten Wehen die Hebamme benachrichtigen (Behandlung des Hängebauches bei der Geburt S. 290).

b) Die **Rückwärtsbeugung** der schwangeren Gebärmutter ist die folgenschwerste Lageabweichung (Abb. 207). Der Grund der schwangeren Gebärmutter sinkt nach hinten und unten und drängt das hintere Scheidengewölbe nach abwärts. Der Scheidenteil wird nach vorn und oben verlagert, so daß häufig damit noch eine Knickung in der Gegend des inneren Muttermundes verbunden ist. Solche ,,Gebärmutterknickung" besteht unbemerkt bei vielen Frauen. Werden diese schwanger, so richtet die Gebärmutter sich meist von selbst aus der falschen Lage auf, so daß die Schwangerschaft regelrecht verläuft. Zuweilen aber bleibt die Gebärmutter rückwärts gebeugt und steigt bei weiterem Wachstum nicht in die Bauchhöhle empor. In sehr seltenen Fällen entsteht eine solche Knickung auch in der Schwangerschaft, wenn die vorher regelrecht gelegene Gebärmutter durch eine größere Körperanstrengung plötzlich nach hinten umknickt. Die Rückwärtsbeugung ist nur in den ersten Monaten der Schwangerschaft möglich, solange die Gebärmutter im kleinen Becken liegt. Später verhindert die Größe der Gebärmutter das Hintenübersinken.

Richtet sich die rückwärts gebeugte schwangere Gebärmutter nicht von selbst auf, so erfolgt entweder ohne wesentliche Nebenerscheinungen eine Fehlgeburt, oder es kommt im Verlauf der 16.—20. Schwangerschaftswoche zu einer **Einklemmung der Gebärmutter**. Da sie nicht in die Bauchhöhle emporsteigen kann, drückt sie bei ihrem Wachstum im kleinen Becken auf die benachbarten Organe, besonders auf die Blase und den Mastdarm.

Der Harn kann nicht mehr entleert werden, so daß er sich in der Harnblase ansammelt und diese übermäßig ausdehnt. Die Blase erscheint dann wie eine Geschwulst oberhalb der Schoßfuge und kann Nabelhöhe erreichen. Trotzdem kann unwillkürlich eine kleine Menge Harn tropfenweise abgehen. Durch den hinten liegenden Grund der Gebärmutter wird auch der Mastdarm zusammengedrückt, so daß die Stuhlentleerung erschwert wird. Zu diesen Beschwerden gesellen sich drängende, wehenartige Schmerzen. Bleibt der Zustand sich selbst überlassen, so kommt es zu schweren Blasen- und Nierenschädigungen. Schließlich stößt sich die Blasenschleimhaut in Fetzen ab, die Blase wird brandig, und es kann der Tod an Harn- oder Blutvergiftung eintreten.

Zur Verhütung dieser gefährlichen Folgen muß die Rückwärtsbeugung der schwangeren Gebärmutter rechtzeitig erkannt werden. **Klagt eine Schwangere in der ersten Hälfte der Schwangerschaft darüber, daß sie den Harn nicht lassen kann oder daß Harnträufeln besteht, so soll die Hebamme stets an eine Rückwärtsbeugung denken.** Wenn sie äußerlich untersucht, findet sie den Unterleib durch die übervolle Blase, die sich als pralle Vorwölbung oberhalb der Schoßfuge bemerkbar macht, ausgedehnt. Innerlich fühlt sie das hintere Scheidengewölbe durch eine weiche kugelige Geschwulst, den schwangeren Gebärmuttergrund, tief herabgedrängt. Den Scheidenteil findet sie hoch oben dicht hinter der Schoßfuge. Oft ist er so hochgezogen, daß der Finger ihn überhaupt nicht erreichen kann. Ärztliche Hilfe ist sofort zu erbitten. Nur wenn der Arzt nicht rechtzeitig erscheinen kann, darf die Hebamme versuchen, mit ihrem Katheter die Blase zu entleeren, was zuweilen recht schwierig ist, da die Harnröhre durch den Scheidenteil zugeklemmt und oft in die Länge gezogen ist. Gelingt die Einführung des Katheters, so soll der Harn wegen der Gefahr einer Blasenblutung nur langsam entleert werden. Wenn sie den Katheter nicht ohne Schwierigkeiten in die Blase einführen kann, sehe sie wegen der Gefahr der Verletzung von weiteren Versuchen ab.

Jede Frau, die schon einmal eine Einklemmung der schwangeren Gebärmutter durchgemacht hat, soll in den ersten Monaten einer erneuten Schwangerschaft unter ärztlicher Aufsicht stehen, damit das gefährliche Ereignis sich nicht wiederholt. Die Hebamme soll auch diejenigen Frauen, von denen sie weiß, daß sie eine Rückwärtsbeugung der Gebärmutter haben, anweisen, sich bei eintretender Schwangerschaft zur Verhütung einer Einklemmung in ärztliche Behandlung zu begeben.

c) Bei einer seitlichen Lageabweichung des Gebärmuttergrundes, der in der Schwangerschaft nur selten vorkommt und durch abgelaufene Entzündungen hervorgerufen wird, rückt der Scheidenteil nach der entgegengesetzten Seite. Liegt der Grund rechts, so weicht der Scheidenteil nach links ab. Der dem Scheidenteil aufliegende Kopf weicht ebenfalls ab, so daß eine Schräglage entsteht. Bei der Geburt kann es infolgedessen zu Störungen kommen.

d) Wenn eine Frau mit Vorfall der Gebärmutter (S. 70) schwanger wird, so zieht sich in den meisten Fällen durch das Wachstum der Gebärmutter, die dabei in die Höhe steigt, der Vorfall allmählich von selbst zurück. Für die Dauer ist damit der Vorfall allerdings nicht beseitigt; im Wochenbett tritt er regelmäßig und gewöhnlich verstärkt wieder auf. Ausnahmsweise kommt es vor, daß bei übermäßiger Anstrengung der Bauchpresse während der ersten Monate der Schwangerschaft die Gebärmutter wieder vorfällt und sich dann einklemmt. Es tritt Stuhl- und Harnverhaltung ein. Gelegentlich kommt es auch zur Fehlgeburt. Ein Arzt muß sofort benachrichtigt werden. Bis zu seinem Eintreffen lagert die Hebamme die Schwangere auf den Rücken mit erhöhtem Steiß. Außer dem Vorfall der Gebärmutter kommt in der Schwangerschaft auch eine geschwulstartige Vergrößerung des Gebärmutterhalses vor, dessen Scheidenteil alsdann häufig stark anschwillt und aus dem Scheideneingang hervorragt. Besonders bei der Geburt kann es hierbei zu erheblichen Störungen kommen, ärztliche Hilfe ist stets erforderlich (Abb. 43).

Infolge der reichlichen Blutversorgung der Geschlechtsteile in der Schwangerschaft kommt es schon normalerweise zu einer vermehrten Absonderung aus der Scheide. Handelt es sich um eine Entzündung der Scheidenhaut, so tritt der Ausfluß in verstärkter

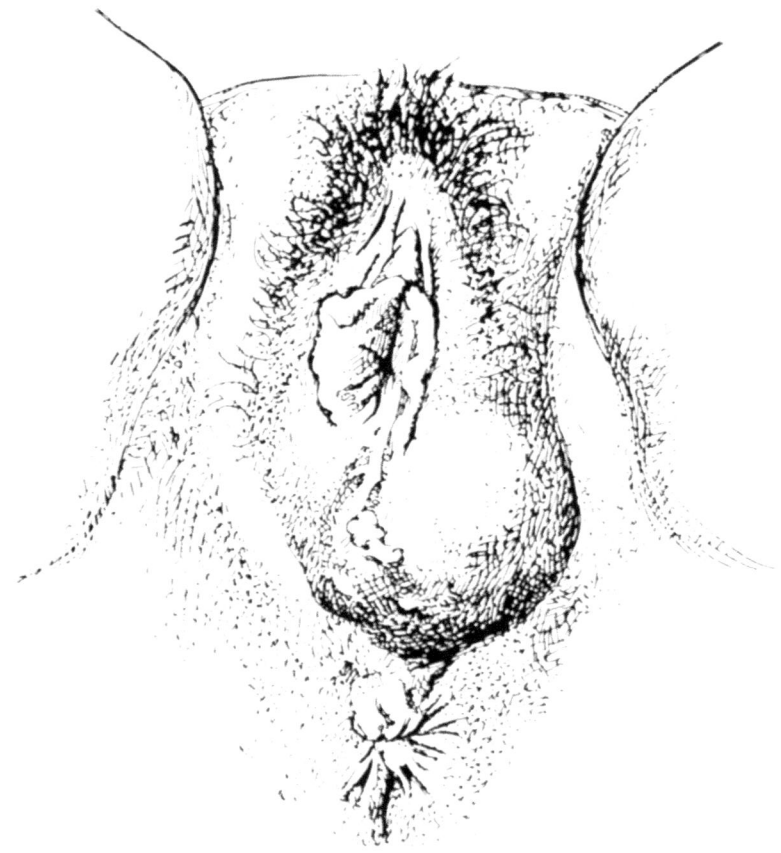

Abb. 208. Entzündung der BARTHOLINschen Drüse.
(Nach MARTIUS: Lehrbuch der Geburtshilfe.)

Form auf. Die Ursachen für eine solche Entzündung sind verschiedener Art, eine der wichtigsten ist die Tripperinfektion. Hierbei ist der Ausfluß häufig rein eitrig und von besonderer Stärke, die Scheidenhaut schwillt an, ihre Oberfläche fühlt sich körnig an. Im Scheideneingang, sowie ganz besonders an den äußeren Geschlechtsteilen und am Damm kommt es zur Bildung von **spitzen Feigwarzen**, die auch bei starkem Ausfluß, ohne daß eine Tripperkrankung besteht, auftreten. Diese können in der Schwangerschaft stark wuchern und größere, blumenkohlartige Geschwülste bilden (Abb. 38). Nicht selten kommt es auch zur Entzündung einer BARTHOLINschen Drüse, wobei eine sehr schmerzhafte Geschwulst in einer Schamlippe auftritt (Abb. 208).

3. Regelwidrigkeiten des Eies.

Krankhafte Eiansiedlung.

Das befruchtete Ei wird normalerweise durch Muskelbewegungen der Eileiterwand entlang den Längsfalten des Eileiters in die Gebärmutter geschafft, um sich dort einzunisten (Abb. 62). Stößt aus irgendeinem Grunde die Fortbewegung des befruchteten Eies auf ein Hindernis, so kommt es nicht in die Gebärmutter.

Ein derartiges Hindernis kann dadurch entstanden sein, daß infolge einer vorausgegangenen Eileiterentzündung Verklebungen und Verwachsungen im Inneren des Eileiters bestehen und dadurch die Muskelwand, die die Fortführung des Eies zu besorgen hat, geschädigt ist. Auch durch eine übermäßig starke Schlängelung des Eileiters kann der Weg zur Gebärmutter beträchtlich verlängert sein und das Ei in den bei den Windungen und Krümmungen zahlreich vorhandenen Buchten der Schleimhaut steckenbleiben. Durch solche oder ähnliche Ursachen entsteht die häufigste Form der Schwangerschaft außerhalb der Gebärmutter, die **Eileiterschwangerschaft**.

Sehr viel seltener nistet sich das befruchtete Ei im Eierstock ein. Eine **Eierstockschwangerschaft** entsteht, wenn zur Zeit des Springens eines Eierstockbläschens eine Samenzelle schon bis dorthin vorgedrungen ist und das Ei an Ort und Stelle befruchtet. Ganz selten findet sich eine wirkliche **Bauchhöhlenschwangerschaft**, bei der sich das Ei auf dem Bauchfell eingenistet hat.

Verlauf der Eileiterschwangerschaft.

Bleibt das befruchtete Ei im Eileiter haften, so bettet es sich dort ein, wobei sich der gleiche Vorgang wie bei der regelrechten Einnistung in der Gebärmutter abspielt. Die Zotten der sich bildenden Zottenhaut verankern sich in der zu einer sog. Siebhaut verdickten Schleimhaut des Eileiters, mütterliche Gefäße an der Einbettungsstelle werden neu gebildet und eröffnet, so daß ein mit mütterlichem Blut gefüllter Zwischenzottenraum entsteht. An der Haftstelle bildet sich im weiteren Verlauf ein Mutterkuchen. Gleichzeitig treten auch in der leeren Gebärmutter Schwangerschaftsveränderungen auf. Sie wird größer und saftreicher, ihre Schleimhaut verdickt sich und wird zur Siebhaut. Daneben kommt es zu anderen Zeichen der Schwangerschaft in derselben Weise wie sonst, so daß zunächst nichts auf die Schwangerschaft außerhalb der Gebärmutter deutet.

Da der Eileiter aber ein für die Weiterentwicklung der Schwangerschaft ungeeigneter Fruchthalter ist, kommt es in den meisten Fällen schon früh zu Störungen. Der dünnwandige, enge Eileiter ist unfähig, das wachsende Ei in sich reifen zu lassen. Die Zotten durchwachsen und zerstören Schleimhaut und Muskelwand, so daß der Eileiter zerreißt und eine Öffnung zur Bauchhöhle entsteht.

Die Gefäße an der Durchbruchsstelle werden eröffnet, und es beginnt eine Blutung in die freie Bauchhöhle, die zu einer inneren Verblutung der Schwangeren in die Bauchhöhle führt (Abb. 209).

In anderen Fällen lösen sich die Zotten aus der Wand des Eileiters, ohne daß diese durchbrochen wird. Es kommt zu einem Bluterguß im Eileiter selbst, oder mit der Blutung wird das Ei aus der natürlichen Öffnung des Fransenendes in die Bauchhöhle geschoben. Die langsam herausfließende Blutmenge gerinnt und haftet entweder in der Nähe des Fransenendes, oder es kommt im tiefsten Teile der Bauchhöhle zwischen Gebärmutter und Mastdarm zur Entstehung einer großen Blutgeschwulst. Diesen Vorgang bezeichnet man als Eileiterfehlgeburt.

Die Eileiterzerreißung und die Eileiterfehlgeburt sind normalerweise das Ende einer Eileiterschwangerschaft. In seltenen Fällen entwickelt sich die Schwangerschaft über die 16. Woche hinaus. Dabei kann sich die Schwangerschaft dann weiter zwischen den Blättern des breiten Mutterbandes (Abb. 210) oder frei in der Bauchhöhle entwickeln. Auch diese Schwangerschaften sterben früher oder später ab. Daß eine Schwangerschaft außerhalb der Gebärmutter ihr normales Ende erreicht, gehört zu den größten Seltenheiten.

Wegen der ständigen Lebensgefahr bei der Schwangerschaft außerhalb der Gebärmutter ist es unbedingt erforderlich, dieselbe so rechtzeitig zu erkennen, daß die Kranke sofort in die Behandlung eines Arztes gelangt.

Eine Schwangerschaft außerhalb der Gebärmutter ohne Störung führt die Frau nur selten zur Hebamme oder zum Arzt. Die Erkennung der Regelwidrigkeit in diesem Zustand ist auch für den Arzt oft sehr schwierig, für die Hebamme ist sie unmöglich.

Anders verhält es sich, wenn Störungen eintreten. Die Frau, bei der die Regel längere oder kürzere Zeit ausgeblieben ist, und die geglaubt hat, schwanger zu sein, empfindet häufig lebhafte kolikartige Schmerzen in einer Seite des Unterleibs. Sie treten in Anfällen auf und wiederholen sich in bestimmten Zwischenräumen. Sie sind wehenähnlich, denn der Eileiter ist durch Zusammenziehungen seiner Wand bestrebt, das in ihm befindliche Ei auszustoßen. Während dieser Zeit kommt es gewöhnlich zu einem geringen Blutabgang aus der Gebärmutter. Mit dem nach außen fließenden Blut können kleinere oder größere Gewebsfetzen, Teile der in der leeren Gebärmutter gebildeten Siebhaut, ausgestoßen werden. Mehr oder weniger plötzlich erfolgt ein Schmerz in der Seite des Leibes, in der vorher schon die krampfartigen Erscheinungen aufgetreten waren. Zugleich machen sich langsam oder schneller die Zeichen einer inneren Blutung bemerkbar: die Frau wird blaß, der Puls wird klein und schnell, Gähnen, Schwindelgefühl, Ohnmachten treten auf. Der Leib ist meist etwas aufgetrieben, gespannt und auf Druck überall empfindlich. Dabei ist die Körpertemperatur normal oder auffallend niedrig. Alle Zeichen einer schweren Blutarmut sind vorhanden, ohne daß sie durch die Menge des nach außen abgegangenen Blutes erklärt werden könnten. Erfährt eine Hebamme daher, daß bei einer Frau die Regel, wenn auch nur kurze Zeit, ausgeblieben ist und findet sie die geschilderten Zeichen einer inneren Blutung, so muß sie sofort an eine Zerreißung des Eileiters denken und dafür

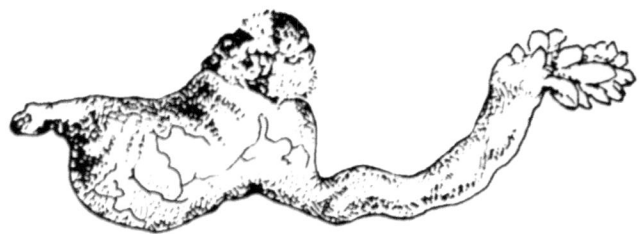

Abb. 209. Zerreißung des Eileiters bei Eileiterschwangerschaft. Das Placentagewebe quillt aus der Rißstelle. (Nach MARTIUS: Lehrbuch der Geburtshilfe.)

sorgen, daß die Frau so schnell wie möglich einer Klinik und einem Operateur zugewiesen wird; denn nur die schleunigste Operation vermag die Kranke zu retten. Auch wenn Zeichen der inneren Blutung vorhanden sind, ohne daß die Regel ausgeblieben ist, handelt es sich mit der größten Wahrscheinlichkeit um eine Eileiterschwangerschaft. Denn das Zerreißen kann ganz im Beginn der Schwangerschaft noch vor der Zeit der wieder zu erwartenden Menstruation eintreten.

Weniger stürmisch verlaufen die Erscheinungen bei einer Eileiterfehlgeburt. Auch hierbei treten Eileiterwehen auf. Krampfartige, oft tagelang bestehende Schmerzen in einer Stelle des Leibes werden angegeben. Es kommt zu einer inneren Blutung, die aber nur allmählich erfolgt, so daß das Blut gerinnt und neben oder hinter der Gebärmutter eine Blutgeschwulst bildet. Dementsprechend ist auch der Grad der Blutarmut geringer. Bei einer inneren Untersuchung fühlt man bisweilen das hintere Scheidengewölbe durch eine sich weich anfühlende Masse, die im Douglas befindliche Blutgeschwulst, vorgewölbt, während der Scheidenteil und mit ihm die Gebärmutter nach vorn und oben dicht hinter die Schoßfuge geschoben sind. Dieser Befund ähnelt demjenigen, den man bei der Einklemmung einer rückwärts gebeugten schwangeren Gebärmutter im 4.—5. Monat der Schwangerschaft erheben kann. Hierbei bestehen aber außerdem gewöhnlich schwere Erscheinungen von seiten der Harnblase. Da die Hebamme in beiden Fällen die Hilfe eines Arztes in Anspruch nehmen muß, wird diesem die weitere Aufklärung der Erkrankung zufallen.

Bei der Eileiterfehlgeburt braucht es zwar nicht zu einer inneren Verblutung der Frau zu kommen, jedoch pflegt, falls keine Operation vorgenommen wird, ein vielwöchentliches bis monatelanges Krankenlager zu folgen. Auch eine Infektion der Blutgeschwulst durch Keime, die vom Darm aus in sie einwandern, kann entstehen.

Nicht selten wird eine gestörte Eileiterschwangerschaft mit einer gewöhnlichen Fehlgeburt verwechselt. Die Angaben der Frau lassen auf eine Schwangerschaft schließen, die Eileiterwehen werden

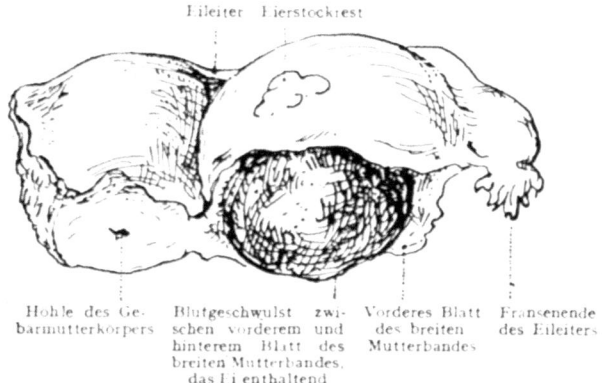

Abb. 210. Zwischen den breiten Mutterbändern entwickelte Schwangerschaft.

für gewöhnliche Gebärmutterwehen, die Blutung aus der Gebärmutter nach außen für den Beginn einer Fehlgeburt gehalten. Kommt noch hinzu, daß ein Teil der Siebhaut aus der Gebärmutter ausgestoßen wird, so glaubt die Hebamme an den Abgang von Eiteilen und nimmt eine einfache Fehlgeburt an. Zu beachten ist daher, daß bei der Eileiterschwangerschaft die Wehenschmerzen immer einseitig sind, daß die Blutung nach außen gering ist und keinesfalls die bestehende Blutarmut erklärt, und daß abgegangene Teile nur dann mit Sicherheit für eine gewöhnliche Fehlgeburt sprechen, wenn man nicht nur Stücke der Siebhaut, sondern auch Teile der Frucht oder Zottenhaut findet.

Erreicht die Schwangerschaft außerhalb der Gebärmutter die zweite Hälfte, so werden von der Schwangeren bei schlechtem Allgemeinbefinden meist dauernde Schmerzen angegeben, die dadurch entstehen, daß der Fruchtsack zahlreiche Verwachsungen mit den Baucheingeweiden, besonders mit den Darmschlingen, eingeht, und dann beim Wachstum des Eies, bei den Bewegungen der Frucht, sowie bei der Darmtätigkeit an diesen Verwachsungen gezerrt wird. Die Kindsbewegungen werden als sehr schmerzhaft empfunden. In günstigen Fällen gelingt es der Hebamme, den Fruchtsack dicht unter den Bauchdecken, nach einer Seite gelegen, zu tasten und in dem Fruchtsack Kindsteile zu fühlen und Herztöne zu hören, während sie auf der anderen Seite des Leibes die leere vergrößerte Gebärmutter fühlt. Wenn die Frucht abgestorben oder eine Vereiterung eingetreten ist, ist die Erkennung für die Hebamme noch schwieriger. Bisweilen kann sie vermuten, daß eine Schwangerschaft außerhalb der Gebärmutter vorgelegen hat, wenn sie von der Frau erfährt, daß sie sich schwanger geglaubt habe, daß aber keine Geburt eingetreten, sondern ein schweres Krankenlager die Folge gewesen sei. Leichter ist die Erkennung, wenn der Hebamme berichtet wird, daß aus der Harnröhre, dem After oder aus einer Fistel Knochen abgegangen sind. Auch diese Fälle sind sofort einem Arzt zuzuweisen.

Auch die Ausnahmefälle, in denen die Schwangerschaft außerhalb der Gebärmutter das richtige Ende erreicht, können der Hebamme große Schwierigkeiten in der Erkennung bereiten. Es fällt auf, daß trotz bestehender, wenn auch schwacher Wehen, kein Fortgang der Geburt eintritt. Bei der äußeren Untersuchung kann es bisweilen gelingen, die Gebärmutter neben der Frucht zu tasten. Die Erkennung dieser Zustände macht auch dem herbeizurufenden Arzt solche Schwierigkeiten, daß sie nur unter Zuhilfenahme von Untersuchungsmitteln, die der Hebamme nicht zu Gebote stehen, überwunden werden können, z. B. der Narkoseuntersuchung oder der Durchleuchtung mit Röntgenstrahlen, bei der Knochen des kindlichen Skelettes erkannt werden können. In Ausnahmefällen kann bei rechtzeitiger Operation sogar ein lebendes Kind geboren werden.

Krankhafte Veränderungen des Eies.

Die krankhaften Veränderungen des Eies betreffen entweder die Eihüllen, den Mutterkuchen, die Nabelschnur oder das Kind.

Entzündungen der Siebhaut führen zum Abgang von wäßriger Flüssigkeit, unter Umständen zu Blutabgängen. Wenn die Siebhaut zu schwach entwickelt ist, so durchdringen sie die Zotten und verankern sich in der Muskelwand der Gebärmutter, was zu schweren Störungen bei den Lösungsvorgängen des Mutterkuchens in der Nachgeburtszeit führen kann.

Erkrankungen der Wasserhaut äußern sich vor allem dadurch, daß das von ihr gebildete Fruchtwasser in fehlerhafter Menge abgesondert wird.

Bei übergroßer Fruchtwassermenge verliert die Gebärmutter ihre eiförmige Gestalt, wird kugelig und ist über das gewöhnliche Maß ausgedehnt, so daß z. B. der Umfang des Leibes im 10. Monat statt 100 cm 110, selbst 120 cm und mehr beträgt. Die Menge des Fruchtwassers kann sich bis zu 10 und mehr Litern steigern. Durch die übermäßige Ansammlung von Fruchtwasser werden die Beschwerden in der Schwangerschaft vermehrt, so daß Spannungsgefühl, Atemnot und Herzbeschwerden die Folge sind. Die Geburt tritt durch die Überdehnung der Gebärmutterwand oft einige Wochen zu früh ein. Bei der leichten Bewegungsmöglichkeit der Frucht in der übergroßen Menge Fruchtwasser sind abweichende Lagen und Haltungen häufig. Auch Mißbildungen und Zwillinge sind in diesen Fällen oft zu beobachten und können in ursächlichem Zusammenhange mit der Regelwidrigkeit stehen. Während der Geburt sind in der Eröffnungszeit die Wehen wegen der Überdehnung der Gebärmutter oft schwach, so daß die Geburt sich lange hinzieht. Nach dem Blasensprung werden die Wehen meist regelmäßiger und kräftiger. Beim Abfließen des Fruchtwassers kann neben dem beweglichen vorangehenden Teile die Nabelschnur oder ein kleiner Teil vorfallen (S. 342). In der Nachgeburtszeit werden infolge der Überdehnung der Gebärmuttermuskulatur stärkere Blutungen beobachtet.

Die Hebamme erkennt das vermehrte Fruchtwasser an der prallen Beschaffenheit der Gebärmutterwand, an der Schwierigkeit, die Kindsteile deutlich zu fühlen und an der sehr leichten Beweglichkeit der gefühlten Kindsteile. Auch die Herztöne sind schwer oder gar nicht wahrnehmbar. Legt sie eine Hand seitlich an die Gebärmutter und klopft mit den Fingern der anderen Hand an die entgegengesetzte Wand der Gebärmutter, so empfindet die erste Hand deutlich den Anschlag des wellenförmig fortbewegten Fruchtwassers. Eine Verwechslung mit einer Zwillingsschwangerschaft ist möglich, bisweilen ist auch beides gleichzeitig vorhanden. Verwechslungen mit Eierstocksgeschwülsten, die häufig einen flüssigen Inhalt haben, kommen vor.

Wegen der Beschwerden und möglicherweise eintretenden Gefahren muß bei übergroßer Fruchtwassermenge schon in der Schwangerschaft ein Arzt benachrichtigt werden. Bei Eintritt der Geburt muß er sofort die Behandlung der Gebärenden übernehmen, die bis zu seiner Ankunft so gelagert wird, daß nicht schon im Beginn der Geburt ein vorzeitiger Blasensprung eintritt.

Eine zu geringe Fruchtwassermenge führt zu einer beträchtlichen Raumeinengung für die Frucht, durch die die Kindsbewegungen oft sehr schmerzhaft empfunden werden. Infolge des Druckes der Gebärmutterwandungen kommt es zu Verbildungen des kindlichen Körpers, besonders der Wirbelsäule und der Gliedmaßen. Die Wasserhaut kann an irgendeiner Stelle der Oberfläche des kindlichen Körpers haften, so daß die Verwachsungen zu Fäden und Strängen ausgezogen werden, die zur Abschnürung kindlicher Gliedmaßen oder zu anderen Mißbildungen Veranlassung geben (S. 352)

Eine schwere Erkrankung der Zottenhaut ist die **Blasenmole**. Die Zellschichten der Zottenwand beginnen aus unbekannter Ursache zu wuchern, während gleichzeitig das Bindegewebe im Inneren der Zotten quillt und zu einer klaren, wäßrig-schleimigen Flüssigkeit umgebildet wird. Diese Veränderung kann sowohl das ganze Ei, wie nur einen Teil desselben betreffen. An Stelle der feinen Zotten findet man eine große Anzahl linsen- bis kirschgroßer

Bläschen, die durch Stiele miteinander verbunden sind, so daß das Ganze die Form einer Traube einnimmt. Die Eihöhle ist meist sehr klein. Wenn das ganze Ei oder ein größerer Abschnitt von der Erkrankung betroffen ist, geht die Frucht selbst frühzeitig zugrunde (Abb. 211).

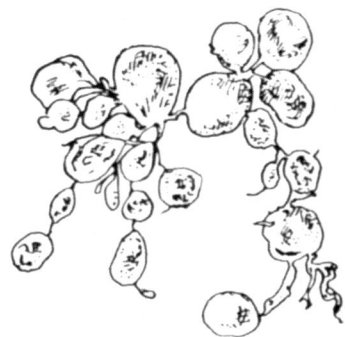

Abb. 211. Ausschnitt aus einer Blasenmole. Man sieht die verschieden großen, mit klarer Flüssigkeit gefüllten Blasen. Im Wasser schwimmend gezeichnet. (Nach MARTIUS: Lehrbuch der Geburtshilfe.)

Die Blasenmole wächst unter Bildung zahlreicher neuer Bläschen sehr rasch, so daß die Gebärmutter größer ist, als es der tatsächlichen Schwangerschaftsdauer entspricht. Sie erreicht dann schon im 3. Monat einen Umfang wie sonst im 6. Monat. Zuweilen durchwachsen bei einer Blasenmole die Zotten die Wand der Gebärmutter, wodurch gefährliche Blutungen mit Zerstörungen der Gebärmutterwand entstehen.

Die Blasenmole ist nicht sehr häufig. Ihre **Erscheinungen bestehen in raschem Anwachsen der Gebärmutter, wäßrigem und blutig-wäßrigem Ausfluß, ferner Blutungen,** bis schließlich unter starkem Blutabgang meist im 3. oder 4. Monat der Schwangerschaft die **Fehlgeburt** eintritt. Die Blutung kann so stark sein, daß sie das Leben gefährdet.

Aus folgenden **Anzeichen** kann die Hebamme das Bestehen einer **Blasenmole** vermuten. Die Gebärmutter ist größer als es der Zeit der Schwangerschaft entspricht. Man fühlt in der großen Gebärmutter, die schon Nabelhöhe erreicht hat, weder Kindsteile, noch hört man Herztöne. Bestehen dabei die geschilderten Abgänge, treten endlich Blutungen auf, so wird die Blasenmole sehr wahrscheinlich. Das abgehende Blut soll die Hebamme in einer Schale mit Wasser sorgfältig besichtigen, da sie **zuweilen dabei kleine Bläschen entdeckt** und dadurch das Vorhandensein einer Blasenmole sicherstellt.

Wenn die Hebamme glaubt, **eine Blasenmole erkannt zu haben oder vermutet sie nur eine solche, so sorge sie sogleich für ärztliche Hilfe.**

Die Ausstoßung der Mole kann plötzlich und mit einer starken Blutung vor sich gehen. In solchen Fällen sorgt die Hebamme für schleunigste Herbeirufung eines Arztes. Bis zu seiner Ankunft wird die Schwangere in Rückenlage mit fest geschlossenen Schenkeln gelagert. Ist die Blutung sehr stark, so drückt die Hebamme mit einer auf den Gebärmuttergrund gelegten Hand die Gebärmutter kräftig nach unten, während sie gleichzeitig mit der anderen Hand einen großen Bausch keimfreier Watte gegen die Schamspalte preßt (Abb. 338).

Frauen, die eine Blasenmole gehabt haben, befinden sich noch nachher in Gefahr, da sich aus kleinen in der Gebärmutterwand zurückgebliebenen Teilen der entarteten Zotten eine krebsartige Neubildung, der **Zottenkrebs**, entwickeln kann. Dabei kommt es zu blutigem Ausfluß mit Abgang von kleinen hellroten Gewebsbröckeln. Auf dem Blut- oder Lymphwege werden sehr schnell Geschwulstteilchen verschleppt und führen zu Erkrankungen benachbarter Organe, der Eierstöcke oder der Scheide. Es treten auch in entfernten Körperteilen, und zwar sehr häufig in der Lunge, solche Geschwulstabsiedlungen auf.

Deshalb sollen alle Frauen, die eine Blasenmole gehabt haben, längere Zeit unter ärztlicher Aufsicht stehen. Durch entsprechende Untersuchungsmethoden kann vom Arzt schon frühzeitig das Fortbestehen einer Blasenmole, bzw. eines Zottenkrebses festgestellt werden.

In seltenen Fälen entsteht ein Zottenkrebs im Anschluß an eine Schwangerschaft, ohne daß eine Blasenmole bestanden hat. Die Erscheinungen sind die gleichen.

Durch krankhafte Veränderungen der Zottenhaut kommen auch **Regelwidrigkeiten in der Bildung des Mutterkuchens** zur Ausbildung. Dieser hat im allgemeinen eine runde, zusammenhängende Form. Es gibt auch Formveränderungen, die eine besondere Bedeutung dadurch gewinnen, daß sie die Lösung in der Nachgeburtszeit erschweren. So kommt es vor, daß die Zotten ihre ursprüngliche Zottenhaut nicht, wie es sein soll, am größten Teile der Eioberfläche zur glatten Lederhaut zurückbilden, sondern in größerem Umfange erhalten werden und weiterwachsen. Hierdurch entsteht nicht nur eine Erschwerung der Lösung, sondern auch das gefährliche Vorliegen des Mutterkuchens (S. 368).

Auf ähnliche Weise kommt es zur Ausbildung eines Nebenmutterkuchens, der mit dem Hauptkuchen nur durch eine Eihautbrücke und größere Blutgefäße in Zusammenhang steht (Abb. 212). Bei der Ausstoßung der Nachgeburt kann die Eihautbrücke samt den Gefäßen zerreißen, so daß der Nebenkuchen in der Gebärmutter zurückbleibt. Dabei macht der geborene Hauptkuchen den Eindruck der Vollständigkeit. Bei der Untersuchung der Eihäute findet die Hebamme in ihnen verlaufende und frei endigende Gefäße, wodurch das Zurückbleiben eines Nebenkuchens sicher erkannt wird. Der Arzt ist dann stets zu benachrichtigen.

In seltenen Fällen kommt es auch vor, daß der Mutterkuchen aus zwei, sogar aus drei getrennten Teilen besteht, die dicht nebeneinander liegen und durch Eihäute miteinander verbunden sind

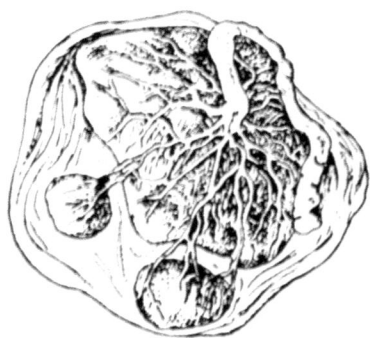

Abb. 212. Mutterkuchen mit zwei Nebenmutterkuchen, die durch Gefäße mit dem Hauptteil des Mutterkuchens verbunden sind.

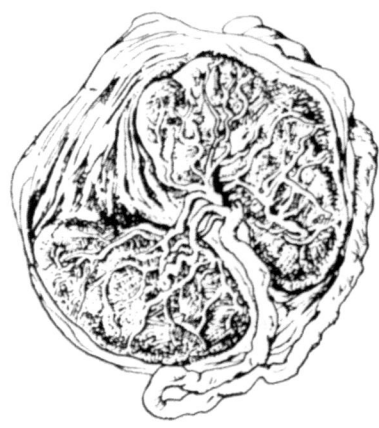

Abb. 213. Geteilter Mutterkuchen.

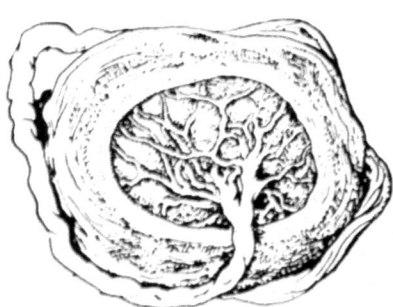

Abb. 214. Mutterkuchen mit ringförmigem weißem Rand.

(Abb. 213). Eine derartige Bildung kommt dadurch zustande, daß durch narbige Veränderungen der Siebhaut die Bedingungen für die Einnistung des Eies so ungünstig geworden sind, daß die Zottenhaut ihre Wurzelfasern nicht dicht gefügt in die Siebhaut einwachsen läßt, sondern nur in räumlich getrennten Bezirken genügend Nahrung findet. Eine besondere Bedeutung hat diese Regelwidrigkeit gewöhnlich nicht.

Bisweilen sieht man auf der kindlichen Seite des Mutterkuchens einen ringförmigen, weißen Rand, an dem die Eihäute eingefalzt sind (Abb. 214). Bei dieser regelwidrigen Bildung reißen die gesamten Eihäute leicht von dem ringförmigen Rande ab und bleiben in der Gebärmutter zurück, was die Benachrichtigung eines Arztes erfordert.

Häufig findet man am Mutterkuchen unter der Wasserhaut kleinere oder größere, sich hart anfühlende gelbweiße Stellen, die als **Infarkte** bezeichnet werden. Es handelt sich um veränderte und für den Austausch unbrauchbar gewordene Abschnitte der Zotten. Kleine Infarkte haben keine Bedeutung. Wenn sie sehr ausgedehnt sind, geben sie zur mangelhaften Entwicklung der Frucht, sogar zu ihrem Absterben Veranlassung. Bei Nierenerkrankungen der Mutter sind sie besonders häufig.

Harte, körnige Massen, die man auf der mütterlichen Seite des Mutterkuchens fühlt, sind **Kalkablagerungen**, die keine besondere Bedeutung besitzen.

Sehr selten kommen **Geschwulstbildungen** am Mutterkuchen vor, die unter Umständen zu einer Schädigung der Frucht und sogar zu ihrem Tode führen. Dagegen sind kleine, mit Flüssigkeit gefüllte Blasen unter der Wasserhaut ohne praktische Bedeutung.

Ist der Mutterkuchen besonders groß, hellrosa und schwammig, so besteht der Verdacht auf **Syphilis** (S. 245).

Wenn die **Nabelschnur eine übergroße Länge** — es sind Schnüre bis zu 2 m beobachtet worden — hat, kommt es leicht zu Umschlingungen derselben um den Fruchtkörper. Einfache und mehrfache Umschlingungen um den Hals, auch um Rumpf, Arm oder Bein sind sehr häufige Vorkommnisse. Bei der Nabelschnurumschlingung entsteht eine Gefahr für das Kind während der Geburt dadurch, daß die Schlinge beim Tiefertreten des Kindes gespannt und festgezogen wird, so daß eine Behinderung des Blutumlaufs eintritt. Wenn die Geburtswege eng sind, wie bei Erstgebärenden, oder der Kopf lange im Einschneiden stehenbleibt, kann auch durch den Druck der Geburtswege auf die umschlingende Nabelschnur das Kind geschädigt werden, so daß es scheintot oder tot zur Welt kommt. Die Abnahme der Zahl der kindlichen Herztöne und unter Umständen ein lautes Nabelschnurgeräusch lassen die Gefahr erkennen. Bei zu langer Nabelschnur kommt es auch leichter zum Vorliegen oder Vorfall derselben (S. 344).

Eine erheblich zu **kurze Nabelschnur** ist sehr selten. Es kann dabei zum Stillstand der Geburt kommen, in anderen Fällen wird der Mutterkuchen von der Gebärmutter vorzeitig abgezerrt (S. 363) oder die Nabelschnur zerreißt. In solchen Fällen ist das Leben des Kindes stark gefährdet. Ist die Verkürzung nicht so hochgradig, oder ist die Nabelschnur nur infolge mehrfacher Umschlingung zu kurz geworden, so ist schon die Entwicklung des Rumpfes nach der Geburt des Kopfes erschwert, oder das Kind wird zwar geboren, bleibt aber mit seinem Nabel dicht vor der Schamspalte liegen. In solchen Fällen muß eine etwaige Umschlingung zurückgestreift und bei der Abnabelung sehr vorsichtig verfahren werden, um jede Zerrung an der Nachgeburt und dem Nabel des Kindes zu vermeiden. In Ausnahmefällen muß die Durchtrennung der Nabelschnur schon nach der Geburt des Kopfes vorgenommen werden.

Wahre **Knoten** können sich in der Nabelschnur während der Schwangerschaft bilden, wenn die junge Frucht durch eine Schlinge der Nabelschnur schlüpft. Solange der Knoten locker ist, hat er keine Bedeutung. Wenn er sich jedoch, z. B. bei der Geburt, fest zusammenzieht, stirbt das Kind infolge Behinderung des Blutumlaufs in der Nabelschnur (S. 192) ab.

Auch durch zahlreiche und übermäßige **Drehungen** der Nabelschnur können die Nabelschnurgefäße unwegsam werden, so daß die Frucht zugrunde geht.

Die Nabelschnur kann auch **an falscher Stelle** ansetzen. Wenn sie nicht, wie es gewöhnlich der Fall ist, etwa in der Mitte des Mutterkuchens eingepflanzt ist, sondern in einiger Entfernung vom Rande des Mutterkuchens in den Eihäuten, spricht man von einer **häutigen Einpflanzung der Nabelschnur** (Abb. 333). Von der Ansatzstelle aus teilen sich die Gefäße der Nabelschnur und verlaufen, sich verzweigend, zwischen den Eihäuten zum Mutterkuchen. Wenn es der Zufall mit sich bringt, daß sich dieser Abschnitt der Eihäute bei der Geburt im Halskanal stellt, kann beim Blasensprung ein Nabelschnurgefäß einreißen und das **Kind sich verbluten.** Auch die schnellste ärztliche Hilfe kann das Kind nicht mehr retten.

Vorzeitige Unterbrechung der Schwangerschaft.
Fehlgeburt.

Verhältnismäßig häufig erreicht die Schwangerschaft nicht das normale Ende. Es kommt vielmehr zu einer vorzeitigen Ausstoßung des Eies. Erfolgt diese vor der 28. Woche nach der letzten Menstruation, so ist die Frucht nicht lebensfähig. Man bezeichnet diesen Vorgang als **Fehlgeburt.** Wenn die Unterbrechung zwischen der 29. und 39. Woche eintritt, so bezeichnet man den Vorgang als **Frühgeburt** und die Frucht als **unreif.** Sie kann unter günstigen Umständen am Leben erhalten werden. Die Lebensaussichten für das Kind sind günstiger, wenn die Geburt zu einem Zeitpunkt erfolgt, der dem errechneten Geburtstermin möglichst nahe liegt.

Die **Ursachen der vorzeitigen Unterbrechung** der Schwangerschaft können verschieden sein.

Die vorzeitige Unterbrechung der Schwangerschaft erfolgt, wenn die **Frucht abstirbt,** oder wenn durch vorzeitiges Einsetzen von Wehen oder durch andere Schädigungen der Zusammenhang des Eies mit der Gebärmutterwand gestört wird. Die Ursachen können sowohl in **Veränderungen des mütterlichen Körpers** als auch in **Veränderungen des Eies** gelegen sein.

Die **von der Mutter ausgehenden Ursachen** sind hauptsächlich folgende:

1. Krankhafte Veränderungen der Geschlechtsteile.

a) Entzündung der Siebhaut, die zu Blutungen und Ernährungsstörungen des Eies führen.

b) Lageveränderungen der Gebärmutter (Rückwärtsbeugung, Vorfall).

c) Verwachsungen der Gebärmutter mit ihrer Umgebung, die das Wachstum der Gebärmutter behindern.

d) Mangelhafte Bildung oder Verbildung der Gebärmutter, wodurch ihre notwendige Entwicklung gehemmt wird.

e) Große Risse am Gebärmutterhals, die den Abschluß der Gebärmutterhöhle stören.

f) Geschwülste, wie Muskelgeschwülste und Eierstocksgeschwülste, besonders, wenn sie sich im kleinen Becken einklemmen.

2. Infektionskrankheiten.

a) Akute fieberhafte Erkrankungen, die zum Tode der Frucht führen oder vorzeitige Wehen anregen.

b) Chronische Erkrankungen durch Übergang der Krankheitserreger bzw. ihrer Gifte auf die Frucht.

3. Herzfehler, Nierenerkrankungen durch Kreislaufstörungen oder Veränderungen des Mutterkuchens.

4. Schwere Vergiftungen (Blei, Phosphor, Quecksilber usw.).

5. Starke Gewalteinwirkungen auf den Unterleib, wie Unfälle, übermäßige Anstrengungen, schwere Erschütterungen, Stoß, Fall usw. Diese Ursachen sind selten, werden aber häufig angegeben. Sie können zu einer Blutung aus Gefäßen der Siebhaut führen.

6. Starke seelische Erregung, hochgradiger Schreck usw., durch Einwirkung auf den mütterlichen Blutkreislauf.

Vom Ei ausgehende Ursachen sind hauptsächlich: Mißbildungen der Frucht, Blasenmole, Fehler der Eihäute, Vermehrung des Fruchtwassers, Regelwidrigkeiten der Nabelschnur oder des Mutterkuchens, Mehrlingsschwangerschaft.

In zahlreichen anderen Fällen läßt sich eine Ursache für die vorzeitige Unterbrechung der Schwangerschaft nicht feststellen. Bei manchen Frauen besteht eine besondere Neigung zu Fehlgeburten schon bei geringen Schädlichkeiten, die bei anderen keine Störungen verursachen.

Außer durch die genannten Ursachen für die Unterbrechung der Schwangerschaft kommt eine große Zahl von Fehl- und Frühgeburten dadurch zustande, daß mittels unerlaubter Eingriffe die Schwangerschaft absichtlich zerstört wird. Da bei solcher Abtreibung ein Menschenleben vernichtet wird, ist die Vornahme derselben nach § 218 des Strafgesetzbuches verboten und unter Gefängnis, bzw. Zuchthausstrafe gestellt. Die meist von Kurpfuschern und nicht sachverständigen Personen, unter Umständen von der Schwangeren selbst ausgeführten Eingriffe führen in einer großen Zahl von Fällen zu schwerem Siechtum oder sogar zum Tode der Schwangeren. Nicht selten wird auch an die Hebamme das Ansinnen gestellt, eine Abtreibung vorzunehmen. Die Hebamme, die sich auf ein solches Unternehmen einlassen würde, verleugnet dadurch nicht nur ihre vornehmsten Berufsaufgaben, sondern verfällt auch dem Strafrichter. Wenn daher der Hebamme gegenüber der Wunsch nach einer Abtreibung geäußert wird, soll sie deren Ausführung nicht nur ablehnen, sondern es sogar als ihre Aufgabe betrachten, die Schwangere von ihrem Vorhaben abzubringen, indem sie ihr mitteilt, daß durch die Abtreibung die Frucht getötet wird und sie selbst einer schweren Lebensgefahr entgegengeht, abgesehen davon, daß auch die Schwangere sich strafbar macht. **Auch der Arzt ist nur berechtigt, eine Schwangerschaft zu unterbrechen, wenn das Fortbestehen derselben eine sonst unabwendbare Lebensgefahr für die Schwangere mit sich führen würde.** Glaubt eine Hebamme, daß eine Schwangerschaft das Leben einer Frau gefährdet, so weise sie dieselbe an einen Arzt.

Die Wirkung der vorher genannten natürlichen Ursachen für die Unterbrechung der Schwangerschaft besteht vielfach darin, daß zunächst die Frucht abstirbt. In solchem Falle wird diese meist nach einiger Zeit geboren. Nur selten kommt es vor, daß ein frühzeitig abgestorbenes Ei sehr lange, unter Umständen sogar bis gegen Ende der Schwangerschaft getragen wird. Man spricht dann von einer **verhaltenen Fehlgeburt**. Wenn die Frucht in den ersten Wochen der Schwangerschaft abstirbt, kann sie im Fruchtwasser völlig aufgelöst werden, so daß sie im geborenen Ei nicht mehr gefunden wird. Geht sie erst in späterer Zeit zugrunde und bleibt sie noch einige Zeit im Fruchtwasser liegen, so erweicht sie. Das Fruchtwasser dringt in den Fruchtkörper ein, vermischt sich mit dem kindlichen Blut und nimmt durch aufgelösten Blutfarbstoff eine blutig-braune Färbung an. Die Oberhaut der Frucht löst sich in Blasen und Fetzen ab, so daß die braunrote Unterhaut teilweise frei liegt. Der gesamte Kindskörper wird weich und welk, die Gelenke erschlaffen, die Kopfknochen schlottern in ihren Verbindungen, der Bauch ist aufgetrieben, die Körperhöhlen sind von blutig-wäßriger Flüssigkeit erfüllt. Die Nabelschnur quillt, wird glatt und ist ebenfalls braunrot gefärbt. Man bezeichnet diesen Zustand als **Mazeration**. Dieser Vorgang ist nicht etwa eine Fäulnis, denn er geht ohne Anwesenheit von Keimen vor sich. Wenn Fäulniskeime in die Gebärmutterhöhle eindringen und das tote Gewebe zersetzen, kommt es zu einer Verjauchung des Eies, dessen Teile dann schmierig, grünlich mißfarben werden und einen üblen Geruch verbreiten.

Sehr viel seltener **schrumpft** die abgestorbene Frucht dadurch, daß die gesamte Körperflüssigkeit aufgesogen wird und die Gewebe eintrocknen. Schließlich ist nur noch die Haut um das

Knochengerüst gespannt. Dieser Vorgang kommt namentlich bei einer in der Schwangerschaft abgestorbenen Zwillingsfrucht vor, während das andere Kind gut entwickelt ist.

Die Anwesenheit einer erweichten oder geschrumpften Frucht in der Gebärmutter bringt der Mutter im allgemeinen keine Gefahr, so lange keine Keime eingedrungen sind. Meist erfolgt die Ausstoßung nach kurzer Zeit und ohne jede Schwierigkeit, und die Hebamme hat sich genau so wie bei einer Fehlgeburt zu verhalten.

In der zweiten Hälfte der Schwangerschaft kann das Absterben der Frucht von der Schwangeren selbst bemerkt werden. Die Kindsbewegungen hören auf, der Leibesumfang nimmt nicht mehr zu, und die Brüste schwellen ab. Es besteht häufig ein Gefühl von Schwere und Kälte im Leib, sowie die Empfindung, als ob bei Bewegungen ein fremder Körper hin und her falle. In selteneren Fällen kommt es auch zum Auftreten von Übelkeit und Erbrechen, da schädigende Abbaustoffe aus dem abgestorbenen Ei in das Blut der Mutter aufgenommen werden. Man kann das Absterben der Frucht in den ersten Monaten der Schwangerschaft nur sehr selten erkennen. Erst in der zweiten Hälfte wird es bei wiederholten, in Abständen vorgenommenen Untersuchungen durch den Stillstand des Gebärmutterwachstums nachgewiesen. Niemals darf eine Frucht für abgestorben erklärt werden, wenn bei einer Untersuchung die Herztöne nicht wahrnehmbar sind. Sie können durch Darmgeräusche oder Geräusche der Gebärmutterschlagader (S. 151) verdeckt werden oder sich dadurch, daß der Rücken hinten liegt oder vermehrtes Fruchtwasser vorhanden ist, der Feststellung entziehen. Nur wenn bei wiederholten Untersuchungen alle Zeichen für den Stillstand der Schwangerschaft sprechen und niemals Herztöne zu hören sind, während die Schwangere selbst die obenerwähnten Empfindungen und das Fehlen von Kindsbewegungen angibt, ist der Tod der Frucht wahrscheinlich.

Auch bei lebender Frucht kann die Unterbrechung der Schwangerschaft eintreten, besonders dadurch, daß die von der Mutter ausgehenden Ursachen zum vorzeitigen Auftreten von Wehen führen. Vor allem die fieberhaften Krankheiten mit ihrer erhöhten Wärmebildung im mütterlichen Körper, die Infektionskrankheiten infolge der Bildung von Giftstoffen im mütterlichen Blut, Herz- und Lungenkrankheiten mit ihrer Anhäufung von Kohlensäure im mütterlichen Blut, Nierenerkrankungen durch die Zurückhaltung von harnfähigen Stoffen im Blut führen zu einer Reizung der Gebärmutterwand und ihrer Nerven und zu Wehen. Schwere Gewalteinwirkungen, die den Unterleib treffen, rufen eine plötzliche Überfüllung des Zwischenzottenraumes mit einer teilweisen Ablösung des Mutterkuchens hervor, dem Blutungen und Wehen folgen. Ein ähnlicher Vorgang ereignet sich, wenn auch sehr selten, auf Grund von starken seelischen Erschütterungen der Mutter, z. B. bei hochgradigem Schreck. In allen solchen Fällen kann die Frucht lebend geboren werden, und wenn sie lebensfähig ist, am Leben bleiben.

Die verschiedene Beschaffenheit des Eies in den einzelnen Entwicklungsstufen bringt es mit sich, daß der **Verlauf einer Fehlgeburt** verschieden ist, je nachdem, ob es sich um eine Schwangerschaft in den ersten 4 Monaten oder in einer späteren Zeit handelt. Erst etwa vom 5. Monat an verlaufen die Geburtsvorgänge in annähernd derselben Weise wie bei der rechtzeitigen Geburt. es treten Wehen auf, es erfolgt die Eröffnung der Weichteile, es stellt sich eine Blase, die springt, die Frucht wird ausgestoßen, schließlich folgt die Nachgeburt.

In den ersten 4 Monaten der Schwangerschaft ist der Verlauf der Fehlgeburt (Abort) meist ein völlig anderer. In den ersten 3 Monaten bildet die Frucht nur den kleinsten Teil der Gesamtmasse des Eies. Ein besonderer Geburtsvorgang kommt daher für sie nicht in Betracht, so daß sie ohne Schwierigkeiten und manchmal ganz unbemerkt durch den Geburtsweg gleitet. Den Hauptbestandteil des Eies bildet zu dieser Zeit die dicke und umfangreiche Siebhaut. Die Fehlgeburt beginnt gewöhnlich mit einer Ablösung des Eies in der Siebhaut, wobei mütterliche Gefäße eröffnet werden, und eine Blutung nach außen erfolgt. Unter Fortbestehen dieser Blutung wird dann häufig das ganze Ei durch die von mehr oder weniger bemerkbaren Wehen eröffneten Weichteile getrieben. In anderen Fällen wird zunächst die Frucht in den kindlichen Eihäuten ausgestoßen, während der Siebhautsack nachfolgt. Im 4. Monat hat die Frucht an Masse zugenommen, während die Siebhaut verdünnt ist. Zu dieser Zeit wird gewöhnlich unter meist stärker bemerkbarer Wehentätigkeit zunächst die Frucht ausgestoßen, worauf die Eihäute samt der Siebhaut folgen. Alle diese Vorgänge verlaufen fast immer unter stärkerer Blutung und können sich über Tage und Wochen hinschleppen Wenn die Ausstoßung des ganzen Eies erfolgt ist, spricht man von einer **vollkommenen Fehlgeburt**.

Da die Bestandteile des jungen Eies weich und leicht zerreißbar sind, kommt es sehr häufig vor, daß das Ei nicht vollständig ausgestoßen wird, sondern daß Teile desselben abreißen und in der Gebärmutter zurückbleiben. Besonders Teile der Siebhaut und der Zottenhaut an der Ansatzstelle des Mutterkuchens können in der Gebärmutterhöhle haften bleiben und zu weiteren, häufig lang andauernden Blutungen Veranlassung geben. Man bezeichnet diesen Vorgang als **unvollkommene Fehlgeburt**.

Als **drohende Fehlgeburt** bezeichnet man einen Zustand, bei dem blutiger Schleim oder geringe Blutmengen abgehen. Selbst wenn sich diese Erscheinungen über Wochen hinziehen, können sie wieder schwinden, und die Schwangerschaft kann erhalten bleiben. In anderen Fällen kommt es allerdings nach solchen Vorboten unter Verstärkung der Erscheinungen zur Fehlgeburt.

Die Fehlgeburt folgt nicht immer unmittelbar auf die veranlassende Ursache, sondern entwickelt sich oft allmählich. Aus eröffneten Gefäßen der Siebhaut, besonders an der Haftstelle des Mutterkuchens, kommt es zu Blutungen, die zwischen Siebhaut und Zottenhaut gelegene, blaurote Erhabenheiten bilden oder das ganze Ei durchsetzen, was dann als Blutmole bezeichnet wird. Ist das Blut älter, so wird es durch Auslaugung des Blutfarbstoffes fleischfarben; das Ei wird zu einer Fleischmole umgebildet. In derartigen Fällen ähnelt das geborene Ei einem Blutklumpen. Erst bei genauer Untersuchung erkennt man die mit Blut durchsetzten Eihäute und die mit glatter Wasserhaut ausgekleidete Eihöhle, die entweder eine kleine Frucht enthält oder, wenn die Frucht aufgelöst oder unbemerkt abgegangen ist, leer ist. In anderen Fällen geht das Ei in unverändertem Zustand ab; man findet in ihm eine wohlerhaltene kleine Frucht.

Befindet sich das Ei in den ersten Wochen der Entwicklung, so pflegt der Blutabgang bei Eintreten der Fehlgeburt nur gering zu sein. Wehen werden kaum empfunden, so daß die Schwangere den Vorgang häufig nur für eine verstärkte Menstruation hält.

Die Blutung, welche die Fehlgeburt in den ersten 4 Monaten begleitet, ist gewöhnlich im Augenblick nicht übermäßig stark, kann aber durch ihre lange Dauer bei dem häufig schleppenden Verlauf zu einer bedrohlichen Blutarmut der Schwangeren, in Ausnahmefällen auch durch eine einmalige starke Blutung zum Tode führen.

Aber nicht nur von der Blutung wird die Schwangere bedroht. Nicht selten kommt es vor, daß Fäulniskeime oder Eiterspaltpilze in die offene Gebärmutterhöhle eindringen, das dort befindliche tote Gewebe zersetzen oder in die Gebärmutterwand eindringen und eine Infektion hervorrufen. Fieber und Schüttelfröste treten auf, das abgehende Blut und die Eiteile sind zersetzt und übelriechend, schwere Infektionszustände schließen sich an. Häufig ist der Ausgang der Erkrankung tödlich. Besonders nach Vornahme von Abtreibungen sind solche Ereignisse häufig.

An eine Fehlgeburt schließt sich nicht selten ein Unterleibsleiden an, das nicht nur zu dauernden Beschwerden, unter Umständen sogar zu schwerem Siechtum führt, sondern auch in vielen Fällen die fernere Fruchtbarkeit vernichtet. In anderen Fällen kommt es zwar zu einer erneuten Schwangerschaft, aber wiederum zu einer vorzeitigen Unterbrechung derselben.

Verhalten der Hebamme bei einer Fehlgeburt.

Blutungen in den ersten Monaten der Schwangerschaft bedeuten eine ernste Regelwidrigkeit, die stets die Benachrichtigung eines Arztes erfordert. In seltenen Fällen können die Blutungen dadurch verursacht sein, daß aus der Siebhaut ein Blutabgang erfolgt, oder daß ein Krebs oder Polyp am

Gebärmutterhals besteht, oder daß sich eine **Blasenmole** entwickelt hat. Gewöhnlich führen diese Befunde nicht zu stärkeren Blutungen, sondern mehr zum Abgang von blutig-wäßriger Flüssigkeit. Auch bei der **Schwangerschaft außerhalb der Gebärmutter** blutet es meist nach außen. Die Erscheinungen der meist hochgradigen Blutarmut, die durch die innere Blutung verursacht ist, werden durch die Blutung nach außen nicht erklärt. Kommt es in den ersten Monaten zu einem stärkeren Blutabgang nach außen, so handelt es sich entweder um einen **geplatzten Blutaderknoten** oder um die bei weitem häufigste Ursache, eine **Fehlgeburt**. Wenn daher die Hebamme durch Befragen der Schwangeren erfährt, daß die Regel einmal oder mehrere Male ausgeblieben ist und sich dann eine Blutung eingestellt hat, liegt fast stets eine Fehlgeburt vor. Die Hebamme besichtigt bei jeder Blutung zunächst die äußeren Geschlechtsteile der Schwangeren, um einen etwa geplatzten Blutaderknoten zu erkennen, den sie dann nach den gegebenen Vorschriften zu behandeln hat (S. 242). Besteht diese Ursache der Blutung nicht, so legt sie etwa abgegangene Blut- oder Gewebsstücke in eine Schale mit Wasser und untersucht, ob sie Teile eines Eies, insbesondere Zotten, darin nachweisen kann. Wenn sie nur Teile einer Siebhaut findet, könnte es sich auch um eine Schwangerschaft außerhalb der Gebärmutter handeln (S. 256). Sind Eiteile ausgestoßen worden, so ist damit der Nachweis einer Fehlgeburt erbracht. Nicht nur in diesem Falle, sondern auch, wenn die Hebamme auf Grund anderer Erscheinungen **vermutet**, daß es sich um einen Abort handelt, ist stets ein **Arzt zu benachrichtigen**. Bis zu seinem Eintreffen verhält sich die Hebamme der Sachlage entsprechend wie bei Übernahme einer Geburt; vor allem ist die gleiche Desinfektion und Sauberkeit erforderlich, da auch bei einer Fehlgeburt eine Wundinfektion in Form des Kindbettfiebers leicht eintreten kann. Die Schwangere wird vorbereitet, gelagert und kühl gehalten, d. h. nicht übermäßig warm bedeckt und darf keine heißen oder erhitzenden Getränke erhalten. Puls und Temperatur werden festgestellt. Wenn Fieber über 38° besteht, hat die Hebamme dieselben Vorschriften zu befolgen wie beim Fieber während der Geburt. Eine innere Untersuchung soll die Hebamme bei einer Fehlgeburt **nicht** vornehmen. Diese ist Sache des Arztes. Wenn die Blutung vor Eintreffen des Arztes ausnahmsweise eine lebensbedrohliche Höhe erreicht, drückt die Hebamme die Gebärmutter mit einer dicht oberhalb der Schoßfuge aufgelegten Hand kräftig nach unten, während sie gleichzeitig mit der anderen Hand einen großen Bausch (50 g) keimfreier Watte gegen die Schamspalte preßt (S. 376). Bestehen Erscheinungen einer schweren Blutarmut, werden dieselben mit den gleichen Mitteln bekämpft, wie sie bei der Geburt zur Anwendung kommen (S. 382). Im übrigen wird alles erforderliche für die Ankunft des Arztes und dessen etwaiges Eingreifen vorbereitet. Alle abgegangenen Eiteile werden zur Besichtigung aufgehoben.

Nach Beendigung des Abortes ist die Frau als Wöchnerin zu behandeln. Ein achttägiges Wochenbett ist auch bei ungestörtem Verlauf wünschenswert. Während dieser Zeit soll die Hebamme Wochenbettbesuche machen, regelmäßig Temperatur messen und sich auch sonst entsprechend wie beim regelrechten Wochenbett verhalten. Viele Frauen sind geneigt, die Fehlgeburt als ein unerhebliches Ereignis anzusehen und die Wochenbettvorschriften nicht zu befolgen. **Die Hebamme mache die Wöchnerin darauf aufmerksam, daß sich an eine Fehlgeburt, besonders bei unrichtigem Verhalten, leicht Unterleibsleiden anschließen und sorge dafür, daß auch nach dem Verlassen des Bettes noch möglichst eine zweiwöchige Schonung eingehalten wird.** Gewöhnlich tritt 4—6 Wochen nach dem Abort die erste Menstruation auf, die sich häufig durch besondere Stärke auszeichnet.

Der Verlauf der Fehlgeburt von der 20.—28. Woche vollzieht sich in der Regel auf dieselbe Weise wie bei der rechtzeitigen Geburt. Nur ist er wegen der Kleinheit der Frucht meist kürzer. Eine Blutung tritt im wesentlichen nur in der Nachgeburtszeit ein. Die Früchte werden lebend, frischtot oder erweicht geboren. Zuweilen wird das Ei als Ganzes, d. h. die Frucht in den Eihüllen, mit dem Mutterkuchen ausgestoßen. Schon fünfmonatliche Früchte können nach der Geburt Lebenszeichen von sich geben, sterben aber bald. Erweichte Früchte werden wegen ihrer Weichheit meist schnell geboren. Bei einer Verzögerung der Ausstoßung nach dem Blasensprung können sich eingedrungene Fäulniskeime zersetzen, so daß übelriechender Ausfluß eintritt und die Körpertemperatur ansteigt.

Die Hebamme verhalte sich im allgemeinen wie bei der regelmäßigen Geburt. Aber **stets ist ein Arzt zu benachrichtigen,** da immer mit dem Zurückbleiben von Teilen des Mutterkuchens zu rechnen ist.

Frühgeburt.

Der Verlauf einer Geburt nach einer Schwangerschaftsdauer von mindestens 28 Wochen gleicht in der Mehrzahl der Fälle dem der rechtzeitigen Geburt. Wegen der Kleinheit der Frucht pflegt die Geburt derselben schnell und ohne Schwierigkeiten vor sich zu gehen, selbst wenn es sich um regelwidrige Lagen oder um ein verengtes Becken handelt. Der Geburtsmechanismus weicht häufig wegen der verringerten Widerstände von dem regelrechten Verlauf ab. Störungen in der Nachgeburtszeit, z. B. mangelhafte Lösung des Mutterkuchens sind häufiger als nach der rechtzeitigen Geburt des Kindes. Die Hebamme verhält sich bei der Frühgeburt wie bei einer rechtzeitigen Geburt. Bei allen Störungen seitens der Mutter oder des Kindes ist ebenso wie bei der rechtzeitigen Geburt **ein Arzt zu benachrichtigen.** Das Wochenbett ist in der gleichen Weise wie bei der rechtzeitigen Geburt abzuhalten.

Zu früh geborene Früchte gehen leicht an den Geburtsschädigungen zugrunde. Um Frühgeburten am Leben zu erhalten, müssen sie sehr sorgsam gepflegt werden. **Für die Hebamme gilt die Vorschrift, jedes geborene Kind, das Lebenszeichen von sich gibt, selbst wenn es noch so klein ist, stets so zu behandeln und zu pflegen, als ob es am Leben erhalten werden kann.**

Es wäre eine grobe Pflichtwidrigkeit, wenn die Hebamme sich um ein kleines, frühgeborenes Kind nicht kümmert in der Annahme, daß es doch nicht lebensfähig sei. Wenn es auch die Regel ist, daß eine Frucht vor der 28. Woche nicht am Leben bleibt, so kann dies in seltenen Fällen doch vorkommen; auch könnte ein Irrtum in der Zeitrechnung vorliegen. Deshalb sind solche Früchte mit großer Sorgfalt zu behandeln. Es gelingt zuweilen sogar Früchte, die nur 1000 g schwer sind, am Leben zu erhalten. Frühgeborene Kinder sind in den ersten Lebenswochen zwar schwach und hinfällig; wenn sie aber über diese Zeit hinweggebracht sind, können sie sich körperlich und geistig ebenso entwickeln wie rechtzeitig geborene Kinder. Die Pflege der frühgeborenen Kinder wird auf S. 445 ausführlich erörtert.

B. Die regelwidrige Geburt.

Es gehört zu den verantwortungsvollsten Aufgaben der Hebamme, Abweichungen vom regelrechten Verlauf der Geburt zu erkennen, und man unterscheidet sehr vielfache Störungen im Geburtsverlauf, die man folgendermaßen einteilen kann:

I. Von der Mutter ausgehende Störungen.

1. **Regelwidrigkeiten der treibenden Kräfte.**
a) Wehentätigkeit.
b) Bauchpresse.

2. **Regelwidrigkeiten des Geburtskanals.**
a) Weiche Geburtswege.
b) Harte Geburtswege.

II. Von dem Ei ausgehende Störungen.

1. **Regelwidrigkeiten des Kindes.**
a) Regelwidrige Einstellung.
b) Regelwidrige Haltung.
c) Regelwidrige Lage.
d) Vorliegen und Vorfall kleiner Teile und der Nabelschnur
e) Regelwidrige Fruchtentwicklung.
f) Mehrlingsgeburt.

2. Regelwidrigkeiten des Mutterkuchens und seiner Anhänge.
a) Regelwidrigkeiten der Fruchtblase und Eihäute.
b) Regelwidrigkeiten der Nabelschnur.
c) Regelwidrigkeiten des Mutterkuchens.

III. Störungen in der Nachgeburtsperiode.

1. Regelwidrigkeiten **vor** Ausstoßung des Mutterkuchens.
a) Störungen der Ablösung.
b) Störungen der Austreibung.
2. Regelwidrigkeiten **nach** Ausstoßung des Mutterkuchens.
a) Erschlaffung der entleerten Gebärmutter.
b) Unvollständige Ausstoßung.

Die Behandlung derartiger Zustände ist nicht Sache der Hebamme, sondern des Arztes. Ärztliche Hilfe ist also erforderlich in den Fällen, in denen die Hebamme
1. eine Regelwidrigkeit erkannt hat,
2. eine Regelwidrigkeit nicht sicher festgestellt hat, aber vermutet,
3. eine Regelwidrigkeit zur Zeit noch nicht vorliegt, aber im weiteren Verlauf der Geburt zu erwarten ist.

Je schneller die Hebamme eine Abweichung, eine gegenwärtige oder eine drohende Gefahr erkennt, desto rechtzeitiger kann sie ärztliche Hilfe erbitten und dadurch die Gebärende und das Kind vor schwerer Erkrankung und vor dem Tode bewahren. Regelwidrigkeiten während der Geburt bedingen aber unter Umständen eine so plötzlich eintretende Lebensgefahr für Mutter und Kind, daß der Arzt nicht rechtzeitig zur Stelle sein kann. In solchen Fällen muß bei bestimmten Sachlagen die Hebamme zur Abwendung der Gefahr selbst eingreifen.

I. Von der Mutter ausgehende Störungen.

1. Regelwidrigkeiten der treibenden Kräfte.

Der Verlauf der Geburt ist in hohem Maße von einer ausreichenden Tätigkeit der treibenden Kräfte abhängig. Daher veranlaßt jede Unregelmäßigkeit die verschiedensten Störungen.

a) Sehr häufig beobachtet man **Regelwidrigkeiten der Wehentätigkeit.**

Die Stärke und Wirksamkeit der Wehen darf nicht nach den Schmerzensäußerungen der Gebärenden beurteilt werden, da diese von dem Grad der Empfindlichkeit und Selbstbeherrschung der Kreißenden abhängen. Die Stärke der Wehen wird an der

Länge der einzelnen Zusammenziehungen, an der Erhärtung der Gebärmutter und an der Häufigkeit der Wehen gemessen.

Man unterscheidet die **Wehenschwäche**, die von Beginn der Geburt an zu beobachten ist und bei der die Wehen nie stark gewesen sind. Sie wird als primäre Wehenschwäche bezeichnet. Im Gegensatz dazu spricht man von einer sekundären Wehenschwäche, wenn die Wehentätigkeit im Verlauf der Geburt mangelhaft wird.

Die primäre Wehenschwäche kann ihre Ursachen im Rahmen einer mangelhaften Allgemeinentwicklung oder in einer dürftigen Entwicklung der gesamten Muskulatur haben. Die Wehen können auch bei einer wohlgebildeten, gebärtüchtigen Frau wenig wirkungsvoll sein, wenn z. B. in der Wand der Gebärmutter Muskelgeschwülste sind oder die Gebärmutter durch eine Mehrlingsschwangerschaft oder vermehrtes Fruchtwasser überdehnt und damit in ihrer Fähigkeit, sich zusammenzuziehen, geschädigt wird. Häufig findet man auch schlechte Wehen bei kräftigen Gebärenden, ohne daß eine eigentliche Ursache erkennbar ist (Abb. 215, 216).

Die sekundäre Wehenschwäche, also ein Nachlassen der anfangs guten Wehentätigkeit, entsteht, wenn der Gebärmuttermuskel durch die schon vorangegangene Geburtsarbeit erschöpft ist (Abb. 217) und wird als Ermüdungswehenschwäche bezeichnet.

Am gefährlichsten ist die Wehenschwäche in der Nachgeburtszeit, die sich an eine voraufgegangene Wehenschwäche anschließt oder selbständig auftritt. Mangelhafte Lösung des Mutterkuchens und starke Blutungen aus der Ansatzstelle des Mutterkuchens sind die Folge (S. 372).

Die verhältnismäßig belanglose Wehenschwäche in der Eröffnungszeit bei stehender Blase erfordert keine eigentliche Behandlung. Die Hebamme sorge für Bequemlichkeit der Gebärenden und ermahne zur Geduld. Die Gebärende nimmt eine ihr zusagende Lage ein und darf im Anfang der Eröffnungszeit das Bett verlassen, gehen oder sitzen, wenn der Kopf in das Becken eingetreten ist. Für eine regelmäßige Entleerung der Harnblase ist zu sorgen und der Darmeinlauf nach etwa 24 Stunden zu wiederholen. Die Gebärende muß, auch wenn ihr Eßbedürfnis nicht groß ist, zu mäßiger Nahrungsaufnahme veranlaßt werden. Das Gebärzimmer ist ausreichend zu lüften, die Zimmerwärme darf nicht zu hoch sein.

Wenn es sich um eine Wehenschwäche bei gesprungener Blase handelt, so versucht die Hebamme, durch Auflegen von heißen Tüchern oder dem Heizkissen oder der Wärmflasche auf den Leib die Wehentätigkeit zu verstärken. Andere Mittel darf die Hebamme nicht verordnen. Sie handelt gegen ihre Dienstanweisung, wenn sie Wehenmittel gibt, die der Hebamme nur für Störungen in der Nachgeburtsperiode zur Verfügung stehen (S. 375), oder etwa die Blase künstlich sprengt. In der Austreibungszeit muß sie besonders auf die Entleerung der Harnblase achten.

Wenn sich oberhalb der Schoßfuge eine stärkere Vorwölbung zeigt, fordert sie die Gebärende zum Harnlassen auf. Gelingt dieses nicht,

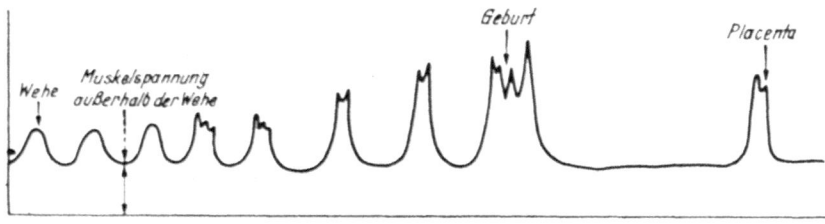

Abb. 215. Schematische Darstellung der Wehentätigkeit. Die kleinen Zacken stellen die Bauchpresse dar.

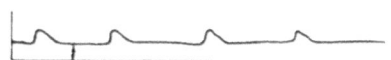
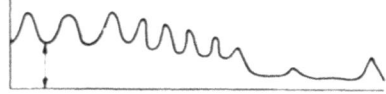

Abb. 216. Primäre Wehenschwäche. Die Muskelspannung in der Wehenpause ist gering, die Zusammenziehungen der Gebärmuttermuskulatur während der Wehe nur schwach.

Abb. 217. Sekundäre Wehenschwäche. Die Wehenkraft läßt nach anfänglich regelmäßiger und kräftiger Tätigkeit allmählich nach.

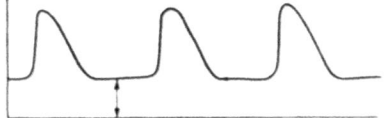
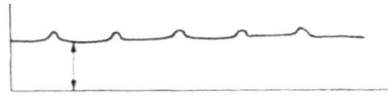

Abb. 218. Kräftige Wehen. Die Zusammenziehungen der Gebärmutter während der Wehe sind sehr stark (vgl. Abb. 215).

Abb. 219. Krampfwehen. Die Gebärmuttermuskulatur ist in der Wehenpause stark zusammengezogen (vgl. Abb. 215). Die Wehen sind nur durch geringe Ausschläge der Kurve gekennzeichnet.

so muß katheterisiert werden (S. 43). Falls die Gebärende erschöpft ist, gibt man ihr schluckweise Kaffee oder Tee. Ein Lagewechsel wirkt zuweilen günstig. **Man lagert die Gebärende dann auf die Seite, wo der Teil steht, der tiefertreten soll** (S. 190). Bei einer Wehenschwäche in der Austreibungszeit ist eine sorgfältige Beobachtung von Mutter und Kind erforderlich. Durch regelmäßige Temperaturmessung erkennt die Hebamme rechtzeitig das Auftreten von Fieber, das auf das Eindringen von Keimen in die offene Eihöhle hinweist. **Ein Arzt ist natürlich in solchem Falle stets zu benachrichtigen.** Nach Ablauf einer fieberhaften Entbindung ist eine Meldung an den Amtsarzt zu erstatten, und die Hebamme hat sich genau so wie bei Fieber im Wochenbett zu verhalten.

Die kindlichen Herztöne sind ständig zu überwachen, da das Leben des Kindes durch die lange Geburtsdauer gefährdet ist. Wenn bei Schädellagen Kindspech abgeht oder sich die Herztöne in der Wehenpause nicht erholen, sondern verlangsamt bleiben oder stark beschleunigt werden (S. 192) oder zwischen Beschleunigung und Verlangsamung schwanken, ist wegen der Lebensgefahr für das Kind sofort ein Arzt zu erbitten.

Da jedoch bei einer verlängerten Austreibungszeit die Herztöne plötzlich absinken oder stark beschleunigt sein können, ohne daß warnende Anzeichen voraufgegangen sind und da infolge der schlechten Wehentätigkeit auch mit Störungen in der Nachgeburtszeit zu rechnen ist, soll die Hebamme ohne derartige Vorboten in jedem Falle die Herbeirufung eines Arztes verlangen, wenn während der Austreibungszeit der Kopf 2 Stunden auf dem Beckenboden steht. Die rektale Untersuchung (S. 153) gibt der Hebamme die Möglichkeit, sich von dem Fortschritt der Geburt, bzw. von ihrem Stillstand zu überzeugen, ohne die Mutter der Gefahr einer Infektion auszusetzen.

Kräftige Wehen sind im allgemeinen erwünscht, können aber in einer derartigen Stärke und Häufung auftreten, daß das Kind zu schnell durch die Geburtswege getrieben wird (Abb. 218). Die Dehnungsfähigkeit der Weichteile wird bei einer solchen **überstürzten Geburt** nicht ausgenutzt, und es treten daher größere Einrisse am Muttermund, in der Scheide und am Damm auf. Infolge der schnellen Entleerung der Gebärmutter folgt nicht selten in der Nachgeburtszeit eine Wehenschwäche, die zu Störungen der Lösung des Mutterkuchens und zu Blutungen führt.

Wenn eine Gebärende bei zu starken Wehen von der Geburt überrascht wird, ohne sich auf dem Geburtslager zu befinden, so kauert sie sich gewöhnlich nieder und versucht eine in ihrer Nähe befindliche Stütze zu ergreifen. Das Kind tritt aus den Geschlechtsteilen hervor und stürzt zur Erde. Man spricht dann von einer **Sturzgeburt.** Hierbei zerreißt häufig die Nabelschnur. Auch auf dem Klosett kommt eine Sturzgeburt nicht selten vor, wenn die Preßwehen mit Stuhldrang verwechselt werden. Die Folgen eines solchen Geschehens sind meist geringer, als man erwarten sollte. Hindernisse seitens der mütterlichen Geburtswege haben gewöhnlich nicht bestanden. Daher sind größere Weichteilzerreißungen selten. Der Zug, den die Nabelschnur beim Sturz des Kindes an der Mutterkuchenstelle ausübt, könnte eine Umstülpung der Gebärmutter verursachen, die aber meist durch die starken Wehen verhindert wird. Häufiger kann dagegen der Mutterkuchen teilweise von seiner Haftstelle abgezerrt werden.

Auch dem Kinde erwächst gewöhnlich durch die Sturzgeburt kein erheblicher Schaden. Die Fallhöhe ist beim Hinkauern der Gebärenden nur gering, und der Fall wird durch die Anspannung der Nabelschnur abgeschwächt. Nur wenn das Kind unglücklicherweise aus größerer Höhe, z. B. von einer Treppe, herabfällt, kann es gefährliche Verletzungen, selbst **einen tödlichen Schädelbruch** davontragen. Das Zerreißen der Nabelschnur bringt im allgemeinen keine Gefahr, da es aus den unregelmäßig durchrissenen Gefäßen nicht blutet. Nur wenn die Nabelschnur aus dem Nabelring ausgerissen ist, ist die Blutung bedrohlich.

Die Ursache für die zu starken Wehen sind nicht bekannt. Häufig treten sie erst in der Austreibungszeit auf, während die sich über einen längeren Zeitraum hinziehenden eröffnenden Wehen von der Gebärenden aus Unkenntnis oder wegen ihrer Unempfindlichkeit nicht beachtet worden sind. Es gibt Gebärende, bei denen sich die zu starken Wehen bei jeder Geburt wiederholen.

Jede Gebärende mit starken Wehen wird sofort gelagert. Jedes Mitpressen wird verboten. Die Hebamme bereitet sich rechtzeitig zum Dammschutz vor. Ist eine Sturzgeburt erfolgt und die Nabelschnur zerrissen, so wird die Gebärende zuerst auf ein Lager gebracht, dann faßt die Hebamme nach dem Gebärmuttergrund und stellt fest, ob die Gebärmutter gut zusammengezogen ist. Sodann wird die durchrissene Nabelschnur unterbunden und Mutter und Kind auf Verletzungen angesehen. Wenn die Nabelschnur aus dem Nabel ausgerissen ist, wird keimfreier Verbandmull auf den Nabel gelegt und mit Hilfe einer fest angezogenen Nabelbinde ein Druckverband hergestellt. **Ärztliche Hilfe ist nach einer Sturzgeburt immer, bei der überstürzten Geburt dann zu erbitten, wenn Störungen oder Verletzungen aufgetreten sind.**

Wenn eine Frau schon einmal eine überstürzte Geburt oder eine Sturzgeburt durchgemacht hat, soll sie bei einer erneuten Schwangerschaft alle Vorbereitungen zur Geburt rechtzeitig treffen, gegen Ende der Schwangerschaft das Haus nicht mehr verlassen, sich bei den ersten Wehen auf das Geburtslager begeben und die Hebamme benachrichtigen.

Krampfwehen sind gekennzeichnet durch das gänzliche oder fast völlige Fehlen der Wehenpausen (Abb. 219). Dabei erschlafft die Gebärmutter nicht völlig in der Wehenpause und der Wehenschmerz schwindet nicht gänzlich. Die Gebärmutter ist auf Druck empfindlich, die Gebärende ist aufgeregt, klagt über ständige Schmerzen, der Puls ist beschleunigt. Krampfwehen bewirken keinen Fortschritt der Geburt. Sie führen zuweilen zu einer Sonderzusammenziehung des unteren Gebärmutterabschnittes, so daß der innere Muttermund sich bei der Wehe verengt. Bei allen Krampfwehen kommt es wegen der ständigen Verengung der mütterlichen Gefäße an der Haftstelle des Mutterkuchens zu einer erheblichen Störung der Sauerstoffzufuhr, so daß das Kind schwer gefährdet wird und häufig abstirbt.

Krampfwehen werden fast immer durch eine fehlerhafte Leitung der Geburt verursacht. Sie können auftreten, wenn die Hebamme entgegen den ausdrücklichen Vorschriften häufig innerlich untersucht, bei der Untersuchung den Muttermund zu dehnen versucht oder bei Fußlagen am Fuß gezogen hat. Ein Dauerkrampf ist meist die Folge einer falschen Darreichung von Wehenmitteln. Durch richtiges Verhalten bei der Geburt lassen sich diese Regelwidrigkeiten fast vollständig vermeiden. **Krampfwehen verlangen stets die Zuziehung eines Arztes.** Die Hebamme berühre die Kreißende möglichst wenig und enthalte sich auch jeder äußeren Untersuchung.

b) **Regelwidrigkeiten von seiten der Bauchpresse** sind selten. Wie die Geburten bei gelähmten oder bewußtlosen Gebärenden gezeigt haben, kann eine Geburt ohne Mitwirkung der Bauchpresse vor sich gehen. Die Bauchpresse ist aber zur Abkürzung der Austreibungszeit von Wichtigkeit.

Eine zu schwache Tätigkeit der Bauchpresse kann dadurch entstehen, daß die Gebärende schon während der Eröffnungszeit gepreßt hat, in der Hoffnung, die Geburt zu beschleunigen. Wenn dann in solchen Fällen die Austreibungszeit beginnt, sind die Muskeln der Bauchpresse ermüdet und werden nicht mehr wirksam eingesetzt. In anderen Fällen hält die Gebärende bei der Austreibung die Bauchpresse aus Furcht vor Schmerzen absichtlich zurück. Ferner ist die Bauchpresse bei schlaffen Bauchdecken, bei Hängebauch oder infolge eines Auseinanderweichens der geraden Bauchmuskeln zu einer wirksamen Tätigkeit unfähig. Immer wird dann die Austreibungszeit erheblich verlängert, so daß die oben geschilderten Gefahren für Mutter und Kind eintreten. Aufgabe der Hebamme ist es, die Gebärende zu einer richtigen Anwendung der Bauchpresse anzuhalten. Sie verbiete das Einsetzen der Bauchpresse in der Eröffnungszeit und ermutige furchtsame und ängstliche Gebärende, während der Austreibungswehen kräftig mitzupressen. Wenn ein Hängebauch besteht, so binde sie denselben auf. Sind die Bauchdecken zu schlaff oder die Muskeln auseinandergewichen, so lege sie ein stützendes Handtuch fest um den Leib.

Bei zu starker Wirkung der Bauchpresse zerreißen leicht Muttermund und Damm. Die Hebamme sorge in solchen Fällen für eine Verminderung der Bauchpresse dadurch, daß sie die Gebärende schnell ein- und ausatmen oder laut zählen läßt.

Besonders wichtig ist die Tätigkeit der Bauchpresse zur möglichst schnellen Beendigung der Austreibung:

1. bei Beckenendlage nach Geburt der unteren Rumpfhälfte (S. 332),
2. bei Schädellage mit Nabelschnurvorfall und im Becken stehendem Kopf (S. 346).

Zu vermeiden ist die Bauchpresse wegen der entstehenden Gefahren:

1. in der Eröffnungszeit (S. 180),
2. bei zu starken Wehen (S. 278),
3. beim Durchschneiden des Kopfes (S. 194),
4. bei Beckenendlage vor Geburt des Steißes (S. 329),
5. bei vorliegender Nabelschnur (S. 346),

6. bei Nabelschnurvorfall und über dem Becken stehendem Kopf (S. 346),
7. bei Querlage (S. 342),
8. bei vorliegendem Mutterkuchen (S. 368),
9. bei drohender Gebärmutterzerreißung (S. 287),
10. bei Herzfehlern oder Lungenerkrankungen (S. 241, 243).

2a. Regelwidrigkeiten der weichen Geburtswege.

Die Weichteile des Durchtrittsschlauches müssen, um die Geburt des Kindes zu ermöglichen, eine genügende Dehnungsfähigkeit besitzen. Wenn diese nicht vorhanden oder erheblich verringert ist, kann durch den Widerstand der Weichteile die Geburt zunächst verzögert und vollkommen unmöglich gemacht werden. Schließlich aber muß das unnachgiebige Gewebe zerreißen, damit die Geburt weiter fortschreiten kann. Derartige Zustände treten auf, wenn die Gewebe ihre Dehnungsfähigkeit eingebüßt haben, wie es häufig bei alten Erstgebärenden der Fall ist oder wenn Narbenbildungen und Verwachsungen der Weichteile bestehen, wie sie nach Operationen oder infolge von Geschwürsbildungen nach Kindbettfieber, Typhus, Diphtherie oder Pocken vorkommen. Sind die Weichteile von krankhaften Bildungen durchsetzt, wie von Krebs, Feigwarzen, starken wäßrigen Anschwellungen, ungewöhnlich großen Blutaderknoten, so leidet auch dadurch ihre Dehnungsfähigkeit. Aber selbst wenn die Dehnbarkeit der Weichteile eine normale ist, sind ihr bestimmte Grenzen gesetzt. Daher können bei einer übermäßigen Beanspruchung ähnliche Schwierigkeiten auftreten, die besonders leicht zu Zerreißungen führen. Solche entstehen, wenn das Kind zu schnell ausgetrieben wird und die Weichteile nicht allmählich gedehnt werden oder wenn durch besondere Größe oder ungünstige Einstellung des vorangehenden Teiles ihre Dehnungsmöglichkeit überschritten wird.

Weichteilschwierigkeiten treten häufig am Beckenboden und am Damm auf. Bei unnachgiebigem Gewebe oder bei einem hohen und straffen Damm wird die Austreibungszeit verlängert, und es entstehen die für die Austreibungszeit bekannten Gefahren, die die Herbeirufung eines Arztes verlangen. Dieselben Schwierigkeiten treten auf, wenn der vorangehende Kopf groß und hart ist oder eine ungünstige Einstellung hat. Wirken die treibenden Kräfte in solchen Fällen mit großer Gewalt, so kommt es leicht zu Verletzungen. Zerreißungen treten auch ein, wenn die Dehnbarkeit des Dammes durch eine von einem früheren Dammriß herrührende Narbe, durch eine wäßrige Anschwellung oder krankhafte Veränderungen, wie Feigwarzen oder Geschwüre, verringert ist. Erfolgt der Durchtritt des vorangehenden Teils zu schnell oder leitet die Hebamme bei einer Beckenendlage den Kopf zu hastig durch die Schamspalte, so zerreißt der Beckenboden. Bei regelmäßigen Verhältnissen gelingt es der Hebamme in vielen

Fällen, besonders bei Mehrgebärenden, durch einen sachgemäßen Dammschutz, der das langsame Durchtreten des Kopfes und damit eine allmähliche Dehnung der Weichteile bewirken soll (S. 194), den Damm zu erhalten. Beim Vorhandensein der erwähnten Regelwidrigkeiten jedoch ist häufig jede aufgewandte Mühe vergeblich. Man bemerkt dann, wie der Damm sich mehr und mehr verdünnt, weißglänzend wird und schließlich das Gewebe auseinanderweicht. Bisweilen gelingt es, beim Durchtritt des Kopfes den Damm zu erhalten, der dann noch beim Durchtritt der Schultern einreißt. In solchen Fällen ist aber der Damm durch die Geburt des Kopfes schon stark überdehnt und der Riß bereits vorbereitet. Der Dammriß beginnt meist in der Scheide, und zwar seitlich neben den Querfalten, die infolge ihrer Festigkeit weniger verletzbar sind. Der Riß durchsetzt die Dammuskulatur in wechselnder Ausdehnung. Wenn der Schließmuskel des Afters erhalten bleibt, wird die Verletzung als **unvollständigr Dammriß** bezeichnet (Abb. 220). Durchtrennt der Riß auch den Afterschließmuskel und womöglich auch die vordere Mastdarmwand, so handelt es sich um einen **vollständigen Dammriß** (Abb. 221) (S. 72). In seltenen Fällen reißt der Damm zunächst in der Mitte zwischen Schamlippenbändchen und After ein, was bei besonders hohen Dämmen vorkommt und als **zentraler Dammriß** bezeichnet wird. Die Gegend des Schamlippenbändchens bleibt dann wie eine Brücke erhalten, kann aber bei Vollendung des Durchtritts noch nachträglich einreißen.

Wenn die Heilung eines Dammrisses sich selbst überlassen bleibt, gewinnt die Schamspalte niemals wieder ihre natürliche Form zurück, da die Muskeln des Beckenbodens den Riß auseinanderziehen. Es kommt in der Folge zu einem Klaffen der Schamspalte. Häufig entsteht auch eine Senkung, die später zum Vorfall von Scheide und Gebärmutter führt (S. 70). Handelt es sich um einen vollständigen Dammriß, so gehen Stuhl und Blähungen unwillkürlich ab, so daß ein für die Wöchnerin unerträglicher Zustand entsteht. Aus allen diesen Gründen hat die **Hebamme die Verpflichtung, nach jeder Geburt den Damm sorgfältig zu besichtigen und bei Vorhandensein eines Risses, der selbst bei sachgemäßer Ausführung des Dammschutzes vorkommen kann, stets ärztliche Hilfe zu erbitten.** Bis zum Eintreffen des Arztes bedeckt sie den Riß mit keimfreiem Verbandstoff und bereitet alles zu dem notwendigen Eingriff, der Naht des Risses, vor. Verschweigt eine Hebamme aus Besorgnis, daß ihr der Vorwurf der Unkenntnis oder Ungeschicklichkeit gemacht werden könnte, das Vorhandensein eines Dammrisses, so handelt sie pflichtwidrig.

Dammrisse bluten im allgemeinen nicht so stark, daß eine Blutstillung erforderlich ist, wenn nicht zufällig ein **Blutaderknoten** angerissen ist. In diesem Falle muß die Hebamme bis zum Eintreffen des Arztes einen in Desinfektionslösung getauchten Wattebausch auf die blutende Stelle drücken.

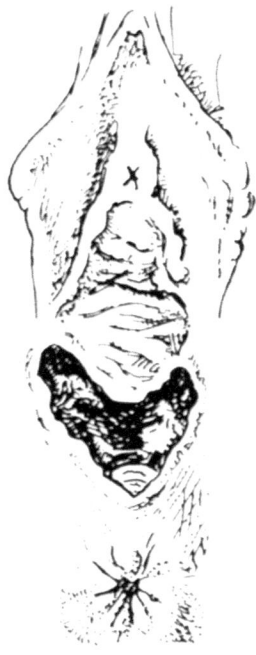 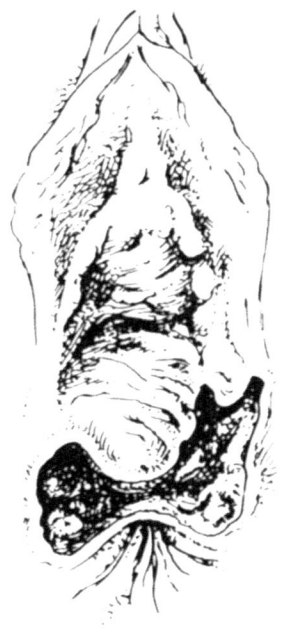

Abb. 220. Unvollständiger Dammriß. Das Gewebe des Beckenbodens ist zerrissen, der Schließmuskel des Afters unverletzt. (Nach MARTIUS: Lehrbuch der Geburtshilfe.)

Abb. 221. Vollständiger Dammriß. Das Gewebe des Beckenbodens, der Afterschließmuskel und ein Teil des Darmes sind zerrissen. Man erkennt rechts und links an den Grübchen den zurückgewichenen Schließmuskel des Afters. (Nach MARTIUS: Lehrbuch der Geburtshilfe.)

Verletzungen des Scheideneinganges, die in der Gegend des **Kitzlers** entstanden sind, führen dagegen meist aus den dort befindlichen Gefäßknäueln zu starken Blutungen, teils aus Schlagadern, teils aus Blutadern. Ist eine Schlagader getroffen, so spritzt das Blut hervor. Bis zum Eintreffen des Arztes ist zur Blutstillung ein in Desinfektionslösung getauchter Wattebausch fest auf die blutende Stelle zu drücken.

Selten kommt es vor, daß der Austritt des Kopfes durch ein derbes und unverletztes **Jungfernhäutchen**, das in die Schamspalte vorgewölbt wird, verhindert wird. In solchen Fällen ist die Hilfe eines Arztes zu erbitten, der unter Umständen den Widerstand des Gewebes durch einen Einschnitt beseitigen muß.

Wenn die **Scheide** außergewöhnlich eng und unnachgiebig ist oder ihre Wand von Verwachsungen und Narben durchsetzt wird, kann die Geburt verzögert oder unmöglich gemacht werden, so daß ein Arzt benachrichtigt werden muß. Falls in solchen Fällen Wehen und Bauchpresse das Kind mit Gewalt vorwärts treiben, platzt die Scheide in mehr oder weniger großer Ausdehnung auf. Aus diesen Rissen blutet es erheblich. Es kann auch der Fall eintreten, daß ein in der Tiefe der Wand liegender Blutaderknoten oder eine Schlagader zerreißt, wobei die Blutung in das Gewebe erfolgt und dort zu größeren **Blutergüssen** führt, die sich bis in eine der großen Schamlippen fortsetzen, so daß die Schamlippe stark anschwillt und eine tiefblaue Farbe annimmt. Kommt es zu einer derartigen Blutgeschwulst oder besteht in der Nachgeburtszeit unmittelbar nach der Geburt des Kindes trotz gut zusammengezogener Gebärmutter eine Blutung nach außen, so handelt es sich wahrscheinlich um die Folge eines Risses. **Ein Arzt ist stets zu benachrichtigen.**

Das Gewebe des **äußeren Muttermundes** kann von einer derartigen Unnachgiebigkeit sein, daß es der Dehnung einen unüberwindlichen Widerstand entgegensetzt. In solchen Fällen wird der Scheidenteil ballonförmig vorgewölbt und papierdünn, ähnlich der Fruchtblase, ausgezogen, so daß man sogar Nähte und Fontanellen durchfühlt. Auch durch Verklebung des äußeren Muttermundes kann eine ähnliche Sachlage entstehen. Der Muttermund befindet sich dann als ein kleines, schwer auffindbares Grübchen hinten vor dem Kreuzbein. Haben am Scheidenteil Geschwüre oder narbige Verengerungen, wie sie nach Operationen entstehen, oder Neubildungen, bestanden, so ist das gesamte Gewebe so starr geworden, daß es die Geburt zum Stillstand bringt.

In allen Fällen von **Unnachgiebigkeit des Muttermundes oder des Scheidenteils ist ärztliche Hilfe erforderlich.** Wenn die treibenden Kräfte imstande sind, den Widerstand des starren Gewebes gewaltsam zu überwinden, so kommt es zu Zerreißungen. Kleine Einrisse in den Scheidenteil treten zwar fast bei jeder Geburt auf, so daß sie die Kennzeichen einer voraufgegangenen Geburt bilden. Diese Risse bluten aber nicht und machen gewöhnlich auch sonst keine Erscheinungen, so daß eine Behandlung meist nicht erforderlich ist. Größere Halsrisse kommen fast nur nach operativen Entbindungen vor, wenn das Kind durch die nicht vollständig eröffneten Weichteile gezogen wird. Da sie in Anwesenheit des Arztes vor sich gehen, trägt dieser die Verantwortung. Nur in seltenen Fällen und bei besonders brüchigem Gewebe des Gebärmutterhalses oder bei übermäßiger Wirkung von Wehen und Bauchpresse. entstehen auch bei einer durch die Naturkräfte vollendeten Geburt größere behandlungsbedürftige Halsrisse. Das gleiche ereignet sich, wenn die Hebamme verbotenerweise bei Fußlage an einem Fuß gezogen hat. Die stets seitlich entstehenden Risse führen zu sehr starken Blutungen, wenn sie bis in die Nähe des inneren Muttermundes und der großen Gebärmutterschlagader reichen, besonders, wenn es sich um einen vorliegenden Mutterkuchen (S. 368) mit einer starken Gefäßentwicklung im unteren Gebärmutterabschnitt gehandelt hat. Ein solcher Halsriß kann sich bis in das Beckenbindegewebe fortsetzen. Die Hebamme erkennt die Rißblutung daran, daß unmittelbar nach dem Austritt des Kindes, dessen zuletzt geborener Teil häufig schon mit Blut bedeckt ist, eine starke hellrote, also aus einer Schlagader stammende Blutung erfolgt, während die Gebärmutter hart ist. Die Hebamme erbittet dringend den nächsten Arzt. Bis zu seinem Eintreffen sorgt sie dafür, daß die Gebärmutter hart bleibt. Falls der Mutterkuchen noch nicht geboren ist, wendet sie den äußeren Handgriff zum Herausdrücken der Nachgeburt an (S. 375); denn nach Ausstoßung der Nachgeburt pflegt die Blutung geringer zu werden. Die Gebärmutter drückt sie dann mit einer auf den Gebärmuttergrund gelegten Hand kräftig nach unten, um dadurch einen Druck auf das blutende Gefäß auszuüben, während sie gleichzeitig mit der anderen Hand einen großen Bausch keimfreier Watte, 50 g, gegen die Schamspalte preßt (S. 376).

Ferner kommt noch eine andere Art von Verletzungen, besonders des Gebärmutterhalses und der Scheide vor, die **Durchreibung und Durchquetschung** des Gewebes. Werden die Weichteile längere Zeit zwischen dem im Beckeneingang stehenden Kopf und der Beckenwand eingeklemmt und dadurch einem beträchtlichen Druck ausgesetzt, wie es z. B. nicht selten beim engen Becken oder bei regelwidrigen Kopfeinstellungen der Fall ist, so entsteht zunächst eine Blutstauung unterhalb des gequetschten Gewebes. Dadurch entsteht eine Anschwellung einer oder beider Muttermundslippen, die als tiefblaue Geschwulst im Scheideneingang sichtbar werden, sich nicht hinter den Kopf zurückziehen und beim Tiefertreten des Kopfes sogar vollständig abgerissen werden. Wenn der Druck lange Zeit auf dieselbe Stelle der Weichteile einwirkt, so wird diese in ihrer Ernährung so geschädigt, daß sie abstirbt. Im Wochenbett fällt die abgestorbene Stelle aus, so daß ein Loch im Gewebe entsteht. Bei einem Druck auf die vordere Scheidenwand entstehen widernatürliche Verbindungen zwischen Scheide und Harnblase, eine **Blasenscheidenfistel**, aus der der Harn unwillkürlich durch die Scheide abgeht (S. 411).

Angezeigt werden die Quetschungen der Weichteile durch übelriechenden Ausfluß, durch Erhöhung der Körpertemperatur und durch Beschleunigung des Pulses. Die drohende Schädigung der Harnblase wird dadurch bemerkbar, daß der mit dem Katheter entnommene Harn blutig ist.

Treten derartige Erscheinungen auf, so ist schleunige ärztliche Hilfe stets erforderlich.

Die gefährlichste Weichteilverletzung, die während der Geburt entstehen kann, ist die **Zerreißung der Gebärmutter**. Durch die Tätigkeit der Wehen kommt es bei der eigentümlichen Anordnung der Gebärmuttermuskulatur zur Scheidung des Hohlmuskels von dem Dehnungsschlauch (S. 181) Die Grenze zwischen diesen ist als eine dicht oberhalb der Schoßfuge verlaufende, während der Wehen von außen häufig fühlbare Querfurche zu erkennen, der in der Gebärmutterhöhle ein vorspringender Ring entspricht. Nach Erweiterung der Weichteile soll der sich zusammenziehende Hohlmuskel unter Mitwirkung der Bauchpresse das Kind vorwärtstreiben. Gelingt dies nicht, weil sich dem vorangehenden Teil ein

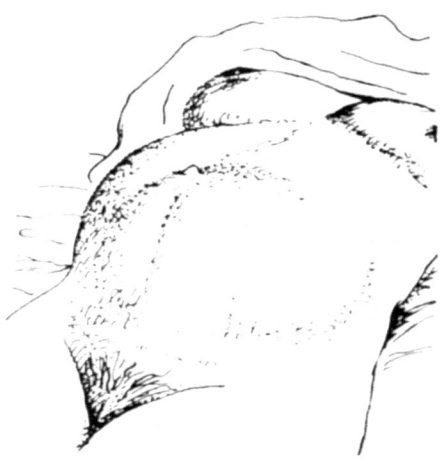

Abb. 222. Hochsteigen der Grenzfurche bis in Nabelhöhe bei drohender Gebärmutterzerreißung. (In Anlehnung an MARTIUS.)

schwer oder gar nicht überwindbares Hindernis entgegensetzt, so kommt es zu einer fortschreitenden Verkleinerung des Hohlmuskels und einer immer stärker sich ausbildenden Dehnung und Verdünnung des Durchtrittsschlauches, in den der Hohlmuskel das Kind hineintreibt. Dabei rückt die Grenzfurche ständig in die Höhe (Abb. 222). Schließlich entsteht an der äußersten Stelle des unteren Gebärmutterabschnittes eine unter Umständen auch die Nachbarorgane, z. B. die Harnblase, mittreffende Zerreißung des Gewebes, die um so leichter eintritt, je widerstandsloser die Wand der Gebärmutter durch voraufgegangene Geburten und frühere Dehnungen geworden ist. Am häufigsten entsteht sie

1. als Folge der Schwierigkeiten, bei einem **Mißverhältnis zwischen Kopf und Becken**,
2. bei hochgradigen **Verengerungen der Weichteile oder Geschwulstbildungen**,
3. bei der Geburtsunmöglichkeit der **Querlagen**,
4. nach einem **früheren Kaiserschnitt**. Er stellt wegen der Schädigung der Gebärmutterwand durch die in ihr befindliche Narbe eine Gefährdung dar. Eine Krankenhausentbindung ist deshalb in derartigen Fällen immer zu empfehlen.

Während der Riß in den meisten Fällen im Dehnungsabschnitt der Gebärmutter eintritt, kann er selten auch im Hohlmuskel entstehen, besonders, wenn durch eine in ihm befindliche Narbe oder andere Schädigungen seiner Wand eine erhebliche Minderwertigkeit und mangelhafte Widerstandsfähigkeit der Muskulatur entstanden ist. In Ausnahmefällen reißt bei hochgradiger Dehnung der Scheide auch das hintere Scheidengewölbe von der Gebärmutter ab.

Die Gebärmutterzerreißung tritt fast immer erst nach vollständiger Erweiterung des Muttermundes auf. Nur wenn durch einen Wasserkopf des Kindes die Gebärmutterwand überdehnt, der Hohlmuskel geschädigt ist oder eine frühere Schwangerschaft durch Kaiserschnitt beendet wurde, entsteht die Zerreißung manchmal schon früher.

Man bezeichnet die Zerreißung als eine vollständige, wenn sämtliche Schichten der Gebärmutterwand von der Verletzung betroffen sind, als eine unvollständige, wenn der Bauchfellüberzug der Gebärmutter erhalten ist. Da die Verletzung für Mutter und Kind sehr ernste Folgen hat, ist es von besonderer Bedeutung, den Riß zu verhüten. Häufig gehen warnende Anzeichen voraus, bevor die Katastrophe eintritt. Die Hebamme muß bei jeder Geburt, besonders aber beim Vorhandensein der erwähnten Regelwidrigkeiten, die Zeichen der drohenden Gebärmutterzerreißung aufs genaueste beachten. Sie sind

1. allgemeine Unruhe der Kreißenden mit Pulsbeschleunigung,
2. starke schmerzhafte, dicht aufeinanderfolgende Wehen mit Geburtsstillstand,
3. Schmerzhaftigkeit der unteren Gebärmutterabschnitte auch in der Wehenpause,
4. Tastbarkeit der angespannten runden Mutterbänder,
5. Hochsteigen der Grenzfurche bis in Nabelhöhe (nicht mit der gefüllten Blase zu verwechseln).

Es kommen allerdings auch Fälle vor, in denen die Zerreißung ohne die geschilderten Vorboten überraschend auftritt.

Vollständig ändert sich das Bild, wenn die Zerreißung eingetreten ist. Die Gebärenden empfinden in dem Augenblick der Zerreißung häufig einen heftigen stechenden Schmerz im Leibe. Die bisher stürmischen Wehen hören schlagartig auf und es tritt eine völlige Wehenruhe ein. Die allgemeine Unruhe der Frau wird sehr bald durch eine beängstigende Teilnahmslosigkeit abgelöst, und die Gebärende zeigt dann die Zeichen der inneren Verblutung (S. 257), während der Blutabgang nach außen meistens nur gering ist. Da durch die Zerreißung gewöhnlich große Blutgefäße verletzt werden, kommt es zu einer starken Blutung in die Bauchhöhle. Die Gebärende wird blaß, der Puls klein und unregelmäßig. Der vorangehende Kindsteil, der vorher von den Wehen fest aufgepreßt war, weicht zurück.

Handelt es sich um eine vollständige Gebärmutterzerreißung, so tritt das Kind durch den Riß in die Bauchhöhle aus und stirbt ab Die Gebärmutter verkleinert sich. In ihr befindet sich der meist gelöste Mutterkuchen. Die Nabelschnur verläuft durch den Riß zu dem in der Bauchhöhle liegenden Kinde, dessen Teile unter den Bauchdecken sehr deutlich zu fühlen sind.

Wenn auch die gewissenhafte und aufmerksame Hebamme schon den Zustand der drohenden Gebärmutterzerreißung rechtzeitig erkennt und für schnelle ärztliche Hilfe sorgen wird, so daß sie kaum den Eintritt der Zerreißung zu beobachten Gelegenheit haben wird, so kann sie gelegentlich schon vor die vollendete Tatsache gestellt werden. Dann zeigt sich, ob sie genügend Umsicht hat, um auch einer solchen Lage gewachsen zu sein. Sie wird die modernen Mittel des Verkehrs und der Nachrichtenübermittlung benutzen, um die Frau **ohne jeden Zeitverlust und ohne einen Arzt zu fragen einem Krankenhaus zuzuführen,** in dem die notwendige, sofortige Operation durchgeführt wird. Sie tut gut daran, während sie selbst die Frau in das Krankenhaus bringt, die Kranke durch einen Dritten telephonisch anzumelden, damit inzwischen alle Vorbereitungen für die Operation getroffen werden können.

Bildungsfehler der Weichteile (S. 248) führen während der Geburt zu folgenden Störungen. Bei Verbildungen und Formveränderungen der Gebärmutter sind **regelwidrige Lagen des Kindes,** besonders Schräg- und Querlagen, häufig. Als Folge der unzureichend entwickelten Muskulatur, wie sie bei Verbildungen und bei mangelhafter Entwicklung der Gebärmutter vorkommt, kann eine **Wehenschwäche** auftreten, die die Geburt verzögert und besonders in der Nachgeburtszeit zu Störungen bei der Ablösung des Mutterkuchens und zu Blutungen führt.

Angeborene Strangbildungen in der Scheide machen im allgemeinen keine Schwierigkeiten, da sie von dem vorangehenden Teile meist zur Seite gedrängt werden. Spannt sich aber ein Strang vor den vorangehenden Teil, so wird dadurch die Geburt zum Stillstand gebracht.

Wenn die Hebamme einen Bildungsfehler der Geschlechtsteile bemerkt, muß sie einen **Arzt** erbitten.

Geschwülste der Geschlechtsteile (S. 250) können erhebliche Geburtsstörungen verursachen.

Bei **Krebs des Scheidenteils** ist der Muttermund in eine harte, unnachgiebige, höckerige Geschwulstmasse verwandelt, die durch die Wehen entweder gar nicht gedehnt oder zerrissen wird, wonach starke Blutungen und im Wochenbett schwere Infektionen eintreten können.

Vermutet die Hebamme auf Grund eines blutig-jauchigen Ausflusses einen Krebs, oder findet sie bei einer aus anderen Gründen notwendig gewordenen inneren Untersuchung unregelmäßige Verdickungen oder Wucherungen oder harte Knoten am Scheidenteil oder in der Scheide, so ist wegen des Krebsverdachtes **sofortige ärztliche Hilfe** zu erbitten. Die Hebamme muß sich wegen der in einer Krebsgeschwulst stets vorhandenen Eiterkeime **unmittelbar** nach der Untersuchung desinfizieren und nach Beendigung der Geburt eine Meldung an den Amtsarzt erstatten.

Muskelgeschwülste der Gebärmutter führen zu regelwidrigen Lagen und können infolge der Durchsetzung der Muskelwand eine Wehenschwäche verursachen, so daß sich die Geburtsdauer verlängert und Störungen in der Nachgeburtszeit vorkommen. Falls sich eine Muskelgeschwulst im untersten Abschnitt des Gebärmutterkörpers oder am Gebärmutterhals entwickelt hat, kann sie das kleine Becken mehr oder weniger ausfüllen, dadurch die

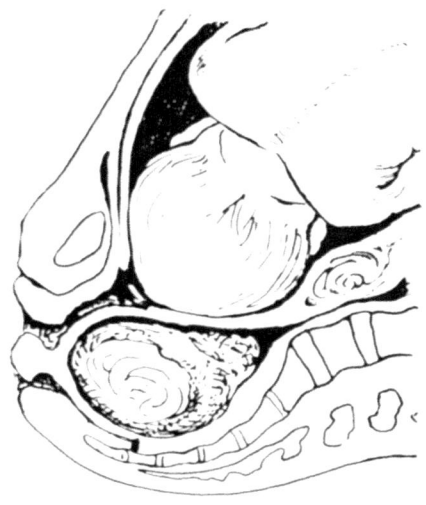

Abb. 223. Muskelgeschwulst der Gebärmutter als Geburtshindernis. Die Muskelgeschwulst liegt dem vorangehenden Kopf im Wege und füllt die Kreuzbeinhöhlung aus.

Geburt unmöglich machen und unter Umständen zu einer Gebärmutterzerreißung führen (Abb. 223). Wenn eine Muskelgeschwulst gestielt aus dem Muttermunde hervorragt, so kommt es zu ähnlichen Geburtsstörungen und zu Blutungen. Muskelgeschwülste werden nicht selten mit Kindsteilen verwechselt.

In allen Fällen, in denen die Hebamme harte und runde Knollen an der Wand der Gebärmutter oder bei einer notwendig gewordenen inneren Untersuchung im Becken fühlt, ist ein Arzt zu erbitten.

Eierstocksgeschwülste machen gewöhnlich während der Geburt keine Störungen. Nur wenn eine derartige Geschwulst im kleinen Becken festhaftet, wird sie durch Raumverlegung zum Geburtshindernis und kann zu einer Gebärmutterzerreißung führen. In anderen Fällen kann durch den Druck des vorangehenden Teiles die Geschwulst platzen und ihren Inhalt in die Bauchhöhle ergießen. Selten kommt es auch vor, daß das hintere Scheidengewölbe von der Gebärmutter abgerissen und die Geschwulst unter Zerreißung ihres Stieles vor dem Kinde ausgetrieben wird.

Wegen aller dieser Gefahren ist stets die Hilfe eines Arztes zu erbitten, wenn die Hebamme eine Eierstocksgeschwulst vermutet, z. B. wenn sie bei der äußeren Untersuchung neben der Gebärmutter eine Geschwulst fühlt oder wenn sie bei einer notwendig gewordenen inneren Untersuchung das hintere Scheidengewölbe durch eine mit Flüssigkeit gefüllte pralle Geschwulst vorgewölbt findet.

In seltenen Fällen finden sich auch in der Scheide oder in ihrer Nachbarschaft, z. B. am Mastdarm, Geschwülste, die zu einer

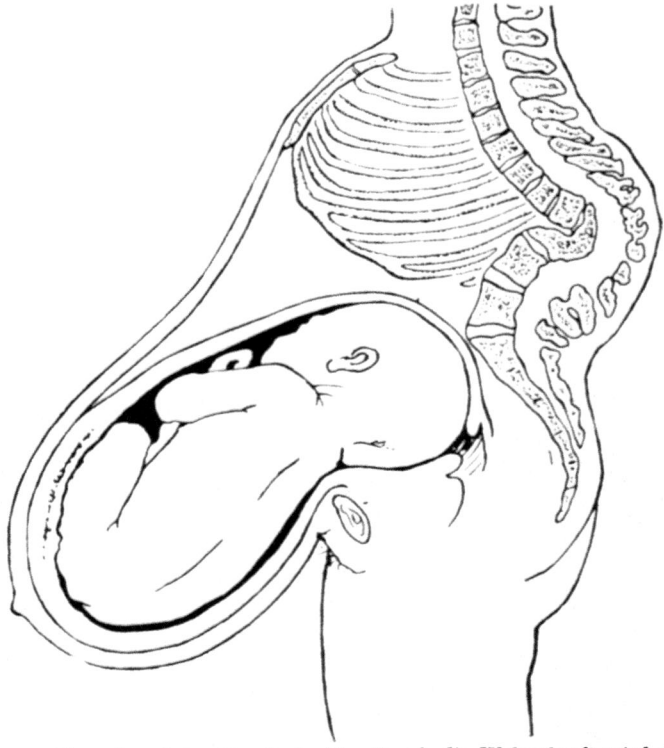

Abb. 224. Hängebauch im Durchschnitt. Durch die Wehenkraft wird der kindliche Kopf bei der liegenden Frau gegen den Vorberg und nicht in das kleine Becken getrieben. (In Anlehnung an MARTIUS.)

Verengung der Scheide oder der Schamspalte führen. Ärztliche Hilfe ist stets erforderlich.

Von den **Lageabweichungen der Gebärmutter** (S. 251) ist der **Hängebauch** mit dem darin liegenden Gebärmutterkörper während der Geburt am wichtigsten. Er erweckt den Verdacht auf ein enges Becken. Ferner führt er zu regelwidrigen Lagen und Einstellungen des Kindes, da der Trieb der Gebärmutter in falscher Richtung erfolgt. Auch die Bauchpresse ist in solchen Fällen unwirksam (Abb. 224). Besteht ein Hängebauch, so muß sich die Gebärende hinlegen. Der Steiß wird durch ein untergelegtes Kissen etwas erhöht, der Hängebauch wird durch zwei miteinander verknüpfte Handtücher hochgebunden, deren Enden am Kopfende der Bettstelle vereinigt werden. Während der Wehen schiebt die

Hebamme den Gebärmuttergrund in die Höhe. Durch solche Maßnahmen gelingt es manchmal, den vorangehenden Teil in das Becken einzuleiten. Gelingt es nicht oder besteht eine regelwidrige Lage oder ein enges Becken, so ist ärztliche Hilfe erforderlich.

Bei seitlicher Verlagerung des Gebärmuttergrundes weicht der vorangehende Teil häufig von der Mittellinie und dem Beckeneingang ab. Man lagert die Gebärende auf die der Abweichung des Gebärmuttergrundes entgegengesetzte Seite, so daß der vorangehende Teil auf den Beckeneingang treten kann. Wenn dies nicht erreicht wird, ist ärztliche Hilfe erforderlich.

Bei einer geschwulstartigen Veränderung des Gebärmutterhalses kann der stark geschwollene und verlängerte Scheidenteil aus dem Scheideneingang hervorragen. Die Erweiterung des überlangen und starren Halskanals durch die Wehen macht große Schwierigkeiten. Ein Arzt ist stets zu erbitten.

2b. Regelwidrigkeiten der harten Geburtswege.

Der harte Geburtsweg, der durch das kleine Becken dargestellt wird, prägt dem Geburtskanal seine äußere Form auf (S. 83). Die Knochenwände des kleinen Beckens setzen der Ausdehnungsfähigkeit der Weichteile bei der Geburt die äußerste Grenze. Jede Regelwidrigkeit des kleinen Beckens ist daher von ausschlaggebender Bedeutung für die Gestalt des Geburtskanals und damit für den Geburtsverlauf. Da schon der normale Geburtsweg dem vorangehenden Kindsteil, besonders dem Kopf, den Durchtritt im allgemeinen nur unter günstiger Raumausnutzung mit Hilfe des fein eingespielten Geburtsmechanismus gestattet, muß jede Verengung des Beckens die Schwierigkeiten des Durchtritts vergrößern, unter Umständen die Geburt völlig unmöglich machen. Aus diesen Gründen stellt die Lehre vom engen Becken einen sehr wichtigen Abschnitt der Geburtshilfe dar.

Die Störungen des Geburtsmechanismus durch das enge Becken beginnen meistens bereits bei dem Eintritt des kindlichen Kopfes in das kleine Becken. Die Verformung des Beckens werden zunächst ohne Rücksicht auf ihre Entstehung in 7 Hauptgruppen eingeteilt (Martius). Wir unterscheiden:
1. das allgemein verengte Becken,
2. das platte Becken,
3. das allgemein verengte, platte Becken,
4. das schräg-verengte Becken,
5. das quer-verengte Becken,
6. das unregelmäßig verengte Becken,
7. das Trichterbecken.

Wenn auch die geburtshilflichen Schwierigkeiten nur durch die veränderte Form des kleinen Beckens bedingt sind, ist es wichtig, die Veränderungen der das große Becken begrenzenden Knochen zu kennen, da die Hebamme schon dadurch wie auch durch die genaue Betrachtung des gesamten Körperbaues wesentliche Hinweise für eine vorliegende Verengung des kleinen Beckens erhält und die innere Untersuchung zur Sicherstellung des Befundes spart.

1. **Das allgemein verengte Becken** gehört zu den häufigeren Formen des engen Beckens (Abb. 225—228). Es ist wie schon sein Name ausdrückt, in allen Durchmessern gleichmäßig verengt. Die Verengung betrifft sowohl den Beckeneingang, die Beckenmitte und den Beckenausgang. Dabei bleibt die regelmäßige Form des Beckens erhalten. Es ist nur in sämtlichen Ausmaßen verkleinert und besitzt daher eine große Ähnlichkeit mit einem kindlichen Becken. Man findet diese Beckenform nicht selten bei Frauen, bei denen der Gesamtkörper in seiner Entwicklung zurückgeblieben ist, so daß sie im ganzen einen jugendlich-kindlichen Eindruck machen. Sie sind auffallend klein und schlank, haben eine dürftige Körpermuskulatur und- ihr gesamter Knochenbau zeichnet sich durch besondere Zartheit aus. Gelegentlich kommt das allgemein verengte Becken bei sonst gut gebauten Frauen vor, bei denen aber manchmal eine Schmalheit der Hüften auffällt.

Die höchsten Grade des allgemein verengten Beckens findet man bei Personen mit Zwergwuchs. Man bezeichnet es dann als Zwergbecken.

2. Die häufigste Beckenverformung ist das durch eine Rachitis hervorgerufene **platte Becken.** Es zeigt sich bei der Betrachtung. der MICHAELISschen Raute (S. 144, Abb. 229, 230) dadurch an, daß diese Figur abgeflacht ist. Die Abflachung ist das Ergebnis der mechanischen Knochenverschiebung durch die Rumpflast. Entsprechend dieser Belastung sinkt das Kreuzbein zwischen dem Darmbein durch und nähert sich der Schamfuge. Dadurch kommt es zu einem starken Vorspringen des Vorberges und zu einer Verkürzung des geraden Durchmessers im Beckeneingangsraum um 2—6 cm. Durch das Durchsinken des Kreuzbeins üben die zwischen der Hinterfläche des Kreuzbeins und den Darmbeinschaufeln entwickelten starken Bandmassen einen starken Zug aus, der sich dahin auswirkt, daß die Darmbeinschaufeln nach außen umgelegt werden und der normale Größenunterschied zwischen dem Abstand der vorderen Darmbeinkämme und der vorderen Darmbeinstachel, von 3 cm (Abb. 45) kleiner wird oder sogar ganz aufgehoben ist. Die Darmbeinschaufeln liegen flach und klaffen, die Wölbung der Darmbeinkämme ist verringert, so daß die vorderen Darmbeinstachel weiter voneinander entfernt sind als die Darmbeinkämme. Die Eigentümlichkeit ist durch Auflegen von zwei Fingern sehr leicht feststellbar (Abb. 112), und es können der Hebamme dadurch wertvolle Hinweise gegeben werden. Aber nicht immer brauchen die Veränderungen so hochgradig und äußerlich schon feststellbar zu sein. Vielmehr kommen durch eine Rachitis hervorgerufene Beckenveränderungen vor, die nur das Vorspringen des Vorberges, also lediglich die Verkürzung des geburtshilflich so wichtigen geraden Durchmessers des Beckeneingangsraumes betreffen, und die

äußerlich durchaus eine normale Beckenform zeigen. Im ganzen gesehen sind jedoch reine Belastungsverformungen des Beckens bei einer Racintis selten. Ebenso selten sind die Becken, bei denen im Verlauf der Erkrankung an dem Becken nur Wachstumsstörungen im Vordergrund stehen, und auf die keine Belastungsbeanspruchungen eingewirkt haben. In diesen Fällen spricht man dann von einem **allgemein verengten rachitischen Becken**, das aus plumpen und gedrungenen Knochen besteht und erhebliche Untermaße aufweisen kann.

3. Am häufigsten kommt eine Mischung dieser beiden Formen, das **allgemein verengte und platte Becken** vor, bei dem eine mechanische Verformung und eine Wachstumsstörung wirksam geworden ist und bei dem je nach Überwiegen der einen oder anderen Störung an dem Becken auch die eine oder andere Form im Vordergrund steht, so daß die durch die Rachitis hervorgerufenen Beckenverformungen recht verschiedenartig sein können. Diese Mannigfaltigkeit wird noch durch die verschiedenen rachitischen Wirbelsäulenerkrankungen und Verkrümmungen erhöht. Beim allgemein verengten und platten Becken sind alle Durchmesser verringert, die Verringerung des Beckeneingangs ist aber immer am augenfälligsten.

Die Rachitis ist eine Erkrankung des Kindesalters und kommt durch den Mangel an Luft und Sonne und durch eine Ernährung, in der das Vitamin D nicht in ausreichendem Maße vorhanden ist, zustande. Im allgemeinen tritt sie von der zweiten Hälfte des ersten Lebensjahres bis zum Zahnwechsel auf. Durch den Mangel an Vitamin D ist der für den Knochenaufbau erforderliche Kalkstoffwechsel gestört, und es besteht eine Kalkarmut. **Die Folgen sind Weichheit und damit Verbiegbarkeit und Wachstumsstörungen der Knochen.** Man hat es also bei den durch eine Rachitis hervorgerufenen Beckenverengungen mit einem Beckengürtel zu tun, der **1. für die Beanspruchung durch das Körpergewicht, den Muskel- und Bänderzug und den Druck von außen zu weich ist und der 2. durch Wachstumsstörungen an der Knorpel-Knochengrenze verändert ist.**

Die Rachitis in der Kindheit führt also

1. zu Belastungsverformungen, wie wir sie beim platten Becken (S. 292) kennengelernt haben, und

2. zu Wachstumsstörungen im Knochengerüst, die wir beim allgemein verengten, rachitischen Becken sahen.

Für die Betrachtung der rachitischen Beckenformen muß man deshalb immer die mechanischen Verformungen und die Wachstumsstörungen in ihrer Wirkung auf die Gestalt des Knochens heranziehen.

Hat sich die Krankheit auf den Gesamtkörper ausgedehnt, so erkennt die erfahrene Hebamme meistens schon auf den ersten Blick die Zeichen der Rachitis. Die Figur ist untersetzt, plump und kurzgliedrig. Der Schädel hat durch das Vorspringen der

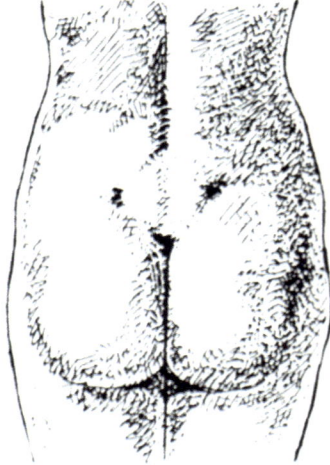

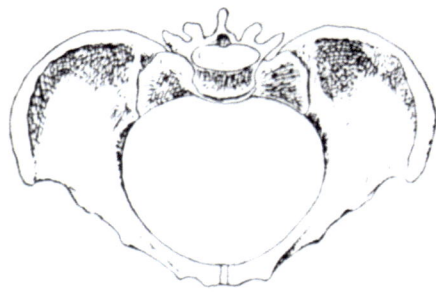

Abb. 226. Umriß eines normalen Beckens.

Abb. 225. MICHAELISsche Raute bei normalem Becken. (Nach MARTIUS: Lehrbuch der Geburtshilfe.)

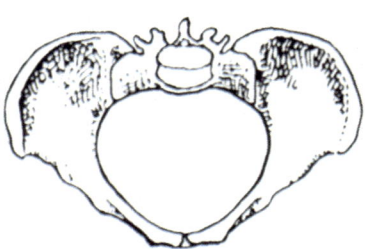

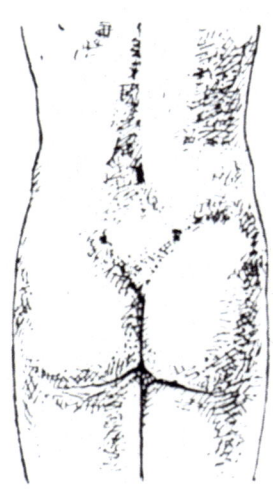

Abb. 227. Umriß eines allgemein verengten Beckens. (Nach MARTIUS: Lehrbuch der Geburtshilfe.)

Abb. 228. MICHAELISsche Raute bei einem allgemein verengten Becken. Die Raute ist gegenüber der normalen in allen Massen kleiner und etwas schmaler als beim normalen Becken. (Nach MARTIUS: Lehrbuch der Geburtshilfe.)

Stirn und Scheitelhöcker, sowie durch die Abflachung des Hinterhauptes eine eckige Form und wird als Quadratschädel bezeichnet Die Zähne sind quergeriffelt, stehen schlecht und sind besonders an der Schneidefläche unregelmäßig geformt. Bei näherer Untersuchung findet man, daß das Brustbein keilförmig vorspringt

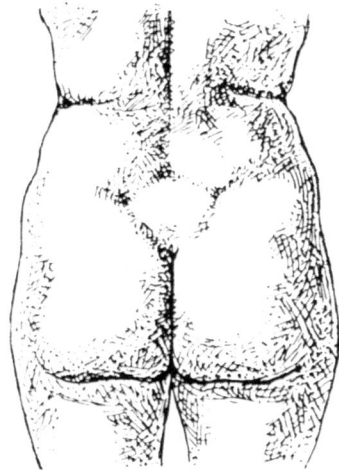

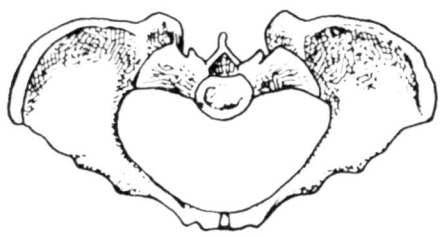

Abb. 229. Raute beim platten Becken. Die Raute ist verbreitert. Das obere Dreieck ist flacher als das untere. (Nach MARTIUS: Lehrbuch der Geburtshilfe.)

Abb. 230. Umriß des platten Beckens. Der Vorberg springt weit vor. Der gerade Durchmesser des Beckeneingangsraumes ist verkürzt. Der Abstand der Darmbeinstachel ist größer als der der Darmbeinkämme. (Nach MARTIUS: Lehrbuch der Geburtshilfe.)

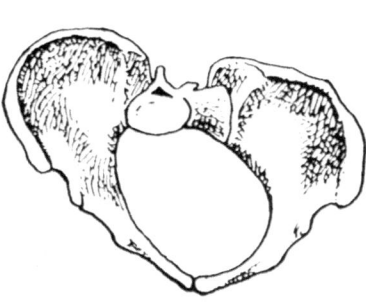

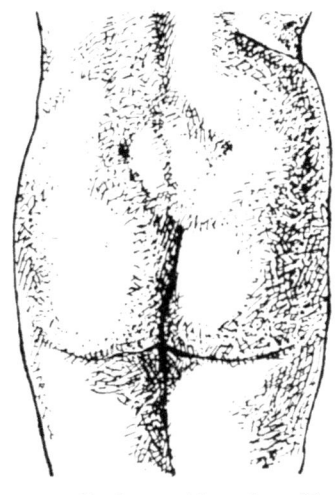

Abb. 231. Beckenumriß eines NAEGELEschen Beckens. Der rechte Kreuzbeinflügel fehlt. (Nach MARTIUS; Lehrbuch der Geburtshilfe.)

Abb. 232. Rückenansicht einer Frau mit schräg-verengtem (NAEGELEschem) Becken. Die Raute ist ungleichmäßig, links schmaler als rechts. Auch die äußere Beckenform ist ungleichmäßig, wie aus der rechtsseitigen Lendenfalte hervorgeht. (Nach MARTIUS: Lehrbuch der Geburtshilfe.)

(Hühnerbrust) oder trichterförmig eingezogen ist (Schusterbrust). Man erkennt eine knotige Auftreibung an den Knorpel-Knochengrenzen der Rippen, den rachitischen Rosenkranz (S. 488). Die

Hüften sind breit, die Wirbelsäule verkrümmt und die Beine nach Art von O-Beinen verformt.

Wenn sich an einer Frau die äußeren Zeichen einer durchgemachten Rachitis finden, braucht das Becken keineswegs rachitisch verbildet zu sein, genau so wie umgekehrt eine äußerlich

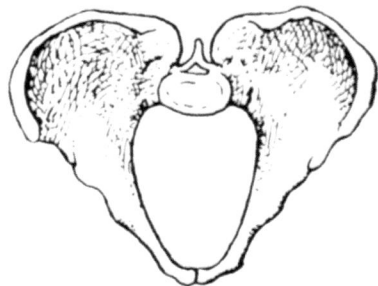
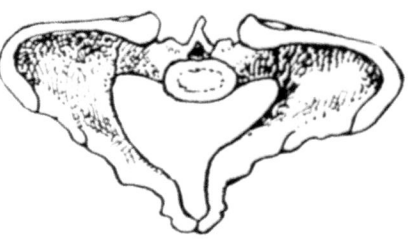

Abb. 233. Beckenumriß des quer verengten Beckens. Die beiden Kreuzbeinflügel fehlen. (Nach MARTIUS: Lehrbuch der Geburtshilfe.)

Abb. 234. Beckenumriß des unregelmäßig verengten Beckens. Der Beckeneingangsraum ist bei der Knochenerweichung durch die Belastung kartenherzförmig eingedrückt. (Nach MARTIUS: Lehrbuch der Geburtshilfe.)

gesunde, in ihrem Knochenbau wohlgebildete Frau die Zeichen einer durchgemachten Rachitis an ihren Beckenformen erkennen lassen kann.

4. Das **schräg verengte Becken** entsteht im allgemeinen dadurch, daß der Druck der Rumpflast und der Gegendruck der die Rumpflast tragenden Schenkelköpfe in der Entwicklungszeit ungleichmäßig auf die beiden Beckenhälften verteilt war. Je früher und je stärker die einseitige Belastung zur Wirkung gekommen ist, desto stärker wird die ungleichmäßige Verformung sein. Das schräg verengte Becken kann durch verschiedene Ursachen entstehen.

a) Wenn eine seitliche Verkrümmung im unteren Teil der Wirbelsäule infolge einer Rachitis besteht, wird davon auch die Lendenwirbelsäule betroffen. Sie neigt sich gegen den Kreuzbeinflügel derselben Seite und belastet ihn stärker, so daß der Oberschenkel einen Gegendruck ausübt, durch den das Becken schräg verschoben wird. Derartige Frauen haben einen hinkenden Gang.

b) In den Fällen, in denen im jugendlichen Alter der Gebrauch eines Beines durch eine einseitige Hüftgelenksentzündung, eine einseitige Hüftgelenksverrenkung, durch die Lähmung eines Beines oder Erkrankung eines Kniegelenkes stark behindert ist, kommt es infolge der Schonung der erkrankten Seite ebenfalls zu einer schrägen Verschiebung des Beckens. Die Kinder stützen sich auf das gesunde Bein, so daß infolge der ungleichmäßigen Belastung des Beckens die Bogenlinie der gesunden Seite abgeflacht und die

Schoßfuge gegen die kranke Seite verschoben wird. Alle diese Veränderungen führen zu einer hinkenden Gangart.

c) Wenn der eine Kreuzbeinflügel fehlt (Abb. 231, 232), wird die kranke Seite nach oben und einwärts gedrängt. Frauen mit einem derartigen Becken hinken. Es fällt ferner auf, daß der eine vordere Darmbeinstachel höher steht als der andere (Naegelesches Becken). Inwieweit es sich bei der Entstehung um einen Anlagefehler oder um einen durch eine Entzündung des Kreuzbein-Hüftbeingelenkes erworbenen Zustand handelt, ist heute noch nicht sicher entschieden.

5. Das **quer verengte Becken** oder das sog. ROBERTsche Becken ist außerordentlich selten. Es entsteht dadurch, daß beide Kreuzbeinflügel fehlen oder verkümmert sind und die Kreuzdarmbeinfugen frühzeitig verknöchern. Im übrigen können geringe Grade einer Querverengung bei den männlichen und kindlichen Becken vorhanden sein (Abb. 233).

6. Während an den bisher geschilderten Becken immer noch ihre ursprüngliche Gestalt zu erkennen ist, lassen die **unregelmäßig verengten Becken** keine Rückschlüsse auf die ursprüngliche Beckenform mehr zu (Abb. 234).

a) Als Ursache derartiger Beckenveränderungen ist eine Stoffwechselerkrankung zu nennen, die vorwiegend das Knochengerüst betrifft und die der Rachitis sehr nahesteht, die Knochenerweichung oder Osteomalazie (S. 239). Bei der Rachitis bleibt das Festerwerden des Knochens infolge Kalkmangels aus, bei der Osteomalazie dagegen wird der schon feste Knochen infolge einer Störung des Kalkstoffwechsels meistens im Verlauf einer Schwangerschaft kalkarm, weich und biegsam. Es ist kein Wunder, daß die biegsam gewordenen Knochen, die der größten Belastung ausgesetzt sind, nämlich die Wirbelsäule und das Becken, durch die Rumpflast und den Gegendruck von unten, sowie durch den Zug der Muskeln, verformt und verunstaltet werden. Vorwiegend durch die Rumpflast knickt das Becken zusammen, so daß der Beckeneingangsraum eine herzförmige Gestalt annimmt.

b) Auch in schweren Fällen einer Rachitis können ähnliche Beckenverbiegungen zustande kommen.

c) Völlig unregelmäßige Verformungen des gesamten Beckens oder einzelner Teile kommen durch vom Knochen ausgehende Geschwülste oder durch Beckenbrüche zustande. Erhebliche Geburtsschwierigkeiten sind möglich.

7. Wenn bei normalen Beckeneingang der Beckenausgang verengt ist, entsteht eine trichterförmige Gestalt des Beckens und man bezeichnet diese Beckenverformung als **Trichterbecken**. Das Trichterbecken ist zwar selten, führt aber in den Fällen, in denen es vorhanden ist, zu sehr schweren geburtshilflichen Regelwidrigkeiten. Geringe Grade einer trichterförmigen Gestalt

des Beckenausgangs sind gar nicht so selten und werden häufig übersehen, da sie sich geburtsmechanisch nicht bemerkbar machen. Das Trichterbecken kann angeboren sein, und man findet es häufig bei Frauen, die auch sonst einen männlichen Körperbau aufweisen Zuweilen wird es durch eine in der Lendenwirbelsäule sitzende Verbiegung verursacht. Das Trichterbecken ist dadurch erkennbar, daß der Schambogen nicht mehr einen Bogen, sondern einen spitzen Winkel bildet, durch den dann Schwierigkeiten bei dem Austrittsmechanismus entstehen können.

Verlauf der Schwangerschaft und Geburt beim engen Becken.

Der Verlauf der Schwangerschaft wird durch das enge Becken im allgemeinen nur wenig beeinflußt. Nur bei hochgradigen Verkrümmungen der Wirbelsäule nach einer vorangegangenen Rachitis ist eine Verkleinerung des Bauchraumes möglich, durch die nicht nur die Bauchdecken überdehnt werden, so daß häufig ein Hängebauch entsteht (Abb. 206, 224), sondern durch die auch die Nachbarorgane, wie Herz und Lunge, verdrängt und in ihrer Tätigkeit beeinflußt werden. Im allgemeinen wird allerdings dieser durch die wachsende Gebärmutter hervorgerufene Raummangel der Gebärmutter wider Erwarten gut vertragen. Der Hebamme fällt aber die Aufgabe zu, schon im Verlauf der Schwangerschaft die Beckenverformungen festzustellen und diese Frauen sogleich oder spätestens zur Geburt einem Arzt zuzuführen, der seinerseits für eine Anstaltsentbindung sorgen wird.

Wie schon aus der Beschreibung der verschiedenen Formen des engen Beckens hervorgeht, bieten die Beckenverformungen so zahlreiche Merkmale, daß es der Hebamme im allgemeinen leicht fällt, diese Regelwidrigkeiten schon äußerlich zu erkennen oder zu vermuten, so daß eine innere Untersuchung im allgemeinen nicht vonnöten ist. Diese darf im Verlauf der Schwangerschaft bis zur 36. Woche mit herangezogen werden (S. 154). Erreicht sie bei der Mastdarmuntersuchung den Vorberg, so besteht eine Verengung des Beckeneingangs und ärztliche Hilfe ist erforderlich. Unter der Geburt soll die Hebamme, wenn äußerlich der Verdacht auf ein enges Becken besteht (S. 143), niemals durch die Scheide untersuchen, da sie dadurch die Voraussetzungen der vom Arzt zu treffenden Maßnahmen verschlechtern kann.

Die **Erkennung des engen Beckens** wird durch folgende Punkte gefördert:

1. Die Vorgeschichte. Sie gibt wertvolle Hinweise. Die Angabe, daß die Frau spät laufen gelernt hat oder das Laufen wieder verlernt hat, deutet auf eine durchgemachte Rachitis mit den daraus folgenden Erscheinungen hin. Vorausgegangene Verletzungen erwecken den Verdacht auf eine Verletzung der

Beckenknochen mit entsprechenden Beckenverformungen. Gliederschmerzen oder zunehmende Schmerzen beim Gehen im Verlauf der Schwangerschaft lassen eine Osteomalazie in Erwägung ziehen, und schließlich muß man bei einer Hüftgelenksverrenkung oder -entzündung ebenso wie bei chronischen Kniegelenksentzündungen in der Kindheit mit der Möglichkeit des Vorliegens eines schräg verengten Beckens rechnen. Bei Mehrgebärenden gibt der Verlauf vorangegangener Geburten wertvolle Hinweise und langdauernde Geburten bei guter Wehentätigkeit erwecken ebenso wie Schräg- oder Querlagen oder andere Einstellungsanomalien den Verdacht auf ein enges Becken.

2. Die Körperbesichtigung. Zarter Körperbau bei schmalen Hüften spricht für ein allgemein verengtes Becken, breite plumpe Hüften bei auffallender Kleinheit des Gesamtkörperbaues weist neben anderen oben aufgeführten Zeichen auf ein plattes Becken hin. Ins Auge fallen immer Versteifungen des Hüftgelenkes, sowie andere Krankheitserscheinungen, die sich früher an den Beinen abgespielt haben und die auf eine schräge Verengung des Beckens hindeuten. Ganz besonders wertvolle Hinweise gibt immer die Betrachtung der MICHAELISschen Raute, durch die schon verhältnismäßig geringgradige Veränderungen der Beckenform deutlich werden.

3. Die äußere Untersuchung. Wenn die beiden vorderen Darmbeinstachel gleich weit von den beiden vorderen Darmbeinkämmen entfernt sind, was man durch Auflegen des Daumens und Zeigefingers (S. 148) feststellen kann, spricht der Befund für ein plattes Becken.

4. Der geburtshilfliche Befund. Immer wird der dringende Verdacht auf ein enges Becken erhoben, wenn bei der geburtshilflichen Untersuchung bei Erstgebärenden im Beginn der Geburt der kindliche Kopf noch über dem Becken steht oder wenn der Kopf bei Mehrgebärenden trotz guter Wehentätigkeit nach dem Blasensprung nicht in das Becken eintritt. Ist bei Erstgebärenden der Kopf zur Seite abgewichen, so ist wahrscheinlich, daß eine Verengung des Beckeneingangs vorliegt, wenn nicht eine übergroße Fruchtwassermenge die Ursache ist oder ein relatives Mißverhältnis zwischen Kopf und Becken besteht.

Es kommt vor, daß zwar die Beckenform eine regelrechte ist, daß aber der Kopf des Kindes für ein normal geformtes Becken zu groß ist. Man beobachtet derartige Fälle nicht selten bei Grenzbevölkerungen, in denen auf der einen Seite kleine, schlank gebaute Frauen und große, kräftige Männer mit großen Schädeln beheimatet sind. Wenn aus derartigen Ehen Kinder geboren werden, entstehen Geburtsschwierigkeiten dadurch, daß der vom Vater ererbte große Schädel des Kindes für das schlank gebaute Becken der Mutter zu groß ist.

Der **Geburtsverlauf**. Selbstverständlich wird das Beckenhindernis im Verlauf der Geburt immer augenfälliger dadurch, daß trotz guter Wehentätigkeit der Kopf nicht tiefertritt. Im allgemeinen ist diese Beobachtung aber für die wirklich gute Hausgeburtshilfe unbrauchbar, da die Voraussetzungen für eine operative Entbindung dann oft nicht mehr gegeben sind. Die Hebamme muß deshalb bemüht sein, eine Beckenverformung schon eher durch die Vorgeschichte, die Körperbesichtigung, die äußere Untersuchung des Beckens und den geburtshilflichen Befund zu erkennen.

Der Verlauf der Geburt beim engen Becken, auch wenn die Verengung keine hochgradige ist, geht immer unter ungünstigen Voraussetzungen vonstatten, und mannigfaltige Komplikationen sind zu erwarten. Es handelt sich dabei sehr häufig um folgende Allgemeinerscheinungen:

1. die Neigung zu regelwidrigen Lagen und Einstellungen des Kindes,
2. schlechte Wehentätigkeit,
3. verzögerte Erweiterung der Weichteile,
4. vorzeitiger oder frühzeitiger Blasensprung,
5. Vorfall der Nabelschnur oder der Gliedmaßen.

Wie vorn schon besprochen wurde, wird der Kopf nach dem Gesetz der Formenübereinstimmung (S. 167) bei einem normalen Becken am Ende der Schwangerschaft eingefangen. Wenn man bedenkt, daß beim engen Becken der Kopf mit dem Beckeneingangsraum zunächst nicht in mechanischer Beziehung steht, und erst der Blasensprung zu einem Einfangen des Kopfes führt, ist klar, daß alle Regelwidrigkeiten der Lage, Haltung und Einstellung beim engen Becken gehäuft vorkommen.

Die Wehentätigkeit ist häufig schlecht, da die Rachitis auch eine Schwäche der Muskulatur zur Folge hat und der verhältnismäßig kleine Uterus häufig überdehnt ist. Auch die Bauchmuskulatur ist bei den untersetzten Frauen, selbst wenn kein wesentlicher Hängebauch besteht, schon im Verlauf der Schwangerschaft stark in Mitleidenschaft gezogen und für die Bauchpresse in der Austreibungszeit untauglich geworden.

Die Weichteile werden nicht nur durch die schlechte Wehentätigkeit mangelhaft eröffnet, sondern es entstehen auch bei guten Wehen erhebliche Schwierigkeiten in der Entfaltung des Geburtskanals. Wie schon auseinandergesetzt wurde (S. 163), kommt die Entfaltung des Geburtskanals zu einem Teil dadurch zustande, daß die Muskulatur über dem vorangehenden Teil zurückgezogen wird. Dieses Zurückziehen der Muskulatur stößt beim engen Becken insofern auf Schwierigkeiten, als jede Wehe den Kopf auf den Beckenring fest aufpreßt und die Weichteile zwischen Kopf und Becken festhält, so daß das

Zurückziehen der Muskulatur sehr erschwert wird. Wenn eine Beckenverengung besteht, die zwar dem Kopf das Eintreten erlaubt, aber erschwert, kann es zu Einklemmungen der Weichteile kommen. Auch Zerreißungen der Gebärmutter können auftreten, wenn die Erschwerung der Eröffnungsperiode durch das enge Becken sehr lange dauert.

Da der hochstehende Kopf zu Beginn der Geburt den Geburtskanal nicht abschließt, sondern Lücken läßt, wird der ganze Wehendruck auf die sich stellende **Fruchtblase** wirksam. Sie pflegt vor- oder frühzeitig zu springen, wodurch bei der lange dauernden Geburt einer aufsteigenden Infektion der Weg in das Innere geöffnet wird.

Aus den gleichen Gründen fallen beim engen Becken häufiger kleine Teile oder die Nabelschnur vor.

Bei dem Eintritt des Kopfes in den engen Beckeneingangsraum sucht sich der Kopf diejenige Haltung und Einstellung, die nach den bekannten Gesetzen für die Raumausnutzung die günstigste ist. Dann gelingt es dem Kopf auch eines ausgetragenen Kindes unter der Voraussetzung einer guten Wehentätigkeit, Beckenverengungen leichten bis mittleren Grades zu überwinden. Das gleiche gilt für ein Mißverhältnis zwischen vorangehendem Teil und Becken, das durch einen übermäßig großen Kopf bei normal weitem Becken bedingt ist.

Geburtsmechanismus beim engen Becken.

Der Geburtsmechanismus beim allgemein-verengten Becken spielt sich so ab, daß zum Zweck der besseren Raumausnutzung nach dem Gesetz der Formenübereinstimmung bei der allgemein verengten fast runden Beckenform der Kopf nicht wie gewöhnlich in einer mittleren Beugehaltung mit gleich hochstehenden Fontanellen und querverlaufender Pfeilnaht eintritt, sondern daß der Kopf schon im Beckeneingangsraum eine verstärkte Beugehaltung mit einem Tiefstand der kleinen Fontanelle und einer schon schräg oder zuweilen gerade verlaufenden Pfeilnaht (hoher Geradstand) wie es bei der regelrechten Geburt erst in der Beckenhöhle oder im Beckenausgang der Fall ist, einnimmt. Bei dieser als **Rödererscher Kopfeinstellung** bezeichneten Art tritt der stark walzenförmig ausgezogene und gebeugte Kopf nicht wie gewöhnlich mit dem geraden Durchmesser entsprechenden Kopfumfang von 34 cm, sondern mit dem kleineren, dem kleinen schrägen Durchmesser entsprechenden Umfang von nur 32 cm in den Beckeneingangsraum ein (S. 83, Abb. 235, 236). Wenn es den treibenden Kräften gelingt, den Durchtritt des Kopfes, der an jeder Stelle des Beckens auf erhöhte Widerstände stößt, zu ermöglichen, findet eine weitgehende Verformung des Schädels statt, bei der das Hinterhauptsbein unter die Scheitelbeine geschoben wird. Eine große Geburtsgeschwulst, die das Tiefertreten des Kopfes vortäuscht, befindet sich auf dem Hinterhaupt. Ausgedehnte Dammrisse können auftreten, da der verengte Schambogen den Kopf dammwärts drängt.

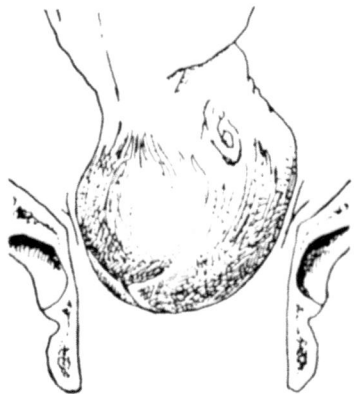

Abb. 235. ROEDERERsche Kopfeinstellung. Der Kopf ist schon im Beckeneingangsraum stark gebeugt (Ansicht im Durchschnitt). (Nach MARTIUS: Lehrbuch der Geburtshilfe.)

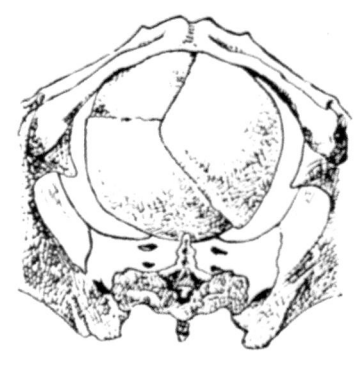

Abb. 236. Tastbefund bei ROEDERERscher Kopfeinstellung. Die Pfeilnaht verläuft im schrägen Durchmesser. Die kleine Fontanelle steht schon im Beckeneingangsraum in der Führungslinie. (Nach MARTIUS: Lehrbuch der Geburtshilfe.)

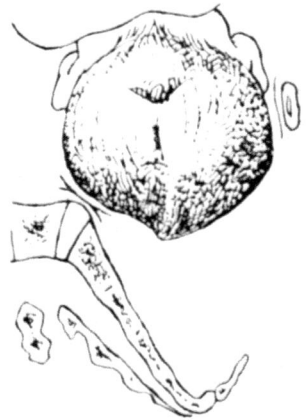

Abb. 237. Vordere Scheitelbeineinstellung im Durchschnitt. Das vordere Scheitelbein übernimmt im Beckeneingangsraum die Führung. (Nach MARTIUS: Lehrbuch der Geburtshilfe.)

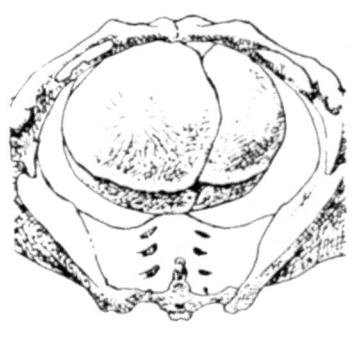

Abb. 238. Tastbefund bei vorderer Scheitelbeineinstellung. Die Pfeilnaht ist dem Vorberg genähert. (Nach MARTIUS: Lehrbuch der Geburtshilfe.)

Bei dem platten Becken wird der Kopf nach dem Blasensprung von den Wehen auf den Beckeneingang gedrängt und das hintere Scheitelbein von dem vorspringenden Vorberg zurückgehalten. Das vordere Scheitelbein senkt sich infolgedessen herab und übernimmt die Führung, so daß es zunächst in dem Beckeneingangsraum als die eine Hälfte des Kopfes hereingeschoben wird.

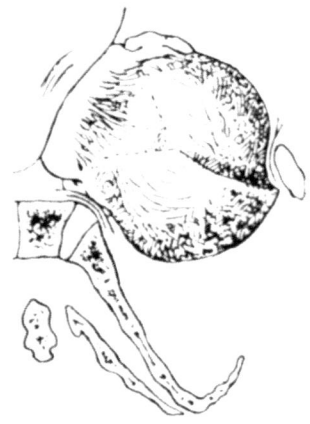
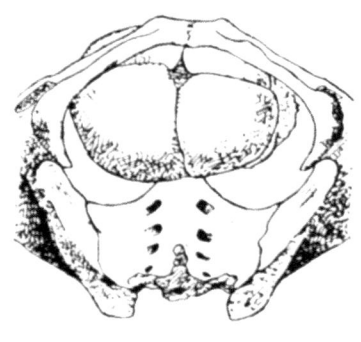

Abb. 239. Hintere Scheitelbeineinstellung im Durchschnitt. Das hintere Scheitelbein übernimmt die Führung (Nach MARTIUS: Lehrbuch der Geburtshilfe.)

Abb. 240. Tastbefund bei hinterer Scheitelbeineinstellung. Die Pfeilnaht ist dem Schambein genähert. (Nach MARTIUS: Lehrbuch der Geburtshilfe.)

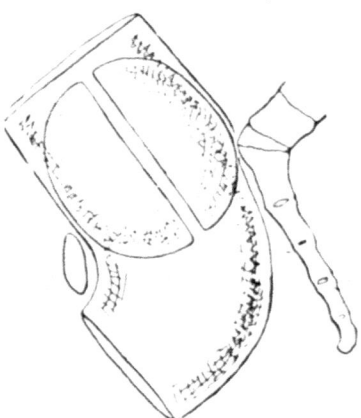
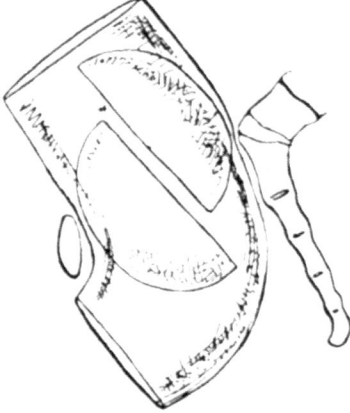

Abb. 241. Schematische Darstellung des Eintrittsmechanismus beim engen Becken. Wenn die beiden Kopfhälften in gleicher Höhe stehen, vermögen sie den Beckeneingangsraum nicht zu überwinden.

Abb. 242. Schematische Darstellung der vorderen Scheitelbeineinstellung. Indem das vordere Scheitelbein tiefer tritt, vermögen die beiden Scheitelbeine nacheinander den verengten Beckeneingangsraum zu überwinden.

Das hintere Scheitelbein mit der anderen Hälfte des Kopfes folgt nach, ähnlich wie wenn einem zu umfangreichen eiförmigen Körper der Durchtritt in ein enges Rohr ermöglicht werden soll. Man teilt diesen in zwei Hälften, stellt ihn schräg und verschiebt die beiden Hälften gegeneinander (Abb. 241, 242). Die querverlaufende

Pfeilnaht befindet sich nicht wie sonst in etwa gleichem Abstand zwischen Schoßfuge und Vorberg, sondern in der Nähe des Vorbergs. Man spricht dann von einer **vorderen Scheitelbeineinstellung** (Abb. 237, 238). Da der große quere Kopfdurchmesser in dem verengten geraden Durchmesser des Beckeneingangs keinen Platz findet, weicht das Hinterhaupt durch eine geringe Streckung nach der Seite aus, das Vorderhaupt senkt sich herab, so daß der um $1^1/_2$ cm kürzere kleine quere Durchmesser des Kopfes in den geraden Durchmesser des Beckeneingangs tritt. Die große Fontanelle steht infolgedessen tief und ist in der Führungslinie zu tasten. Vordere Scheitelbeineinstellung und Tiefstand der großen Fontanelle bedeuten für diese Beckenform die günstigste Einstellung des Kopfes Bei weiterer Wirksamkeit der treibenden Kräfte beginnt nun je nach der Größe des Mißverhältnisses in stunden-, ja tagelanger Geburtsarbeit die Formung des Kopfes. Das hintere Scheitelbein wird unter das vordere geschoben und durch den Druck auf den Vorberg so lange abgeflacht, bis der Kopf die Enge des Beckeneingangs überwinden kann. Wenn der Kopf in das Becken eintritt, entfernt sich die Pfeilnaht wieder vom Vorberg, und die kleine Fontanelle tritt tiefer, worauf der Austritt in regelrechter Weise erfolgen kann.

Der Geburtsverlauf beim platten Becken zeichnet sich dadurch aus, daß die Überwindung des verengten Beckeneingangs, falls sie überhaupt möglich ist, häufig sehr lange Zeit in Anspruch nimmt. Wenn es aber guten Wehen gelungen ist, den Kopf durch weitgehende Formung an der verengten Stelle vorbeizutreiben, kann die weitere Geburt mit Hilfe der Preßwehen überraschend schnell erfolgen, da der Beckenkanal niedrig und der Beckenausgang erweitert ist. Am Kopf des geborenen Kindes kann man häufig die Wirkung des Geburtsmechanismus erkennen. Der Schädel hat eine schiefe Form erhalten, das bei der Geburt hinten gelegene Scheitelbein ist abgeplattet und unter das vordere geschoben. An der Stelle, die am Vorberg vorbeigetrieben wurde, finden sich nicht selten Druckmarken oder selbst Knocheneindrücke (Abb. 346). Auf dem vorderen Scheitelbein besteht eine meist große Kopfgeschwulst.

Eine sehr unerwünschte Kopfeinstellung beim platten Becken ist die **hintere Scheitelbeineinstellung** (Abb. 239, 240). Bei dieser tritt das hintere Scheitelbein tiefer, während das vordere von der Schoßfuge zurückgehalten wird und den Beckenring nach vorn stark überragt. Die Pfeilnaht verläuft in der Nähe der Schoßfuge, so daß in der Nähe des Vorbergs zuweilen ein Ohr zu tasten ist. Wird das vordere Scheitelbein im weiteren Verlauf stark abgeplattet und unter das hintere geschoben, so besteht die Möglichkeit, daß der Kopf eintritt und die weitere Geburt ohne Schwierigkeiten verläuft. Die Kopfgeschwulst befindet sich dann auf dem hinteren Scheitelbein. In den meisten Fällen aber kann das Kind bei dieser regelwidrigen Einstellung den Beckeneingang nicht überwinden, weil der für den Durchtrittsmechanismus unerläßlichen Seitwärtsbeugung durch die Schamfugenhinterfläche sehr bald ein Ziel gesetzt ist.

Ungünstig verlaufen auch die Strecklagen und Beckenendlagen, bei denen der nachfolgende Kopf Schwierigkeiten macht. Auch der Vorfall kleiner Teile oder der Nabelschnur kann die Aussichten für den Geburtsverlauf erheblich verschlechtern.

Bei den **allgemein verengten und platten Becken** muß der für die Verengung im geraden Durchmesser geschilderte Mechanismus versagen, da bei der gleichzeitig bestehenden allgemeinen Verengung der für die Streckung notwendige seitliche Ausweichraum fehlt. Andererseits kann mit der Rödererschen Kopfeinstellung allein der verkürzte gerade Durchmesser nicht überwunden werden. Aus diesem Grunde ist der Kopf ebenso wie bei den seltenen **queren und unregelmäßigen** Verengungen bestrebt, sich durch Änderungen seiner Haltung und Einstellung den vorhandenen Raumverhältnissen anzupassen, indem er sich bald streckt, bald beugt, bis dann die Einstellung zustande kommt, die für die Überwindung des Mißverhältnisses die günstigste ist.

Bei dem **schräg verengten Becken** pflegen wesentliche Schwierigkeiten nur einzutreten, wenn neben der schrägen Form des Beckens noch andere Verengungen bestehen. Der Kopf stellt sich mit schräg verlaufender Pfeilnaht in das schräg verengte Becken ein.

Das Kind ist durch die Geburt beim engen Becken ebenfalls **schweren Schädigungen** ausgesetzt. Der vorzeitige Abfluß des Vorwassers und eines Teiles des Nachwassers führt wegen der Verkleinerung der Gebärmutter häufig zu einer verringerten Sauerstoffzufuhr und zu einer Erstickungsgefahr des Kindes, die durch den nicht seltenen Nabelschnurvorfall noch beträchtlich erhöht wird. Der übermäßige Druck, den der Kopf des Kindes beim Durchgang durch die verengte Stelle auszuhalten hat, führt ebenfalls zu erheblichen Gefahren. Die Schädelknochen werden stark zusammengedrückt und übereinander geschoben, in der Kopfschwarte bildet sich eine große Kopfgeschwulst, manchmal kommt ein Bluterguß unter die Knochenhaut eines Schädelknochens zustande, eine Kopfblutgeschwulst (S. 384). Lediglich durch den Druck, dem das Gehirn ausgesetzt ist, kann das Kind absterben, noch häufiger dadurch, daß es innerhalb des Schädels zu Zerreißungen und Blutergüssen in das Gehirn kommt. Auch andere Geburtsverletzungen des kindlichen Kopfes, wie sie auf S. 383 beschrieben werden, sind nicht selten.

Wegen aller möglichen Folgen für Mutter und Kind ist die **Leitung der Geburt beim engen Becken nicht Sache der Hebamme, sondern des Arztes. Die wichtige Aufgabe der Hebamme ist es, durch ihre Untersuchung rechtzeitig das enge Becken zu erkennen,** um sofort ärztliche Hilfe in Anspruch nehmen zu können. Sie soll diese auch in den Fällen erbitten, in denen sie ein enges Becken auf Grund äußerer Anzeichen nur vermutet. In Anbetracht der vielfach notwendigen geburtshilflichen Eingriffe und großen Operationen, die durch das enge Becken bedingt werden, ist es am zweckmäßigsten, eine Gebärende mit engem Becken ohne vorherige innere Untersuchung einer geburtshilflichen Klinik zu überweisen.

Gegenüber den schweren Störungen, die das enge Becken während der Geburt veranlassen kann, hat das weite Becken nur eine geringfügige Bedeutung. Bei guten Wehen und normaler Kopfgröße erfolgt die Geburt sehr schnell, so daß die Nachteile der übereilten Geburt auftreten können. Bisweilen bleiben die normalen Kopfdrehungen aus, so daß abweichende Einstellungen des Kopfes, z. B. ein tiefer Querstand, entstehen (S. 308).

Zusammenfassend ist noch einmal darauf hinzuweisen, daß die Hebamme in jedem Fall, in dem sie eine Beckenverengung in der Schwangerschaft oder während der Geburt festgestellt hat, für sofortige ärztliche Hilfe zu sorgen hat. Die Vorgeschichte über Erkrankungen in der Kindheit der Schwangeren oder über vorangegangene Geburten, die Besichtigung des gesamten Körperbaues, die äußere Untersuchung sowie die äußere Tastung des Beckens bieten ihr sichere Hinweise für das Bestehen einer Beckenverengung, so daß sie im allgemeinen ohne innere Untersuchung die Hilfe eines Arztes erbitten kann.

Sie muß auch wegen des Verdachtes auf ein enges Becken einen Arzt benachrichtigen, wenn bei einer Erstgebärenden zu Beginn der Geburt der Kopf noch nicht in das Becken eingetreten ist, wie es bei normal großem Kopf und regelrechter Beckenform am Ende der Schwangerschaft der Fall sein soll (S. 136) oder bei einer Mehrgebärenden wegen des Verdachtes auf ein Mißverhältnis zwischen Kopf und Becken, wenn der Kopf bei regelmäßiger und kräftiger Wehentätigkeit unmittelbar nach dem Blasensprung nicht in das kleine Becken eintritt. Nur in den Fällen, in denen diese Untersuchungsmethoden den Verdacht auf ein enges Becken nicht erweckt haben und die Hebamme über den Befund im unklaren verblieben ist, soll sie eine innere Untersuchung vornehmen, und zwar zunächst durch den Darm. Die innere Tastung des Beckens und die eigentümliche Einstellung des vorangehenden Teiles wird die Sachlage im allgemeinen klären. Bis zur Ankunft des Arztes wird die Gebärende zur Vermeidung eines vorzeitigen Blasensprunges unter Beckenhochlagerung sofort hingelegt, ein Hängebauch wird aufgebunden und für die Entleerung der Harnblase gesorgt. Besonders aufmerksam achtet die Hebamme darauf, ob die Anzeichen einer drohenden Gebärmutterzerreißung vorhanden sind. Im übrigen trifft die Hebamme wie immer alle Vorbereitungen für die Ankunft des Arztes.

II. Von dem Ei ausgehende Störungen.
1. Regelwidrigkeiten des Kindes.

Betrachtet man den Verlauf der verschiedenen Arten der natürlichen Geburt des Menschen, so benötigt man einige in der Praxis gebräuchliche Bezeichnungen. Man unterscheidet die **Lage, die Einstellung** und die **Haltung** des Kindes.

Unter **Lage** der Frucht versteht man die Beziehungen der Längsachse des Kindes zur Längsachse der Gebärmutter. Wir unterscheiden die Grad- oder Längslagen, zu denen die Kopf- und Beckenendlagen gehören und die Schräg- und Querlagen (Abb. 243, 244), bei denen sich die Hauptachse des Kindes mit der Hauptachse des mütterlichen Körpers in einen Winkel schneidet.

Unter **Einstellung** der Frucht versteht man die räumlichen Beziehungen zwischen der kindlichen Körperoberfläche und der mütterlichen Innenfläche.

Bei der Feststellung der Einstellung wird

a) durch die äußere Untersuchung die Einstellung des Rückens zum Fruchthalter in Beziehung gebracht und als Rückeneinstellung bezeichnet (Abb. 245). Wenn der Rücken links liegt, spricht man von einer linken oder ersten Lage, liegt der Rücken rechts, von einer rechten oder zweiten Lage,

b) durch die innere Untersuchung, die Einstellung des vorangehenden Teiles der Frucht zum Geburtskanal, bzw. zur Führungslinie in Beziehung gebracht und als Kopf- bzw. Beckenendeinstellung bezeichnet.

Unter **Haltung** der Frucht versteht man die Beziehungen der einzelnen kindlichen Körperteile zueinander, insbesondere die Haltung des Kopfes zum Rücken in der Hals-Kopf-Verbindung. Ist der Kopf gebeugt, so handelt es sich um eine Beugehaltung, ist der Kopf gestreckt, so besteht eine Streckhaltung (Abb. 246).

Abhängig von dem Begriff der Haltung ist also der Begriff der Kopf- bzw. Beckenendeinstellung, so daß man bei den Beugehaltungen nur die Hinterhauptseinstellung, bei den Streckhaltungen die Vorderhaupts-, Stirn und Gesichtseinstellungen unterscheidet.

Im Gegensatz dazu ist die Rückeneinstellung von der Haltung unabhängig, da z. B. bei einer linken Rückeneinstellung sowohl eine Beugehaltung als auch eine Streckhaltung des Kopfes bestehen kann.

a) Regelwidrige Einstellung des Kopfes.

Die regelrechte Einstellung des Kopfes im Beckeneingang ist diejenige, bei der die Pfeilnaht quer oder etwas schräg verläuft und die beiden Fontanellen sich annähernd in gleicher Höhe befinden (S. 170). Nach dem Durchtritt durch das kleine Becken verläßt normalerweise der Kopf mit vorn- und tiefstehender kleiner Fontanelle und im geraden Durchmesser verlaufender Pfeilnaht die

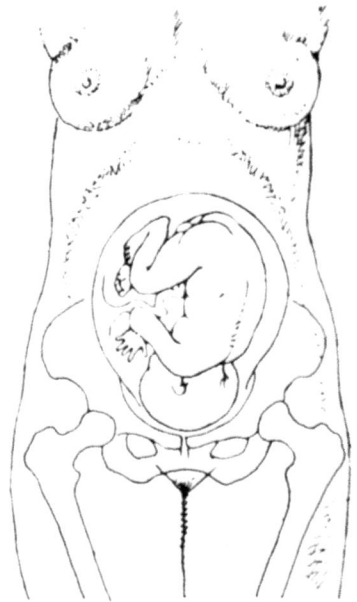

Abb. 243. Längslage. Die Längsachse des Kindes fällt mit der Längsachse des Fruchthalters zusammen.

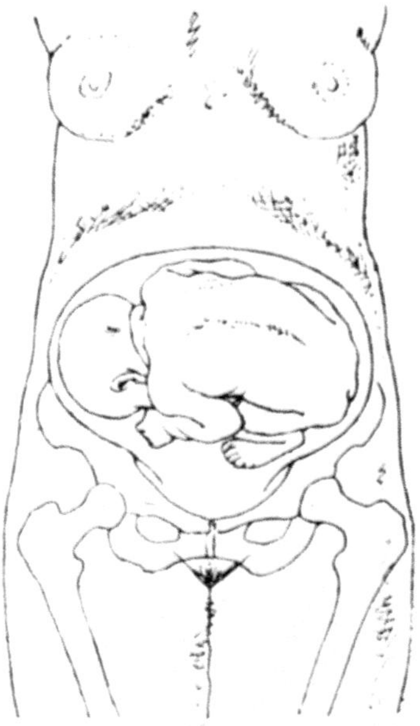

Abb. 244. Querlage. Die Längsachse des Kindes schneidet sich mit der Längsachse des mütterlichen Körpers in einem Winkel.

Geburtswege. Von diesem Normalverlauf gibt es eine Reihe von Abweichungen. Wenn die im Beckeneingang wirkenden Widerstände allseitig sehr groß sind, wie beim allgemein verengten Becken, kommt es schon im Beckeneingangsraum zu einer Kopfeinstellungsanomalie, und zwar zum Tiefstand der kleinen Fontanelle und zur Drehung der Pfeilnaht in den schrägen oder geraden Durchmesser. Man spricht dann von einem hohen Geradstand (S. 301).

Ist der Beckeneingang nur im geraden Durchmesser verengt, wie beim platten Becken, so entwickelt sich durch das Zurückhalten eines Scheitelbeins entweder die Vorderscheitelbeineinstellung oder die Hinterscheitelbeineinstellung (Abb. 237—240 und S. 304).

Wenn der Geburtskanal im Verhältnis zur Größe des Kopfes weit ist, so daß die Widerstände geringer sind oder fehlen, kann der Kopf ohne Drehungen mit querverlaufender Pfeilnaht und seitlich gleich hochstehenden Fontanellen in den Beckenausgang gleiten. Bei dieser als tiefer Querstand bezeichneten Regelwidrigkeit der Einstellung gelingt es häufig, durch Lagerung der Gebärenden auf die Seite der kleinen Fontanelle die ausgebliebenen Drehungen des Kopfes nachzuholen, so daß die kleine Fontanelle nach vorn tritt und die Geburt in regelrechter Weise verläuft (S. 190).

Wenn die Drehung des Kopfes ausbleibt, wird die Geburt des im Beckenausgang stehenden Kopfes in den meisten Fällen ver-

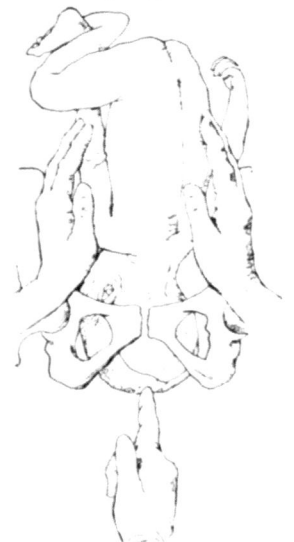

Abb. 245. Durch die äußere Untersuchung wird die Einstellung des Rückens (Rückeneinstellung) festgestellt. Bei der inneren Untersuchung, durch die untere Hand dargestellt, wird der vorangehende Teil der Frucht zum Geburtskanal in Beziehung gebracht und die Kopfeinstellung festgestellt.

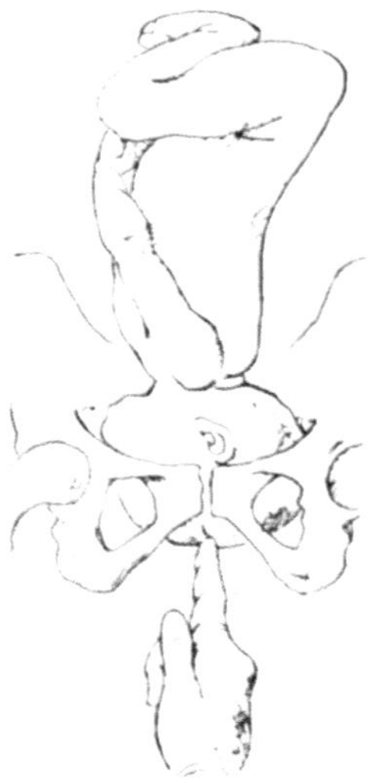

Abb. 246. Durch die innere Untersuchung wird die Haltung der Frucht festgestellt, und zwar die Haltung des Kopfes zum Rücken in der Hals-Kopf-Verbindung. In diesem Falle handelt es sich also um eine Streckhaltung, bei der sich die große Fontanelle in die Führungslinie eingestellt hat.

hindert, denn nur bei sehr kleinen Köpfen ist ein Austritt mit querverlaufender Pfeilnaht möglich. Die Hebamme kann einen tiefen Querstand vermuten, wenn trotz guter Wehen der im Beckenausgang stehende Kopf nicht geboren wird. Übersteigt die Dauer der Austreibungszeit bei sichtbarem Kopf 2 Stunden, so ist ärztliche Hilfe zu erbitten, falls nicht schon vorher eine solche auf Grund von Störungen im Befinden von Mutter und Kind erforderlich wurde.

Falls sich die kleine Fontanelle in Beckenmitte nicht nach vorn, sondern nach hinten dreht, kommt es zur Geburt in hinterer Hinterhauptslage (S. 178).

b) Regelwidrige Haltung des Kindes.

Als Strecklagen* bezeichnet man solche Lagen, bei denen die regelmäßige Beugehaltung der Frucht verändert ist: durch Ent-

---

* Bei Streck„lagen" handelt es sich tatsächlich um Regelwidrigkeiten der Haltung und Einstellung.

fernung des Kinns von der Brust ist der Hals mehr oder weniger gestreckt, die Krümmung des Rückens ist verringert oder aufgehoben, bei den stärkeren Graden von Streckhaltung ist die Brust sogar vorgewölbt.

Man unterscheidet drei verschiedene Grade von **Strecklagen:**
1. Geringster Grad der Streckung: Vorderhauptslage.
2. Stärkerer Grad der Streckung: Stirnlage.
3. Stärkster Grad der Streckung: Gesichtslage.

Bisweilen wird bei weiten Geburtswegen und kleinem Kind der Kopf ohne Einhaltung der normalen Drehungen in Streckhaltung ausgetrieben, wie es z. B. bei Frühgeburten oder bei Zwillingen der Fall sein kann. In anderen Fällen wird bei ausgetragenem Kinde, besonders beim Vorhandensein eines engen Beckens oder eines anderen Hindernisses, z. B. eines vorgefallenen Armes, das Hinterhaupt im Beckeneingang zurückgehalten, so daß Vorderhaupt, Stirn und Gesicht in das Becken hineingetrieben werden. Auch ein seitliches Abweichen des über dem Becken stehenden Kopfes auf eine Beckenschaufel führt gelegentlich zu einer Streckhaltung. Eine Streckhaltung des Kopfes kommt leichter zustande, wenn die Schädelform an sich besonders lang ist, was als Langschädel bezeichnet wird. Selten wird schon in der Schwangerschaft das Kinn von der Brust entfernt, wenn sich eine Geschwulst, z. B. ein Kropf, am Halse des Kindes befindet, oder ein sog. Froschkopf (S. 349) besteht, bei dem durch eine Verkürzung der hinteren Abschnitte des Halses der mißgestaltete Kopf unbeweglich mit dem Rumpf verbunden ist.

Wie bei allen Längslagen kann die Geburt bei Strecklagen durch die Naturkräfte erfolgen. Sind die Geburtswege weit und die Kinder klein, z. B. bei Zwillingen, so treten im allgemeinen keine Schwierigkeiten auf. Aber schon bei normal großen Köpfen dauern die Geburten in Strecklage gewöhnlich länger als die in Hinterhauptslage. Die Blase springt häufig vorzeitig, da die Weichteile dem Kopf nicht so innig wie bei Hinterhauptslage anliegen. Die Austreibungszeit verzögert sich oft, da größere Kopfumfänge als bei Hinterhauptslagen durch das Becken, das womöglich noch verengt ist, gehen müssen. Nicht selten kommt es zur Überdehnung des unteren Abschnittes der Gebärmutter mit ihren gefährlichen Folgezuständen. Dammrisse kommen infolge des Durchschneidens größerer Kopfdurchmesser häufig vor. Schließlich kann auch das Kind geschädigt werden, da durch die starke Streckung des Halses bei langer Geburtsdauer das Gehirn mit Blut überfüllt wird. Die Gefahren für Mutter und Kind sind also weit größer als bei Hinterhauptslage.

Die verhältnismäßig günstigste der 3 Strecklagen ist die Vorderhauptslage. Die äußere Untersuchung ergibt keine wesentlichen Abweichungen von dem Befunde bei Hinterhauptslage. Bei einer inneren Untersuchung fühlt man das Vorderhaupt, gekennzeichnet durch die Pfeilnaht, die große Fontanelle und den Anfang der Stirnnaht, während die kleine Fontanelle meist nicht zu erreichen ist. Bei erster Vorderhauptseinstellung verläuft die Pfeilnaht im Beckeneingang quer oder schräg, große Fontanelle und Anfang der Stirnnaht befinden sich rechts und etwas vorn, bei der zweiten Vorderhauptseinstellung links und etwas vorn. Bei weiterem Fortschreiten der Geburt übernimmt das Vorderhaupt die Führung, der Kopf streckt sich also etwas. Die große Fontanelle tritt tiefer und nach vorn unter den Schambogen, die Stirn legt sich in den Schamfugenausschnitt und das breite Hinterhaupt rollt unter einer Beugebewegung über den Damm. Der Kopfdurchmesser, der durch Becken und Schamspalte geht, reicht vom Nacken bis zur Stirn und beträgt 10,5 cm. Der Kopfumfang beträgt 33 cm. Schließlich tritt unter Streckung des Kopfes das Gesicht als letzter Teil unter der Schoßfuge hervor. Der weitere Austritt des Kindes vollzieht sich wie bei einer Hinterhauptslage. Die Kopfgeschwulst befindet sich auf dem Vorderhaupt nahe der großen Fontanelle, der Kopf ist im senkrechten Durchmesser vergrößert (Abb. 247—258).

Der zweite Grad der Streckung führt zur Stirnlage. Sie ist sehr selten, da sich aus der im Beckeneingang bestehenden Stirneinstellung in den meisten Fällen der stärkste Grad der Streckung, die Gesichtseinstellung, entwickelt. Bleibt aber die Umwandlung in eine Gesichtslage aus, so stellt die Stirnlage die ungünstigste und gefährlichste der 3 Strecklagen dar, weil hierbei der Kopf mit einem sehr großen Kopfumfang (35—38 cm) und einem Durchmesser, der vom Oberkiefer bis zur vorgewölbtesten Stelle der Scheitelbeine reicht und 12 cm mißt, durch das Becken getrieben werden muß.

Schon die äußere Untersuchung führt häufig zur Erkennung der Stirnlage. Sie unterscheidet sich nur unwesentlich von der bei Gesichtslage (S. 318). Bei einer etwa notwendig werdenden inneren Untersuchung kann der Finger bei erweitertem Muttermund die Teile von der großen Fontanelle über die Stirnnaht bis zur Nasenspitze erreichen.

Bei einer ersten Stirnlage verläuft im Beckeneingang die Stirnnaht quer, die große Fontanelle steht links, die Nase rechts. Bei einer zweiten Stirnlage fühlt man die große Fontanelle rechts und die Nase links. Im weiteren Geburtsverlauf übernimmt die Stirn die Führung, tritt tiefer und nach vorn unter den Schambogen. Hier legt sich die Gegend des Oberkiefers in den Schambogen. Dabei verläuft die Stirnnaht nicht wie sonst die Pfeilnaht im geraden Durchmesser, sondern etwas im schrägen Durchmesser, da durch Einpassen des einen Stirnhöckers in den Schambogen die Raumausnutzung des Beckenausgangs eine bessere ist. Das Vorderhaupt und das Hinterhaupt rollen unter Beugung des Kopfes über den Damm. Dann tritt das Gesicht unter

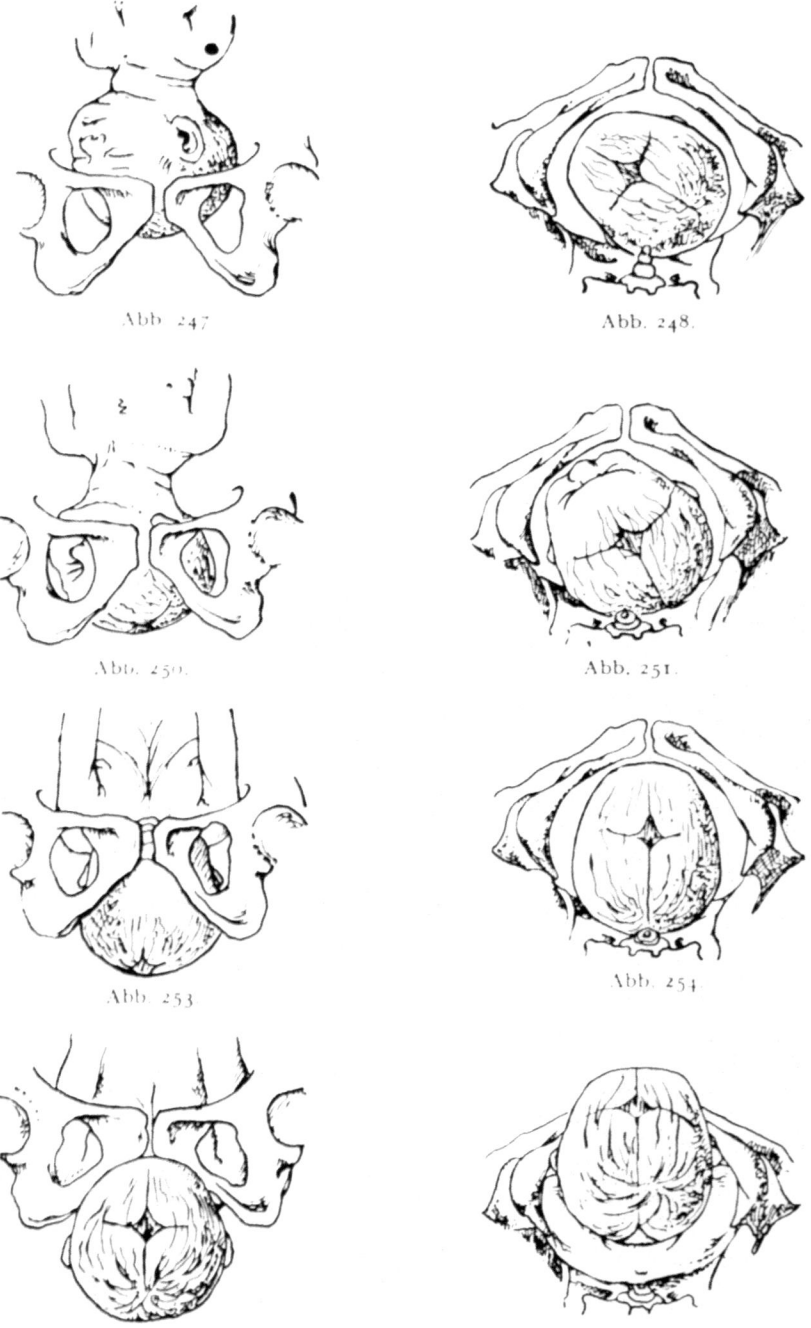

Abb. 247. Abb. 248.

Abb. 250. Abb. 251.

Abb. 253. Abb. 254.

Abb. 256. Abb. 257.

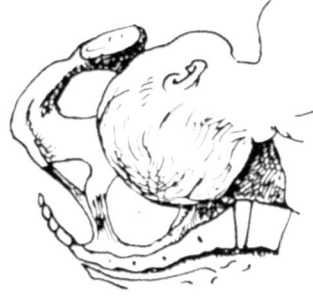

Abb. 249.

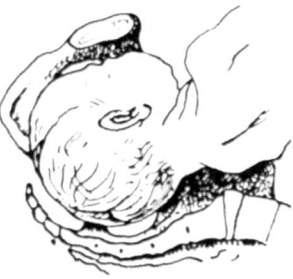

Abb. 252.

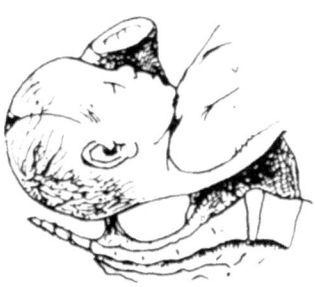

Abb. 255.

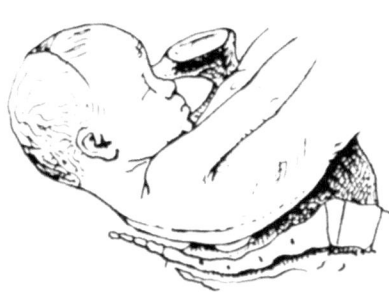

Abb. 258.

Abb. 247. Erste Phase des Geburtsmechanismus bei erster Vorderhauptslage, von vorn gesehen.

Abb. 248. Das gleiche wie Abb. 247, von unten gesehen.

Abb. 249. Das gleiche wie Abb. 247 u. 248, von der Seite gesehen.

Abb. 247—249. Der vorangehende Teil steht im Beckeneingangsraum, die Pfeilnaht etwas im schrägen Durchmesser, dabei die kleine Fontanelle etwas nach hinten. Die große Fontanelle befindet sich schon in der Führungslinie.

Abb. 250. Zweite Phase des Geburtsmechanismus bei erster Vorderhauptslage, von vorn gesehen.

Abb. 251. Das gleiche wie Abb. 250, von unten gesehen.

Abb. 252. Das gleiche wie Abb. 250 u. 251, von der Seite gesehen.

Abb. 250—252. Die große Fontanelle steht als Leitstelle schon tief in der Beckenhöhle. Die kleine Fontanelle hat sich weiter nach hinten gedreht. Die Pfeilnaht steht bei der ersten Vorderhauptslage im zweiten schrägen Durchmesser.

Abb. 253. Austrittsmechanismus bei Vorderhauptslage, von vorn gesehen.

Abb. 254. Das gleiche wie Abb. 253, von unten gesehen.

Abb. 255. Das gleiche wie Abb. 253 u. 254, von der Seite gesehen.

Abb. 253—255. Die Pfeilnaht hat sich in den geraden Durchmesser, die kleine Fontanelle nach hinten gedreht. Die Stirn-Haargrenze legt sich in den Schamfugenausschnitt.

Abb. 256. Austrittsmechanismus bei Vorderhauptslage, von vorn gesehen.

Abb. 257. Das gleiche wie Abb. 256, von unten gesehen.

Abb. 258. Das gleiche wie Abb. 256 u. 257, von der Seite gesehen.

Abb. 256—258. Die weitere Entwicklung des Kopfes kommt dadurch zustande, daß sich der Kopf beugt. Die zur vollständigen Entwicklung des Kopfes noch notwendige Streckung ist nicht dargestellt.

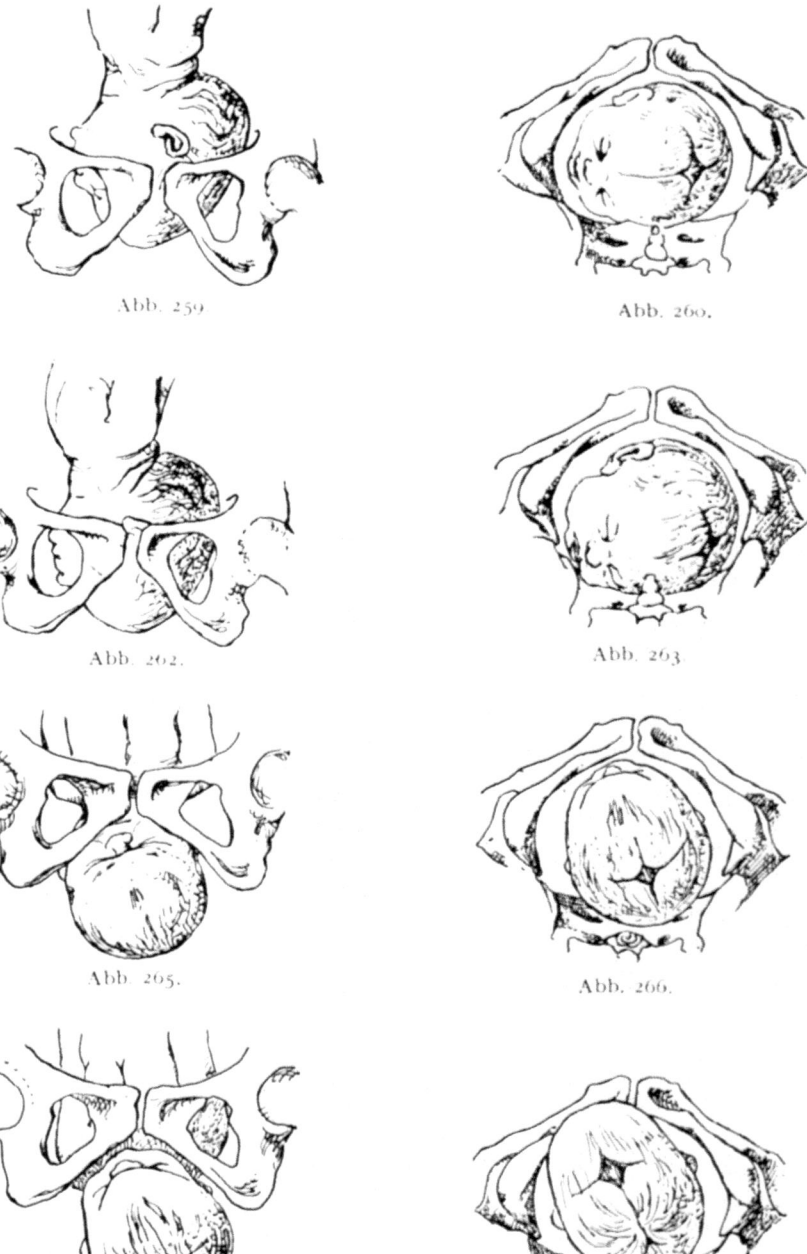

Abb. 259.

Abb. 260.

Abb. 262.

Abb. 263.

Abb. 265.

Abb. 266.

Abb. 268.

Abb. 269.

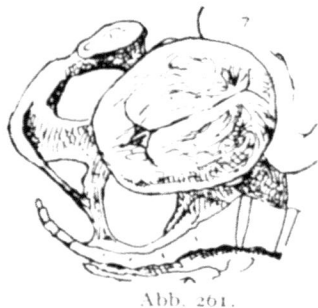

Abb. 261.

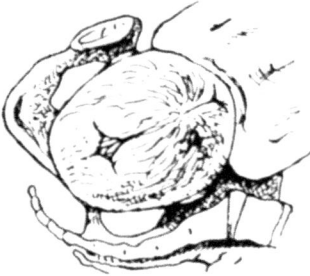

Abb. 264.

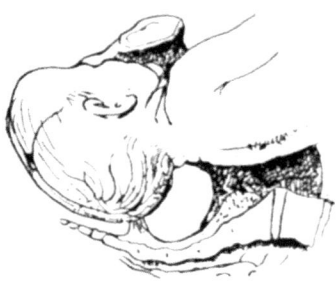

Abb. 267.

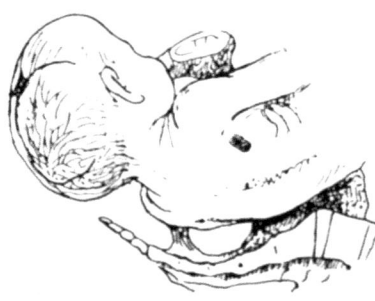

Abb. 270.

Abb. 259. Erste Phase des Geburtsmechanismus bei erster Stirnlage, von vorn gesehen.

Abb. 260. Das gleiche wie Abb. 259, von unten gesehen.

Abb. 261. Das gleiche wie Abb. 259 u. 260, von der Seite gesehen.

Abb. 259—261. Die Stirnnaht, die im queren Durchmesser verläuft, steht in der Führungslinie. Das Hinterhaupt ist in den Nacken geschlagen.

Abb. 262. Zweite Phase des Geburtsmechanismus bei erster Stirnlage, von vorn gesehen.

Abb. 263. Das gleiche wie Abb. 262, von unten gesehen.

Abb. 264. Das gleiche wie Abb. 262 u. 263, von der Seite gesehen. Die punktierte Linie stellt den Beckenboden dar.

Abb. 262—264. Die Leitstelle steht in der Beckenhöhle. Die Stirnnaht verläuft noch im queren Durchmesser.

Abb. 265. Austrittsmechanismus bei erster Stirnlage, von vorn gesehen.

Abb. 266. Das gleiche wie Abb. 265, von unten gesehen.

Abb. 267. Das gleiche wie Abb. 265 u. 266, von der Seite gesehen.

Abb. 265—267. Die Stirn- und Pfeilnaht haben sich in den schrägen Durchmesser gedreht, und zwar bei einer ersten Stirnlage in den zweiten schrägen Durchmesser. Bei der ersten Stirnlage legt sich zur besseren Raumausnutzung der linke Stirnbeinhöcker in den Schamfugenausschnitt. Der Austrittsmechanismus vollzieht sich mit schräg verlaufender Stirnnaht. Die Gegend der Nasenwurzel legt sich in den Schamfugenausschnitt.

Abb. 268. Der weitere Austrittsmechanismus bei erster Stirnlage, von vorn gesehen.
Abb. 269. Das gleiche wie Abb. 268, von unten gesehen.
Abb. 270. Das gleiche wie Abb. 268 u. 269, von der Seite gesehen.

Abb. 268—270. Der weitere Austrittsmechanismus vollzieht sich in der Art, daß sich der Kopf weiter beugt. Die zur vollständigen Entwicklung des Kopfes noch notwendige Streckung ist nicht mehr dargestellt.

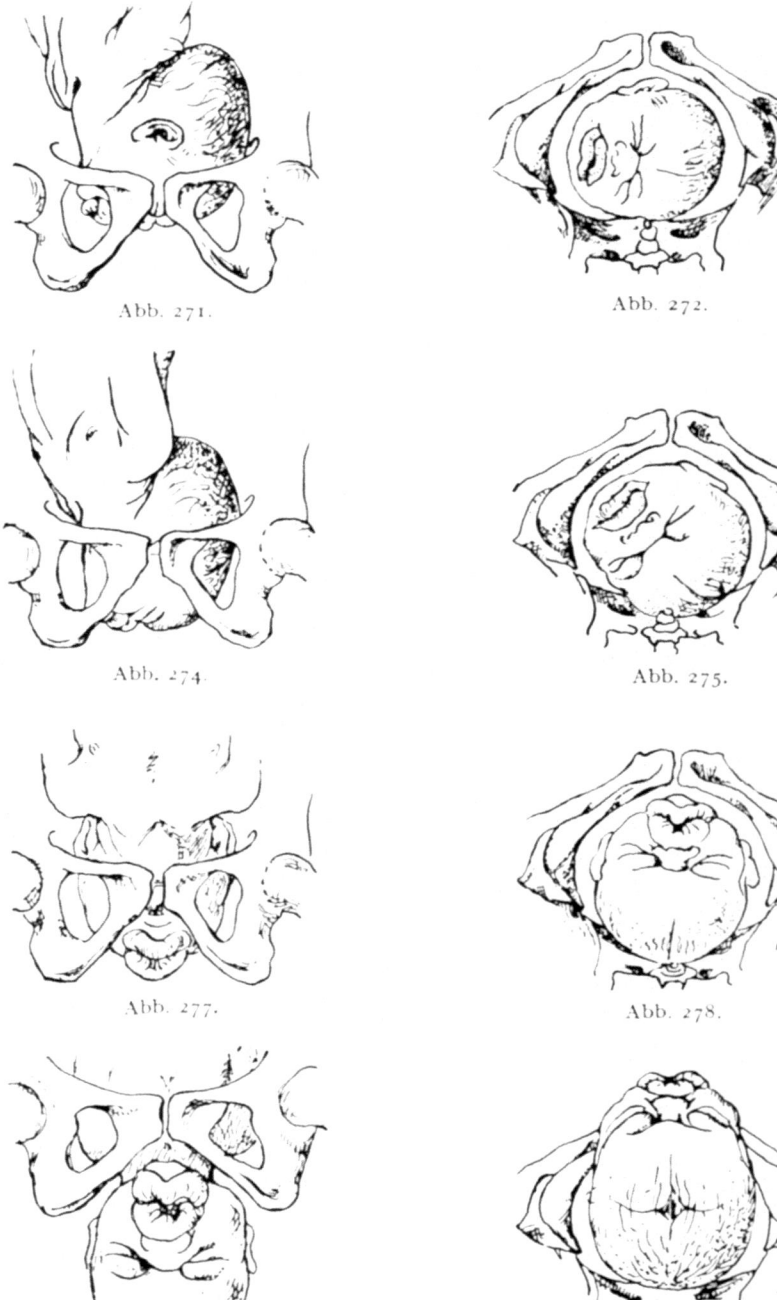

Abb. 271.　　　　　　　　Abb. 272.

Abb. 274.　　　　　　　　Abb. 275.

Abb. 277.　　　　　　　　Abb. 278.

Abb. 280.　　　　　　　　Abb. 281.

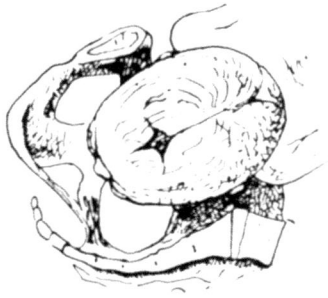

Abb. 273.

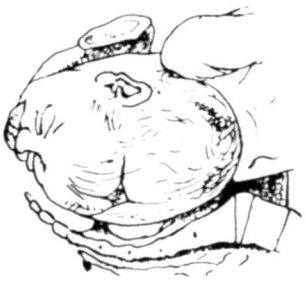

Abb. 276.

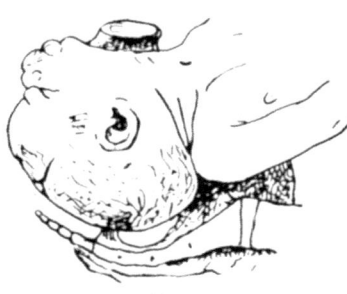

Abb. 279.

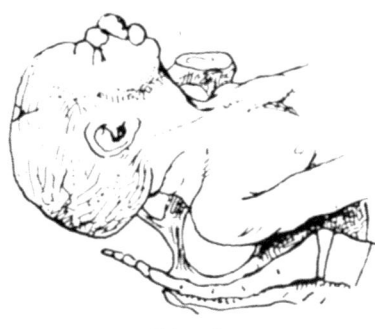

Abb. 282.

Abb. 271. Geburtsmechanismus bei erster Gesichtslage, von vorn gesehen.

Abb. 272. Das gleiche wie Abb. 271, on unten gesehen.

Abb. 273. Das gleiche wie Abb. 271 u. 272, von der Seite gesehen.

Abb. 271—273. Die Gesichtslinie verläuft quer. In der Führungslinie befindet sich das Gesicht. Die Leitstelle hat in diesem Falle den Beckeneingangsraum durchschritten. Das Hinterhaupt ist stark in den Nacken geschlagen. (vgl. Abb. 116.)

Abb. 274. Weiterer Verlauf der Geburt bei erster Gesichtslage, von vorn gesehen.

Abb. 275. Das gleiche wie Abb. 274, von unten gesehen.

Abb. 276. Das gleiche wie Abb. 274 u. 275, von der Seite gesehen.

Abb. 274—276. Das Gesicht ist mit querverlaufender Gesichtslinie bis auf den Beckenboden gekommen. Die Geburtsgeschwulst befindet sich in der Gegend der Nase und der Lippen. Die Lippen sind schon stark geschwollen.

Abb. 277. Austrittsmechanismus bei Gesichtslage, von vorn gesehen.

Abb. 278. Das gleiche wie Abb. 277, von unten gesehen.

Abb. 279. Das gleiche wie Abb. 277 u. 278, von der Seite gesehen.

Abb. 277—279. Die Gesichtslinie verläuft im geraden Durchmesser. Die Gegend des Kehlkopfes legt sich in den Schamfugenausschnitt.

Abb. 280. Weiterer Austrittsmechanismus bei Gesichtslage, von vorn gesehen.

Abb. 281. Das gleiche wie Abb. 280, von unten gesehen.

Abb. 282. Das gleiche wie Abb. 280 u. 281, von der Seite gesehen.

Abb. 280—282: Durch Beugung des Kopfes werden die Stirn, Vorderhaupt und Hinterhaupt geboren.

Streckung des Kopfes vollends unter der Schoßfuge hervor (Abb. 259—270).

Der Kopf des in Stirnlage geborenen Kindes wird beim Durchtritt durch das Becken stark geformt und die Kopfgeschwulst befindet sich auf der Stirn.

Der stärkste Grad der Streckung ist die Gesichtslage. Häufig erkennt man schon, ebenso wie bei der Stirnlage, durch die äußere Untersuchung die Gesichtslage. Die Herztöne sind auf der Seite der kleinen Teile am deutlichsten wahrnehmbar, weil die vorgewölbte Brust der Gebärmutterwand anliegt (Abb. 116). Da der Kopf in den Nacken geschlagen ist, entsteht zwischen dem oberhalb des Beckens tastbaren Hinterhaupt und der überstreckten Rückenfläche des Kindes eine tiefe Furche, die durch die Bauchdecken deutlich zu fühlen oder zu sehen ist.

Erste Gesichtslage: Rücken links, Hinterhaupt oberhalb der linken vorderen Beckenwand fühlbar, kleine Teile rechts, Herztöne gleichfalls rechts.

Zweite Gesichtslage: Rücken rechts, oberhalb der rechten vorderen Beckenwand das Hinterhaupt fühlbar, kleine Teile links, Herztöne ebenfalls links.

Bei einer etwa notwendigen inneren Untersuchung fühlt man bei erweitertem Muttermund die Stirn, Augenhöhlenränder, Nasenbein, Mund und Kinn. Die Stelle der Pfeilnaht vertritt eine Linie, die man sich von der Stirnnaht über den Nasenrücken zum Kinn gezogen denkt, und die man als Gesichtslinie bezeichnet.

Bei erster Gesichtslage verläuft im Beckeneingang die Gesichtslinie quer, die Stirn steht links und das Kinn rechts.

Bei zweiter Gesichtslage steht die Stirn rechts und das Kinn links (Abb. 271—282).

Das Kinn übernimmt die Führung, tritt bei weiterem Geburtsverlauf nach vorn und tiefer und zuerst aus der Schamspalte. Die Gesichtslinie verläuft in der Beckenmitte schräg, im Beckenausgang gerade. In den Schoßfugenausschnitt legt sich der Hals, dann rollen unter Beugung Stirn, Vorderhaupt und Hinterhaupt über den Damm. Der durch Becken und Schamspalte tretende Kopfdurchmesser verläuft vom Halse bis zur Wölbung der Scheitelbeine und mißt 11 cm. Der Kopfumfang beträgt 33 cm (Abb. 94).

Die Geburtsgeschwulst befindet sich auf der vorangehenden Gesichtshälfte. Sie entstellt bei starker Schwellung, die sogar zur Blasenbildung führen kann, durch ihre tiefblaue Färbung das Kind erheblich. Der Kopf ist nach hinten lang ausgezogen und von oben nach unten abgeflacht.

Eine Verwechslung der Gesichtslage mit Steißlage kommt nicht selten vor, weil bei einer etwa notwendig gewordenen inneren Untersuchung die geschwollenen Gesichtsteile und die Mundöffnung für das Gesäß und den After gehalten werden. Maßgebend für die Unterscheidung sind vor allem einerseits die Knochen des

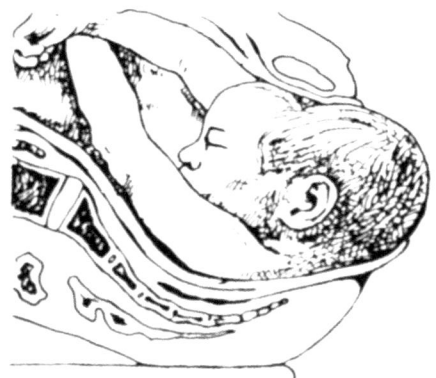

Abb. 283. Hintere Hinterhauptslage. Bei dem Austrittsmechanismus muß sich der stark gebeugte Kopf noch stärker beugen, um das Knie des Geburtskanals zu überwinden. Die Geburt ist deshalb in diesen Fällen erschwert. (Nach MARTIUS: Lehrbuch der Geburtshilfe.)

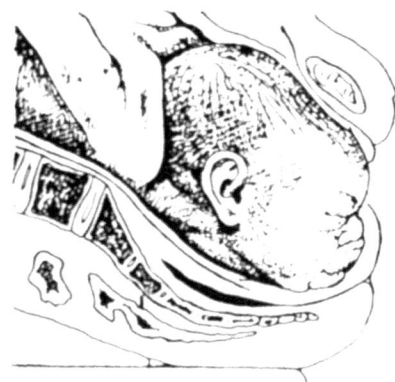

Abb. 284. Austrittsmechanismus bei Gesichtslage, Kinn hinten. Zur Überwindung des Knies des Geburtskanals müßte sich der schon stark gestreckte Kopf noch stärker strecken. Da dies unmöglich ist, kann das Kind lebend nicht geboren werden. (Nach MARTIUS: Lehrbuch der Geburtshilfe.)

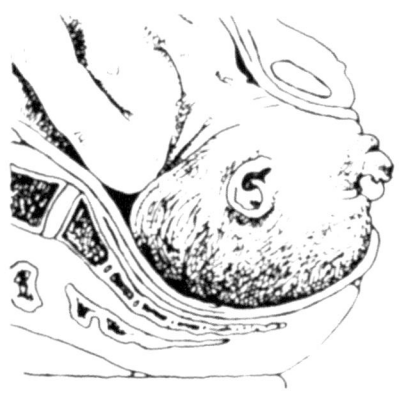

Abb. 285. Austrittsmechanismus bei Gesichtslage, Kinn vorn. Die Gegend des Kehlkopfes legt sich in den Schamfugenausschnitt, der Kopf beugt sich und überwindet so das Knie des Geburtskanals. (Nach MARTIUS: Lehrbuch der Geburtshilfe.)

Gesichtes, die Augenhöhlenränder, der Nasenrücken und das Kinn und andererseits das Kreuzbein und der Sitzbeinhöcker (S. 327). Außerdem fühlt man im Mund die harten Kieferränder. Wegen der Möglichkeit der Verletzung der geschwollenen Weichteile, insbesondere der Augen, muß die Untersuchung noch vorsichtiger ausgeführt werden, als es sonst schon notwendig ist.

Eine besondere Gefahr droht, wenn das Kinn sich während des Geburtsverlaufes nicht nach vorne dreht, sondern hinten bleibt. Zur Überwindung des Knies des Geburtskanals müßte der schon stark gestreckte Kopf sich noch weiter strecken (Abb. 284, 285). Da die erforderliche Streckung unmöglich ist, führt diese Art der Einstellung zu einer Geburtsunmöglichkeit. Aus diesem Grunde kommt es für die Hebamme von vornherein darauf an, diesen Zustand durch eine geeignete Lagerung zu vermeiden, und zwar wird wie immer in der Geburtshilfe auf die Seite des Teiles gelagert, der tiefertreten und nach vorne kommen soll (S. 190). Hier soll das Kinn sich nach vorne drehen, also muß die Frau auf die Seite des kindlichen Kinns gelagert werden.

Stellt man die Einstellung des Rückens, die Einstellung des Kopfes, den Stemmpunkt, mit dem der Kopf sich in den Schamfugenausschnitt legt, und den Austrittsmechanismus des Kopfes bei den verschiedenen Haltungs- und Kopfeinstellungsanomalien dem Geburtsmechanismus der gewöhnlichen Hinterhauptslage gegenüber, so ergibt sich folgendes:

	Gewöhnliche Hinterhauptslage (S. 171)	Hintere Hinterhauptslage (S. 178)	Vorderhauptslage (S. 310)	Stirnlage (S. 311)	Gesichtslage Kinn vorn (S. 318)	Gesichtslage Kinn hinten (S. 320)
Rücken	vorn	hinten	hinten	hinten	hinten	vorn
Leitstelle	kleine Fontanelle	kleine Fontanelle	große Fontanelle	Stirn	Gesicht	Gesicht
Stemmpunkt	Hinterhauptshöcker	große Fontanelle	Stirn-Haargrenze	Oberkiefer	Kehlkopf	geburtsunmöglich, da weitere Streckung des gestreckten Kopfes nicht möglich.
Austrittsmechanismus	Streckung	Beugung-Streckung	Beugung-Streckung	Beugung-Streckung	Beugung	

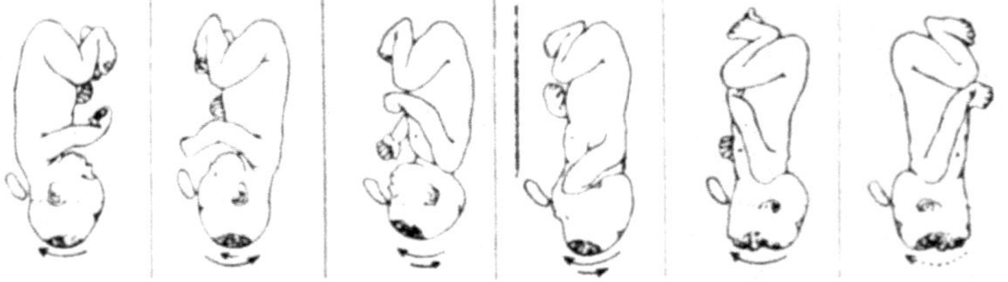

Abb. 286. Schematische Darstellung des Austrittsmechanismus bei den verschiedenen Schädellagen.

Verhalten der Hebamme.

Wegen der Gefährdung von Mutter und Kind soll die Hebamme bei Strecklagen die Leitung der Geburt einem Arzt übergeben. In den meisten Fällen von Gesichts- und Stirnlagen führt schon die äußere Untersuchung zur Erkennung der Streckhaltung, so daß jede innere Untersuchung unnötig ist. Muß ausnahmsweise eine innere Untersuchung stattfinden, so führt die Hebamme sie rektal und bei stehender Blase so vorsichtig aus, daß die Blase nicht springt.

Bei der Stirnlage lagert sie die Frau auf die Seite der Nase, damit möglicherweise das Kinn tiefertritt und aus der Stirnlage die günstigere Gesichtslage entsteht.

Bei der Gesichtslage lagert sie die Frau auf die Seite des Kinns, damit das Tiefertreten und die Drehung des Kinns unter die Schamfuge erleichtert und eine Gesichtslage mit nach hinten stehendem Kinn vermieden wird.

Das durch die Geburtsgeschwulst entstellte Kind soll sie der Mutter nicht sogleich zeigen. Die Geschwulst verschwindet von selbst in wenigen Tagen.

Bei allen Strecklagen ist der Damm stark gefährdet. Der Dammschutz, d. h. das langsame Durchleiten des Kopfes ist daher mit besonderer Sorgfalt auszuführen.

Beckenendlagen.

Als Beckenendlage oder Steißlage bezeichnet man eine Längslage, bei der das untere Körperende vorangeht. Unter 100 Geburten erfolgen etwa 3 in Beckenendlage. Diese verlaufen in ungefähr gleicher Zahl als

1. **Steißlagen**, bei denen die Beine des Kindes nach oben geschlagen sind (Abb. 287),

2. **Steiß-Fuß-Lagen**, die vollständig oder unvollständig sein können. Liegen beide Füße, die dann im Knie gebeugt sind, neben dem Steiß, so handelt es sich um eine **vollkommene Steiß-Fuß-Lage** (Abb. 288); liegt nur ein Fuß neben dem Steiß, während der andere hochgeschlagen ist, so spricht man von einer **unvollkommenen Steiß-Fuß-Lage** (Abb. 289).

3. **Fußlagen**, bei denen während der Geburt beide Füße (vollkommene Fußlage, Abb. 290) oder ein Fuß (unvollkommene Fußlage, Abb. 291) herabgesunken sind und gestreckt nach unten liegen.

4. Gelegentlich liegen auch ein oder beide Knie vor. Man spricht dann entsprechend von vollkommener oder unvollkommener **Knielage**.

Die Ursache der Beckenendlagen läßt sich nicht immer feststellen. Sie werden gehäuft bei vermehrter oder verminderter Fruchtwassermenge, bei Zwillingen, bei engem Becken und bei dem Vorliegen des Mutterkuchens beobachtet.

Die Beckenendlagen sind Längslagen, deren Geburt im allgemeinen von den Naturkräften unter Einhaltung eines bestimmten

Geburtsmechanismus vollendet wird (Abb. 292—303). Dieser gestaltet sich bei der Steißlage folgendermaßen: die **Hüftbreite**,

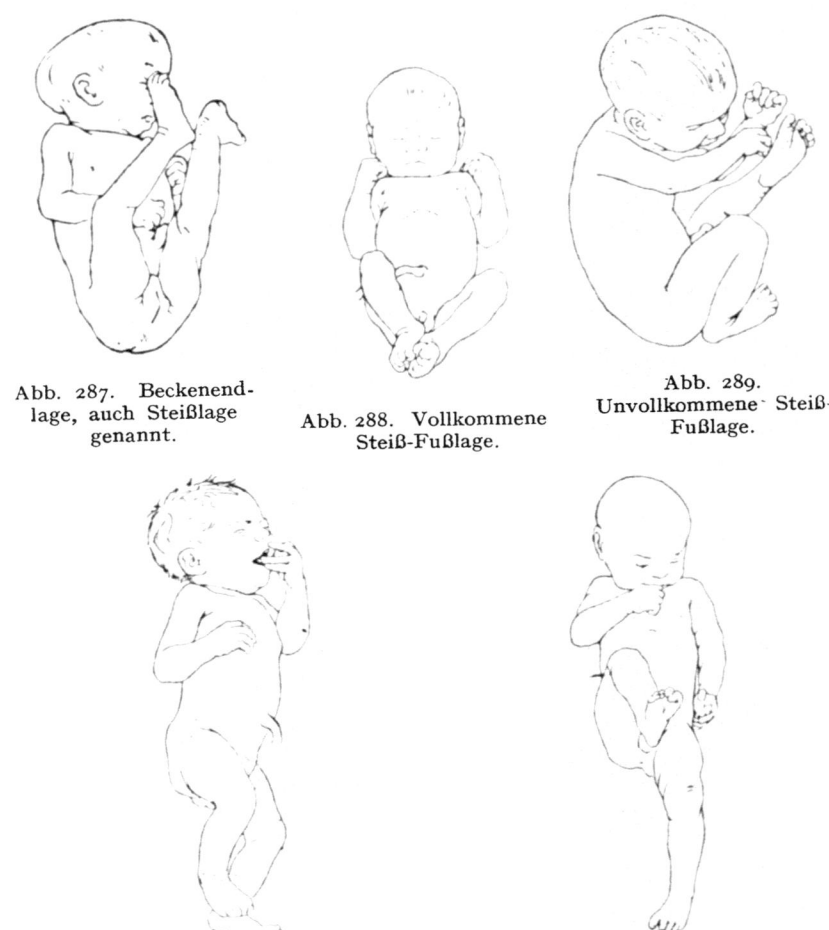

Abb. 287. Beckenendlage, auch Steißlage genannt.

Abb. 288. Vollkommene Steiß-Fußlage.

Abb. 289. Unvollkommene Steiß-Fußlage.

Abb. 290. Vollkommene Fußlage.

Abb. 291. Unvollkommene Fußlage.

d. h. der größte Durchmesser des Steißes, tritt in den schrägen, seltener in den queren Durchmesser des Beckeneingangsraumes (Abb. 292—294). Auch in der Beckenmitte steht die Hüftbreite im schrägen, im Beckenausgang im geraden Durchmesser. Die vorangehende vordere Hüfte tritt tiefer und legt sich in den Schambogen hinein, während die hintere Hüfte über den Damm schneidet, wobei der Steiß nach vorn steigt (Abb. 295—297). Während dieser Zeit befand sich der Rücken seitlich. Sobald der Steiß geboren ist, treten die Schultern mit querverlaufender Schulterbreite in den

Geburtsmechanismus bei erster Steißlage.

Äußere Untersuchung:		Rücken links und meist etwas vorn, Kopf im Gebärmuttergrund.
Beckeneingang:	Steiß:	Hüftbreite im zweiten oder rechten schrägen Durchmesser.
	Schulter:	Schulterbreite im zweiten oder rechten schrägen Durchmesser.
	Kopf:	Pfeilnaht quer.
Beckenhöhle:	Steiß:	Hüftbreite im zweiten oder rechten schrägen Durchmesser, linke Hüfte in der Führungslinie.
	Schulter:	Schulterbreite im zweiten oder rechten schrägen Durchmesser.
	Kopf:	Pfeilnaht im ersten oder linken schrägen Durchmesser.
Beckenausgang:	Steiß:	Hüftbreite im geraden Durchmesser, die linke Hüfte stemmt sich als vordere unter der Schoßfuge an.
	Schulter:	Schulterbreite im geraden Durchmesser, vordere linke Schulter unter der Schamfuge.
	Kopf:	Pfeilnaht im geraden Durchmesser, Nackengrube stemmt sich an, Gesicht, Stirn, Vorderhaupt, Hinterhaupt werden geboren.

Geburtsmechanismus bei zweiter Steißlage.

Äußere Untersuchung:		Rücken rechts, meist etwas vorn, Kopf im Gebärmuttergrund, Steiß im Beckeneingang.
Beckeneingang:	Steiß:	Hüftbreite im ersten oder linken schrägen Durchmesser.
	Schulter:	Schulterbreite im ersten oder linken schrägen Durchmesser.
	Kopf:	Pfeilnaht quer.
Beckenhöhle:	Steiß:	Hüftbreite im ersten oder linken schrägen Durchmesser. Rechte Hüfte in der Führungslinie.
	Schulter:	Schulterbreite im ersten oder linken schrägen Durchmesser.
	Kopf:	Pfeilnaht im zweiten oder rechten schrägen Durchmesser.
Beckenausgang:	Steiß:	Hüftbreite im geraden Durchmesser, rechte Hüfte stemmt sich als vordere unter der Schoßfuge an.
	Schulter:	Schulterbreite im geraden Durchmesser, vordere rechte Schulter unter der Schamfuge.
	Kopf:	Pfeilnaht im geraden Durchmesser, Nackengrube stemmt sich an, Gesicht, Stirn, Vorderhaupt, Hinterhaupt werden geboren.

Beckeneingangsraum ein. Der Rücken dreht sich deshalb etwas nach vorn. Der Rumpf wird tiefer getrieben, die Beine fallen heraus. Die Schulterbreite tritt in demselben schrägen Durchmesser wie die Hüftbreite durch Beckeneingang und Beckenmitte. Der Rücken dreht sich wieder nach der Seite und die vordere Schulter tritt unter der Schamfuge hervor, während die hintere Schulter

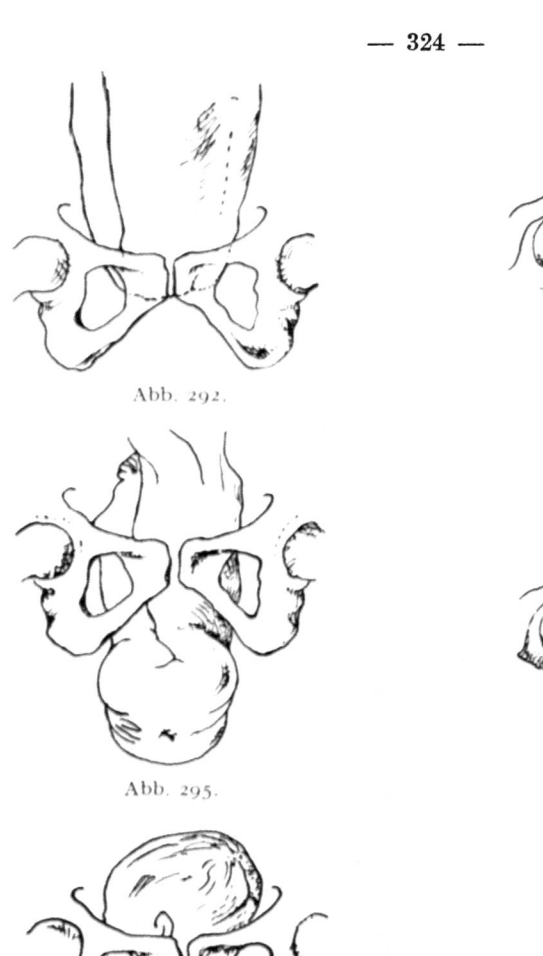

Abb. 292.

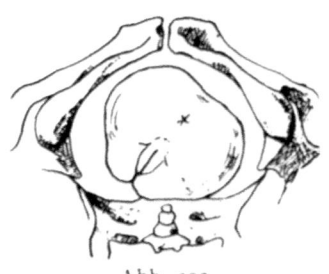

Abb. 293.

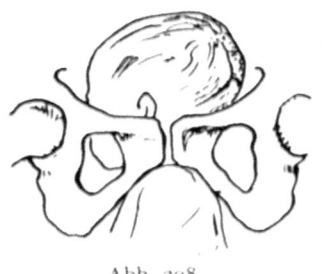

Abb. 295.

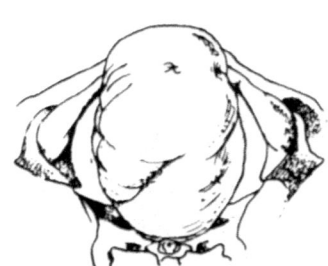

Abb. 296.

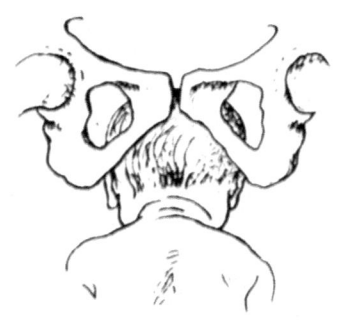

Abb. 298.

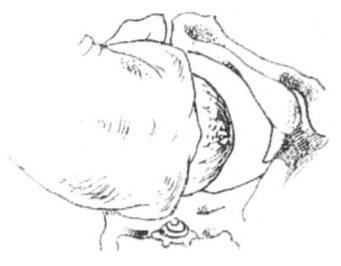

Abb. 299.

Abb. 301.

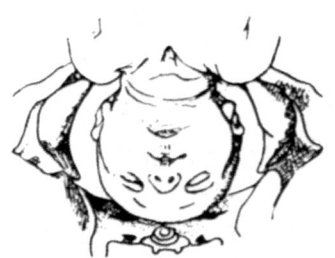

Abb. 302.

— 325 —

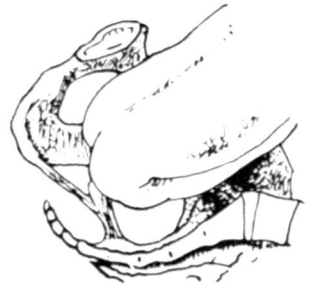

Abb. 294.

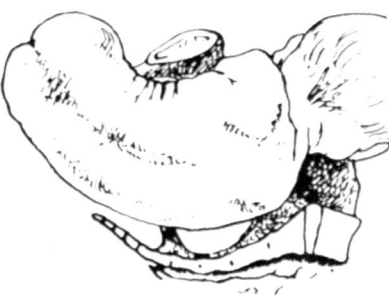

Abb. 297.

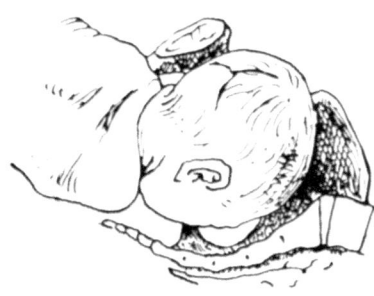

Abb. 300.

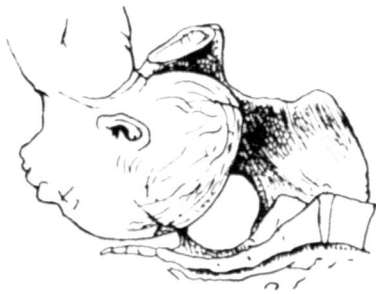

Abb. 303.

Abb. 292. Eintreten des Steißes bei erster Beckenendlage in den Beckeneingangsraum, von vorn gesehen.

Abb. 293. Das gleiche wie Abb. 292, von unten gesehen.

Abb. 294. Das gleiche wie Abb. 292 u. 293 von der Seite gesehen.

Abb. 292—294. Der Steiß als führender Teil befindet sich in dem Beckeneingangsraum mit schräg verlaufender Hüftbreite. Die Hüftbreite verläuft bei erster Steißlage meist im zweiten schrägen Durchmesser.

Abb. 295. Austrittsmechanismus bei erster Steißlage, von vorn gesehen.

Abb. 296. Das gleiche wie Abb. 295, von unten gesehen.

Abb. 297. Das gleiche wie Abb. 295 u. 296, von der Seite gesehen.

Abb. 295—297. Die vorangehende vordere Hüfte hat sich in den Schamfugenausschnitt gelegt, die hintere Hüfte ist über den Damm geboren. Die Hüftbreite verläuft im geraden Durchmesser.

Abb. 298. Austrittsmechanismus der Schultern und Geburtsmechanismus des nachfolgenden Kopfes bei Beckenendlage, von vorn gesehen.

Abb. 299. Das gleiche wie Abb. 298, von unten gesehen.

Abb. 300. Das gleiche wie Abb. 298 u. 299, von der Seite gesehen.

Abb. 298—300. Bei dem Eintritt der Schulterbreite in den Beckeneingangsraum hatte sich der Rücken nach vorn gedreht. Im weiteren Verlauf dreht sich der Rücken wieder nach der Seite. Dadurch kommt die Schulterbreite in den geraden Durchmesser des Beckenausgangs. Die Pfeilnaht des noch im Beckeneingangsraum stehenden Kopfes verläuft im queren bis schrägen Durchmesser. Die vordere Schulter tritt unter der Schamfuge hervor, während die hintere Schulter über den Damm geboren wird.

Abb. 301. Austrittsmechanismus des Kopfes bei Beckenendlage, von vorn gesehen. Abb. 302. Das gleiche wie Abb. 301, von unten gesehen.

Abb. 303. Das gleiche wie Abb. 301 u. 302, von der Seite gesehen.

Abb. 301—303. Bei dem Austrittsmechanismus des Kopfes legt sich die Haargrenze in den Schamfugenausschnitt, nachdem sich das Gesicht nach unten gedreht hat. Kinn, Gesicht, Stirn und große Fontanelle werden entsprechend dem Knie des Geburtskanals nacheinander über den Damm geboren.

über den Damm rollt (Abb. 298—300). Zur gleichen Zeit tritt der Kopf mit querverlaufender Pfeilnaht in den Beckeneingang und dreht sich in Beckenmitte mit der Pfeilnaht in den der Schulterbreite entgegengesetzten schrägen Durchmesser, wobei das Hinterhaupt gegen die Schoßfuge sieht. Hierbei ist der Rücken wieder nach vorn gerichtet. Die Halswirbelsäule wird geboren, bis die Haargrenze sich in den Schambogen hineinlegen kann (Abb. 301 bis 303). Hierauf rollen Kinn, Gesicht, Stirn, große Fontanelle und Hinterhaupt nacheinander über den Damm. Der Kopf tritt also, wie bei Schädellage, mit dem kleinen Kopfumfang, nur in umgekehrter Richtung aus.

In selteneren Fällen, in denen der Rücken im Beginn nicht vorn seitlich, sondern hinten seitlich gelegen hat (zweite Unterart), dreht er sich im späteren Verlauf stets nach links oder rechts vorn.

Fuß- und Knielagen folgen dem gleichen Mechanismus wie die Steißlagen. Bei erster Fußlage ist der vorangehende Fuß der linke, bei zweiter der rechte. Wenn bei unvollkommener Fußlage der hintere, dem Kreuzbein zugekehrte Fuß vorliegt, dreht er sich im weiteren Geburtsverlauf fast immer nach vorn, so daß er unter der Schoßfuge liegt. Diese Drehung ist ebenfalls nach dem Gesetz der leichtesten Abbiegbarkeit zu erklären, da der andere hochgeschlagene Fuß den kindlichen Körper schient und seine Abbiegung am Knie des Geburtskanals erschwert, während der ungeschiente Teil des kindlichen Körpers leichter die stärkere vordere Biegung des Geburtskanals durch eine Seitwärtsbeugung des Rumpfes überwindet.

Erkennung der Steißlagen.

Bei Aufnahme der Vorgeschichte erfährt die Hebamme nicht selten von der Gebärenden, daß sie in der Schwangerschaft die Kindsbewegungen in der Gegend unterhalb des Nabels wahrgenommen und besonders schmerzhaft empfunden habe, was sich durch die Lage der Füße erklärt. Bei solchen Angaben soll die Hebamme an eine Beckenendlage denken.

Die **Erkennung der Beckenendlagen** ist zunächst durch die äußere Untersuchung möglich: Man unterscheidet erste Steißlage (Rücken links) und zweite Steißlage (Rücken rechts). Im Gebärmuttergrund fühlt man den Kopf als großen, harten, runden Teil, der sich mit der Hand umgreifen läßt und bei seitlichen Bewegungen derselben hin und her pendelt. Oberhalb des Beckens tastet man im Beginn der Geburt den vorangehenden Steiß als einen weichen, unebenen und weniger beweglichen großen Teil. Nicht selten ist der Steiß nach der Seite auf eine Darmbeinschaufel abgewichen. Die Herztöne sind auf der Seite des Rückens am deutlichsten oberhalb des Nabels zu hören (Abb. 114). Kleine Teile kann man häufig nicht fühlen, weil die Beine mehr nach hinten liegen.

Auf Grund dieser äußeren Untersuchung erkennt man in vielen Fällen die Beckenendlage mit Sicherheit, so daß sich eine innere Untersuchung erübrigt. Ist der äußere Befund unklar geblieben, so erfolgt eine rektale Untersuchung: Man fühlt einen großen, weichen Teil von unebener Oberfläche, der im Beginn der Geburt meist höher steht als sonst der Kopf. An ihm tastet man die gewölbten weichen Hinterbacken, die die beiden Sitzbeinhöcker bedecken. Auf einer Seite fühlt man, entsprechend der Lage des Rückens, das Kreuzbein, kenntlich an der von oben nach unten verlaufenden rauhen Linie, die den Dornfortsätzen des Kreuzbeins entspricht, gelegentlich auch das bewegliche Steißbein. Wenn der Steiß seitlich abgewichen ist, wird er bei der Untersuchung von der äußeren Hand den inneren Fingern entgegengedrückt.

Der vorangehende Steiß kann mit dem Gesicht oder mit der Schulter verwechselt werden.

Das Gesicht ist an der Stirnnaht, den Augenhöhlenrändern, dem Nasenrücken und dem Kinn kenntlich, ferner enthält die Mundöffnung die harten Kieferränder (S. 319). An der Schulter fühlt man das dreieckige Schulterblatt, das Schlüsselbein und die Achselhöhle, ferner am Brustkorb die Rippen. Da ferner die Schulter der vorangehende Teil bei einer Querlage ist, soll schon die sorgfältig ausgeführte äußere Untersuchung eine Verwechslung verhüten, die besonders folgenschwer wäre, da die Geburt in Querlage nicht von selbst erfolgen kann (S. 337).

Die äußere Untersuchung bei Fußlagen ergibt denselben Befund wie bei einer Steißlage, der Steiß ist häufig seitlich abgewichen.

Bei einer notwendig gewordenen inneren Untersuchung kann man bei Geburtsbeginn den vorangehenden kleinen Teil nur schwer erreichen. Den Fuß erkennt man am sichersten an der Ferse und den Fußknöcheln, weniger gut an den kurzen Zehen. Bei lebendem Kind macht der Fuß nicht selten stoßende Bewegungen. Die Richtung der Ferse entspricht der Lage des Rückens. Sieht z. B. die Ferse nach links, so befindet sich auch der Rücken links. Wenn beide Füße vorliegen (vollkommene Fußlage), befindet sich der eine Fuß hinter der Schoßfuge, der andere in der Kreuzbeinhöhlung. Liegt nur ein Fuß vor (unvollkommene Fußlage), so ist dieser vorn hinter der Schoßfuge tastbar.

Eine Verwechslung des Fußes mit der Hand wird vor allem durch die Tastung der Ferse und der Knöchel vermieden. Außerdem sind die Finger der Hand länger als die Zehen, der Daumen ist abspreizbar und läßt sich den anderen Fingern gegenüberstellen. Die Hand macht nicht selten Greifbewegungen.

Statt des Fußes liegt zuweilen ein Knie vor, kenntlich an der breiten Kniescheibe, die an dem Ellenbogen, mit dem man das Knie verwechseln könnte, fehlt. Noch sicherer ist es, durch höheres Hinaufgehen bei der Untersuchung bis an den Fuß zu gelangen und diesen an seinen Merkmalen zu erkennen. **Knielagen** gehen im Verlaufe der Geburt meist in Fußlagen über.

Wenn auch die Geburt bei Beckenendlagen von den Naturkräften vollendet werden kann, **so bringt sie für die Mutter und besonders für das Kind größere Gefahren als die Geburt in Schädellage mit sich.**

1. Bei der Kleinheit und unregelmäßigen Form des vorangehenden Teiles kommt es nicht selten, besonders bei Fußlagen, zum **vorzeitigen Blasensprung**, bei dem wegen des mangelnden Abschlusses der Weichteile ein großer Teil des Fruchtwassers abfließt. Infolge der darauf eintretenden Verkleinerung der Gebärmutter wird die Sauerstoffzufuhr zum Kinde verringert und dieses in Gefahr gebracht. Bei dem Abfluß des Fruchtwassers fällt zuweilen die Nabelschnur vor (S. 344), wodurch die Erstickungsgefahr noch vermehrt wird.

2. Da bei der Beckenendlage der umfangreichste Teil des Kindskörpers, der Kopf, zuletzt ausgetrieben wird, sind die Weichteile vor allem bei Erstgebärenden, für seinen Durchtritt ungenügend vorbereitet. Dadurch kommt es nicht selten zu **größeren Einrissen** am Gebärmutterhals, in der Scheide und am Damm, besonders da es für das Kind von Bedeutung ist, daß der Kopf die mütterlichen Weichteile schnell überwindet.

3. **Für das Kind bedeutet jede Geburt in Beckenendlage an sich eine beträchtliche Lebensgefahr,** die folgende Erklärung hat:

Nachdem der Rumpf bis über den Nabel geboren ist, verläuft die Nabelschnur neben demselben durch den Geburtsweg zum Mutterkuchen. Durch den gleichen Geburtsweg sollen nun die Schultern und dann der Kopf treten. Lassen die Schultern schon wenig Raum neben sich, so füllt der große, harte Kopf das Becken völlig aus. Daher muß die **Nabelschnur unvermeidlich gedrückt werden.** Durch diesen Druck wird der Blutumlauf in den Nabelschnurgefäßen gehemmt, ja, wenn der Kopf durchtritt, völlig unterbrochen, dadurch gerät das Kind in **Erstickungsgefahr** und erstickt, wenn der Kopf nicht in wenigen Minuten geboren wird. Bei **Schädellagen** folgt nach der Geburt des Kopfes der Rumpf meist ohne Schwierigkeiten, da der große Kopf den weichen Geburtsweg vorbereiten konnte. Anders verhält es sich bei **Beckenendlagen,** bei denen der Kopf zuletzt geboren wird. **Die Dehnung des Geburtsweges hat nicht ausreichend stattfinden können,** da der Steiß und die Schultern einen geringeren Umfang als der Kopf besitzen. Der nachfolgende Kopf kann daher im allgemeinen nur langsam tiefertreten. Je langsamer er durch das Becken geht, um so länger dauert der Druck auf die Nabelschnur und um so größer wird die Lebensgefahr für das Kind. Bei Fußlagen wird der Durchtritt des Kopfes durch die mangelhafte Vorbereitung der Weichteile noch mehr verzögert, da bei ihnen der Umfang des Steißes geringer ist als bei Steißlagen, bei denen die

Oberschenkel neben dem Steiß in die Höhe geschlagen sind und seinen Umfang vergrößern. Vollkommene Fußlagen sind noch ungünstiger als unvollkommene, da der Umfang des Steißes beim Vorfall beider Füße am kleinsten ist. Besonders langsam tritt der nachfolgende Kopf auch bei Erstgebärenden, bei großen Kindern und bei engem Becken durch, so daß in diesen Fällen die Gefährdung des Kindes eine überaus große ist.

Die Gefahren für das Kind bei einer Beckenendlage sind also in erster Linie in der erschwerten Abbiegbarkeit der unteren Abschnitte der Wirbelsäule begründet, sie werden verstärkt durch den häufigen vorzeitigen Blasensprung mit der damit verbundenen Infektionsgefahr und dem nicht seltenen Nabelschnurvorfall. Hierzu kommt noch, daß bei Beckenendlagen häufig geburtshilfliche Eingriffe notwendig werden, die für Mutter und Kind die Möglichkeit von Verletzungen mit sich bringen. Die Sterblichkeit der Kinder bei Geburt in Beckenendlage ist daher auch größer als bei Schädellage. Am größten ist sie bei vollkommener Fußlage.

Verhalten der Hebamme.

Wegen der Gefahren für Mutter und Kind muß die Hebamme in jedem Falle von Beckenendlage ärztliche Hilfe erbitten. Die Geburt muß, wenn irgend möglich, so abwartend geleitet werden, daß der zugezogene Arzt rechtzeitig zur Stelle ist, d. h. die Gebärende wird sofort gelagert und ihr das vorzeitige Pressen verboten. So wird auch vielleicht vermieden, daß die Blase vorzeitig springt. Wenn der Steiß abgewichen ist, wird die Gebärende auf die Seite gelagert, um das Beckenende in die Mitte zu bringen. Ferner wird das Querbett und alles zur Wiederbelebung des möglicherweise scheintot geborenen Kindes vorbereitet (S. 393). Auch für die Ankunft des Arztes und sein etwa notwendiges sofortiges Eingreifen müssen sorgfältige Maßnahmen getroffen werden.

Wenn es sich um eine Fußlage handelt, ist es verboten, zur Beschleunigung der Geburt an dem geborenen Fuß zu ziehen oder zu drehen. Durch den Zug würde das Kind gestreckt werden, die Arme würden die Brust verlassen und hochgeschlagen werden und das Kinn würde sich von der Brust entfernen. Der Muttermund könnte sich um den Hals des Kindes krampfhaft zusammenziehen und die Geburt des Kopfes in der für das kindliche Leben notwendig kurzen Zeit unmöglich machen, oder es könnte ein gefährlicher Halsriß eintreten (S. 284). Durch Drehen an dem Fuß könnte der Bauch des Kindes nach vorn gerichtet werden, so daß Arme und Kopf am oberen Rand der Schoßfuge anhaken und in die Höhe geschlagen werden. Auch hierdurch würde die Geburt des Kindes nicht in der erforderlich kurzen Zeit erfolgen können.

Es ist im Gegenteil erwünscht, daß das Kind die Weichteile mit seiner unteren Körperhälfte langsam und ausgiebig dehnt, damit die Geburt der oberen Körperhälfte um so schneller erfolgen kann. Aus demselben Grunde läßt man die Gebärende beim Einsetzen der Preßwehen nicht stark mitpressen, damit sie ihre gesamte Kraft bis zu dem für das Leben des Kindes entscheidenden Durchtritt der oberen Körperhälfte aufspart.

In der Austreibungszeit geht häufig Kindspech ab. Es ist dies bei Beckenendlage kein Zeichen von Störungen der Sauer-

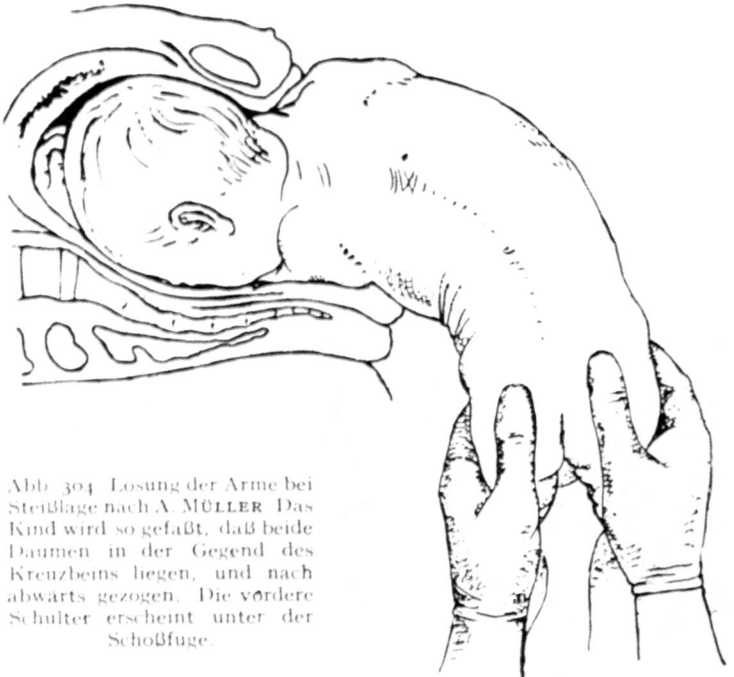

Abb. 304. Lösung der Arme bei Steißlage nach A. MÜLLER. Das Kind wird so gefaßt, daß beide Daumen in der Gegend des Kreuzbeins liegen, und nach abwärts gezogen. Die vordere Schulter erscheint unter der Schoßfuge.

stoffzufuhr, da das Kindspech infolge des Druckes, dem der Leib des Kindes durch die Geburtswege ausgesetzt ist, mechanisch ausgepreßt wird. Wenn bei Fußlagen ein Fuß oder beide Füße in und vor der Schamspalte sichtbar werden, treten anfangs Bewegungen auf, später färbt sich der Fuß dunkelblau, und seine Bewegungen hören auf. Weder die blaue Färbung des Fußes, bei der es sich um die Geburtsgeschwulst handelt, noch die Bewegungslosigkeit, noch der Abgang von Kindspech in der Austreibungszeit zeigen Störungen im Befinden des Kindes an. Diese können lediglich durch die Überwachung der Herztöne festgestellt werden.

Da jede Verzögerung des Durchtrittes der oberen Rumpfhälfte für das Leben des Kindes eine Gefahr bedeutet, ist es nicht selten erforderlich, den natürlichen Vorgang durch einen Eingriff abzukürzen. Diesen Eingriff führt der Arzt aus. Nur wenn er nicht zur rechten Zeit anwesend ist, ist die Hebamme bei lebendem Kinde verpflichtet, den erforderlichen Eingriff, nämlich die Lösung der Arme und die Entwicklung des Kopfes, selbst vorzunehmen.

Kommt der Steiß zum Einschneiden, an dessen vorangehender Hüfte häufig eine tiefblaue, auch auf die Geschlechtsteile,

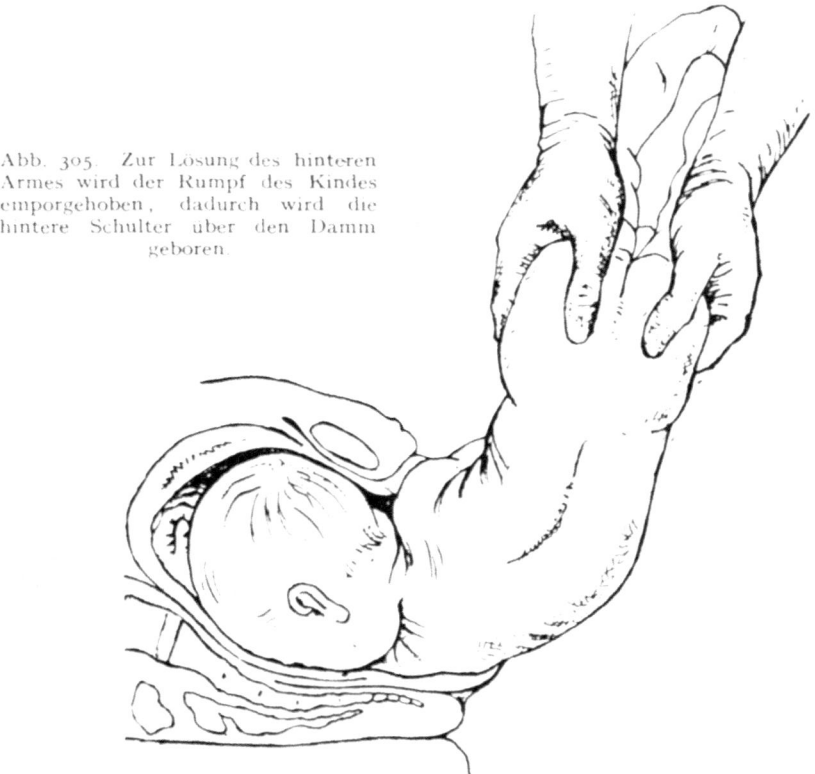

Abb. 305. Zur Lösung des hinteren Armes wird der Rumpf des Kindes emporgehoben, dadurch wird die hintere Schulter über den Damm geboren.

besonders den Hodensack, übergreifende Geburtsgeschwulst sichtbar wird, lagert die Hebamme die Gebärende auf das vorbereitete Querbett, desinfiziert sich vorschriftsmäßig, bekleidet beide Hände mit ausgekochten Gummihandschuhen und setzt sich auf den Stuhl zwischen die Schenkel der Gebärenden. Die weitere Geburt soll während des Austritts des Rumpfes, bis zu den Schulterblattspitzen lediglich durch die Naturkräfte erfolgen, da bis zu diesem Zeitpunkt dem Kind im allgemeinen keine Gefahr droht und es infolge des Druckes der treibenden Kräfte bei dem natürlichen Austritt seine Beugehaltung bewahrt. Wenn eine Nabelschnurumschlingung um ein Bein besteht oder das Kind auf der Nabelschnur reitet, d. h. die Nabelschnur zwischen seinen Hinterbacken verläuft, lockert die Hebamme die Nabelschnur an dem nach dem Rücken hinaufgehenden Ende, so daß sie über den Schenkel gestreift werden kann. Nach der Geburt des Steißes gleitet der Rumpf mit wenigen Wehen über den Nabel bis zu den **Schulterblattspitzen** heraus. **Nunmehr fordert die Hebamme die Gebärende auf, mit aller Kraft mitzupressen,** wodurch Arme und Kopf häufig von selbst und schnell geboren werden und das Kind von den Händen der Hebamme dann in Empfang genommen wird. **Wenn sich aber die Geburt der Arme und des Kopfes trotz Mitpressens verzögert, ergreift die Hebamme das Kind,** dessen Rücken zur Seite gerichtet ist, indem sie beide Daumen nebeneinander auf das Kreuzbein legt und mit den übrigen Fingern die Oberschenkel umfaßt. Das so gefaßte Kind wird **kräftig nach abwärts gegen den Fußboden hingezogen, so daß die vordere Schulter unter der Schoßfuge erscheint** und geboren wird (Abb. 304). Falls der vordere Arm nicht vollständig herauskommt, wird er mit einem in die sichtbare Ellenbogenbeuge eingesetzten Finger leicht herausgestreift. Nunmehr hebt **die Hebamme den Rumpf des Kindes stark gegen den Leib der Mutter und in die Höhe** (Abb. 305). Hierbei wird der **hintere Arm** über den Damm geboren. Falls dieser Arm nicht herausfällt, geht die Hebamme mit zwei Fingern ihrer anderen Hand über den Rücken des Kindes an dem hinteren Arm bis zur Ellenbogenbeuge empor und streift ihn über das Gesicht des Kindes nach unten und außen herab.

Es folgt die **Entwicklung des Kopfes.** Die Hebamme läßt das Kind mit gespreizten Beinen auf dem Arm reiten, dann geht sie mit Zeige- und Mittelfinger dieser Hand von hinten in die Scheide ein, **führt den Zeigefinger in den hinten befindlichen Mund des Kindes bis auf den Zungengrund** und zieht das Kinn nach unten auf die Brust. Dann legt sie **Zeige- und Mittelfinger der anderen Hand gabelförmig über Nacken und Schultern des Kindes.** Der Kopf ist nunmehr im Nacken und Mund gefaßt (Abb. 306). Ein vorsichtiger Zug nach unten an dem Nacken und den Schultern befördert das Hinterhaupt bis zur Haargrenze heraus, dann werden beide Hände gehoben und das Gesicht zur Vermeidung eines Dammrisses langsam über den Damm geführt. Der Zug darf nur an den Schultern ausgeübt werden. Der Finger im Munde hält nur das Kinn an der Brust und leitet es beim Erheben des Kopfes über den Damm. Die Entwicklung des Kopfes wird durch Mitpressen der Gebärenden erleichtert.

Bisweilen findet die Hebamme den Mund des tief auf dem Beckenboden stehenden Kopfes nicht nach hinten gerichtet, sondern nach seitlich. Dann dreht der in den Mund eingeführte Finger das Gesicht erst nach hinten, ehe der Zug am Nacken ausgeführt wird, damit der Kopf in regelrechter Weise durch die Schamspalte treten kann.

Der in den Mund gelegte Finger soll beim Herableiten des Kinns keinen zu starken Druck ausüben, da sonst leicht Verletzungen der Mundhöhle und des Unterkiefers eintreten.

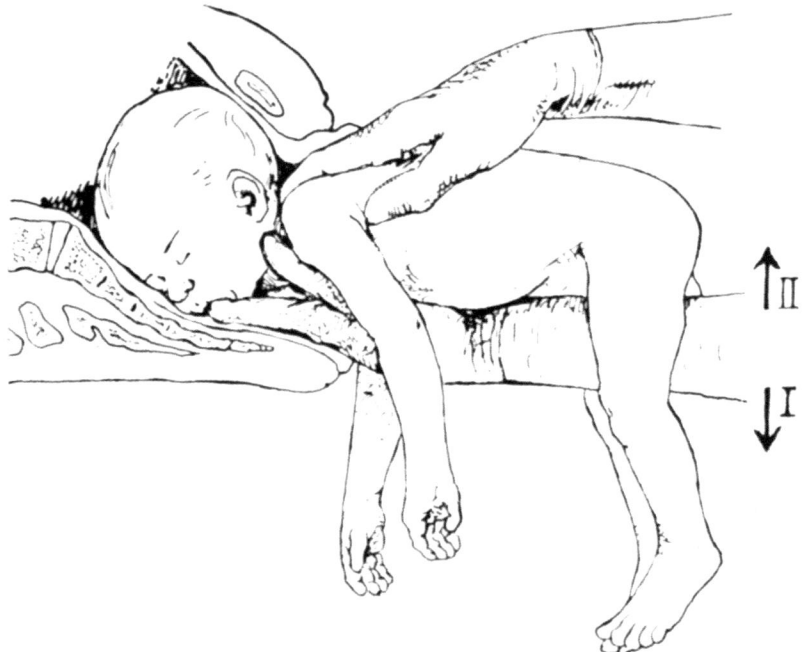

Abb. 306. Entwicklung des Kopfes bei Beckenendlage nach VEIT-SMELLIE. Das Kind liegt rittlings auf dem Unterarm der Hebamme. Die Hand dieses Armes geht ein, der Zeigefinger wird in den hinten oder etwas seitlich liegenden Mund eingeführt, während die andere Hand mit Zeige- und Mittelfinger gabelförmig über den Nacken des Kindes greift. Zunächst wird entsprechend dem mit I bezeichneten Pfeil nach abwärts gezogen, bis das Hinterhaupt bis zur Haargrenze geboren ist. Dann werden entsprechend dem mit II bezeichneten Pfeil die Arme langsam gehoben, so daß Kinn, Gesicht, Stirn, Vorderhaupt über den Damm geboren werden.

Das geborene Kind wird sogleich abgenabelt und auf seine Lebensäußerungen geprüft. Wenn es scheintot ist, werden die Verfahren zur Wiederbelebung angewandt (S. 393).

In Ausnahmefällen wird es der Hebamme nicht gelingen, durch den Zug am kindlichen Rumpf die vordere Schulter unter der Schoßfuge sichtbar zu machen. In solchen Fällen muß die Lösung der Arme auf eine andere Weise vorgenommen werden. Die zwischen den Schenkeln der Gebärenden sitzende Hebamme faßt die beiden Füße des Kindes mit einer Hand, bei nach links gewandtem Rücken mit ihrer linken Hand, bei nach rechts gewandtem Rücken mit ihrer rechten Hand, und hebt den Rumpf des Kindes seitlich in die Höhe in Richtung der dem Rücken des Kindes entgegengesetzten Schenkelbeuge der Mutter. Zuerst wird der hinten in der Kreuzbeinaushöhlung gelegene Arm gelöst. Sie geht mit zwei Fingern der anderen Hand über den Rücken des Kindes an dem hinten in der Kreuzbeinaushöhlung gelegenen Arm bis zur Ellenbeuge empor. Hier werden die Finger aufgesetzt und der Arm

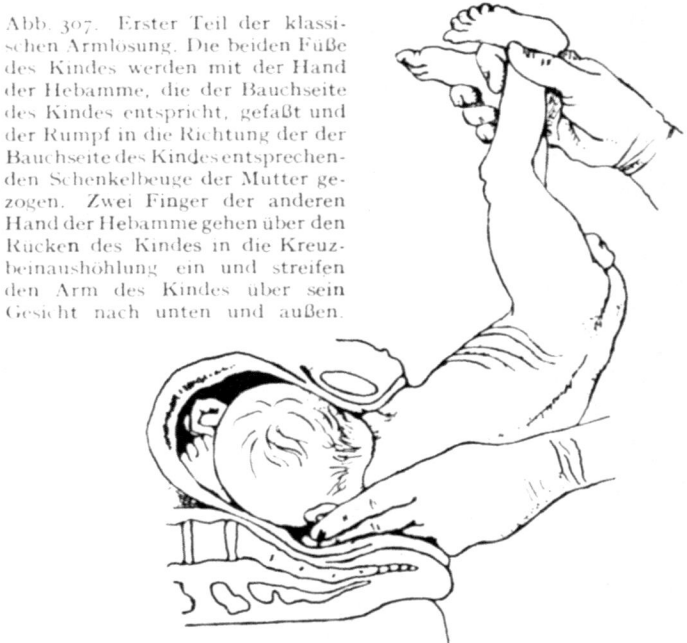

Abb. 307. Erster Teil der klassischen Armlösung. Die beiden Füße des Kindes werden mit der Hand der Hebamme, die der Bauchseite des Kindes entspricht, gefaßt und der Rumpf in die Richtung der der Bauchseite des Kindes entsprechenden Schenkelbeuge der Mutter gezogen. Zwei Finger der anderen Hand der Hebamme gehen über den Rücken des Kindes in die Kreuzbeinaushöhlung ein und streifen den Arm des Kindes über sein Gesicht nach unten und außen.

über das Gesicht des Kindes nach unten und außen herabgestreift (Abb. 307).

Dann wird der zweite Arm gelöst. Zu dem Zweck dreht man das Kind so, daß auch dieser Arm in die Kreuzbeinaushöhlung kommt, wo er leichter zu lösen ist. Man umfaßt die Brust und den bereits gelösten Arm des Kindes mit beiden Händen, setzt dabei die Daumen auf die Schulterblätter und dreht den Rumpf unter der Schamfuge mit stopfenden Bewegungen so weit herum, bis der zweite Arm in der Kreuzbeinhöhle liegt (Abb. 308). Dann hebt die eine Hand wieder den Rumpf an den Füßen nach oben, die andere Hand geht mit zwei Fingern über den Rücken am Arm entlang bis zum Ellenbogen und leitet den Arm über das Gesicht herab (Abb. 309). Der Arm wird immer von der gleichnamigen Hand gelöst, z. B. der linke Arm des Kindes von der linken Hand der Hebamme. Die Entwicklung des Kopfes wird nach Lösung der Arme ebenso, wie vorher beschrieben, vorgenommen.

Wenn es der Hebamme nicht gelingt, das Kind mit den erwähnten Handgriffen zu entwickeln, bestehen wahrscheinlich Regelwidrigkeiten, wie z. B. ein enges Becken oder eine Übergröße des

Abb. 308. Zweiter Teil der klassischen Armlösung. Die Brust des Kindes und der bereits gelöste Arm werden umfaßt, so daß die Daumen neben der Wirbelsäule liegen. Dann wird das Kinn unter stopfenden Bewegungen so gedreht, daß der Nacken des Kindes unter der Schoßfuge vorbeigedreht wird und der ursprünglich vorn liegende Arm in der Kreuzbeinaushöhlung liegt.
(Nach MARTIUS: Geburtshilfliche Operationen.)

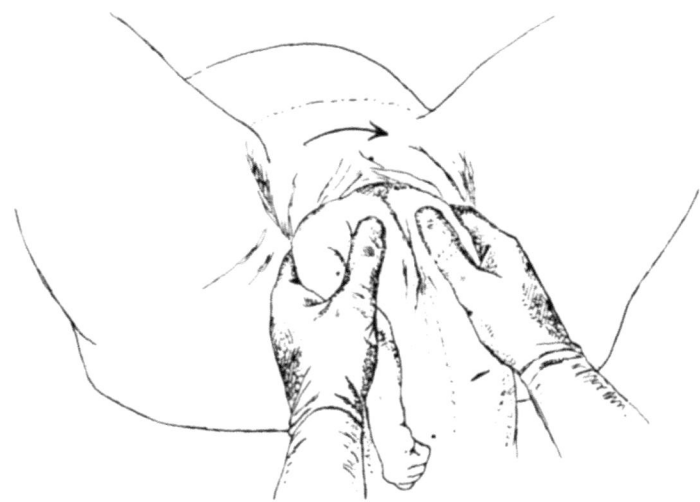

Abb. 309. Dritter Teil der klassischen Armlösung. Der ursprünglich vorn liegende Arm liegt jetzt in der Kreuzbeinaushöhlung. Die Hebamme faßt das Kind mit der der Bauchseite des Kindes entsprechenden Hand an den Füßen, zieht es in Richtung der Schenkelbeuge der Mutter und löst mit der anderen Hand in der gleichen Weise, wie es auf Abb. 307 dargestellt wurde, den Arm.

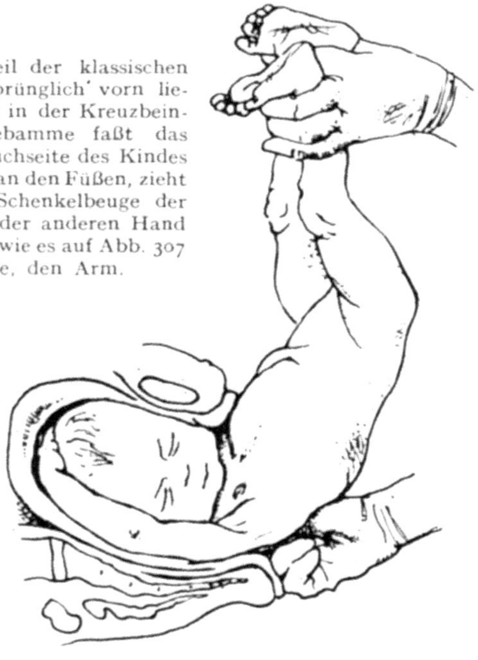

Kopfes. Die Hebamme muß dann von weiteren Versuchen Abstand nehmen und die Ankunft des Arztes abwarten. Das Kind ist in solchen Fällen verloren.

Nach jeder Geburt in Beckenendlage ist die Gebärende auf **Verletzungen des Dammes**, das Kind auf **Verletzungen seiner Gliedmaßen**, besonders der Arme, die in solchem Falle bewegungslos sind, zu untersuchen (S. 387). Auch Verletzungen des kindlichen Kopfes, besonders Gehirnblutungen, kommen nicht selten vor und bringen das Leben des Kindes in Gefahr.

Die **Nachgeburtszeit** verläuft im allgemeinen ohne Besonderheiten. Nur wenn die Entwicklung des Kopfes nicht gelang und das Kind längere Zeit mit geborenem Rumpf aus den Geschlechtsteilen hing, kann infolge der Verkleinerung der Gebärmutter eine vorzeitige Lösung des Mutterkuchens und eine Blutung in die Gebärmutterhöhle erfolgen.

In neuerer Zeit wurde von Bracht eine Methode bei Steißlagen empfohlen, deren Grundlage darin beruht, nicht die Fruchtwalze durch die gesondert voneinander ausgeführte Armlösung und Kopfentwicklung aufzulösen, sondern sie zu erhalten. Dabei läßt man die Geburt weitgehend nach dem natürlichen Mechanismus ablaufen, indem man den geborenen Teil des Kindes entsprechend der Führungslinie des Geburtskanals hebt und gleichzeitig von einer zweiten Person von oben mitdrücken läßt. Diese Art hat den großen Vorteil, daß man bei der Entwicklung des Kopfes nicht in den Geburtskanal einzugehen braucht. Sie ist aber für die Hebamme nicht auszuführen, da die zweite Hilfsperson im allgemeinen fehlt. So ist es wichtig, daß die Hebamme bei Steißlagen rechtzeitig einen Arzt ruft. Er kann dann mit Hilfe der Hebamme diese für Mutter und Kind ungefährliche Entbindungsmethode anwenden.

Querlage.

Als **Quer- oder Schräglage** bezeichnet man eine Lage, bei der die Längsachse des Kindes sich mit der Längsachse der Gebärmutter in einem Winkel schneidet. Unter 100 Geburtsfällen kommt eine Querlage vor (Abb. 244).

Bei **erster Querlage** befindet sich der Kopf links, bei **zweiter** rechts. Wenn der Rücken, wie es meist der Fall ist, vorn liegt, ist es eine **erste Unterart**. Wenn er hinten und die kleinen Teile vorn liegen, spricht man von einer **zweiten Unterart**.

Die **Ursachen** der Querlage sind:

1. Schlaffheit der Bauch- und Gebärmutterwandungen bei Mehr- oder Vielgebärenden, bei denen das Kind eine beliebige Lage einnehmen kann oder bei einem Hängebauch.

2. Übergroße Fruchtwassermenge, bei der das Kind keine bestimmte Lage einhält.

3. Enges Becken, bei dem der Kopf vom Beckeneingang abweicht.

4. Mehrlingsschwangerschaft, bei der besonders der zweite Zwilling häufig in Querlage liegt.

5. Verbildungen der Gebärmutter, bei denen der Gebärmuttergrund eine starke Breitenausdehnung oder eine Einsattelung hat.

6. Vorliegen des Mutterkuchens.

Geburtsverlauf.

Ein ausgetragenes lebendes Kind kann in Querlage nicht geboren werden, da aus räumlichen Gründen der Durchtritt eines querliegenden Kindes durch die Geburtswege unmöglich ist. Wenn eine Geburt in Querlage sich selbst überlassen wird, so ist der Verlauf etwa folgender: Bei dem fehlenden Abschluß der Weichteile durch einen vorangehenden Teil kommt es in den meisten Fällen zum vorzeitigen Blasensprung und Abfluß des gesamten Fruchtwassers mit den bekannten Gefahren: Infektionsmöglichkeit, Sauerstoffmangel für das Kind, Vorfall des Armes und der Nabelschnur. In anderen Fällen kann die Fruchtblase aber auch bis zur völligen Erweiterung des Muttermundes bestehen bleiben. Nach erfolgtem Blasensprung kommt es zu Austreibungsversuchen, die um so schneller erfolgen, je kleiner das Kind und je weiter die Geburtswege sind. Die Schulter, auf der sich die Geburtsgeschwulst als eine bläuliche Anschwellung bildet, wird in den Beckeneingang gepreßt, ein Vorgang, der meistens durch einen Armvorfall eingeleitet wird, während der Kopf und der Steiß auf den Beckenschaufeln festgehalten werden. Das Kind wird im Halse oder in der oberen Brustgegend geknickt, Kopf und Steiß werden zusammengepreßt, so daß der Kindskörper eine Keilform annimmt, dessen Spitze in der Schulter gelegen ist. In dieser Form wird ein Teil des Kindes in den Beckeneingang getrieben und eingekeilt, während die blaue und geschwollene Hand und ein großer Teil des Armes vor der Schamspalte sichtbar werden. Damit hat sich der Zustand der verschleppten Querlage ausgebildet (Abb. 310a). Zu dieser Zeit stirbt das schon vorher geschädigte Kind an Sauerstoffmangel ab, da die starken Wehen, die die Widerstände des Geburtsweges zu überwinden versuchen und die Verkleinerung des Hohlmuskels die Sauerstoffzufuhr hemmen. Da das Kind nicht tiefertreten kann, wird der untere Gebärmutterabschnitt überdehnt, und die Gebärmutter droht zu zerreißen (S. 285). Wenn nicht durch einen Arzt eingegriffen wird, zerreißt sie schließlich, und zwar immer an der Seite, in der der Kopf gelegen ist (Abb. 310b). In anderen Fällen, in denen sich wegen mangelnder Wehen keine verschleppte Querlage ausbildet, sondern die Geburt stillsteht, erfolgt schließlich eine tödliche Infektion.

Der Ausgang einer sich selbst überlassenen Querlage ist daher der Tod der Mutter und der Tod des Kindes.

Eine große Ausnahme ist es, wenn es den Naturkräften gelingt, die Geburt bei Querlage zu vollenden, und zwar:

1. **Durch die Selbstwendung.** Liegt das Kind nicht eigentlich quer, sondern schräg, so daß sich von vornherein ein großer

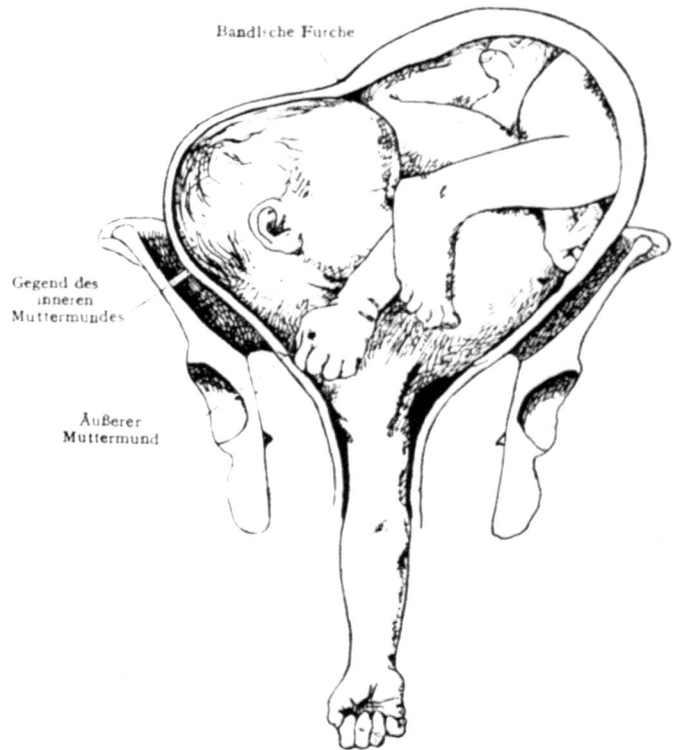

Abb. 310a. Verschleppte Querlage mit Armvorfall. Die Gebärmutter liegt dem Kinde fest an. Das Zwischenstück ist stark ausgezogen. Die Zerreißung droht. (Nach MARTIUS: Lehrbuch der Geburtshilfe.)

Teil in der Nähe des Beckeneingangs befindet, so kann dieser beim Blasensprung in die Mitte auf den Beckeneingang treten und damit eine Längslage hergestellt werden. Wenn der Steiß in der Nähe des Beckeneingangs liegt, so gelangen beim Blasensprung ein oder zwei Füße in den Beckeneingang. Dadurch kann aus der Querlage eine Fußlage entstehen. Diese Fälle, in denen die Natur selbst die Wendung ausführt, verlaufen dann als Längslagen.

2. **Durch die Selbstentwicklung.** Die Wehen treiben die Schulter tief in das Becken, so daß sie schließlich in der Schamspalte sichtbar wird. Unter starker Zusammenbiegung des Kindes werden dann Brust, Bauch und Füße der Reihe nach neben der Schulter ausgetrieben. Schließlich folgt als letzter Teil der Kopf.

3. **Durch die Geburt mit gedoppeltem Körper.** Die Schulter mit vorgefallenem Arm wird in das Becken getrieben, bis sie

in der Schamspalte sichtbar wird. Das Kind wird so zusammengeknickt, daß der Kopf in den Rumpf eingedrückt wird. Die

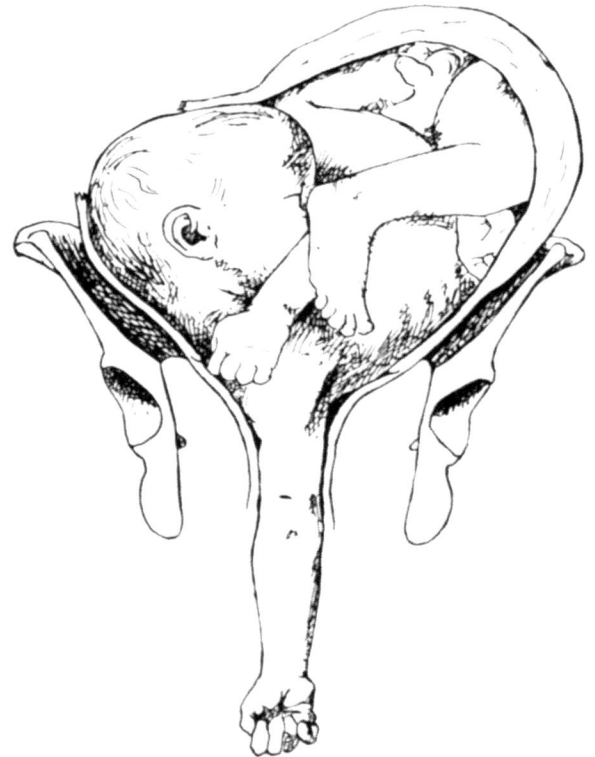

Abb. 310b. Die Gebärmutterzerreißung ist im Bereich des Zwischenstückes eingetreten.

Schulter wird zuerst geboren. Es folgen gleichzeitig Kopf und Rumpf, zum Schluß der Steiß und die Füße.

Sowohl die Selbstentwicklung wie die Geburt mit gedoppeltem Körper kommen gewöhnlich nur bei kleinen, zu früh geborenen und erweichten Früchten vor; wenn die Wehen sehr stark sind und die Geburtswege keine Hindernisse darbieten. Beide Möglichkeiten sind mit großer Lebensgefahr für die Gebärende verbunden, da in jedem Augenblick die Gebärmutterzerreißung eintreten kann.

Niemals darf die Hebamme mit der Vollendung der Querlagengeburt durch die Naturkräfte rechnen.

Ein unglücklicher Ausgang bei Querlage kann fast immer vermieden werden, wenn die Querlage rechtzeitig erkannt wird.

Bei der **äußeren Untersuchung** fällt auf, daß besonders bei stehender Blase die Gebärmutter nicht die Eiform wie bei Längslagen besitzt, sondern in querer Richtung ausgedehnt ist. Der Gebärmuttergrund steht dabei tiefer als bei Längslage. Weder im Gebärmuttergrund noch oberhalb der Schoßfuge ist ein größerer Kindsteil zu tasten. In der einen Gebärmutterseite fühlt man den harten, großen und runden Kopf, der zwischen den Fingern ballotiert, auf der anderen Seite den weicheren, kleineren und unebenen Steiß, der meist etwas höher gelegen ist als der Kopf (Abb. 244). Wenn der Rücken vorn liegt, fühlt man ihn in der Nabelgegend und kleine Teile nur im Anschluß an den Steiß. Liegt der Rücken hinten, so fühlt man kleine Teile besonders deutlich und in größerer Anzahl hinter der vorderen Gebärmutterwand. Herztöne hört man am besten seitlich der Nabelgegend in der Nähe des Kopfes.

Schon auf Grund dieses äußeren Befundes, dessen Feststellung bei stehender Blase keine Schwierigkeiten macht, ist die Querlage mit Sicherheit zu erkennen, so daß in solchen Fällen eine innere Untersuchung überflüssig ist.

Falls der Blasensprung längere Zeit zurückliegt, so daß schon viel Fruchtwasser abgeflossen ist und schon Austreibungsvorgänge begonnen haben, ist die Erkennung der Querlage durch die äußere Untersuchung schwieriger, besonders wenn bei der Zusammenknickung des Kindes die Gebärmutterform sich wieder der Eigestalt genähert hat. Aber auch hier gelingt es in den meisten Fällen, die Querlage äußerlich nachzuweisen oder wenigstens zu vermuten, besonders wenn eine Hand in der Schamspalte sichtbar wird, so daß eine innere Untersuchung überflüssig ist. Eine rektale Untersuchung ist im Zweifel erlaubt.

Nur wenn die äußere Untersuchung keine Klärung des Befundes ergeben hat, soll die Hebamme eine **innere Untersuchung,** und zwar zunächst rektal, und erst wenn sie den Befund dann nicht sicher erheben kann, durch die Scheide vornehmen. Bei stehender Blase fällt auf, daß das kleine Becken leer ist und kein vorangehender Teil gefühlt werden kann. In solchen Fällen muß die Hebamme sehr behutsam untersuchen, damit die Fruchtblase, die sich häufig stark vorwölbt, erhalten bleibt. Wenn die Blase gesprungen ist, fühlt sie die vorangehende Schulter mit folgenden Merkmalen: Liegt der Rücken vorn, so fühlt sie vorn das dreieckige Schulterblatt, hinten das zarte Schlüsselbein. Falls der Rücken hinten liegt, ist das Schlüsselbein vorn, das Schulterblatt hinten zu tasten. Am Brustkorb fühlt sie die gebogenen, in Abständen nebeneinander verlaufenden Rippen. Liegt ein Arm in der Scheide, so kann sie ihn bis zur Achselhöhle verfolgen, die gegen die Schulter geschlossen ist. Der Schulter entspricht die Lage des Kopfes. Den Arm erkennt sie entweder am Ellenbogen, an dem im Gegensatz zum Knie die breite Kniescheibe fehlt, oder an der Hand, bei der die Finger länger sind als die Zehen, der abspreizbare Daumen sich den übrigen Fingern gegenüberstellen läßt, und bei der im Gegensatz zum Fuß Ferse und Fußknöchel fehlen (S. 327). Niemals darf an dem Arm gezogen werden.

Wenn eine Hebamme durch die äußere Untersuchung oder ausnahmsweise erst durch die innere Untersuchung eine Querlage erkannt hat, oder wenn sie eine solche, z. B. wegen Fehlens eines vorangehenden Teiles vermutet, ist die

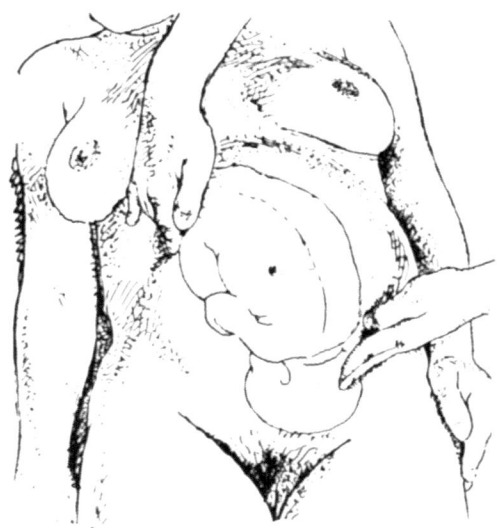

Abb. 311. Äußere Wendung bei Querlage oder Schräglage. Die Wendung ist schon zu einem Teil vollzogen. Die eine Hand drängt den Kopf in Richtung des Beckeneingangsraums, die andere Hand den Steiß in die Gegend des Gebärmuttergrundes.

umgehende Benachrichtigung eines Arztes dringend erforderlich.

Die wichtigste **Aufgabe der Hebamme** bis zum Eintreffen des Arztes ist, den Blasensprung zu verhindern oder hinauszuschieben, falls die Blase noch steht. Auf die Vorsicht bei der Untersuchung ist schon hingewiesen worden. Die Gebärende soll möglichst ruhig in Rückenlage liegen, jegliches Mitpressen ist zu verbieten, das Becken ist hoch zu lagern. Die Vorbereitungen für die Ankunft des Arztes werden wie stets getroffen und alles zu dem erforderlichen Eingriff vorbereitet. Dieser besteht in der Vornahme einer Wendung, d. h. in der Umwandlung der Querlage in eine Längslage, meist eine Fußlage, in den seltenen Fällen einer verschleppten Querlage in einer Zerstückelung des Kindes.

Steht die Blase noch, so kann unter günstigen Umständen die Hebamme selbst eine bestimmte Art der Wendung ausführen, indem sie versucht, durch äußere Handgriffe den Kopf auf den Beckeneingang zu leiten. Man spricht dann von der äußeren Wendung auf den Kopf (Abb. 311). Besteht aber neben der Querlage gleichzeitig ein enges Becken oder ein Vorliegen des Mutterkuchens, so sieht sie von der äußeren Wendung ab.

Zur Ausführung der äußeren Wendung stellt sich die Hebamme an die Seite des Bettes und drängt mit der einen Hand den Kopf des Kindes nach unten gegen den Beckeneingang, während die andere Hand gleichzeitig den Steiß nach oben gegen den Gebärmuttergrund schiebt. Falls während des Wendungsversuches eine Wehe eintritt, hält die Hebamme das Kind in der erreichten Lage fest und setzt die äußere Wendung erst nach Aufhören der Wehe fort. **Ist es gelungen, den Kopf nach unten zu bringen, so lagert sie die Gebärende auf die Seite, auf der der Kopf stand.** Sie kann auch durch eine Binde um den Leib und durch ein neben den Kopf gelegtes unter die Binde geschobenes, zusammengerolltes Handtuch zu verhindern suchen, daß der Kopf wieder abweicht. Die Versuche sind mehrfach zu wiederholen. Wenn es gelingt, eine Schädellage herzustellen, ist die Möglichkeit einer natürlichen Entbindung gegeben. Oft wird die äußere Wendung aber vergeblich sein, denn sie gelingt nur bei stehender Blase, bei schlaffen Bauchdecken, bei nicht zu großem Kinde und bei der richtigen Menge Fruchtwasser. Am leichtesten ist die äußere Wendung bei der Querlage des zweiten Zwillings ausführbar.

Wenn die Ausführung der äußeren Wendung nicht leicht geht, so soll die Hebamme von weiteren Versuchen absehen und einen Arzt beschleunigt benachrichtigen. Die Frau darf bei einer Querlage niemals, auch nicht nach dem Blasensprung, mitpressen.

Falls die Blase gesprungen ist, muß der weitere Abfluß von Fruchtwasser vermieden werden, da sonst die Wendung schwierig oder sogar unmöglich wird. Deshalb verbietet die Hebamme der Kreißenden ebenfalls das Pressen und lagert das Becken durch Unterstellen von Klötzen unter das Fußende des Bettes oder auch durch Unterschieben eines Steißkissens hoch.

d) Vorliegen und Vorfall kleiner Teile und der Nabelschnur.

Bei der regelmäßigen Beugehaltung liegen die Arme und die Beine auf der Bauchseite des Kindes, ohne daß ihre Haltung eine unveränderlich starre ist. Wenn aber ein kleiner Teil herabsinkt und er neben oder vor dem vorangehenden Teile liegt, kann auch eine Haltungsänderung der Frucht eintreten. Bei stehender Blase handelt es sich dann um ein **Vorliegen,** bei gesprungener Blase um einen **Vorfall eines kleinen Teiles,** entweder des Armes oder des Fußes.

Das Herabsinken eines kleinen Teiles ist nur möglich, wenn die Weichteile von dem vorangehenden Kindsteil nicht abgedichtet werden, also das allseitige, innige Anlagern des Berührungsgürtels fehlt. **Vorbedingungen sind daher, daß der vorangehende Teil hochsteht oder seitlich abgewichen ist, wie es beim engen Becken, bei einer übergroßen Fruchtwassermenge oder beim Hängebauch vorkommt oder daß der vorangehende Teil, z. B. bei einem kleinen Kind oder einer** regelwidrigen Lage, keine gleichmäßig runde Form besitzt. Begünstigend wirkt auch ein vorzeitiger Blasensprung, besonders, wenn er bei der stehenden Frau erfolgt, da dann das herabstürzende Fruchtwasser den kleinen Teil leichter herabschwemmen kann.

Bei der Querlage kommt es häufig vor, daß ein der vorangehenden Schulter entsprechender Arm vorfällt (S. 340). Dieser Vorfall hat an sich keine große Bedeutung, da die Querlage stets ärztliche Kunsthilfe erfordert. Nur kommt es beim Armvorfall schneller zum Tiefertreten der Schulter und zur verschleppten Querlage (S. 337). Eine günstige Folge kann es haben, wenn bei Querlage ein Fuß vorfällt, da dann aus der Querlage durch Selbstwendung die ungefährlichere Fußlage entstehen kann (S. 338).

Am seltensten, aber bedenklichsten ist das Herabsinken des Armes neben dem über dem Becken stehenden Kopf, besonders wenn es sich dabei um ein reifes Kind oder um einen verengten Geburtsweg handelt. Der Kopf braucht den verfügbaren Raum vollkommen für sich. Durch einen neben dem Kopf befindlichen Arm kann der Eintritt in das Becken verhindert werden. Er weicht seitlich ab, oder es kommt zu einer Strecklage. Unter Umständen entsteht sogar eine Gebärmutterzerreißung. Deshalb muß in jedem Falle von Vorliegen oder Vorfall eines Armes bei Kopflage ärztliche Hilfe erbeten werden (Abb. 312, 313).

Durch die äußere Untersuchung läßt sich dieser Vorfall nur erkennen, wenn ein Teil des Armes, z. B. die Hand, in der Schamspalte sichtbar wird. Wenn wegen der Unklarheit des äußeren Befundes eine innere Untersuchung erforderlich ist, fühlt man bei stehender Blase meist nur eine Hand oder einen Ellenbogen neben dem Kopf. Die Hebamme muß in solchem Falle durch sofortige Lagerung, durch vorsichtige Untersuchung und durch Verbot des Mitpressens den Blasensprung verhüten, da sonst aus dem Vorliegen der ungünstigere Vorfall entstehen würde. Wenn nur die Hand neben dem Kopf liegt, so lagert die Hebamme bis zum Eintreffen des Arztes die Gebärende auf die Seite, die der Hand entgegengesetzt ist, z. B. wenn die Hand links vorliegt, auf die rechte Seite, da sich dann der tiefertretende Kopf an der Hand vorbeischieben kann. Falls ein größerer Abschnitt des Armes neben oder vor dem Kopf liegt oder nach dem Blasensprung der Arm vorgefallen ist, läßt die Hebamme bis zur Ankunft des Arztes die Gebärende Rückenlage einnehmen, nicht pressen und sich möglichst ruhig verhalten. Nur bei kleinem Kind und weiten Geburtswegen kann der Kopf mit dem vorgefallenen Arm zusammen geboren werden.

Wenn ein Fuß neben dem Kopf vorliegt oder vorgefallen ist, was sehr selten und dann meist bei erweichten Früchten vorkommt, ist ebenfalls ärztliche Hilfe erforderlich. An dem vorgefallenen Fuß darf nicht gezogen werden.

Die **Nabelschnur** liegt zwischen den kleinen Teilen des Kindes und ist dadurch in weitgehendem Maße vor Druck geschützt. Die

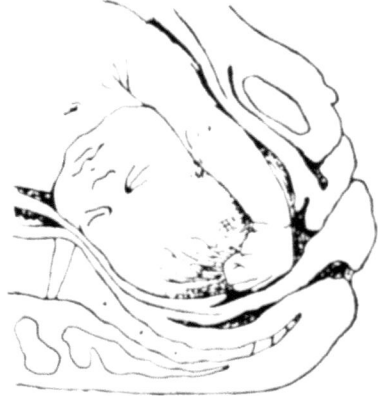

Abb. 312. Armvorfall bei Schädellage, von der Seite gesehen.

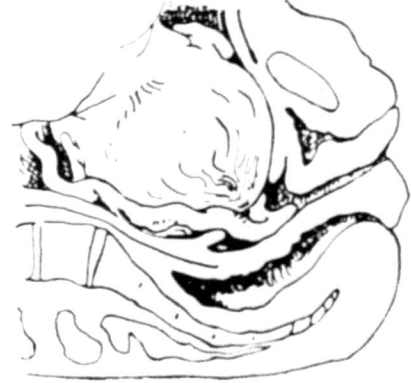

Abb. 314. Nabelschnurvorfall bei Schädellage, von der Seite gesehen.

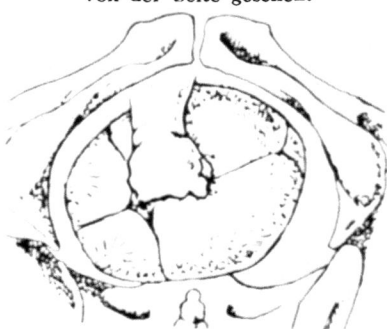

Abb. 313. Innerer Tastbefund bei Armvorfall, wie er in Abb. 312 dargestellt wurde.

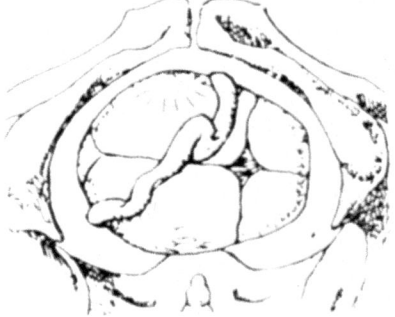

Abb. 315. Innerer Tastbefund beim Nabelschnurvorfall, wie er auf Abb. 314 dargestellt wurde.

gleichen Ursachen, die zu einem Vorliegen bzw. einem Vorfall kleiner Teile führen, ermöglichen ein Herabsinken der Nabelschnur neben oder vor dem vorangehenden Teil. Begünstigt wird dieser Vorgang durch eine übermäßige Länge der Nabelschnur oder durch eine häutige Einpflanzung bei tiefem Sitz des Mutterkuchens. Auch hier unterscheidet man ein **Vorliegen** bei stehender Blase von einem **Vorfall** nach dem Blasensprung (Abb. 314, 315). **Der Vorfall der Nabelschnur ist für das Leben des Kindes von größter Bedeutung**, da durch den Druck des vorangehenden Teiles in kürzester Zeit der Blutumlauf in der Nabelschnur und damit die Sauerstoffzufuhr zum Kinde vollkommen unterbrochen werden kann. Handelt es sich bei dieser Regelwidrigkeit um ein abgestorbenes Kind, so ist das Herabsinken der Nabelschnur bedeutungslos.

Durch eine äußere Untersuchung läßt sich der Vorfall der Nabelschnur nur erkennen, wenn eine Schlinge in der Schamspalte sichtbar wird oder aus den äußeren Geschlechtsteilen heraushängt. In anderen Fällen erweckt eine plötzliche Veränderung der kindlichen Herztöne bei einem Hochstand des vorangehenden Teiles den Verdacht, besonders wenn die Herztöne bei oder bald nach dem Blasensprung absinken, unregelmäßig oder stark beschleunigt sind auf einen Nabelschnurvorfall. Denn gewöhnlich tritt der Druck auf die Nabelschnur erst nach gesprungener Blase, also beim Nabelschnurvorfall ein, da dann der vorangehende Teil tiefer tritt. Bei diesem Verdacht soll die Hebamme sofort den nächsten Arzt benachrichtigen, das Becken hochlagern und der Gebärenden jedes Pressen verbieten (S. 154). Beim Vorliegen der Nabelschnur fühlt man bei einer inneren Untersuchung in der stehenden Blase einen pulsierenden, dem Finger leicht ausweichenden Strang, beim Vorfall den Strang unmittelbar neben oder vor dem vorangehenden Teil (Abb. 314, 315). Zuweilen liegt eine größere Schlinge der Nabelschnur in der Scheide oder ist, wie erwähnt, vor die äußeren Geschlechtsteile gefallen. Eine langsame Pulsation zeigt an, daß das Kind bereits gelitten hat. Aber selbst wenn kein Nabelschnurpuls wahrnehmbar ist, kann das Kind zuweilen noch zu retten sein, wenn ärztliche Hilfe schnell genug zur Stelle ist.

Das Vorliegen der Nabelschnur hat im allgemeinen eine geringere Bedeutung als der Nabelschnurvorfall, da die Schnur seltener gedrückt wird und im Fruchtwasser ausweichen kann.

Bei Querlage ist der Nabelschnurvorfall zwar verhältnismäßig häufig, aber weniger gefährlich, da die über dem Becken stehende Schulter zunächst keinen wesentlichen Druck auf die Nabelschnur ausübt. Ärztliche Hilfe ist schon wegen der Querlage stets erforderlich. Die Hebamme verhält sich bis zum Eintreffen des Arztes genau so wie bei einer Querlage ohne Nabelschnurvorfall; d. h. sie verbietet der Gebärenden das Pressen und lagert das Becken hoch.

Bei Beckenendlagen tritt der Nabelschnurvorfall am leichtesten bei einer Fußlage ein, da dann der vorangehende Teil den Geburtsweg am wenigsten abschließt. Auch hier ist zunächst kein stärkerer Druck zu befürchten. Ärztliche Hilfe ist erforderlich.

Am seltensten, aber am gefährlichsten ist der Nabelschnurvorfall bei Kopflage, da der harte und große Kopf beim Tiefertreten die Nabelschnur gegen die Gebärmutter- und Beckenwand drückt und in wenigen Minuten der Erstickungstod des Kindes eintreten kann.

Wegen der Lebensgefahr für das Kind muß sofort der nächst erreichbare Arzt benachrichtigt werden. Bis zu seinem Eintreffen verhält sich die Hebamme folgendermaßen: Beim Vorliegen einer kleinen Schlinge der Nabelschnur neben dem Kopf lagert sie die Frau auf die der vorliegenden Nabelschnur entgegengesetzten Seite, damit der tiefertretende

Kopf möglichst wenig auf die Nabelschnur drückt. Da die Fruchtblase erhalten bleiben soll, verbietet die Hebamme der Gebärenden jedes Mitpressen.

Liegt eine größere Schlinge bei stehender Blase vor dem Kopf, so verhält sich die Hebamme wie beim Nabelschnurvorfall.

Bei dem Nabelschnurvorfall kommt es auf die Stellung des Kopfes zum Becken an. Wenn der Kopf über dem Becken steht, lagert die Hebamme die Gebärende auf den Rücken mit steiler Hochlagerung des Beckens, die durch Keilkissen zu erreichen ist und verbietet jedes Pressen und sorgt für schleunige ärztliche Hilfe. Steht aber der Kopf bereits auf dem Beckenboden, so fordert die Hebamme die Gebärende auf, mit aller Kraft mitzupressen, um die Geburt möglichst schnell zu beenden. Wenn das Kind dann schnell geboren wird, kann es lebend zur Welt kommen.

Vor der Schamspalte liegende Nabelschnurschlingen werden mit einem warmen, angefeuchteten Stück keimfreier Watte bedeckt, damit sie nicht abkühlen. Ferner müssen sie vor dem Druck des mütterlichen Körpers und der Bedeckung geschützt werden.

Auch bei abgestorbenem Kind und Nabelschnurvorfall ist wegen des Verdachtes auf ein enges Becken ein Arzt zu benachrichtigen.

e) Regelwidrige Fruchtentwicklung.

Eine **Übergröße des Kindes** kommt an sich selten vor. Die verhältnismäßig häufigen Angaben in dieser Beziehung sind meist übertrieben. Kinder von 4000—4500 g Gewicht werden bei normalem Becken und normalen Weichteilen gewöhnlich ohne Schwierigkeiten geboren. Wenn es sich aber um noch größere Früchte oder um ein wirkliches Riesenkind von 4500 g und darüber und eine Länge von 60 cm und mehr handelt, treten bei der Geburt häufig die gleichen Störungen auf, wie sie durch das enge Becken verursacht werden. Schon bei der Einstellung des Kopfes in den Beckeneingangsraum sind erhebliche Behinderungen möglich. Auch der Eintritt und Durchtritt der breiten Schultern ist oftmals erschwert oder sogar unmöglich. Besteht neben dem Riesenwuchs des Kindes noch ein enges Becken oder ein unnachgiebiger Weichteilschlauch, so erhöhen sich die Schwierigkeiten. Deshalb ist die Sterblichkeit derartiger Kinder während der Geburt besonders groß.

Man erkennt die Übergröße des Kindes häufig schon bei der äußeren Untersuchung an der auffallenden Ausdehnung des Leibes und an dem Umfang der einzelnen Kindsteile. Bei der inneren Untersuchung erweisen sich die Kopfknochen als besonders hart, die Nähte und Fontanellen als eng. Bei einer Fußlage läßt die Größe des geborenen Fußes auf die übermäßige Entwicklung der Frucht schließen.

Eine übermäßige Fruchtentwicklung kann durch eine **allgemeine Wassersucht** des Kindes und der Nachgeburt vorgetäuscht werden. Sie besteht in einer wäßrigen Anschwellung des Unterhautzellgewebes von Kopf und Rumpf und in einer wäßrigen Durchtränkung der Nachgeburt, die dann ein Gewicht bis zu 2 kg erreicht, gegenüber einer Schwere von normalerweise 500 g. Derartige Kinder sind nicht lebensfähig und werden meistens zu früh geboren.

In allen Fällen von Übergröße des Kindes, besonders aber wenn im Verlauf der Geburt Störungen auftreten, ist die Benachrichtigung eines Arztes erforderlich.

Zu den regelwidrigen Fruchtentwicklungen gehören ferner die **Verkrüpplungen und Mißbildungen des Kindes.**

Unter einem Krüppel versteht man eine Person, die infolge eines angeborenen oder erworbenen Knochen-, Gelenk-, Muskel- oder Nervenleidens oder Fehlens eines wichtigen Gliedes oder von Teilen eines solchen in dem Gebrauch ihres Rumpfes oder ihrer Gliedmaßen nicht nur vorübergehend derart behindert ist, daß ihre Erwerbsfähigkeit auf dem Arbeitsmarkte voraussichtlich wesentlich beeinträchtigt wird. Bei Vermeidung von Haft- oder Geldstrafe müssen Hebammen, die bei einer Geburt mitwirken, den mit ihrer Hilfe geborenen Säugling auf Anzeichen von Verkrüpplung untersuchen und, falls solche sich finden, es dem zuständigen Jugendamt anzeigen.

Mißbildungen entstehen meist durch eine unregelmäßige Eientwicklung, die dadurch verursacht wird, daß entweder eine entsprechende Veranlagung durch die männliche oder weibliche Keimzelle erblich übertragen wird oder daß Störungen bei der Furchung des Eies oder bei der ersten Bildung der Frucht auftreten. Dabei kann es entweder zu einer übermäßigen oder zu einer mangelhaften Bildung einzelner Körperteile kommen. Verwachsungen der Körperoberfläche mit der Wasserhaut oder eine zu geringe Fruchtwassermenge geben ebenfalls die Veranlassung zu mannigfachen Mißbildungen, die nicht selten zu einer vorzeitigen Unterbrechung der Schwangerschaft führen.

Von geburtshilflicher Bedeutung sind vor allem solche Mißbildungen, die den Durchtritt des Kindes durch die Geburtswege erschweren, bzw. unmöglich machen oder bei der Geburt zu Schwierigkeiten der Erkennung führen.

Eine geburtshilflich besonders wichtige Mißbildung stellt der Wasserkopf dar (Abb. 316). In den Hirnhöhlen ist es zu einer vermehrten Ansammlung von Flüssigkeit gekommen, die zu einer Erweiterung der Höhlen, in hochgradigen Fällen zu einer vollkommenen Verdrängung der Gehirnmasse führt, die dann die Flüssigkeit nur als eine dünne Schale umgibt. Dabei ist der Schädel übermäßig vergrößert, die Schädelknochen sind dünn und weich, die Nähte sind verbreitert, die Fontanellen klaffen. Der kindliche Kopf kann dabei die Größe eines Mannskopfes erreichen. In etwa zwei Drittel der Fälle handelt es sich beim Wasserkopf um Schädellagen, in einem Drittel der Fälle um Beckenendlagen. Querlagen

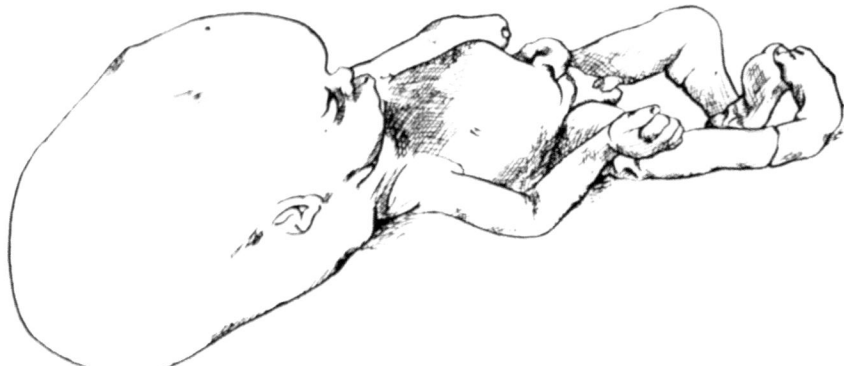

Abb. 316. Kind mit mehreren Mißbildungen, Wasserkopf, Klumpfüßen, Schnürfurche am rechten Unterschenkel, Abschnürung des linken Unterarms durch Eihautstränge.

kommen nur ausnahmsweise vor. Der vorangehende Wasserkopf stärkeren Grades tritt bei der Geburt nicht in das Becken. Es besteht die Gefahr, daß schon im Beginn der Eröffnungsperiode die Gebärmutter zerreißt, da der übergroße Kopf den unteren Abschnitt der Gebärmutter in der Schwangerschaft überdehnt und verdünnt und damit die Zerreißung vorbereitet hat. Die fast immer tödliche Verletzung wird durch einen verhältnismäßig einfachen ärztlichen Eingriff, nämlich das Ablassen der Flüssigkeit, verhütet. Daher ist es wichtig, den Wasserkopf rechtzeitig zu erkennen. Die Hebamme fühlt bei der äußeren Untersuchung den über dem Becken stehenden Kopf, der sich durch eine übermäßige Größe und Prallheit auszeichnet, so daß er einer großen Geschwulst gleicht. Bei einer etwa erforderlichen inneren Untersuchung fällt auf, daß an dem hochstehenden Kopf die von harten Knochenrändern begrenzten Nähte sehr breit sind, daß die Fontanellen klaffen und daß man bei der inneren Untersuchung ein eigentümliches Pergamentknistern fühlt. Die große Fontanelle wölbt sich bisweilen blasenartig vor. Sofortige ärztliche Hilfe ist dringend erforderlich. Bis zu ihrem Eintreffen ist jedes Mitpressen zu verbieten.

Wenn sich das Beckenende zur Geburt stellt, und wenn es bei der äußeren Untersuchung nicht gelungen ist, schon im Beginn der Geburt den übergroßen, im Gebärmuttergrund befindlichen Kopf zu tasten und als Wasserkopf zu erkennen, bemerkt die Hebamme die Mißbildung gewöhnlich erst dann, wenn nach Lösung der Arme die Entwicklung des Kopfes nicht gelingt, weil derselbe über dem Becken stehenbleibt und dann an seiner Übergröße erkannt wird. Auch in diesem Falle ist sofortige ärztliche Hilfe erforderlich, die schon wegen der Beckenendlage verlangt werden mußte. Die Gefahr der Gebärmutterzerreißung besteht hierbei nicht in demselben

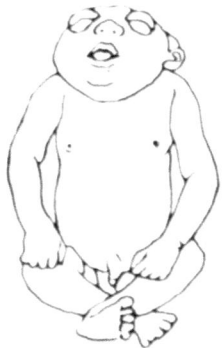
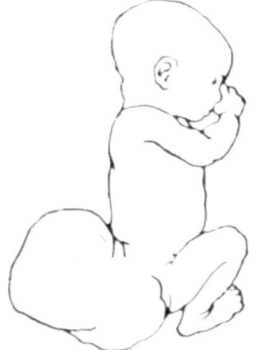
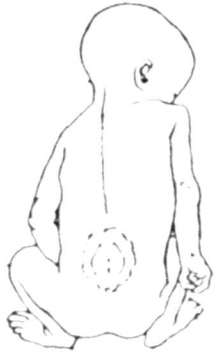

Abb. 317. Froschkopf. (Nach MARTIUS: Lehrbuch der Geburtshilfe.)

Abb. 318. Kind mit Steißgeschwulst. (Nach MARTIUS: Lehrbuch der Geburtshilfe.)

Abb. 319. Kind mit Spaltung der Wirbelsäule. (Nach MARTIUS: Lehrbuch der Geburtshilfe.)

Maße, da der Rumpf bereits die Gebärmutter verlassen hat und sich in derselben nur noch der Kopf befindet, so daß die Überdehnungsgefahr nicht so groß ist wie bei einer Schädellage. Hochgradige Wasserköpfe sind lebensunfähig.

Geringe Grade von Wasserkopf können bei weiten Geburtswegen von selbst lebend geboren werden und am Leben bleiben. Aber auch in solchen Fällen ist stets ein Arzt zu benachrichtigen.

Eine nicht seltene Mißbildung ist der sog. Froschkopf (Abb. 317). Bei diesem fehlt das Schädeldach und das Gehirn, der kleine Kopf sitzt mit kurzem Halse dem Rumpf unmittelbar auf und befindet sich in einer Streckhaltung, die Augen treten glotzend hervor. Der übrige Körper ist oftmals stark entwickelt. Besonders die Schultern können eine übermäßige Breite haben und dadurch die Geburt erschweren. Wenn der Kopf der vorangehende Teil ist, bereitet die Deutung bei einer etwa erforderlichen inneren Untersuchung große Schwierigkeiten, wenn die hirnlose Schädelbasis mit ihrer unregelmäßig gebildeten Oberfläche vorangeht. Häufig stellt sich der Kopf in Gesichtslage ein, deren Erkennung leichter ist. Verläuft die Geburt in Beckenendlage, so gleitet nach einer unter Umständen schwierigen Lösung der Arme der mißgebildete Kopf ohne weiteres von selbst heraus. Froschköpfe werden gelegentlich lebend geboren, gehen aber stets nach einiger Zeit zugrunde, da sie lebensunfähig sind. Bei Schwierigkeiten während der Geburt des Rumpfes ist ärztliche Hilfe erforderlich. Nicht selten besteht bei einer derartigen Mißbildung ebenso wie auch bei allen anderen mißgebildeten Früchten eine übergroße Fruchtwassermenge.

Sackartige Anhänge am Kopf, sog. Gehirnbrüche, die entweder Gehirnflüssigkeit oder einen Teil des Gehirns enthalten, machen bei erheblicher Größe ebenfalls Schwierigkeiten beim Durchtritt des Kopfes. Die Erkennung dieser Mißbildungen während

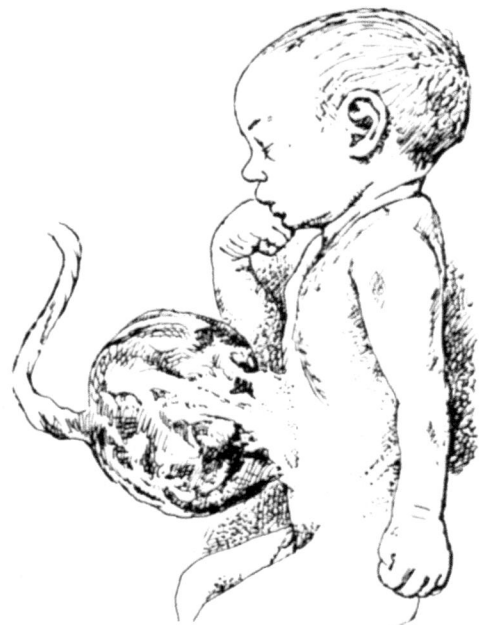

Abb. 320. Kind mit Nabelbruch. In der sackartigen Austreibung liegen Teile der Baucheingeweide.

der Geburt ist schwierig. Die Hebamme erbittet ärztliche Hilfe, sobald sie die Mißbildung vermutet oder der Kopf nicht in das Becken tritt.

Auch der Rumpf des Kindes kann übermäßig vergrößert sein. Der Bauch kann durch freie, in ihm befindliche Flüssigkeit, durch krankhafte Bildung der Nieren oder durch übermäßige Vergrößerung der Harnblase bei Verschluß der Harnröhre so aufgetrieben sein, daß nach der Geburt des Kopfes die Geburt bzw. die Entwicklung des Rumpfes zur Unmöglichkeit wird.

Geschwülste, die sich besonders am Halse oder in der Steißgegend befinden, verursachen ähnliche Schwierigkeiten (Abb. 318).

In allen Fällen, in denen nach der Geburt des Kopfes der Rumpf nicht folgt, ist an derartige Verbildungen zu denken und ärztliche Hilfe zu erbitten.

Andere Mißbildungen führen zwar nicht zu Geburtsstörungen, sind aber wichtig, da bei ihnen unter Umständen operative Eingriffe dringend notwendig sind, um die Kinder am Leben zu erhalten.

Beim angeborenen Verschluß des Afters sind die Kinder verloren, wenn sie nicht bald operiert werden. Dasselbe gilt vom

Verschluß der Harnröhre. Auf beides ist daher stets genau zu achten. Auch eine Spaltung der Wirbelsäule mit einem sackförmigen Anhang kann operativ beseitigt werden, wenn sie nicht zu groß ist (Abb. 319). Wenn sich an Stelle des Nabels

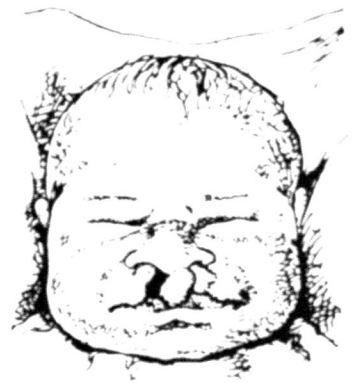 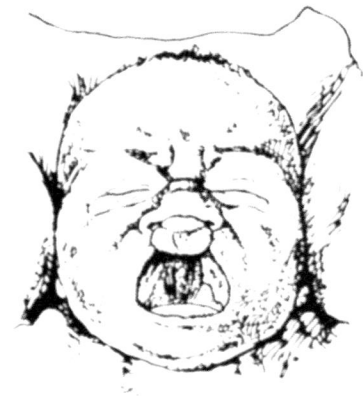

Abb. 321a. Hasenscharte. (Nach MARTIUS: Lehrbuch der Geburtshilfe.)   Abb. 321b. Gaumenspalte, auch Wolfsrachen genannt. (Nach MARTIUS: Lehrbuch der Geburtshilfe.)

eine blasige Auftreibung befindet, an die sich die Nabelschnur ansetzt, so ist der regelrechte Verschluß der Bauchdecken in der Nabelgegend ausgeblieben. Man nennt diese Mißbildung Nabelbruch. In der sackartigen Auftreibung, die von der Wasserhaut

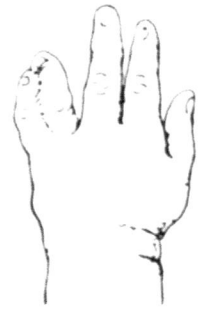

Abb. 322. Hand, bei der der 4. und 5. Finger zusammengewachsen ist. (Nach MARTIUS: Lehrbuch der Geburtshilfe.)

und dem Bauchfell überzogen ist, liegen Baucheingeweide, Teile des Darmes, des Magens und der Leber (Abb. 320). Ist während der Geburt der dünne Überzug geplatzt, so liegen die Eingeweide frei zutage. Die Hebamme muß auch bei einem Nabelbruch sofort nach der Geburt einen Arzt benachrichtigen, denn eine wenige Stunden nach der Geburt ausgeführte Operation, bei der die Bauchdecken verschlossen werden, vermag das Kind unter Umständen am Leben zu erhalten. Bis dahin werden der Sack bzw. die Eingeweide mit keimfreiem Verbandstoff bedeckt.

Eine Spaltung der Oberlippe seitlich von der in der Mitte der Oberlippe befindlichen Rinne bezeichnet man als Hasenscharte, die einseitig oder doppelseitig auftritt. Gleichzeitig kann der weiche und harte Gaumen gespalten sein. Derartige Spaltbildungen werden als Wolfsrachen bezeichnet (Abb. 321a, b). Beide Mißbildungen, besonders der Wolfsrachen, erschweren das Saugen nur dann, wenn die Mundhöhle beim Saugakt (S. 435) nicht abgedichtet werden kann. Die abgespritzte Milch muß mit dem Löffel oder der Pipette verabfolgt werden. Diese Mißbildungen sind durch Operation heilbar, die bei der Hasenscharte im 2. Lebensjahr, beim Wolfsrachen am besten nicht vor Ablauf des Kleinkindesalters vorgenommen wird.

Bei dem angeborenen Schiefhals handelt es sich um eine Verkürzung des Kopfnickermuskels, durch die eine schiefe Haltung des Kopfes zustande kommt.

Unter den Mißbildungen der Gliedmaßen ist der Klumpfuß der häufigste, der einseitig oder doppelseitig auftreten kann und dadurch gekennzeichnet ist, daß der Fuß nach innen gedreht ist und in Spitzfußstellung steht (Abb. 316).

Eine sehr ähnliche Verbildung ist die Klumphand, die ebenfalls einseitig oder doppelseitig sein kann und bei der die Hand einwärts gedreht in Beugung und Ablenkung nach der Speichenseite des Unterarmes steht.

Die angeborene Hüftgelenksverrenkung zählt mit zu den häufigsten Mißbildungen. Sie kommt einseitig und doppelseitig vor und tritt bei Mädchen häufiger auf als bei Knaben. Diese Bildungshemmung betrifft entweder den Gelenkkopf allein oder die Gelenkpfanne allein oder beide zugleich. Wenn der Gelenkkopf von vornherein verkümmert ist, findet er in der Gelenkpfanne (Abb. 10, 11) keinen Halt und rutscht bei einer Belastung ab. Viel häufiger scheint es vorzukommen, daß die Pfanne sich nicht zu einer gehörig vertieften Grube entwickelt, sondern auf ihrer früherer tellerartigen Form bestehen bleibt, so daß auch ein regelrecht gebildeter Schenkelkopf keinen festen Halt findet. Das Leiden ist unmittelbar nach der Geburt nicht zu erkennen. Manchmal sieht man allerdings bei einer einseitigen Verrenkung, daß die eine Gesäßfalte höher steht als die andere oder daß das Bein der erkrankten Seite dauernd anders gehalten wird als das der gesunden.

Überzählige oder zusammengewachsene Finger (Abb. 322) und Zehen kommen verhältnismäßig häufig vor. Auch das Fehlen eines Teiles eines Armes oder Beines oder eines Fingers wird beobachtet. Oft haftet das Glied nur noch an einem dünnen Strang und sieht wie abgeschnürt aus. Derartige Abschnürungen können auch durch Stränge der Wasserhaut bei Verwachsungen derselben mit dem Kinde entstehen, ebenso wie auch andere schwere Verbildungen des Kindskörpers und seiner Teile, z. B. des Gesichtes, auf die gleiche Ursache zurückzuführen sind.

Es kommen ferner Verbildungen der äußeren Geschlechtsteile des Kindes vor, so daß die Hebamme nicht mit Sicherheit sagen kann, ob das Kind männlichen oder weiblichen Geschlechtes ist, eine Feststellung, die schon für die standesamtliche Meldung getroffen werden muß. Spaltbildungen der vorderen Bauchwand mit Fehlen der vorderen Blasenwand, so daß der Harn durch eine derartige Blasenspalte nach außen fließt, kommen vor. Schließlich werden sog. Muttermäler, die meist aus sehr zahlreichen, dicht unter der Haut gelegenen Blutgefäßen bestehen, beobachtet. Der Arzt ist in allen diesen Fällen stets zu benachrichtigen und seiner Entscheidung das weitere zu überlassen.

Niemals soll die Hebamme der Entbundenen sofort nach der Geburt von einer Mißbildung Mitteilung machen, sondern sie allmählich darauf vorbereiten.

Gelegentlich kommt es vor, daß ein Neugeborenes ein oder zwei Zähne hat, die stets nach einiger Zeit wieder ausfallen.

Äußerlich wohlgebildete Kinder haben bisweilen schwere Mißbildungen innerer Organe, wie Herzfehler, die, wenn sie lebenswichtige Teile betreffen, zu überraschenden Todesfällen bald nach der Geburt oder in den ersten Lebenstagen führen und meist nur bei Leichenöffnungen erkannt werden.

f) Mehrlingsschwangerschaft und Geburt.

Je höher die verschiedenen Arten von Lebewesen ausgebildet sind, um so geringer ist die Anzahl von Nachkommen, die von ihnen hervorgebracht wird. Beim Menschen, der am Ende der Entwicklungsreihe steht, ist die Mehrlingsschwangerschaft und -geburt deshalb verhältnismäßig selten.

Von der **Häufigkeit** der Mehrlingsgeburten beim Menschen kann man sich am besten eine Vorstellung machen, wenn man die alte Regel anwendet, daß etwa auf 85 Geburten eine Zwillingsgeburt, auf 85×85 Geburten eine Drillingsgeburt, auf $85 \times 85 \times 85$ Geburten eine Vierlingsgeburt usw. kommen. Nicht zutreffend ist die weit verbreitete Ansicht, daß die Mehrlingsgeburten häufiger geworden sind. Drillingsgeburten kommen in Deutschland im Durchschnitt etwa 220mal im Jahre und Vierlingsgeburten im Durchschnitt 3mal im Jahre vor. Bei diesen Geburten handelt es sich aber nicht um ausgetragene Schwangerschaften, sondern vielmehr meistens um Fehl- oder Frühgeburten. Fünflinge sind inzwischen sicher etwa 50mal beobachtet worden, während Sechslinge im ganzen nur 3mal beschrieben worden sind.

Die Mehrlingsgeburten kommen in einzelnen Familien gehäuft vor, und zwar vererbt sich die Anlage dazu nicht nur durch die Mutter, sondern auch durch den Vater, so daß es zu besonders hohen Kinderzahlen kommt, wenn Mann und Frau aus einer Mehrlingsfamilie stammen.

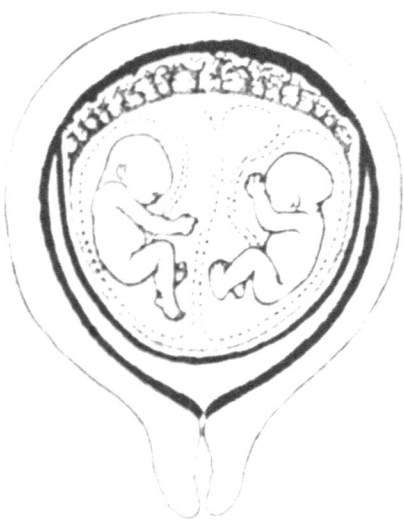

Abb. 323 a. Schematische Darstellung eineiiger Zwillinge. Der gemeinsame Mutterkuchen hat Gefäßverbindungen (vgl. Abb. 323 b) in Form des dritten Kreislaufs. Die Scheidewand der beiden Eihautsäcke besteht nur aus zwei Wasserhäuten, die durch die gestrichelte Linie dargestellt sind. Beide Zwillinge werden umgeben von einer gemeinsamen Lederhaut, die durch die schraffierte Linie dargestellt ist. Darüber schwarz ausgezogen die Siebhaut.

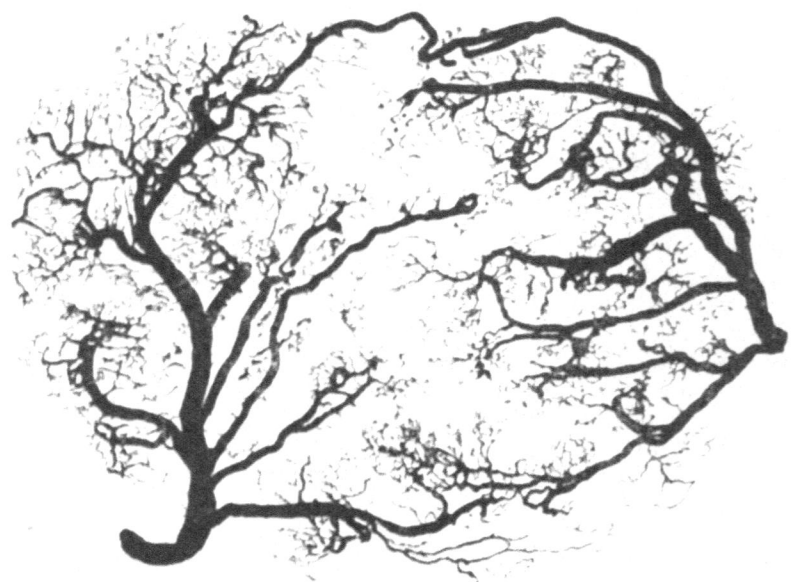

Abb. 323 b. Mutterkuchen von eineiigen Zwillingen. Eine Nabelblutader ist mit Kontrastflüssigkeit aufgefüllt. Gefäßverbindungen sind oben und unten zu erkennen. Nach einem Röntgenbild gezeichnet.

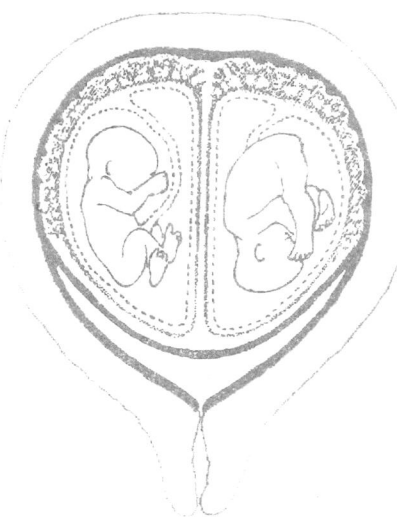

Abb. 324a. Schematische Darstellung zweieiiger Zwillinge. Der den beiden Kindern gemeinsame Mutterkuchen hat keinen dritten Kreislauf (vgl. Abb. 324b). Jedes Kind befindet sich in einem Eihautsack, der von einer Wasserhaut und einer Lederhaut gebildet wird, so daß die Scheidewand aus vier Eihäuten, und zwar aus zwei Wasserhäuten und zwei Lederhäuten besteht. Beide Kinder haben eine gemeinsame Siebhaut. Wasserhaut: gestrichelte Linie, Lederhaut: schraffierte Linie; Siebhaut: schwarz ausgezogen.

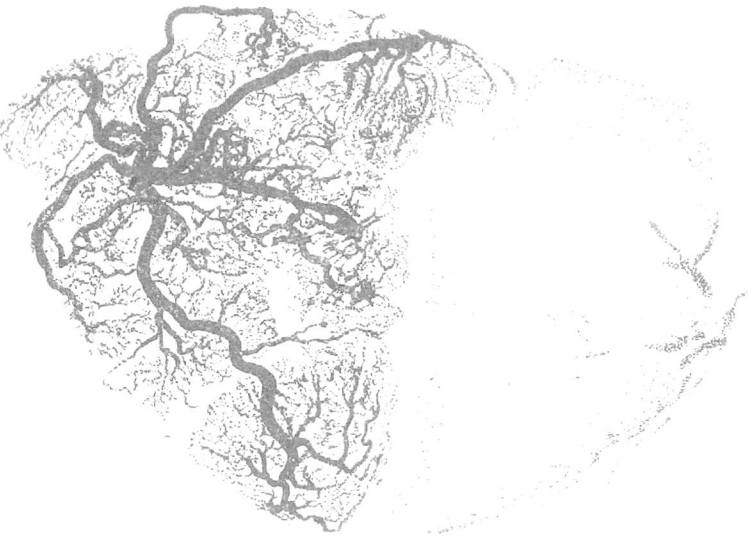

Abb. 324b. Mutterkuchen von zweieiigen Zwillingen. Die eine Nabelblutader ist mit Kontrastflüssigkeit aufgefüllt, durch die die eine Hälfte des Mutterkuchens dargestellt ist, während auf der anderen Seite das Gefäßsystem andeutungsweise aufgefüllt wurde, um die Abgrenzung des Mutterkuchens deutlich zu machen. Es bestehen keine Gefäßverbindungen. Nach einem Röntgenbild gezeichnet.

Die Lebensaussichten sind für Vierlinge sehr gering, für Fünflinge minimal, während Sechslinge noch nie am Leben geblieben sind.

Mehrlinge werden sehr viel häufiger angelegt als nachher zur Geburt kommen, da die Mehrlingsfrüchte einzeln oder alle häufig absterben, verschwinden oder durch Fehlgeburt ausgestoßen werden. Auch später ist der Verlust von Mehrlingskindern größer als von Einlingskindern, da sie häufig frühgeboren, schwächer entwickelt und durch Regelwidrigkeiten unter der Geburt gefährdet sind, so daß die Mehrlingsgeburt für die Bevölkerungszahl im ganzen gesehen kaum einen Gewinn bedeutet.

Man unterscheidet zweieiige, erbungleiche Zwillinge und eineiige, erbgleiche Zwillinge.

Die eineiigen sind immer eingeschlechtlich und zeichnen sich durch eine sehr große Übereinstimmung ihrer körperlichen und geistigen Anlagen aus, während die zweieiigen Zwillinge, die eingeschlechtlich oder auch ein Pärchen sein können, nicht so große Ähnlichkeiten erkennen lassen und in ihrer Übereinstimmung nur der von Geschwistern entsprechen.

Die Entstehung der zweieiigen Zwillinge kommt durch die Entwicklung aus zwei verschiedenen befruchtungsfähigen Eiern zustande, während die eineiigen Zwillinge sich durch die Spaltung einer befruchteten Eizelle in zwei Früchte entwickeln.

Die Unterscheidung zwischen eineiigen und zweieiigen Zwillingen gleich nach der Geburt läßt sich im allgemeinen nur durch die Besichtigung der Nachgeburt und der Eihäute treffen. Eineiige Zwillinge haben stets einen gemeinsamen Mutterkuchen, in dem Gefäßverbindungen zwischen den beiderseitigen Anteilen vorhanden sind (Abb. 323 b). Die zwischen den Früchten liegende Scheidewand besteht aus zwei Schichten (Abb. 323 a), den beiden Wasserhäuten, die jede Frucht umgeben. Die gemeinsame Eihülle besteht aus der Lederhaut. Sehr selten findet sich keine Scheidewand, so daß beide Früchte in einer gemeinsamen Wasserhaut liegen. Es gibt auch Fälle, in denen zwar zunächst eine Scheidewand bestanden hat, die aber später zugrunde gegangen ist.

Bei zweieiigen Zwillingen kann jedes Kind einen völlig für sich bestehenden Mutterkuchen haben. In vielen Fällen kommt es jedoch zu einer Vereinigung beider Placenten, wobei aber die Gefäßgebiete voneinander getrennt bleiben (Abb. 324 b). Jede Frucht ist von einer Lederhaut und ihrer Wasserhaut umgeben, so daß die Scheidewand aus vier Häuten besteht. Gegen die Eihöhlen hin befinden sich die beiden Wasserhäute, während in der Scheidewand zwischen den beiden Wasserhäuten die beiden Lederhäute liegen (Abb. 324 a).

Zwillingsfrüchte sind meist kleiner und schwächer gebildet als Einzelkinder. Bisweilen entwickelt sich eine Frucht stärker als die andere. Ist der Unterschied zwischen beiden Früchten ein großer, so kann es, besonders bei eineiigen Zwillingen, in frühen Monaten der Schwangerschaft zum Absterben der schlecht ernährten Frucht kommen. Die tote Frucht schrumpft in solchen Fällen und wird samt ihren Eihüllen plattgedrückt. Man spricht dann von einer Papierfrucht. Bei eineiigen Zwillingen wird bei schweren

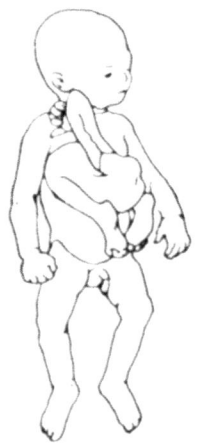

Abb. 325. Doppelmißbildung. Vorn am Rumpf ist noch der Teil eines zweiten Kindes, und zwar in diesem Fall die untere Körperhälfte, ausgebildet.

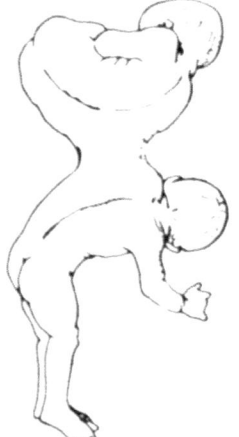

Abb. 326. Zwei ausgebildete Früchte, die zusammengewachsen sind.

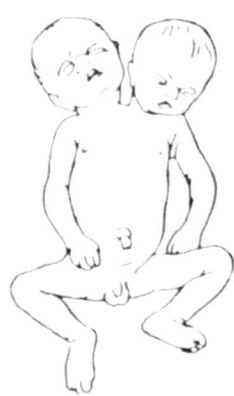

Abb. 327. Kind mit zwei Köpfen.

Entwicklungshemmungen einer Frucht die Bildung einer herzlosen Mißgeburt beobachtet, die dann nur ein Anhangsgebilde der anderen Frucht darstellt.

Ähnlich wie eineiige Zwillinge entstehen, können auch **Doppelmißbildungen** angelegt werden (Abb. 325—327), bei denen aber die Trennung in zwei Früchte nicht vollständig stattgefunden hat. Sie erschweren bei erheblicher Größe die Geburt oder machen sie sogar unmöglich. Wenn die Doppelbildung klein ist, kann die Geburt durch die Naturkräfte vollendet werden. Gelegentlich sind solche zusammengewachsenen Zwillinge sogar am Leben geblieben. Ärztliche Hilfe ist dringend erforderlich, wenn die Hebamme eine derartige Doppelbildung erkennt oder vermutet, indem gleichzeitig vier Füße hervortreten oder der vorangehende Teil nicht tiefer tritt oder nach der Geburt des Kopfes der Rumpf, an dem der zweite Zwilling haftet, nicht folgt.

Der **Schwangerschaftsverlauf** zeigt in den ersten Monaten gewöhnlich keine Abweichungen. In der zweiten Hälfte und besonders gegen Ende der Schwangerschaft kann es infolge der stärkeren Ausdehnung des Leibes zu erheblichen Beschwerden, wie Spannungsgefühl im Leibe, Erschwerung der Atmung und Behinderung der Beweglichkeit kommen. Die Schwangere empfindet oftmals die Kindsbewegungen an verschiedenen Stellen des Leibes. Die Beine zeigen ebenso wie die Bauchdecken und die äußeren Geschlechtsteile häufiger als bei einer Einlingsschwangerschaft wäßrige Anschwellungen und stärker entwickelte Kindsadern. Nicht selten kommen Nierenschädigungen vor. Auch die Eklampsie findet sich häufiger als bei der Einlingsschwangerschaft. Zuweilen kommt es zu einer übermäßigen Fruchtwasseransammlung und dadurch zu verstärkten Beschwerden. Die Zwillingsschwangerschaft endet verhältnismäßig oft mit einer Frühgeburt.

Meist liegen beide Kinder in Längslage, in etwa der Hälfte aller Fälle beide in Schädellage, in etwa einem Drittel der Fälle eines in Kopf-, eines in Beckenendlage. Seltener liegt eine Frucht in Längs-, eine, nämlich meist der zweite Zwilling, in Querlage, am seltensten beide in Querlage. Unter den Kopflagen finden sich verhältnismäßig häufig Strecklagen, die aber wegen der Kleinheit der Kinder meist keine erhebliche Bedeutung gewinnen (Abb. 328a—e).

Die **Erkennung der Zwillingsschwangerschaft** macht manchmal Schwierigkeiten. Vermuten kann man eine Zwillingsschwangerschaft, wenn der Leib ungewöhnlich ausgedehnt ist, so daß der Umfang mehr als 110 cm beträgt und auffallend viele Kindsteile wahrgenommen werden. Gelingt es, mehrere große Teile zu fühlen, als sie einem Kinde angehören können, oder denselben Kindsteil doppelt zu tasten, z. B. zwei Köpfe, so ist eine Zwillingsschwangerschaft vorhanden. Auch der Nachweis von Herztönen verschiedener Anzahl auf beiden Seiten des Leibes, der von zwei zu gleicher Zeit untersuchenden Personen erbracht wird, sichert die Feststellung der Mehrlingsschwangerschaft.

Eine übermäßige Ausdehnung der Gebärmutter, z. B. durch vermehrtes Fruchtwasser, durch ein sehr großes Kind oder durch Geschwülste der Gebärmutter oder ihrer Nachbarorgane führen bisweilen zur fälschlichen Annahme von Mehrlingen.

Oftmals wird das Vorhandensein von Zwillingen erst während der Geburt erkannt oder sogar erst, nachdem das erste Kind geboren ist. Die Anwesenheit eines zweiten Kindes erkennt man dann nach der Geburt des ersten durch die noch bestehende Ausdehnung des Leibes, durch den Nachweis von Kindsteilen und durch die Wahrnehmung von Herztönen. Die Lage des zweiten Zwillings ist bei den schlaffen Bauchdecken meist leicht zu bestimmen. Eine rektale Untersuchung ist nur dann erlaubt, wenn es die äußere Untersuchung zweifelhaft läßt, ob noch eine Frucht vorhanden ist. Die Untersuchung durch die Scheide bietet besondere Gefahren, da der Geburtskanal infolge der Geburt des ersten Kindes zahlreiche Wunden aufweist, die leicht zu Eingangspforten einer Infektion werden können (S. 399). Bei der inneren Untersuchung ist die Fruchtblase oder, wenn sie gesprungen ist, der vorangehende Teil zu fühlen. In seltenen Fällen gelingt vor der Geburt des ersten Kindes der Nachweis der Zwillinge dadurch, daß Teile einer erweichten Frucht — etwa der Fuß oder die dauernd pulslose Nabelschnur — vor der Schamspalte liegen und trotzdem Herztöne vorhanden sind.

Der **Geburtsverlauf** ist beim ersten Kinde wegen der starken Rauminanspruchnahme der Gebärmutterwand und der daraus entstehenden Wehenschwäche während der Eröffnungszeit

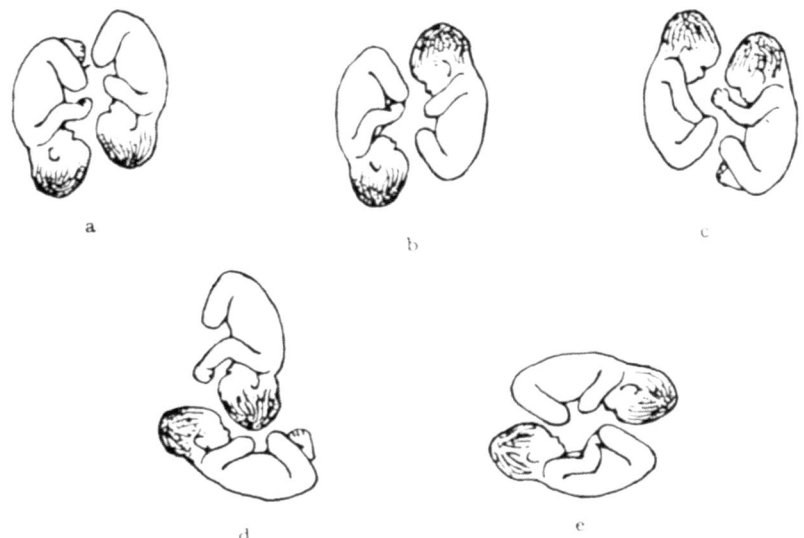

Abb. 328a—e. a Beide Zwillinge liegen in Schädellage. b Ein Zwilling liegt in Schädellage, ein Zwilling in Beckenendlage. c Beide Zwillinge liegen in Beckenendlage. d Ein Zwilling liegt in Querlage, ein Zwilling in Längslage, in diesem Falle in Schädellage. e Beide Zwillinge liegen in Querlage.

häufig verzögert. Nicht selten kommt es zum vorzeitigen Blasensprung mit seinen Folgen (S. 361). Wegen der meist kleinen Frucht erfolgt die Austreibung gewöhnlich ohne Schwierigkeit, selbst wenn regelwidrige Einstellungen oder Haltungen vorhanden sind.

Sofort nach der Geburt des ersten Kindes werden die Herztöne des zweiten Kindes geprüft und durch die äußere Untersuchung ermittelt, ob die Frucht sich in Längslage eingestellt hat. Die Kontrolle der Herztöne ist deshalb so wichtig, weil sich Störungen sehr leicht einstellen können. Die starke Verkleinerung, die die Gebärmutter nach ihrer teilweisen Entleerung erfährt, führt zu einer vorzeitigen Ablösung eines Abschnittes des Mutterkuchens, so daß Blutungen auftreten. Aus demselben Grunde kann es auch zu Störungen in der Sauerstoffversorgung des zweiten Kindes kommen, so daß die Herztöne desselben häufig schwanken, ja sogar nicht selten der Tod des zweiten Zwillings eintritt.

Nach der Geburt des ersten Kindes setzt nach einer Zeit der Ruhe gewöhnlich bald wieder die Wehentätigkeit ein, eine zweite Blase stellt sich, springt, und das zweite Kind wird, falls es in Längslage gelegen hat, etwa $^1/_2$—1 Stunde nach der Geburt des ersten Kindes meist ohne Schwierigkeit geboren. Selten vergehen bis zur Geburt des zweiten Kindes Stunden oder, wenn nicht eingegriffen wird, selbst Tage. Hat das zweite Kind in Querlage gelegen, so kann es bei seiner Kleinheit und bei der schon vollendeten Eröffnung der Weichteile schnell zur Ausbildung einer verschleppten Querlage kommen. Die schwersten Behinderungen treten ein, wenn beide Kinder in einer Wasserhaut gelegen haben. Es kann z. B. ein kleiner Teil oder die Nabelschnur des einen Kindes neben den vorangehenden Teil des anderen Kindes vorfallen, oder beide Kinder behindern sich gegenseitig oder keilen sich beim Eintritt in das kleine Becken ein.

Die Sterblichkeit der Mehrlingsfrüchte während der Geburt ist wegen ihrer mangelhaften Entwicklung und der vielfach eintretenden Gefahren beträchtlich höher als die der Einlinge.

Die Nachgeburtszeit ist mit größter Sorgfalt und Umsicht von der Hebamme zu leiten, da sehr häufig Regelwidrigkeiten auftreten. Wenn die Hebamme auch schon wegen der Zwillingsgeburt einen Arzt rufen mußte, so ist seine Anwesenheit, falls er noch nicht erschienen sein sollte, während der Nachgeburtszeit auf jeden Fall erforderlich; denn man muß in der Nachgeburtszeit nach einer Zwillingsgeburt immer mit starken Blutungen rechnen, durch die das Leben der Frau nach der glücklich überstandenen Geburt der Kinder noch sehr erheblich gefährdet werden kann. Die Wehenschwäche, die während der Geburt bestanden hat, setzt sich in der Nachgeburtszeit fort oder wird durch eine schnelle Entleerung der überdehnten Gebärmutter hervorgerufen oder schließlich dadurch bedingt, daß die bedeutende Größe und unregelmäßige Form des Mutterkuchens die Lösungsvorgänge erschwert. Der Blutverlust ist gewöhnlich größer als bei der einfachen Geburt, er kann 400—500 g und mehr betragen.

Das Verhalten der Hebamme.

Wegen der zahlreichen bei einer Zwillingsgeburt möglichen Störungen soll die Hebamme in jedem Falle, in dem sie Zwillinge erkennt oder vermutet, ärztliche Hilfe erbitten. Dies gilt auch für den Fall, daß sie das Vorhandensein eines zweiten Kindes erst nach der Geburt des ersten erkannt hat. Bis zur Ankunft des Arztes behandelt sie die Geburt so, wie es den betreffenden Kindslagen entspricht. Ist das erste Kind geboren, so muß die Nabelschnur auch zur Mutter hin mit besonderer Sorgfalt unterbunden werden, da bei eineiigen Zwillingen sich das zweite Kind aus der Nabelschnur des ersten verbluten könnte (Abb. 323a, b). Das erstgeborene Kind wird als solches mit einem Bändchen um das Handgelenk gekennzeichnet. Wie schon angeführt wurde, sind die Herztöne der zweiten Frucht wegen der möglichen Störungen sorgfältig zu beobachten und durch die äußere Untersuchung die Lage des Kindes festzustellen. Befindet sich das zweite Kind in Querlage, so versucht die Hebamme die äußere Wendung auf den Kopf, die in diesem Falle oft leicht gelingt, weil die Bauchdecken und die Gebärmutterwandungen schlaff sind und das Kind klein ist. Da sich schnell eine verschleppte Querlage ausbilden kann, ist diese Maßnahme von besonderer Wichtigkeit (S. 337). Die Nachgeburtszeit erfordert wegen der Blutungsgefahr eine ständige Überwachung der Gebärmutter, die auch nach Ausstoßung der Placenten immer mindestens 2 Stunden fortgesetzt werden muß (S. 214).

In allen Fällen, in denen die Hebamme das Vorhandensein von Zwillingen nur vermutet, soll sie der Gebärenden, bzw. deren Angehörigen keine diesbezügliche Mitteilung machen. Wenn die Gebärende selbst Zwillinge vermutet, verweise die Hebamme sie auf den Ausspruch des gerufenen Arztes. Hat die Hebamme mit Sicherheit Zwillinge festgestellt, wie z. B. nach der Geburt des ersten Kindes, macht sie der Gebärenden Mitteilung von der Anwesenheit des zweiten.

Im Wochenbett kommt es nach der voraufgegangenen Überdehnung der Gebärmutterwand nicht selten zu einer verzögerten Rückbildung.

Drillingsgeburten verlaufen entsprechend wie Zwillingsgeburten. Ihre Erkennung ist meist erst nach der Geburt des zweiten Kindes möglich.

Zwillings- und Drillingskinder sind wegen ihrer schwachen Entwicklung mit besonderer Sorgfalt zu pflegen, um sie am Leben zu erhalten. Ihre Sterblichkeit ist noch während der ersten Lebenswochen und -monate verhältnismäßig groß.

2. Regelwidrigkeiten des Mutterkuchens und seiner Anhänge.

a) Regelwidrigkeiten der Fruchtblase und Eihäute.

Der Blasensprung erfolgt im allgemeinen erst nach völliger Eröffnung des Muttermundes. In zahlreichen Fällen springt jedoch die Blase vor der vollkommenen Erweiterung, was als frühzeitiger Blasensprung bezeichnet wird. Dies ist der Fall, wenn die Eihäute so zart sind, daß sie dem Druck des Vorwassers nicht standhalten oder wegen mangelnden Abschlusses der Weichteile durch den vorangehenden Teil zu viel Fruchtwasser in den unteren Eipol gepreßt wird, wie es beim engen Becken, bei Querlage, Fußlage und übergroßer Fruchtwassermenge vorkommt.

Von einem vorzeitigen Blasensprung spricht man, wenn die Blase zu einer Zeit springt, bevor der Muttermund kleinhandtellergroß ist. Er verursacht, falls sehr viel Fruchtwasser abgeflossen ist, wegen der folgenden Verkleinerung der Gebärmutter zuweilen Störungen in der Sauerstoffzufuhr des Kindes. Es kann dabei zum Vorfall kleiner Teile und der Nabelschnur kommen (S. 342). Die Hauptgefahr besteht darin, daß bei einer Verzögerung der Geburt Keime in die eröffnete Eihöhle aufwandern und dort zu Zersetzungen oder Infektionen Veranlassung geben.

Daher ist eine Vermeidung des vorzeitigen Blasensprunges besonders wichtig. Die Gebärenden müssen sich hinlegen und sind, falls eine innere Untersuchung notwendig ist, unter sehr sorgfältiger Beachtung der Desinfektionsmaßnahmen zu untersuchen. Ferner ist ihnen das unzeitige Mitpressen zu verbieten. Ist die Blase vorzeitig gesprungen, so ist wegen der Infektionsgfahr die Geburt mit peinlichster Sauberkeit, wenn irgend möglich ohne innere Untersuchung zu leiten und durch regelmäßige Temperaturmessung das Befinden der Gebärenden zu überwachen. Bei einem Anstieg der Temperatur ist sofort ein Arzt zu benachrichtigen. Auch die Herztöne des Kindes sind sorgfältig zu beobachten.

Nicht selten kommt es vor, daß am Ende der Schwangerschaft die Blase vorzeitig springt, ohne daß die Geburt sogleich in Gang kommt. Es können in diesem Falle Tage und selbst Wochen vergehen, bis eine Wehentätigkeit einsetzt. Dann muß die Frau immer im Bett liegen. Vor ihre Geschlechtsteile wird keimfreie Watte als Vorlage gelegt, und jede innere Untersuchung hat zu unterbleiben. Das Befinden von Mutter und Kind muß ständig überwacht werden. Ein Arzt ist zu rufen.

Wenn die Eihäute sehr derb sind oder wenig Vorwasser vorhanden ist, so daß der vorangehende Teil den Eihäuten unmittelbar anliegt, kommt es vor, daß die Eiblase auch nach völliger Eröffnung des Muttermundes verspätet springt oder erhalten bleibt und sich tief in die Scheide bis in die Schamspalte vorwölbt. Ein so langes Bestehen der Eiblase verzögert die Geburt. Wird die Fruchtblase in der Schamspalte sichtbar, so darf die Hebamme die Blase mit desinfiziertem Finger sprengen, indem sie kräftig gegen dieselbe drückt. Instrumente sollen dabei wegen der Verletzungsmöglichkeit des vorangehenden Teiles nicht verwendet werden.

In manchen Fällen springt die Blase nicht wie sonst an ihrem tiefsten Punkt, sondern reißt höher oben ringförmig ab und überdeckt den Kopf mit einer Eihautkappe, der Glückshaube (S. 181).

Seltener bei ausgetragenem Kinde, häufiger bei einer Frühgeburt, wird das ganze uneröffnete Ei samt Mutterkuchen geboren. In solchen Fällen muß die Hebamme den Eisack sofort zerreißen, damit das Kind atmen kann.

Zuweilen geht trotz stehender Blase Fruchtwasser ab, wenn die Eihäute oberhalb des Muttermundes gesprungen sind — hoher Blasensprung. Später kann dann noch ein Blasensprung im Muttermund eintreten, doppelter Blasensprung.

Seltener wird ein doppelter Blasensprung vorgetäuscht, wenn sich die Flüssigkeit als **falsches Fruchtwasser** zwischen Lederhaut und Wasserhaut angesammelt hat und bei dem ersten falschen Blasensprung nur die Lederhaut und dann bei dem zweiten Blasensprung erst die Wasserhaut birst.

Bei und nach dem Blasensprung ist die **Beschaffenheit des abgehenden Fruchtwassers** zu beachten.

Eine **Blutbeimengung** findet sich im Fruchtwasser besonders bei vorzeitiger Ablösung des regelrecht oder tiefsitzenden Mutterkuchens und beim Anreißen eines in den Eihäuten verlaufenden Nabelschnurgefäßes.

Rotbraune Färbung des Fruchtwassers kommt bei erweichten Früchten durch Auslaugen des Blutfarbstoffes vor.

Grünlich-gelbliche Färbung des Fruchtwassers entsteht bei Abgang von Kindspech (S. 190).

Übelriechendes Fruchtwasser entsteht durch eine Zersetzung der Frucht und des Fruchtwassers durch Fäulniskeime.

In allen Fällen von regelwidrigen Beimengungen zum Fruchtwasser ist **ärztliche Hilfe** zu erbitten.

b) Regelwidrigkeiten der Nabelschnur.

Die **übergroße Länge** der Nabelschnur begünstigt den Nabelschnurvorfall und führt zu ausgedehnten Umschlingungen.

Als **zu kurze Nabelschnur** ist eine Nabelschnur dann zu bezeichnen, wenn ihre Kürze den Austritt des Kindes behindert. Sie kann von vornherein zu kurz angelegt sein oder im Falle von mehrfachen Nabelschnurumschlingungen zu kurz geworden sein (Abb. 329). Die Folgen sind die gleichen. Es kommt zum allmählichen Stillstand der Geburt, weil das Kind am Tiefertreten behindert wird. Rückt das Kind trotzdem vor, so kann entweder die Nabelschnur zerreißen oder der Mutterkuchen von seiner Ansatzstelle losgerissen werden. Meistens kommt allerdings vorher das Kind in Gefahr, weil bei der Zerrung der Nabelschnur die in ihr laufenden Gefäße verengt werden. Gefährlich für das Kind ist das Abreißen der Nabelschnur; denn das Kind stirbt ab, wenn es nicht sehr schnell geboren wird.

Bei einer weniger ausgesprochenen Verkürzung der Nabelschnur stellen sich die Schwierigkeiten ein, wenn das Kind teilweise geboren ist. Das Kind wird am Vorrücken gehindert, und es fällt auf, daß die Nabelgegend des bis zum Bauch geborenen Kindes herausgezerrt wird. Die Hebamme muß dann vor der weiteren Entwicklung des Kindes die Nabelschnur doppelt unterbinden und durchtrennen.

Bei einer Verkürzung der Nabelschnur durch mehrfache Umschlingungen ist das noch nicht vollständig geborene Kind auch schon abzunabeln, um eine unnötige Zerrung der Nabelschnur mit den damit verbundenen Gefahren zu vermeiden.

Umschlingungen der Nabelschnur, die meistens um den Hals oder um die Gliedmaßen liegen, werden häufig beobachtet und sind im allgemeinen für das Kind ungefährlich (Abb. 330). Werden aber bei dem Tiefertreten des Kindes die Schlingen fester angezogen,

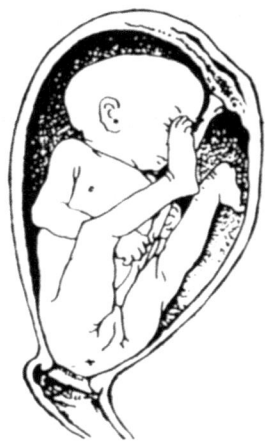
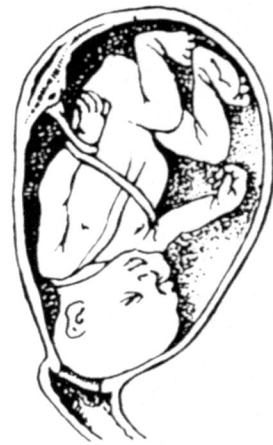

Abb. 329. Zu kurze Nabelschnur, durch die bei dem Tiefertreten des vorangehenden Teils der Mutterkuchen vorzeitigs abgelöt werden kann.

Abb. 330. Mehrfache Nabelschnurumschlingung, durch die die Nabelschnur zu kurz werden kann.

so wird der Blutkreislauf gestört, und das Kind kommt in Erstickungsgefahr. Wenn sich an dem bereits geborenen Hals die Nabelschnurumschlingung nicht zurückstreifen läßt, muß schon zu diesem Zeitpunkt abgenabelt werden.

Bei ausgiebigen Bewegungen des Kindes entsteht zuweilen ein Nabelschnurknoten. Wenn der Vorgang sich wiederholt, beobachtet man manchmal sogar mehrere Knoten. Diese wahren Nabelschnurknoten (Abb. 331) sind ungefährlich, solange die Knoten locker bleiben. Sie bringen aber eine Erstickungsgefahr durch eine Abdrosselung der Nabelschnurgefäße für das Kind mit sich, wenn die Knoten sich festziehen. Falsche Nabelschnurknoten entstehen durch eine Erweiterung der Nabelblutader und Knäuelbildungen in den Nabelschnurschlagadern. Sie sind im allgemeinen ohne Bedeutung (Abb. 332).

Bei der häutigen Einpflanzung setzt die Nabelschnur nicht unmittelbar am Mutterkuchen, sondern in einiger Entfernung in den Eihäuten an, so daß die Gefäße in mehrfacher Verzweigung zwischen Wasserhaut und Zottenhaut verlaufen (Abb. 333). Befindet sich ein solches Gefäß zufällig an der Stelle des Blasensprunges am unteren Eipol, so kann es beim Blasensprung selbst mit zerreißen. Dadurch blutet es aus dem eingerissenen Gefäß, und es besteht, falls die Geburt nicht rasch beendet wird, die Gefahr des Verblutungstodes für das Kind, nicht etwa für die

Mutter, da der mütterliche Kreislauf von dem kindlichen Blutkreislauf vollständig getrennt ist (S. 115). Wenn sofort mit dem Blasensprung eine Blutung bei gleichzeitiger Verschlechterung der Herztöne einsetzt, muß die Hebamme an diese Möglichkeit denken.

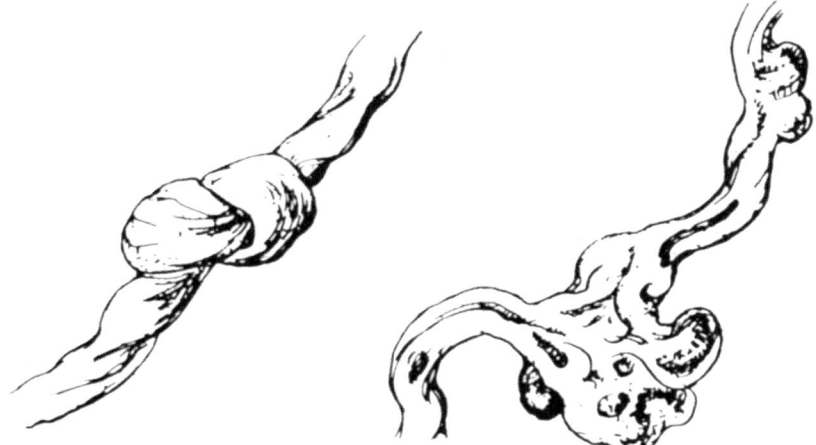

Abb. 331. Wahrer Nabelschnurknoten.   Abb. 332. Falscher Nabelschnurknoten.

Da ärztliche Hilfe meistens zu spät kommt, wird die Hebamme unter der Voraussetzung, daß der Muttermund vollständig erweitert ist, von sich aus die Geburt möglichst schnell zu beendigen versuchen, indem sie die Gebärende kräftig mitpressen läßt und sie selbst gleichzeitig auf den Gebärmuttergrund drückt.

Für den Fall, daß die Hebamme bei einer aus anderen Gründen notwendig gewordenen inneren Untersuchung ein pulsierendes Gefäß fühlt, versucht sie den Blasensprung durch ruhige Lagerung der Frau und Verbot jedes Mitpressens hinauszuschieben.

c) Regelwidrigkeit des Mutterkuchens.

Während die Lösung des Mutterkuchens von seiner Haftstelle fast immer nach der Geburt des Kindes erfolgt, ist eine vor der Geburt des Kindes eintretende vorzeitige Lösung bei regelrechtem Sitz eine Ausnahme. Die Gründe für die rechtzeitige Lösung bestehen darin, daß der Verkleinerung der Haftstelle durch die Wehen bei in der Gebärmutter befindlichem Kind bestimmte Grenzen gesetzt sind und gleichzeitig durch den Gebärmutterinnendruck ein Gegendruck auf den Mutterkuchen ausgeübt wird. Trotzdem löst sich der Mutterkuchen manchmal sowohl teilweise als auch vollständig zu früh.

Trifft eine unmittelbare Gewalt, z. B. ein kräftiger Schlag oder Stoß, den Leib der Hochschwangeren, so kann besonders, wenn der Mutterkuchen an der vorderen Wand haftet, eine Ablösung die

Folge sein. Bei einer zu kurzen Nabelschnur oder bei einer durch zahlreiche Umschlingungen zu kurz gewordene Nabelschnur, wird beim Tiefertreten des Kindes der Mutterkuchen von seiner Haftfläche abgezerrt (Abb. 329). Verzögert sich der Blasensprung nach völliger Erweiterung des Muttermundes, so verschiebt sich beim Fortschreiten der Geburt die gesamte Eioberfläche und damit auch

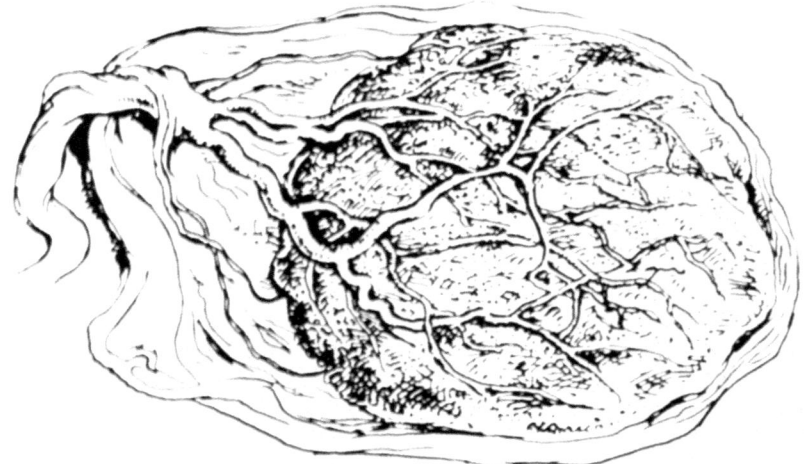

Abb. 333. Häutige Einpflanzung der Nabelschnur. Die Nabelschnurgefäße verlaufen in mehrfacher Verzweigung in den Eihäuten.

der Mutterkuchen gegen die Wand, so daß eine Ablösung eintritt. Auch die starke Verkleinerung der Gebärmutter, die bei übergroßer Fruchtwassermenge nach Abfließen des Fruchtwassers oder bei der Mehrlingsgeburt nach Ausstoßung des ersten Kindes eintritt, kann dasselbe Ereignis herbeiführen. Beim Bestehen von Nierenschädigungen in der Schwangerschaft werden krankhafte Veränderungen in der Siebhaut und in den Zotten beobachtet, durch die die Verankerung des Mutterkuchens in der Gebärmutter gelockert werden kann. Es gibt auch Fälle von vorzeitiger Ablösung, in denen eine bestimmte Ursache nicht nachgewiesen werden kann.

Wenn es sich, wie meist, um **teilweise und geringfügige Ablösungen** des Mutterkuchens handelt, können Erscheinungen gänzlich fehlen. Gelegentlich besteht ein geringer Blutabgang nach außen und eine Verschlechterung der kindlichen Herztöne. Die vorzeitige Lösung wird in diesen Fällen gewöhnlich erst nach vollendeter Geburt durch die Besichtigung des Mutterkuchens erkannt. Da bei der Lösung ein Teil des Zwischenzottenraumes eröffnet wird, ergießt sich Blut zwischen Gebärmutterwand und Mutterkuchen. Daher kommt es an dieser Stelle durch die festhaftende und geronnene Blutmenge zu einer Abplattung der Zotten. Wenn man das fest anhaftende Blutgerinnsel entfernt, so bleibt im Mutterkuchen eine flache Delle oder ein glatter, tiefer Krater zurück.

Bedrohlich wird der Zustand bei einer **vollständigen vorzeitigen Ablösung des Mutterkuchens**. Hierbei geraten Mutter und Kind in höchste Lebensgefahr. Dieses Ereignis tritt meist in der Schwangerschaft oder im Beginn der Eröffnungszeit unabhängig von den Wehen ein. Das sich in großer Menge zwischen Mutterkuchen und Gebärmutterwand ergießende mütterliche Blut führt zu gefährlichen Erscheinungen. Die Schwangere bemerkt plötzlich ein Stärker- und Prallerwerden des Leibes, die Kindsbewegungen hören auf, Gesicht und Schleimhäute werden blaß. Schwindelgefühl und Ohnmachten treten auf. Dabei findet ein Blutabgang nach außen entweder gar nicht oder nur in geringem Maße statt, so daß dadurch die Erscheinungen der Blutarmut nicht erklärt sind. Nach außen kann das Blut nur gelangen, wenn es sich unter Abhebung der Eihäute einen Weg zum Halskanal gebahnt hat. Bei der äußeren Untersuchung findet man die Zeichen hochgradigster Blutarmut und die Gebärmutter ist prall gespannt. Im Gegensatz zum Vorliegen des Mutterkuchens ist der Leib bei der vorzeitigen Lösung des regelrecht sitzenden Mutterkuchens schon bei vorsichtiger Betastung sehr schmerzhaft. Kindsteile sind wegen der Spannung und Schmerzhaftigkeit des Leibes nicht zu tasten. Herztöne sind nicht zu hören. Bei einer etwa notwendig werdenden inneren Untersuchung, die bei der Klarheit des äußeren Befundes fast immer überflüssig ist und deshalb unterbleiben soll, fühlt man den Halskanal geschlossen oder im Beginne der Eröffnung, die Blase ist schlaff, ein Abschnitt des Mutterkuchens ist nicht erreichbar.

An den vorgenannten Zeichen erkennt die Hebamme die vorzeitige Ablösung des Mutterkuchens. Ähnlich schwere Erscheinungen, die damit verwechselt werden, treten bei Gebärmutterzerreißungen im Beginn der Geburt (S. 285), sowie bei Schwangerschaften außerhalb der Gebärmutter auf (S. 256).

Wegen der hochgradigen Gefährdung von Mutter und Kind ist die sofortige Herbeirufung eines Arztes oder besser die sofortige Überführung in ein Krankenhaus dringend erforderlich, da meistens eine größere Operation durchgeführt werden muß. Wenn die Geburt des Kindes auf natürlichem Wege erfolgt, wird häufig unmittelbar nach dem Kind der schon vorher gelöste Mutterkuchen geboren, und es entleert sich gleichzeitig teils flüssiges, teils geronnenes Blut in großer Menge aus der Gebärmutter. Der Mutterkuchen ist in solchen Fällen in großem Umfang plattgedrückt.

Nach vollendeter Geburt ist die Blutarmut zu bekämpfen (S. 382).

Regelrechterweise bettet sich das befruchtete Ei im oberen Abschnitt des Gebärmutterkörpers, meist an der vorderen oder hinteren Wand ein. An dieser Einnistungsstelle bildet sich auch der Mutterkuchen, so daß sich seine Haftstelle fast immer an der vorderen oder hinteren Wand des Hohlmuskels befindet. Ausnahmsweise bettet sich aber, besonders bei Mehr- und Vielgebärenden, das Ei im unteren Abschnitt der Gebärmutter ein. Die Haftstelle des sich dort bildenden Mutterkuchens befindet sich dann im Dehnungsschlauch. In anderen Fällen kann das Ei sich zwar im Hohlmuskel einnisten, der Mutterkuchen aber

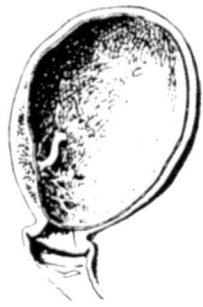 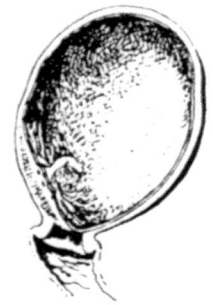 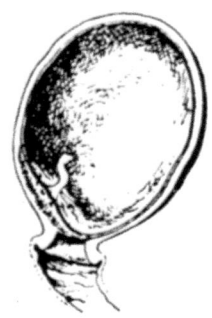

Abb. 334. Tiefer Sitz des Mutterkuchens. Der untere Rand des Mutterkuchens reicht bis zum inneren Muttermund.

Abb. 335. Unvollständig vorliegender Mutterkuchen. Der Mutterkuchen überlagert zum Teil den inneren Muttermund.

Abb. 336. Vollständig vorliegender Mutterkuchen. Der Mutterkuchen bedeckt den inneren Muttermund vollständig.

durch die Entwicklung von Zotten an Stellen, die eigentlich zur glatten Lederhaut werden sollen, eine derartige Ausdehnung erlangt haben, daß er für seine Haftstelle im Hohlmuskel nicht den genügenden Platz findet, sondern zum Teil auch den Dehnungsschlauch in Anspruch nimmt. Wenn der ganz oder teilweise im unteren Gebärmutterabschnitt haftende Mutterkuchen mit seinem unteren Rande bis zum inneren Muttermund reicht, spricht man von einem **tiefen Sitz des Mutterkuchens** (Abb. 334). Er kann aber auch den Muttermund teilweise überlagern und wird dann als **unvollständig vorliegender Mutterkuchen** bezeichnet (Abb. 335). Bedeckt der Mutterkuchen den inneren Muttermund vollständig, so spricht man von einem **vollständig vorliegenden Mutterkuchen** (Abb. 336).

Die erste Zeit der Schwangerschaft verläuft dabei gewöhnlich ohne Besonderheiten, wenn auch in diesen Fällen Fehlgeburten häufiger sind. Mit der Entfaltung des Dehnungsschlauches durch die Schwangerschaftswehen im Verlaufe der zweiten Hälfte der Schwangerschaft kommt es zu einer Verschiebung der Eioberfläche gegen die Gebärmutterwand, ein Vorgang, der in verstärktem Maße später in der Eröffnungszeit auftritt. Während unter normalen Verhältnissen nur die Eihäute von dieser Verschiebung betroffen werden, wird beim Vorliegen des Mutterkuchens die Placenta gegen die Gebärmutterwand verschoben und dabei ein Teil von der Unterfläche abgelöst. Damit wird der Zwischenzottenraum eröffnet, und die gefährliche Erscheinung dieser Regelwidrigkeit, die Blutung aus den mütterlichen Gefäßen der Haftstelle nach außen, beginnt.

Die Blutungen, die die Regelwidrigkeit anmelden, treten in der Schwangerschaft ganz unvermutet, oft nachts auf. Die Stärke der ersten alarmierenden Blutung ist unterschiedlich. Sie kann in Form des Abganges von Gerinnseln oder in Form einer Stromblutung erfolgen. Die erste Blutung kommt bald dadurch zum Stehen, daß Blutgerinnsel die eröffneten Gefäße verschließen. Nach einiger Zeit beginnt eine zweite stärkere Blutung. Auch diese kann von selbst zum Stillstand kommen. Dann folgen neue Blutungen, die immer stärker werden, bis endlich die Geburt, häufig verfrüht, eintritt. So kommt die Schwangere schon im Zustand großer Blutarmut zur Geburt. Bei der Entbindung aber treten meistens die stärksten Blutungen auf. Mit den ersten Eröffnungswehen strömt Blut heraus, jede Wehe löst ein neues Stück Mutterkuchen von seiner Haftstelle ab und vermehrt die Blutung. So blutet es andauernd, bis die Blase gesprungen ist. Dann hört die Verschiebung zwischen Mutterkuchen und Gebärmutterwand auf, und ein großer Kindsteil, der den abgelösten Teil des Mutterkuchens fest auf seine blutende Unterfläche drückt, tritt tiefer. Das Kind kann, wenn es sich um eine Längslage handelt, geboren werden. Dabei kann aber, besonders bei starken Preßwehen, ein gefährlicher Gebärmutterhalsriß entstehen. Wenn, was auch vorkommt, der Mutterkuchen zuerst geboren und dann erst das Kind ausgetrieben wird, spricht man von einem Vorfall des Mutterkuchens. Indessen kann der Blutverlust so groß geworden sein, daß die Gebärende stirbt, ehe die Geburt vollendet ist.

Auch in der Nachgeburtszeit blutet es häufig weiter, da die im Dehnungsschlauch befindliche Haftstelle schlaff bleibt und die Gefäße nicht verschlossen werden. Die Blutungen in der Nachgeburtszeit sind vor allem deshalb gefährlich, weil die Gebärende durch den voraufgegangenen Blutverlust so geschwächt ist, daß eine erneute, selbst geringere Blutung schon den Tod herbeiführen kann.

Neben der Verblutungsmöglichkeit besteht bei vorliegendem Mutterkuchen noch die Gefahr der Infektion. Die großen mütterlichen Gefäße der Haftstelle bilden stets die gefährlichste Eingangspforte für Keime aller Art, insbesondere für die der Wundinfektion. Bei vorliegendem Mutterkuchen befindet sich die Haftstelle so tief, daß sie von den Keimen als Eintrittspforte leichter als sonst erreicht wird. Dazu kommt noch, daß oft notwendig werdende geburtshilfliche Eingriffe die Infektionsgefahr erhöhen, und daß bei ausgebluteten Frauen die Widerstandskraft gegen eingedrungene Keime stark vermindert ist. Aus diesen Gründen tritt bei vorliegendem Mutterkuchen häufig während der Geburt oder im Wochenbett Fieber auf.

Eine weitere Gefährdung der Gebärenden entsteht dadurch, daß Luft in die offenen mütterlichen Blutadern der tiefsitzenden Mutterkuchenstelle eindringen und zum plötzlichen Tode durch Luftembolie führen kann (S. 412).

Auch das Kind ist bei vorliegendem Mutterkuchen sehr gefährdet:

1. Bei einem großen Blutverlust der Mutter enthält das Blut zu wenig Sauerstoff, so daß dieser in ungenügender Menge an das Kind abgegeben wird.

2. Durch die Ablösung des Mutterkuchens verliert das Kind einen Teil seiner Atmungsfläche.

3. Der tiefertretende vorangehende Teil drückt auf den Mutterkuchen und verhindert dadurch die genügende Sauerstoffaufnahme.

Deshalb sterben viele Kinder bei einem Vorliegen des Mutterkuchens unter der Geburt an Erstickung.

Wegen dieser Gefahren für Mutter und Kind ist in jedem Falle von vorliegendem Mutterkuchen sofortige ärztliche Hilfe erforderlich. Dazu gehört, daß die Hebamme die Regelwidrigkeit ohne Zeitverlust erkennt.

Die Erkennung des vorliegenden Mutterkuchens beruht auf der Blutung.

Blutet eine Schwangere in der zweiten Hälfte der Schwangerschaft oder während der Geburt, so sind folgende Ursachen möglich:

1. Geplatzter Blutaderknoten, der, sofern er außen sitzt, durch Besichtigung der äußeren Geschlechtsteile nachzuweisen ist (S. 242).

2. Krebs oder Polyp. Hierbei handelt es sich nicht um stärkere Blutungen, sondern mehr um einen wäßrig blutigen Ausfluß (S. 67).

3. Zerreißung eines Nabelschnurgefäßes bei häutiger Einpflanzung der Nabelschnur. Die nicht starke Blutung aus den kindlichen Gefäßen beginnt beim Blasensprung (S. 364).

4. Zerreißung der Gebärmutter. Diese tritt meist in der Austreibungszeit auf, die Blutung ist hauptsächlich eine innere, der Blutabgang nach außen ist nur gering (S. 285).

5. Vorzeitige Lösung des Mutterkuchens bei regelrechtem Sitz. Diese tritt unabhängig von den Wehen auf, die Blutung ist hauptsächlich eine innere, der Blutabgang nach außen ist nur gering (S. 367).

6. Vorliegender Mutterkuchen als bei weitem häufigste Ursache. Starker Blutabgang nach außen, besonders bei den Wehen.

Bei allen derartigen Blutungen ist stets ärztliche Hilfe erforderlich, ohne daß eine innere Untersuchung vorgenommen wird, da das Leben von Mutter und Kind in jedem Falle auf das äußerste bedroht ist.

Verhalten der Hebamme.

Wird die Hebamme zu einer Schwangeren in der zweiten Hälfte der Schwangerschaft oder zu einer Gebärenden im Beginn der Geburt wegen Blutung gerufen, so besichtigt sie sofort die äußeren Geschlechtsteile, um festzustellen, ob etwa ein geplatzter Blutaderknoten vorhanden ist. Ist dies der Fall, so handelt sie nach den auf S. 242 gegebenen Vorschriften. Ist kein sichtbarer geplatzter Blutaderknoten vorhanden, so kann sie bei einer stärkeren Blutung nach außen mit der größten Wahrscheinlichkeit einen vorliegenden Mutterkuchen annehmen. Die Hebamme soll dann so handeln, als ob sie den vorliegenden Mutterkuchen nachgewiesen hat und zur Vermeidung einer Infektion und einer Verstärkung der Blutung die gefährliche und überflüssige innere Untersuchung lediglich zur Feststellung eines vorliegenden Mutterkuchens nicht vornehmen. Wenn eine geburtshilfliche Klinik oder Anstalt in erreichbarer Nähe ist, wird die Schwangere bzw. Gebärende dorthin unter Begleitung der Hebamme überführt. Die Einlieferung ist schon bei der ersten anmeldenden Blutung zweckmäßig, da die Schwangere ständig unter der Gefahr einer erneuten Blutung steht und sich daher am besten dauernd unter ärztlicher Überwachung, wie sie nur in einer Klinik möglich ist, befindet. Ferner können in der Klinik, wenn keine innere Untersuchung vorausgegangen ist, Behandlungsverfahren, z. B. der Kaiserschnitt, angewandt werden, die sich im Privathause nicht mit Aussicht auf Erfolg ausführen lassen.

Ist eine Überführung in die Klinik wegen zu großer Entfernung, wie z. B. auf dem Lande oder weil sie die Schwangere ablehnt, nicht ausführbar, wird ohne innere Untersuchung so schnell wie möglich der Arzt gerufen. Die Hebamme bleibt, auch wenn es sich nur um eine Blutung in der Schwangerschaft gehandelt hat, die bei ihrem Eintreffen steht, bis zur Ankunft des Arztes bei der Schwangeren. Bei einer Gebärenden, bei der eine Überführung in eine Klinik nicht möglich ist, wartet die Hebamme ebenfalls ohne Vornahme der inneren Untersuchung auf die Ankunft des Arztes. Der Gebärenden wird ein großer Bausch keimfreier Watte, etwa 50—100 g, fest vor die äußeren Geschlechtsteile gepreßt, die Schenkel werden geschlossen und in den Knien zusammengebunden. Die Bedeckung der Gebärenden sei leicht, jede unnötige Körperbewegung ist zu verbieten. Es darf nur kühles Getränk verabfolgt werden. Für den Arzt sind alle Vorbereitungen sorgfältig zu treffen, damit er unverzüglich eingreifen kann.

Wenn der Arzt während der Nachgeburtszeit noch nicht anwesend ist, achtet die Hebamme mit besonderer Sorgfalt darauf, daß die Gebärmutter hart bleibt, damit nicht etwa noch zu dieser Zeit eine Blutung eintritt, die den Gesamtblutverlust zu einem tödlichen macht.

Im Wochenbett treten häufig gefährliche, auf dem Wege der Blutbahn fortschreitende Wundkrankheiten auf (S. 401).

III. Störungen in der Nachgeburtsperiode.

Regelwidrigkeiten vor Geburt des Mutterkuchens.

Die häufigste und folgenschwerste Regelwidrigkeit ist eine **Störung der Ablösung des Mutterkuchens** von seiner Haftstelle, die verschiedene Ursachen haben kann.

Die Regelwidrigkeiten der Nachgeburtszeit, vor allem die häufig auftretenden Blutungen, sind von größter Bedeutung, da sie das Leben der Gebärenden bedrohen. Die wichtige Aufgabe der Hebamme ist es, Störungen der Nachgeburtszeit möglichst zu verhüten, falls sie aber eingetreten sind, ungesäumt zu erkennen und richtig zu handeln.

Das beste Mittel zur Verhütung von Regelwidrigkeiten in der Nachgeburtszeit besteht darin, daß die Hebamme in der Überwachung der Gebärenden genau nach der ihr gegebenen Vorschrift verfährt und **den regelrechten Ablauf der Nachgeburtszeit nicht durch unzweckmäßige Maßnahmen und Vielgeschäftigkeit stört** (S. 204).

1. Wenn keine genügenden oder überhaupt keine Nachgeburtswehen auftreten, also eine Wehenschwäche in der Nachgeburtszeit besteht, findet entweder keine Lösung des Mutterkuchens statt, oder, was häufiger der Fall ist, es löst sich nur ein Teil der Plazenta, während der Rest an der Gebärmutterwand haften bleibt. Die Wehenschwäche in der Nachgeburtszeit kann sich an eine schon während der Geburt bestehende Wehenschwäche anschließen oder erst in der Nachgeburtszeit beginnen. Besonders zu fürchten ist sie in der Nachgeburtszeit (S. 276) bei gefüllter Harnblase bei Vielgebärenden mit verbrauchter Gebärmuttermuskulatur, bei schwach angelegter Gebärmuttermuskulatur, bei sehr langer Geburtsdauer, bei zu schneller Entleerung der Gebärmutter, bei Überdehnung der Gebärmutter, bei Infektionszuständen, bei vorliegendem Mutterkuchen, bei falscher Leitung der Nachgeburtszeit, bei Gebärmuttermißbildungen und wenn schon bei einer früheren Geburt Störungen in der Nachgeburtszeit vorgekommen waren.

2. Regelrechte Nachgeburtswehen können die Lösung des Mutterkuchens nicht vollenden, wenn die Verankerung der Plazenta in der Gebärmutterwand zu fest ist. Es kommt allerdings sehr selten vor, daß die Haftzotten bis zur Muskulatur vorgedrungen sind oder daß die Siebhaut durch Entzündungen so verändert ist, daß ihre Spaltbarkeit, die die Lösung des Mutterkuchens ermöglicht, aufgehoben ist. In solchen sehr seltenen Fällen ist der Mutterkuchen mit der Gebärmutterwand „verwachsen".

3. Bei einem sehr großen, unregelmäßig geformten Mutterkuchen, z. B. bei Zwillingen oder bei einem Nebenmutterkuchen oder geteilten Mutterkuchen, ist die Lösung ebenfalls erschwert,

da bei einer großen und unregelmäßigen Haftstelle der nicht vom Mutterkuchen bedeckte Teil der Gebärmutter zu klein ist, um eine genügende Wirkung zu entfalten; denn ein flacher, großer Mutterkuchen wird nicht ebenso leicht abgelöst wie ein kleiner,

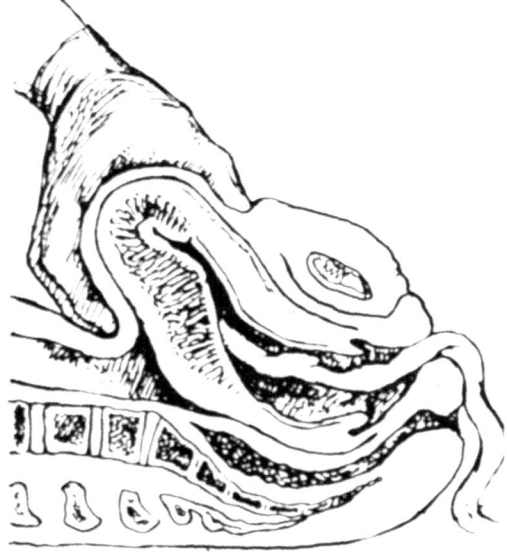

Abb. 337. CREDÉscher Handgriff im Durchschnitt. Der Gebärmuttergrund wird mit einer Hand gefaßt, eine Wehe angerieben und die Gebärmutter nach unten hinten in Richtung der Führungslinie ausgedrückt.

runder und dicker. Wenn sich Muskelgeschwülste in der Wand der Gebärmutter befinden, sind Störungen der Ablösung gleichfalls möglich, da die Geschwülste die Zusammenziehung der Gebärmutterwand erschweren.

Die Erscheinungen, die durch die Störungen der Ablösung entstehen, richten sich danach, ob der Mutterkuchen gar nicht oder teilweise gelöst ist. Wenn überhaupt keine Lösung stattgefunden hat, treten zunächst keine anderen Erscheinungen auf, als daß der Mutterkuchen nicht geboren wird. In solchen Fällen soll die Hebamme, wenn $1^{1}/_{2}$ Stunden nach der Geburt keine Zeichen der Lösung nachweisbar sind, ärztliche Hilfe erbitten (S. 205). Sehr viel häufiger kommt es aber zu einer teilweisen Lösung des Mutterkuchens und, weil dabei ein Teil des Zwischenzottenraumes eröffnet wird, zu einer mehr oder weniger starken Blutung aus den mütterlichen Gefäßen, die so erheblich sein kann, daß sie in wenigen Minuten zum Verblutungstode führt.

Ist der Weg nach unten frei, so fließt das meist dunkel gefärbte Blut entweder ununterbrochen nach außen ab, oder es wird durch Austreibungsbestrebungen der Gebärmutter schub- und stoßweise entleert. Man spricht dann von einer äußeren **Blutung**. Während der Zeit der Blutung ist die Gebärmutter schlaff und weich.

Wenn der Weg, z. B. durch Eihäute oder geronnenes Blut, nach unten verlegt ist, fließt das Blut nicht nach außen ab, sondern wird in die Gebärmutterhöhle ergossen. Die Gebärmutter vergrößert sich bei der inneren Blutung und wird in äußersten Fällen fast so groß wie vor der Geburt des Kindes.

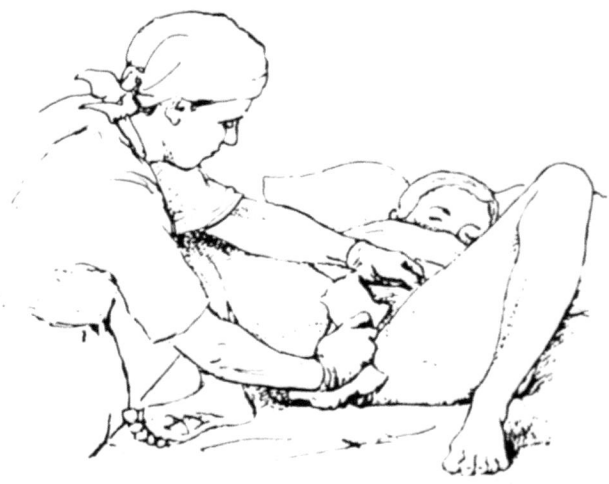

Abb. 338. FRITSCHscher Handgriff. Die linke Hand drückt den Gebärmuttergrund nach unten in Richtung der Kreuzbeinhöhlung, während die rechte Hand einen Bausch Watte gegen die äußeren Geschlechtsteile preßt.

Über Schlagaderblutungen S. 22.

Während der normale Blutverlust in der Nachgeburtszeit etwa 200—400 g beträgt, unter Umständen bei der Mehrlingsgeburt bis zu 400 und 500 g anwächst, ist jede darüber hinausgehende Menge als regelwidrig anzusehen. Je nach der Widerstandskraft der betreffenden Gebärenden machen sich bei der Blutung langsamer oder schneller die Zeichen der Blutarmut bemerkbar (S. 382). Übersteigt der Blutverlust einen Liter, das sind zwei gefüllte Suppenteller, ist das Leben der Gebärenden aufs schwerste bedroht.

Der Nachweis der Blutung gelingt der Hebamme durch die in regelmäßigen Abständen vorgenommene Besichtigung der Vorlage und die Feststellung des Höhenstandes der Gebärmutter. Wenn es nach innen blutet, so fühlt sie den Gebärmuttergrund weit über Nabelhöhe; die Gebärmutter ist weich und läßt sich schlecht umgrenzen. Je höher der Gebärmuttergrund steht, um so größer ist wahrscheinlich die innere Blutung. Bei einem Blutverlust, der größer als 600 g ist, wird sofortige ärztliche Hilfe erbeten.

Behandlung. Bis zum Eintreffen des Arztes muß die Hebamme ohne Zeitverlust selbst eingreifen. Ein untätiges Warten auf die Ankunft des Arztes könnte der Gebärenden das Leben kosten. Die notwendigen Maßnahmen müssen der Hebamme ohne Besinnen und in der richtigen Reihenfolge gegenwärtig sein. Sie darf keinesfalls in der Aufregung über den gefährlichen Zustand kopflos werden, infolgedessen zögern oder unrichtig handeln.

1. Zunächst wird durch Reiben des Gebärmuttergrundes eine Wehe angeregt. Wenn die Gebärmutter hart wird, wird sie ausgedrückt, wobei sich flüssiges und geronnenes Blut aus der Gebärmutterhöhle entleert. Unter Umständen erfolgt hierbei zugleich die schon gelöste Nachgeburt. Ist dies der Fall, so ist die Blutungsgefahr gewöhnlich überwunden.

2. Wenn die Nachgeburt dabei nicht ausgestoßen ist, wird die Harnblase mit dem Katheter entleert und eine Ampulle Orastin eingespritzt.

3. Bei weiterer Blutung erneutes vorsichtiges Reiben des Gebärmuttergrundes, bis die Gebärmutter hart ist. Ausdrücken der Gebärmutter und Versuch, durch den sog. CREDEschen Handgriff den Mutterkuchen herauszubefördern, auch wenn die Zeichen der erfolgten Lösung noch nicht vorhanden sind (Abb. 337).

Bei dem CREDEschen[1] Handgriff wird als wichtigstes zunächst eine Wehe angerieben. Dann wird der Gebärmuttergrund mit ein oder zwei Händen so gefaßt, daß der Daumen auf

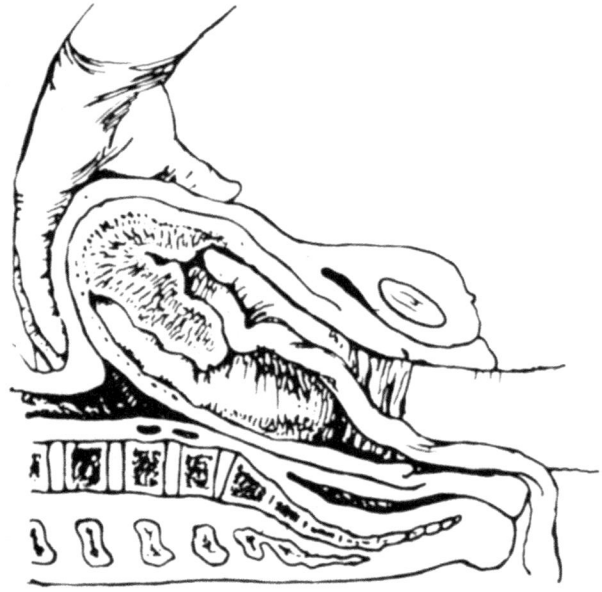

Abb. 339. Innere Lösung des Mutterkuchens. Die rechte Hand geht in die Gebärmutter ein und schält den Mutterkuchen mit der Kleinfingerkante von der Gebärmutterwand ab. Dabei hält die linke Hand den Gebärmuttergrund und drückt ihn der inneren Hand entgegen.

---

[1] So genannt nach dem Dresdener Geburtshelfer CREDÉ, geb. 1819, gest. 1892.

der Vorderwand, die anderen Finger auf der Hinterwand des Gebärmutterkörpers liegen. Die so umfaßte harte Gebärmutter wird dann nach unten hinten, in der Richtung des Kreuzbeins ausgedrückt.

4. Wenn das Ausdrücken der Nachgeburt nicht gelingt, die Blutung aber geringer geworden ist, drückt die Hebamme die Gebärmutter mit einer auf den Gebärmuttergrund gelegten Hand fest nach unten gegen die Kreuzbeinhöhlung, während sie mit der anderen Hand einen großen Bausch keimfreier Watte, etwa 50 g, gegen die äußeren Geschlechtsteile preßt Blutet es dabei nicht weiter so erwartet die Hebamme unter dauerndem Festhalten der Gebärmutter die Ankunft des Arztes (FRITSCHscher[1] Handgriff) (Abb. 338).

5. Wenn es aber trotzdem weiterblutet, trotz nochmaligen Versuches, durch den CREDEschen Handgriff den Mutterkuchen herauszudrücken, derselbe nicht geboren wird und der Blutverlust die lebensbedrohende Höhe von annähernd einem Liter erreicht, ohne daß der Arzt zur Stelle ist, muß die Hebamme die innere Lösung des Mutterkuchens vornehmen. Dazu wird die Gebärende auf das Querbett gelagert und in gleicher Weise vorbereitet wie zur inneren Untersuchung (S. 156). Die Hebamme hat sich auf das sorgfältigste zu desinfizieren, und zwar muß sich die Desinfektion in diesem Falle über das Ellenbogengelenk

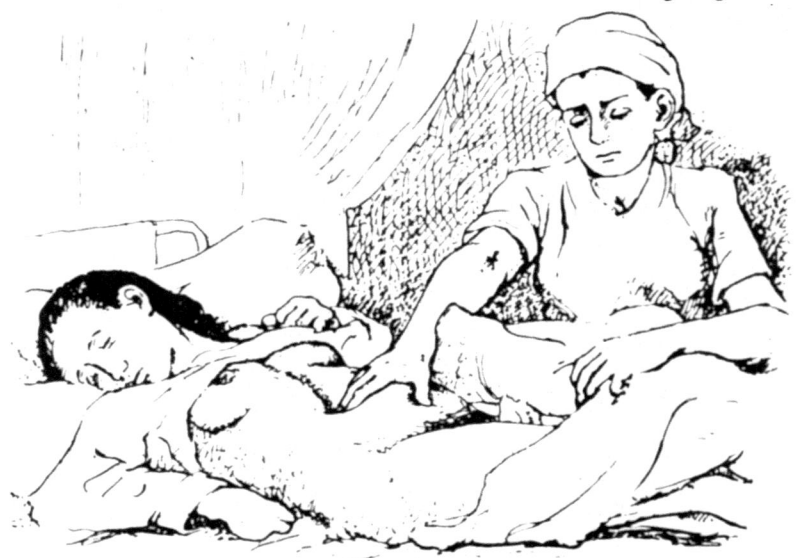

Abb. 340. Das Halten der Gebärmutter. Die Hebamme setzt sich neben das Bett der Frau, umfaßt den Gebärmuttergrund mit einer Hand und beobachtet von Zeit zu Zeit, ob die Wöchnerin blutet. Die Beine der Wöchnerin sind übereinandergeschlagen.

[1] Nach dem Bonner Frauenarzt FRITSCH, geb. 1854, gest. 1915, benannt.

bis auf den unteren Teil des Oberarmes erstrecken. Beide
Hände sind mit Gummihandschuhen zu bekleiden.

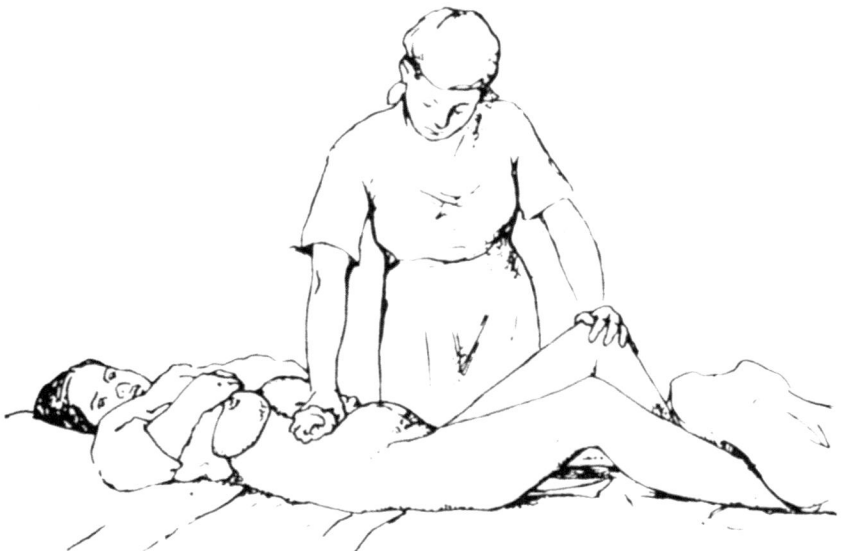

Abb. 341. Einbinden der Gebärmutter mit einer T-Binde

Die Hebamme spreizt mit der linken Hand die Schamlippen
und führt die rechte, keilförmig zusammengelegte Hand in die
Scheide ein. Hierauf faßt sie mit der linken Hand den Nabelstrang
und spannt ihn leicht an. Mit der in der Scheide befindlichen,
keilförmig zusammengelegten Hand geht sie längs des Nabelstranges
durch den Muttermund in die Gebärmutter bis zum Mutterkuchen
empor. Wenn die Hand den Mutterkuchen erreicht hat, läßt die
linke Hand den Nabelstrang los und legt sich auf den Gebärmuttergrund, um ihn der innen eingeführten Hand entgegenzudrücken.
Nunmehr sucht die innere Hand eine Stelle auf, an der sich der
Mutterkuchenrand schon vor der Gebärmutterwand gelöst hat, um
ihn in der weichen Schicht von der Unterfläche abzuschälen. Hierzu
schiebt die Hebamme die Hand zwischen Mutterkuchen und Gebärmutterwand und schält mit der Kleinfingerkante der Hand den
Mutterkuchen in flachen sägenden Zügen stumpf von der Gebärmutterwand ab (Abb. 339). Dabei blutet es oft sehr stark. Die
Bewegungen müssen zart und vorsichtig sein, jedes starke Drücken
oder Kratzen mit den Fingerspitzen ist gefährlich, da es zu Verletzungen der Gebärmutterwand und zu einer Lösung in der falschen
Schicht führen würde. Wenn der Mutterkuchen vollständig gelöst
ist, faßt ihn die Hebamme und führt ihn unter leichtem Drehen
vorsichtig aus den Geschlechtsteilen heraus. Hierauf reibt sie den
Grund der Gebärmutter, damit er sich gut zusammenzieht und hält
die Gebärmutter 2 Stunden (Abb. 340). Wenn die Gebärmutter

dann hart bleibt, wird sie mit drei Tüchern eingebunden, von denen eines über den Grund, zwei an die Kanten gelegt werden (S. 380, Abb. 341).

Die gelöste Nachgeburt wird aufbewahrt und dem Arzt vorgezeigt.

Die Operation ist schwierig und gefährlich, da die Hebamme mit der Hand in die Gebärmutter eingehen und an den großen mütterlichen Gefäßen arbeiten muß. Verletzungen der Gebärmutter, sogar Durchbohren derselben, kommen bei unrichtiger Handhabung der Lösung leicht vor. Namentlich sind Infektionen zu fürchten, da mit der eingeführten Hand Keime unmittelbar an die großen Gefäße der Haftstelle verschleppt werden können. Die innere Lösung darf daher nur in den dringendsten Fällen von lebensbedrohlicher Blutung, falls der Arzt noch nicht anwesend ist, von der Hebamme ausgeführt werden, nachdem alle anderen sachgemäß vorgenommenen Maßnahmen zur Behebung der Blutung versagt haben. Wenn die Hebamme bei dem Eingehen in die Gebärmutter den Muttermund durch einen Krampf der Muskulatur verengt findet, muß sie den Eingriff aufgeben, ebenso wenn es sich um einen der seltenen Fälle von angewachsenem Mutterkuchen handelt, bei denen ein stumpfes Abschälen von der Wand unmöglich ist.

Nach Beendigung der Geburt, bei der die Hebamme genötigt war, die innere Lösung des Mutterkuchens vorzunehmen, erstattet sie Bericht an den Amtsarzt.

Sehr viel seltener als die Störungen der Lösung sind **Störungen der Austreibung** des vollständig gelösten Mutterkuchens.

Es gibt Gebärende, bei denen in der Nachgeburtszeit die Bauchpresse nicht in Tätigkeit tritt. In solchen Fällen gelingt es der Hebamme meist durch das Stützen der Gebärmutter (Abb. 179) den Mutterkuchen herauszubefördern (S. 205). Bei übermäßig fetten und dicken Bauchdecken oder wenn die Gebärende trotz guten Zuspruchs nicht zu bewegen ist, ihre Bauchmuskeln zu entspannen, kann der Handgriff auch bei sachgemäßer Ausführung mißlingen. Wenn die Gebärmutter sehr klein ist, wie z. B. bei Frühgeburten, kann der Handgriff dadurch unmöglich werden, daß die Gebärmutter beim Druck in das kleine Becken entweicht. Auch wenn ein Krampf des inneren Muttermundes aufgetreten ist, kann die Geburt des völlig gelösten Mutterkuchens unmöglich werden, da er durch die verengte Stelle festgehalten wird.

Am häufigsten kommt eine solche krampfhafte Zusammenziehung des inneren Muttermundes vor, wenn die Nachgeburtszeit von der Hebamme unvorschriftsmäßig geleitet wurde, sei es, daß sie durch vorzeitigen, zu starken und wiederholten Druck auf die Gebärmutter oder durch verbotenes Eingehen in die Scheide oder durch verbotenen Zug an der Nabelschnur die Geburt des Mutterkuchens zu beschleunigen versuchte. Bei sachgemäßem Verhalten der Hebamme tritt ein Krampf des Muttermundes so gut wie nie ein.

Bei allen Störungen der Austreibung des Mutterkuchens ist sofort ein Arzt zu benachrichtigen.

Blutungen, die unmittelbar nach der Geburt des Kindes auftreten und bei denen das Blut im Gegensatz zu den Blutungen bei Störungen in der Nachgeburtszeit hellrot ist und die sich stoßartig entleeren, können auch durch Verletzungen, z. B. durch einen ausgedehnten Halsriß oder einen tiefen Scheidenriß oder einen Kitzlerriß verursacht werden. Es blutet in solchen Fällen, trotzdem die Gebärmutter gut zusammengezogen und hart ist (S. 283).

2. Regelwidrigkeiten nach Ausstoßung des Mutterkuchens.

Nicht selten wirken die Ursachen, die schon vor der Geburt des Mutterkuchens zu Blutungen geführt haben, auch nach der Geburt desselben fort, so daß die Gebärmutter nicht in den Zustand der Dauerzusammenziehung übergeht, sondern schlaff und groß bleibt. Aus den nicht verschlossenen Gefäßen der Haftstelle blutet es dann mehr oder weniger stark, so daß in kurzer Zeit der Tod eintreten kann. Die Blutung tritt entweder nach außen oder nach innen auf.

Neben einer reinen **Wehenschwäche** verhindert auch das Zurückbleiben eines Plazentastückes in der Gebärmutter die Dauerzusammenziehung. Wenn die Hebamme bei der Besichtigung des Mutterkuchens eine **Unvollständigkeit** festgestellt oder vermutet oder sie an durchrissenen, in den Eihäuten frei verlaufenden Gefäßen das Zurückbleiben eines Nebenmutterkuchens erkannt hatte, mußte sie schon aus diesem Grunde einen Arzt benachrichtigen (S. 207).

Wenn es nach der Geburt der Plazenta wegen einer ungenügenden Zusammenziehung der Gebärmutter blutet, ohne daß ein Stück des Mutterkuchens zurückgeblieben ist, wird die Gebärmutter wieder groß und weich im Gegensatz zu einer Verletzungsblutung, bei der es trotz harter und kleiner Gebärmutter blutet (S. 285). Die **Maßnahmen**, die die Hebamme unverzüglich zu treffen hat, sind folgende:

1. So schnell wie möglich wird der nächste Arzt benachrichtigt. Falls er nicht schon wegen einer Unvollständigkeit des Mutterkuchens oder aus anderen Gründen gerufen wurde, und noch nicht erschienen ist, wird der Ruf noch einmal dringend wiederholt.

2. Der Gebärmuttergrund wird mit den Fingerspitzen gerieben. Sobald eine Erhärtung eintritt, wird die Gebärmutter, wie beim CREDEschen Handgriff (S. 375), kräftig ausgedrückt. Dadurch werden die in der Gebärmutterhöhle angesammelten Blutmengen nach außen befördert. Durch fortgesetztes zartes Reiben des Gebärmuttergrundes wird dann eine Dauerzusammenziehung angeregt. Dazu wird 1 ccm Orastin eingespritzt.

3. Wenn es weiter blutet, wird die Harnblase entleert.

4. Bei Fortbestehen der Blutung wird wieder wie unter Nr. 2 verfahren und die Gebärmutter nach ihrer Entleerung mit

der Hand festgehalten (Abb. 340). Dazu wird der Gebärmuttergrund mit der ganzen Hand umfaßt und festgehalten, so daß er nicht wieder vollbluten und hochsteigen kann. Es ist zweckmäßig, den Gebärmuttergrund mit den haltenden Fingern ganz vorsichtig und zart zu streichen, um dadurch die Anregung zu Zusammenziehungen der Muskulatur zu geben. Es ist aber unzweckmäßig und falsch, die Gebärmutter zu kneten, da hierdurch keine Dauerwehe angeregt wird, sondern die Gebärmutter sehr schnell ermüdet und erschlafft. Je behutsamer man mit der Gebärmutter umgeht, desto besser ist die Wirkung.

5. Falls auch hierdurch keine Dauerzusammenziehung der Gebärmutter erzielt wird, drückt die Hebamme die entleerte Gebärmutter mit einer Hand fest nach unten gegen die Kreuzbeinhöhlung, während sie mit der anderen Hand einen großen Bausch keimfreier Watte, etwa 50 g, gegen die äußeren Geschlechtsteile preßt.

Wenn nach zweistündigem Halten die Gebärmutter zur Dauerzusammenziehung gebracht ist und die Blutung steht, bindet die Hebamme den Leib der Gebärenden ein. Mehrere Handtücher werden zu einem festen Wulst zusammengerollt und so auf den Leib gelegt, daß sie den Gebärmuttergrund halbkreis- oder hufeisenförmig umgreifen. Zwei Handtücher, die man zusammengesteckt oder genäht hat, werden darüber fest um den Leib gewickelt, so daß ein Druckverband entsteht, der die Gebärmutter dauernd zusammenpreßt und am erneuten Emporsteigen hindert. Zur weiteren Verstärkung des Druckes auf die Gebärmutter legt man vor die äußeren Geschlechtsteile einen Bausch von etwa 50 g keimfreier Watte und preßt diesen durch ein zwischen den Schenkeln durchgeführtes Handtuch, das vorn und hinten an dem um den Leib gewickelten Tuch straff befestigt wird, gegen die Schamspalte.

Eine andere Art des Dauerdruckes läßt sich durch Auflegen eines Sandsackes erzielen. Etwa 8—10 Pfund reinen Sand läßt die Hebamme mit kaltem Wasser durchkneten und dann in eine Windel oder ein kleines Bettuch füllen, dessen Enden zusammengebunden werden, so daß der Sand nicht herausrieseln kann. Dieser Sandsack wird oberhalb des Gebärmuttergrundes auf den Leib der Entbundenen gelegt und bleibt 12—24 Stunden liegen.

Nachdem die Blutung zum Stehen gebracht ist, muß die Hebamme die unter Umständen entstehende Blutarmut behandeln (S. 383).

Da alle Nachgeburtsblutungen eine große Neigung haben in den ersten Stunden nach der Geburt wieder aufzutreten, muß die Hebamme nach völliger Stillung der Blutung mindestens 3 Stunden bei der Entbundenen bleiben und sich von Zeit zu Zeit von der festen Zusammenziehung der Gebärmutter überzeugen.

Von besonderer Wichtigkeit ist die Tatsache, daß Blutungen in der Nachgeburtszeit, die bei einer Entbindung auftreten, sich häufig bei späteren Geburten wiederholen. Wenn die Hebamme daher von der Gebärenden erfährt oder aus eigener Erfahrung weiß, daß die Frau bei einer früheren Geburt eine Blutung in der Nachgeburtszeit durchgemacht hat, wartet sie nicht erst ab, bis eine Blutung wieder auftritt, sondern benachrichtigt so rechtzeitig einen Arzt, daß er schon bei der Geburt des Kindes zugegen ist.

Wenn entgegen der Vorschrift ein starker Druck auf die schlaffe Gebärmutter ausgeübt wird, etwa um den Mutterkuchen oder in der Gebärmutter befindliche Blutmengen herauszudrücken oder an der Nabelschnur gezogen wird, kann sich der Gebärmuttergrund in die Gebärmutterhöhle senken, und es kann zu einer Einstülpung der Gebärmutter kommen. Falls trotz Bestehens einer Einstülpung mit dem Druck oder dem Zug fortgefahren wird oder die Gebärende dabei kräftig preßt, tritt der Gebärmuttergrund durch den Muttermund in die Scheide selbst bis vor die Schamspalte, so daß die ganze Gebärmutter umgestülpt vor den äußeren Geschlechtsteilen liegt. Man spricht dann von einer Umstülpung der Gebärmutter. Man sieht dann vor der Schamspalte die Innenfläche der umgestülpten Gebärmutter als eine rötliche, stark blutende, kuglige Geschwulst, an der der Mutterkuchen noch haften kann. Bei Betastung der Gegend oberhalb der Schoßfuge bemerkt man gleichzeitig das Fehlen der Gebärmutter an regelrechter Stelle. In Ausnahmefällen tritt die Umstülpung auch ohne Verschulden der Hebamme ein, wenn die Gebärende stark preßt, während die Gebärmutter ungewöhnlich schaff ist. Die plötzliche Entleerung der Bauchhöhle von einem Teil ihres Inhalts und die meist dabei einsetzende starke Blutung führen zu schweren Erscheinungen. Erbrechen und Ohnmachten treten auf. Der Puls wird klein und schnell, und der Tod kann in kurzer Zeit eintreten.

Wenn die Hebamme niemals auf die schlaffe Gebärmutter drückt oder an der Nabelschnur zieht, wird sie ein derartiges Ereignis immer vermeiden. Bemerkt sie aber bei der Ausführung des CREDESCHEN Handgriffes, daß sich an Stelle des kugligen Gebärmuttergrundes eine mehr oder weniger tiefe Einsattelung der Muskulatur bildet, muß sie unverzüglich mit weiterem Druck aufhören und durch Reiben des Gebärmuttergrundes eine Wehe anregen, wodurch sich die beginnende Einstülpung wieder ausgleichen kann.

Bei einer Umstülpung ist schleunige ärztliche Hilfe erforderlich. Bis zur Ankunft des Arztes wird die Gebärende mit dem Gesäß hochgelagert, alles Pressen verboten und der vorgefallene Teil mit einem in kalte Desinfektionslösung getauchten Bausch keimfreier Watte bedeckt. Bei einer stärkeren Blutung übt die Hebamme mit dem Wattebausch einen Druck gegen die vorgefallene Gebärmutter aus.

In seltenen Fällen tritt die Umstülpung erst im Wochenbett auf. Dabei besteht ein Gefühl des Druckes in der Scheide, sowie

Harn- und Stuhldrang. Die Erkennung ist leicht, da dann bei der Abtastung des Leibes der Gebärmuttergrund oberhalb der Schamfuge fehlt.

Die Reihenfolge der Hilfeleistungen bei Blutungen in der Nachgeburtszeit ist also folgende:

Blutungen in der Nachgeburtszeit:

vor Geburt des Mutterkuchens:	nach Geburt des Mutterkuchens:
Arzt benachrichtigen.	Arzt benachrichtigen.
Katheterisieren.	Katheterisieren.
CREDEscher Handgriff, auch wenn Lösungszeichen nicht vorhanden sind.	Anreiben einer Wehe und Ausdrücken der Gebärmutter.
1 ccm Orasthin.	1 ccm Orasthin.
CREDEscher Handgriff (S. 375).	Halten der Gebärmutter.
FRITSCHscher Handgriff (S. 376).	FRITSCHscher Handgriff.
Innere Lösung des Mutterkuchens (S. 376.)	

Erscheinungen der Blutarmut und ihre Behandlung.

Erscheinungen der Blutarmut können bei jeder Art von äußerer oder innerer Blutung, bei der der Blutverlust eine bestimmte Höhe erreicht, eintreten. Die Grenze, bei deren Überschreitung lebensbedrohliche Zustände entstehen, ist bei den verschiedenen Frauen verschieden. Es gibt Frauen, die einen Blutverlust von 1,5 Liter und mehr ohne wesentliche Beeinträchtigung ihres Befindens vertragen, während andere schon bei einem Blutverlust von 600—700 g die schwersten Folgen erkennen lassen. Im Durchschnitt beginnt die Gefahr für das Leben bei einem Blutverlust von etwa einem Liter an. Übersteigt der Verlust die Menge von 2 Litern, so tritt fast ausnahmslos der Tod ein.

Bei allen stärkeren Blutungen treten die Zeichen der schweren Blutarmut auf. Diese sind:

1. Ständig kleiner und schneller werdender Puls. Das Herz versucht, durch Beschleunigung seiner Tätigkeit den Ausfall auszugleichen, ohne daß es ihm gelingt, die regelrechte Spannung in den Gefäßen zu erzielen.

2. Blässe und Kälte der Haut und der Schleimhäute, am ehesten an den Stellen auftretend, die vom Herzen weit entfernt sind: Hände, Füße, Ohren, Nase, Wangen, Lippen, Augenbindehaut.

3. Krampfhaftes Gähnen, Übelkeit, Erbrechen, Ohnmachtsanwandlungen als Folgen der beginnenden Blutleere des Gehirns.

4. Klingen und Sausen in den Ohren, Flimmern vor den Augen, Funkensehen, Verlust der Sehkraft durch zunehmende Blutleere des Gehirns.

5. Fortschreitende Atemnot und Lufthunger infolge zunehmenden Sauerstoffmangels im Blute.

6. Große Unruhe, Angstgefühl, Todesahnungen, unter Umständen Bewußtseinsstörung.

7. Aufhören der Atmung, Verschwinden des Pulsschlages, dann Herzstillstand und Tod.

Verhalten der Hebamme. Alle Maßnahmen, die zur Behebung der Blutarmut angewendet werden, sind erst dann von wirklichem Erfolg begleitet, wenn es gelungen ist, vorher die Blutungsquelle auszuschalten. Im anderen Falle kann sich sogar die Blutung verstärken. Erstes Erfordernis ist daher stets, wenn irgend möglich die Blutung zum Stillstand zu bringen, wobei nach den Vorschriften, die für die einzelnen Fälle gegeben sind, zu verfahren ist. Ist der Arzt nicht schon wegen der aufgetretenen Regelwidrigkeit herbeigerufen, so wird er bei den ersten Zeichen von Blutarmut, dem Schlechterwerden des Pulses, schleunigst benachrichtigt. Inzwischen bekämpft die Hebamme möglichst nach Stillung der Blutung die Blutarmut nach folgenden Grundsätzen:

1. Sie sorgt dafür, daß das im Körper noch vorhandene Blut zu den lebenswichtigen Organen geleitet wird. Zu diesem Zweck wird das Fußende des Bettes stark erhöht, der Kopf tief gelagert, damit das Blut aus den Beinen zu Herz und Lungen und besonders zum Gehirn fließen kann. Dem gleichen Zweck dient das Einwickeln der Gliedmaßen, indem die Arme und Beine unter Hochlagerung mit Binden von unten nach oben gewickelt werden. Auf diese Weise wird das Blut von den im Augenblick nicht lebenswichtigen Teilen des Körpers zu den lebensnotwendigen Organen gebracht.

2. Zur Anregung der Herztätigkeit erhält die Frau heißen starken Bohnenkaffee oder Alkohol, wie Kognak, Portwein oder dergleichen teelöffelweise. Beim Trinken größerer Mengen würde es leicht zum Erbrechen kommen. Beim Eingeben der Flüssigkeit muß der Kopf der Kranken durch die Hand der Hebamme etwas angehoben werden.

3. Um dem Körper Wärme zuzuführen, wird die Frau warm bedeckt und mit Wärmflaschen versehen.

4. Zum Ersatz der verlorenen Flüssigkeit wird ein Einlauf in den Mastdarm von $1/2$ Liter Wasser gemacht, das vom Darm rasch aufgesogen wird. Dieser Einlauf darf bei der auf dem Rücken liegenden Frau nur unter geringem Druck bei niedrig gehaltener Spülkanne und langsam gemacht werden, um zu vermeiden, daß danach etwa Stuhldrang auftritt. Ist die Flüssigkeit eingelaufen, so drückt die Hebamme einen größeren Wattebausch vor den After, um das Herausfließen des Wassers zu verhindern.

Unter Fortsetzung dieser Maßnahmen wird die Ankunft des Arztes erwartet. Stirbt die Gebärende, so ist eine Meldung an den Amtsarzt zu erstatten.

Geburtsschädigungen des Kindes.

Die normale Geburt hinterläßt fast an jedem Kinde in Form der Geburtsgeschwulst Zeichen. Ferner zeigt auch das Absinken der Herztöne während und unmittelbar nach der Wehe (S. 192), daß die Vorgänge der Geburt nicht nur an die Widerstandskraft

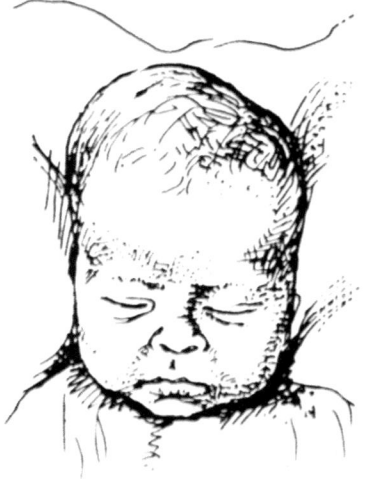

Abb. 342. Kopfgeschwulst auf dem rechten Scheitelbein.

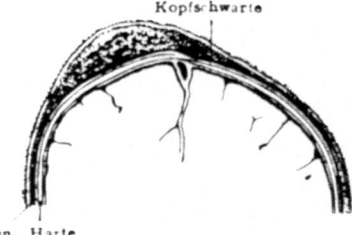

Abb. 343. Gefrierschnitt durch Schädel und Kopfgeschwulst nach BUMM. Die Gewebsschwellung sitzt auf der Knochenhaut und geht über die Naht.

der Mutter, sondern auch an die des Kindes Anforderungen stellen, die von dem Kind zur Erhaltung des Lebens erfüllt werden müssen.

Es kann unter der Geburt zu Verletzungen und zu Störungen der Sauerstoffvrsorgung kommen, die für das Leben des Kindes eine Gefahr bedeuten.

Je länger und schwieriger sich der Ablauf einer Geburt gestaltet, desto stärker sind ihre Einwirkungen auf das Kind.

Besonders bei einem Mißverhältnis zwischen Kindskörper und Geburtswegen oder bei notwendigen geburtshilflichen Operationen kann es zu Verletzungen bzw. Schädigungen des Kindes, die seinen Tod zur Folge haben, kommen.

1. Verletzungen.

Bei stärkerer Verschiebung der Knochenhaut gegen den Knochen oder bei einer Blutungsbereitschaft, manchmal aber auch ohne erkennbare Ursache, entsteht eine **Kopfblutgeschwulst**. Hiermit bezeichnet man einen Bluterguß zwischen dem Schädelknochen und der Knochenhaut, der durch Zerreißung feiner Knochenblutgefäße entsteht. Die Kopfblutgeschwulst kommt ausschließlich bei

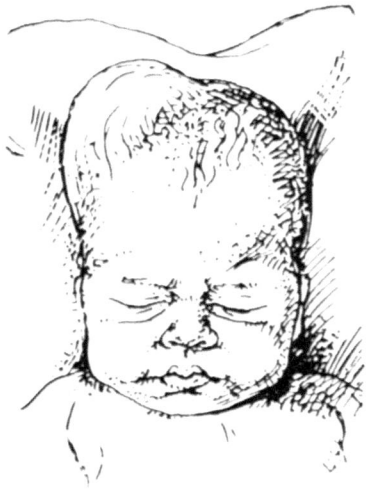

Abb. 344. Kopfblutgeschwulst.

Abb. 345. Gefrierschnitt durch Schädel und Kopfblutgeschwulst nach BUMM. Der Bluterguß ist unter der Knochenhaut und durch die Pfeilnaht begrenzt, da sich über der Pfeilnaht keine Knochenhaut befindet.

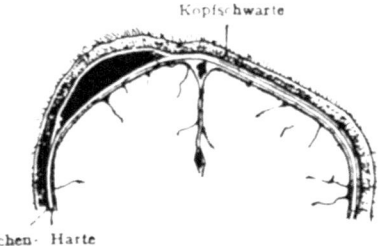

Schädellagen vor, befindet sich meist auf einem Scheitelbein und kann während der ersten Tage unter einer sie überdeckenden Kopfgeschwulst verborgen sein (Abb. 342—345). Zum Unterschied von der Kopfgeschwulst überschreitet die Kopfblutgeschwulst niemals die Nähte oder Fontanellen, sondern bleibt auf einen Knochen beschränkt. Selten findet sich auf mehreren Knochen je eine gesonderte Kopfblutgeschwulst. Sie ist weder heiß noch druckempfindlich, fühlt sich anfangs prall elastisch an, kann in den ersten Lebenstagen durch Fortbestehen der Blutung an Umfang zunehmen, wird aber dann durch Aufsaugung des Blutergusses allmählich kleiner und schlaffer. Sehr häufig fühlt man dann an der äußeren Begrenzung der Kopfblutgeschwulst einen Knochenwall. Bis zur vollständigen Rückbildung vergehen je nach ihrer Größe Wochen, zuweilen sogar Monate. Die Kopfblutgeschwulst bedeutet für das Leben des Kindes im allgemeinen keine Gefährdung. Wenn die Kopfblutgeschwulst sich nach der 2. Lebenswoche nicht verkleinert, sondern eher vergrößert, so handelt es sich um eine Entzündung oder Vereiterung der Kopfblutgeschwulst. Diese ernste Erkrankung erfordert sofortige ärztliche Hilfe. Zur Vermeidung dieser Entzündung ist die Kopfblutgeschwulst mit Wundwatte zu bedecken, um sie vor Druck, Verletzung und Infektion zu schützen.

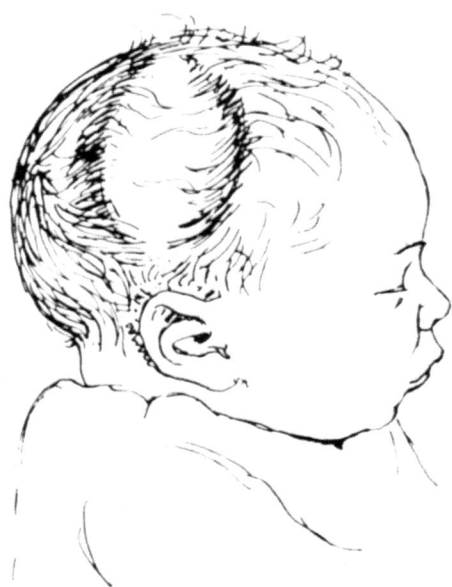

Abb. 346. Löffelförmiger Eindruck eines Scheitelbeins nach Geburt beim engen Becken.

Seltener nach natürlichen Geburten, häufiger nach künstlichen Entbindungen, sind **Verletzungen des Kopfes**, wie Abschürfungen der Oberhaut, Druckmarken, Blutergüsse und Schwellungen in den Weichteilen. Wenn ein Bluterguß in einem Kopfnickmuskel, meist auf Grund einer Zerreißung entsteht, wird der Kopf nach der gesunden Seite gebeugt. Man hat äußerlich das gleiche Krankheitsbild vor sich wie bei dem durch eine Entwicklungsstörung hervorgerufenen Schiefhals (S. 352). Seltener werden die Knochen von den Verletzungen betroffen. Löffelförmige Eindrücke (Abb. 346) eines Scheitelbeins oder Brüche der Schädelknochen kommen hauptsächlich beim engen Becken vor (S. 305). Bei falscher Ausführung der Handgriffe zur Entwicklung des nachfolgenden Kopfes kann der Unterkiefer zerbrechen (S. 333). Bei derartigen Verletzungen ist stets ärztliche Hilfe erforderlich. Wenn der Kopf, besonders bei engem Becken, lange Zeit unter einem starken Druck steht, kann es auch ohne äußere Verletzungen zu den Erscheinungen des **Hirndruckes** (S. 387) kommen. Hierbei entsteht durch Zerreißung eines Blutgefäßes neben der bei jedem Neugeborenen bestehenden Blutungsbereitschaft innerhalb der Schädelhöhle, leicht ein **Bluterguß im Gehirn**. Er ist nicht selten bei ausgetragenen, noch häufiger bei frühgeborenen Kindern und bei diesen wegen der leichten Zerreißlichkeit ihrer Blutgefäße selbst nach kurzdauernden Entbindungen besonders gefährlich. Auch bei der Entwicklung des nachfolgenden Kopfes bei Beckenendlagen beobachtet man Hirnblutungen. Bei ausgedehnten Blutungen gehen die Kinder schon während oder bald nach der Geburt unter den Erscheinungen der Erstickung oder der Gliederstarre oder unter Krämpfen

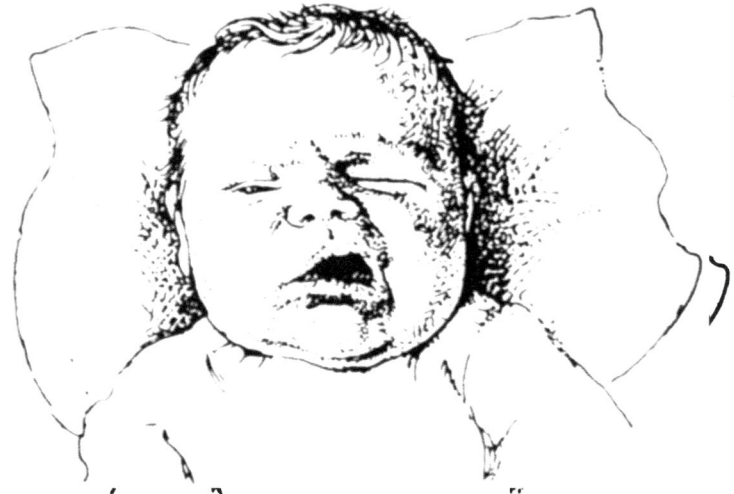

Abb. 347. Lähmung des rechten Gesichtsnerven. Das Kind ist beim Schreien gezeichnet. Der rechte Mundwinkel wird nicht bewegt, das rechte Auge ist halb geöffnet.

zugrunde. Bei kleineren Blutergüssen braucht nicht immer der Tod einzutreten; die Kinder kommen scheintot zur Welt, ihre Wiederbelebung gelingt nur schwer. Noch wochenlang können Atemstörungen auftreten, bei denen das Kind blau wird. Bleibt ein solches Kind am Leben, so können sich im Laufe der ersten Jahre Lähmungen und Verstandesstörungen entwickeln, die an Stärke und Ausdehnung zunehmen und das Kind zum körperlichen und geistigen Krüppel machen. Bei Verdacht auf eine Gehirnblutung, die immer besteht, wenn das Kind viel gähnt, schlapp ist, schlecht trinkt, die große Fontanelle vorgewölbt ist und wenn die Erscheinungen in den ersten Tagen nach der Geburt zunehmen, ist stets sofortige ärztliche Hilfe erforderlich.

Nach Zangenoperationen ist nicht selten der **Gesichtsnerv einer Seite gelähmt**. Die gelähmte Gesichtshälfte ist glatt und ohne Falten, das Auge steht offen, der Mundwinkel hängt nach abwärts (Abb. 347). Besonders deutlich treten die Erscheinungen beim Schreien des Kindes auf. Die Heilungsaussichten sind günstig

Bei der Lösung der Arme bei Beckenendlage oder bei dem Entwickeln des Rumpfes an den Schultern bei Schädellage kommen **Knochenbrüche** der Arme, der Schlüsselbeine sowie Zerrungen des Schultergelenks und Verletzungen der Schulternerven vor. In ganz seltenen Ausnahmefällen entstehen auch Knochenbrüche ohne äußere Gewalteinwirkung schon in der Schwangerschaft oder während der Geburt, wenn die Knochen infolge mangelhafter Bildung besonders brüchig sind. Das Kind bewegt das gebrochene oder gelähmte Glied nicht und äußert beim Bewegen desselben Schmerzen. Schon der Verdacht einer derartigen Verletzung muß sofort dem Arzt gemeldet werden, da nur bei umgehend eingeleiteter sachgemäßer Behandlung eine gute Heilung möglich ist, bei Vernachlässigung aber falsche Stellungen der Knochen und dauernde Lähmungen zurückbleiben. Derartige Verletzungen sind dem Jugendamt zu melden (S. 210).

Außer den geschilderten Schädigungen sind besonders nach geburtshilflichen Operationen schwere Verletzungen äußerer und innerer Art möglich, die den Tod des Kindes unmittelbar zur Folge haben. Besonders Schädelbrüche, Zerreißungen der Wirbelsäule und Verletzungen innerer Organe, wie der Leber, der Milz, der Nieren und des Darmes, sind immer tödlich.

2. Störungen der Sauerstoffversorgung.

Die größte Gefahr, die dem Kinde während der Geburt droht, ist die Störung seiner Sauerstoffversorgung. Eine Reihe von Vorbedingungen muß erfüllt sein, um den Gasaustausch im Mutterkuchen ungestört vor sich gehen zu lassen. Dazu gehört, daß das Blut der Mutter selbst ausreichend mit Sauerstoff versehen ist. Wenn es sich bei ihr z. B. um Zustände schwerer Blutarmut nach starkem Blutverlust oder um eine fehlerhafte Zusammensetzung des Blutes handelt, ist die Gesamtmenge des vorhandenen Sauerstoffes zu gering, um in genügender Menge abgegeben werden zu können.

Zur Aufrechterhaltung der Sauerstoffaufnahme gehört ferner ein genügend großer und unversehrter Mutterkuchen. Auch eine teilweise vorzeitige Ablösung (S. 365) oder krankhafte Veränderungen des Mutterkuchens (S. 264) können die Sauerstoffversorung des Kindes stören.

Falls bei langdauernden Geburten, besonders in der Austreibungszeit, sich der Hohlmuskel sehr stark zusammenzieht, wird die Haftfläche des Mutterkuchens stark zusammengeschoben. Dadurch werden die zuführenden mütterlichen Gefäße so verengt, daß sie nicht die genügende Menge Sauerstoff an den Mutterkuchen bringen.

Die Nabelschnur darf an keiner Stelle ihres Verlaufes einem Druck ausgesetzt sein, durch den der Blutumlauf in ihr wesentlich behindert oder ganz unterbrochen wird.

Auch ein starker Druck auf den Kindesschädel, der sich auf das Gehirn fortsetzt, wirkt störend auf das Atemzentrum ein.

Wenn wir nochmals zusammenfassend die Zustände, die für das Kind gefährlich werden können, betrachten, so liegen folgende **Ursachen** zugrunde:
1. Starker Blutverlust der Mutter.
2. Kohlensäureüberladung des mütterlichen Blutes, z. B. bei Lungenentzündung, Herzfehler, Eklampsie.
3. Vorzeitige Ablösung des regelrecht sitzenden oder vorliegenden Mutterkuchens.
4. Verzögerter Geburtsverlauf bei gesprungener Blase in der Austreibungszeit oder bei Krampfwehen.
5. Mehrlingsgeburt nach Geburt des ersten Kindes.
6. Druck auf die Nabelschnur, z. B. bei vorliegender Nabelschnur, Nabelschnurvorfall, Nabelschnurknoten, Nabelschnurumschlingung, Beckenendlagen mit Verzögerung des Austrittes der oberen Körperhälfte oder Anspannung der Nabelschnur bei einer zu kurzen Nabelschnur.
7. Hirndruck beim Durchtritt des Kopfes durch das verengte Becken.

Abgesehen von diesen besonders gefahrbringenden Sachlagen kann es auch ohne erkennbaren Grund zu einer Störung der Sauerstoffzufuhr kommen.

Die **Erscheinungen** sind:

a) Veränderung der Herztöne. Das wichtigste Zeichen der gestörten Sauerstoffzufuhr besteht in der Veränderung der kindlichen Herztöne. Durch die Kohlensäureüberladung des kindlichen Blutes findet eine Nervenreizung statt, die unmittelbar auf das Herz einwirkt. Während der Wehen sind schon normalerweise die Herztöne verlangsamt. Sie erholen sich aber in der Wehenpause schnell wieder (S. 192). Bei dauernder Störung der Sauerstoffzufuhr verändern sich die Herztöne in der Weise, daß ihre Zahl durch Reizung der Herznerven zunächst 160 Schläge in der Minute ständig überschreitet. Wenn die Sauerstoffversorgung des Kindes weiter schlecht bleibt, werden die Herznerven gelähmt, und die Schlagfolge des Herzens wird verlangsamt. Besonders eine Verlangsamung auf 100 Schläge und darunter ist als sehr gefährlich für das Leben des Kindes anzusehen. Ebenso bedenklich ist es, wenn die Herztöne zwischen Verlangsamung und Beschleunigung schwanken.

b) Abgang von Kindspech. Infolge der verringerten Sauerstoffzufuhr und der Kohlensäureüberladung des kindlichen Blutes wird der Darm durch Nervenreizung zu Bewegungen angeregt. Dabei wird ein Teil seines Inhaltes, das Kindspech, in das Fruchtwasser entleert. Die sonst helle Flüssigkeit enthält das Kindspech zunächst in einzelnen grünen Ballen als Zeichen, daß die Störung der Sauerstoffversorgung erst vor kurzer Zeit eingetreten ist. Nach einiger Zeit aber findet eine innigere Vermengung des Kindspechs mit dem Fruchtwasser statt, so daß es im ganzen gelbgrün und etwas schwerflüssig wird. In diesen Fällen war die Zufuhr des Sauerstoffes schon vor längerer Zeit gestört.

Bei Beckenendlagen wird das Kindspech auch ohne Störungen der Sauerstoffzufuhr durch den Druck der mütterlichen Weichteile auf den Kindskörper ausgepreßt (S. 330).

c) **Vorzeitige Atmungsvorgänge.** Wenn das Kind eine gewisse Zeit, die je nach der Schwere der Störung nach Minuten oder Stunden zählen kann, unter einer mangelnden Sauerstoffzufuhr gelitten hat und ihm kein Sauerstoff zugeführt wird, stirbt es an Erstickung. Bevor der Erstickungstod eintritt, setzt die Lungenatmung vorzeitig ein, und es treten Atembewegungen auf, die, ähnlich wie die letzten Versuche eines Ertrinkenden, nicht nur mit den eigentlichen Atemmuskeln, sondern mit der gesamten Körpermuskulatur ausgeführt werden und sich in krampfhaften Zuckungen des Körpers äußern. Diese **vorzeitigen Atembewegungen** führen natürlich nicht zu einer Sauerstoffaufnahme, da das Kind sich nicht in sauerstoffhaltiger Luft, sondern in einer Flüssigkeit befindet. Es werden vielmehr die Luftwege mit dem angefüllt, was sich vor Mund und Nase des Kindes befindet, also mit Fruchtwasser, Käseschmiere, Kindspech, Blut, Wollhaaren usw. Die stürmischen Atembewegungen erzeugen eine Erschütterung der Gebärmutterwand und der Bauchdecken, so daß man sie sehen und fühlen kann. Wenn es sich um eine Beckenendlage, bei der ein Teil des kindlichen Rumpfes bereits geboren ist, handelt, lassen sich die heftigen Bewegungen des kindlichen Körpers unmittelbar beobachten. Kurze Zeit danach stirbt das Kind ab.

Da diese Erscheinungen eine Lebensgefahr für das Kind anzeigen, wenn ihm nicht schnell durch Beendigung der Geburt die Möglichkeit gegeben wird, Luft einzuatmen, ist **in jedem Falle von Abgang von Kindspech bei Schädellagen, von Unregelmäßigkeit der Herztöne oder von vorzeitigen Atembewegungen die sofortige Hilfe eines Arztes dringend erforderlich.** Für den Fall, daß sich die Gebärende schon in der Austreibungszeit befindet, versucht die Hebamme bei Längslagen, falls nicht etwa eine Gebärmutterzerreißung droht, bis zur Ankunft des Arztes die Geburt zu beschleunigen, indem sie zum kräftigen Mitpressen auffordert. Auch der Hinterdammgriff kann bei solcher Sachlage gelegentlich von Nutzen sein (S. 194).

Wenn das Kind, nachdem vor der Geburt Störungen seiner Sauerstoffzufuhr bestanden haben, noch lebend geboren wird, kann es **scheintot**, d. h. in der Erstickung begriffen, zur Welt kommen.

Unter Scheintod des Neugeborenen versteht man einen Zustand, bei dem keine Atmung vorhanden ist, das Herz aber noch schlägt. Ohne sofortige Maßnahmen gehen derartige Kinder fast immer zugrunde, da sie keinen Sauerstoff aufnehmen. Man unterscheidet zwei Grade des Scheintodes: den blauen und den weißen Scheintod.

Bei dem leichteren Grade — dem **blauen Scheintod** — ist die gesamte Körperoberfläche des Kindes dunkelblaurot, da das Blut mit Kohlensäure überladen ist. Die Glieder sind bewegungslos, die Muskelspannung und Muskelerregbarkeit sind erhalten. Die Herztätigkeit ist verlangsamt, aber kräftig und regelmäßig, die Atmung fehlt, bis auf manchmal auftretende einzelne tiefere Einatmungen, bei denen die Gesichtsmuskeln krampfhaft verzogen werden.

Beim schweren Grade des Scheintodes, dem **weißen Scheintod**, sieht das Kind leichenblaß aus, da das Blut sich infolge des Erlahmens der Herzkraft zum größten Teil in den inneren Organen und nicht in den Blutgefäßen der Körperoberfläche befindet. Die Glieder hängen schlaff, wie leblos, herunter, der Herzschlag ist schwach, langsam und unregelmäßig, die Atmung fehlt oder besteht in vereinzelten schnappenden Atemzügen.

Nach operativen Entbindungen, besonders nach länger dauernden Narkosen, können die Kinder narkotisiert sein.

Der Unterschied in der Entstehung des blauen und weißen Scheintodes besteht also darin, daß bei dem blauen Scheintod das Herz nicht geschädigt und nur die Atmung aufgehoben ist, während bei dem weißen Scheintod das Wesentliche die Schädigung des Herzens ist, in deren Folge erst die Atmung gestört ist.

In allen Fällen, in denen anzunehmen ist, daß das Kind möglicherweise scheintot zur Welt kommt, müssen Vorbereitungen zu seiner Wiederbelebung getroffen werden (S. 393). Bei einem überraschend scheintot geborenen Kind trifft die Hebamme schnell, aber mit Überlegung die notwendigen Maßnahmen.

Sobald der Kopf des Kindes geboren ist, wird stets der Mund mit einem um einen Finger gewickelten Mulläppchen ausgewischt, um zu verhindern, daß Schleim, Fruchtwasser, Kindspech oder Blut beim ersten Atemzug in tiefere Abschnitte der Luftwege angesogen werden. Wenn das Kind nicht sofort nach der Geburt schreit, hält man es vor der Abnabelung / Min. mit dem Kopf nach unten an den Beinen über dem Lager und schlägt mit der Hand wiederholt leicht gegen den Rücken. Dadurch läuft etwa in der Luftröhre befindlicher Inhalt in den Mund und kann dann durch erneutes Auswischen entfernt werden. Hierauf wird das Kind abgenabelt und zur genauen Feststellung seines Zustandes auf den vorbereiteten Tisch gelegt.

Dort wird zunächst für die weitere Säuberung der Atemwege gesorgt, indem mit dem Trachealkatheter die Luftröhre ausgesaugt wird. Zu diesem Zweck wird das Kind zunächst warm eingepackt. Dann wird der Zeigefinger der linken Hand weit in den Mund des Kindes eingeführt und der Zungengrund nach vorn gedrückt, um den Kehldeckel abzuspreizen (Abb. 19, 20, 348), da sonst der Katheter in die Speiseröhre und den Magen gelangt. Sodann schiebt die Hebamme unter Leitung des Fingers den Trachealkatheter bis in den Kehlkopf, von wo er, falls es notwendig ist,

dann noch weiter bis in die Luftröhre, nun allerdings nicht mehr
unter Leitung des Fingers, geschoben werden kann. Ist ein Arzt
leicht erreichbar, so wird er sofort benachrichtigt. **Bis zu seiner
Ankunft muß die Hebamme selbst weiter handeln.**

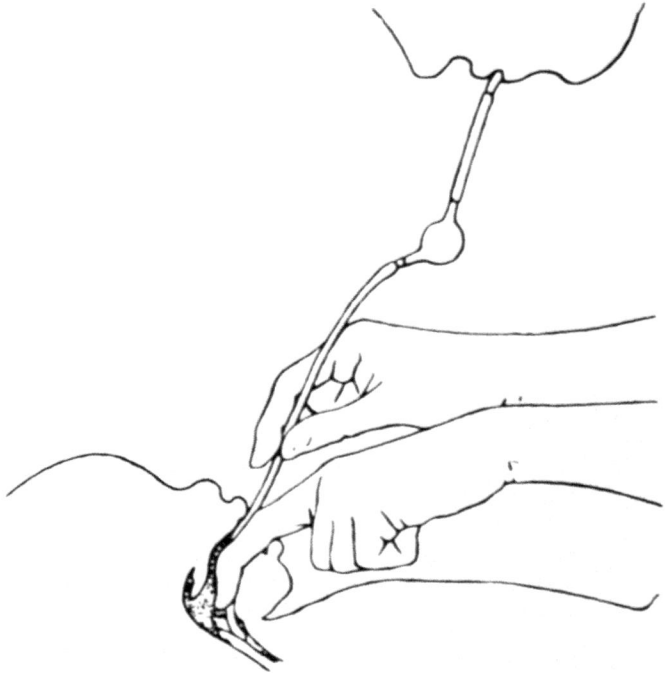

Abb. 348. Einführen des Trachealkatheters. Der Zeigefinger der linken Hand wird
in den Mund des Kindes eingeführt und der Zungengrund nach vorn gedrückt.
Unter Leitung des Fingers wird der Trachealkatheter in den Kehlkopf geschoben.
(Nach MARTIUS: Lehrbuch der Geburtshilfe.)

Beim blauen Scheintod ergreift sie das Kind an den Füßen,
läßt es über dem Tisch mit dem Kopf nach unten hängen und gibt
ihm einige Schläge auf das Gesäß. Häufig genügt dieser Hautreiz,
um das Kind zum Schreien zu veranlassen. In anderen Fällen
reibt man Rücken und Brust mit Tüchern, bringt es in das warme
Bad und läßt einen Strahl kalten Wassers auf die Brust gießen oder
taucht es für einen Augenblick bis an den Hals in den vorbereiteten Eimer mit kaltem Wasser, worauf es sofort wieder in das
warme Bad gebracht wird. Hierauf wird es auf eine trockene vorgewärmte Windel gelegt, wieder gerieben und so fortgefahren, bis
es völlig lebensfrisch ist. Die ersten Atemzüge sind gewöhnlich tief
und gewaltsam, es folgen regelmäßige flache Atembewegungen,
die sich langsam vertiefen. Das Kind verzieht das Gesicht zum
Schreien und schreit schließlich mit lauter Stimme, wobei die

Haut rosig und hell wird, die Gliedmaßen lebhaft bewegt, die Augen aufgeschlagen werden. Hatte das Kind viel Flüssigkeit eingeatmet, und rasselt es beim Atmen, so legt man es wie stets im Bett auf die Seite, damit die eingedrungenen Massen leichter ausfließen können.

Auch bei dem weißen Scheintod müssen zunächst nach oben geschildertem Verfahren die Atemwege freigemacht werden. Man hält sich aber dann nicht mit zwecklosem Reiben und Schlagen des Kindes oder mit Eintauchen in kaltes Wasser auf, sondern beginnt sofort mit der künstlichen Atmung. Die Hebamme legt das Kind flach auf den vorbereiteten Tisch und stellt sich hinter den Kopf des Kindes, dem sie ihr Gesicht zuwendet. Darauf ergreift sie beide Hände des Kindes, hebt seine Arme empor und führt sie langsam bis unmittelbar neben seinen Kopf heran. Dabei wird der Brustkorb gehoben und erweitert, so daß Luft in die Lungen einströmen kann. So kommt es zur Einatmung. Nunmehr werden die Arme gesenkt und gekreuzt auf die Brust gedrückt, wobei durch die Verkleinerung des Brustkorbes die Luft aus den Lungen entweicht und die Ausatmung bewirkt wird. Die Atmungsbewegungen werden in kurzen Zwischenräumen regelmäßig wiederholt. Nachdem sie etwa 8—10mal vorgenommen worden sind, bringt man das Kind zur Vermeidung einer weiteren Abkühlung in das warme Bad und beobachtet dort sein Verhalten. Die künstliche Atmung wird auch während des Bades fortgesetzt, indem durch Anheben der Beine und Anpressen derselben an den Brustkorb eine Ausatmung, durch nachfolgende Streckung des Kindes eine Einatmung bewirkt wird.

Eine andere Form der künstlichen Atmung, die sich besonders für Frühgeburten eignet, wird in der abgebildeten Weise an dem mit leicht zurückgebogenen Kopf liegenden Kinde ausgeführt (Abb. 349). Die rechte Hand umgreift Oberbauch und unteren Teil des starr-elastischen Brustkorbes, der rhythmisch eingedrückt wird und beim Loslassen wieder in seine Ausgangsstellung zurückschnellt. Die Lunge folgt diesen erzwungenen Bewegungen des Brustkorbes und des Zwerchfelles und „atmet" auf diese Weise. Auch hierbei ist nach einer Reihe von Atembewegungen ein Aufenthalt im warmen Bade erforderlich, währenddessen die Atembewegungen nach oben gegebener Vorschrift fortgesetzt werden.

Die Herztätigkeit wird durch die künstliche Atmung fast regelmäßig gebessert, häufig setzt auch eine zunächst flache natürliche Atmung ein. Wenn dies der Fall ist, beginnt man mit den Hautreizen, wie sie oben geschildert wurden. Falls noch keine Besserung des Befindens eingetreten ist und die Atemzüge noch selten und krampfhaft sind, setzt man die künstliche Atmung fort und bleibt immer mit Unterbrechung durch das warme Bad bei derselben, auch wenn kein sichtbarer Erfolg eintritt, solange der Herzschlag wahrnehmbar ist. Da man oft noch nach $1/2$—$3/4$ Stunden einen Fortschritt erzielt, darf mit den Wiederbelebungsversuchen nicht eher aufgehört werden, bis das Kind entweder laut schreit, auch wenn darüber 1—2 Stunden vergehen oder das Kind tot ist, d. h. wenn keine Herztätigkeit mehr wahrnehmbar ist, die Haut blaß und kühl wird und die Gliedmaßen schlaff herunterhängen.

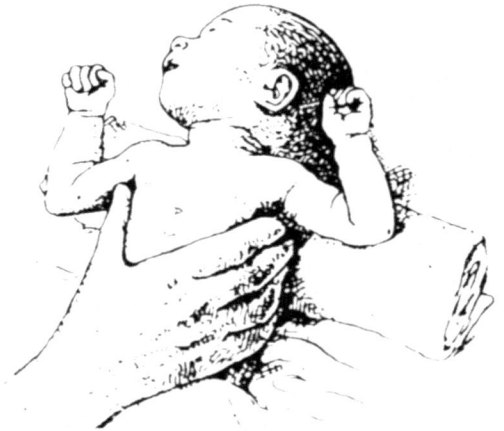

Abb. 349 Künstliche Atmung.

Dem wiederbelebten Kinde muß in den ersten Stunden und Tagen eine erhöhte Aufmerksamkeit gewidmet werden. Es muß warmgehalten und häufiger durch Hautreize zum Schreien veranlaßt werden, da es leicht in den Zustand des Scheintodes zurücksinken kann.

Niemals darf die Hebamme während der Wiederbelebung des Kindes die Gebärende völlig außer acht lassen, damit nicht etwa eine stärkere Blutung in der Nachgeburtszeit übersehen wird.

Auch wenn ein scheintot geborenes Kind nach längerer Behandlung ein scheinbar normales Verhalten zeigt, kann infolge der eingeatmeten Massen eine Lungenentzündung entstehen oder die sonst in den ersten Lebenstagen vollendete Entfaltung der Lungen ausbleiben, so daß das Kind noch nachträglich zugrunde geht. Daher ist auch bei geglückter Wiederbelebung eines Kindes ein Arzt zu erbitten, falls derselbe nicht schon vorher zur Stelle war.

3. Der Tod des noch nicht geborenen Kindes in seiner Einwirkung auf die Geburtsvorgänge.

Der Tod des Kindes während der Geburt bedeutet für den Geburtsvorgang im allgemeinen keine Erschwerung. Wenn das Kind bereits längere Zeit abgestorben und erweicht ist, kann die Geburt sogar besonders leicht verlaufen.

Solange die Blase steht, bringt die Anwesenheit eines toten Kindes in der Gebärmutter keine Gefahr. Wenn die Blase jedoch gesprungen ist und sich der weitere Geburtsverlauf verzögert, kommt es durch Aufwandern von Keimen, vor allem Fäulniskeimen und Colibakterien, zu einer Zersetzung des Kindskörpers und des Fruchtwassers, da das tote Gewebe einen besonders günstigen Nährboden für diese Keime, darstellt. Das Fruchtwasser wird übelriechend, bisweilen bilden sich Gasblasen in ihm, es tritt Fieber, unter Umständen sogar ein Schüttelfrost auf. Ein solcher Zustand ist sehr gefährlich und führt zu einer schweren Vergiftung. Aus diesem Grunde soll die Hebamme bei nachgewiesenem Tode der Frucht, den sie bei der äußeren Untersuchung durch das Fehlen der Herztöne, gegebenenfalls durch die Pulslosigkeit einer vor die Schamspalte gefallenen Nabelschnur, bei einer etwa notwendig werdenden inneren Untersuchung durch die Weichheit des vorangehenden Kopfes, in dem die in ihren Verbindungen gelockerten Kopfknochen schlottern, nachweist, stets einen Arzt erbitten. Bei Zeichen der Zersetzung, wie Fieber und übelriechender Ausfluß ist die Herbeirufung eines Arztes besonders dringlich. In solchen Fällen ist nach Beendigung der Geburt dem Amtsarzt eine Meldung zu erstatten. Wenn das abgestorbene Kind in Fäulnis übergegangen ist, löst sich seine Haut in großen Fetzen ab. Der Körper sieht mißfarben aus und verbreitet einen üblen Geruch.

Wenn die Hebamme den Tod des Kindes während der Geburt festgestellt zu haben glaubt, muß sie vorsichtig in ihren Äußerungen gegenüber der Gebärenden sein.

Tod der Gebärenden.

Die vielfachen Gefahren, die während der Geburt auftreten, führen manchmal den Tod der Gebärenden teils vor teils nach der Geburt des Kindes herbei.

Der Tod der Gebärenden kann eintreten:

1. durch Verblutung bei vorzeitiger Lösung des regelrecht sitzenden (S. 365) oder vorliegenden Mutterkuchens (S. 368), in der Nachgeburtszeit vor (S. 372) und nach Geburt des Mutterkuchens (S. 379), bei Zerreißung der Gebärmutter (S. 285), bei hochsitzendem Gebärmutterhalsriß (S. 284), bei Kitzlerriß (S. 283) und beim Platzen eines Blutaderknotens (S. 242).

2. durch Herz- oder Atemlähmung bei Herz- und Lungenkrankheiten, Eklampsie und schwerer Blutvergiftung (S. 241).

3. durch Gehirnlähmung infolge von Gehirnblutung oder Gehirnembolie, z. B. bei Eklampsie oder Gehirnkrankheiten (S. 235).

4. durch Erstickung, z. B. bei Lungenembolie.

Die Lungenembolie (S. 412) tritt während der Geburt meist in Form einer Luftembolie auf.

Unter Luftembolie versteht man das Einströmen größerer Luftmengen in eröffnete Blutadern, z. B. an der Haftstelle des Mutterkuchens, wobei diese auf dem Wege der Gebärmutterblutader und der unteren Körperhohlvene in die rechte Herzvorkammer, von da in die rechte Herzkammer und in die Lungenschlagader gelangen. Die in der rechten Herzkammer und in der Lungenschlagader befindliche Luft sperrt den weiteren Zutritt des kohlensäurehaltigen Körperblutes zur Lunge ab, so daß das Blut nicht wie sonst in der Lunge mit Sauerstoff versehen werden kann. Daher tritt unter höchster Atemnot sehr schnell eine Herzlähmung und der Erstickungstod ein.

Die Ursachen für den Eintritt von Luft in die Geschlechtsteile bei der Geburt können verschiedene sein. Einmal wird bei jeder inneren Untersuchung Luft eingeführt, ferner kann sie bei schnellem Lagewechsel der Gebärenden, z. B. bei Umlagerungen von der Seitenlage in die Rückenlage oder beim plötzlichen Aufsetzen oder Aufrichten in die Scheide gelangen.

Wenn die in die Scheide eingebrachte Luft in größerer Menge in die Gebärmutter kommt und in offene Blutadern eintritt, ist die Embolie unvermeidlich. Am leichtesten ist dies bei tiefsitzendem oder vorliegendem Mutterkuchen, bei Gebärmutterzerreißung und hoch sitzendem Halsriß sowie in der Nachgeburtszeit möglich.

Bei dem Tod einer Gebärenden oder frisch Entbundenen ist, falls es nicht schon vorher geschehen ist, ein Arzt dringend zu benachrichtigen und eine Meldung an den Amtsarzt zu erstatten.

Die schleunige Benachrichtigung eines Arztes bei plötzlichen Todesfällen unter der Geburt ist auch erforderlich, weil unter Umständen durch eine sofortige Operation das Leben des Kindes gerettet werden kann.

C. Regelwidrigkeiten des Wochenbettes.
Kindbettfieber.

Die regelrechten Vorgänge im Wochenbett, die hauptsächlich in der Heilung der Geburtswunden, in der Rückbildung der Geschlechtsteile und in der Einleitung des Stillgeschäftes bestehen, können von leichteren und schwereren, unter Umständen lebensgefährlichen Störungen betroffen werden. Auch zufällig im Wochenbett entstehende Erkrankungen können Leben und Gesundheit der Wöchnerin bedrohen.

Während die Hebamme befugt ist, das normale Wochenbett selbständig zu leiten, ist sie verpflichtet, bei jeder im Wochenbett auftretenden Regelwidrigkeit die Zuziehung eines Arztes zur Übernahme der Behandlung der Wöchnerin zu verlangen. In bestimmten Fällen muß sie außerdem eine Meldung an den Amtsarzt erstatten, um für ihr weiteres berufliches Verhalten Vorschriften zu empfangen.

Unter den Erkrankungen des Wochenbettes ist das Kindbettfieber das bedeutungsvollste. Die Bezeichnung „Kindbettfieber" ist ein Sammelbegriff für alle infektiösen Krankheiten im Wochenbett, die von den Geburtswunden, also hauptsächlich von der Haftstelle des Mutterkuchens mit ihren breit eröffneten Blut- und

Lymphgefäßen und der Gebärmutterschleimhaut ihren Ausgang nehmen. Er umfaßt sowohl die Fälle, bei denen die Infektion auf die Geburtswunden beschränkt bleibt, als auch die Fälle, bei denen die Infektion auf die Gebärmutteranhänge und die Nachbarorgane übergreift oder auf dem Wege der Blut- und Lymphbahnen verschleppt wird.

Während früher eine sehr große Zahl von Wöchnerinnen an Infektionen zugrunde ging, da man deren Ursache nicht kannte und daher auch keine wirksamen **Maßnahmen zu ihrer Verhütung** treffen konnte, ist man heute durch Befolgung bestimmter Vorschriften imstande, die Wundinfektion während der Geburt und im Wochenbett weitgehend einzuschränken. Der erste, der die Abhängigkeit der meisten Wochenbetterkrankungen von einer Wundinfektion erkannte, entsprechende Gegenmaßnahmen empfahl und sich dadurch ein hohes Verdienst um Leben und Gesundheit der Wöchnerinnen erwarb, war der ungarische Arzt IGNAZ Philipp Semmelweiss, der in der Mitte des vorigen Jahrhunderts lebte. Mit fortschreitender Erkenntnis der Ursachen der Wundinfektion haben seitdem die gegen sie gerichteten Maßnahmen eine ständige Verschärfung erfahren. So wissen wir jetzt, **daß der beste Schutz einer Wunde und einer ungestörten Wundheilung darin besteht, die Wunde zwecks Fernhaltung der gefährlichen Fremdkeime überhaupt nicht zu berühren, da sich die Keime an jeder Hand befinden.**

Um die Möglichkeit einer Übertragung von gefährlichen Fremdkeimen auf die Hand der Hebamme und dadurch auf die Geschlechtsteile einer Gebärenden weitgehend auszuschalten, bestehen für die Hebamme bestimmte Vorschriften, zu deren Einhaltung sie unter allen Umständen verpflichtet ist.

Erkrankt in dem Wohnhause der Hebamme oder in einem Hause, in dem sie eine Gebärende oder eine Wöchnerin zu besorgen hat oder sonst zu tun hat, eine Person an Kindbettfieber, Wundrose, Wundstarrkrampf, Scharlach, Pocken, Diphtherie, akuter Hals- oder Mandelentzündung, epidemischer Kinderlähmung, epidemischer Gehirnentzündung, übertragbarer Genickstarre, Fleckfieber, Typhus, Cholera oder Ruhr, so meldet sie dies dem Amtsarzt und meidet jede Berührung mit solchen Kranken und deren Angehörigen. Ist trotzdem eine Berührung vorgekommen, so hat sie sich sofort mit Alkohol und Desinfektionslösung zu desinfizieren und die Kleider zu wechseln. Auch enthält sie sich der Berufstätigkeit bis zur Entscheidung durch den Amtsarzt. Ebenso erstattet sie unverzüglich dem Amtsarzt Meldung, wenn in ihrer eigenen Familie eine der genannten Krankheiten vorkommt und enthält sich jeder Berufstätigkeit, bis der Amtsarzt ihr für ihr weiteres Handeln Vorschriften gegeben hat.

Die Hebamme soll auch alle privaten Besuche in Häusern unterlassen, in denen die genannten ansteckenden Krankheiten herrschen. Hat sie solche Besuche gemacht, so muß sie gleichfalls verfahren wie soeben beschrieben.

Wenn die Hebamme selbst eiternde Wunden, ein Furunkel oder gerötete, entzündete und schmerzhafte Stellen an den Händen hat, darf sie keine Hebammendienste verrichten. Hat sie andere Eiterungen an ihrem Körper, ist sie z. B. an einer ihrer Brüste mit einem Geschwür erkrankt oder hat sie einen übelriechenden Ausfluß aus ihren eigenen Geschlechtsteilen, eitrigen Ohrenfluß, Unterschenkelgeschwüre oder hat sie sich mit Syphilis infiziert, meldet sie dies sofort mündlich dem Amtsarzt und enthält sich bis dahin jeder Untersuchung in der Schwangerschaft oder während der Geburt.

Von der größten Wichtigkeit ist die Kenntnis, daß die Hebamme von jeder Gebärenden oder Wöchnerin, die an Wundinfektion erkrankt ist, durch ihre Hände oder Instrumente Keime auf andere Gebärende übertragen kann und diese dadurch in Lebensgefahr bringt. Am meisten zu fürchten ist der Wochenfluß, auch wenn er nicht übelriechend ist. Ebenso bringt eine Berührung der äußeren Geschlechtsteile die Gefahr mit sich, daß der Finger von Spaltpilzen besiedelt wird. Ansteckend sind aber auch die nicht aus den Geschlechtsteilen stammenden Absonderungen, wie aus einem erkrankten Gelenk entleerter Eiter, Auswurf, selbst Schweiß und Harn der Erkrankten. Bei jeder Berührung einer wundkranken Wöchnerin besteht daher die Möglichkeit der Übertragung der Infektion auf eine andere Gebärende. Je kränker die Wöchnerin ist, um so gefährlicher sind die Spaltpilze, die an den Fingern haften bleiben. Am gefährlichsten sind sie bei dem Kindbettfieber. Je inniger die Hand mit ihnen in Berührung gekommen war, z. B. bei einer Verunreinigung mit Wochenfluß, um so tiefer dringen sie in die Poren der Haut ein und um so schwieriger sind sie zu entfernen und zu vernichten.

Zu diesen allgemeinen Vorbeugungsmaßnahmen tritt in jedem Geburtsfalle als weitere Sicherung das vorgeschriebene Verhalten der Hebamme. Bei Übernahme einer Geburt hat sie zur Verminderung der Gefahr der Selbstinfektion die sorgfältigste Vorbereitung der Gebärenden und zur Fernhaltung der Fremdkeime die Desinfektion ihrer eigenen Hände und Instrumente vorzunehmen (S. 76).

Die Möglichkeit der Selbstinfektion ist viel erörtert worden. Es fragt sich, ob es möglich ist, daß die Keime, die sich immer an den äußeren Geschlechtsteilen und in den unteren Abschnitten der Geschlechtswege befinden, eine Infektion im Wochenbett hervorrufen können, ohne daß sie künstlich in die höheren Abschnitte der Geschlechtsteile gebracht worden sind. Wenn die Selbstreinigungskraft der Scheide normal funktioniert, nimmt die

Dichtigkeit der Keime von außen nach innen ab. Falls sich aber im Verlauf einer Verzögerung der Geburt die Selbstreinigungskraft der Scheide ändert oder falls durch lang anhaltenden Druck das Gewebe geschädigt wird, kann in der Tat durch eine **Aufwanderung der Eigenkeime in die Geburtswunden** eine Infektion zustande kommen, ohne daß die Keime dorthin z. B. bei einer inneren Untersuchung verschleppt worden sind. Diese Gefahr besteht vor allem bei unreinlichen Frauen mit verschmutzten äußerlichen Geschlechtsteilen.

Viel häufiger allerdings ist die **Verschleppung der Keime von den Geschlechtsteilen zu den Geburtswunden anläßlich einer vaginalen Untersuchung.** Bei jeder Untersuchung durch die Scheide werden die am Scheideneingang haftenden Keime in die oberen Abschnitte und bis in die Gegend des Muttermundes verschleppt. Eine vaginale Untersuchung ist also selbst bei gründlichster Desinfektion der Hände und der Instrumente niemals ein ungefährlicher Eingriff und ist am besten völlig zu unterlassen (S. 156). Die Gelegenheit einer Keimverschleppung ist auch durch den Geschlechtsverkehr, der in den letzten Wochen vor der Geburt (S. 138) ausgeführt wurde, gegeben.

Es kommt auch vor, daß **Keime** von anderweitigen Herden, z. B. bei einer Angina von den Gaumenmandeln, **auf dem Blut- oder Lymphwege in die Geburtswege** gelangen und zu einer Erkrankung an Kindbettfieber führen.

Fassen wir die Entstehung des Kindbettfiebers zusammen, so muß man mit folgenden Möglichkeiten rechnen:

1. Infektion mit Fremdkeimen durch die Hebamme.

2. Infektion mit Eigenkeimen **ohne** vaginalen Eingriff.

3. Infektion mit Eigenkeimen **durch** einen vaginalen Eingriff.

4. Infektionen auf dem Blut- oder Lymphwege von anderen Körperteilen her.

Trotz aller Vorsichtsmaßnahmen gelingt es nicht in allen Fällen, Keime von den Geburtswunden fernzuhalten. Besonders bei langdauernden und schwierigen Geburten, bei vorzeitigem Blasensprung, bei Quetschungen der Weichteile, bei vorliegendem Mutterkuchen, bei notwendig werdenden geburtshilflichen Eingriffen ist die Wahrung der Keimfreiheit bedroht. Sind auf irgendeinem Wege Keime in die Geschlechtsteile gelangt, so **hängt der weitere Verlauf von 3 Bedingungen ab**, die im voraus nicht abzuschätzen und deren Werte veränderlich sind, nämlich:

1. **von der Zahl und Giftigkeit der vorhandenen Keime.** Am gefährlichsten sind die Kettenkokken, weniger gefährlich dagegen die Haufenkokken, Fäulniserreger oder andere Keime;

2. **von der Beschaffenheit der Eingangspforten**, durch die sie in den Körper gelangen können. Bei der Gebärenden handelt es sich um sehr ungünstige Wunden, die infolge des Blut-

reichtums und der Auflockerung ihrer Umgebung die Keimverbreitung erleichtern;

3. **von der Widerstandskraft des befallenen Körpers.**
Fäulniskeime dringen nicht in das lebende Gewebe des Körpers ein, sondern zersetzen nur totes Gewebe, das ihnen im Wochenbett in Form von Gewebsbröckeln, Eihautfetzen, Blutgerinnseln reichlich zur Verfügung steht. In anderen Fällen besiedeln sie den Damm, die Scheidenwunden oder die oberflächlichen Schichten der zur Abstoßung bestimmten Siebhautreste. Sie gelangen auch gelegentlich in die Eileiter und rufen dabei oberflächliche Entzündungen der Schleimhaut hervor, ohne in die Tiefe zu dringen.

Viel gefährlicher sind Keime, deren Angriffskraft so groß ist, daß sie in das lebende Gewebe eindringen. Diese können z. B. längs der Lymphspalten die Gebärmutterwand durchdringen oder in den Lymphbahnen, die von der Scheide und der Gebärmutter in das Beckenbindegewebe und das Bauchfell führen, fortschreiten. Am gefährlichsten sind Keime, die unmittelbar in die Blutbahn eindringen.

Häufige Formen des Kindbettfiebers.

Das Kindbettfieber kann einen sehr verschiedenartigen Anfang und Verlauf nehmen. Der Beginn der Keimvergiftung des Körpers wird durch eine Temperatursteigerung, unter Umständen durch einen Schüttelfrost angezeigt. Gleichzeitig und besonders bezeichnend für die Erkrankung ist eine früh auftretende, meist beträchtliche Pulsbeschleunigung.

Die hauptsächlichen Erscheinungsformen der Erkrankung sind folgende (Abb. 350):

1. **Die infizierte Geburtswunde,** auch als belegtes Geschwür bezeichnet. Häufig bilden Wundflächen am Scheideneingang, Dammrisse, Scheiden- und Gebärmutterhalsverletzungen die Eingangspforte für die Krankheitskeime. Die Wundflächen überziehen sich mit einem graugelblichen Belag, die Umgebung schwillt an und rötet sich. In günstigen Fällen bleibt es bei einer örtlichen Erkrankung, die Wunden reinigen sich, und unter Abfall des Fiebers tritt Heilung ein. Sind die eingedrungenen Keime aber bösartig, so schreitet die Infektion fort und führt zu schweren Erkrankungen.

2. **Entzündung der Gebärmutterschleimhaut.** Wenn Keime in die Gebärmutterhöhle eindringen, beginnt eine zur Eiterung führende Entzündung der wunden Gebärmutterschleimhaut und der ehemaligen Ansatzstelle des Mutterkuchens. Dabei können Reste der Eihäute oder des Mutterkuchens in Fäulnis übergehen und sich zersetzen. Unter Umständen kann der Halskanal verlegt werden. So erklärt sich sowohl der Abgang von eitrigem oder stinkendem Wochenfluß, wie auch sein vorübergehendes Versiegen. Die Erkrankung kann auf die Schleimhaut beschränkt bleiben, wenn sich rechtzeitig ein Schutzwall von weißen Blutzellen in der Gebärmutterwand bildet, doch ist auch ein Weiterschreiten der

Infektion möglich. Die Gebärmutter ist bei Berührung meist schmerzhaft.

3. **Entzündung der Gebärmutteranhänge.** Die Infektion kann auch auf der Schleimhaut fortwandern und die Eileiter und Eierstöcke erfassen. Es entstehen dann schmerzhafte eitrige Entzündungen dieser Teile neben der vergrößerten Gebärmutter. Unter Umständen kommt es zu einer örtlich begrenzten Bauchfellentzündung mit ähnlichen, wenn auch schwächeren Erscheinungen als sie bei der allgemeinen Bauchfellentzündung auftreten.

4. **Beckenbindegewebsentzündung.** In manchen Fällen dringen die Krankheitskeime in die Scheiden- oder Gebärmutterwand und auf dem Wege der Lymphbahnen in das lockere, saftreiche Beckenbindegewebe. Hier entsteht dann zunächst eine schmerzhafte Anschwellung, die sich oft wieder zurückbildet. Manchmal kommt es allerdings zur Ausbildung großer Eiterherde. Der Beginn der Erkrankung wird häufig durch einen Schüttelfrost angezeigt, im weiteren Verlaufe ist die Temperatur morgens oft niedrig, abends stark erhöht. Beim Betasten des Leibes wird von den Wöchnerinnen seitlich neben dem unteren Abschnitt der Gebärmutter ein Druckschmerz angegeben.

Während bei diesen geschilderten Möglichkeiten der Keimansiedlung die Infektion noch begrenzt ist, erkranken bei einem Fortschreiten der Infektion nicht mehr einzelne Geschlechtsorgane oder mit den Geschlechtsteilen in unmittelbarem Zusammenhang stehende Organe, sondern die Infektion greift weiter, und die Erreger siedeln sich in Organen an, die weder in unmittelbarer Nachbarschaft liegen noch mit den Geschlechtsorganen unmittelbar etwas zu tun haben (Abb. 351).

1. **Allgemeine Bauchfellentzündung.** Die in die Gebärmutter eingedrungenen Keime können deren Muskelwand auf dem Wege der Lymph- und Gewebsspalten durchwandern, gelangen auf das Bauchfell und führen unter Bildung einer anfangs wäßrigen mit Fibrinflocken durchsetzten, später eitrigen Flüssigkeit zu einer allgemeinen Bauchfellentzündung. Dabei verbacken die Baucheingeweide zum Teil, der Darm ist entzündet und gelähmt. Der Leib wird durch Ansammlung von Darmgasen trommelartig aufgetrieben, die Zunge wird trocken. Aufstoßen, Übelkeit und Erbrechen stellen sich ein; der Stuhlgang ist zunächst verhalten, während im späteren Stadium der Erkrankung Durchfall besteht. Hohes Fieber und starke Beschleunigung des kleinen, unter Umständen kaum fühlbaren Pulses begleiten die Erkrankung. Unter wachsender Unruhe und Schmerzen tritt durch Vergiftung und Entkräftung des Körpers meist der Tod ein.

2. **Wochenbettsepsis.** Bei der Wochenbettsepsis geht die Erkrankung von den Geburtswunden, und zwar meistens von der Ansatzstelle des Mutterkuchens aus, indem die Keime auf dem Wege der Blutbahn in den gesamten Organismus verschleppt

werden. Die Wochenbettsepsis stellt also eine Allgemeinerkrankung dar. In den Blutgerinnseln, die die eröffneten mütterlichen Gefäße an der Placentahaftstelle verschließen, finden die Keime einen günstigen Nährboden. Die Infektion geht dann von

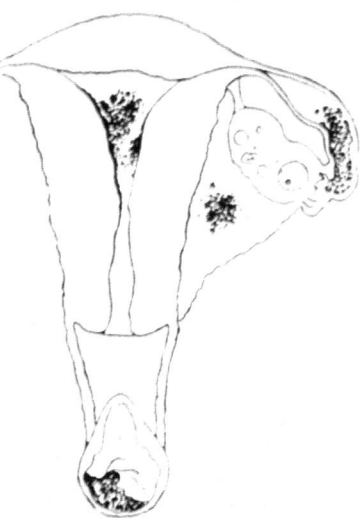

Abb. 350. Schematische Darstellung der Keimansiedlung bei der infizierten Geburtswunde, der Entzündung der Gebärmutterschleimhaut, der Entzündung der Gebärmutteranhänge und der Beckenbindegewebsentzündung.

den Blutgerinnseln auf die Wand der Blutadern über, so daß in immer größeren Abschnitten der Blutader Blutgerinnsel entstehen. Es besteht aber auch die Möglichkeit, daß die in die Lymphspalten der Gebärmuttermuskulatur und des Beckenbindegewebes vorgedrungenen Keime auf die anliegenden Blutadern übergreifen, so daß sich auch hier durch die Schädigung der Gefäßwand Blutgerinnsel bilden. Die entzündliche Verstopfung der Blutadern kann also von jeder Stelle der inneren Geschlechtsteile, an der sich entzündliche Vorgänge abspielen, ausgehen. Im weiteren Verlauf können die Blutgerinnsel eitrig zerfallen und zu einer infektiösen Blutgerinnselverschleppung führen, bei der die infizierten Blutgerinnsel vom Blutstrom fortgeführt durch die Hohlvene in das rechte Herz gelangen und von hier durch die Lungenschlagader in die Haargefäße der Lunge und schließlich in den Körperkreislauf kommen. Auf diesem Wege werden die Keime entweder von den Abwehrkräften des Blutes vernichtet, oder sie siedeln sich in den Organen des Körpers z. B. im Herz, in den Lungen, den Nieren, der Leber, dem Gehirn oder in den Gelenken an und rufen überall Eiterungen hervor. Man spricht dann von einem Eiterfieber. Mit jeder Ausschwemmung von Eiterkeimen tritt ein Schüttelfrost auf. Die Erkrankung kann entweder wie eine allgemeine Blutvergiftung in kurzer Zeit tödlich verlaufen oder sich über Wochen hinziehen. Die Kranken sterben dann an Entkräftung oder an den Folgen der Eiterung, und nur in seltenen Fällen tritt Genesung ein.

Eine andere Möglichkeit der Infektionsausbreitung besteht dadurch, daß die Keime sehr schnell und ohne daß schützende Blutgerinnsel in den Blutadern gebildet werden durch die Gefäßwand brechen, an der Innenwand der Blutadern weiter wachsen und von

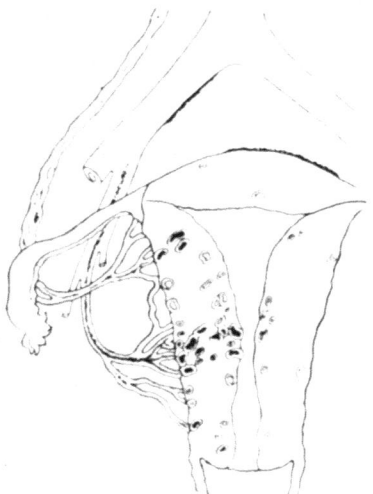

Abb. 351 Schematische Darstellung der Keimansiedlung bei allgemeiner Bauchfellentzündung und Wochenbettsepsis. Am Gebärmuttergrund ist das erkrankte Bauchfell dargestellt, rechts dringen die Keime in die Blutgefäße ein.

hier aus von dem strömenden Blut mitgenommen werden. Dieser Zustand wird als allgemeine Blutvergiftung oder Sepsis bezeichnet. Sie führt fast ausnahmslos in kurzer Zeit zum Tode. Unmittelbar nach der Geburt oder bald danach setzt hohe Temperatur mit einem Schüttelfrost ein, der Puls ist stark beschleunigt, die Atmung wird flach, die Zunge trocken und die Lippen borkig. Die Frauen werfen sich in der Fieberhitze hin und her und sind häufig benommen. Die Temperaturen bleiben weiter hoch, der Puls wird immer schneller und kleiner, und die Herzkraft läßt unter der Wirkung der Bakteriengifte bald nach, so daß die Frauen in einigen Tagen zugrunde gehen.

Da sich eine Unterscheidung dieser beiden Arten der Allgemeininfektion nicht durchführen läßt und Übergänge von der einen in die andere vorkommen, ist es zweckmäßig, diese beiden Krankheitsbilder nicht voneinander zu trennen, sondern die beiden verschiedenen Verlaufsformen der Allgemeininfektion im Wochenbett als Wochenbettsepsis zu bezeichnen.

Seltenere Formen der Wundinfektion.

1. **Scharlach, Diphtherie** und andere Infektionskrankheiten bringen im Wochenbett die Gefahr mit sich, daß die Geburtswunden von den Krankheitskeimen infiziert werden, so daß ähnliche Erscheinungen wie beim Kindbettfieber auftreten (S. 405).

2. **Wundstarrkrampf** oder Tetanus ist eine sehr seltene, fast immer tödlich verlaufende Infektion im Wochenbett. Wenn die hauptsächlich in der Gartenerde und im Zimmerkehricht lebenden Tetanusbazillen in die Geburtswunden gelangen, kommt es zu einer Vergiftung des Gehirns und Rückenmarkes und dann zu schweren Muskelkrämpfen, die meist zuerst in den Kaumuskeln auftreten. Wegen der großen Widerstandskraft der Tetanusbazillen gegen Desinfektionsmittel ist die Übertragungsgefahr eine besonders große. Das Kind ist sofort von der Mutter zu trennen.

3. **Wundrose.** Von den am Scheideneingang befindlichen Geburtswunden ausgehend kann die umgebende Haut erkranken, wenn Streptokokken sich in den Lymphgefäßen und Bindegewebsspalten der Haut ausbreiten. Unter hohem Fieber kommt es zu einer Rötung und Anschwellung der Haut, die schnell an Ausdehnung zunehmen. Auch von Schrunden der Brustwarze nimmt die Erkrankung ihren Ausgang. Das Kind ist wegen der Gefahr einer Übertragung auf die Nabelwunde sofort von der Mutter zu trennen. Die Wundrose ist ebenso gefährlich wie die anderen Formen des Kindbettfiebers.

4. Die **Tripperkrankung** gehört zwar nicht zu den Wundinfektionen, da die Gonokokken auch die unversehrte Schleimhaut befallen. Das Wochenbett ist für die an Tripper erkrankte Frau eine Gefahr, weil die Wochenbettvorgänge die Vermehrung der Trippererreger und das Aufflackern einer alten Tripperkrankung begünstigen. Man findet dann in den Absonderungen der Scheide und der Harnröhre am 4.—5. Wochenbettag massenhaft Gonokokken auch in den Fällen, in denen vorher Erreger nicht mehr nachweisbar waren. Die Keime siedeln sich in der Gebärmutterschleimhaut an, in der sie sich infolge der günstigen Wachstumsbedingungen schnell ausbreiten und von dort aus in die Eileiter gelangen können. Hier führen sie zu einer Entzündung der Schleimhaut mit Absonderung von Eiter, zu einer Anschwellung des Eileiters mit einem Verschluß ihres Fransenendes. Gelangen die Gonokokken bis an das Bauchfell, so sind entzündliche Verwachsungen mit dem Eierstock und den benachbarten Bauchfellabschnitten, gelegentlich sogar eine Bauchfellentzündung nicht selten. Die Erkrankung macht gewöhnlich erst in der 2. Woche des Wochenbettes erhebliche Erscheinungen. Unter plötzlichem Auftreten von Fieber kommt es zu einer Druckschmerzhaftigkeit in der Gegend der Eileiter, also rechts und links vom Gebärmuttergrund. Die Erkrankung verläuft ernst und langwierig, endet indessen nur selten tödlich. Die Unfruchtbarkeit der Erkrankten ist gewöhnlich die Folge, sofern nicht eine frühzeitige Behandlung erfolgt.

Unter Umständen kommt auch eine Mischinfektion von Tripperkeimen und Wundspaltpilzen vor.

Durch Unsauberkeit gelangen auch im Wochenbett Gonokokken in das Auge des Kindes und rufen eine Spätinfektion desselben hervor (S. 456).

Erkennung des Kindbettfiebers.

Bei jeder Temperatursteigerung im Wochenbett denke die Hebamme an die **Möglichkeit eines Kindbettfiebers** und achte auf folgende Zeichen:

1. **Schüttelfrost, schnellen Puls, allgemeines Krankheitsgefühl, Kopfschmerzen** und dergleichen.
2. **Reichlichen, stinkenden oder mißfarbigen Wochenfluß**, in seltenen Fällen auch Versiegen des Wochenflusses.
3. **Schmerzhaftigkeit der Gebärmutter**, die nicht mit Nachwehen zu verwechseln ist. Nachwehen können sehr schmerzhaft sein, treten aber in Abständen auf. Dabei ist die Gebärmutter **auf Druck nicht empfindlich**, und es besteht kein Fieber. Bei einer Entzündung ist die Gebärmutter **dauernd** druckempfindlich.
4. **Anschwellung der äußeren Geschlechtsteile.** Eine Anschwellung entsteht auch während der Geburt durch den Druck des Kopfes auf die Weichteile oder während der Schwangerschaft infolge einer Nierenschädigung (S. 234). Doch pflegen diese Anschwellungen schon in den ersten Tagen des Wochenbettes zu verschwinden. Tritt aber **erst im Wochenbett** eine Anschwellung auf, so rührt sie fast immer von einer infizierten Wunde her.
5. **Schmerzhaftigkeit des Leibes rechts oder links vom Gebärmutterkörper oder Gebärmutterhals.**
6. **Schmerzhafte Auftreibung** des Leibes mit Stuhlverstopfung oder Durchfall, Verhaltung von Blähungen, Trockenheit der Zunge, Aufstoßen und Erbrechen.
7. **Schmerzhafte Anschwellung** eines oder beider Beine unter Fieber.

Wenn Fieber vorhanden ist und sich einzelne dieser Erscheinungen zeigen, besteht der dringende Verdacht, daß eine Wundinfektion, also ein Kindbettfieber, vorliegt. Aber auch ohne andere Begleiterscheinungen zeigt Fieber die Infektion an. Gerade bei den schweren Erkrankungen, die zur Wochenbettsepsis führen, kommt es vor, daß bei Beginn der Erkrankung alle örtlichen Erscheinungen fehlen.

Eine **besondere Gefahr** besteht, wenn im Verhältnis zum Fieber der Puls sehr schnell und klein ist, z. B. bei einer Temperatur von 38,5°, bereits 120 und mehr Pulsschläge gezählt werden, wenn ein Schüttelfrost das Fieber einleitet, wenn der Leib aufgetrieben ist und die Wöchnerin sich sehr krank fühlt. **Je früher das Fieber nach der Geburt auftritt, um so gefährlicher ist die Erkrankung.**

Unmittelbar lebensbedrohend ist das Auftreten von Herzschwäche, wie sie bei der allgemeinen Blutvergiftung vorkommt. Dabei besteht unter Umständen eine auffallend niedrige Temperatur, sogar eine Untertemperatur von 35° neben starker Pulsbeschleunigung. Dabei kann jedes Krankheitsgefühl fehlen.

Verhalten der Hebamme bei Wochenbettfieber.

Bei einer Erkrankung einer Wöchnerin unter den Erscheinungen des Kindbettfiebers oder des Kindbettfieberverdachts hat die Hebamme 2 Aufgaben zu erfüllen:

1. **Ein Arzt muß sofort die Behandlung der Wöchnerin übernehmen**, besonders
   a) wenn die Temperatur 38° übersteigt,
   b) bei jedem Schüttelfrost,
   c) sobald ein Geschwür an den äußeren Geschlechtsteilen entdeckt wird oder auch nur eines der erwähnten Zeichen (S. 400) auftritt, auch wenn kein Fieber bestehen sollte,
   d) sobald eine lebensbedrohende Gefahr anderer Art, z. B. eine Herzschwäche, auftritt. Diese ist anzunehmen, wenn unter Atembeklemmung die Zahl der Pulsschläge beträchtlich — z. B. auf 120 oder mehr — in die Höhe geht oder wenn eine auffallend niedrige Temperatur, besonders am Abend, vorhanden ist, z. B. 36° oder 35,5°.

Je früher der Arzt die Behandlung der erkrankten Wöchnerin übernimmt, desto größer sind die Aussichten auf einen günstigen Ausgang der Infektion.

2. **Unverzüglich ist eine Meldung an den Amtsarzt zu erstatten, sobald die in der Achselhöhle gemessene Temperatur mehr als 38° beträgt, da es sich um den Beginn eines Kindbettfiebers handeln kann. Bis zur Entscheidung des Amtsarztes hat sich die Hebamme jeder beruflichen Tätigkeit bei einer anderen Person zu enthalten. Hat bereits ein Arzt die Behandlung übernommen, so meldet sie dessen Namen gleichzeitig dem Amtsarzt.**

Die Meldungsvorschriften sind erlassen, um die Übertragung einer Infektion durch die Hebamme auf eine andere Gebärende zu verhindern (S. 397). Der Amtsarzt als staatlicher Gesundheitsbeamter hat die Aufgabe, das Verhalten der Hebamme nachzuprüfen und für jeden Fall bestimmte Desinfektionsvorschriften und Verhaltungsmaßregeln anzuordnen, die von der Hebamme auf das gewissenhafteste befolgt werden müssen, um jede Möglichkeit einer Weiterverbreitung der Infektion auszuschalten. Ferner entscheidet der Amtsarzt, ob die Hebamme die erkrankte Wöchnerin weiter pflegen darf.

Den erfolgten Tod einer Wöchnerin hat die Hebamme gleichfalls dem Amtsarzt persönlich oder schriftlich zu melden.

Liegt nach Ansicht des behandelnden Arztes oder des Amtsarztes wirklich Kindbettfieber vor, so kommen nach dem Gesetz über die Bekämpfung übertragbarer Krankheiten, dem Landesseuchengesetz, strenge Vorschriften in Anwendung, welche die Hebamme zu b folgen und der Amtsarzt zu überwachen hat.

Der Paragraph des Seuchengesetzes (§ 8, Abs. 1, Ziff. 3, Abs. 3) lautet: „Hebammen, welche bei einer an Kindbettfieber Erkrankten während der Entbindung oder im

Wochenbett tätig sind, ist während der Dauer der Beschäftigung bei der Erkrankten und innerhalb einer Frist von 8 Tagen nach Beendigung derselben jede anderweitige Tätigkeit als Hebamme oder Wochenpflegerin untersagt."

Auch nach Ablauf der 8tägigen Frist ist eine Wiederaufnahme der Tätigkeit nur nach gründlicher Reinigung und Desinfektion ihres Körpers, ihrer Wäsche, Kleidung und Instrumente nach Anweisung des beamteten Arztes gestattet. Die Wiederaufnahme der Berufstätigkeit vor Ablauf dieser 8tägigen Frist ist jedoch zulässig, wenn der beamtete Arzt dies für unbedenklich erklärt.

Die gewissenhafte Befolgung aller Vorschriften, die der Amtsarzt auf Grund dieses Gesetzes gibt, ist für die Hebamme unbedingt erforderlich. Sie macht sich wegen fahrlässiger Körperverletzung bzw. Tötung strafbar, wenn sie die Anweisungen nicht befolgt; außerdem wird ihr die Berechtigung zur weiteren Hebammentätigkeit entzogen.

Die Hebamme muß in allen Fällen, in denen sie mit infektiösen Stoffen in Berührung gekommen sein sollte, unmittelbar nach der Berührung eine gründliche Waschung und vorschriftsmäßige Desinfektion ihrer Hände und Arme ausführen.

Nun kann aber ein gewisser Notfall eintreten. Während die Hebamme eine Wöchnerin mit Kindbettfieber oder Verdacht auf Kindbettfieber pflegt oder diese irgendwie berührt hat, wird die Übernahme einer weiteren Geburt erforderlich, da eine andere Hebamme zur Vertretung nicht erreichbar ist. Für einen solchen Fall hat der Amtsarzt meist eine bestimmte Weisung erteilt; es könnte aber die Hebamme zur Geburt gerufen werden, bevor der Amtsarzt anwesend ist oder eine Entscheidung getroffen hat.

In diesem Notfall desinfiziert sie ihre Hände mehrfach mit Alkohol und Desinfektionslösung, nimmt ein Bad, wechselt Kleidung und Wäsche, desinfiziert ihre Instrumente vorschriftsmäßig und beschränkt sich trotz dieser sorgfältig auszuführenden Maßnahmen unter allen Umständen auf die äußere Untersuchung der Kreißenden. Zur Reinigung der Geschlechtsteile und zum Dammschutz zieht sie wie immer ihre ausgekochten Handschuhe über die desinfizierten Hände. Glaubt sie mit der äußeren Untersuchung nicht auskommen zu können, so bittet sie einen Arzt zur Leitung der Geburt.

Wie notwendig es ist, daß alle Vorschriften, die zur Vermeidung einer Infektion und ihrer Weiterverbreitung gegeben sind, gewissenhaft eingehalten werden, geht schon daraus hervor, daß noch jetzt in Deutschland mehrere Tausend Mütter jährlich an einer Wochenbettinfektion zugrunde gehen (S. 417). Die Zahl der zwar nicht tödlichen aber häufig schweren und mit langem Siechtum verbundenen Erkrankungen beträgt en Mehrfaches der Todesfälle. Dazu kommen noch zahlreiche Erkrankungen und Todesfälle nach fieberhaften Fehlgeburten, meist auf Grund unerlaubter Eingriffe.

Wenn auch besonders bei schwierigen Geburtsfällen Infektionen sich nicht immer ausschalten lassen, so ist es doch unzweifelhaft, daß bei strenger Beobachtung aller Vorschriften viele der infolge von Infektionen vorkommenden Erkrankungs- und Todesfälle vermieden werden. Es gehört zu den wichtigsten Aufgaben der Hebamme, durch Gewissenhaftigkeit und unbedingte Zuverlässigkeit in ihrer Berufstätigkeit zur Besserung dieser Sterblichkeits- und Erkrankungsziffer beizutragen und auch in diesem Sinne sich als Hüterin der Gesundheit zu bewähren. Versäumt sie in dieser Beziehung ihre Pflichten, so macht sie nicht nur sich und andere unglücklich, sondern beweist auch, daß sie für ihren verantwortungsvollen Beruf ungeeignet ist.

Regelwidrigkeiten der Rückbildung der Geschlechtsteile.

Mangelhafte Rückbildung der Geschlechtsteile.

Das Auftreten der Nachwehen ist zur Förderung der Rückbildung der Gebärmutter von Wichtigkeit. Während bei Erstgebärenden die Nachwehen meist ohne wesentliche Schmerzempfindung verlaufen, verursachen sie bei Mehrgebärenden erhebliche Schmerzen und stören das Allgemeinbefinden der Wöchnerin, besonders ihre Nachtruhe. Dieser Zustand besteht unter Umständen tagelang. Dabei ist aber die Gebärmutter niemals druckempfindlich, Temperatur und Puls sind normal. In solchen Fällen verordnet die Hebamme das Auflegen eines Prießnitzschen Umschlages auf den Leib, sorgt für regelmäßige Harnentleerung und vom 3. Tage an für genügende Stuhlentleerung.

Heftige **Nachwehen** bei Erstgebärenden erwecken immer den Verdacht, daß eine ernstere Störung vorliegt, so daß ärztliche Hilfe erforderlich ist.

Wenn bei den Nachwehen eine Schmerzhaftigkeit der Gebärmutter auf Druck besteht, ist ebenfalls ein Arzt zu erbitten, auch ohne daß Fieber besteht. Bei jeder begleitenden Temperatursteigerung treten außerdem die Vorschriften für Kindbettfieber in Kraft.

Bei sehr reichlichem **Wochenfluß**, der besonders bei übermäßiger Größe der Gebärmutter oder bei einer Verzögerung der Rückbildung vorkommt, ist auf die sorgfältige Reinhaltung der Geschlechtsteile zu achten, und die Vorlagen sind entsprechend oft zu wechseln.

Plötzliches Aufhören des Wochenflusses bei lebhaften Nachwehen wird dadurch verursacht, daß der Abfluß des Wochenflusses behindert ist, z. B. durch einen Krampf des Muttermundes. Da es hierdurch zu Störungen im weiteren Verlauf des Wochenbettes kommen kann, ist sofortige ärztliche Hilfe erforderlich.

Wenn Fäulniserreger in die Gebärmutterhöhle eindringen, bemächtigen sie sich des stets in reicher Menge vorhandenen toten

Gewebes, wie Gewebsbröckeln, Eihautfetzen oder Blutgerinnsel und zersetzen dasselbe. Dadurch nimmt der Wochenfluß einen üblen oder sogar fauligen Geruch an, der unter Umständen so stark ist, daß man sein Vorhandensein schon beim Betreten des Zimmers bemerkt. Ein Arzt ist sofort zu benachrichtigen, auch wenn kein Fieber besteht. Handelt es sich bei sonstigem Wohlbefinden der Wöchnerin nur um einen leicht veränderten Geruch des Wochenflusses, sind reichliche Abspülungen, häufiges Wechseln der Vorlagen und Unterlagen erforderlich. In diesen Fällen muß die Hebamme bei der Besorgung der Wöchnerin besonders darauf achten, daß ihre Finger nicht mit dem Wochenfluß in Berührung kommen. Zum Abspülen der Geschlechtsteile nimmt sie eine Desinfektionslösung. Die benutzten Instrumente sind sorgfältig zu desinfizieren.

Der Wochenfluß ist normalerweise am 1. Tage rein blutig, später sollen Abgänge von reinem Blut bei einem regelrechten Verlauf des Wochenbettes nicht mehr vorkommen. Wenn aber eine **Blutung** im Wochenbett, die immer die Benachrichtigung eines Arztes erfordert, auftritt, so kann sie folgende Ursachen haben:

1. Ein gefäßverschließender Blutpfropf aus der Ansatzstelle des Mutterkuchens hat sich gelöst.
2. Ein Blutpfropf an der Haftstelle des Mutterkuchens ist eitrig eingeschmolzen, wie es bei der Wochenbettsepsis vorkommt.
3. Manchmal löst sich ein Blutpfropf, der ein bei einer Geburtsverletzung angerissenes Gefäß verschließt.
4. Geschwülste, besonders Muskel- oder Krebsgeschwülste am Scheidenteil der Gebärmutter.
5. Zurückbleiben eines Teiles des Mutterkuchens.

Wenn ein Teil des Mutterkuchens zurückgeblieben ist, besteht gewöhnlich längere Zeit ein geringerer Blutabgang, da sich die Gebärmutter infolge des fremden Inhalts nicht genügend verkleinern kann. Unter Umständen ist der Wochenfluß dabei auch übelriechend, und es treten auffallend häufige und starke Nachwehen auf, da die Gebärmutter bestrebt ist, ihren Inhalt auszustoßen. Falls sich dabei ein Teil des zurückgebliebenen Stückes von der Haftstelle ablöst, kann plötzlich eine starke Blutung entstehen. Ärztliche Hilfe ist stets erforderlich, auch wenn auf Grund der Erscheinungen nur der Verdacht besteht, daß ein Teil des Mutterkuchens zurückgeblieben ist. Besteht Fieber oder jauchiger Ausfluß, so treten die Vorschriften für das Kindbettfieber in Kraft. Wenn ein Mutterkuchenstück längere Zeit in der Gebärmutter zurückgeblieben ist und dann von selbst ausgestoßen oder wegen starker Blutungen vom Arzt entfernt wird, besitzt es oft eine längliche Form und eine nicht unbeträchtliche Größe, da der ursprüngliche Umfang durch anhaftendes Blut und Fibrin vergrößert und das Ganze dann durch Nachwehen geformt worden ist. Man spricht dann von einem Plazentarpolypen (Abb. 352).

Bei der **verzögerten Rückbildung** ist die Gebärmutter groß, hochstehend und schlaffer, als sie bei normaler Rückbildung von außen oberhalb der Schoßfuge getastet wird. Infolge der ungenügenden Zusammenziehung bleibt der Wochenfluß reichlich und blutig, zuweilen finden sich noch in der 2. Woche stärkere

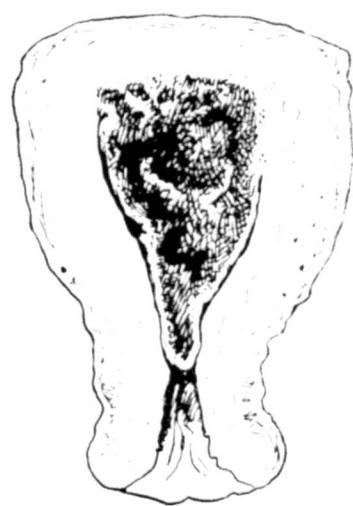

Abb. 352. Plazentarpolyp. Die Gebärmutterhöhle ist von einem polypösen Gebilde, das aus einem zurückgebliebenen Teil des Mutterkuchens, geronnenem Blut und Fibrin besteht, ausgefüllt.

Blutbeimengungen. Die mangelhafte Rückbildung kommt besonders bei Vielgebärenden, nach Überdehnung der Gebärmutter, nach stärkeren Blutungen während der Geburt und beim Zurückbleiben größerer Eihautreste oder von Teilen des Mutterkuchens vor. Auch bei nicht stillenden Wöchnerinnen und bei unzweckmäßigem Verhalten im Wochenbett, z. B. bei zu früher Aufnahme körperlicher Tätigkeit, verzögert sich die Rückbildung. Die Hebamme sorgt in solchen Fällen für zweckmäßiges Verhalten der Wöchnerin, für regelmäßige Stuhl- und Harnentleerung und bedeckt den Leib mit einem PRIESSNITZschen Umschlag. Beim Fortbestehen der Regelwidrigkeit ist ein Arzt zu benachrichtigen.

Im Spätwochenbett können sich im Anschluß an eine mangelhafte Rückbildung allerlei Unterleibsleiden entwickeln. Die Entstehung eines Unterleibsleidens ist besonders dann anzunehmen, wenn eine Wöchnerin in späteren Wochen über Schmerz- oder Druckgefühl im Kreuz, über Fortdauer des Ausflusses klagt oder wenn eine Menstruation mit besonderer Stärke eintritt. In solchen Fällen sind die Frauen an einen Arzt zu weisen.

Störungen außerhalb der Geschlechtsteile.

Harnverhaltung ist ein häufiges Ereignis in den ersten Tagen des Wochenbettes (S. 227). Wenn die anderen dagegen angewandten Mittel ohne Erfolg geblieben sind, ist die Entleerung der Blase mit dem Katheter erforderlich. Da hierbei sehr leicht Keime aus dem Wochenfluß in die Blase verschleppt werden, erhöht sich die Gefahr, wenn das Katheterisieren wiederholt ausgeführt werden muß. Dauert daher die sich wiederholende Harnverhaltung länger als 3 Tage, so muß ein Arzt benachrichtigt werden.

Wenn beim Einführen des Katheters Keime in die Blase gelangen, entsteht eine **Entzündung der Blasenschleimhaut** besonders am Blasenboden mit einer Zersetzung des Harns. Die Erscheinungen des Blasenkatarrhs bestehen in häufigem Harndrang, Brennen beim Wasserlassen und Schmerzgefühl oberhalb der Schoßfuge. Der frisch gelassene oder mit dem Katheter entleerte Harn ist trübe und nicht selten übelriechend. Er enthält Spaltpilze in großer Menge. Daher hüte sich die Hebamme vor Berührung und beseitige ihn sogleich, falls er nicht zur Besichtigung für den stets zu rufenden Arzt aufgehoben werden soll. Bis zu seinem Eintreffen legt die Hebamme zur Linderung der Beschwerden einen PRIESSNITZschen Umschlag auf die Blasengegend und sorgt für Verabfolgung einer reizlosen Kost. Alkohol und starke Gewürze sind besonders zu verbieten.

Steigen Keime aus der Blase durch den Harnleiter in das Nierenbecken auf, so entsteht eine **Entzündung des Nierenbeckens,** die sich durch Fieber und Schmerzen in der Nierengegend bemerkbar macht und die stets eine ernste Erkrankung im Wochenbett ist. Sofortige ärztliche Hilfe ist erforderlich.

Unwillkürlicher Harnabgang wird durch eine Lähmung des Blasenschließmuskels verursacht, die dadurch zustande kommt, daß der vorangehende Teil, meist der Kopf, zu einer Quetschung des Blasenhalses geführt hat. In solchen Fällen fließt der Harn entweder ohne jede Ursache oder bei den leichtesten Anstrengungen der Bauchpresse, z. B. beim Husten, Lachen oder Niesen ab. Meist geht die Lähmung des Schließmuskels in wenigen Tagen zurück. Wenn aber eine Schwäche bestehen bleibt, tritt ein für die Frau lästiger Zustand ein, der ärztliche Hilfe notwendig macht.

Eine andere Ursache für den unwillkürlichen Harnabgang ist das Vorhandensein einer Blasenscheidenfistel, d. h. einer widernatürlichen Verbindung zwischen Scheide und Harnblase. Eine Blasenscheidenfistel entsteht durch eine Verletzung bei geburtshilflichen Operationen. In solchem Falle liegt die Wöchnerin von dem Augenblick der Verletzung an dauernd naß. Eine Blasenscheidenfistel kann sich auch erst im Wochenbett nach einer Quetschung der vorderen Scheidewand während der Geburt, wie sie besonders beim engen Becken vorkommt, ausbilden (S. 285). Das gequetschte, in seiner Ernährung stark geschädigte Gewebsstück stirbt im Wochenbett ab und wird ausgestoßen, so daß meist etwa 1 Woche nach der Geburt eine offene Verbindung zwischen Blase und Scheide entsteht. Die Wöchnerin vermag ihren Harn willkürlich nicht mehr zu entleeren, da er aus der Scheide abfließt.

Weil sie dauernd naß liegt, kommt es infolge der ständigen Benässung des Scheideneingangs zu Reizzuständen und Entzündungen.

In seltneren Fällen entsteht eine Fistel zwischen der Harnröhre und Scheide, noch seltener zwischen Harnblase und Gebärmutterhals. Ursachen und Erscheinungen sind dieselben wie bei der Blasenscheidenfistel.

In allen solchen Fällen ist ärztliche Hilfe erforderlich. Die Fistel muß später durch eine Operation geschlossen werden.

Die in den ersten Tagen des Wochenbettes bestehende **Stuhlverstopfung** erfordert bei einer gesunden Wöchnerin am 3. Tage die einmalige Verabfolgung eines Löffels Rizinusöl und falls notwendig in der Folge einen Darmeinlauf (S. 227).

Durchfälle im Wochenbett können entweder durch Diätfehler veranlaßt werden oder als Begleiterscheinung eines Kindbettfiebers auftreten. Ärztliche Hilfe ist stets erforderlich.

Unwillkürlicher Abgang von Kot ist bei einem vollständigen Dammriß infolge der Zerreißung des Afterschließmuskels vorhanden (S. 282).

Wenn infolge von Geburtsquetschungen der hinteren Scheidenwand während des Wochenbettes eine **Mastdarmscheidenfistel** entsteht, erfolgt eine unwillkürliche Stuhlentleerung durch die Scheide. Ärztliche Hilfe ist stets zwecks Vornahme späterer operativer Eingriffe erforderlich.

Außer einer auf Infektion beruhenden **Verstopfung einer Blutader** (S. 401) kann es auch zu einer Blutgerinnselbildung, der **Thrombose**, in einer Blutader des Beckens, Oberschenkels oder Unterschenkels ohne Fieber kommen. Am häufigsten tritt sie bei stark geschlängelten Kindsadern auf, in denen die Blutströmung verlangsamt ist. Wenn die erkrankte Stelle oberflächlich liegt, erkennt man eine Verdickung und entzündliche Rötung der Umgebung häufig leicht. Ist eine in der Tiefe gelegene Blutader von der Verstopfung betroffen, so nimmt man sie zunächst nur auf Grund der Folgeerscheinungen an. Ein Teil der Fälle weist bei normaler Temperatur ein staffelförmiges Ansteigen der Pulszahl auf. Infolge des gehinderten Blutrückflusses kommt es später zu einer anfänglich schmerzhaften wäßrigen Anschwellung des Beines, bei der das erkrankte Bein den doppelten Umfang erlangen kann. In späteren Tagen tritt ein Gefühl von Taubsein in dem erkrankten Bein auf.

Wenn die Hebamme glaubt, daß eine Thrombose bestehe, ist sofortige ärztliche Hilfe zu erbitten. Bis zum Eintreffen des Arztes muß die Wöchnerin ruhig auf dem Rücken liegen, darf sich zur Stuhlentleerung nicht aufsetzen und muß jedes Pressen vermeiden. Das erkrankte Bein wird durch ein vorsichtig untergeschobenes Kissen hoch gelagert.

Es besteht nämlich die Gefahr der Lungenembolie, d. h. daß sich aus der verstopften Ader ein Blutgerinnsel löst und bis in das Herz und die Lungenschlagader geschwemmt wird, worauf unter höchster Atemnot in wenigen Minuten der Erstickungstod eintritt. Eine Embolie kann auch vorkommen, ohne daß vorher Zeichen einer in der Tiefe des Beckens aufgetretenen Aderverstopfung erkennbar waren. Am häufigsten entsteht die Embolie bei einer Stuhlentleerung oder beim ersten Aufstehen der Wöchnerin Der erfolgte Tod ist sofort dem Amtsarzt zu melden.

Wenn nur ein kleines Blutgerinnsel in die Lunge verschleppt wird, kann das Leben erhalten bleiben. Es kommt dann unter Atemnot und Stichen in einer Brustseite zur Ausschaltung eines Lungenabschnittes. Nach einiger Zeit tritt blutig gefärbter Auswurf auf. Ärztliche Hilfe ist dringend erforderlich. Bis zu ihrem Eintreffen wird die Wöchnerin mit erhöhtem Oberkörper im Bett gelagert und muß jede Bewegung und Anstrengung vermeiden.

Störungen des Stillgeschäftes.

Stillschwierigkeiten der verschiedensten Art können das Stillgeschäft beeinträchtigen, unter Umständen sogar unmöglich machen (S. 437).

Das Wundsein der Brustwarzen durch **Schrunden** ist eine verhältnismäßig häufige Erkrankung der Wöchnerin. An einer Stelle der Warze, meist an ihrer Grundfläche, seltener an ihrer Kuppe, kommt es zu mehr oder weniger ausgedehnten Einrissen oder Abschürfungen der Oberhaut, so daß eine Wundfläche entsteht. Die Ursachen liegen in der Zartheit der Haut der Brustwarze, die überdies durch die aussickernde Milch aufgeweicht und durch den Saugakt des Kindes stark beansprucht ist. Vorbeugende Maßnahmen gegen das Auftreten einer Schrunde bestehen daher in der richtigen Pflege der Warzen in der Schwangerschaft (S. 136), sowie in sachgemäßem Verhalten im Wochenbett, durch vorsichtiges Abwaschen der Brustwarze vor und nach jedem Trinkakt mit frisch abgekochtem Wasser, Vermeidung einer überlangen Ausdehnung des einzelnen Saugaktes und Vorlegen einer sauberen Leinwand zum Aufsaugen der aussickernden Milch. Aber auch bei guter Pflege kommen Schrunden vor, wenn die Haut ungewöhnlich zart, wie es häufig bei Erstgebärenden und Blondinen der Fall ist oder die Warze schlecht faßbar ist. Unter dem Saugakt entsteht die Schrunde, und ihre Heilung wird dadurch erschwert, daß sie bei jedem Anlegen des Kindes von neuem aufgesogen wird. Da die Warze an sich sehr empfindlich ist, verursachen die Schrunden, besonders beim Anlegen, beträchtliche Schmerzen und nicht selten auch Blutungen.

Der Schmerz ist gewöhnlich das erste Zeichen für das Vorhandensein einer Schrunde. Bei ihrem Bestehen hat die Hebamme mit doppelter Sorgfalt auf die Reinheit ihrer Hände und aller Gegenstände, die mit der wunden Warze in Berührung kommen, zu achten, um das Eindringen von Spaltpilzen in die Wunde zu verhüten. Ebenso vorsichtig muß die Wöchner n selbst sein. Die Warze ist nach jedem Anlegen mit frisch abgekochtem Wasser vorsichtig zu waschen und mit einem keimfreien Mulläppchen zu bedecken.

Wenn sich die Schrunde vergrößert und die Schmerzen zunehmen, wird zunächst versucht, die wunde Brustwarze mit einem Warzenhütchen zu bedecken und das Kind damit saugen zu lassen (Abb. 353, 354). Unter dieser Behandlung heilt die Schrunde manchmal ab. Es kostet zwar oft große Mühe, das Kind zum Saugen an einem Warzenhütchen zu bringen. Wenn man

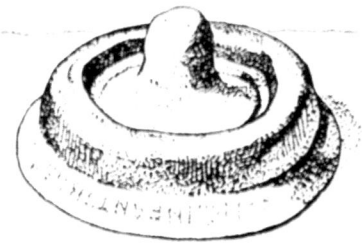

Abb. 353. Saughütchen (Infantibus).

mit dieser Maßnahme nicht zum Ziele kommt, ist es manchmal, aber nur wenn es der Arzt für notwendig hält, erforderlich, das Kind 1—2 Tage lang nicht an die erkrankte Brust zu legen und die Brustwarze mit einem mit 5%iger Noviformsalbe bestrichenem Läppchen zu bedecken. Die Schrunde heilt dann meist schnell ab und das Kind kann an dieser Seite wieder angelegt werden. Bis dahin trinkt es nur an der gesunden Seite.

Bei jeder verzögerten Heilung einer Schrunde, oder wenn dabei die Ernährung des Kindes in Frage gestellt wird, ist ärztliche Hilfe erforderlich.

Die Hauptgefahr der Schrunde besteht darin, daß sie leicht zur Eingangspforte einer Infektion wird, die häufig durch Finger, die mit keimhaltigem Wochenfluß verunreinigt sind oder gelegentlich auch durch Mundkeime des Kindes veranlaßt wird. Die Keime verwandeln die Schrunde in ein Geschwür oder dringen in das Innere der Milchdrüse und veranlassen eine Brustentzündung.

Die **Brustentzündung** entsteht durch Eindringen von Eiterspaltpilzen in das Gewebe der Brust. Die Eingangspforte ist in den meisten Fällen eine Schrunde. Nur selten gelangen die Keime durch einen Milchausführungsgang in das Innere (Abb. 355, 356).

Das erste Zeichen einer eintretenden Entzündung der Milchdrüse ist Fieber, das bisweilen mit einem Schüttelfrost beginnt. In der Brust entsteht eine harte, auf Druck empfindliche Stelle, über der die Haut gerötet ist und sich heiß anfühlt. Die Entzündung beginnt keilförmig entsprechend der Anordnung der Drüsenläppchen und kann sich über einen großen Teil der Drüse ausdehnen.

In allen Fällen, in denen am Ende der 1. oder am Anfang der 2. Woche bei einer bis dahin gesunden Wöchnerin Fieber auftritt, denke die Hebamme auch an die Brustdrüsenentzündung und untersuche die Brüste. Nach der Untersuchung ist eine Desinfektion ihrer Hände notwendig. Ist die Entzündung erkannt, so wird sofort ein Arzt zwecks Übernahme der Behandlung benachrichtigt. Bis zum Eintreffen des Arztes wird das Kind von

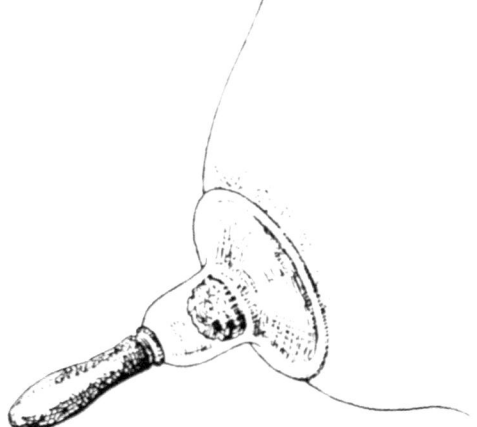

Abb. 354. Saughütchen aus Glas an der Brust liegend.

der erkrankten Brust abgesetzt. Die Brust wird hochgebunden (S. 220) und mit einem PRIESSNITZschen Umschlag bedeckt. Unter solchen Maßnahmen und bei früh einsetzender ärztlicher Behandlung gelingt es nicht selten, die Entzündung zum Rückgang zu bringen, so daß nach einigen Tagen wieder angelegt werden kann. In anderen nicht so günstig verlaufenden Fällen kommt es zur eitrigen Einschmelzung der Milchdrüse, durch die unter Umständen ein großer Teil der gesamten Drüse vernichtet wird und ein langwieriges und schmerzhaftes Krankenlager die Folge ist. Operative Eingriffe sind dabei fast immer erforderlich. Wegen des bestehenden Fiebers ist eine Meldung an den Amtsarzt notwendig.

Zufällige Erkrankungen im Wochenbett.

Ebenso wie in der Schwangerschaft können im Wochenbett beim Bestehen einer Ansteckungsgelegenheit akute ansteckende Erkrankungen leicht vorkommen, die gewöhnlich schwer verlaufen, da die natürlichen Schutzvorrichtungen des Körpers darniederliegen. Außer den schon (S. 403) erwähnten Infektionen, die zur Störung der Wundheilung führen, treten andere ansteckende Krankheiten in so ernster Form auf, daß sie das Leben der Wöchnerin bedrohen. Unter diesen spielt die Grippe eine besonders häufige Rolle, in deren Folge zuweilen tödlich verlaufende Lungenentzündungen auftreten.

Hieraus geht hervor, daß die Wöchnerin sorgfältig vor allen Infektionsmöglichkeiten geschützt werden muß. Insbesondere ist darauf zu achten, daß erkrankte oder infektionsverdächtige Personen, auch Kinder, keine Erlaubnis zu einem

Wochenbesuch erhalten. Ist eine Erkrankung ausgebrochen, so ist sofortige ärztliche Behandlung notwendig. Die Hebamme hat außerdem die pflichtmäßige Meldung an den Amtsarzt zu erstatten.

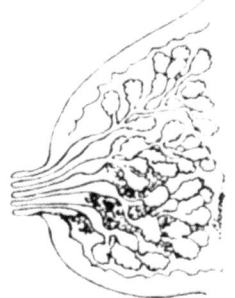

Abb. 355. Schematische Darstellung der Entstehung einer Brustdrüsenentzündung im Schnitt. Die Keime dringen meistens durch eine Schrunde ein.

Wenn eine Wöchnerin an einer **Erkältungskrankheit,** die durch Infektionskrankheiten der oberen Luftwege hervorgerufen werden, leidet, ist besonders darauf zu achten, daß sie nicht ihr Kind

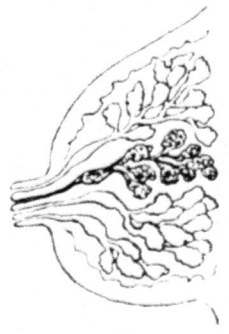

Abb. 356. Schematische Darstellung der Keimansiedlung bei einer Brustentzündung im Schnitt. Die Keime dringen manchmal durch einen Milchausführungsgang in das Innere.

ansteckt; denn bei dem Neugeborenen führen Erkältungskrankheiten häufig zu einer Lungenentzündung. Die Wöchnerin muß sich daher beim Stillen und Besorgen des Kindes ein Tuch vor Mund und Nase binden. Bei einer **Lungentuberkulose** der Wöchnerin kommt es häufig zu einer erheblichen Verschlimmerung des Zustandes, und die Übertragungsgefahr auf das Kind ist sehr groß. Der von der Hebamme sofort zu benachrichtigende Arzt wird die weiteren Maßnahmen anordnen.

Geisteskrankheiten im Wochenbett kommen hauptsächlich bei Frauen vor, die schon früher an Geistesstörungen gelitten haben oder erblich belastet sind und bei denen die seelische Erschütterung durch die Geburt die Geistesstörung auslöst. Ferner können Geistesstörungen im Anschluß an eine Eklampsie oder eine Wochenbettsinfektion entstehen. Die Erscheinungen sind verschieden; hauptsächlich treten Aufregungszustände mit Verwirrtheit oder Erscheinungen schwerer Niedergeschlagenheit und Schwermut auf, die unter Umständen einen Selbstmordversuch auslösen. Bei den ersten Anzeichen einer Geistesstörung, die sich häufig in Form von unbegründeten Sorgen oder Selbstvorwürfen bemerkbar machen, ist sofortige ärztliche Hilfe erforderlich. Bis zu ihrem Eintreffen ist die Wöchnerin niemals allein zu lassen, das Kind muß von ihr getrennt werden.

D. Die Sterblichkeit der Mütter an den Folgen von Schwangerschaft, Geburt und Wochenbett.

Wenn auch die moderne Geburtshilfe einen Stand erreicht hat, der sich kaum verbessern lassen wird, so sind doch immer noch Todesfälle an den Folgen von Schwangerschaft, Geburt und Wochenbett zu beklagen. Die Fortpflanzungsvorgänge bringen immer eine Gefährdung des Lebens der Mutter mit sich, und eine kleine Anzahl von Todesfällen wird nicht zu vermeiden sein. Aus diesem Grunde ist es für die Hebamme wichtig zu wissen, wie viele Todesfälle bei Gebärenden und Wöchnerinnen vorkommen.

Nach einer im Jahre 1938 veröffentlichen Statistik (POHLEN) starben im Jahre 1936 von allen meldepflichtigen Hausgeburten $3—3,5^0/_{00}$ der Frauen unter der Geburt oder im Wochenbett (Abb. 357).

Wenn man die Müttersterblichkeit z. B. in der Göttinger Universitäts-Frauenklinik im Laufe der letzten 140 Jahre betrachtet, ist bei einer zahlenmäßigen Zunahme der Anstaltsentbindungen der allmähliche Abfall der Sterblichkeit deutlich. Mit der Einführung der Asepsis in die Geburtshilfe am Ende des vorigen Jahrhunderts wird die Zahl immer kleiner und erreicht im Jahre 1939 mit 6 Todesfällen auf 1000 Entbindungen ihren niedrigsten Wert (Abb. 358), während die Sterblichkeit der Kinder vor, unter und in den ersten 10 Tagen nach der Geburt an der gleichen Klinik rund 2% beträgt (HOSEMANN).

Bei diesen Erhebungen hat sich gezeigt, daß es zweckmäßig ist, die geburtshilflichen Fälle der Anstalten aufzuteilen, und zwar einmal in eine Gruppe von Frauen, deren Geburt von Beginn an unter klinischer Leitung steht und die als primäre Anstaltsgeburtshilfe bezeichnet wird und zum anderen in eine Gruppe von Frauen, die ursprünglich zu Hause niederkommen wollen, die aber wegen aufgetretener Regelwidrigkeiten der klinischen Geburtshilfe zugeführt werden mußten und bei denen man dann von einer sekundären Anstaltsgeburtshilfe spricht.

Bei einer derartigen Aufteilung der in der Göttinger Klinik niedergekommenen Frauen zeigt sich, daß bei einer Gesamtsterblichkeit von $6,24^0/_{00}$ mehr als die Hälfte von den an den Folgen von Schwangerschaft, Geburt und Wochenbett verstorbenen Frauen die sekundären Anstaltsgeburten betrifft. Die Sterblichkeit der primären Anstaltsgeburten beträgt für den Zeitraum von 1926 bis 1939 trotz der Ansammlung komplizierter Fälle nur $3,1^0/_{00}$ (Abb. 357), von denen in den letzten 10 Jahren der Berichtszeit kein Fall an einem echten Kindbettfieber, für das die Klinik verantwortlich zu machen wäre, zugrunde gegangen ist (BICKENBACH, SCHWEEN).

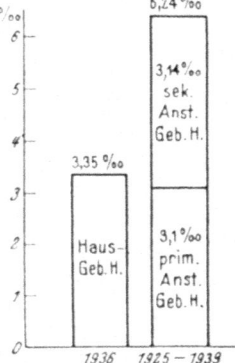

Abb. 357. Die Sterblichkeit der Mütter in der Hausgeburtshilfe und in der Krankenhausgeburtshilfe.

Die Sterblichkeit in den Anstalten ist also nicht etwa durch eine Infektion in der Anstalt bedingt, sondern die Ursache der meisten Todesfälle ist in den regelwidrigen Geburten zu suchen, während die Todesfälle nach Infektionen bei regelrechten Geburten kaum

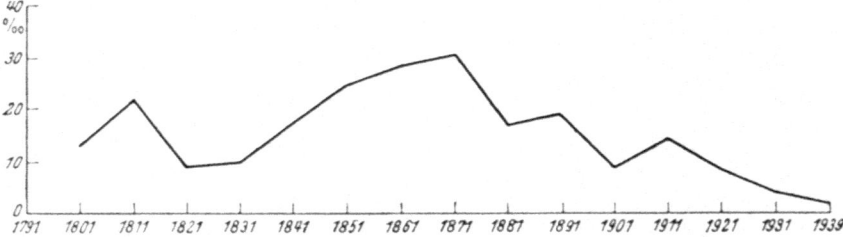

Abb. 358. Die Sterblichkeit der Mütter an der Göttinger Frauenklinik im Verlaufe der letzten 140 Jahre. (Nach SCHWEEN.)

eine Rolle spielen. Es besteht kein Zweifel, daß von den Todesfällen der sekundären Anstaltsgeburten noch einige hätten vermieden werden können, wenn die Gebärenden frühzeitig in fachärztliche, bzw. klinische Behandlung gekommen wären.

Es geht aus den genannten Zahlen hervor, daß in der Anstaltsgeburtshilfe die Sterblichkeit der Mütter geringer ist als in der Hausgeburtshilfe, sofern es sich um primäre Anstaltsgeburten handelt. Es müssen also alle Frauen, bei denen Regelwidrigkeiten während der Schwangerschaft oder unter der Geburt zu erwarten sind, von vornherein der Anstaltsgeburtshilfe zugeführt werden und dürfen nicht erst zu einem Zeitpunkt in ein Krankenhaus kommen, an dem die Regelwidrigkeit bereits eingetreten ist; denn die Frauen, die erst später in eine Anstalt eingewiesen werden, sind mehr gefährdet als diejenigen, die schon bei Beginn der Geburt die Anstalt aufsuchen. Die Hebamme hat also mit großer Sorgfalt und Verantwortung die Aufgabe zu erfüllen, daß die Frauen, bei denen Regelwidrigkeiten zu erwarten sind, frühzeitig dem Arzt zugeführt werden. Nur wenn die Hebamme beizeiten die Regelwidrigkeit erkennt und auch bei dem Verdacht auf Regelwidrigkeiten schon früh für ärztliche Hilfe sorgt, wird es gelingen, die Zahl der Todesfälle, die durch die Folgen von Schwangerschaft, Geburt und Wochenbett hervorgerufen werden, zu verhindern. Die Frauen aber, bei denen eine regelrechte Geburt zu erwarten ist und Regelwidrigkeiten nicht vermutet werden, können ohne Bedenken unter der Leitung der Hebamme zu Hause niederkommen.

III. Das Kind nach der Geburt.

A. Allgemeine Einleitung mit Bemerkungen über Statistik und Bekämpfung der Säuglingssterblichkeit.

Der schönste Lohn für alle Mühen, Beschwernisse und Gefahren jeder Schwangerschaft und Entbindung ist die Geburt eines gesunden Kindes. Unser ganzes Sinnen und Trachten muß darum darauf gerichtet sein, die Gesundheit des neuen Erdenbürgers zu erhalten und zu fördern. Wie weit das durch die Pflege im kleinen und durch allgemeinhygienische Fürsorgemaßnahmen im großen möglich ist, wird in den folgenden Abschnitten des Buches zu schildern sein. Die Hebamme steht in vorderster Linie in diesem Kampf gegen die Gefahren, die dem Neugeborenen aus den Unbilden der mit der Geburt in Erscheinung tretenden neuen Umweltbedingungen und oftmals auch aus einer fehlerhaften pflegerischen Betreuung erwachsen; denn ihrer Obhut ist, wie gleich noch zu zeigen sein wird, das junge Kind in der Zeit besonderer Lebensgefährdung anvertraut. Sie wird dieser schweren Aufgabe nur gerecht werden können, wenn sie von dem Gedanken beseelt ist, daß das Kind nach der Geburt nicht am Rande des Interesses stehen, sondern in den Mittelpunkt des Geschehens neben die Wöchnerin treten muß. Nur diese Einstellung wird sie in vielen kritischen Situationen die richtige Entscheidung treffen lassen, wenn es gilt, dem Wohle des Kindes mit Maßnahmen zu dienen, die für die Mutter vielleicht Unbequemlichkeiten oder gar gewisse Gefahren mit sich bringen. So ist z. B. nicht zu verstehen, wenn ein junger Säugling ohne ganz triftigen Grund von der Mutterbrust abgesetzt wird. Die bösen Folgen eines solchen unbedachten Schrittes zeigen sich oft erst viel später und sind dann nicht mehr abzuwenden. Die pflichttreue Hebamme wird vielmehr ihren ganzen Einfluß geltend machen, um — schon bei der Schwangerenberatung — den Stillwillen zu festigen. Keine Mutter wird sich

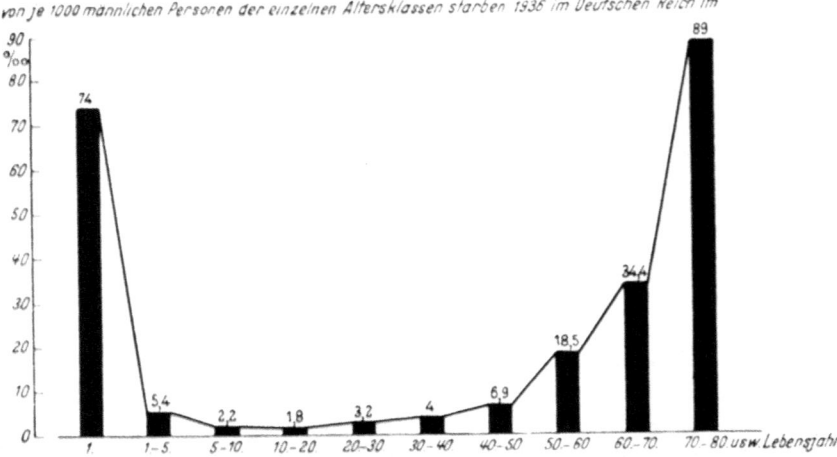

Abb. 359. Sterblichkeit in den verschiedenen Lebensaltern.

einer solchen zielbewußten und mit einem gewissen Fanatismus betriebenen Propaganda verschließen, wenn sie überzeugt wird, daß Gesundheit und Leben ihres Kindes auf dem Spiele stehen.

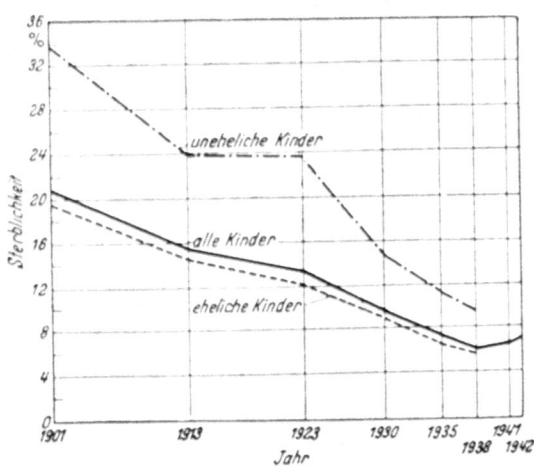

Abb. 360. Kurve der Säuglingssterblichkeit in den Jahren 1901—1942 im Deutschen Reich. Sie zeigt die erhebliche Minderung der Sterblichkeit und den auch heute noch deutlichen Unterschied der Sterblichkeit ehelich und unehelich geborener Kinder.

Statistik der Säuglingssterblichkeit.

Ohne die Arbeit im kleinen wären die großen Erfolge in der Bekämpfung der Säuglingssterblichkeit nicht möglich gewesen. Ein kurzer Überblick über die Statistik mag das erläutern. Vorweg einige für die Hebamme wissenswerte statistische Grundbegriffe.

Unter Geburt versteht man die Ausstoßung eines lebensfähigen Kindes aus dem mütterlichen Organismus. Lebensfähig ist eine Frucht von mindestens 35 cm Länge, und Lebendgeborenes nennt man jedes lebensfähige Kind, das geatmet hat.

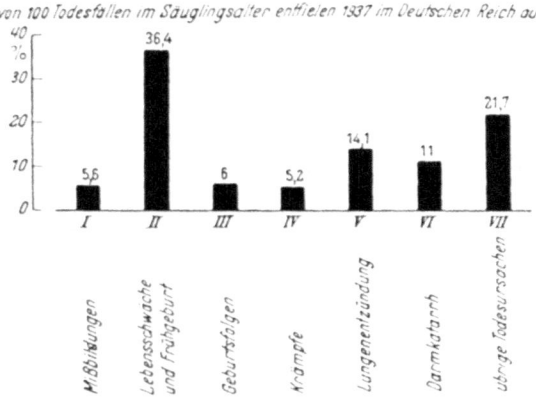

Abb. 361. Todesursachen im Säuglingsalter.

Die **Säuglingssterblichkeit** entspricht der Zahl der vom 1. Januar bis 31. Dezember eines beliebigen Jahres bis zur Vollendung des 1. Lebensjahres Gestorbenen, bezogen auf 100 im gleichen Zeitraum Lebendgeborene. Man gibt sie also in Prozenten an. Welche Beachtung die Säuglingssterblichkeit verdient, veranschaulicht Abb. 359, die bei der vergleichsweisen Betrachtung der Sterblichkeit in den verschiedenen Lebensaltern nur im Greisenalter eine höhere Sterbeziffer erkennen läßt

Über größere Zeitspannen betrachtet vermittelt die Säuglingssterblichkeit trotz mancher ihr anhaftenden statistischen Mängel einen guten Überblick über Erfolge und Rückschläge in der Fürsorgearbeit (Abb. 360).

Ein Blick auf die Kurve lehrt, daß die Säuglingssterblichkeit in den letzten 40 Jahren erheblich gesenkt werden konnte. Sie zeigt weiter, daß die unehelich geborenen Säuglinge wesentlich gefährdeter sind als die ehelich geborenen. Als noch stärker erweist sich der Einfluß der Ernährungsart auf die Säuglingssterblichkeit, die auch heute noch trotz der erheblichen Fortschritte der Kinderheilkunde auf dem Gebiete der Säuglingsernährung in der Gruppe der nicht gestillten Säuglinge um ein mehrfaches höher liegt als die Sterblichkeit in der Gruppe der mit Muttermilch ernährten Säuglinge. Die erhöhte Sterblichkeit bei Säuglingen berufstätiger Mütter dürfte im wesentlichen den gleichen Umständen zuzuschreiben sein. Als weitere die Säuglingssterblichkeit beeinflussende Momente lassen sich unter anderem die Wirtschaftslage und soziale Stellung der Eltern, Hitzeschäden mit Häufung von Darmkatarrhen („Sommersterblichkeit" siehe

Säule VI der Abb. 361) und nicht zuletzt die **Infektionen der Atemwege** mit Lungenentzündungen (sog. „Wintergipfel" der Sterblichkeitskurve s. Säule V der Abb. 361) statistisch erkennen.

Insgesamt sind es also vielfach **äußere, grundsätzlich durch richtige Ernährung und sachgemäße Pflege vermeidbare Einwirkungen**, die in der Ein- oder Mehrzahl auf den womöglich anlagemäßig vollwertigen Säugling treffen und ihm zum Verderben werden können. Damit sind die Angriffspunkte der Bekämpfungsmaßnahmen klar gekennzeichnet.

Aber selbst günstigste äußere Bedingungen vorausgesetzt, wird immer ein gewisser Restbestand der Säuglingssterblichkeit, die sog. „Mindeststerblichkeit" übrigbleiben. Sie wurde zu etwa 3—4% veranschlagt. Die oben wiedergegebene Abb. 360 läßt die zuletzt nur sehr langsam sinkende Sterblichkeitskurve erkennen. Das mag als ein Zeichen dafür dienen, daß es offensichtlich besonders schwer ist, die restliche Differenz zwischen tatsächlicher Säuglingssterblichkeit und der anzustrebenden Mindeststerblichkeit zu beseitigen.

Die Unterteilung der Säuglingssterblichkeit nach dem Zeitpunkt des Todes bringt eine gewisse Klärung der Lage. Sie zeigt, daß die Sterblichkeit um so größer wird, je jünger die Säuglinge sind. Ganz unverhältnismäßig hoch ist sie in den ersten Lebenstagen. Man nennt diese Sterbeziffer der ersten 7 Lebenstage **Frühsterblichkeit** und trennt sie von der **Nachsterblichkeit** (2.—52. Lebenswoche) ab.

Die **Ursachen der Frühsterblichkeit** sind der Häufigkeit nach geordnet angeborene Lebensschwäche, insbesondere durch Frühgeburt, Geburtsfolgen und angeborene Mißbildungen (s. Säulen I—III der Abb. 361) zu nennen. Ihre Höhe ist in den letzten 20 Jahren kaum beeinflußt worden. Sie betrug im Jahre 1936 mit 3,3% etwas mehr als die Hälfte, im Jahre 1939 knapp die Hälfte der gesamten Säuglingssterblichkeit. Die **Bekämpfung der Frühsterblichkeit** durch Schwangerenberatung und Geburtsschutz gehört zu den vornehmsten **Aufgaben der Hebamme**. Besonders lohnend erscheint die Minderung der Frühgeburtenziffer, die für mehr als $^3/_4$ der Frühsterblichkeit verantwortlich ist.

Aus allem läßt sich ersehen, daß die bisherige **Herabsetzung der Säuglingssterblichkeit** fast ausschließlich durch die **Verminderung der Nachsterblichkeit** erzielt wurde. Das wurde vor allem durch folgende Maßnahmen erreicht:

1. Hebung der Stillhäufigkeit in der ersten Zeit nach der Geburt, während die Stilldauer immer noch sehr unbefriedigend ist.

Hier ist der Ansatzpunkt für weitere Maßnahmen.

2. Aufklärungsarbeit über die zweckmäßige Säuglingsnahrung und -pflege durch Beratungsstellen und gute allgemeinverständliche Schriften.

3. Bekämpfung der Volkskrankheiten Rachitis (S. 488), Tuberkulose (S. 496, 58) und Syphilis (S. 499, 64).

4. Allgemeinhygienische Maßnahmen zugunsten von Mutter und Kind.
5. Gesetzlicher Schutz von Mutter und Kind.

Es liegt in der Art der aufgezählten Maßnahmen begründet, daß diese Erfolge durch den Krieg mit seinen verheerenden Auswirkungen auch auf die Nachkriegszeit zum Teil wieder zunichte gemacht wurden (vgl. Abb. 360). Um so stärkerer Anstrengungen wird es bedürfen, um das früher Errungene wieder zu erreichen und zu übertreffen. Die Hebamme hat hier wesentlichen Beitrag zu leisten.

Als erreichbares Ziel werden folgende Sterbeziffern geschätzt:

    Totgeburten   2% der Geborenen
    Frühsterblichkeit   2% der Lebendgeborenen
    Nachsterblichkeit 2% der Lebendgeborenen.

Die Aufgaben der Hebamme in der Säuglingsfürsorge.

Die Arbeit der Hebamme kann wesentlich zur Förderung der Einrichtungen für Säuglingsschutz und -fürsorge beitragen. Ihr Können ist oftmals entscheidend für den Ablauf der Geburt und damit für das Schicksal des Kindes unter der Geburt. Ihrer Pflege ist das Kind in der Zeit der allergrößten Gefährdung anvertraut. Der Hebamme schließlich obliegt die Einleitung des Stillgeschäftes, des stärksten Bollwerkes im Kampf gegen die Säuglingssterblichkeit. So schafft die Hebamme erst die Voraussetzungen für das Wirksamwerden jeder fürsorgerischen Tätigkeit. In ländlichen Gegenden wird bisweilen die Hebamme selbst zum Träger der nachgehenden Fürsorge, die darin besteht, daß auf Grund der standesamtlichen Geburtsmeldungen Familien mit Neugeborenen und jungen Säuglingen aufgesucht werden. Im allgemeinen aber ist hierfür eine besondere Fürsorgeschwester vom zuständigen Gesundheitsamt eingesetzt. Sie löst die Hebamme in der Betreuung des Kindes ab, indem sie die Durchführung der von der Hebamme bereits eingeleiteten Maßnahmen vom fürsorgerischen Standpunkt aus überwacht. Hebamme und Fürsorgeschwester müssen also aufs engste zusammenarbeiten. Beide müssen z. B. darauf hinwirken, daß das Gedeihen des jungen Kindes in der Mütterberatung oder hausärztlich beobachtet wird. Angemessene hygienische Bedingungen, gute Pflege, zweckmäßige, d. h. vor allem natürliche Ernährung, Verhütung von Infektionen aller Art und Rachitisbekämpfung sind die wichtigsten Gesichtspunkte, auf die eine wirksame Fürsorge, nötigenfalls unter Einsatz besonderer Fürsorgeeinrichtungen, ausgerichtet sein muß.

Die wichtigsten Einrichtungen der Säuglings und Kleinkinderfürsorge.

1. Offene Fürsorge.

Mütterberatungen, die unentgeltlich von einem Arzt abgehalten werden und dem Gesundheitsamt unterstehen.

Stillprämien und Zusatzverpflegung für stillende Mütter.

Frauenmilchsammelstellen zwecks Abgabe von gesammelter überschüssiger Frauenmilch an bedürftige Kinder.

Besondere Überwachung von Pflegekindern und unehelich geborenen Kindern.

Nachgehende Fürsorge durch die Fürsorgeschwester, die Hausbesuche bei allen Familien mit Neugeborenen und jungen Säuglingen macht. Zweck dieser Einrichtung ist es, auf den regelmäßigen Besuch der Mütterberatungen, gegebenenfalls auf ärztliche Betreuung des Kindes hinzuwirken und bei Bedürftigkeit die Einrichtungen der Wohlfahrt einzuspannen.

Krüppel- und Tuberkulosefürsorge.

2. Halboffene Fürsorge.

Krippen, Kindergärten für Kinder berufstätiger Mütter. In den Krippen werden Kinder im Alter von 6 Wochen bis 3 Jahren halb- oder ganztägig während der Arbeitszeit der erwerbstätigen Mutter aufgenommen und versorgt. So kann die Mutter wenigstens morgens vor der Arbeit und hinterher ihr Kind noch stillen.

Verschickung in Erholungsheime für gesunde, aber erholungsbedürftige Kinder im Alter von 4—18 Jahren.

3. Geschlossene Fürsorge.

Säuglings- und Mütterheime zur Aufnahme von bedürftigen Müttern mit ihren Kindern während der ersten 6 Wochen nach der Entbindung.

Kinderkrankenhäuser und Kindertuberkuloseheilstätten.

Alle diese Einrichtungen arbeiten in besonderen Fällen aufs engste mit Nachbareinrichtungen wie Tuberkulosefürsorge, Fürsorge für Geschlechtskranke, Fürsorge für Körperbehinderte u. a. zusammen. Sie unterstehen organisatorisch den Gesundheitsämtern, die von zentraler Stelle her fachgeschulte Ärzte und Pflegekräfte, auch Hebammen einsetzen.

B. Die Neugeborenenzeit.

Die Neugeborenenzeit im engeren Sinne erstreckt sich von der Geburt bis zu dem Augenblick, in dem die Umstellung des Kindes auf die nachgeburtlichen Umweltbedingungen abgeschlossen ist. Das dauert etwa 14 Tage. Gewöhnlich rechnet man wegen der zunächst noch anhaltenden besonderen Gefährdung des jungen Kindes die folgenden beiden Wochen noch hinzu. Die Neugeborenenzeit im weiteren Sinne umfaßt also die ersten 4 Lebenswochen.

Das gesunde Neugeborene.

Geburtsgewicht und Geburtslänge. Das Geburtsgewicht des ausgetragenen reifen Neugeborenen beträgt im Durchschnitt 3400 g. Mädchen sind durchschnittlich 120 g leichter als Knaben. Von diesen Durchschnittswerten abgesehen werden Schwankungen zwischen 2800 und 4500 g noch als normal angesehen. Die durchschnittliche Geburtslänge wird mit rund 53 cm angegeben. Aber auch Zahlen von 48 bis einige Zentimeter über 53 cm gelten noch als normal. Erfahrungsgemäß pflegen Geburtsgewicht und -länge mit der Zahl der Geburten Neigung zum Anstieg zu zeigen. Rasse und Größe der Eltern, sowie äußere Einflüsse, wie z. B. Unterernährung während der Schwangerschaft, haben einen auffallend geringen Einfluß auf beide Werte.

Gewichtskurve. In den ersten Lebenstagen fällt die Gewichtskurve ziemlich geradlinig bis zu 10% des Geburtsgewichtes, also um 200—300 g ab. Der Tiefpunkt der Kurve wird zwischen dem 3. und 5. Tag erreicht. Von diesem Tage an nimmt das Neugeborene wieder zu und erreicht sein Geburtsgewicht normalerweise zwischen dem 10. und 14. Lebenstag (Abb. 362).

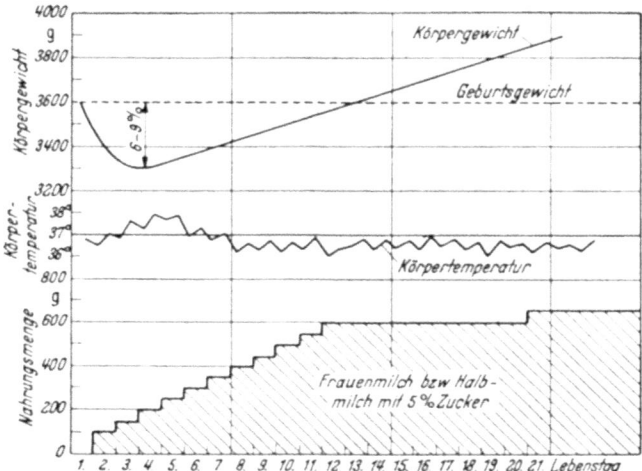

Abb. 362. Gewicht, Temperatur und Ernährung des Neugeborenen in schematischer Darstellung. Die eingezeichneten Nahrungsmengen bestehen aus Frauenmilch oder notfalls aus Halbmilch mit Schleim als Verdünnungsflüssigkeit und 5% Zucker. Einzelheiten s. Text.

Die Ursache des normalen Gewichtsverlustes in den ersten Lebenstagen ist in dem Wasserverlust durch Stuhl und Urin, durch die Feuchtigkeit der Atemluft und durch Verdunstung von der Hautoberfläche bei nur mäßiger Flüssigkeitszufuhr (Abb. 362) zu sehen.

Körperwärme. Kurz nach der Geburt sinkt die Körperwärme um 1—2° ab, um sich noch innerhalb der ersten 24 Lebensstunden auf knapp 37° einzustellen. Durst erzeugt beim jungen Kinde Fieber. So ist es zu verstehen, daß einige Kinder zur Zeit des stärksten Gewichtsabfalles, also zwischen dem 3. und 5. Tag recht harmloses Fieber bis zu 39° bekommen können (Abb. 362). In jedem solchen Falle muß aber eine Infektion (Nabel, Nasenrachenraum, Ohr, Lunge, Harnblase) als Fieberursache sorgsam ausgeschlossen werden. Dieses namentlich bei heißer Außentemperatur auftretende Durstfieber ist durch Zufuhr von etwas abgekochtem Wasser oder Tee zusätzlich zur übrigen Nahrung schnell zu beseitigen.

Haut. Die Haut des Neugeborenen hat nach der Entfernung der nach der Geburt noch anhaftenden Käseschmiere eine kräftigrote Farbe. Diese beruht auf der sehr hohen Zahl von roten

Blutkörperchen, die die Frucht wegen der mangelhaften Sauerstoffversorgung im Mutterleib als Sauerstoffüberträger benötigt und als Neugeborenes mit auf die Welt bringt. Mit der Geburt entfallen die Voraussetzungen hierfür, die überflüssigen roten Blutkörperchen und ihr Blutfarbstoff werden abgebaut.

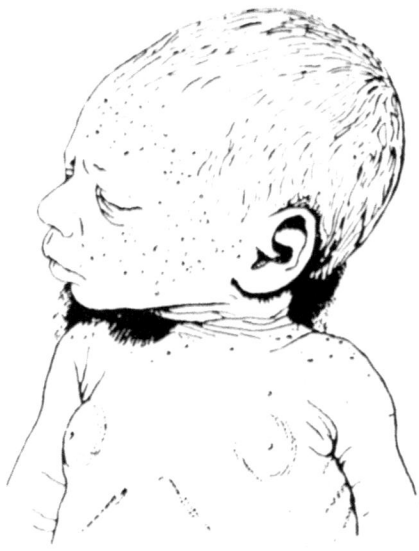

Abb. 363. Neugeborenes mit Brustdrüsenschwellung und zahlreichen roten Knötchen (sog. „Akneknötchen") an der Haut von Gesicht und Schultern.

Zerfallender Blutfarbstoff wird in den gelben Gallenfarbstoff überführt. So entsteht am 2.—3. Lebenstage mit der allmählichen Abblassung der Haut die harmlose Neugeborenengelbsucht, die mit geeigneten Meßmethoden bei jedem Neugeborenen festzustellen ist, aber nur bei einem Teil der Kinder zu einer gut erkennbaren Gelbfärbung der Haut führt. Stuhl- und Urinfarbe sind hierbei im Gegensatz zu den meisten krankhaften Gelbsuchtformen nicht verändert. Die Dauer erstreckt sich nur über wenige Tage bis höchstens in die 2. Lebenswoche hinein.

Die Haut des Neugeborenen zeigt bei der Geburt eine ganz zarte, flaumweiche Behaarung an den Schultern (Lanugohaare), die durch eine mit der Abblassung der Haut einsetzende Schuppung abgestoßen wird.

Bei manchen Neugeborenen bekommt die Haut des Gesichtes und des Oberkörpers Mitesser und kleine rote Knötchen. Gleichzeitig oder aber auch ohne diese Hauterscheinungen schwellen die Brustdrüsen (auch bei Knaben!) an und sondern auf Drücken etwas vormilchartige Flüssigkeit (sog. Hexenmilch) ab (Abb. 363).

Es sind dieselben Erscheinungen, die viele Jahre später die Pubertät einleiten. Sie beruhen auf der gleichen Ursache, da das Neugeborene von der Mutter eine gewisse Menge Geschlechtshormone mitbekommen hat. Nach deren Verbrauch, d. h. etwa in der 2.—3. Lebenswoche klingen diese harmlosen Erscheinungen wieder ab.

Nabel. Der Nabelstrang ist bis zu seinem Ansatz an der vorderen Bauchwand des Kindes mit Eihaut überzogen. Er führt, in lockeres Bindegewebe gebettet, die beiden Nabelarterien und die Nabelvene. Letztere ziehen durch den Nabelring, der durch eine derbrandige Öffnung in der zwischen den geraden Bauchmuskeln gelegenen Sehnenplatte gebildet wird, in die Tiefe, um hier unmittelbar unter dem Bauchfell an der vorderen Bauchwand nach oben zur Leber (Vene) bzw. nach unten ins Becken (Arterien) zu ziehen.

Mit der Abnabelung erlischt die Blutzirkulation in den Nabelgefäßen und damit die Ernährung des Nabelstrangrestes, der dann abstirbt und eintrocknet (Mumifikation). Am 4.—9. Lebenstage fällt der Nabelstrangrest ab. Es bleibt die Nabelwunde, die sich bis zum Ende der 2. Lebenswoche durch Überhäutung vom Rande her schließt. Da das Fettpolster der Haut nicht mit über den Nabelring herüberwächst, findet diese Überhäutung in der Tiefe einer Nische statt. Damit ist die Nabelbildung äußerlich abgeschlossen und eine gefährliche Eintrittspforte für Krankheitskeime beseitigt. Der Nabelring hat sich mit inzwischen gewuchertem Bindegewebe ausgefüllt. Durch Verwachsen dieses Bindegewebes mit der darüberliegenden Haut und mit der an dieser Stelle verdickten Bauchmuskelhaut, die mit dem Bauchfell zusammenhängt, entsteht eine derbe Platte, die normalerweise dem Bauchinhalt das Hervorquellen durch den Nabelring verwehrt (Abb. 366).

Kopf des Neugeborenen. Der Kopf des Neugeborenen zeigt vor allem am Skelett einige markante Punkte, die an anderer Stelle dieses Buches schon Erwähnung fanden (S. 121). Die wichtigsten Dinge seien hier nochmals erwähnt. Die Nähte werden durch dicht aber lose aneinanderliegende Schädelknochen gebildet. Nicht selten bestehen an umschriebenen Stellen der verschiedensten Nähte, vor allem an der Pfeilnaht, kleine Lücken, die sich bald schließen und darum völlig harmlos sind („Lückenschädel"). Die physiologischen Schädelknochenlücken sind die rautenförmige große und die dreieckige kleine Fontanelle. Letztere schließt sich bald, während erstere längere Zeit unverändert bleibt. Die große Fontanelle mißt höchstens 4 × 4 cm und besitzt eine gewisse Spannung. Beim Betasten fühlt man das Pulsieren des Gehirns. Die Beobachtung der Fontanellenspannung und -größe ist von besonderer Bedeutung, insofern als erhöhte Spannung oder gar Vorwölbung und andererseits Einsinken der Fontanelle wichtige Hinweise für eine krankhafte Störung liefern.

Die Haut der Stirn- und Augengegend und des Nackens zeigt recht oft umschriebene, nicht erhabene Rötungen. Diese sog. „blassen Feuermale" haben nichts mit Blutschwämmen, die meist etwas erhaben sind, zu tun. Sie bilden sich im Gesicht allmählich zurück und bedürfen daher keiner Behandlung.

Die Augen des Neugeborenen zeigen eine graublaue Farbe. Die bleibende Augenfarbe entwickelt sich erst in einigen Wochen. Das Neugeborene weint meist noch keine Tränen.

Die **Geburtsgeschwulst** betrifft den bei der Geburt führenden Körperteil. Sie sitzt daher gewöhnlich am Hinterkopf in der Gegend der kleinen Fontanelle. Ihre Beschreibung erfolgt in Gegenüberstellung mit der Kopfblutgeschwulst auf S. 184, 384.

Stuhlentleerungen. Der Stuhl des Neugeborenen hat in den ersten Portionen eine charakteristische schwarzgrüne Farbe und zähklebrige Beschaffenheit. Er wird darum auch „Kindspech" oder **Mekonium** genannt. Seine Bestandteile sind eingedicktes, verschlucktes Fruchtwasser, Darmabsonderungen, Haare, abgestoßene Zellen, Fettbestandteile, Salze und Gallenfarbstoff (daher die Farbe). Der zuerst entleerte Stuhl enthält manchmal einen **Schleimpfropf.** Sehr bald mischt sich das Mekonium mit dem **bleibenden Säuglingsstuhl.** Innerhalb der ersten 2—4 Lebenstage ist alles Mekonium ausgeschieden. In gleicher Zeit findet die Besiedelung des Dickdarms mit Bakterien statt. Das Mekonium ist wie der ganze Darm bei der Geburt noch steril. Stuhlqualitäten s. S. 465.

Blut. Die Blutzusammensetzung erfährt in den ersten Lebenswochen charakteristische Änderungen, deren augenfälligste die im Hautabschnitt bereits erwähnte schnelle Verminderung der Zahl der roten Blutkörperchen und der Blutfarbstoffmenge ist.

Wichtig ist ferner die bei jedem Neugeborenen erkennbare **Blutungsneigung**, die auf einer ganz speziellen **Störung der Blutgerinnung** beruht. Damit die Gerinnung überhaupt möglich ist, muß die Leberzelle einen bestimmten Stoff (Prothrombin) bilden und in das Blut absondern. Das kann die Leberzelle aber nur, wenn ein „**Vitamin K**"[1] genannter Wirkstoff zugegen ist. Dieses Vitamin K stammt aus der Nahrung (grüne Blätter, Leber) oder es wird im Darm durch Bakterien gebildet. Da beide Voraussetzungen beim Neugeborenen zunächst wegfallen, kommt es zwangsläufig zu einer auf Vitamin-K-Mangel beruhenden Blutgerinnungsstörung. Mit der Keimbesiedelung des Dickdarms wird diese Störung schnell beseitigt. Der Arzt kann die Blutungsbereitschaft durch Verabfolgung von Vitamin-K-Präparaten (Karan, Synkavit u. a.) an das Neugeborene oder auch an die Mutter bei Beginn der Entbindung vermindern.

Harnorgane und Harn. Die Nieren des Neugeborenen sind verhältnismäßig groß, ihre Oberfläche oft gelappt, der Harnleiterverlauf oft geschlängelt. Aus dem schon mehrfach erwähnten Durstzustand des Neugeborenen erklärt sich geringe Menge und hochkonzentrierte Beschaffenheit des Harns. Die Zahl der Entleerungen beträgt in den ersten 24 Stunden nur 1—2. Sie steigert sich mit der Nahrungsmenge schnell bis auf über 10, später sogar

---

[1] Gerinnung heißt Koagulation. Der erste Buchstabe dieses Wortes gab dem Koagulationsvitamin den Namen „K".

Abb. 364—366. Entwicklung des Nabels nach der Geburt in der Aufsicht (jeweils a) und im senkrechten Schnitt durch den Nabel in der Mitte des Körpers (jeweils b).

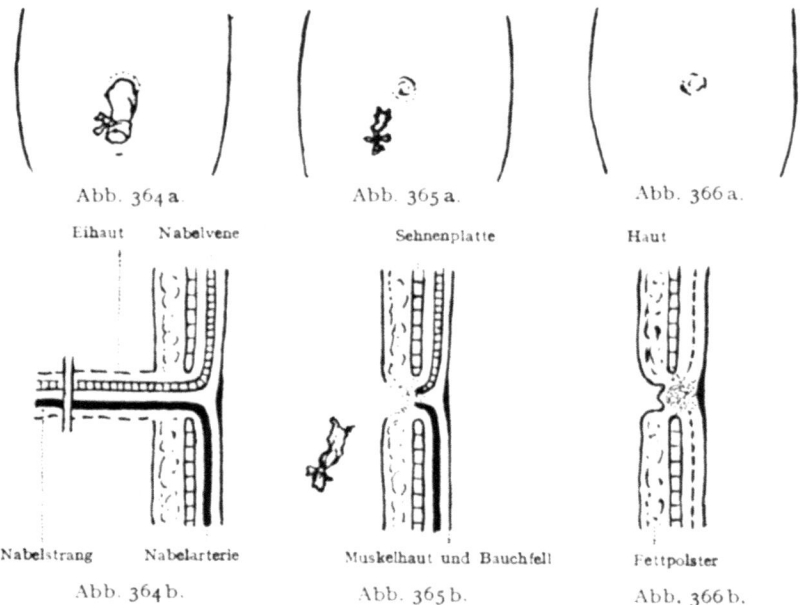

Abb. 364 a u. b. Nabelgegend mit Nabelstrangrest kurz nach der Abnabelung. Man sieht, wie die Nabelgefäße durch den Nabelring (das ist die ringförmige Öffnung in der Sehnenplatte zwischen den beiden geraden Bauchmuskeln) in die Tiefe und dann unter dem Bauchfell nach oben und unten ziehen.

Abb. 365 a u. b. Nabelwunde nach Abfallen des eingetrockneten Nabelstrangrestes (4.—9. Lebenstag). Die Nabelgefäße wandeln sich in Stränge um. Von ihnen ausgehendes Bindegewebe bildet den Grund der Nabelwunde.

Abb. 366 a u. b. Die Nabelwunde hat sich vom Rande her in der Tiefe der Nabelgrube geschlossen. Der Nabelring wird durch die Nabelplatte (fein punktiert dargestellt) ausgefüllt und abgedichtet. Die Nabelplatte entsteht aus den gewucherten Bindegewebsresten der Nabelgefäße, dem Unterhautgewebe und der Bauchmuskelhaut. Sie ist innen vom Bauchfell und außen von der Haut überzogen. Da das Unterhautfettgewebe hieran nicht teilnimmt, entsteht eine tiefe Grube.

über 20 je Tag. Der Harn der ersten Dursttage sieht dunkelgelb aus und setzt beim Erkalten einen gelbroten Satz (Harnsäuresalze) ab. Die üblichen Zuckerproben (Trommer oder Nylander) sind negativ, die Eiweißproben dagegen bis zur 2. Lebenswoche oft positiv.

Atmung. Die Atmung des jungen Kindes läßt sich am besten im Schlaf beurteilen. Die Zahl der Atemzüge beträgt beim Neugeborenen 35—45 je Minute, ist also gut doppelt so hoch wie beim Erwachsenen. Auch der Atemtyp ist anders als beim Erwachsenen, indem die Bauchatmung absolut vorherrscht. Erhöhte Atemfolge und vertiefte Atmung (Brustkorbatmung) deuten auf Erkrankungen der Lungen, des Herzens, auf schwere Ernährungsstörungen u. a. hin.

Herz und Kreislauf. Das Herz des Neugeborenen und jungen Säuglings ist verhältnismäßig groß. Alle aus den Besonderheiten der embryonalen Verhältnisse sich ergebenden Querverbindungen zwischen großem und kleinem Kreislauf und die Nabelgefäße schließen sich zunächst lose mit der Abnabelung und mit dem ersten Atemzug, um dann allmählich fest zu verwachsen. Einzelheiten über den fötalen Kreislauf S. 115. Die Schlagzahl des Neugeborenenherzens beträgt 120—140. Sie sinkt im Laufe des 1. Lebensjahres auf 110—120 je Minute ab.

Nervensystem. Das Großhirn als Sitz des Bewußtseins und aller geistigen Funktionen ist beim Neugeborenen noch sehr wenig entwickelt. So ist es zu verstehen, daß das Neugeborene mit Ausnahme des sehr stark entwickelten Saugreflexes sehr wenig Beziehungen zu seiner Umwelt hat. Die Bewegungen sind eigentümlich ausfahrend und nicht zweckbewußt. Schielen und Augenzittern sind darum in diesem Alter ganz normale Erscheinungen. Die Sinnesfunktionen sind mit Ausnahme des Geruches vorhanden. Doch fehlt auch hier das Bewußtwerden und die Weiterverarbeitung der aufgenommenen Reize.

Die Pflege des Neugeborenen.
Die Körperpflege des Neugeborenen.

Die Pflege des Neugeborenen beginnt unmittelbar nach der provisorischen Abnabelung mit dem ersten Vollbad, dem die endgültige Nabelversorgung, das erste Wickeln, Anziehen und Betten des Kindes folgt. Das Neugeborene bleibt die ersten 2 Stunden zusammen mit der Mutter unter der besonderen Aufsicht der Hebamme, in Entbindungsanstalten im Kreißsaal. Alle in diese Zeit fallenden pflegerischen Maßnahmen und Besonderheiten finden sich ausführlich auf S. 208 ff.

Danach beginnt der regelmäßige Tageslauf in der Pflege des Neugeborenen. In den ersten 24 Stunden nach der Geburt wird das Kind nur regelmäßig trockengelegt, nicht dagegen zum Trinken angelegt. Allenfalls bei starkem Durst, der sich in anhaltendem Schreien des Neugeborenen äußert, — zumal in der heißen Jahreszeit —, wird etwas Tee mit dem Teelöffel gegeben. Das Neugeborene wird einmal am Tage ganz gewaschen, aber nicht gebadet, damit der Nabelstrangrest nicht feucht und dadurch am Austrocknen behindert wird. Vielmehr wird das erste Vollbad erst nach völligem Abheilen des Nabels, also jenseits der Neugeborenenzeit wiederholt. Wärmekrüge oder Wärmeflaschen sind im allgemeinen nur bei untergewichtigen Kindern erforderlich. Alle Einzelheiten über die Wärmebehandlung lebensschwacher Säuglinge finden sich auf S. 446. Etwa 24 Stunden nach der Geburt wird das Kind zum erstenmal und dann regelmäßig 5mal im

Abstand von 4 Stunden mit 8stündiger Nachtpause angelegt. Das Tagesprogramm wird also etwa folgendermaßen ablaufen:

6 Uhr: Trockenlegen, anschließend anlegen, oder auch umgekehrt aus Windelersparnis, da viele Säuglinge kurz nach dem Trinken Stuhl und Urin entleeren. Am besten ist es natürlich, vor und nach dem Stillen trockenzulegen.

9,30 Uhr: Wiegen, Ganzwaschung, Nabelpflege.

10, 14, 18 und 22 Uhr wie 6 Uhr.

Trockenlegen und Wickeln. Zweckmäßigerweise hat man die Gesäßgegend im Anschluß an das erste Vollbad unmittelbar nach der Geburt mit etwas Vaseline oder Eucerin eingerieben. Dann läßt sich später das Mekonium besser entfernen. Das Kind wird ausgepackt und am Gesäß mit körperwarmem Wasser und Seife abgewaschen, abgetrocknet, gepudert und wieder in der abgebildeten Weise gewickelt (Abb. 367—372). Als Puder gebraucht man Talkum, keinesfalls Mehl, das sich zersetzen und dann reizen würde. Eingefettet zu werden braucht die Haut nur, wenn Neigung zu Wundsein, vor allem in den Hautfalten, besteht. Dazu nimmt man am besten Olivenöl, Zinköl, eine gute fetthaltige Kindercreme oder auch Lebertranzinksalbe (Desitin). Die Nabelbinde wird nur gewechselt, wenn sie durchnäßt oder mit Stuhl beschmutzt ist. Die hier abgebildete Wickeltechnik ist nur eine Möglichkeit von vielen. Wichtiger als eine bestimmte Wickelart ist das genügend häufige, d. h. mindestens 5malige Wechseln der Windeln.

Ganzwaschung, Wiegen und Nabelpflege. Die Ganzwaschung tritt beim Neugeborenen an die Stelle des Vollbades, welches den Nabelstrangrest bzw. die Nabelwunde mit schmutzigem Wasser benetzen würde. Folgende Reihenfolge hat sich bewährt:

Waschen von Kopf, Augen und Gesicht. Die Augen werden mit einem Zellstofftupfer von außen nach innen gewaschen und getrocknet.

Ganz ausziehen, Nabelbinde abwickeln, wiegen.

Nabelschnüre mit ausgekochter Pinzette anheben, Nabelstrangrest am Ansatzpunkt nachsehen und mit Dermatol einpudern. Die bei der Geburt angelegte Nabelschürze bleibt möglichst bis zum Abfall des Strangrestes erhalten. Waschen des ganzen Körpers mit Ausnahme der Nabelgegend unter besonderer Beachtung der Hautfalten am Hals und in den Leistenbeugen. Abtrocknen, einpudern, Nabelbinde erneuern.

Anziehen und wickeln.

Reinigung von Nase und Ohren mit zusammengedrehten Zellstofftupfern. Nach dem Abfallen des Nabelstrangrestes wird die Nabelwunde täglich 1mal in der Tiefe mit Dermatolpuder bestreut und mit einem sterilen Tupfer bedeckt. Als Nabelbinde nimmt man am besten eine elastische Idealbinde, die in einigen Touren um den Leib geführt und dann mit einem angenähten Doppelband angebunden wird.

Wickeltechnik beim Neugeborenen.

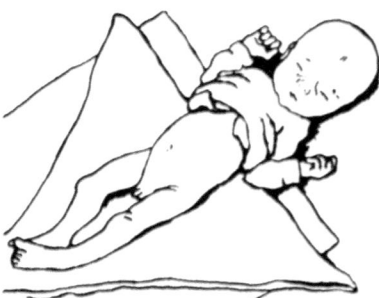

Abb. 367. Das Kind liegt auf einer rechteckigen Moltonwindel und auf einer dreieckig gefalteten Mullwindel. Das Hemdchen ist mit Öffnung nach vorn, das Jäckchen mit Öffnung nach hinten angezogen und zunächst noch hochgeschlagen.

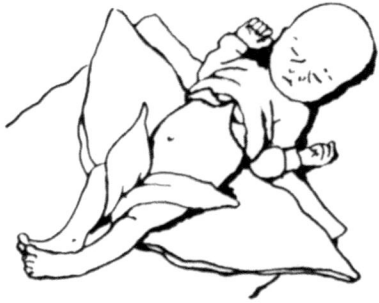

Abb. 368. Die beiden mittleren Zipfel der Mullwindel werden zwischen den Beinen durchgezogen und in beide Leistenbeugen umgelegt.

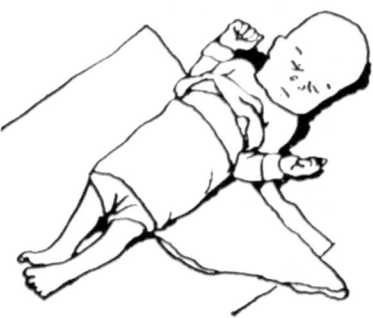

Abb. 369. Das rechte und dann das linke Seitenteil der Mullwindel wird um den Leib geschlagen.

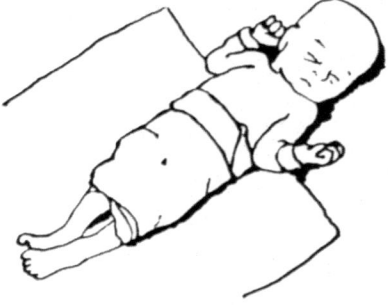

Abb. 370. Hemdchen und Jäckchen werden über die Mullwindel glatt gezogen, straff um den Leib geschlungen und mit den Zipfeln ineinander verschränkt.

Auf dem Gebiete der Neugeborenenpflege sind die merkwürdigsten **Irrlehren** im Volke verbreitet: Man soll einem Kinde den Kopf nicht waschen, solange die Fontanelle noch offen ist; man soll ein Kind bis zur Taufe nicht ins Freie bringen, nicht baden oder waschen; man soll die Nägel nicht schneiden, höchstens abbeißen usw. Die Hebamme ist besonders dazu berufen, diese sinnlosen und für das Kind manchmal schädlichen Ansichten durch sachliche Aufklärung zu bekämpfen.

Das normale Stillgeschäft.

Das **Ingangbringen des Stillgeschäftes** gehört zu den wichtigsten Aufgaben der Hebamme. Was hiervon abhängt, wurde oben ausführlich auseinandergesetzt (S. 421, 422). Die folgenschwere Entscheidung natürliche oder künstliche Ernährung fällt oft genug schon im Wochenbett. Es wurde ferner an anderer Stelle dieses

Wickeltechnik beim Neugeborenen.

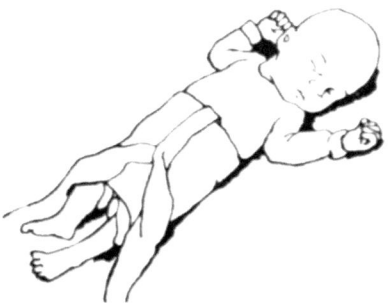 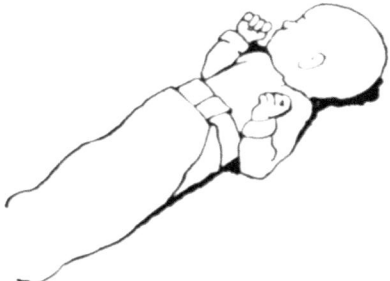

Abb. 371. Die rechteckige Moltonwindel wird über Mullwindel und Kleidungsstücke um das Kind gelegt, an den Füßen jedoch offen gelassen, damit die Beinchen bewegt werden können.

Abb. 372. Das untere Ende der hier noch aufgeklappten Moltonwindel wird nach oben umgeschlagen und um den Körper des Kindes geschlungen. Dabei muß zwischen der Umschlagstelle und den gestreckten Beinen etwas Spielraum bleiben, damit die Beine Bewegungsfreiheit behalten.

Buches dargestellt, daß die Voraussetzungen zum Stillen bereits früh in der Schwangerschaft unter der Einwirkung von Hormonen geschaffen werden, daß aber das **Unterhalten und Steigern der Milchabsonderung** vor allem durch die **regelmäßige Entleerung der Brust** und durch den **Saugreiz** geschieht (S. 218). Freilich spielt die gute ausreichende Ernährung (je Liter abgesonderter Milch muß der Brennwert der Nahrung um 40% erhöht werden), körperliche und seelische Schonung der Mutter, also alles das, was wir Stillhygiene nennen, als unterstützender Faktor auch eine wichtige Rolle. Irgendein wirklich „**milchtreibendes Mittel**" kennen wir entgegen vielen Reklameanpreisungen noch nicht. Trotzdem werden wir uns ihrer manchmal bedienen, um seelisch beeinflussend auf die Stillende zu wirken. Das Wesentliche aber bleibt, wie gesagt, immer der Saugreiz und die Entleerung der Brust.

Diesem Umstande muß die **Stilltechnik** Rechnung tragen. Wir legen also vom ersten Stilltag an 5mal in 24 Stunden je 20 Min. an. Bei jeder Mahlzeit wird abwechselnd immer nur eine Brust angeboten. Man gibt einen über den anderen Tag die linke bzw. die rechte Brust 3mal und die jeweils andere Brust 2mal. Es ist wohl kaum der Erwähnung wert, daß der Volksglaube, das erste Anlegen an die linke bzw. rechte Brust entscheide darüber, ob ein Kind Links- oder Rechtshänder wird, jeder Grundlage entbehrt. Über die **Trinkmenge** gibt das Wiegen des Kindes vor und nach der Mahlzeit, die sog. „Stillprobe", Auskunft. Durch regelmäßige Stillproben bei einer großen Zahl von Säuglingen konnte man feststellen, daß die Trinkmenge am ersten Trinktage durchschnittlich etwa 50—70 g beträgt, sich in den nächsten Tagen verdoppelt, verdreifacht usw., bis die Tagesmenge etwa $^1/_5$—$^1/_6$ des Körpergewichtes erreicht! Oftmals steigert sich die Milchmenge nicht so regelmäßig, sondern bleibt zunächst niedrig, um am 3.—4. Tag bisweilen sogar erst am 6. oder gar 8. Tag, mit dem Einschießen der Milch plötzlich hochzuschnellen.

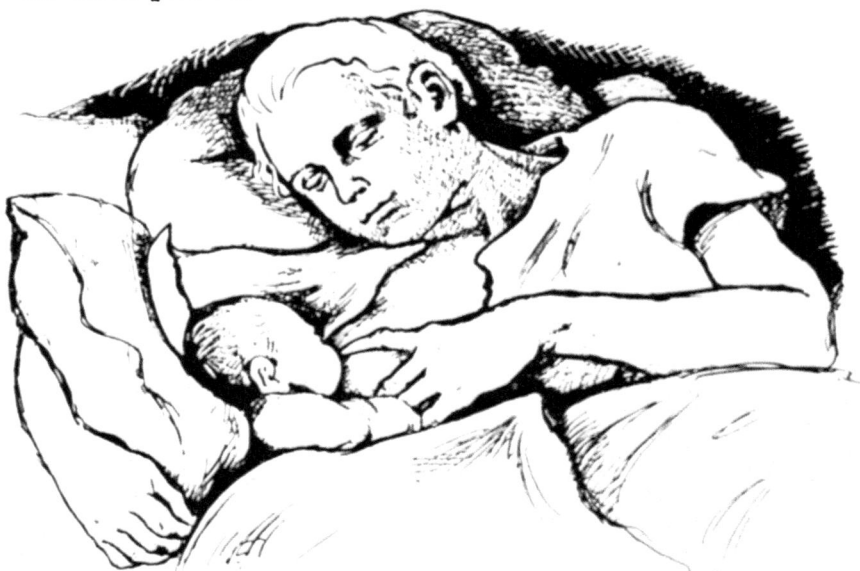

Abb. 373. Stillen des Kindes bei der liegenden Mutter. Die Mutter muß bequem mit geringer seitlicher Drehung zum Kinde und mit leicht erhöhtem Oberkörper liegen. Sie hält das Kind auf einem Kissen in ihrem Arm. Das Kind hat ebenfalls angedeutete Seitenlage mit Wendung zur Mutter. Es wird mit leicht erhobenem Kopf und Oberkörper gehalten. (Nach MARTIUS.)

Bei der Erlernung der Anlegetechnik muß die Hebamme der Mutter behilflich sein. Vor dem Anlegen haben sich Wöchnerin und Hebamme die Hände zu reinigen, denn die Brustwarze soll nie mit unsauberen Händen angefaßt werden. Sodann wird die Brustwarze mit frisch abgekochtem lauwarmem Wasser und sauberer Watte abgewaschen.

Die liegende Wöchnerin dreht sich auf die Seite, faßt die Brust zwischen den 2. und 3. Finger und drückt die Warze mit dem Warzenhof in den Mund des Kindes. Dabei ist zu berücksichtigen, daß die Brust nicht die Nase des Kindes drückt und so die Nasenatmung verlegt. Stillt die Wöchnerin im Sitzen, so ist darauf zu achten, daß sie bequem sitzt und die Füße erhöht auf ein Fußbänkchen stellt. Die Hebamme ist der Mutter bei den ersten Malen hierbei behilflich, indem sie den Kopf des Kindes in der richtigen Haltung der Brust entgegenbringt. Sie muß vor allem auch die Mutter belehren, daß das Kind nicht nur die Warze, sondern auch den Warzenhof in den Mund nimmt und mit den Lippen fest umschließt. Nach hinten zum Nasenrachenraum wird die Mundhöhle durch Pressen des Zungenrückens an den Gaumen abgeschlossen (Abb. 376, 377).

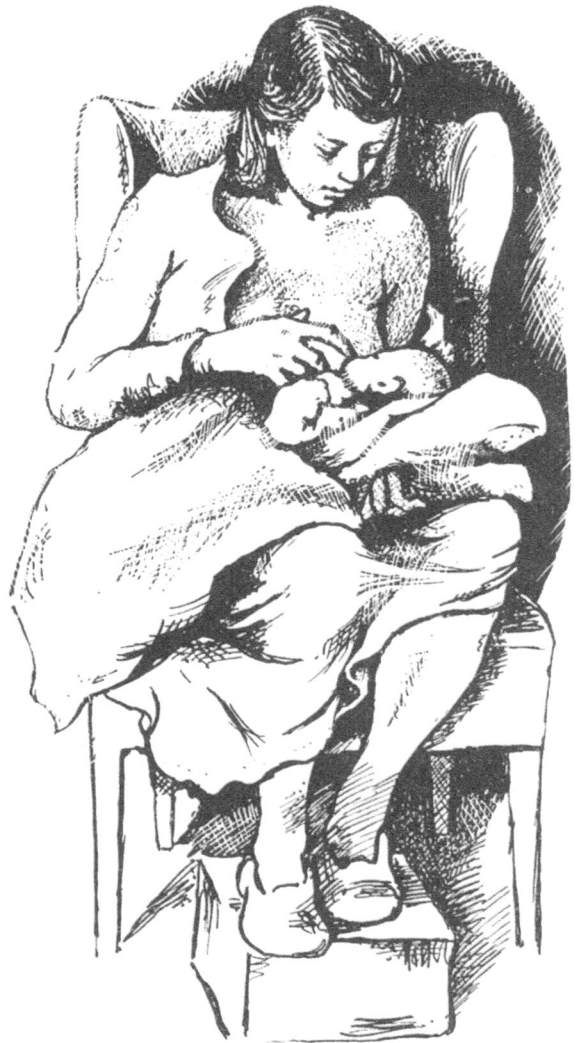

Abb. 374. Stillen des Kindes bei der sitzenden Mutter.

Durch Zurückweichen der Zunge — man hat es mit dem Kolben einer Spritze verglichen — und durch Senken des Mundbodens entsteht ein Sog, der die Milch aus den tiefergelegenen Teilen der

Milchgänge in die Warze zieht. Mit einer anschließenden Kaubewegung wird die Milch in den Mund gespritzt. Daß das Kind

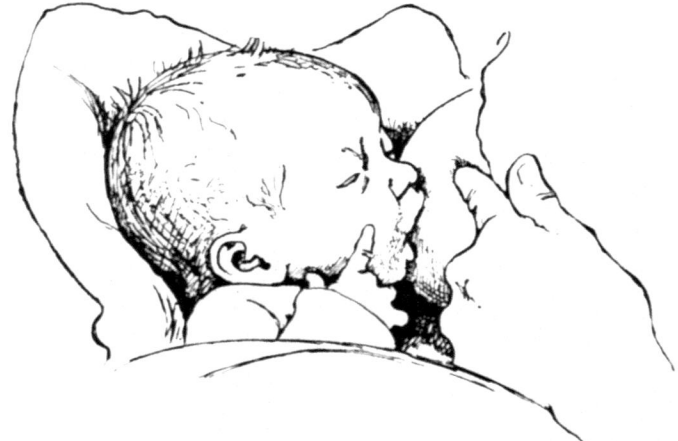

Abb. 375. Das trinkende Kind an der Mutterbrust. Warze und Warzenhof werden von den Lippen fest umschlossen. Die Nase bleibt zum Atmen frei. Stärkeres Rückwärtsbeugen des kindlichen Kopfes erschwert das Schlucken und muß daher vermieden werden.

auch wirklich Nahrung bekommt, zeigen die Schluckbewegungen, die auf je 2—3 Saugbewegungen folgen und am Auf- und Abgehen des kindlichen Kehlkopfes zu erkennen sind. Das Trinken an der Brust besteht also aus Saugen, Kauen und Schlucken.

Bilden sich beim Trinken Verhärtungen in der Brust, sog. Milchknoten, so werden diese durch behutsames Massieren in Richtung auf die Brustwarze ausgestrichen.

Ist das Kind satt geworden, so schläft es gewöhnlich am Ende der Mahlzeit, noch an der Brust saugend, ein. Viele Säuglinge zerbeißen die Brustwarze bei dem Versuch, sie von der Brust abzunehmen; man vermeidet das, indem man vor dem Abnehmen den Unterkiefer des Kindes herunterdrückt. Wenig zweckmäßig ist es, dasselbe durch Zuhalten der Nase erreichen zu wollen, weil hierbei manche Säuglinge erst recht zubeißen.

Die Brust wird jetzt wie vor dem Anlegen mit frisch abgekochtem Wasser gereinigt, mit einer oft zu wechselnden sauberen Windel bedeckt und durch einen gut sitzenden Brusthalter gestützt.

Versorgung des Kindes nach dem Trinken. Vor dem Betten soll das Kind noch etwas in aufrechter Haltung verbleiben, bis es aufstößt. In dieser Haltung steigt nämlich die beim Trinken stets mitgeschluckte Luft nach oben in die Gegend des Mageneinganges, und es entleert sich beim Aufstoßen meist nur etwas Luft aus dem Magen, während im Liegen mehr oder weniger große Nahrungsmengen mit herausgespuckt werden. Das Betten selbst geschieht beim Neugeborenen abwechselnd in linksseitiger und rechtsseitiger Seitenlage.

Stillhindernisse und ihre Bekämpfung.

Die an vielen Stellen dieses Buches gewürdigten ungeheuren Vorteile, die das Stillen für Mutter und Kind bringt, lassen es geboten erscheinen, daß nur vor den wenigen wirklich absoluten Stillhindernissen kapituliert werden darf. Solche gibt es nur von seiten der Mutter. Hierzu zählt vor allem die ansteckungsfähige Tuberkulose, bei der das Stillen die tödliche Gefahr der Ansteckung für das Kind und für die Mutter die Gefahr einer entscheidenden Verschlechterung der Erkrankung bringen würde. Die syphilitische Mutter hingegen kann ihrem eigenen Kinde, keinesfalls aber einem fremden Kinde, Milch spenden. Über das Verhalten bei Diphtherie- und Scharlacherkrankungen der Stillenden s. S. 498. Das Auftreten einer neuen Schwangerschaft muß zum Absetzen des Kindes Veranlassung geben, sofern der Milchfluß nicht schon von allein versiegt. Im übrigen kann jede wirklich schwere Erkrankung der Mutter ein unüberwindliches Stillhindernis bilden. Hierüber ist also nicht grundsätzlich, sondern nur von Fall zu Fall, und zwar ausschließlich durch einen Arzt und nicht durch die Hebamme zu entscheiden.

Alle übrigen Stillhindernisse sind nur relativ. Sie sind also überwindbar. Wir unterscheiden solche von seiten der Mutter und von seiten des Kindes.

Unterergiebigkeit der Brust. Bei manchen Frauen kommt die Milchabsonderung erst sehr spät in Gang, bleibt gering oder geht vorzeitig nach einer Stilldauer von nur wenigen Wochen oder

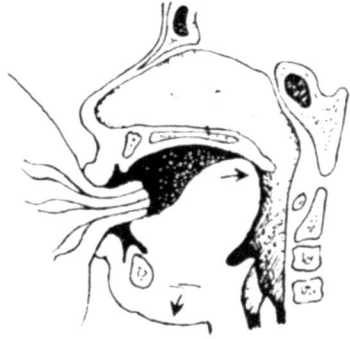 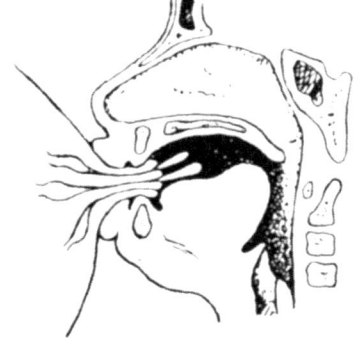

Abb. 376. Mundhöhle während des Saugens. Die Pfeile kennzeichnen das Zurückweichen des Zungenrückens am Gaumen und das Senken des Mundbodens. Vergrößerung der Mundhöhle und dadurch Saugwirkung sind die Folge. Die Lippen bleiben hierbei trotz Öffnen der Mundhöhle fest um den Warzenhof geschlossen.

Abb. 377. Mundhöhle während des Kauens. Die in das Innere von Warze und Warzenhof gesaugte Milch wird durch den Kauvorgang in den Mund gespritzt und dann von Zeit zu Zeit heruntergeschluckt.

Monaten wieder zurück. Das äußert sich in großer Unruhe, seltener Stuhl- und Urinentleerung und mangelndem Gedeihen des Kindes. Verspätetes Einschießen der Milch darf keinesfalls zum Nachlassen der Bemühungen verleiten, die auch noch nach mehreren Wochen zum Erfolg führen können. Bis dahin kann man dem Neugeborenen Säurevollmilch (S. 470) in entsprechender Menge geben. Oft genug ist die Unterergiebigkeit nur die Folge mangelhafter Entleerung der Brust. Jedenfalls muß in diesem Sonderfalle ein übriges getan werden, um die Brust mindestens 5mal, am besten 6mal, in 24 Stunden völlig zu entleeren. Hierzu kann es zweckmäßig werden, bei jeder Mahlzeit an beide Brüste anzulegen und anschließend die restliche Milch noch abzudrücken oder mit Hilfe einer gut ziehenden Milchpumpe abzupumpen (S. 440, 442). Durch diese wirklich konsequent durchgeführten Maßnahmen gelingt es bisweilen, die Milchmenge ganz erheblich zu steigern. Es gibt Frauen, die bei gewöhnlichem Anlegen zu wenig Milch für ihr eigenes Kind haben, bei dem soeben beschriebenen Vorgehen aber noch ein anderes Kind mitstillen können. Erst in zweiter Linie ist von stillhygienischen Maßnahmen (ausreichende Ernährung mit genügendem Flüssigkeitsüberschuß, körperliche und seelische Ruhe der Stillenden) und von der Anwendung sog. milchtreibender Mittel Erfolg zu erwarten.

Auch bei unzureichender Stillfähigkeit der Mutter soll das Kind nicht abgesetzt werden, sondern wenigstens teilweise weitergestillt werden, zumal nicht selten die Milchabsonderung der Mutterbrust später wieder reichlicher wird, so daß sie wieder allein zur Ernährung des Kindes ausreicht.

Schwerergiebigkeit der Brust. In einzelnen Fällen, namentlich bei Erstgebärenden, ist die gebildete Milchmenge zwar ausreichend, doch ist es für den Säugling nur sehr schwer oder fast unmöglich, die Milch aus der Brust herauszusaugen. Vorsichtiges Ausstreichen der Brust mit der Hand während des Saugens und gegebenenfalls mechanische Entleerung der Brust hilft diese Schwierigkeit überwinden.

Fehlbildung der Brustwarzen. Bei manchen Frauen ragt die Brustwarze nicht wie gewöhnlich über den Warzenhof hinaus, sondern ist zu flach (Flachwarze) oder gar nach innen eingestülpt (Hohlwarze) und ist infolgedessen für den Säugling schwer oder gar nicht faßbar (Abb. 378, 379).

Man versucht regelmäßig — möglichst schon in der Schwangerschaft — die tiefliegende Warze zum Hervortreten zu veranlassen, indem man mehrmals täglich mit sauberen Fingern die einander gegenüberliegenden Hautränder der Vertiefung spreizt und dann mit Daumen und Zeigefinger unterhalb der Grube zufassend die Warze herausdrückt. Dasselbe erreicht man einfacher durch Anlegen einer Saugglocke. Das Saughütchen „Infantibus" ist ein brustwarzenähnlich geformtes und an der Spitze durchlöchertes

Gummihütchen, das der Brust fest aufgesetzt wird und die fehlende Brustwarze ersetzen soll (Abb. 353, 354).

Versagen diese Mittel, so muß man durch regelmäßiges Abpumpen oder Abdrücken die Brust in Gang zu halten suchen.

Überempfindlichkeit der Brust. Bei manchen Frauen stellt sich schon früh in der Schwangerschaft eine hochgradige Überempfindlichkeit der Brustwarze ein. Sie macht das Stillen zu einer

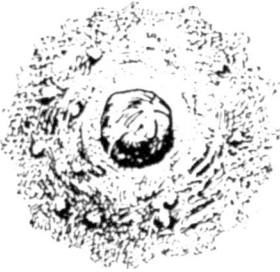 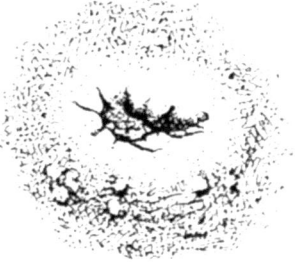

Abb. 378. Normale Brustwarze, die den Warzenhof beträchtlich überragt.   Abb. 379. Hohlwarze. An Stelle der Warze ist eine Vertiefung vorhanden.

qualvollen Prozedur für die Mutter. Es ist darum zweckmäßig die Stillzeit möglichst einzuschränken. Versuche, die Brust durch regelmäßige Alkoholwaschungen oder Bürstungen abzuhärten, führen meist nicht zum Ziel und sind daher unzweckmäßig. In diesem Falle ist ein Arzt zu Rate zu ziehen, der eine schmerzlindernde Salbe zum Auftragen auf die Brustwarze kurz vor dem Anlegen verordnet. Bisweilen verbergen sich hinter solcher Überempfindlichkeit der Brust auch Schrunden, die mit bloßem Auge noch nicht sichtbar sind.

Entzündliche Erkrankungen der Brust. Die hierher zu rechnenden Brusterkrankungen finden ihre ausführliche Darstellung auf S. 414.

Stillhindernisse von seiten des Kindes. Ein Schnupfen des Kindes kann durch Verlegung der Nasenatmung zu einem ernsten Stillhindernis werden. Säuberung der Nase mit Hilfe von gedrehten Zellstopftupfern vor dem Anlegen kann hier Abhilfe bringen. Anderenfalls muß ärztliche Hilfe in Anspruch genommen werden. Durch Einträufeln abschwellender Nasentropfen läßt sich nämlich die Nase wenigstens vorübergehend durchgängig machen. Besser ist es, der Entstehung eines Schnupfens vorzubeugen, indem man jeden erkälteten Erwachsenen von dem Kinde, ja aus dem Zimmer des Kindes möglichst fernhält (S. 443).

Trinkschwäche schwächlicher, meist frühgeborener Kinder läßt sich gewöhnlich nur durch Zufuhr der künstlich entleerten Brustmilch mit der Flasche, mit dem Löffel, notfalls mit der Sonde erfolgreich bekämpfen. Bei Saugfaulheit, Saugungeschick oder Brustscheu dagegen ist es zweckmäßig, das Kind durch

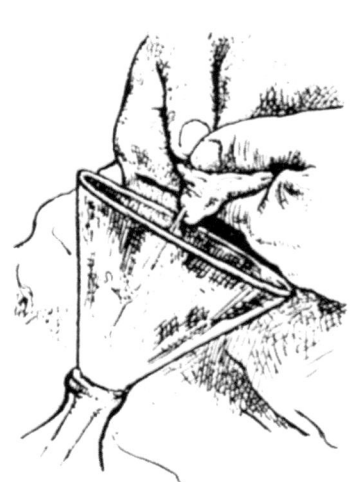 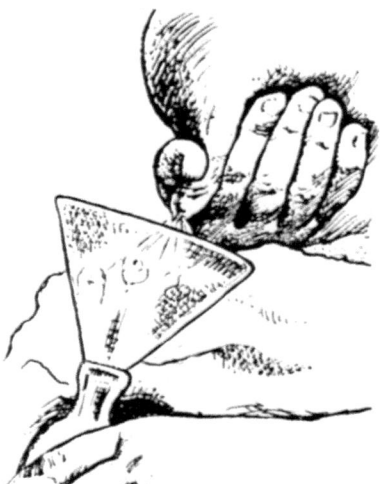

Abb. 380. Abdrücken der Brustmilch mit zwei Händen. Die Stillende faßt ihre Brust von oben mit den Daumen, von unten mit den übrigen 4 Fingern beider Hände. Durch massierende Bewegungen der Daumen wird die Milch zunächst aus der Brust in die Nähe der Warze gebracht und dann durch kräftiges Zusammendrücken des Warzenhofes (Augenblick der Abbildung) in die vorgehaltene Flasche gedrückt. (Nach CATEL.)

Abb. 381. Abdrücken der Brustmilch mit einer Hand. Die rechte Brust wird mit der rechten, die linke Brust mit der linken Hand entleert. Auch hierbei wird die Milch zunächst durch massierende Daumenbewegungen aus den tieferen Abschnitten der Milchdrüsengänge in das Innere der Warze gestrichen (entspricht dem Saugen) und dann, wie in der Abbildung dargestellt, ausgedrückt (entspricht dem Kauen des Kindes). (Nach CATEL.)

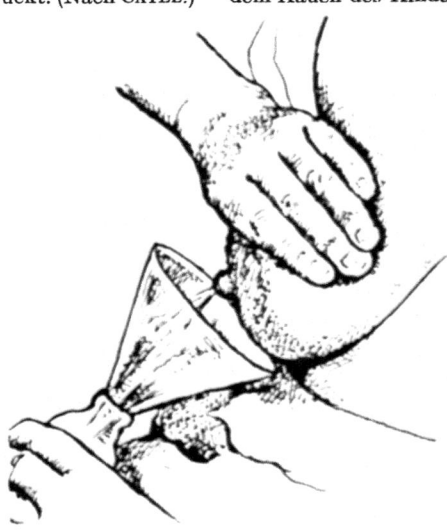

Abb. 382. Abdrücken der Brustmilch durch die Hebamme. Der Daumen faßt die Brust von unten, die übrigen Finger von oben. Prinzip der Entleerung s. Text der Abb. 380 u. 381. (Nach CATEL.)

immer wieder erneutes Anlegen zum richtigen Trinken zu erziehen. Natürlich muß auch hier auf die regelmäßige vollständige Ent-

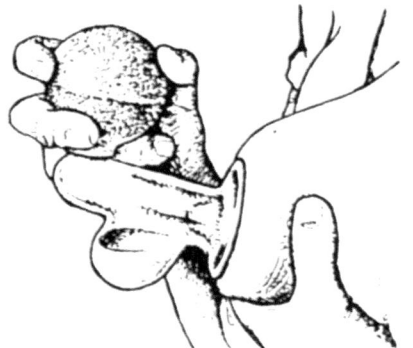

Abb. 383. RUSSKA-Milchpumpe. Sie hat vor den einfachen Milchpumpen den großen Vorteil, daß die Milch nicht in den Gummiballon, sondern nur gegen das auskochbare Glasstück spritzen kann, bevor sie sich in dem kleine Behälter am Boden des Glasstückes sammelt. (Nach CATEL.)

leerung der Brust geachtet und gegebenenfalls die Brust nach dem Anlegeversuch künstlich geleert werden.

Erkrankungen der Mundhöhle und des Rachens können durch Schmerzen oder Appetitlosigkeit die Saug- und Trinklust stark beeinträchtigen.

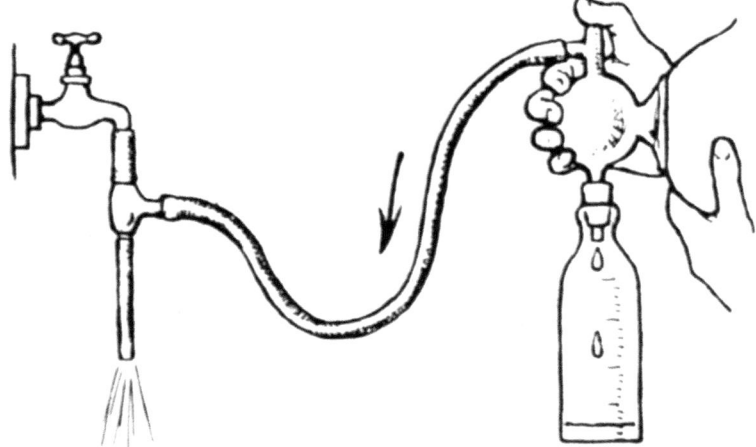

Abb. 384. Wasserstrahlmilchpumpe. Durch den Sog der an die Wasserleitung angeschlossenen Wasserstrahlpumpe (durch einen Pfeil angedeutet) wird die Milch aus der Brust in den kugligen Teil des Glasansatzstückes entleert. Dieser Sog wird durch rhythmisches Heben des Daumens — entsprechend den rhythmischen Saugbewegungen des Kindes — von der nach oben zeigenden Öffnung des Ansatzstückes unterbrochen. Inzwischen rinnt die Milch aus der Kugel in die Flasche.

Schließlich können angeborene Mißbildungen, wie Hasenscharte (Lippenspalte), Wolfsrachen (Gaumenspalte) (S. 352) ein ernstes Stillhindernis bilden. Auch in diesem Falle muß die Brust künstlich entleert werden. Die Milch kann dann bei der einfachen

Hasenscharte mit der Flasche, bei Wolfsrachen mit dem Löffel, mit der ausgekochten Pipette oder gar mit der Sonde gefüttert werden. Übrigens können Kinder mit Hasenscharte an der Brust trinken lernen.

Die künstliche Entleerung der Brust.

Das einfachste Verfahren ist das **Abdrücken der Milch.** Hierbei faßt die Stillende die Brust zwischen Daumen (oben) und übrige Finger (unten) der der Brustseite entsprechenden Hand und preßt die Milch durch sanften, in Richtung auf die Brustwarze ausgeübten Druck in die mit der anderen Hand vorgehaltene ausgekochte Flasche. Zweckmäßig, wenn auch nicht unbedingt notwendig, ist es, die Milch durch einen sauberen Glastrichter in die Flasche zu leiten. Zum Auffangen der abgespritzten Milch kann auch ein Spitzglas dienen. Das Abdrücken kann auch mit zwei Händen und schließlich durch eine zweite Person, z. B. durch die Hebamme, in der abgebildeten Weise erfolgen (Abb. 380—382).

Das **Abpumpen** geschieht durch reine Saugwirkung. Der Sog wird durch einen Gummiballon oder durch eine Wasserstrahlpumpe erzeugt. Unter den Handpumpen hat die RUSSKA-Milchpumpe vor der einfachen Milchpumpe den großen Vorteil, daß durch die zweckmäßige Konstruktion des Glasteiles die Milch nicht in den Gummiballon fließen kann (Abb. 383).

Ganz besonders hat sich die Anwendung der **Wasserstrahlmilchpumpe** bewährt (Abb. 384).

Die Pumpe läßt sich in jeder Anstalt, aber auch in jedem Privathaushalt mühelos an die Wasserleitung anschließen. Über einen starkwandigen Gummischlauch steht sie mit dem Glasansatzstück in Verbindung. Letzteres besteht aus einer Kugel, die sich nach vorne zu einem trichterförmigen Ansatz für die Brust öffnet. Nach unten führt ein Glasrohr durch einen durchlochten Gummistopfen in die Milchflasche. Das nach oben abgehende Glasrohr hat zwei Öffnungen: eine für den Druckschlauch der Wasserstrahlpumpe, eine weitere für den Daumen der Stillenden, der durch rhythmisches Öffnen und Schließen des Systems bei laufender Wasserstrahlpumpe die Saugwirkung regulieren kann. Nach Gebrauch können Glasansatzstück und Milchflasche wieder ausgekocht werden. Die Stillende kann auf diese Weise ohne fremde Hilfe selbst größere Milchmengen bequem in kurzer Zeit abpumpen.

Bei der künstlichen Entleerung der Brust muß peinlichste Sauberkeit herrschen. Die Brüste müssen vorher mit abgekochtem Wasser abgewaschen, alle mit der Milch in Berührung kommenden Geräte vorher ausgekocht werden. Die so gewonnene Milch wird mit Flasche und Sauger, mit dem Löffel, mit der Pipette oder notfalls mit der Sonde verabreicht. Die übrigbleibende Milch wird kühl, möglichst im Eisschrank, aufbewahrt und erst kurz vor der Mahlzeit im Wasserbad auf Körperwärme gebracht.

Die Verhütung von Infektionen bei Neugeborenen.

Das Neugeborene vermag allen Infektionen wenig Widerstand entgegenzusetzen. Jeder Schnupfen, jeder Rachenkatarrh kann das Gedeihen und durch Übergreifen auf Bronchien und Lungen sogar das Leben des Kindes schwer gefährden. Die Pflege des Neugeborenen hat diesem Umstande besonders Rechnung zu tragen. Zunächst

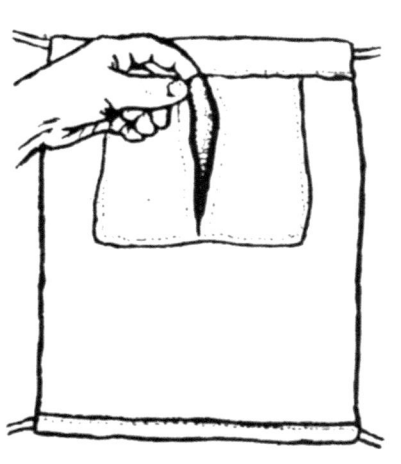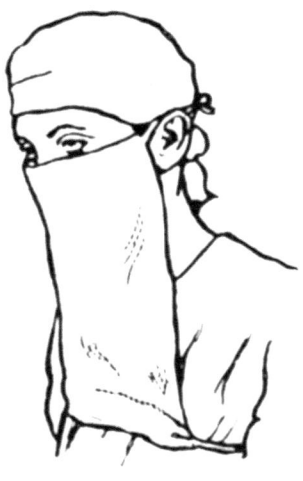

Abb. 385 a u. b. Schutztuch, das die Übertragung von Infektionen der Nasenrachenorgane (sog. ,,Erkältungen'') verhüten soll. a Innenseite des Schutztuches mit auswechselbarem BILLROTH-Battist in Höhe der Nasen- und Mundöffnungen. b Schutztuch umgebunden. (Nach CATEL.)

ist natürlich jede das Haften einer Infektion begünstigende Unterkühlung des Kindes zu vermeiden. Das Neugeborene braucht noch nicht regelmäßig an die frische Luft gebracht zu werden. Vor allem aber ist einer Übertragung der Infektion durch erkältete Personen der Umgebung des Kindes mit allen Mitteln entgegenzuarbeiten. Auf diesem Gebiete wird noch immer viel gesündigt. Grundsätzlich ist zu fordern, daß keine mit einer Erkältung (Schnupfen, Rachenkatarrh, Husten usw.) behaftete Person das Zimmer des Neugeborenen betreten darf. Läßt sich das nicht vermeiden, ist z. B. die Stillende selbst erkältet, so muß sie einen Gazeschleier oder behelfsmäßig eine Windel um Mund und Nase binden, bevor sie den Raum betritt. Unter keinen Umständen darf ein Neugeborenes angehustet oder angeniest werden, (Abb. 385 a u. b).

In Entbindungsanstalten ist ferner zu beachten, daß die Neugeborenenzimmer nicht zu dicht belegt sind, damit die Kinder sich nicht zu leicht gegenseitig anstecken können. Zwischen die Kinder geschobene Wände bieten erfahrungsgemäß keinen Schutz vor

Übertragungen. Infektkranke Kinder müssen also abgesondert werden.

Die erfolgreiche Infektverhütung ist eine der stärksten Waffen im Kampfe gegen die Säuglingssterblichkeit. Sie gehört darum zu den vornehmsten Aufgaben der Neugeborenen- und Säuglingspflege und kann von der Hebamme nicht ernst genug genommen werden.

Lebensschwache, vor allem frühgeborene Kinder und ihre Pflege.

Die Begriffe lebensschwaches Kind und Frühgeborenes sind keineswegs identisch. Jedes Frühgeborene ist lebensschwach; aber nur 90% aller lebensschwachen Kinder sind vorzeitig geboren. Die restlichen 10% verteilen sich auf ausgetragene Kinder, die aus verschiedenen Gründen (z. B. Mehrlingsschwangerschaft, Krankheit der Mutter während der Schwangerschaft) in ihren Massen und Lebensäußerungen unterentwickelt zur Welt kommen. Für die Aufzucht und Pflege ergeben sich jedoch keine wesentlichen Unterschiede. Darum soll im Folgenden nur noch von Frühgeborenen die Rede sein. Über die Ursachen einer Frühgeburt S. 266.

Die Kennzeichen des Frühgeborenen.

Gewicht und Länge. Das Geburtsgewicht beträgt weniger als 2500 g, die Geburtslänge weniger als 48 cm. Die Aussichten auf Lebenserhaltung laufen nicht unbedingt dem Geburtsgewicht parallel. Hier sprechen die Ursachen der vorzeitigen Schwangerschaftsunterbrechung ein Wort mit. So ist es nicht belanglos, ob die Frühgeburt z. B. durch einen Schrecken der Mutter oder durch eine schwere Infektion der Schwangeren mit Gifteinwirkungen auf die Frucht ausgelöst wurde. Doch kann man sagen, daß sich die Aussichten unterhalb 1200 g sehr schnell verschlechtern und unterhalb 1000 g fast gleich Null werden (Abb. 386a u. b).

Übrige Zeichen mangelnder Reife:

1. **Herabgesetzte Lebensäußerung auf allen Gebieten:** Bewegungsarmut; Schlafsucht; schwaches Schreien; Trinkschwäche; mangelnder Saug- und Schluckreflex; unzulängliche Regulation der Körperwärme und der Atmung infolge der Unreife der diese Vorgänge steuernden Zentren im Gehirn.

2. **Körperliche Merkmale.** Auffallend geringe Fettpolster und besonders ausgeprägte Rötung der Haut; ausgedehnte Lanugobehaarung oft am ganzen Körper; unverhältnismäßig großer Kopf und kurze Gliedmaßen; klaffende Schädelnähte; fehlender Ohrknorpel; Finger- und Fußnägel erreichen nicht die Finger- bzw. Zehenkuppen (unsicheres Zeichen); Klaffen des weiblichen Genitale, indem die großen Schamlippen nicht die kleinen bedecken; bei Knaben sind die Hoden noch nicht im Hodensack.

— 445 —

3. **Im weiteren Ablauf der Frühgeborenenentwicklung** äußert sich die Unreife in **stärker ausgeprägter und länger andauernder Gelbsucht**; in herabgesetzter Widerstandskraft gegen

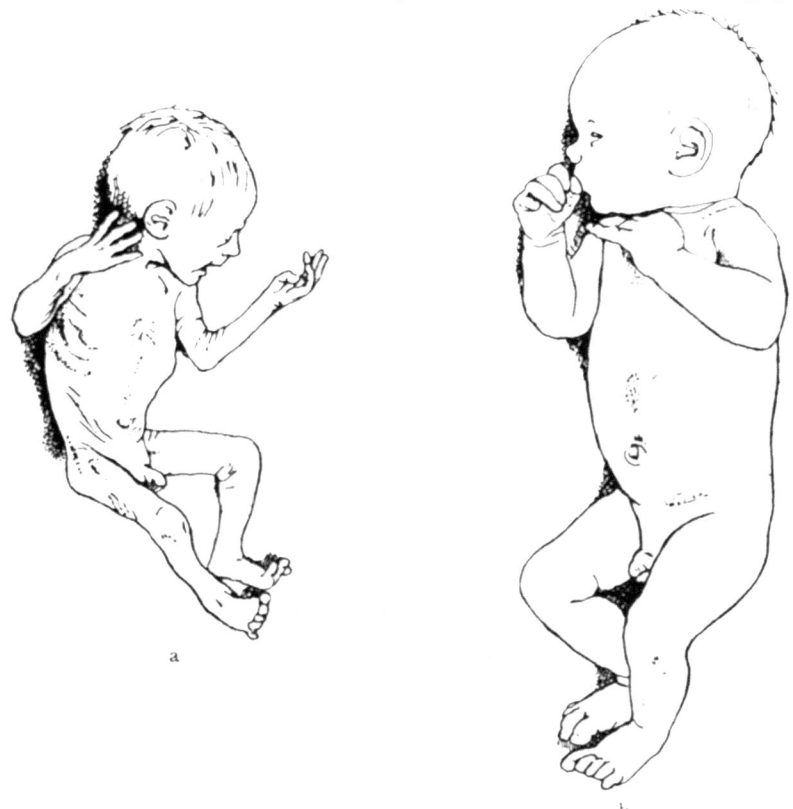

Abb. 386 a u. b. Frühgeborenes und ausgetragenes Neugeborenes zum Vergleich nebeneinander. Man beachte die geringeren Körpermaße und das mangelhaft ausgebildete Fettpolster des Frühgeborenen.

Infektionen; in Neigung zu Blutarmut; in verfrühter und verstärkter Bereitschaft zur Rachitis (S. 488); in erhöhter Blutungsneigung (S. 428).

Zu der körperlichen gesellt sich auch eine geistige Rückständigkeit.

Körperlich und geistig ist also je nach dem Reifegrad in den ersten Monaten viel einzuholen, und trotzdem wird im günstigen Falle der Anschluß an gleichaltrige ausgetragene Kinder allmählich erreicht.

Die Frühgeborenenpflege.

In der **Aufzucht von Frühgeborenen** tritt neben die übrigen, beim ausgetragenen Kinde zu beachtenden **Pflegegrundsätze** die Berücksichtigung folgender Punkte:

1. Verhütung von Wärmeverlusten und Überhitzungen.
2. Bekämpfung der lebensgefährlichen Atem- und Kreislaufstörungen.
3. Anpassung der Ernährung an die besonderen Verhältnisse,
4. Vermeidung von Infektionen.
5. Rachitisbekämpfung.

Daraus ergibt sich, daß schwache Frühgeborene (unter 2000 g Gewicht) unmittelbar nach der Geburt in eine entsprechend eingerichtete Anstalt überführt werden müssen.

Zu 1: **Wärmeregulierung.** Zwei Gründe machen das Frühgeborene gegen Auskühlung und auch Überhitzung wenig widerstandsfähig: mangelhafter Wärmeschutz der Haut durch geringe Fettpolster und Versagen der Wärmeregulation, d. h. der Abstimmung von Wärmebildung und Wärmeabgabe aufeinander durch das unreife Wärmezentrum im Gehirn. Der Verhinderung des Wärmeverlustes nach außen dient gutes Einpacken des Kindes, der mangelnden Wärmeproduktion hilft die Anwendung von wärmespendenden Einrichtungen (Wärmekrüge, Wärmeflaschen, Wärmebetten) nach. Auch die Atemluft darf nicht kalt sein.

Die Raumtemperatur soll etwa 25—27° betragen. Das Fertigmachen des Frühgeborenen muß unter einer Wärmelampe so schnell wie möglich erfolgen. Die Wäsche soll vorgewärmt werden.

Die Bettemperatur wird durch ein neben dem Kind, besser noch auf der Kleidung des Kindes liegendes Zimmerthermometer fortlaufend kontrolliert. Sie soll möglichst gleichmäßig auf 34 bis 35° gehalten werden. Am bequemsten geschieht das durch elektrische Wärmebetten, die aber nur in Anstalten vorhanden sein werden. Umständlicher ist die CREDÉsche Wärmewanne. Das ist eine doppelwandige Wanne in Bettform, die am oberen Ende des Fußendes je eine Öffnung zum Einfüllen des 40—60° heißen Wassers, zum Entweichen von Luft und zum Einführen des Wasserthermometers und am unteren Rande des Fußendes einen Hahn zum Ablassen des Wassers enthält. Das Kind wird darin in der üblichen Weise auf eine Matratze gebettet und mit einem Federkissen zugedeckt, nachdem man vorher den Kopf mit einer haubenartig gefalteten Windel umschlungen hat. Gedeckte Wärmekästen (sog. Couveusen) haben sich nicht bewährt und haben daher wenig Verbreitung gefunden.

Einfacher und in jedem Privathaushalt durchführbar ist die Bettung des Frühgeborenen in einen behelfsmäßig mit drei Wärmekrügen hergerichteten Wäschekorb. Einzelheiten siehe Abb. 387. Man kann das Frühgeborene auch in Seitenlage auf einen Wärmebeutel, deren Verschluß nach unten zeigt, betten und in den Rücken einen Wärmekrug legen. Sämtliche Wärmekrüge und Wärmebeutel müssen natürlich fest verschlossen sein und in eine saubere Windel eingeschlagen werden. Sie müssen im allgemeinen 3mal in 24 Stunden erneuert werden.

Auch der Transport des Frühgeborenen geschieht am besten in einem ähnlich hergerichteten Wäschekorb. Doch ist es hierbei zweckmäßig, das Kind vor dem Zudecken nochmals in eine Lage Watte und dann in eine Moltonwindel einzudrehen. Die Wärmekrüge werden wiederum mit Wasser von 40—60° gefüllt. Diese Transportart ist, namentlich über weitere Strecken, unbedingt dem Versenken des mit Wärmebeuteln in Decken eingeschlagenen Kindes in eine muldenförmige Eindellung eines hochkant gestellten Kopfkissens vorzuziehen. Überhaupt ist der Vermeidung von Wärmeverlusten auf einem Transport durch die Hebamme besondere Beachtung zu schenken. Jede Unterkühlung bedeutet eine schwere Gefährdung des Frühgeborenen.

Ist Unterkühlung durch die Geburt oder durch einen unbedingt erforderlichen Transport eingetreten, so muß die Erwärmung des Kindes im Wärmebett oder im Erwärmungsbad forciert werden. Die Temperatur des Erwärmungsbades liegt im Beginn 1—2° oberhalb der gemessenen Körpertemperatur[1] und wird innerhalb 10—15 Min. durch Zugießen von heißem Wasser langsam um 5—7° gesteigert. Bei starker Unterkühlung kann die Wiederholung eines solchen Bades notwendig werden. Jedenfalls ist dieses Vorgehen besser, als die Temperatur schon im ersten Bad auf 37—39° zu steigern. Hierbei ist der Kreislauf zu beobachten. Fadenförmiger Puls, Blässe oder Blausucht sind bedrohliche Zeichen! Beträgt die Unterkühlung nur wenige Grade, so ist die schnelle Wiedererwärmung in einem heißen Bad von 38 bis 40° möglich und zweckmäßig.

Im allgemeinen werden mehrere Wochen vergehen, bis das Frühgeborene in der Lage ist, seinen Wärmehaushalt selbst zu regulieren. Erst dann kann unter zunächst häufiger Temperaturkontrolle die Bettung in der für ausgetragene Säuglinge zweckmäßigen Weise erfolgen.

Zu 2: **Atem- und Kreislaufstörungen.** Das unreife Atemzentrum im Gehirn kommt seiner Aufgabe, in rhythmischer Folge die Atemmuskulatur zur Aktion zu veranlassen, nicht nach. Die Folgen sind oberflächliche Atmung, unregelmäßige Atmung und vor allem Anfälle von Atemstillstand, sog. asphyktische Anfälle, die sich namentlich nach Nahrungsaufnahmen bis zu 10 bis 20mal am Tage in den ersten Lebenswochen wiederholen können. Diese höchstbedrohlichen Zustände erfordern sofortige Hilfe durch Arzt oder Pflegeperson: Sauerstoffinhalation, Beklopfen von Brust und Rücken und künstliche Atmung (Abb. 349, S. 393).

Sehr wichtig ist es für die Hebamme zu wissen, daß alle diese Maßnahmen durch nötigenfalls alle 30—60 Min. zu wiederholende Einspritzungen von 0,5 ccm einer Ampulle Lobelin zu 0,003 g (auf

---

[1] Die Temperaturmessung unterkühlter Frühgeborener geschieht mit einem besonderen Thermometer, dessen Gradeinteilung bereits bei 21° beginnt.

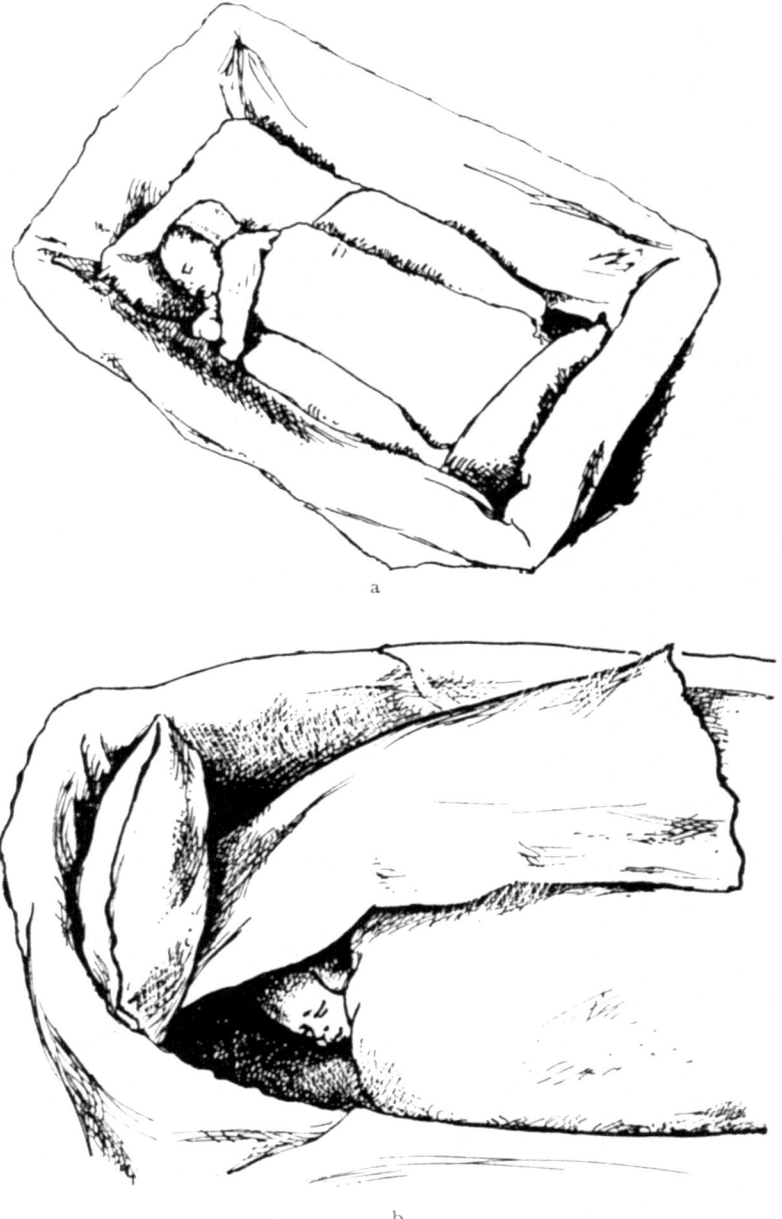

Abb. 387 a u. b. a Bei Verwendung eines Korbes als Frühgeborenen-Dauerbett wird das Kind im allgemeinen wie ein ausgetragenes Neugeborenes nur mit Jäckchen und Mützchen aus Wolle bekleidet zwischen die Wärmekrüge in Seitenlage gelegt.
b Ein unter das Kopfende der Matratze geschobenes und auf das Federkissen gelegtes Tuch schützt das Frühgeborene vor Zugluft von oben.

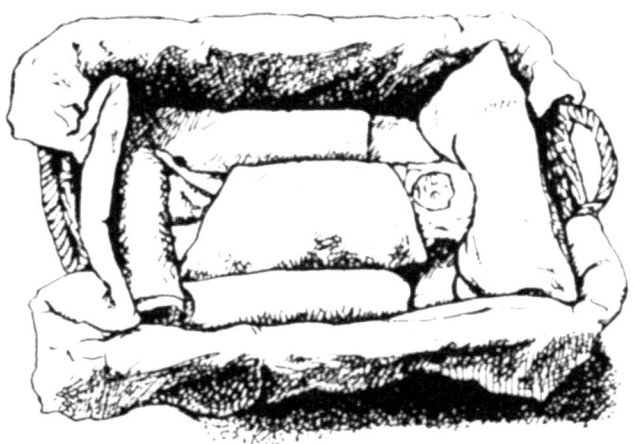

Abb. 388. Transport eines Frühgeborenen in einem behelfsmäßig hierfür hergerichteten Wäschekorb. Der Korb wird mit Decke und Laken, am Kopfende mit einem kleinen Kissen ausgelegt. Das Kind liegt in Watte und Windeln eingehüllt zwischen den u-förmig angeordneten Wärmekrügen. Ein Federkissen dient zum Zudecken (in der Abbildung fortgelassen). Ein über den Korb gespanntes Tuch läßt nur am Kopfende eine kleine Öffnung frei. (Nach GATEL.)

Aufschrift achten, es gibt auch Ampullen zu 0,01 g!) unter die Haut oder von 1 ccm 0,5%igem Icoral in den Muskel unterstützt werden können. Diese Mittel wirken erregend auf das Atemzentrum. Ihre Anwendung geschieht durch den Arzt selbst oder doch zumindest nach seiner genauen Anweisung. Die Hebamme wird meist mit den obenerwähnten Maßnahmen (Hautreize, künstliche Atmung usw) auskommen, bis ärztliche Hilfe herbeigeholt ist, und sich dann nach den Anordnungen des Arztes richten. **Sie ist also nicht verpflichtet und auch nicht berechtigt, Lobelin oder Icoral mit sich zu führen und von sich aus anzuwenden.**

Das Icoral bekämpft auch den meist gleichzeitig bestehenden **Kreislaufkollaps**, der sich in jagendem, fadenförmigem Puls zeigt.

In vielen Fällen gelingt es auf diese Weise, die gefährliche Zeit der ersten Lebenswochen zu überbrücken. Im allgemeinen wird allerdings — das ergibt sich ja zwangsläufig aus den geschilderten Behandlungsmaßnahmen — die Überführung in eine Klinik sofort nach den ersten asphyktischen Anfällen nicht zu umgehen sein. Später, d. h. nach den ersten Lebenswochen auftretende Anfälle von Blausucht deuten auf besondere Erkrankungen (z. B. Lungenentzündung, angeborener Herzfehler) hin. Sie müssen ebenfalls zu sofortiger Hinzuziehung eines **Arztes** Veranlassung geben.

Zu 3: Ernährung. Die Ernährung kann nur Erfolg haben, wenn sie in den ersten 3—4 Lebenswochen ausschließlich, in den nachfolgenden Wochen wenigstens teilweise mit **Frauenmilch** durchgeführt wird. Um so erschwerender ist es, daß vorzeitig Gebärende verhältnismäßig häufig zu wenig Milch haben. Natürlich muß mit allen zu Gebote stehenden Mitteln (S. 437) versucht werden, diese Stillschwierigkeiten zu überwinden, auch wenn das trinkschwache Kind nicht angelegt werden kann. Grundsätzlich ist natürlich anzustreben, das lebensfrische Frühgeborene über 2000 g an der Brust trinken zu lassen. Anderenfalls muß die Muttermilch abgespritzt oder abgepumpt werden (S. 437 ff.). Notfalls muß Frauenmilch beschafft werden, die so sauber ist, daß

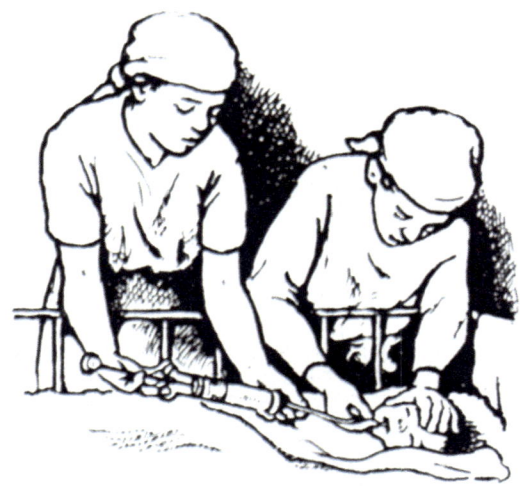

Abb. 389. Sondenfütterung eines Säuglings. Einführung der angefeuchteten Sonde durch den Mund oder auch durch die Nase des Säuglings in Rückenlage. Dabei wird der Kopf des Kindes seitwärts gedreht und mit der einen Hand fixiert, während der Daumen dieser Hand den Unterkiefer sanft nach oben drückt, um den Würgreiz zu bekämpfen. Erst wenn die richtige Lage der Sonde gesichert ist (s. Text), spritzt eine Hilfsperson die Nahrung unter gelindem Druck ein.

sie in rohem Zustande verfüttert werden kann. Die mancherorts aus Frauenmilchsammelstellen zu beziehende **abgekochte Frauenmilch darf höchstens mit roher Frauenmilch gemischt** gegeben werden.

Trinkt das Frühgeborene auch nicht aus der Flasche, so kann versucht werden, die Milch mit einem Teelöffel oder einer ausgekochten Pipette in den Mund zu bringen. Besteht aber bei mangelhaftem Schluckreflex die Gefahr der Aspiration oder treten hierbei asphyktische Anfälle (s. oben) auf, so muß die Nahrung zu jeder Mahlzeit **sondiert** werden (Abb. 389).

Dabei wird die Sonde (feiner Nelatonkatheter) durch Mund oder Nase eingeführt. Zur Prüfung der richtigen Sondenlage beachte man, daß das Kind möglichst schreit, daß es nicht blau wird, keinen Hustenreiz bekommt und daß keine Atemluft durch die Sonde geht. Erst dann wird die körperwarme Nahrung unter gelindem Druck eingespritzt bzw. durch einen Trichter eingegeben.

Die **Technik der Ernährung** berücksichtigt Trink- und Verdauungsschwäche des Frühgeborenen. Darum beträgt die Zahl der Mahlzeiten zunächst sechs, und darum versucht man — unter besonders vorsichtiger Steigerung in den ersten Tagen — mit möglichst geringen Nahrungsmengen ein gutes Gedeihen des Kindes zu erzielen. Am besten hat sich folgendes Vorgehen bewährt:

1. Trinktag (= 2. Lebenstag) 6 × 5 g
2.   ,,   6 × 10 g
3.   ,,   6 × 15 g

usw. bis das Kind gedeiht, aber nur ganz ausnahmsweise mehr als $^1/_6$ des Körpergewichtes.

Zu Beginn etwa der 5. Lebenswoche ersetzt man gleich vorsichtig zunächst einen Teil, allmählich aber die ganze Frauenmilch durch Zitronensäurevollmilch (S. 470). Ist genügend Frauenmilch vorhanden, so bleibt man ganz bei natürlicher Ernährung, gibt aber bei mangelhaftem Gedeihen $^1/_2$—1% (nicht mehr!) Milcheiweißpulver (Plasmon oder Larosan) in die Frauenmilch, um den erhöhten Eiweißbedarf des ganz besonders schnell wachsenden Kindes zu befriedigen.

Zu 4 und 5: **Vermeidung von Infektionen und Rachitis.** Das Frühgeborene ist mit dem nach der Geburt unvermeidbar einsetzendem Ansturm von Keimen so vollauf beschäftigt, daß keine Kraft mehr zur Abwehr zusätzlicher Infektionen verbleibt. Jeder Schnupfen droht zu einer Bronchitis und Lungenentzündung zu werden. Ein Schnupfen entsteht aber nicht durch Abkühlung, sondern vor allem durch Infektion von einem ,,erkälteten" Erwachsenen (,,Infekt"). Es ist darum eine alte Regel, daß ein Frühgeborenenzimmer nur von Personen betreten wird, die unbedingt dort zu tun haben. Diese Personen müssen frei von Erkältungen sein. Als Behelf mag ein mit BILLROTH-Batist behafteter Mullschleier um Mund und Nase dienen. Natürlich kann die Infektion auch von anderen Kindern stammen, weshalb man Frühgeborene allenfalls mit ausgetragenen Neugeborenen, nie aber mit anderen Kindern zusammenlegen sollte. Hat ein Kind des Frühgeborenenzimmers einen Infekt bekommen, so muß es sofort abgesondert werden. Die Anfälligkeit der Haut erfordert besondere Sauberkeit und Pflege. Auch der Darm des Frühgeborenen ist sehr anfällig gegen Infektionen. Ein harmloser, aber infektiöser Durchfall eines Erwachsenen hat bei Einschleppung in das Frühgeborenenzimmer schon manches Unheil angerichtet.

Die Hebung der Abwehrkraft geschieht durch natürliche Ernährung und nicht zuletzt auch durch die rechtzeitige Bekämpfung der Rachitis, zu der das Frühgeborene ganz besonders disponiert ist. Schon am Ende der 4. Lebenswoche müssen die auf S. 490 näher beschriebenen Maßnahmen einsetzen. Am besten hat sich die 2malige Gabe von je 1 Ampulle ,,Vigantol forte" zu 10 mg nach der 4. und 7. Lebenswoche bewährt. Man gibt das Mittel mit etwas Milch auf dem Teelöffel oder mit der Sonde zu Beginn einer Mahlzeit. Anordnung und Überwachung der Rachitisbehandlung geschieht durch den Arzt.

Krankheiten der Neugeborenenzeit.

Die Beschreibung der wichtigsten Erkrankungen des Neugeborenen in diesem Kapitel verfolgt den Zweck, die Grenzen des Normalen und des Krankhaften im Ablauf der Neugeborenenperiode zu zeigen. Ihre Kenntnis darf die Hebamme keinesfalls dazu verleiten, ein krankes Neugeborenes selbst zu behandeln und damit eine Verantwortung zu übernehmen, die sie nicht tragen darf und kann. **Das kranke Neugeborene gehört in die Hand des Arztes!** Alle durch den Geburtsakt selbst entstandenen Erkrankungen, z. B. die verschiedenen Formen des Scheintodes (Asphyxie) und die Geburtsverletzungen, finden auf S. 384, die wichtigsten Mißbildungen auf S. 347, eingehende Beschreibung.

Nabelerkrankungen.

Der **Hautnabel** ist eine recht häufige, harmlose Nabelbildungsstörung, die darauf beruht, daß die Bauchhaut des Neugeborenen ein kleines Stück auf den Nabelstrang übergreift. Nach Abfall des Strangrestes bleibt dieses kleine Stück erhalten; es überragt dann zipfelförmig das Bauchniveau, um sich allerdings später von allein zurückzubilden. Ärztliches Eingreifen ist also unnötig. Bei dem viel selteneren **Eihautnabel** greift umgekehrt die Eihaut auf die Bauchwand über. Durch Zugrundegehen der Eihaut entsteht eine diesem Bereich entsprechende Nabelwunde, die sich unter der ärztlich überwachten Behandlung mit Wundpuder (z. B. Dermatol) allmählich vom Rande her überhäutet.

Der **Nabelschnurbruch** entsteht dadurch, daß Teile der Bauchorgane durch den mangelhaft entwickelten Nabelring hervorquellen und zu einer Anschwellung der Nabelschnur führen. **Sofortige ärztliche Hilfe ist notwendig.**

Blutungen können aus dem schlecht abgebundenen Nabelstrang oder nach dem Abfall des Strangrestes aus der Nabelwunde erfolgen. Im ersteren Falle hilft erneutes Abbinden des Nabelschnurrestes. Im letzteren Falle können die verschiedensten Ursachen vorliegen. In den ersten Lebenstagen ist an die auf S. 428 beschriebene auf Vitamin-K-Mangel beruhende Blutungsneigung des Neugeborenen, in der 2. Lebenswoche an eine schwere Allgemeininfektion (Sepsis) oder Syphilis als Ursache zu denken. Hierüber muß die Entscheidung eines Arztes herbeigeführt werden.

Bei der **Nabelstranggangrän** tritt — meist durch unzweckmäßige Nabelpflege — die Fäulnis an die Stelle der anzustrebenden Eintrocknung (Mumifikation S. 427) des Nabelstranges, der sich schmierig schwärzlich verfärbt und fauligen Geruch annimmt. Sofortige ärztliche Behandlung dieser schweren Infektion ist erforderlich.

Anhaltendes Nässen der schlecht heilenden Nabelwunde kann die verschiedensten Ursachen haben. Am häufigsten liegt dem ein sog. **Nabelgranulom** zugrunde. Hierbei erkennt man in der Tiefe des auseinandergespreizten Nabels ein nässendes Fleischwärzchen, welches aus gewuchertem Bindegewebe (Granulationsgewebe) besteht und welches die vollständige Überhäutung der Nabelwunde an dieser Stelle verhindert. Durch mehrfaches Ätzen mit dem Höllensteinstift und anschließende Dermatolbehandlung kann man das Granulom leicht beseitigen und die Wunde zum Verschluß bringen (Abb. 390, 391).

Ist die Absonderung mehr eitrig, so sprechen wir von einer **Nabelblennorrhoe**[1], bei der sich aus der mit schmierigem Granulationsgewebe bedeckten Nabelwunde durch Gewebezerfall leicht ein **Nabelgeschwür** und durch Übergreifen auf die Umgebung eine **Nabelringentzündung** entwickeln kann. Beide Erkrankungen können durch Fortschreiten der Eiterung auf das benachbarte Bauchfell zu der fast immer tödlich endenden eitrigen Bauchfellentzündung

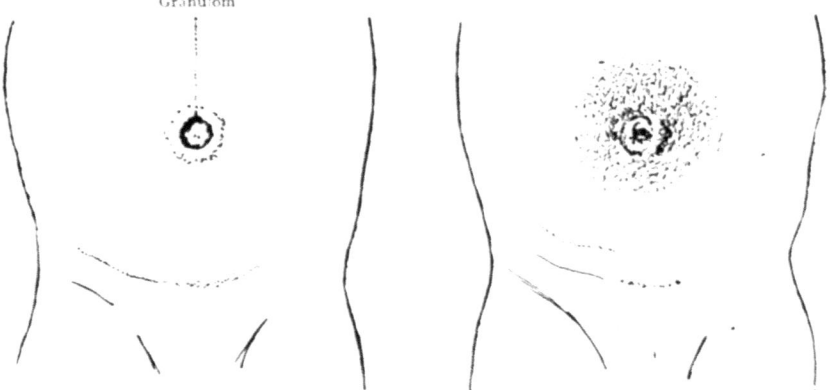

Abb. 390. Nabelgranulom. Das Granulom ist oft viel kleiner als hier gezeichnet und nimmt dann nur einen kleinen Teil des Nabelgrundes ein.

Abb. 391. Nabelringentzündung. Um die eiternde Nabelwunde hat sich eine Rötung und Schwellung gebildet.

führen. Bei jeder schlecht heilenden, schmierig belegten Nabelwunde ist ferner an eine **Nabeldiphtherie** zu denken und der Arzt zu benachrichtigen. Jeder Fall von Nabelentzündung, natürlich auch von Nabeldiphtherie, ist dem zuständigen Amtsarzt zu melden.

Schließlich kann die Nabelwunde zur Eintrittspforte schwerer Allgemeininfektionen, wie **Wundstarrkrampf** (Tetanus), **Blutvergiftung** (Sepsis) und **Wundrose** (Erysipel) werden.

Beim **Neugeborenen-Tetanus** läßt sich oft eine nebenher in der Landwirtschaft tätige Hebamme als Infektionsquelle ermitteln. Zumindest stammt das Kind aus ländlichem Milieu. Die Tetanusbazillen finden sich nämlich in der Erde und im Stalldung. Sie werden mit den schlecht gewaschenen Händen in die Nabelwunde gebracht. 2—14 Tage und noch länger danach stellt sich bei dem Kinde zunächst eine auf Kaumuskelkrampf beruhende Kieferklemme ein. Durch den bald hinzutretenden Krampfzustand der übrigen Gesichtsmuskulatur bekommt das Kind einen charakteristischen, zu einem Grinsen verzerrten Gesichtsausdruck mit gerunzelter Stirn und mit fest zugekniffenen Augen. Bald erfassen die Krämpfe den ganzen Körper, der in immer kürzer werdenden Zeitabständen

---

[1] Blennorrhoe heißt Eiterfluß.

blitzartig zusammenzuckt, um dann in einem allgemeinen Krampfzustand förmlich zu erstarren. Nur etwa die Hälfte aller Fälle verläuft leichter und endet nicht tödlich. Es versteht sich von selbst, daß bei den ersten Anzeichen der Erkrankung ein Arzt hinzugezogen werden muß. Vor allem aber hat jede Hebamme, die nebenher im Garten oder in der Landwirtschaft tätig sein muß, die ganz besondere Pflicht, sich die Hände gründlichst zu desinfizieren, bevor sie zu einer Entbindung oder zu einem Wochenbett geht. Die Erkrankung ist meldepflichtig.

Die **Blutvergiftung** (Sepsis) des Neugeborenen entsteht durch schubweises Eindringen von Eiterkeimen in die Blutbahn und Verbreitung der Infektion im ganzen Körper auf diesem Wege. Die häufigste Eintrittspforte ist die Nabelwunde. Aber auch Mund- und Rachenschleimhaut, Magen-Darmkanal, Haut, Atem- und Harnwege können den Krankheitserregern Einlaß gewähren. Die Keime werden gewöhnlich durch Schmierinfektion auf das Kind übertragen. Die Gelegenheit hierzu bietet sich vor allem, wenn die Mutter selbst im Wochenbett an einer Infektion, z. B. an Kindbettfieber leidet, oder wenn in dem Neugeborenenzimmer einer Entbindungsanstalt andere Kinder infektiös erkrankt sind. Die Erkrankung beginnt nicht vor der 2. Lebenswoche, und zwar mit Trinkunlust, schlechtem Gedeihen, Fieber, Durchfällen, Gelbsucht und Blutungen aus der Nabelwunde, aus dem Darm und in die Haut. Viel leichter ist es, die Infektion durch sauberes Arbeiten zu verhüten, als hinterher die sehr schwere, meist tödlich verlaufende Erkrankung zu heilen.

Auch die **Wundrose** (Erysipel) des Neugeborenen geht meistens von der Nabelwunde, seltener von anderen Hautstellen aus. Unter hohem Fieberanstieg greift eine ziemlich scharf umschriebene Rötung und Schwellung der Haut schnell um sich. Innerhalb kurzer Zeit können größere Hautbezirke befallen sein. Bisweilen kommt es zu Eiterungen im Unterhautzellgewebe, in Lymphknoten und Gelenken, und nicht so ganz selten ist der Ausgang in eine allgemeine Blutvergiftung (s. oben) das Ende. Die Erreger (Streptokokken) können einerseits von der Mutter (z. B. bei Scharlacherkrankungen im Wochenbett) stammen, andererseits, wenn die Erkrankung bei dem Kinde einmal ausgebrochen ist, für die Mutter gefährlich werden. Es ist darum erforderlich, das kranke Kind von der Mutter abzusondern. Die früher fast immer tödlich verlaufende Erkrankung läßt sich heute viel besser beeinflussen, wenn die ärztliche Hilfe rechtzeitig kommt.

Andere eitrige Infektionen.

Die mangelnde Abwehrfähigkeit läßt das Neugeborene ganz besonders anfällig gegen Infektionen aller Art erscheinen. Nur einige, für dieses Alter charakteristische Eiterinfektionen seien herausgriffen.

Der **Schälblasenausschlag** ist die für das Neugeborenen- und junge Säuglingsalter typische Erscheinungsform der eitrigen Infektion der Haut. Die Übertragung der Eiterkeime (Staphylokokken) geschieht immer durch Schmierinfektion, am häufigsten

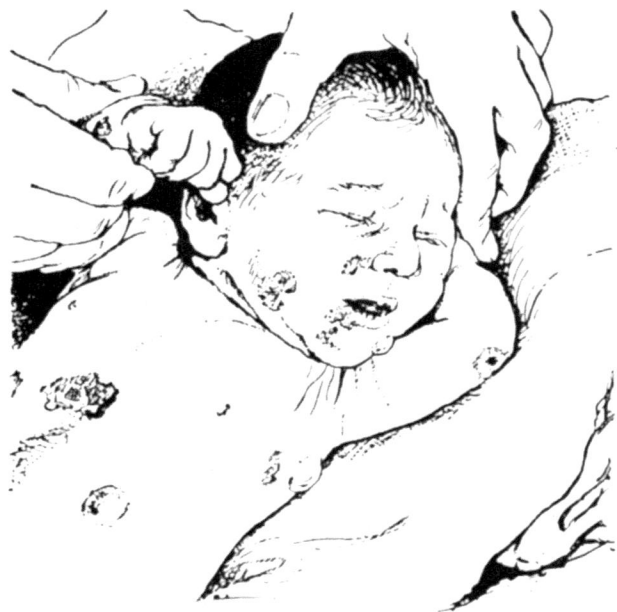

Abb. 392. Schälblasenausschlag. Am Oberbauch, an der linken Brustseite und an der linken Kinnseite sind die typischen mit trüber Flüssigkeit gefüllten Bläschen, daneben die wunden Hautstellen nach Abstoßen der Blasendecken zu erkennen.

durch eine oft unscheinbare Eiterinfektion an den Händen einer Hebamme oder einer anderen mit dem Kinde in Berührung kommenden Person. In schneller Folge entwickeln sich mit trüber Flüssigkeit gefüllte Blasen von Pfennig- bis Fünfmarkstückgröße, die leicht platzen und dann stark gerötete Hautstellen freigeben (Abb. 392).

Die Erkrankung ist außerordentlich ansteckend und dadurch in Gebäranstalten sehr gefürchtet. Nur sorgfältige Händedesinfektion, Kittelwechsel und Entkeimung aller mit dem Kinde in Berührung kommenden Gegenstände können der Weiterverbreitung der Erkrankung entgegenwirken. Die Behandlung bietet bei sofortiger **ärztlicher Hilfe** gute Erfolgsaussichten. Gelingt es aber nicht, der Ausbreitung der Erkrankung Herr zu werden, so kann das Leiden auch einmal große Ausdehnung annehmen und über eine allgemeine Blutvergiftung zum Tode führen. Darum muß die Hebamme bei jedem Fall von Schälblasenausschlag einen Arzt zuziehen. Die Erkrankung ist überdies dem Amtsarzt zu melden.

Die eitrige **Augenbindehautentzündung** (Conjunktivitis) ist beim Neugeborenen deshalb ziemlich häufig, weil die Geburt für die Einschleppung von Eitererregern in den kindlichen Bindehautsack von den keimbeladenen Geburtswegen der Mutter reichlich Gelegenheit bietet. Sie ist im allgemeinen recht gutartig und heilt auf vorsichtige Waschungen mit körperwarmem Kamillentee oder 3%igem Borwasser meist schnell wieder ab. Auch der durch die vorgeschriebene CREDÉsche Augeneinträufelung nach der Geburt (S. 212) ausgelöste Reizkatarrh ist völlig harmlos.

Die Gefahr dieser gewöhnlichen Conjunktivitisformen liegt vor allem in der leicht möglichen Verwechslung mit dem sehr bösartigen Augentripper. Hier gelangen bei der Geburt oder auch hinterher durch unsaubere Hände die Trippererreger, die Gonokokken, in die Bindehäute. Als erste Erscheinungen machen sich Rötungen der Bindehäute, Schwellung und Rötung der Lider und Absonderung einer zunächst blutig-dünnen, bald dickeitrig werdenden Flüssigkeit 3—4 Tage nach der Infektion bemerkbar. Durch Übergreifen der Eiterung auf den Augapfel kann Erblindung eintreten. Die Hebamme hat die Pflicht, bei dem geringsten Verdacht auf Augentripper einen Arzt hinzuzuziehen. Das womöglich noch gesunde Auge muß durch einen Verband vor der Infektion geschützt werden. Durch Lagerung auf die Seite des erkrankten Auges soll das Überfließen des hochinfektiösen Eiters auf das gesunde Auge vermieden werden. Die Erkrankung, wie überhaupt jede Art von Augenentzündung des Neugeborenen ist meldepflichtig. Andere Äußerungen der Tripperinfekton beim jungen Kinde s. S. 498.

Weitere für das Neugeborenenalter charakteristische Eiterinfektionen sind die eitrige **Brustdrüsenentzündung** (Mastitis), die **Zahnkeimentzündung** und die eitrige **Entzündung der Speicheldrüsen**. Letztere äußert sich, je nach der Art der befallenen Speicheldrüse in einer schmerzhaften Schwellung der Gegend um das Ohrläppchen herum oder unter dem Unterkieferast. Alle diese Erkrankungen erfordern ärztliche Behandlung.

Krankhafte Gelbsuchtsformen.

Jede Gelbsuchtsform, die von der auf S. 426 gegebenen Beschreibung abweicht, muß als krankhaft bezeichnet werden. Die Abweichungen beziehen sich — für die Hebamme kenntlich — vor allem auf zeitlichen Ablauf und Stärke der Gelbsucht sowie auf eine Änderung der Stuhl- und Urinfarbe.

Verhältnismäßig harmlos ist das bei schwachen, vor allem frühgeborenen Kindern vorkommende ungewöhnlich lange Anhalten der sonst wie üblich ablaufenden Gelbsucht.

Viel ernster ist die bereits kurz nach der Geburt in sehr starker Ausprägung sich entwickelnde Gelbsucht, die gewöhnlich mehrere Neugeborene einer Familie hintereinander befällt und erschreckend oft zum Tode führt. Nur sofortiges ärztliches Eingreifen kann hier helfen. Die Urinfarbe ist dunkelbraun, die Stuhlfarbe wenig verändert.

Nicht weniger ernst ist die auf **angeborenem Verschluß des Gallenganges** beruhende Gelbsucht zu bewerten. Hierbei ist der Urin bierbraun gefärbt, der Stuhl dagegen bis zur Kalkfarbe entfärbt, weil ja kein Gallenfarbstoff in den Darm gelangt. Schon vor der Entwicklung der Gelbsucht muß die Hebamme den Arzt auf das hellgraue „Kindspech" (vgl. S. 428) aufmerksam machen.

Tritt eine Gelbsucht erst gegen Ende der 1. Lebenswoche auf, bzw. verstärkt in Erscheinung, so kann sie verschiedene Ursachen haben, etwa Zeichen einer **allgemeinen Blutvergiftung** (s. oben) oder einer angeborenen **Syphilis** sein.

Die krankhaft gesteigerte Blutungsbereitschaft (S. 428).

Die auf einem **Vitamin-K-Mangel** beruhende Blutungsneigung besteht nur vom 2.—5. Lebenstage. Sie kann zu Blutungen aus dem Nabelschnurrest (S. 427), zu Blutungen an den Stellen einer Geburtsverletzung (z. B. Kopfblutgeschwulst, Gehirnblutung) und zu erheblichen Blutungen aus dem Magen-Darmkanal mit Blutstühlen (Melaena) und Bluterbrechen führen. Rechtzeitige ärztliche Hilfe vermag im allgemeinen die Lage zu beherrschen.

Tritt eine solche Blutung jedoch erst in der 2. Lebenswoche auf, so muß wiederum an **allgemeine Blutvergiftung** und **Syphilis** gedacht werden.

Angeborene Syphilis (S. 499).

C. Die Säuglingszeit.

Der gesunde Säugling und seine Entwicklung.

Die Säuglingszeit schließt sich an die Neugeborenenperiode an und reicht bis zum Ende des 1. Lebensjahres. Sie ist die Zeit, in der das Kind die ersten Beziehungen zur Umwelt aufnimmt. Um den Stand dieser körperlichen und geistigen Entwicklung bei einem bestimmten Kinde richtig beurteilen zu können, ist es notwendig, den durchschnittlichen Entwicklungsverlauf, wie er sich aus einer großen Zahl gesunder Säuglinge ableiten läßt, zu kennen. Doch sei ausdrücklich darauf hingewiesen, daß das im Folgenden entwickelte Schema keinesfalls starre Grenzen hat; vielmehr erscheinen nicht wenige Kinder zunächst etwas rückständig, holen dann aber das Versäumte um so schneller wieder ein. Den Ausschlag gibt auch hier die Beurteilung des ganzen Kindes, nicht die Überbewertung eines einzelnen Merkmales.

Die **seelische Grundhaltung** des gesunden Säuglings ist ruhig und zufrieden. Der junge Säugling schläft sehr viel. Er nimmt dabei eine ganz charakteristische Haltung ein (Abb. 393).

Anhaltendes Schreien von Geburt an deutet auf eine angeborene Anomalie des Zentralnervensystems (Neuropathie), neu auftretendes Schreien bei einem bisher ruhigen Kinde auf irgendeine Störung hin.

Die **Haut** des gesunden Säuglings ist rosig, samtweich, mattglänzend und zeichnet sich durch eine bestimmte Gewebsspannung

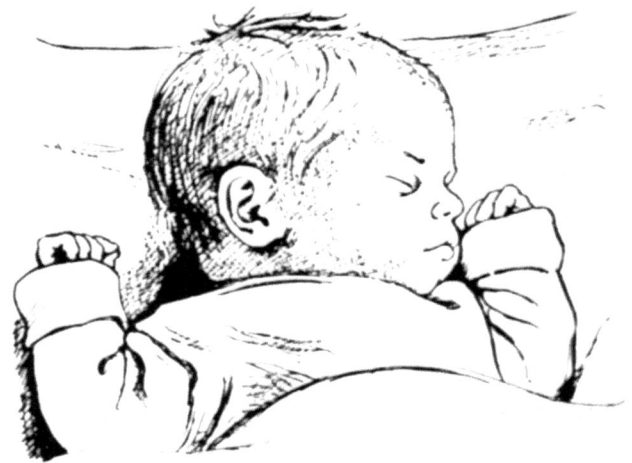

Abb. 393. Schlafhaltung des gesunden Säuglings.

aus. Letztere prüft man durch Abheben einer Hautfalte, die normalerweise sofort wieder verschwindet, und durch Eindrücken einer Hautdelle, die innerhalb weniger Minuten wieder unsichtbar wird. Die Verminderung der Hautspannung äußert sich darin, daß sich die abgehobene Hautfalte und Hautstelle nur sehr träge wieder ausgleichen. Blässe, Trockenheit, herabgesetzte Gewebsspannung der Haut sind oft die ersten Zeichen einer schweren Erkrankung. Abnormer Flüssigkeitsreichtum des Unterhautgewebes (Ödem), der sich dadurch kenntlich macht, daß auf Fingerdruck (vor allem an Hand- und Fußrücken sowie Schienenbein) eine Delle zurückbleibt, weist ebenfalls auf eine Störung der Gesundheit hin. Gut entwickeltes **Fettpolster** kennzeichnet den gut gedeihenden, ausgetragenen Säugling und unterscheidet ihn vom frühgeborenen Säugling. Das Fettpolster soll straff, nicht schlaff sein und an der Innenseite der Oberschenkel einige querverlaufende Hautfalten bedingen.

Längen- und Gewichtswachstum. Zur exakten Beurteilung des körperlichen Wachstums gehört die Bestimmung von Größe, Gewicht, horizontalem Kopfumfang und Brustumfang bei ruhiger Atmung in Brustwarzenhöhe. Eine Tabelle über die normale körperliche Entwicklung des Kindes findet sich auf S. 500.

Die Körperlänge nimmt im 1. und 2. Lebensvierteljahr um je 8 cm, im 3. und 4. Lebensvierteljahr um je 4 cm, im ganzen 1. Lebensjahr also durchschnittlich um 24 cm zu.

Die tägliche Gewichtszunahme beträgt im 1. Lebensvierteljahr 20—28 g, im 2. Vierteljahr rund 20 g, im 3. Vierteljahr 12—18 g und im 4. Vierteljahr 10—15 g. Das Gewicht verdoppelt sich also bis zum Ende des 5. Lebensmonates und verdreifacht sich bis zum Ende des 1. Lebensjahres.

Die größenmäßigen Beziehungen der einzelnen Körperteile zueinander (Proportionen) wechseln in den verschiedenen Lebensaltern beträchtlich. Bei der Geburt sind die Gliedmaßen verhältnismäßig kurz und der Kopf verhältnismäßig groß, während der Anteil des Rumpfes im Laufe des ganzen Lebens ziemlich gleichbleibend $1/3$ der Gesamtgröße beträgt. Das Verhältnis verschiebt sich dann schnell zuungunsten des Kopfes und zugunsten der Gliedmaßen. Dementsprechend hat auch der Brustumfang den Kopfumfang etwa am Ende des 1. Lebensjahres bei rund 46 cm eingeholt. Später ist ja dann der Brustumfang viel größer als der Kopfumfang.

Während das Gewichtswachstum ein recht feiner Gradmesser für irgendeine Störung ist, muß schon eine schwere und länger andauernde Schädigung einwirken, um auch das Längenwachstum zu beeinflussen.

Knochensystem. Am Kopf vollzieht sich allmählich der Schluß der Nähte und der kleinen Fontanelle, während sich die große Fontanelle erst am Ende des 5. Vierteljahres zu verschließen pflegt.

Die Zahnung beginnt gewöhnlich im 6.—7. Lebensmonat und läuft dann in einer ganz bestimmten Weise ab. Die Reihenfolge des Zahndurchbruches veranschaulicht die folgende „Zahnformel", bei der der waagerechte Strich der Mundspalte, der senkrechte Strich der Mittellinie zwischen rechts und links entspricht.

7	5	6	3	2	2	3	6	5	7
7	5	6	4	1	1	4	6	5	7

Bis zum Ende des 1. Lebensjahres ist mit dem Durchbruch der in der Formel rechteckig umrandeten 8 Schneidezähne zu rechnen. Im Abstand von etwa 4 Wochen erscheinen paarweise zuerst die unteren mittleren Schneidezähne, dann die oberen mittleren, die oberen äußeren und schließlich die unteren äußeren Schneidezähne. Im Laufe des 2. Lebensjahres vervollständigt sich das Milchgebiß in der aufgezeichneten Reihenfolge. Der Zahndurchbruch kündigt sich meist durch vermehrten Speichelfluß, durch verstärktes Lutschen und Kauen an hingehaltenen Gegenständen und durch verdrießliche Stimmung an.

Wie weit gleichzeitig mit dem Zahndurchbruch auftretende Fieberzustände als Ursache oder Folge der Zahnung anzusehen sind, ist noch umstritten. Auf jeden Fall darf die Hebamme sich nicht ohne weiteres mit der Feststellung „Zahnfieber" begnügen, ohne gründlich nach anderen Fieberursachen gesucht, somit den Arzt benachrichtigt zu haben.

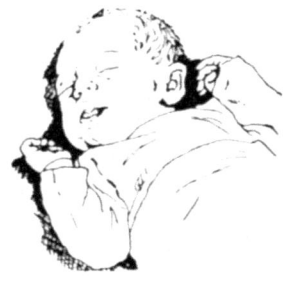

Abb. 394. Neugeborenes unmittelbar nach der Geburt.

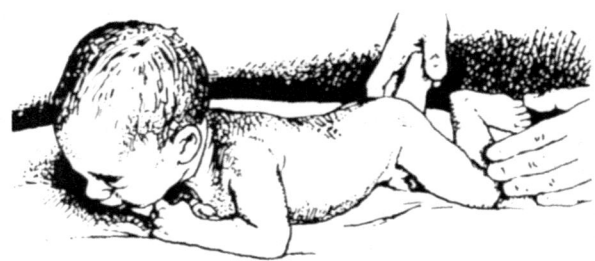

Abb. 395. Das gleiche Kind im Alter von 3 Wochen. Es sucht in Bauchlage den Kopf anzuheben.

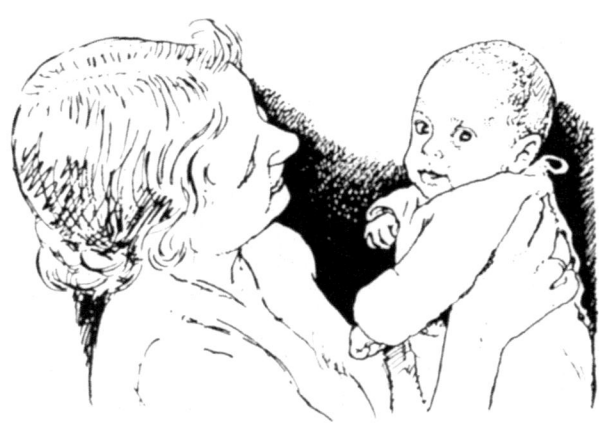

Abb. 396. Das gleiche Kind im Alter von 3 Monaten. Es vermag den Kopf zu halten, lächelt und fixiert.

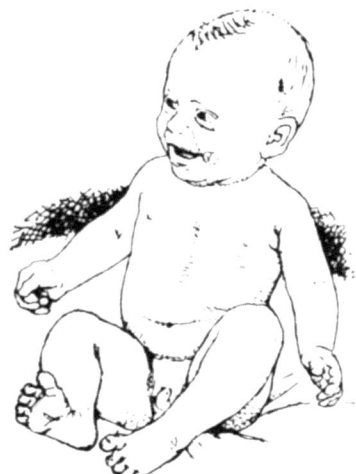

Abb. 397. Das gleiche Kind mit 6 Monaten, kann frei sitzen.

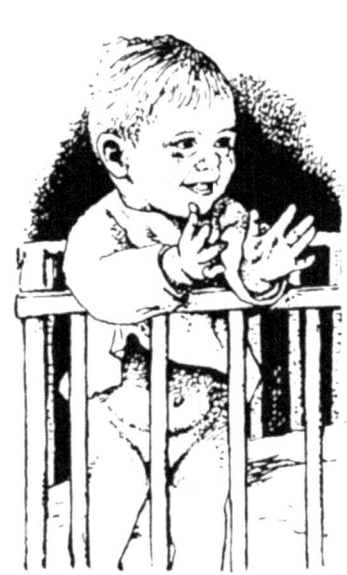

Abb. 398. Das gleiche Kind mit 1 Jahr. Es kann sich am Gitter selbst hinstellen und mit Unterstützung oder am Gitter einige Schritte tun.

Kreislauf und Atmung (S. 429, 430).

Statische und geistige Entwicklung. Unter statischer Entwicklung versteht man das Erlernen der Fähigkeit, sich im Raume zu bewegen, also z. B. das Ausführen zweckbewußter Bewegungen wie Greifen nach Gegenständen, Sitzen, Stehen und Laufen. Sie ist von der Entwicklung des Zentralnervensystems abhängig und ist darum mit der geistigen Entwicklung des Kindes aufs engste verknüpft. Als grober Anhaltspunkt mag folgendes Schema dienen:

Alter	Statisch	Geistig
1. Monat	Bisweilen Kopfheben in Bauchlage. Sonst nur Reflexbewegungen und Instinkthandlungen.	
2. Monat	Kopfheben. Augenbewegungen ohne Schielen. Umklammern in die Handfläche gehaltener Gegenstände.	
3. Monat	Kopf wird im Liegen willkürlich bewegt, kann im Sitzen noch nicht gehalten werden.	Folgen mit den Augen und lachen.
4. Monat	Greifen nach Gegenständen beginnt. Kopf wird im Sitzen mühsam gehalten.	Anhaltende Aufmerksamkeit.
6. Monat	Beginn freien Sitzens. Beine werden beim Hochheben auf die Unterlage gestemmt.	Verbesserung des bisher Erlernten.
9. Monat	Stehversuche an Gegenständen.	Sprechen einzelner Silben.
1 Jahr	Erste Schrittversuche mit Unterstützung oder an Gegenständen. Kriechen.	Sprachverständnis erwacht, Nachsprechen einzelner Wörter. Oft schon Erlernung der willkürlichen Entleerung von Stuhl und Urin.

Stoffwechsel und Ernährung des gesunden Säuglings.

Allgemeine Stoffwechsel- und Ernährungslehre.

Unter dem Begriff Stoffwechsel fassen wir die Vielzahl aller für die Erhaltung des Lebens unerläßlichen chemischen Vorgänge im Körper zusammen. Jede einzelne Körperzelle nimmt hieran teil, indem sie der ihr im Rahmen des Gesamtstoffwechselgeschehens zufallenden Aufgaben gerecht wird. An vielen Stellen des Körpers finden sich Zellen mit gleichem Aufgabenkreis zu einer Art „Arbeitsgemeinschaft", die wir Organe, z. B. Leber, Lungen, Nieren nennen, zusammen. Durch diese sinnvolle Arbeitsaufteilung wird die Leistung des gesamten Körperzellstaates erheblich gesteigert. Keine Leistung erwächst aus dem Nichts. Die Körperzellen und damit der gesamte Organismus brauchen gewissermaßen

„Betriebsstoff", um leben, d. h. arbeiten zu können. Dieser Betriebsstoff als Energiequelle muß aus der Nahrung entnommen werden, eine Aufgabe der Darmwandzellen. Hinzu kommt, daß ständig durch Abnützung Körperzellen zugrunde gehen und wieder ersetzt werden müssen. Und schließlich findet während der ganzen Kindheit, ganz besonders aber im Säuglingsalter eine beträchtliche Vermehrung der Körpersubstanz statt. Man bedenke, daß sich das Körpergewicht in den ersten 12 Lebensmonaten verdreifacht! Die Baustoffe für den Ersatz verlorengegangenen Gewebes und für das Gewebewachstum entstammen ebenfalls der Nahrung.

Die **Aufgaben der Ernährung** sind also, die Grundlage zu schaffen für die folgenden Vorgänge:

1. Ablauf der Lebensvorgänge = Betriebsstoffwechsel.
2. Erhaltung der Körpersubstanz } Baustoffwechsel.
3. Vermehrung der Körpersubstanz }

Die für den Ablauf der Lebensvorgänge erforderliche Energiemenge wird durch Verbrennung der Grundnährstoffe Eiweiß, Fett und Kohlehydrat in den Körperzellen gewonnen. Man berechnet darum das Kostmaß einer Nahrung nach dem Brennwert der in ihr enthaltenen Grundnährstoffe und drückt das in Wärmeeinheiten, sog. Kalorien[1] aus. Man hat ermitteln können, daß 1 g Eiweiß und 1 g Kohlehydrat je 4,1, 1 g Fett 9,3 Kalorien bei ihrer Verbrennung liefern. Damit diese Verbrennungsvorgänge in der richtigen Weise ablaufen, vor allem aber damit der Aufbau der Körpersubstanz vonstatten gehen kann, muß die Verteilung der Nährstoffe eine ganz bestimmte sein. Neben der Nahrungsmenge — in Kalorien ausgedrückt — ist also auch die **Nahrungszusammensetzung** von großer Wichtigkeit; denn nur bis zum gewissen Grade können sich die drei Grundnährstoffe im Stoffwechsel gegenseitig vertreten. Vor allem muß das zum Körperaufbau benötigte Eiweiß als solches zugeführt werden, da es Stoffe enthält (z. B. Stickstoff), welche die Fette und Kohlehydrate nicht besitzen. Aus Fett und Kohlehydrat kann sich der Körper also nicht Eiweiß bilden, allenfalls umgekehrt. Die richtige Nahrung enthält alle drei Grundnährstoffe in einem bestimmten Verhältnis zueinander.

Neben den Grundnährstoffen besteht der Körper zum überwiegenden Teil aus Wasser und auch aus den verschiedensten Salzen. Wasser ist das Lösungsmittel für alle im Austausch stehenden Stoffe im Körper und nicht zuletzt auch für die Ausscheidungen aus dem Körper (Stuhl, Urin, Schweiß usw.). Der Körperwassergehalt ist um so größer, je jünger der Organismus ist. Er beträgt z. B. beim Fötus in den ersten Schwangerschaftsmonaten noch

---

[1] Eine große Kalorie stellt diejenige Wärmemenge dar, die in der Lage ist, 1 kg Wasser, eine kleine Kalorie 1 g Wasser um 1° zu erwärmen.

über 90%, beim Neugeborenen rund 70%, beim Erwachsenen etwa 65% der Körpersubstanz. Wenn also ein junger Säugling im Laufe einer halben Woche 100 g schwerer wird, so bestehen 70 g der Gewichtszunahme aus Wasser. Anhaltender Durst führt jedoch nicht nur zu mangelhaftem Gedeihen, sondern auch zu ernsten, bisweilen mit Fieber einhergehenden (S. 425) Stoffwechselstörungen. Wir erkennen daraus, wie wichtig es ist, den Flüssigkeitsbedarf des jungen Kindes zu berücksichtigen, selbst wenn aus bestimmtem Anlaß (z. B. Durchfallerscheinungen) der Brennwert der Nahrung vorübergehend vermindert werden muß.

Alle Stoffwechselvorgänge sind nur durch die Anwesenheit bestimmter Stoffe, die wir **Wirkstoffe** nennen, möglich. Sonst wäre es z. B. nicht denkbar, daß bei einer Temperatur von nur 37° Nährstoffe „verbrannt" werden. Diese Wirkstoffe stellen mehr oder weniger kompliziert gebaute Körper dar, die der Organismus zum Teil selbst bilden kann, zum anderenTeil aber in fertigem oder doch zumindest fast fertigem Zstande mit der Nahrung aufnehmen muß. Die ersten nennen wir Fermente und Hormone, die letzteren Vitamine. Mangel an Vitaminen führt zu charakteristischen Mangelkrankheiten.

Die Nahrung des Menschen — und das gilt bereits für den jungen Säugling — kann nach alledem nur vollwertig sein, wenn sie alle Grundnährstoffe sowie Wasser, Salze und Vitamine in genügender Menge und im richtigen Verhältnis zueinander enthält. Dieser Forderung wird beim jungen Säugling in idealer Weise nur die Brustmilchnahrung gerecht.

Allgemeines über die Säuglingsernährung.

Der Mensch gehört mit den Säugetieren zu der Gruppe derjenigen Lebewesen, die ihre Jungen in der ersten Zeit nach der Geburt durch Säugen ernähren. Es entspricht also einem Naturgesetz, dem wir uns nicht ohne weiteres und oft auch nicht ungestraft entziehen können, daß jede Mutter ihr Kind unter allen Umständen stillen muß. Vergleichen wir die Frauenmilch mit der als künstliche Nahrungsquelle für den menschlichen Säugling fast ausschließlich in Betracht kommenden Kuhmilch, so ergeben sich bereits in der groben **Zusammensetzung der Milcharten** beträchtliche Unterschiede:

	Eiweiß %	Fett %	Milchzucker %	Salze %	Brennwert in Kalorien je Liter
Frauenmilch . . .	1—1,5	4	7	0,2	etwa 650
Kuhmilch	3—3,5	4	4	0,7	etwa 650
Vormilch (Colostrum)	3—9	4	4	0,4	etwa 650

Es fällt der höhere Gehalt der Kuhmilch an Eiweiß und Salzen und der höhere Gehalt der Frauenmilch an Milchzucker auf, während Fett- und Kaloriengehalt bei beiden Milchsorten ungefähr gleich ist. Dieser Befund bekommt einen tieferen biologischen Sinn, wenn man bedenkt, daß das Kalb viel schneller wächst als der menschliche Säugling, und daß es darum mehr dem Körperaufbau direkt dienende Nährstoffe wie Eiweiß und Salze benötigt. Diese Beziehungen lassen sich durch die ganze Säugetierreihe verfolgen.

Für die **Verdauungsvorgänge** ist bedeutungsvoll, daß die Frauenmilch besonders milchzuckerreich, die Kuhmilch besonders eiweißreich ist. Verstärktes Milchzuckerangebot fördert die sauren Gärungsvorgänge, verstärktes Eiweißangebot die alkalischen Fäulnisvorgänge im Dickdarm. Der Brustmilchstuhl unterscheidet sich also wesentlich vom Kuhmilchstuhl.

Der unter dem Einfluß der Gärungsvorgänge gebildete **Brustmilchstuhl** zeichnet sich durch goldgelbe Farbe, säuerlich aromatischen Geruch und salbenartige Beschaffenheit aus. Die Gärung kann auch einmal den Darm reizen. Die Stuhlbeschaffenheit kann krümelig-dünn, ja richtig wäßrig mit Beimischung von einigen Schleimfäden und die Farbe grün werden. Solche Stühle sind beim Brustkind erlaubt, sofern sie das Gedeihen nicht beeinträchtigen.

Der **Kuhmilchstuhl** ist massiger, pastenartig, stinkend und von etwas dunklerer Farbe. Er erinnert also mehr an die Stuhlbeschaffenheit des älteren Kindes und Erwachsenen. Beim Stehen an der Luft kann der Kuhmilchstuhl grün werden. Wird er dagegen bereits grün entleert, ist er dünn, enthält er Schleim, so ist das ein Zeichen dafür, daß eine Darmstörung vorliegt und daß ein Eingreifen erforderlich ist.

Die Nährstoffe sind nicht nur mengenmäßig, sondern auch wertmäßig in der Frauenmilch und der Kuhmilch verschieden. Das macht sich vor allem bei der Eiweißverdauung bemerkbar. Sie wird im Magen durch die Gerinnung des Käsestoffes (Kasein) eingeleitet. Die Frauenmilchgerinnung ist aber viel feinflockiger und schafft daher viel günstigere Verdauungsbedingungen als die Kuhmilchgerinnung. Man kann diesen Unterschied verringern, indem man die kurz aufgekochte Kuhmilch mit Schleim- oder Mehlabkochungen verdünnt oder nach Aufkochen mit 2% Stärkemehl vorsichtig ansäuert (S. 468, 470). Auch das Fett der Frauenmilch ist leichter verdaulich als das der Kuhmilch. Schließlich ist von allen verdauungstechnischen Gesichtspunkten abgesehen die Frauenmilch viel reicher an den für den menschlichen Säugling verwertbaren Schutzstoffen (Immunkörper), Vitaminen und Fermenten (s. oben).

Wie schon mehrfach erwähnt, wird in den ersten Tagen nach der Geburt eine eigentümliche, **Vormilch** oder **Kolostrum** genannte Flüssigkeit von gelblichtrüber Farbe und klebriger Beschaffenheit abgesondert. Sie zeichnet sich, im Vergleich zur reifen

Frauenmilch, durch einen wesentlich höheren Gehalt an Eiweiß, Schutzstoffen, Vitamin A und Salzen aus. Mit dem Einschießen der Milch am 3., 4. Tag wird die Vormilch im Verlaufe einiger Tage durch die reife Frauenmilch verdrängt. Im Notfall kann man einem Neugeborenen auch ohne sichtbaren Schaden vom ersten Trinktag an reife Frauenmilch in der entsprechenden Menge verfüttern.

Milchfreie Beikost. Es darf aber nicht verschwiegen werden, daß Frauenmilch als ausschließliche Nahrung nur bis zum 6. Monat genügt, Kuhmilchmischungen sogar nur bis zum 5. Monat ausreichen. Abgesehen davon, daß zu diesem Zeitpunkt das Umsetzen auf breiige Nahrung beginnen soll, vermag die Frauenmilch allein dem Bedarf an bestimmten Salzen, vor allem an Eisensalzen nicht mehr voll zu entsprechen. Man ersetzt darum eine Milchmahlzeit durch einen Gemüsebrei oder Obstzwiebackbrei, der besonders reich ist an Eisensalzen. Geschieht das nicht, so kann es zu schwerer Blutarmut kommen. Der Vitaminbedarf des Säuglings kann nur durch die natürliche Brustmilch voll gedeckt werden. Die künstliche Nahrung dagegen bedarf schon im 3. Lebensmonat der Ergänzung durch Obstsäfte als Vitaminträger.

Die natürliche Ernährung.

Die natürliche Ernährung ist allein die Muttermilch, die jede Mutter ihrem Kinde geben muß und, wie man wohl hinzufügen darf, wenigstens eine gewisse Zeitlang auch geben kann. Denn nur sehr selten bleibt die Milchabsonderung völlig aus. Einzelheiten über das Ingangbringen und über die technische Durchführung des Stillgeschäftes sowie über die Bekämpfung etwa auftretender Stillschwierigkeiten fanden bereits im Neugeborenenkapitel ausführliche Darstellung (S. 432 ff.). Hier sollen nur die Grundsätze der natürlichen Ernährung nach der Neugeborenenperiode geschildert werden.

Die ersten 5 Monate soll der Säugling ausschließlich gestillt werden. Die Muttermilch ist so vollkommen, daß die Zufütterung einer anderen Kost in dieser Zeit überflüssig ist. Demgemäß ist auch die Zugabe von Obstsäften unnötig, sofern die Mutter in der Lage ist, eine gemischte, vitaminreiche Kost zu essen. Vor allem handelt es sich um das in frischem Obst und Gemüse enthaltene Vitamin C, das dann in reichlicher Menge in die Milch übertritt. Notfalls muß die Stillende täglich eine Tablette eines C-Vitaminpräparates (Cebion, Cantan, Redoxon usw.) nehmen. Die Zahl der Mahlzeiten beträgt wie beim Neugeborenen fünf, mit 4stündigen Zwischenpausen und 8stündiger Nachtpause. Für die Nahrungsmenge ist das Gedeihen des Kindes maßgebend. Jedenfalls genügt eine Tagesmenge von $1/6 - 1/5$ des Körpergewichts, was also z. B. 700—800 g Milch bei einem 4000 g schweren Kinde entspricht.

Im 6. Monat ersetzt man eine Brustmahlzeit durch einen milchfreien Obstzwiebackbrei (Rezept Nr. 6), im 7. Monat eine weitere Mahlzeit durch einen Gemüsebrei (Rezept Nr. 8). Steht nicht genügend Obst zur Verfügung, so kann man als Ersatz einen Rohkartoffelzwiebackbrei nehmen (Rezept Nr. 7). Doch wird dieser nicht immer gut vertragen, so daß es wohl zweckmäßig ist, in diesem Falle zuerst den Gemüsebrei und dann den Rohkartoffelzwiebackbrei einzuführen.

Die vollständige Abstillung geschieht im 8.—9. Monat, indem das Kind allmählich auf folgende vier Breimahlzeiten von je 200—250 g umgesetzt wird: Einen Vollmilchbrei (Rezept Nr. 5), einen Gemüsebrei, einen Obstzwiebackbrei, einen Vollmilchbrei. Nach dem 9. Lebensmonat bringt die Muttermilch keine eindeutigen Vorteile mehr für das Kind. Die Sorge mancher Mütter, daß das Kind bei der ausschließlichen Breiernährung durste, ist unbegründet, da die notwendige Flüssigkeitsmenge ja im Brei enthalten ist. Muß die Abstillung aus irgendeinem Grunde früher erfolgen, so tritt die für das Alter zweckmäßige künstliche Nahrung (s. unten) an die Stelle der Muttermilch.

Die Zwiemilchernährung.

Wir verstehen darunter die teilweise natürliche, teilweise künstliche Ernährung. Sie stellt einen Kompromiß dar, der nur im äußersten Notfall eingegangen werden darf, der dann aber der rein künstlichen Ernährung in jedem Falle vorzuziehen ist. Durch Zufütterung von altersentsprechender künstlicher Nahrung (s. unten) bringt man die zu knappe Nahrungsmenge auf die gewünschte Höhe. Das kann geschehen, indem man 5mal anlegt, die getrunkene Menge durch Wägung vor und nach dem Trinken feststellt und das, was an der Solltrinkmenge fehlt, an künstlicher Nahrung nachfüttert. Diese Methode hat den großen Vorteil, daß die Brust täglich 5mal geleert wird und dadurch zu vermehrter Absonderung angeregt wird. Darum ist es viel weniger vorteilhaft, wenn auch für die Mutter etwas bequemer, einige Mahlzeiten möglichst ganz zu stillen und die restlichen mit künstlicher Nahrung zu bestreiten. Oft wird hierbei die erste Morgenmahlzeit an der Brust voll ausreichen. In anderen Fällen kann es sich als zweckmäßig erweisen, einige Mahlzeiten ganz durch künstliche Nahrung zu bestreiten. Um bei diesem Vorgehen die Brustmilchabsonderung in Gang zu halten, ist es aber meist notwendig, mindestens 2mal am Tage anzulegen.

Künstliche Ernährung.

Der an sich naheliegende Versuch, die etwa fehlende Muttermilch durch zusatzlose Kuhmilch zu ersetzen, zeitigte sehr mäßigen Erfolg. Den Ursachen dieses Versagens nachgehend kam man zu folgendem Ergebnis:

1. Kuhmilch ist dem Säugling nur nach Anreicherung mit Kohlehydraten zuträglich. Es hat sich bewährt, diese Anreicherung nur zum Teil mit Zucker, zum anderen Teil mit Stärke (feines Weizenmehl, Stärkemehl, Grieß, Schleim) durchzuführen. Als Zucker nimmt man für den darmgesunden Säugling gewöhnlichen Kochzucker (Rohrzucker) — der braune Zucker wird weniger gut vertragen — und nur für den darmempfindlichen Säugling sog. Nährzucker (Gemisch aus Malzzucker und aufgeschlossener Stärke). Milchzucker fördert die Gärung im Darm und wirkt daher stuhltreibend. Er ist nur bei Verstopfung angezeigt. Traubenzucker steht bezüglich Bekömmlichkeit zwischen Nährzucker und Kochzucker. Unter den Schleimen wirken Gersten- und Reisschleim stopfend und Haferschleim leicht abführend.

2. Im 1. Lebenshalbjahr ist es zweckmäßig, die Kuhmilch zu verdünnen, und zwar in den ersten 6 Lebenswochen auf die Hälfte (Halbmilch), sodann auf zwei Drittel (Zweidrittelmilch). Es muß das im Augenblick so frühzeitig geschehen, weil der Fettgehalt der Molkereimilch auf 2,5 % herabgesetzt ist. Die Verdünnung kombiniert man mit der Stärkeanreicherung. Man verdünnt also nicht mit Wasser, sondern mit Schleim oder Mehlabkochungen.

3. Die Bekömmlichkeit der Milch wird verbessert, wenn sie nach dem Aufkochen in wieder abgekühltem Zustand tropfenweise unter starkem Schlagen mit Zitronen- oder Milchsäure angesäuert und dadurch feinflockig zur Gerinnung gebracht wird. Das gesunde Kind bedarf dieser Säuerung nur, wenn die Milch aus irgendeinem Grunde unverdünnt gegeben werden soll.

4. Die Nahrungsmenge muß bei der künstlichen Ernährung genau bemessen werden. Sie beträgt je Tag $^1/_6$—$^1/_5$ des Körpergewichtes und verteilt sich auf fünf, vom 8.—9. Monat ab auf vier Mahlzeiten. Die Tagesmenge soll 1000 g nicht überschreiten. Die weitere Nahrungssteigerung geschieht dann nicht mehr durch Erhöhung der Flüssigkeitsmenge, sondern durch Verabreichung konzentrierterer und kompakterer, d. h. breiiger Nahrung.

5. Die Milch soll möglichst bakterienarm in den Säuglingsdarm gelangen. Darum wird die Milch sofort beim Eintreffen aufgekocht und schnell wieder abgekühlt; sie muß bis zur Einnahme der Mahlzeit kühl gehalten werden. Nie darf ein Säugling rohe Milch erhalten. Das Abkochen der Milch richtet sich vor allem auch gegen die Tuberkuloseinfektion des Säuglingsdarms, denn bei der starken Tuberkulosedurchseuchung des deutschen Rinderbestandes kann jede Kuhmilch Tuberkelbazillen enthalten.

In den ersten 6 Lebenswochen erhält der Säugling also in fünf Mahlzeiten $/_6$—$/_5$ seines Körpergewichtes Halbmilch. Zur Nahrungsbereitung wird die Milch in der vorher ausgekochten Trinkflasche zu gleichen Teilen mit bereits fertig gekochtem 3—5 %igem Schleim (Rezept Nr. 1) gemischt. Nach Zusatz von 5 % Kochzucker, auf die Gesamtmenge berechnet, wird die Milch auf Trinkwärme gebracht und verfüttert. In den ersten Lebenstagen wird die Nahrungsmenge, genau wie bei natürlicher Ernährung (Abb. 362) von Tag zu Tag gesteigert.

Nach der 6. Woche erfolgt schrittweise der Übergang zu Zweidrittelmilch ($^2/_3$ Milch, $^1/_3$ Schleim, 5% Zucker). Statt Schleim kann man auch eine 5%ige Mehlabkochung (Rezept Nr. 2) als Verdünnungsflüssigkeit nehmen.

Im 3. Monat wird die Zugabe von 2—3 Teelöffel rohem Obst- oder Gemüsesaft (Zitronen, Apfelsinen, Beerenobst, Kirschen, Mohrrüben, Tomaten) erforderlich. Als Ersatz kann der ebenfalls vitamin-C-reiche rohe Kartoffelpreßsaft (Rezept Nr. 9) teelöffelweise in jede Flasche oder aber eine C-Vitamin-Tablette je Tag dienen.

Im Alter von 4 Monaten wird eine Flasche durch einen Milchbrei ersetzt. Der Brei wird von Zweidrittelmilch, sehr bald von Vollmilch gemacht (Rezept Nr. 5). Man gibt jetzt also 4mal Zweidrittelmilch, 1mal Milchbrei.

Mit 5 Monaten tritt eine milchfreie Obstzwieback- oder Gemüsebreimahlzeit (Rezept Nr. 6 und 8) an die Stelle einer weiteren Flasche. Man gibt jetzt also 3mal 180—200 g Zweidrittelmilch, 1mal bis zu 200 g Vollmilchbrei, 1mal Obst- bzw. Gemüsebrei. Als Ersatz für den Obstbrei kann der Rohkartoffelzwiebackbrei dienen (Rezept Nr. 7).

Mit 8 Monaten geht man wie n chadem Abstillen zu folgenden 4 Mahlzeiten von je 200—250 g über:
1. Vollmilch mit 5% Grieß und 5% Zucker oder Vollmilchbrei,
2. Gemüsebrei,
3. Obstzwieback- oder Rohkartoffelzwiebackbrei,
4. Vollmilchbrei.

Aus dieser Kost läßt sich sehr leicht im 2. Lebensjahr eine der üblichen gemischten Kostformen für Kleinkinder entwickeln.

Während der ganzen Säuglingszeit soll die Tagesmilchmenge 600 g nicht übersteigen.

Bei darmempfindlichen Säuglingen stellt man die Milchmischungen nach Möglichkeit mit Säuremilch (Rezept Nr. 4) mit Reis- oder Gerstenschleim statt Haferschleim und mit Nährzucker (Alete, Soxhlet, Töpfer) statt Kochzucker her. Für den Gemüsebrei verwendet man gern Mohrrüben. Mit Rohkartoffelzwiebackbrei ist Vorsicht geboten.

Säurevollmilch stellt eine sehr konzentrierte Nahrung dar. Als ausschließliche Kost soll sie nur besonderen Kindern, die etwas einzuholen haben (z. B. Frühgeborene), nach ärztlicher Anordnung gegeben werden. Um Überfütterungen zu vermeiden gibt man als Tagesmenge nur $^1/_7$, später $^1/_8$ des Körpergewichtes und überschreitet die Grenze von 700 g je Tag keinesfalls. Gleiches Vorgehen erfordern natürlich auch die Säurevollmilchpräparate (z. B. Aletemilch).

Anhang: **Kochvorschriften für die Nahrung des gesunden Säuglings.**

Die Milch darf Säuglingen nie roh gegeben werden. Sie wird sofort nach Eintreffen im Haushalt kurz aufgekocht und dann schnell abgekühlt und in einem verschlossenen Topf bis zum Gebrauch in oft zu wechselndes kaltes Wasser, besser noch auf Eis gestellt.

Die Flaschen sollen eine 10 ccm anzeigende Gradeinteilung besitzen. Sie müssen sofort nach dem Gebrauch mit Wasser gefüllt und dann in heißem Sodawasser mit der Flaschenbürste, anschließend mit klarem Wasser, gespült werden.

Die Gummisauger werden 1mal je Woche ausgekocht, zwischendurch unter der Wasserleitung nur gründlich gespült und dann auf sauberer Untertasse unter einem umgedrehten Wasserglas aufbewahrt.

1. Schleime (3—5—8%):

a) Haferschleim wird durch 20minutiges Kochen von 30—50 g Haferflocken in 1 Liter Wasser und Durchseihen durch ein Haarsieb zubereitet. Die eingekochte Wassermenge wird durch abgekochtes Wasser wieder ersetzt. Rapid-Haferflocken haben eine Kochzeit von nur 10 Min.

b) Gerstengraupen müssen erst 12 Stunden in lauwarmem Wasser weichen, bevor sie nach einer Kochzeit von $1^1/_2$—2 Stunden gesiebt und wieder aufgefüllt werden (s. unter a). Die Kochzeit verringert sich auf $^1/_2$ Stunde, wenn die Graupen nach dem Einweichen durch eine Fleischmaschine gedreht wurden.

c) Für Reis beträgt die Kochzeit 2 Stunden. Im übrigen wie unter a) und b). Sehr viel einfacher ist die Verwendung von Trockenreisschleim, der nach beigegebener Vorschrift meist 8%ig zubereitet wird.

Alle Schleime werden mit 1 Prise Salz versetzt.

2. Mehlabkochungen (3—5%):

Gewöhnliches, feines Mehl (Weizen-, Hafer-, Reismehl) wird 5%ig Stärkemehl (Mais-, Mondamin, Maizena, Gustin, Weizen-, Weizenin, Amenin Reis-, Ricena u. a.) 3%ig verarbeitet. Die entsprechende Menge wird in etwas kaltem Wasser aufgeschwemmt, dann in die volle Wassermenge hineingerührt und 15 Min. (bei Reismehl nur 5 Min.) gekocht. Prise Salz.

3. Herstellung der Milchmischungen:

Milch und Verdünnungsflüssigkeit (Schleim oder Mehlabkochung) werden getrennt kühl aufbewahrt und erst unmittelbar vor der Mahlzeit in dem gewünschten Verhältnis gemischt. Der Zuckerzusatz von 5% wird auf das Gemisch berechnet. Anwärmen auf Trinkwärme.

4. Säuremilch:

In die mit 5% Zucker versetzte Tagesmilchmenge wird im Augenblick des Aufkochens 2% Stärkemehl (Mondamin, Maizena, Gustin, Weizenin, Amenin) oder feiner Weizengrieß hineingerührt. Nach Abkühlen auf Trinkwärme wird unter kräftigem Schlagen tropfenweise Zitronensäure oder Milchsäure hinzugesetzt:

1 Citrette in etwas Wasser auflösen = fertige Zitronensäurelösung für 100 ccm herzustellender Milch.

Von der käuflichen 30%igen Zitronensäure nimmt man 15 ccm, von der käuflichen 90%igen Milchsäure 5 ccm auf 1 Liter Milch.

Die Säuremilch kann als Vollmilch oder als $^2/_3$ Milch bzw. Halbmilch verabfolgt werden. Im letzteren Falle wird die Milch vor jedem Zusatz mit der entsprechenden Wassermenge verdünnt. Die Zugabe von 5% Zucker und 2% Stärkemehl wird auf das Milch-Wasser-Gemisch, der Säurezusatz aber auf die eigentliche Milchmenge berechnet.

5. Milchbrei:

Herstellung aus Vollmilch, $^2/_3$ Milch oder Halbmilch. Als Dickmittel kann man u. a. Grieß, Stärkemehl oder Zwieback nehmen. Die Menge richtet sich nach der Art des Nährmittels. Von Grieß genügen meistens 8—10%, von Stärkemehl (Mondamin, Maizena, Gustin, Weizenin, Amenin) 7—8%, von Zwieback 10%. Der Zuckerzusatz beträgt auch hier 5%. Kochzeit 5 Min., bei Mondamin nur 1 Min.

6. Obstzwiebackbrei:

Rohe Äpfel und Birnen werden nach Entfernung des Gehäuses auf der Glasreibe gerieben, Bananen, Pfirsiche, Himbeeren, Erdbeeren, Brombeeren mit der Gabel zerdrückt und sodann mit etwa 10% Zwiebackmehl mit etwas Wasser und bis zu 5% Zucker gut durchgemischt.

7. Rohkartoffelzwiebackbrei:

Die Bereitung des Breies soll erst unmittelbar vor der Mahlzeit stattfinden, weil sonst die Kartoffeln schwarz werden. 2 Zwiebacke werden in 80 g heißer Milch geweicht und mit 1—2 frischgeschälten, geriebenen Kartoffeln (etwa 80 g) gemischt. Zur Verbesserung des Geschmacks werden 1—2 Citretten und 2 Teelöffel Zucker hinzugefügt. Der Citrettenzusatz verhindert die Dunkelfärbung der Kartoffeln.

8. Gemüsebrei:

Geeignet: Möhren, Spinat, Mangold, Melde, Salat, Kohlrabi, Blumenkohl. 200 g Gemüse wird mit wenig Wasser und 1 Prise Salz weichgekocht und durch ein Haarsieb getrieben. Das Gemüsewasser wird mit einer Mehlschwitze aus 5 g Butter und 5 g Mehl gemischt und zum Brei hinzugegeben. Das Gemüse kann man mit etwas Knochenbrühgrieß, später mit Kartoffelpüree ungefähr im Verhältnis $^2/_3$ zu $^1/_3$ mischen.

9. Kartoffelpreßsaft:

Rohe, geschälte Kattoffeln werden gerieben und in einem Seihtuch ausgepreßt. Der Saft muß nach 1stündigem Absetzen im Eisschrank noch am gleichen Tage verfüttert werden.

Fabrikpräparate:

Edelweißtrockenmilch = Vollmilchtrockenpulver ohne jeden Zusatz. Ein gehäufter Eßlöffel Pulver mit abgekochtem Wasser auf 100 ccm aufgefüllt ergibt 100 ccm Vollmilch. Packung zu 500 g.

„Nest" = Vollmilchpulver (Nestle-Werke, Lindau). Das Vollmilchtrockenpulver wird in vorher abgekochtes Wasser von 50—60° Wärme im Verhältnis 1:7 mit Schneebesen oder Gabel hineingeschlagen. 130 g Pulver (= 8 gehäufte Eßlöffel) und 900 g Wasser ergeben rund 1 Liter, 15 g Pulver (= 2 gehäufte Teelöffel) und 150 g Wasser rund 150 g Vollmilch ohne Zusätze-Packung zu 500 g.

Pelargon = Milchsäure-Trockenmilchpulver mit Zusatz. 20 g Pulver auf 100 g Wasser ergibt 100 ccm Zweidrittelmilch mit 2% Stärkemehl und 5% Zucker (Nähr- und Kochzucker zu gleichen Teilen). Dosen zu 225 und 500 g mit rotem Etikett.

Aletemilch = Zitronensäurevollmilchpulver. 17,5 g Pulver (= 1 Maßbecher) auf 100 g Wasser ergibt 100 ccm Säurevollmilch mit 4,5% Nährzucker und 1% höheren Kohlehydraten. Das Pulver wird erst mit einem Teil des Wassers geschüttelt und dann mit dem Rest vermischt. Dosen zu 250 und 500 g.

Nährzucker = Gemisch aus Malzzucker und aufgeschlossener Stärke:
Soxhlets Nährzucker. Packungen zu 250 g und 500 g.
Alete-Nährzucker. Packungen zu 250 und 500 g. Darf nicht gekocht werden.
Töpfers Nährzucker. Packungen zu 250 und 500 g.
Löflunds Nährmaltose. Packungen zu 250 und 500 g.

Die Pflege und Erziehung des gesunden Säuglings.

Die Pflege des jungen Säuglings unterscheidet sich nicht wesentlich von der Neugeborenenpflege. Einzelheiten hierüber sind auf S. 430 ff. nachzulesen. An die Stelle der Ganzwaschung tritt jetzt allerdings das Säuglingsbad, über dessen technische Durchführung bereits auf S. 208 das Nötige gesagt wurde.

Die gesonderte **Nabelpflege** wird mit der Abheilung der Nabelwunde überflüssig. Das gilt auch für die Nabelbinde. Es ist jedenfalls ein Irrtum anzunehmen, daß ihre fortgesetzte Anwendung etwa die Entstehung eines Nabelbruchs verhindert.

Das **Säuglingszimmer** soll hell und gut lüftbar und möglichst zur Sonnen- und Gartenseite des Hauses gelegen sein, die Zimmertemperatur etwa 20^0 betragen. Nach der 3. Lebenswoche muß der Säugling, wenn es das Wetter irgendwie erlaubt, nach und nach daran gewöhnt werden, täglich mehrere Stunden draußen unter **freiem Himmel** zuzubringen. Dabei kommt es darauf an, daß die vom Himmel ausgehenden Strahlungen ungehindert auf die unbedeckten Körperteile treffen und daß gleichzeitig der frische Luftzug die Hautdurchblutung anregt. Es ist darum widersinnig, einen Säugling ohne zwingenden Grund unter einem womöglich noch mit einer Windschutzscheibe versehenen Verdeck draußen herumzufahren. Bett oder Wagen sind allerdings so zu stellen, daß eine direkte Sonnenbestrahlung des unbedeckten Kopfes und Zugluft vermieden wird. Bei warmer Außentemperatur läßt man das Kind nur leicht bedeckt in der Sonne strampeln, ohne allerdings die Gefahr einer Sonnenverbrennung der zarten Säuglingshaut außer acht zu lassen.

Als **Säuglingsbett** kann anfangs ein Waschkorb, später ein Holz- oder Gitterbett dienen. Sehr wichtig ist es, daß das Kind ohne Federkopfkissen auf einer festgestopften Matratze und nicht etwa in die Kuhle einer weichen Unterlage gebettet wird. Unter dem Kopf darf höchstens ein flaches Roßhaarkissen und ein öfters zu wechselndes Spucktuch liegen. Als Zudecke benutzt man eine waschbare, überzogene Wolldecke und — je nach Außentemperatur — ein Federkissen.

Den älteren Säugling, der am Gitter des Bettes sich aufzurichten beginnt, läßt man stundenweise im Ställchen auf einer Decke — im Sommer möglichst im Freien — kriechen und laufen.

Das **Wiegen** des gesunden Säuglings soll auf das zur Feststellung seines Gedeihens unbedingt notwendige Maß beschränkt werden. Es genügt im allgemeinen, wenn das einmal wöchentlich geschieht. Allzu häufiges Wiegen schafft nur Beunruhigung. Nötigenfalls muß die Hebamme die Mutter dahingehend belehren, daß die Gewichtskurve des Säuglings keine aufwärtsstrebende Gerade zu sein braucht, daß es vielmehr auf die durchschnittliche Zunahme in einem bestimmten Zeitabschnitt, beispielsweise in einer Woche, ankommt. Um wirklich vergleichbare Werte zu erhalten, muß man das Kind immer zur gleichen Tageszeit, etwa vor dem

Bad, wiegen und dabei das Gewicht der als Unterlage dienenden Windel berücksichtigen. In der Regel genügt die Wägung in der Mütterberatung, die von der jungen Mutter ja regelmäßig aufgesucht werden soll.

Das **Füttern mit der Flasche** kann am liegenden Säugling oder auf dem Schoß der Mutter bzw. der Pflegerin erfolgen. Im letzteren Falle liegt das Kind mit dem Kopf nach links auf dem Schoß der fütternden Person, welche den gebeugten linken Arm um Nacken und leicht erhöhten Oberkörper des Kindes legt. Mit der rechten Hand wird die Flasche gereicht. Dabei wird der Sauger der Flasche bei leicht nach rechts gewandtem Kopf in den Mund eingeführt. Um den Hals des Kindes legt man ein Spucktuch (Abb. 399).

Die Zubereitung der Flasche geschieht nach den auf S. 470 gegebenen Richtlinien. Das Lochen des Saugers erfolgt in der abgebildeten Weise mit einer heißen Nadel. Dabei ist darauf zu achten, daß das Loch nicht zu groß ist, weil dann das Kind zu hastig trinkt und sich leicht verschluckt (Abb. 400a u. b).

Die Nahrung wird nach der Mischung unter mehrfachem Schütteln im Wasserbad auf Trinkwärme gebracht. Die Milchtemperatur wird vor der Fütterung geprüft, indem man ein wenig auf den Handrücken tropfen läßt.

Nach dem Trinken soll das Kind hochgenommen werden, bis es mehrfach aufgestoßen hat. Hierüber, sowie über die technische Durchführung des **Stillgeschäfts** siehe im Neugeborenenkapitel S. 432 ff.

Die **geistige Erziehung** des Kindes beginnt schon früh in der Säuglingszeit. Ihr Ziel ist es, vor allem das heranwachsende Kind — oftmals entgegen selbstsüchtigen Trieben — zu einem vollwertigen Mitglied der menschlichen Gesellschaft zu formen. Schon frühzeitig muß das Kind lernen, seine Wünsche dem Wohle der Allgemeinheit anzupassen, ohne damit den Wert der eigenen Persönlichkeit preiszugeben. Dazu gehört vor allem Gehorsam und Selbstbeherrschung. Die zweite Aufgabe der Erziehung ist es, das Kind zur Erlernung der seinem Entwicklungsstande entsprechenden geistigen und körperlichen Fähigkeiten anzuhalten. Doch gilt auch hier der Satz, daß ein Zuviel eher schadet als nützt. Gerade im 1. Lebensjahr sollten die Erziehungsversuche auf das unbedingt notwendige Maß beschränkt werden, weil sonst die Kinder nervös und unruhig werden.

Als erste wichtige Erziehungsmaßnahme kann man die Gewöhnung an eine bestimmte Zeiteinteilung bei der Nahrungsaufnahme betrachten. Die Einhaltung der Nahrungspause verfolgt also einen doppelten, nämlich ernährungstechnischen und erzieherischen Zweck. Das gleiche gilt auch für die Bemessung der Nahrungsmenge. Der Säugling braucht nur soviel Nahrung wie er zum Gedeihen notwendig hat. Überernährung ist auch ein Erziehungsfehler, der sich bei späteren Erziehungsmaßnahmen störend bemerkbar machen kann. In der gleichen Richtung liegt die

Bekämpfung mancher Unart vieler Säuglinge. So ist es ein Fehler, einen Säugling bei jedem Schreien auf den Arm zu nehmen, zu schaukeln usw. Besonders ältere Familienangehörige (Großmütter, Tanten, alte Eltern usw.) verfallen gern in diesen Fehler. Die Folge

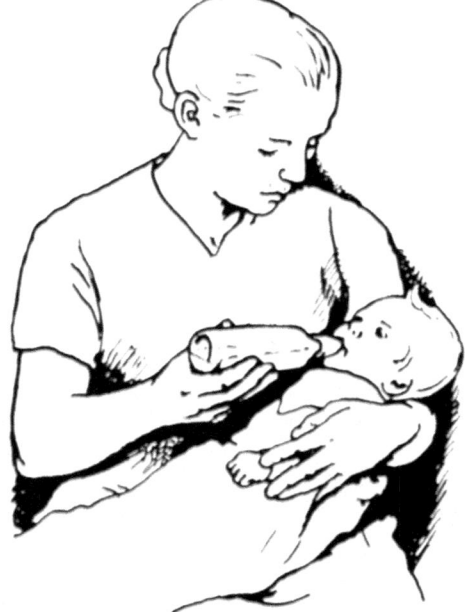

Abb. 399. Flaschenfütterung auf dem Arm.

ist, daß solche Kinder, statt selbst erzogen zu werden, bald die ganze Familie ihren Launen unterwerfen. Gewiß spielt hierbei die Charakterveranlagung des Kindes eine erhebliche Rolle. Aber damit sich auseinanderzusetzen, ist ja gerade die Aufgabe der Erziehung. Unruhige, viel schreiende Säuglinge überläßt man möglichst viel sich selbst. Viel Aufenthalt in frischer Luft, eventuell auch die Verabfolgung eines ärztlich verordneten harmlosen Beruhigungsmittels wirken hier oft Wunder. Nervöse Unruhe in der Umgebung des Kindes, das Hantieren vieler Erwachsenen mit dem Kinde wirken dagegen sehr nachteilig. Der berühmte Kinderarzt ADALBERT CZERNY sagte einmal, daß ein Säugling sich am besten entwickelt, wenn er körperlich gut versorgt und im übrigen sich selbst überlassen wird.

Auch die belehrende Erziehung des etwas älteren Säuglings soll maßvoll betrieben werden. Sie beginnt frühestens im 2. Lebensvierteljahr, wenn der Säugling sich seiner Sinne bewußt zu werden beginnt. Man soll das Bett oder den Wagen so stellen, daß das Kind nicht nur eine leere Wand anzustarren hat, sondern auch ein bißchen zu sehen bekommt. Sehr zweckmäßig ist es, einen Ring oder etwas ähnliches an ein Band über das liegende Kind zu hängen, damit es etwas zu betrachten und zu betasten hat. Am Ende des 1. Lebensjahres soll das Erlernen des Sprechens und die Beherrschung der Harnblasen- und Mastdarmfunktion beginnen. Durch Vorsprechen einzelner Silben soll das Kind das eine, durch beharrliches Abhalten zu bestimmten, genau ausprobierten Zeiten den Sinn des anderen allmählich begreifen lernen.

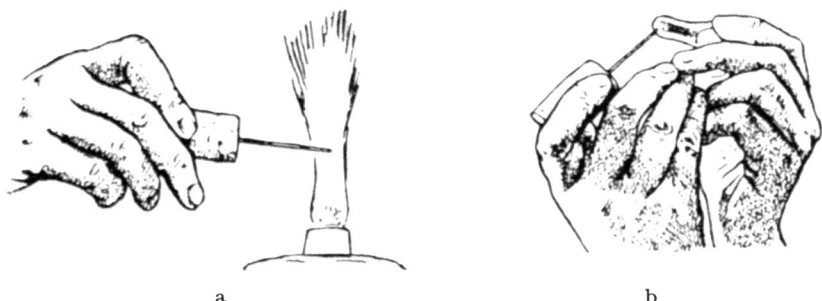

a b

Abb. 400 a u. b. Lochen des Saugers. a Die in einen Korken gebohrte Nadel wird über einer Flamme erhitzt. b Durch Einstechen der heißen Nadel entsteht das Saugloch, das um so größer wird, je länger die heiße Nadel auf den Gummi einwirkt. Es ist also wichtig, kurz einzustechen. (Nach CATEL.)

Zur **körperlichen Erziehung** des gesunden Säuglings ist keine besondere Gymnastik nötig. Es genügt vielmehr, dem Bewegungsdrang des Kindes genügend Gelegenheit zur Entfaltung zu geben. Man läßt den jungen Säugling mehrfach am Tage aufgedeckt strampeln, legt ihn auch einmal auf den Bauch. Der ältere Säugling ist sowieso den ganzen Tag im Laufställchen in Bewegung, so daß er keiner besonderen Anregung auf diesem Gebiete bedarf. In Anstalten wird man jedoch mit Vorteil von der Säuglingsgymnastik Gebrauch machen, da hier dem Kind meist nicht genügend Bewegungsfreiheit gegeben werden kann.

Ernährungsstörungen.

Der Begriff der Ernährungsstörungen. Ernährungsstörungen sind Erkrankungen des ganzen Säuglingskörpers mit Beeinträchtigung der Funktionen aller Körperzellen und nicht etwa nur der Magen-Darmorgane, wenngleich die Magen-Darmerscheinungen wie Durchfall und Erbrechen vielfach am augenfälligsten zu sein scheinen. Dem aufmerksamen Beobachter wird jedoch die Beteiligung des übrigen Körpers am Krankheitsgeschehen nicht entgehen. Appetitlosigkeit, Blässe, mangelhaftes Gedeihen, anhaltendes Schreien, Wundsein sind Zeichen, die bei nicht allzu stürmischem Verlauf den Magen-Darmerscheinungen voraufgehen können. Die Fehlleistung großer Körperzellgebiete muß zwangsläufig zu Störungen im Gesamtstoffwechsel und in der Abwehr von Infektionen aller Art führen. So ist es zu verstehen, daß ernährungsgestörte Säuglinge noch viel leichter einer Infektion anheimfallen oder gar erliegen als gesunde Säuglinge. Damit wird die Ernährungsstörung mittelbar oder unmittelbar zur größten Gefahrenquelle für Gesundheit und Leben des jungen Kindes.

Die Kenntnis der **Ursachen einer Ernährungsstörung** ist darum auch für die Hebamme von besonderer Wichtigkeit. Man unterscheidet die 3 großen Ursachengruppen:

1. ernährungsbedingte,
2. infektionsbedingte,
3. anlagebedingte Ursachen.

Zu 1: Grobe Fehler in der Säuglingsernährung sind heute dank der auf diesem Gebiete geleisteten Aufklärungsarbeit etwas seltener geworden. Doch kommen immer noch Mißgriffe in der Festsetzung der Nahrungsmenge und Nahrungszusammensetzung vor. Auch der Fütterungszeitplan ist nicht immer zweckmäßig. Manche Mütter legen ihr Kind jedesmal, wenn es schreit, an die Brust und werden freilich damit, weil es sich um die natürliche Nahrung handelt, meistens keinen Schaden stiften. Bei der künstlichen Ernährung dagegen kann dieses Verfahren sehr üble Folgen haben. Hier ist die Einhaltung der 4stündigen Pause zwischen den Mahlzeiten unbedingt notwendig. Die so erzwungene zeitweilige Entleerung der oberen Darmabschnitte ist nämlich eine wichtige Hilfe für den Körper, die Besiedelung des Dünndarms mit Bakterien zu verhindern. Schließlich kann die Nahrung — zumal im Sommer — durch Bakterien verunreinigt und verdorben sein. Die Häufung der Ernährungsstörungen im Hochsommer dürfte hiermit aufs engste verknüpft sein. Die Beachtung der auf S. 470 wiedergegebenen Vorschriften über die Milchbehandlung scheint daher geboten.

Zu 2: Infektionen können Ursache oder auch Folge einer Ernährungsstörung sein. Sie können im Darm oder außerhalb des Darmes ihren Sitz haben. Im ersten Falle nehmen die Durchfälle oft blutig-schleimigen Charakter an. Die häufigsten außerhalb des Darmes angreifenden Infektionen finden sich in den Atemwegen, im Mittelohr, an den Harnwegen und an der Haut. Die Vermeidung von Infektionen hilft also Ernährungsstörungen verhüten.

Zu 3: Die Erfahrung, daß manche Säuglinge schon bei den geringsten, unter Nr. 1 und 2 aufgeführten äußeren Anlässen eine Ernährungsstörung bekommen, andere dagegen nicht, läßt die große Bedeutung der angeborenen Veranlagung erkennen.

Im Einzelfall lassen sich die Ursachen einer Ernährungsstörung gewöhnlich nicht nach der wiedergegebenen Übersicht klar trennen. Meist sind mehrere der aufgezählten Ursachengruppen, oftmals sogar alle 3, an der Krankheitsentwicklung beteiligt.

Es hat sich darum eingebürgert, die Ernährungsstörungen nach dem Krankheitsbild und dem Verlauf zu bezeichnen. Man unterscheidet akute — chronische und leichte — schwere Erkrankungsformen.

Die **akute, leichte Erkrankungsform** (Dyspepsie) der Ernährungsstörung entwickelt sich aus den obenerwähnten Ursachen,

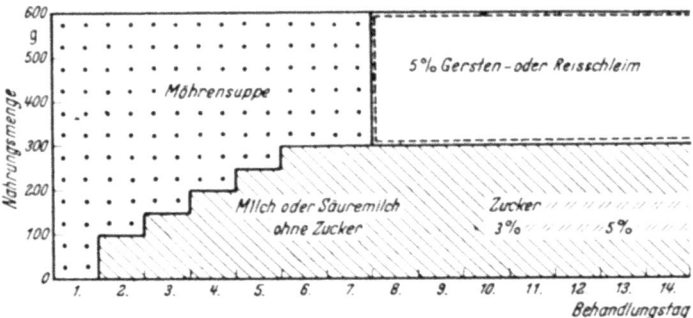

Abb. 401. Typische Behandlung einer Dyspepsie mit Möhrensuppe und steigenden Mengen Milch bzw. Säuremilch vom 2. Behandlungstage ab. Herstellung der Möhrensuppe s. Rezept Nr. 11, S. 481, der Säuremilch s. Rezept Nr. 4, S. 470. In dem Beispiel dieser Kurve verteilt sich die Tagestrinkmenge von 600 g (= $^1/_6$ des Körpergewichtes) folgendermaßen: 1. Tag 5 Flaschen zu 120 g Möhrensuppe, 2. Tag 5 Flaschen zu je 20 g Milch ohne Zucker und 100 g Möhrensuppe gemischt, 3. Tag 5 Flaschen zu je 30 g Milch und 90 g Möhrensuppe usw., bis das richtige Mischungsverhältnis (bis zur 6. Lebenswoche Halbmilch, danach Zweidrittelmilch) erreicht ist. Alsdann Möhrensuppe durch Schleim ersetzen und schließlich flaschenweises Zusetzen von 3%, später 5% Zucker (evtl. zunächst Nährzucker). Die Zuckermenge wird auf die Gesamtflüssigkeit, nicht auf die Milchmenge berechnet.

am häufigsten wohl im Gefolge von Infektionen aller Art. Bei dazu disponierten Kindern stellt sie sich im Augenblick des Absetzens von der Mutterbrust ein.

Die Erkrankung beginnt gewöhnlich mit **Allgemeinerscheinungen** wie Trinkunlust, Blässe, Gewichtsstillstand, Mißlaunigkeit, Wundsein. Daran schließen sich **Magen-Darmerscheinungen** wie Durchfall und Erbrechen an. Diese entstehen durch Ansiedeln der normalerweise nur im Dickdarm lebenden Bakterien in den oberen Dünndarmschichten. Durch die bakterielle Nahrungszersetzung (Gärung) an abnormer Stelle wird der Darm gereizt. Reichtum der Nahrung an Fett und leicht vergärbaren Kohlehydraten (Milchzucker, etwas weniger Rohrzucker, Haferschleim) fördern diese Entwicklung.

Die **Behandlung** ist Sache des Arztes, wenn es sich nicht um eine ganz leichte Störung handelt. In solchen Fällen kann sie sich auf geringe Nahrungskorrekturen, gegebenenfalls auf Abstellung von Ernährungsfehlern beschränken. In der Milchmischung wird der Zucker vorübergehend fortgelassen, Haferschleim durch Reisschleim oder Gerstenschleim ersetzt. Ist die Gefahr vorüber,

so kann der Zuckergehalt schrittweise wieder auf die alte Höhe gebracht werden. Mit diesen Maßnahmen wird man aber nur im Stadium der Allgemeinerscheinungen auskommen.
Die Behandlung stärkerer Durchfälle gehört unbedingt in die Hand des Arztes. Trotzdem muß die Hebamme mit den

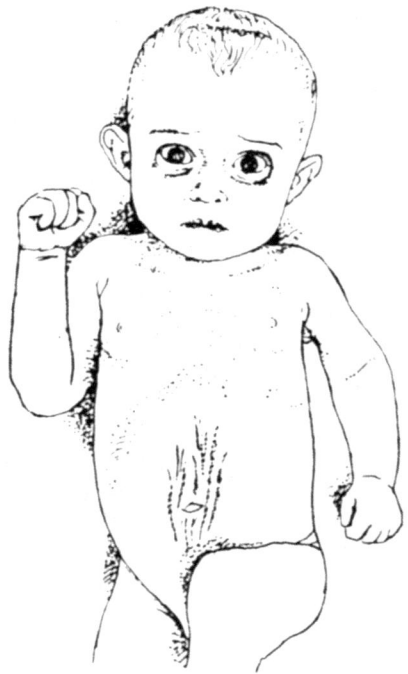

Abb. 402. Säugling mit akuter schwerer Form der Ernährungsstörung (Intoxikation). Ins Leere gerichteter Blick aus tief in den Höhlen liegenden Augen. Typische Haltung des rechten Armes. Die hochgradige Wasserverarmung erkennt man an den tief liegenden Augen, an der eingesunkenen Fontanelle und am Stehenbleiben der abgehobenen Hautfalten (auf der Abbildung um den Nabel herum dargestellt).

wichtigsten Behandlungsgrundsätzen vertraut sein. Es ist nämlich von großer Wichtigkeit, daß gleich zu Beginn die richtige Nahrung verabfolgt wird. Erfahrungsgemäß wird den ernährungsgestörten Säuglingen durch planloses Ausprobieren bald dieser bald jener Ernährungsart großer Schaden zugefügt. Besteht schon Durchfall, ist also mit der Ansiedelung von Bakterien in dem oberen Darmabschnitte zu rechnen, so müssen diese durch 12—24stündigen Nahrungsentzug ausgehungert werden. Man gibt in dieser Zeit Tee (Rezept Nr. 10), sodann 5—8%igen Reisschleim, der vom 2.—3. Tag an Schritt für Schritt durch fettarme Milch, wenn möglich durch Säuremilch (Rezept Nr. 4) ohne Zucker ersetzt wird. Ist das ursprüngliche Mischungsverhältnis, z. B. $^2/_3$ Milch, wiederhergestellt, wird der Zuckergehalt allmählich wieder aufgebaut, indem man Flasche für Flasche mit 3%, später 5% Nährzucker, schließlich mit Kochzucker versetzt. Ganz besonders bewährt hat sich die Verwendung von Möhrensuppe (Rezept Nr. 11) an Stelle von Tee und Schleim. Diese bindet den Stuhl und bietet den Bakterien wenig Nahrung (Abb. 401).

Oft wird die Verwendung von Heilnahrung (Buttermilch, Eiweißmilch) an Stelle der Säuremilch nicht zu umgehen sein. Die Entscheidung hierüber erfordert besondere Erfahrung und ist nur vom Arzt zu treffen. Die Hebamme hat also beim Auftreten durchfälligen Stuhles sofort den Arzt zu

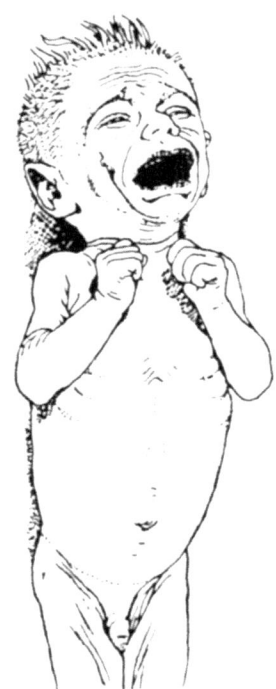

Abb. 403. Säugling mit schwerer Form der chronischen Ernährungsstörung (Atrophie). Hochgradige Abmagerung mit hervortretenden Rippen, faltiger Haut und mit greisenhaft anmutendem Gesichtsausdruck. Die Hautfalten treten besonders im Gesicht, am Hals, in den Gelenkbeugen und in der Längsrichtung der Oberschenkel hervor.

benachrichtigen und bis zu seinem Eintreffen Tee oder Möhrensuppe in der dem Körpergewicht entsprechenden Menge zu geben.

Die akute schwere Form der Ernährungsstörung entwickelt sich meist katastrophenartig innerhalb weniger Stunden, in denen das Kind völlig verfällt, und den Blick ins Leere gerichtet, mit blasser, welker Haut und tief in den Höhlen liegenden Augen daliegt Die Atmung ist vertieft und beschleunigt, der Stuhl spritzend-wäßrig und von heftigem Erbrechen begleitet. Es bedarf keiner Frage, daß dieses höchstbedrohliche Krankheitsbild, das besonders im Sommer zur Beobachtung kommt, **sofortiges ärztliches Eingreifen** erfordert. Bis dahin wird Tee in häufigen, kleinen Mengen verabfolgt (Abb. 402).

Bei der **leichten Form** der chronischen Ernährungsstörung (**Dystrophie**) weisen die Säuglinge gewöhnlich Zeichen von Unterernährung auf. Die Säuglinge sind also bei normaler Länge für ihr

Alter zu leicht. Länger anhaltende Einwirkung der oben näher beschriebenen Ursachengruppen bilden die Voraussetzung. Bei anhaltender Schädigung und entsprechender Veranlagung des Kindes kann die leichte Form allmählich übergehen in die **schwere Form (Atrophie)**, die immer mit einer schweren Stoffwechselstörung verknüpft ist. Diese Kinder sind nicht nur erheblich untergewichtig, sondern auch im Längenwachstum zurückgeblieben. Das Fettpolster kann fast völlig schwinden. Das Gesicht bekommt einen greisenhaften Ausdruck. Zunge und Lippen sind eigentümlich gerötet und stechen gegen die fahle Blässe der Haut besonders ab. Der Zustand ist unverkennbar (Abb. 403).

Die Behandlung chronisch ernährungsgestörter Säuglinge erfordert ganz besondere pflegerische und ärztliche Erfahrung. Sie ist nicht Sache der Hebamme.

Ernährungsstörungen des Brustkindes. Das Brustkind kann grundsätzlich die gleichen Ernährungsstörungen bekommen wie das künstlich ernährte Kind. Die Vollkommenheit der Muttermilch und die darin begründete erhöhte Widerstandskraft lassen es nur selten dazu kommen. Immerhin kann z. B. lang anhaltende Unterernährung an der Brust durchaus zu einer Atrophie führen. Im allgemeinen aber sind es leichte Dyspepsien, die ein Eingreifen erfordern. Es sei aber nochmals darauf hingewiesen, daß dünne Stühle beim Brustkind nicht ohne weiteres das Zeichen einer Ernährungsstörung zu sein brauchen (S. 465). Entscheidend ist auch hier das Allgemeinbefinden, vor allem das Gedeihen des Kindes. Ist dieses beeinträchtigt, so sucht man die durch den hohen Milchzuckergehalt der Frauenmilch (S. 464) geförderten starken Gärungsvorgänge einzudämmen. Zu diesem Zwecke gibt man zur Brustmilch etwa 1 Teelöffel Eiweißpulver (Plasmon, Larosan, Lactana-Milcheiweiß) in etwas Schleim über den ganzen Tag verteilt vor den einzelnen Mahlzeiten. Kommt man damit nicht zum Ziel, so gibt man einige Mahlzeiten nur Möhrensuppe und ersetzt diese in den folgenden Tagen schrittweise wieder durch Frauenmilch.

Bevor eine echte Verstopfung bei einem Brustkind angenommen wird, muß Unterernährung an der Brust durch mehrtägige Stillproben ausgeschlossen sein. Die Beseitigung der Verstopfung gelingt meist leicht durch Zufüttern von etwas Haferschleim mit Milchzucker. Bei solchen Kindern empfiehlt es sich, etwas früher als oben dargestellt (S. 469) mit der Einführung eines Obst- oder Gemüsebreies zu beginnen. Im übrigen haben viele Mütter eine übertriebene Furcht vor Verstopfungen ihrer Kinder. Die Hebamme sollte hier beruhigen und belehren, daß Stuhlentleerungen im Abstand von mehreren Tagen ohne Schaden sind für Brustkinder, sofern sie nur gut dabei gedeihen und keine Beschwerden erkennen lassen. Denn die natürliche Nahrung wird vielfach so gut ausgenützt, daß nur sehr wenig Masse für die Stuhlbildung übrigbleibt.

Anhang: **Kochvorschriften für die Nahrung des kranken Säuglings.**

10. Tee:

Man bereitet einen dünnen Aufguß von Fencheltee oder schwarzem Tee. Abgekochtes Wasser mit 1 Prise Salz erfüllt den gleichen Zweck. Zur Geschmacksverbesserung darf Süßstoff, keinesfalls Zucker benützt werden.

11. Möhrensuppe:

500 g geschälte und zerkleinerte Möhren werden in 1 Liter Wasser weichgekocht (etwa 2 Stunden), durch ein Haarsieb getrieben, mit abgekochtem Wasser auf 1 Liter aufgefüllt und mit 3 g Kochsalz versetzt.

Daukaron ist der Fabrikname für Karottenpulver. Zur Herstellung von Möhrensuppe werden 40 g Pulver in 1 Liter Wasser verrührt, 10 Min. gekocht und mit 3 g Kochsalz versetzt. Packung zu 125 g.

12. Buttermilch:

Die gewöhnliche Molkereibuttermilch ist als Säuglingsnahrung unbrauchbar. Gute zusatzfreie Fertigpräparate sind u. a. Eledon (Packung zu 250 g), Edelweißbuttermilch (Dosen zu 500 g) und holländische Anfangsnahrung (Dosen zu 250 g). Die Nahrung wird nach der den einzelnen Pakkungen beigegebenen Anweisung durch Aufkochen mit 3 % Stärkemehl (Mondamin, Maizena, Gustin, Amenin, Weizenin, Ricena u. a.) trinkfertig gemacht. Je nach ärztlicher Anordnung wird Zucker hinzugesetzt. Buttermilch ist durch den Butterungsvorgang weitgehend entfettet. Darauf, sowie auf der feinflockigen Eiweißgerinnung und auf dem Verminderung des Milchzuckers durch die Säuerung beruht ihre Heilwirkung bei Durchfallstörungen. Als ausschließliche Dauernahrung ist sie daher nur nach vorheriger Fettanreicherung mittels Einbrenne (1—2 % Butter, 3 % Mehl) geeignet.

Andere Erkrankungen des Säuglings.

Allgemeine Krankheitszeichen ihre Feststellung und Bedeutung.

Allgemeinzustand und Verhalten des Säuglings sind vielfach der Spiegel seines Befindens. Der Erfahrene vermag darin schon auf den ersten Blick den Beginn, ja bisweilen sogar die Art der Erkrankung festzustellen. Zu den allgemeinen Krankheitszeichen gehören: veränderte Stimmung (starke Unruhe mit anhaltendem Schreien oder eine besondere Schläfrigkeit und Mattigkeit), veränderte Hautdurchblutung (blasse oder hochrote Wangen bei hohem Fieber), schlechter Appetit, unreine Haut, Neigung zu Wundsein. Die wichtigsten speziellen Krankheitszeichen seien im Folgenden kurz beschrieben:

Die Körpertemperatur wird beim Säugling grundsätzlich im Darm gemessen. Dabei befindet sich das Kind in Seitenlage oder auch in Rückenlage und wird in der abgebildeten Weise an den emporgehobenen Beinen gut festgehalten. Das eingefettete Fieberthermometer wird mit dem ganzen Quecksilberteil in den After eingeführt und mit der Hand solange festgehalten, bis der Quecksilberfaden nicht mehr steigt. Darüber vergehen im allgemeinen 1—3 Min. (Abb. 404).

Beim kranken Kinde soll die Morgen- und Abendtemperatur laufend gemessen und für den eventuell hinzugezogenen Arzt notiert werden.

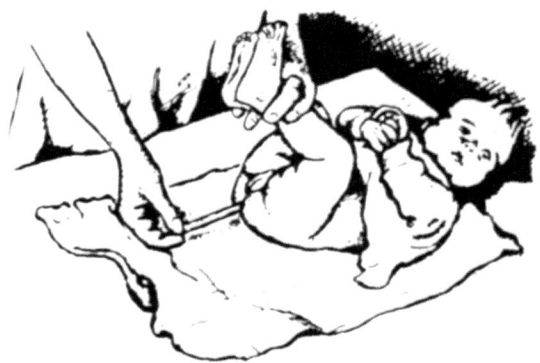

Abb. 404. Temperaturmessung beim Säugling in Rückenlage. Die Hebamme hält mit der einen Hand die emporgehobenen Beine dicht oberhalb der Fußgelenke, mit der anderen Hand das Thermometer. (Nach CATEL.)

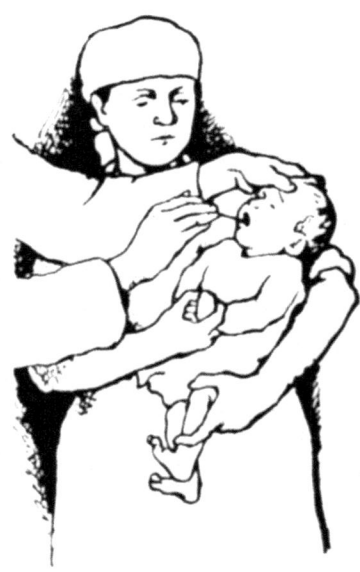

Abb. 405. Halten zur Rachenuntersuchung. Die Hebamme nimmt den Säugling in Hockstellung in den linken Arm und hält mit ihrer rechten Hand beide Hände des Kindes. Den Kopf des Kindes hält der Arzt mit der einen Hand, um mit der anderen Hand den Mundspatel zu führen.

Wichtiger als die **Pulszahl** ist beim Säugling die **Beobachtung der Atmung**. Neben der Zahl ist vor allem die Folge (Rhythmus) und die Tiefe der Atemzüge von Bedeutung. Der gesunde Säugling hat fast ausschließlich Bauchatmung, die sich darin kundtut, daß sich der Leib infolge Tiefertretens des Zwerchfelles bei der Einatmung vorwölbt, um bei der Ausatmung wieder in die Ausgangsstellung zurückzusinken. Beschleunigte Brustkorbatmung (über 40—50 Atemzüge je Minute) und Einziehungen bei der Einatmung oberhalb des Brustbeines und am Rippenbogen sind Zeichen der Atemnot. Die Atmung des gesunden Säuglings ist

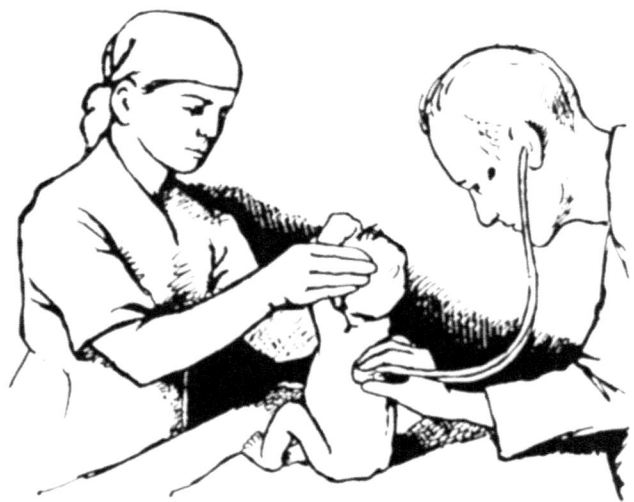

Abb. 406. Halten zur Brustkorbuntersuchung. Der Säugling sitzt, den Rücken zum Arzt gewendet, auf dem Untersuchungstisch und wird hierbei von der Hebamme an den emporgehobenen Armen und am Kopf oder auch nur am Kopf gehalten.

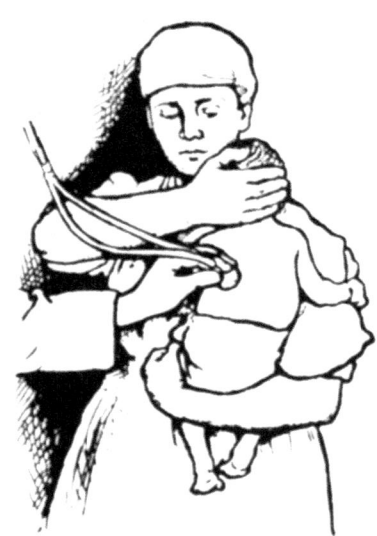

Abb. 407. Halten zur Brustkorbuntersuchung auf dem Arm. Die Hebamme nimmt den Säugling mit Windel auf den linken Arm und hält den Kopf mit der rechten Hand. Sie schützt sich durch eine über die linke Schulter gelegte Windel vor Beschmutzung.

ruhig und lautlos. Schniefen ist ein Zeichen verlegter Nasenatmung, Schnarchen deutet auf Behinderung im Nasenrachenraum (z. B. bei Nasenrachenkatarrh), Rasseln und Pfeifen auf entsprechende Vorgänge in den tieferen Atemwegen hin.

Zur **Rachenuntersuchung**, die möglichst bei Tageslicht am hellen Fenster stattfinden soll, und zur **Brustkorbuntersuchung** muß die

Hebamme das Kind in der abgebildeten Weise dem Arzt halten (Abb. 405—407).

Husten weist ganz allgemein auf einen Reizzustand im Bereich der Atemwege (vom Rachen bis zu den Lungenbläschen) hin. Wird der Husten bellend, so liegt eine Entzündung des Kehlkopfes vor. Umgehende Hinzuziehung eines Arztes ist notwendig, da es sich hierbei meist um die sehr gefährliche **Kehlkopfdiphtherie** handelt (S. 498).

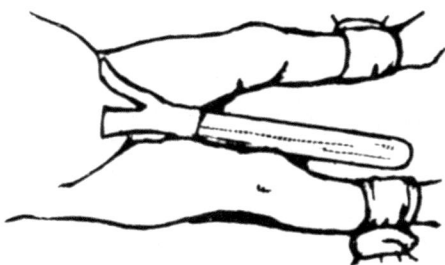

Abb. 408. Auffangen des Urins beim Knaben. Ein Reagenzglas wird über das Glied gestülpt und mit einem Heftpflasterstreifen an der Haut der Schamberggegend festgeklebt. Die Beine werden leicht gespreizt am seitlichen Bettgitter festgeschlungen.

Von **Spucken** reden wir beim Säugling, wenn — meist kurz nach der Mahlzeit — etwas Mageninhalt aus dem Munde rinnt, von **Erbrechen**, wenn die Entleerung in größeren Mengen und im Strahl geschieht. Über Beschaffenheit und Farbe des Erbrochenen muß die Hebamme dem Arzt Auskunft geben können. Gelbe Farbe läßt auf Gallebeimengungen, braunschwarze Farbe auf Blutbeimengungen schließen.

Über die **Beschaffenheit des Säuglingsstuhles** wurde bereits an anderer Stelle das Notwendige gesagt (S. 465).

Das Auffangen des **Urins** geschieht bei **Knaben** durch Vorbinden eines Reagenzglases, bei **Mädchen** durch Vorbinden eines Kölbchens oder behelfsmäßig durch Einlegen eines Seifenschälchens oder von BILLROTH-Battist in die Windel.

Bei **Mädchen** wird zur exakten Beurteilung des Befundes häufig die **Katheterisierung** notwendig sein. Man benützt hierzu einen sterilen, dünnen, vorn leicht gebogenen Metallkatheter oder einen Gummikatheter. Es ist zu beachten, daß beim jungen Kinde die Harnröhre nicht in dem sog. Harnröhrenwulst vor der Scheide, sondern an der Vorderwand des Scheideneinganges selbst, unmittelbar außerhalb des Jungfernhäutchens gesucht werden muß. **Knaben** werden allenfalls mit einem Gummikatheter, nie mit einem Metallkatheter katheterisiert. Doch ist dieses nur selten notwendig. Vorbereitung zur Katheterisierung wie beim Erwachsenen (S. 43) durch die Hebamme. Der Eingriff selbst gehört in die Hand des Arztes.

Erkrankungen der Verdauungsorgane
(mit Ausnahme der Ernährungsstörungen).

Mundhöhle. Die belegte Zunge ist meistens ein frühes Zeichen beginnender Erkrankung und verdient insofern Beachtung. Die gleiche Bedeutung messen wir dem Soor der Mund- und Rachenschleimhaut bei. Hierbei handelt es sich um weiße, wie geronnene Milch aussehende Beläge, die oft in großer Ausdehnung die Schleimhäute bedecken und sich nur schwer, aber doch ohne Bluten abwischen lassen. Hierin liegt ein Unterscheidungsmerkmal zur **Mundschleimhautdiphtherie**, die gerade bei jungen Säuglingen (wenn z. B. in der Umgebung des Kindes ein Bazillenträger ist) auftreten kann. Die ebenfalls weißen Diphtheriebeläge lassen

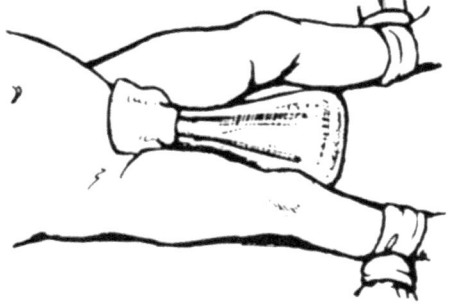

Abb. 409. **Auffangen des Urins beim weiblichen Säugling.** Kölbchen oder Reagenzglas werden mit Leukoplast über die großen Schamlippen geklebt. Der vordere Teil der Klebestreifen wird auf dem Schamberg, der hintere Teil zu beiden Seiten der Gesäßfalte befestigt. Durch Hochlagerung des Gesäßes wird erreicht, daß der Behälter nach hinten abgewinkelt liegt und so den Urin besser sammelt.

sich nicht von der Schleimhaut entfernen. Allein dieser Verwechslungsmöglichkeit wegen muß die Hebamme bei allen Mundschleimhaut- und Rachenbelägen sofort den Arzt hinzuziehen. Bei der **Mundfäule** sind ähnliche gelbweiße Flecken in kleinen Inseln über die Schleimhaut verteilt und mit Zahnfleischentzündungen und schmerzhaften Lymphknotenschwellungen am Unterkiefer vergesellschaftet.

Das **angewachsene Zungenbändchen** wird in seiner Bedeutung für Trink- und spätere Sprechversuche erheblich überschätzt. Nur ganz ausnahmsweise ist eine Durchtrennung angezeigt. Die Gefahr der Infektion und der Blutung gebietet es, daß dieser harmlos anmutende Eingriff unbedingt in die Hand eines Arztes gehört.

Über Zahnung und „Zahnfieber" S. 459.

Magenpförtnerkrampf. Diese Erkrankung beginnt erst in der 2.—3. Lebenswoche und befällt fast ausschließlich Knaben. Durch angeborene Verstärkung der Muskulatur des Magenausgangs (Magenpförtner) und durch hinzugetretenen Krampf kann der Magen seinen Inhalt nicht in der gehörigen Weise in den Zwölffingerdarm austreiben. Hierdurch kommt es zu immer heftiger werdendem Erbrechen im Strahl. Das Erbrochene riecht stark sauer, hat die Farbe der aufgenommenen Nahrung, enthält jedenfalls nie Galle. Besonders nach dem Trinken kann man die vermehrte Magenarbeit durch die Bauchwand hindurch in Gestalt quer über den Oberbauch von links nach rechts laufender Wellen beobachten (Abb. 410). Durch **rechtzeitige ärztlich geleitete Behandlung** muß verhindert werden, daß die Säuglinge stärker herunterkommen. Es ist ein verhängnisvoller Irrtum, eine Unverträglichkeit der Muttermilch anzunehmen und abzustillen. Das Erbrechen liegt am Kind und nicht an der Muttermilch!

Das oben (S. 484) bereits erwähnte **Spucken** kann sich — namentlich bei sehr nervösen, unruhigen und schreckhaften Säuglingen — zu richtigem **Erbrechen** steigern und so dem Erscheinungsbild eines Magenpförtnerkrampfes ziemlich ähnlich werden. Im

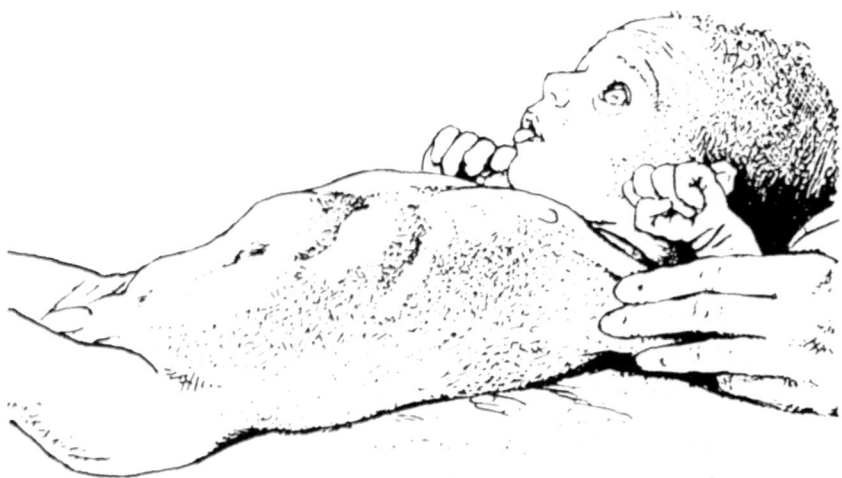

Abb. 410. Säugling mit Magenpförtnerkrampf. Charakteristisch sind die am Oberbauch sichtbaren von links nach rechts ziehenden wellenförmigen Magenbewegungen und die gerunzelte, ,,sorgenvolle" Stirn.

Gegensatz hierzu tritt das gewohnheitsmäßige Spucken früher und mehr periodenweise auf. Auch sind die Mengen des jeweils Erbrochenen nicht so groß wie beim Magenpförtnerkrampf. Unruhe in der Umgebung des Kindes und Luftschlucken beim hastigen Trinken (zu großes Loch im Sauger!) fördern die Brechneigung dieser sehr empfindlichen Kinder; beides muß daher vermieden werden.

Eingeweidebrüche bestehen darin, daß sich Darmschlingen oder Teile des Netzes durch Lücken in der Bauchwand unter die Haut vorschieben.

Beim Nabelbruch ist die Nabelplatte (S. 427 u. Abb. 366 b) zu schwach entwickelt, um dem Hindurchtreten des Bauchinhaltes durch den meist etwas erweiterten Nabelring entgegenzuwirken. Das Nabelbruchpflaster hält den Bruch zurück und gibt so dem Nabelring und der Nabelplatte die Gelegenheit, sich zu verkleinern bzw. zu festigen (Abb. 411 u. 412).

Leistenbrüche sind viel schwerer zu beeinflussen. Die vom Erwachsenen her bekannten Bruchbänder sind für den Säugling, selbst wenn sie extra nach Maß angefertigt werden, ungeeignet. Das jeder Körperform sich elastisch anschmiegende Wollbruchband stellt hier das beste Behandlungsverfahren dar (Abb. 413 u. 414, S. 490).

Das Bruchb nd darf erst angelegt werden, wenn der Bauchinhalt in die B uchhöhle zurückgebracht ist. Gelingt das nicht, so handelt es sich um einen eingeklemmten Bruch, der sofortiges ärztliches Eingreifen erforderlich macht.

Die Erkennung und Behandlung von Baucherkrankungen des jungen Kindes gehört zu den schwierigsten und verantwortungsvollsten ärztlichen Aufgaben. Die Hebamme ist darum verpflichtet, in allen auf eine Baucherkrankung verdächtigen Fällen sofort den Arzt hinzuzuziehen.

Erkrankungen der Atemwege und des Ohres.

Schnupfen führt beim Säugling besonders leicht zur Verlegung der Nasenatmung. Anhaltender Schnupfen mit blutig-eitriger Absonderung und borkig bedecktem Naseneingang ist immer verdächtig auf Diphtherie und angeborene Syphilis.

Absteigen der Infektion führt zu **Rachen-, Kehlkopf-, Luftröhren-, Bronchialkatarrh** und schließlich zur Lungenentzündung.

Die **Lungenentzündung** ist durch beschleunigte, stöhnende Atmung, Bewegung der Nasenflügel beim Atmen, Fieber und Husten erkennbar. Sie ist immer eine schwere Erkrankung und muß daher die Veranlassung sein, sofort ärztliche Hilfe herbeizuholen.

Die **Mittelohrentzündung** ist beim Säugling recht häufig. Sie entwickelt sich gewöhnlich in Verbindung mit einem Rachenkatarrh, indem von hier aus Keime durch die Eustachische Röhre in das Mittelohr eindringen. Der in der Paukenhöhle sich etwa ansammelnde Eiter durchbricht schließlich das Trommelfell und führt zum Ohrlaufen. Mit dem Abfluß des Eiters pflegt das Fieber abzuklingen. Die Behandlung sorgt für warmen Ohrverband und sorgfältige Gehörgangspflege: tägliches Reinigen, Einfetten zur Vermeidung von Entzündungen mit deckender Salbe, abschließender Wattepfropf. Ärztliche Beobachtung ist notwendig.

Erkrankungen der Kreislauforgane.

Angeborener Herzfehler ist die weitaus häufigste Herzerkrankung des Säuglings. Anhaltende Blausucht, beschleunigte Atmung, schlechtes Trinken und Gedeihen weisen schon beim jungen Säugling und Neugeborenen in dieser Richtung. Unter Umständen ist das Kind nicht imstande, an der Brust zu trinken, sondern muß die abgepumpte Muttermilch mit der Flasche oder gar mit der Sonde beigebracht bekommen.

Erkrankungen des Blutes.

Blutarmut (Anämie) ist die häufigste Blutkrankheit. Ihr Hauptmerkmal ist die Blässe der Haut, die darauf beruht, daß die Haut von einem an Blutfarbstoff und roten Blutkörperchen verarmten

Blut durchströmt wird. Doch kann Hautblässe auch durch mangelhafte Hautdurchblutung bei normaler Blutzusammensetzung, also ohne Anämie, entstehen (Scheinanämie). Die Blutarmut entwickelt sich am häufigsten durch schwere oder zu Rückfällen neigende

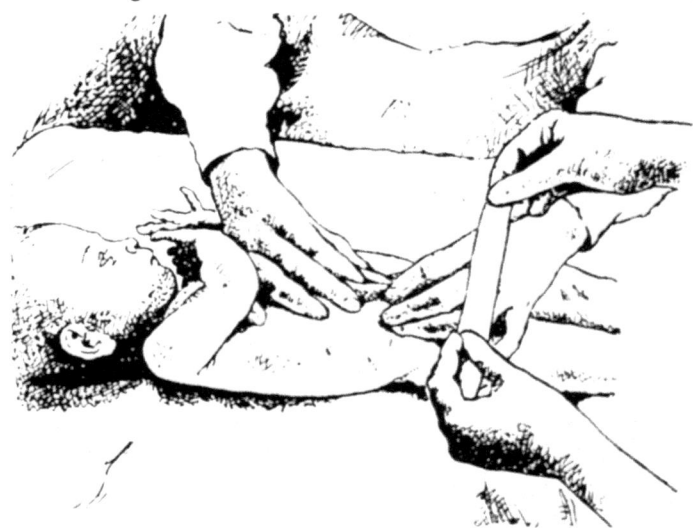

Abb. 411. Nabelbruchpflaster I: Die Hebamme drückt mit dem Zeigefinger der rechten Hand die Bruchvorwölbung durch den Nabelring zurück und bildet darüber mit den übrigen Fingern beider Hände eine Längsfalte, in deren Tiefe der Nabel liegt. Eine weitere Person fixiert diese Falte durch Anlegen eines Heftpflasterstreifens über die Mitte des Nabels.

Infektionen. Unzweckmäßige Ernährung ist als Ursache selten geworden. Rechtzeitige Gemüse- und Obstbeikost gegen Ende des 1. Lebenshalbjahres (S. 469) läßt diese Form der Anämie mit Sicherheit vermeiden. Bei ernsteren Anämien ist Krankenhausbehandlung, wo weitere Hilfsmittel zur Verfügung stehen, erforderlich.

Hinter den Anämien treten beim jungen Kinde die Erkrankungen des **weißen Blutzellsystems** und die **Blutungskrankheiten** zahlenmäßig weit zurück. Über die auf Vitamin-K-Mangel beruhende Blutungsbereitschaft des Neugeborenen wurde bereits auf den S. 428 und 457 das Notwendige gesagt.

Mangelkrankheiten.

Mangelkrankheiten beruhen auf dem Fehlen von Vitaminen, jener Wirkstoffe also, die zum normalen Ablauf bestimmter Stoffwechselvorgänge notwendig sind, die aber der Körper zumindest in halbfertigem Zustande aufnehmen muß, weil er sie nicht selber bilden kann.

Die **Rachitis** ist die bei weitem häufigste Mangelkrankheit des jungen Kindes. Sie beruht darauf, daß das Vitamin D dem Körper zu wenig zur Verfügung steht. Als fettlöslicher Körper ist es in den edlen Nahrungsfetten (Milchfett, Butter, Eigelb, Lebertran) in geringer Menge enthalten. Vor allem entsteht es in der Haut durch Bestrahlung mit ultraviolettem Licht, also mit natürlicher

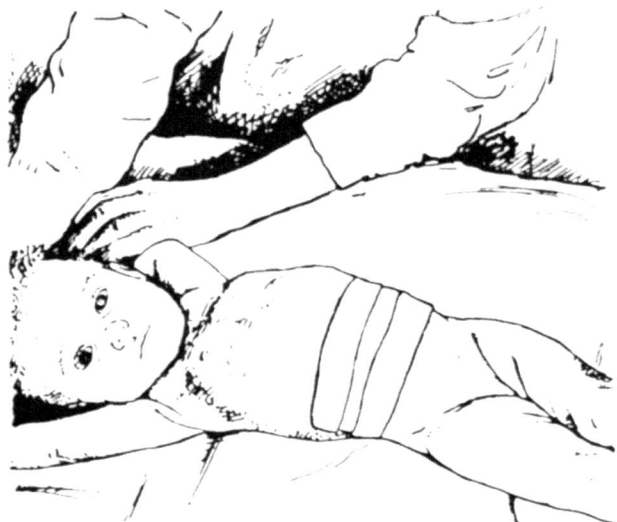

Abb. 412. Nabelbruchpflaster II: Zwei weitere Heftpflasterstreifen werden dachziegelförmig nach oben und unten hinzugefügt. Die Streifen dürfen nicht zu kurz sein. (In Anlehnung an CATEL.)

Sonne oder mit künstlicher Höhensonne. Infolge des D-Vitamin-Mangels verliert der Knochen die Fähigkeit, Kalk zu binden. Der bereits vorhandene Knochen wird weich und an den Stellen des Knochenwachstums (Gelenkenden, Knorpel-Knochengrenze der Rippen) bildet sich ein sehr massiges aber minderwertiges Knochengewebe.

Die Rachitis wird vom Ende des 2. Lebensmonates bis zum Ende des 2. Lebensjahres, und zwar verständlicherweise vor allem in den sonnenarmen Wintermonaten beobachtet. Frühgeborene können schon nach der 6. Lebenswoche die ersten Zeichen aufweisen. Diese sind Weichheit der Schädelknochen (Craniotabes) im Bereich der Scheitelbeine und des Hinterhauptbeines (Abb. 415a u. b, S. 492).

Bald zeigen sich die bereits erwähnten Knochenverdickungen an den Rippen und an den Gelenken der Gliedmaßen, vornehmlich an den Handgelenken (Abb. 416, S. 493).

Bleibt die Rachitis noch immer unerkannt und unbehandelt, so treten Wachstumsstörungen, verspäteter Schluß der Fontanelle, verspätete Zahnung und Verbiegungen an Wirbelsäule, Brustkorb und Gliedmaßen auf. Die weite Verbreitung der Rachitis bringt es mit sich, daß praktisch jeder, vor allem der künstlich ernährte Säugling in dieser Richtung gefährdet ist. Die Hebamme wird also mit dieser Krankheit in Fürsorge- und Pflegetätigkeit sehr viel in Berührung kommen; sie muß sie erkennen können und ihre alsbaldige ärztliche Behandlung veranlassen. Nach

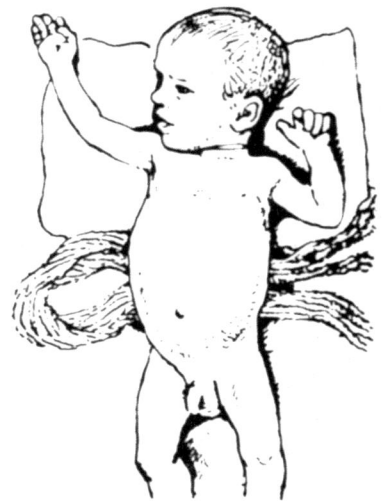 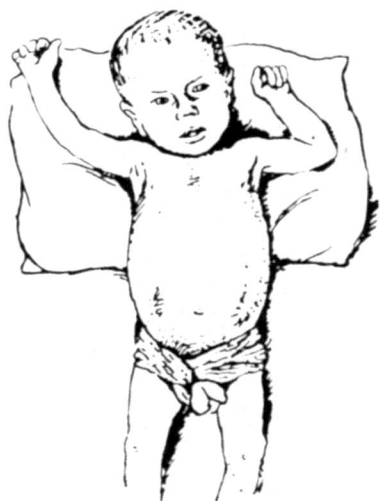

Abb. 413. Leistenbruchband I: Ein gedoppelter Wollstrang (als Ersatz kann eine elastische Binde dienen) wird mit der Schlaufe zur Bruchseite unter das Kind geschoben.

Abb. 414. Leistenbruchband II: Das freie Ende des Wollstranges wird durch die Schlaufe gezogen. Der so entstandene Knoten wird als Widerlager über den inzwischen zurückgebrachten Bruch gelegt. Das durch die Schlaufe gezogene freie Wollstrangende wird zwischen den Beinen durchgezogen und hinten in die quer verlaufende Tour des Wollstranges gesteckt.

dem oben Gesagten stehen hierfür zwei Wege offen: Höhensonnenbestrahlung oder Gaben von Vigantol (fabrikmäßig hergestelltes Vitamin D in Öl gelöst). Noch besser ist es natürlich, die Ausbildung der Erkrankung durch ausreichende Sonnen- bzw. Höhensonnenbestrahlung oder durch Vigantoltropfen in den sonnenarmen Wintermonaten zu verhüten.

Skorbut entsteht bei Vitamin-C-Mangel. Er ist recht selten, denn er läßt sich leicht vermeiden, wenn man rechtzeitig die an C-Vitamin reiche Rohobst- und Gemüsebreikost verabfolgt (S. 469), und wenn die Säuglingsmilch nur kurz aufgekocht wird. Vorsicht ist bei der Verwendung von Milchkonserven am Platze.

Erkrankungen des Nervensystems.

Mit Krämpfen einhergehende Erkrankungen. Krämpfe beruhen auf einer Reizung des Gehirnes und sind darum immer ein Zeichen ernster Erkrankung, die unbedingt ärztlicher Behandlung bedarf.

Die Hebamme soll über die Bedeutung dieses krankhaften Vorganges orientiert sein. Die Unterscheidung in tonische (starre Verkrampfung) und klonische Krämpfe (Zuckungen der Muskulatur) ist meist nicht möglich, weil beide Krampfformen gemischt aufzutreten pflegen. Die Augen sind dabei verdreht, der Blick ins Leere gerichtet als Zeichen völligen Bewußtseinsverlustes.

Im Neugeborenenalter sind Krämpfe fast immer die Folge einer Gehirnschädigung durch die Geburt. Diese Schädigung kann auch weiterhin in immer wiederkehrenden Krampfanfällen ihren Ausdruck finden. Oft ist die Unterscheidung zur echten Epilepsie, die sich auf dem Boden einer ererbten Anlage ohne das Hinzutreten wesentlicher äußerer Einwirkungen (z. B. Geburtsverletzung) entwickelt, nur schwer möglich. Für den Arzt ist es dann sehr wichtig zu erfahren, wie der Ablauf der Geburt und der Neugeborenenperiode war.

Verständlich ist, daß Erkrankungen des Zentralnervensystems wie Gehirnhautentzündungen (Meningitis) und Gehirnentzündungen (Encephalitis) Krämpfe hervorrufen können. Fieber, Erbrechen und eine kissenartige Vorwölbung der großen Fontanelle weisen hier den richtigen Weg für die Krankheitserkennung.

Fieber irgendwelcher Ursache kann beim älteren Säugling auch ohne Erkrankung des Nervensystems zu Krämpfen, sog. „Fieberkrämpfen" führen.

Doch kann eine fieberhafte Erkrankung auch einmal eine auf einer Störung des Kalkstoffwechsels beruhende Krampfkrankheit, die wir Spasmophilie nennen, auslösen. Die Kalkstoffwechselstörung entwickelt sich immer auf dem Boden einer Rachitis. Daraus folgt, daß spasmophile Krämpfe wie die Rachitis nur vom Ende des 2. bis zum Ende des 24. Lebensmonates und zwar fast ausschließlich in den Frühjahrsmonaten auftreten. Die Krämpfe können tonisch oder klonisch oder gemischt sein. Am gefährlichsten sind die Stimmritzenkrämpfe, die zu schwersten Erstickungsanfällen führen können. Dabei kommt es zu einem ganz charakteristischen krähenden Einatmungsgeräusch, an dem die erfahrene Hebamme sofort die drohende Gefahr erkennt. Maßnahmen zur Vorbeugung und Behandlung der Spasmophilie decken sich mit der Verhütung und Beseitigung der zugrunde liegenden Rachitis. Brustkinder bekommen wohl einmal Rachitis, nie aber Spasmophilie.

Der im Volke verbreitete Ausdruck „Zahnkrämpfe" ist irreführend und muß daher bekämpft werden. Nie kann ein durchbrechender Zahn Krämpfe verursachen. Vielmehr handelt es sich hierbei immer um ein zufälliges Zusammentreffen von Zahnung — vom 7. bis zum 24. Lebensmonat bricht ja praktisch jederzeit mindestens ein Zahn durch! — und Krämpfen aus den obenerwähnten Ursachen.

Schwachsinn kommt angeboren oder erworben vor und läßt sich in ausgeprägten Fällen oft schon im Säuglingsalter erkennen.

Man hüte sich jedoch, geringe zeitliche Abweichungen der geistigen Entwicklung vom Normalen in dieser Richtung zu verwerten.

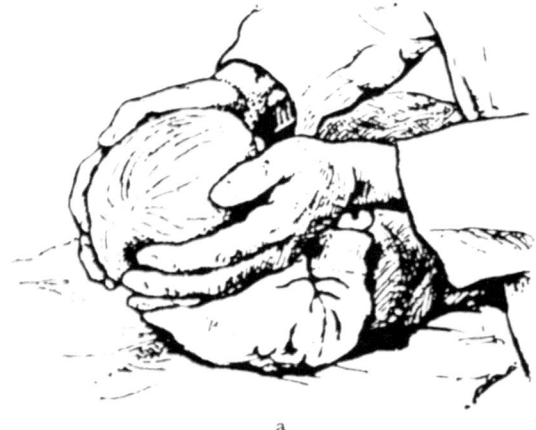

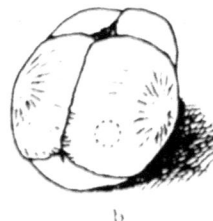

Abb. 415a u. b. Feststellung der Rachitis am Kopf beim jungen Säugling. a Die den Hinterkopf abtastenden Finger sinken ein, weil hier die Schädelknochen erweicht sind. b Der kleine Kreis auf dem rechten Scheitelbein des Kopfskelettes zeigt die Stelle, an welcher der Zeigefinger einsinkt. In fortgeschrittenen Fällen können größere Partien des Hinterkopfes, und zwar des Scheitelbeines und der Hinterhauptsschuppe, erweichen.

Bei angeborenen Schwachsinnsformen verbinden sich meistens körperliche und geistige Fehlbildungen miteinander. In ganz besonders charakteristischer Weise ist das der Fall bei der **mongoloiden Idiotie**, die ihren Namen den schräggestellten Schlitzaugen in dem breiten, flachen Gesicht verdankt (Abb. 417).

Wasserkopf nennt man einen Zustand, der durch eine Erweiterung der flüssigkeitsgefüllten Gehirnhöhlen charakterisiert und äußerlich an der Vergrößerung des Kopfes, der Vorwölbung der Fontanelle und dem Klaffen der Schädelnähte erkennbar ist. Die Erkrankung kommt als angeborene Mißbildung (Abb. 316) oder erworben nach Gehirnhautentzündungen, Gehirnverletzungen, Syphilis u. a. vor. Geringer Grad von Wasserkopf ist nicht so selten und braucht nicht zu einer Beeinträchtigung der geistigen Funktionen zu führen. In ausgeprägten Fällen dagegen ist eine mehr oder weniger starke geistige Rückständigkeit unausbleiblich.

Erkrankungen der Harn- und Geschlechtsorgane.

Die **eitrige Infektion der Harnwege**, also von Nierenbecken, Harnleiter und Blase kommt bei Mädchen häufiger vor als bei Knaben, weil die kurze gestreckte weibliche Harnröhre das Aufsteigen der Infektion von den keimbeladenen äußeren Geschlechtsorganen in die Blase begünstigt. Die Kinder werden blaß, appetitlos und bekommen Fieber. Der Urin wird trübe, enthält Eiweiß und bei mikroskopischer Betrachtung massenhaft weiße Blutkörperchen (Eiterkörperchen). Sofortige ärztliche Behandlung

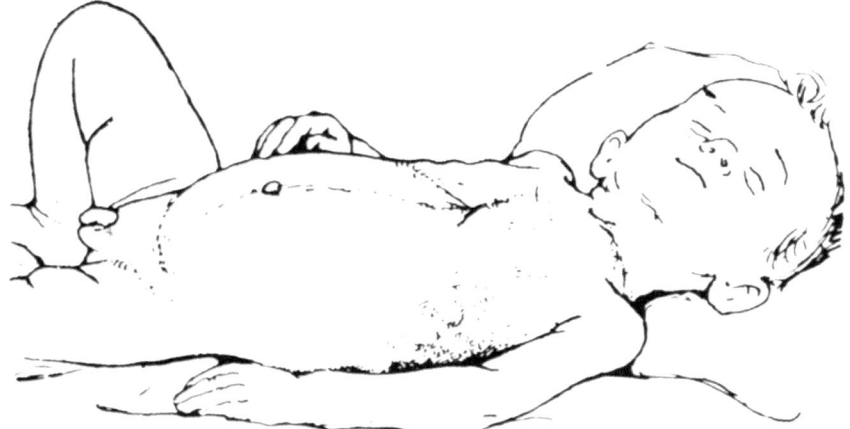

416. Älterer Säugling mit schwerer Rachitis. Man erkennt die Verdickungen an den Handgelenken und die Auftreibungen an den seitlichen Rippenpartien (sog. „Rosenkranz").

vermag im allgemeinen das Übergreifen der Eiterung auf die Niere selbst zu verhüten.

Hinter dieser Eiterinfektion der Harnwege treten beim Säugling alle übrigen Erkrankungen der Harnorgane zahlenmäßig weit zurück.

Meist zu Unrecht wird eine krankhafte **Verengung der Vorhaut** (Phimose) angenommen. Vielmehr ist bei so jungen Knaben eine gewisse Verengung und auch die Verklebung der Vorhaut mit der Eichel ganz normal. Erst im Laufe der Jahre erweitert sich die Öffnung und löst sich die Verklebung der Vorhaut allmählich. Hierüber muß die Hebamme die besorgten Eltern aufklären. Ärztliches Eingreifen wird erst erforderlich, wenn Schwierigkeiten bei der Harnentleerung oder Reizzustände an der Vorhaut sich einstellen.

Die Entscheidung, ob eine **Anschwellung des Hodens** auf einem Wasserbruch, einem Leistenbruch oder einem Gewächs beruht, sollte die Hebamme ebenso wie die Klärung der Frage, ob das **Fehlen** eines oder beider **Hoden** auf einem harmlosen Hodenhochstand oder aber auf einem Leisten- bzw. Bauchhoden beruht, einem Arzte überlassen.

Erkrankungen der Haut.

Wie beim älteren Kinde und Erwachsenen gibt es auch beim Säugling große individuelle Unterschiede in der Empfindlichkeit der Haut. Das äußert sich bereits beim **Wundsein**, bei dem ja immer äußere Einwirkungen — Liegen in Stuhl und Urin — eine wesentliche Rolle spielen. Häufiges Trockenlegen, Pudern und Einfetten der Haut mit deckenden Salben, z. B. Zinköl, Zinkpaste, Lebertransalbe kann hier vorbeugen und nötigenfalls auch heilen.

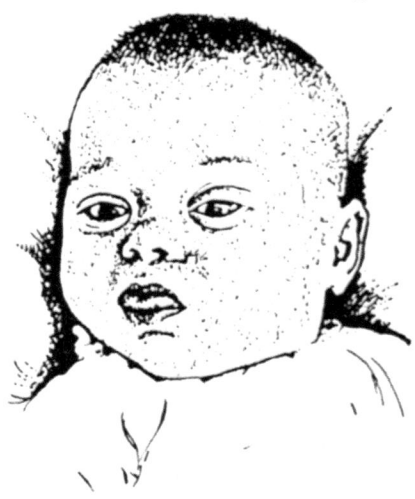

Abb. 417. Mongoloide Idiotie. Der kleine kugelrunde Kopf, schräge, spaltförmige Lidspalten (daher der Name), große Zunge und eine marmorartig gemaserte Haut verleihen diesen Kindern einen charakteristischen, unverkennbaren Gesichtsausdruck.

Noch stärker tritt die anlagebedingte Entzündungsbereitschaft der Haut beim **Ekzem** in Erscheinung. Dieses entwickelt sich ohne äußeren Anlaß, gleichsam von innen heraus in Form geröteter, teils nässender, teils schuppender, teils mit Bläschen bedeckter Hautstellen, die mit Vorliebe im Gesicht (sog. „Milchschorf") und am Kopf zu finden sind, in schweren Fällen aber auf viele Teile des übrigen Körpers übergreifen können. Die Kinder werden von starkem Juckreiz geplagt.

Die Behandlung erfordert viel ärztliche Erfahrung und Geduld. Pflegerisch sehr wichtig ist die zweckmäßige Anlage der ärztlich verordneten Verbände (Abb. 419). Mit allen Mitteln muß vermieden werden, daß die Kinder scheuern oder kratzen. Das wird vielfach nur möglich sein, indem man Armmansohetten aus Zelluloid oder Pappe anlegt oder sogar Hände und Füße des Kindes am Bettgitter festbindet. Der Ausdruck „Milchschorf" für den trockenen Wangenschorf soll zwar andeuten, daß die Entstehung des Ekzems mit der Milchnahrung des Säuglings in Verbindung gebracht wird; tatsächlich kommt aber der örtlichen Behandlung die größere Bedeutung zu. Die gleichzeitige Durchführung diätetischer Maßnahmen darf nur auf ärztliche Anordnung geschehen, und die Hebamme begeht einen unverzeihlichen Fehler, wenn sie z. B. von sich aus, nur um einen harmlosen Milchschorf zu bekämpfen, ein Kind von der Mutterbrust absetzt.

Mit **Gneis** oder **Grind** bezeichnet man Schuppenbildung oder Nässen im Bereich des behaarten Kopfes. Diese Veränderungen kommen meist bei ganz jungen Säuglingen und Neugeborenen vor. Sie können sich auch einmal auf den übrigen Körper unter Bevorzugung der Hautfalten (Hals, Hautfalten hinter den Ohren) und Gelenkbeugen ausdehnen. Die Gneisentstehung wird durch die irrige Meinung, man dürfe den Kopf eines Säuglings nicht waschen, erheblich gefördert (S. 432). Sorgfältige Pflege des Kopfes nach den oben geschilderten Grundsätzen, vorsichtiges Ablösen etwa sich bildender Schuppen mittels Öl oder mittels einer schuppenlösenden Salbe kann die Erkrankung mit Sicherheit verhüten bzw. heilen.

Gegen **eitrige Infektionen** ist die zarte Säuglingshaut besonders empfänglich. Ihre für das Neugeborenen- und Säuglingsalter typische Ausdrucksform, der Schälblasenausschlag, wurde bereits an anderer Stelle beschrieben (S. 455). Dringen die Eiterkeime auf dem Wege der Schweißdrüsengänge in die Tiefe, so entstehen Abszesse oder flächenhafte Eiterungen, welch letztere wir Phlegmonen nennen. Die Behandlung dieser Hauterkrankungen ist selbstverständlich ärztliche Aufgabe, ihre Verhütung jedoch das große Ziel sauberer Hautpflege. Starkes Schwitzen muß möglichst vermieden werden.

Krätze führt beim Säugling zu den gleichen Erscheinungen wie beim Erwachsenen: zu stark juckenden roten Knötchen, die bisweilen gewöhnlichen Eiterpickeln gleichen, an anderen Stellen jene charakteristischen geschlängelt laufenden Erhebungen, die bei näherem Hinsehen Gängen entsprechen, zeigen. Besonders verdächtig ist beim Säugling die Anordnung dieser Hautveränderungen an Handflächen und Fußsohlen. Sie entstehen durch Milben, die sich in die Haut bohren. Die Behandlung geschieht in der üblichen Weise durch mehrmaliges Einreiben des ganzen Körpers mit Mitigal oder einem anderen Schwefelpräparat mit anschließendem Reinigungsbad.

Infektionskrankheiten im Säuglingsalter.

Hier sollen nur die für die Säuglingspflege belangvollen Besonderheiten Erwähnung finden. Im übrigen sei auf die zusammenhängende Darstellung der Infektionskrankheiten auf S. 53 ff. verwiesen.

Grippe. Unter Grippe (Influenza) verstehen wir ein durch ein bestimmtes Virus hervorgerufenes Krankheitsbild, das durch Fieber, Gliederschmerzen, allgemeine Abgeschlagenheit und heftige Katarrhe der Nasenrachen- und tieferen Atmungsorgane charakterisiert ist. Darüber hinaus laufen unter dieser Krankheitsbezeichnung alle gewöhnlichen, durch verschiedene Erreger hervorgerufenen Katarrhe der Atemwege. Allen Grippeformen, auch dem harmlosen Schnupfen, ist die Entstehung durch Erreger und die Übertragbarkeit auf andere Menschen vom ersten Lebenstage an gemeinsam. Eine „Erkältung" ist also in Wirklichkeit eine hochansteckende Infektionskrankheit. Jedenfalls trifft das für den Säugling zu, für den eine starke Abkühlung, welche der Grippeinfektion den Weg bereiten kann, naturgemäß weniger in Betracht kommt. Die Übertragung geschieht durch Anatmen, Anhusten oder Anniesen. Sie ist mit Sicherheit nur zu vermeiden, wenn jede ,,erkältete" Person das Säuglingszimmer völlig meidet. Das Tragen von Schutzmasken ist zweckmäßig, gewährt aber keinen unbedingten Schutz vor Übertragung (S. 443).

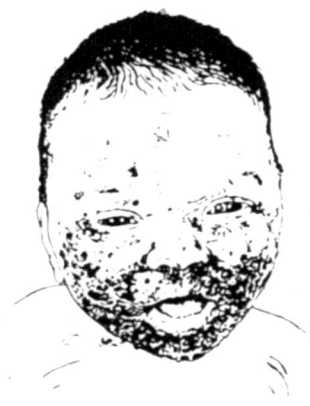

Abb. 418. Säuglingsekzem im Gesicht. Ausgedehnte Teile der Gesichtshaut zeigen unter besonderer Bevorzugung der Wangen- und Mundpartien nässende Stellen, Bläschen neben Krusten, Borken und Schuppen.

Tuberkulose. Je jünger ein Kind, desto anfälliger ist es gegen Tuberkulose und desto schwerer verläuft im allgemeinen die Erkrankung. Ein einziger Tuberkelbazillus genügt, um einen jungen Säugling anzustecken! Hauptsächlich auf 2 Wegen gelangen die Keime in den Säuglingskörper:

1. Durch Tröpfchen- oder Schmierinfektion von einem Tuberkelbazillen aushustenden Erwachsenen. Diese Menschentuberkelbazillen werden gewöhnlich eingeatmet und gelangen daher vornehmlich in die Lunge.

2. Mit der Milch, die von tuberkulosekranken Kühen stammt und unvorschriftsmäßigerweise roh gereicht wird. Die Rindertuberkelbazillen sind gewöhnlich die Erreger der Bauchtuberkulose.

Zur Vermeidung einer Infektion muß demnach gefordert werden, daß nie rohe Milch verabfolgt wird und daß kein ansteckungsfähiger tuberkulöser Erwachsener oder Jugendlicher — tuberkulöse Kinder sind nur in besonders gelagerten Fällen ansteckend — je mit einem jungen Kinde in Berührung kommt. Das gilt — so hart es klingen mag — selbst für die tuberkulöse Mutter, die sofort nach der Entbindung von dem Kinde getrennt werden muß und deswegen auch nicht stillen darf, wenn Leben und Gesundheit des Kindes erhalten bleiben sollen. Die Mehrzahl der Übertragungsfälle geht jedoch auf Infektionsquellen zurück, die dem weiteren Verwandtenkreis, den Wohnungsinsassen, Hausangestellten und noch ferner Stehenden entstammen. Jede in der Kinderpflege tätige Person, also auch jede Hebamme muß in regelmäßigen Abständen ärztlich untersucht werden. Zu wenig beachtet wird, daß ein nur gelegentliches Zusammensein mit einem Ansteckungsfähigen zur Übertragung genügt. Die Entscheidung, ob ein Tuberkulöser ansteckend („offen") oder nicht („geschlossen") ist, liegt in der Hand des Arztes. Sie kann nicht vorsichtig genug getroffen werden. Die Überwachung dieser Maßnahmen ist eine der Hauptaufgaben

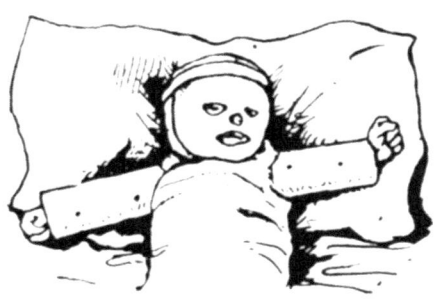

Abb. 419. Säugling mit Gesichtsmaske und Armmanschetten. Ein maskenartig zurechtgeschnittener Leinenlappen wird mit einigen Bindentouren um Stirn und Kinn festgewickelt und bildet auf diese Weise einen zusammenhängenden und dennoch leichten, luftdurchlässigen Gesichtsverband. Nie darf hierfür BILLROTH-Battist genommen werden! Die Manschetten werden über die bekleideten Arme gestülpt und durch ein Band hinter dem Nacken miteinander verbunden. Sie machen jedes Kratzen im Gesicht unmöglich.

der Tuberkulosefürsorgestellen, die wiederum dem Gesundheitsamt unterstehen. **Die Hebamme muß sich voll und ganz in diese Kampffront gegen die Tuberkulose einreihen: Nur mit ihrer Hilfe kann es gelingen, gerade die ganz jungen Kinder vor der tödlichen Gefahr der Frühansteckung zu bewahren.**

Keuchhusten. Die Sorglosigkeit, mit der man vielfach im Volke der Keuchhusteninfektion gegenübertritt, beruht auf einem zweifachen Irrtum. Einmal wird — auch von Leuten, die es eigentlich wissen sollten — angenommen, daß die jungen Säuglinge unempfänglich sind. **Tatsächlich kann schon das Neugeborene mit Keuchhusten angesteckt werden** und nach der üblichen Inkubationszeit von etwa 14 Tagen erkranken. Zum anderen wird der Keuchhusten für eine recht harmlose Erkrankung gehalten, die ja doch jedes Kind einmal durchmachen muß. Das trifft aber nur für ältere Kinder bis zum gewissen Grade zu. Je jünger ein Kind ist, desto eher ist mit der Möglichkeit einer hinzutretenden schweren Lungenentzündung und anderer Komplikationen zu rechnen. Jeder 5.—6. keuchhustenkranke junge Säugling erliegt dieser Erkrankung!

Die Übertragung geschieht ausschließlich durch Tröpfcheninfektion, nicht durch gesunde Zwischenträger oder durch Gegenstände. Es genügt also, den hustenden Kranken aus dem Zimmer des jungen Kindes fernzuhalten. Die Wirksamkeit dieser Maßnahme wird dadurch gehemmt, daß die Erkrankung im Beginn völlig uncharakteristisch aber gleichwohl sehr ansteckend ist. Die Absonderung kommt also häufig zu spät.

Diphtherie. Auch für Diphtherie ist das Neugeborene schon vom 1. Lebenstage an empfänglich (S. 453). Die bekannten grauweißen Beläge als sichtbares Zeichen der Ansiedlung von Diphtheriebazillen finden sich im Rachen, in der Nase (blutigeitriger Schnupfen), im Kehlkopf, im Munde, in der Nabelwunde, in sonstigen Wunden (Ekzeme) und im Augenbindehautsack.

Als Infektionsquellen kommen Kranke oder gesund erscheinende Bazillenträger, schließlich Gegenstände, die von solchen Personen stammen, in Betracht. Natürlich muß jeder Diphtheriekranke oder erkannte Bazillenträger aus der Umgebung des Kindes entfernt werden. Jedoch die diphtheriekranke Mutter darf weiterstillen, nachdem das Kind durch eine Serumspritze vor der Erkrankung für einige Wochen geschützt ist. Nur der geringste Verdacht (blutig-eitriger Schnupfen, schmierig belegte, schlecht heilende Nabelwunde, weiße Beläge in Rachen oder auf der Mundschleimhaut, Heiserkeit, bellender Husten usw.) muß für die Hebamme der Anlaß sein, sofort einen Arzt hinzuzuziehen.

Masern treten erst jenseits des 4. Lebensmonates auf — allerdings unter der meist zutreffenden Voraussetzung, daß die Mutter selbst Masern gehabt hat. Nach Ablauf dieser Zeit verläuft die Erkrankung, ähnlich wie beim Keuchhusten, um so schwerer, je jünger das Kind ist. Da die Masern nicht nur durch Tröpfcheninfektion, sondern auch durch den Luftzug übertragbar sind, wird es häufig nicht möglich sein, einen Säugling vor der Ansteckung zu bewahren. Dann ist der Arzt noch in der Lage, durch eine sofortige Serumeinspritzung Schlimmeres zu verhüten. Diese Möglichkeit muß die Hebamme kennen, um rechtzeitig ärztliche Hilfe zu erwirken. Der Erfolg der vorbeugenden Serumgabe steht und fällt mit ihrer Durchführung in den ersten Tagen nach der mutmaßlichen Ansteckung.

Scharlach befällt niemals Kinder vor dem 7. Lebensmonat und auch ältere Säuglinge nur recht selten. Trotzdem ist die Scharlacherkrankung einer Wöchnerin nicht ungefährlich für das Neugeborene. Es kann zwar keinen Scharlach bekommen, wohl aber andere durch Scharlachstreptokokken bedingte schwere Erkrankungen wie Nabelerysipel oder Bauchfellentzündung. Darum ist die Absonderung und Ernährung des Neugeborenen und auch des Säuglings mit abgezogener Frauenmilch erforderlich.

Windpocken können schon vom jungen Säugling, **Mumps** dagegen nur ausnahmsweise im 1. Lebensjahr erworben werden.

Tripper. Der Tripper kommt beim jungen Säugling nur erworben, nie angeboren vor. Die Infektion erfolgt entweder unter der Geburt durch die erkrankten Geburtswege der Mutter oder nach der Geburt durch unzulänglich vom Trippereiter gereinigte Hände einer Pflegeperson oder durch Gegenstände, die mit Trippereiter behaftet sind (Schwämme, Handtücher usw.). Bei männlichen Neugeborenen und Säuglingen ist nur mit einem Augentripper (S. 456), beim weiblichen Kinde auch mit dem Befallensein der äußeren Geschlechtsorgane und der Scheide (Vulvovaginitis) zu rechnen. Rötung und Schwellung der Schleimhaut und eitriger Ausfluß sind die Zeichen dieser Erkrankung. Die Tatsache, daß beim Kinde — im Gegensatz zur geschlechtsreifen Frau — gerade die äußeren Teile der weiblichen Geschlechtsorgane

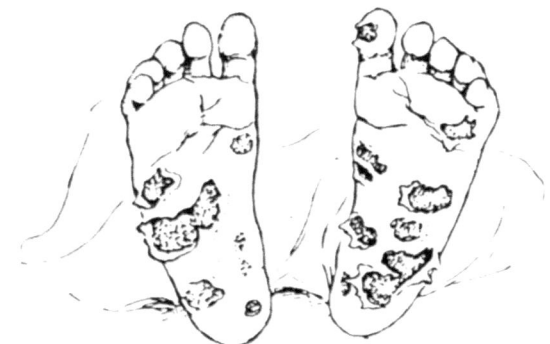

Abb. 420. Syphilitischer Blasenausschlag an den Fußsohlen. Die Blasendecken haben sich größtenteils schon abgestoßen und hängen in Fetzen herunter.

besonders empfänglich sind, läßt den Tripper in diesem Lebensalter zu einer hochinfektiösen Erkrankung werden. Diesem Umstande muß in der Pflege Rechnung getragen werden. Es muß für die Absonderung des Kranken und für die Entkeimung aller von ihm stammenden Gegenstände gesorgt werden. Besteht der geringste Verdacht auf eine Trippererkrankung, so hat die Hebamme sofort ärztliche Hilfe herbeizuholen.

Syphilis. Die Syphilis des jungen Kindes ist fast immer angeboren. Schon während der Schwangerschaft dringen die Krankheitserreger durch die Placenta in den kindlichen Körper ein. Ein syphiliskranker Säugling hat also immer auch eine syphiliskranke Mutter, während umgekehrt eine kranke Mutter, besonders wenn sie in der Schwangerschaft ausgiebig behandelt wurde, ein gesundes Kind zur Welt bringen kann.

Als äußerlich sichtbare Krankheitszeichen sind beim Neugeborenen zu nennen: trockener, durch Schniefen kenntlicher Schnupfen, Sattelnase, Blasenausschlag, der sich in Abweichung vom gewöhnlichen Schälblasenausschlag (S. 455) besonders an Händen und Füßen findet (Abb. 420).

Im weiteren Verlauf wird der Schnupfen oft blutig-eitrig. An den Lippen bilden sich, wie die Speichen eines Rades um den Mund herum angeordnet, Einrisse, die später zu Narben werden (sog. ,,Rhagaden"). An der Haut treten vielgestaltige fleckige, knötchen- oder bläschenförmige Ausschläge von zunächst rosaroter, später eigentümlicher mit Milchkaffee vergleichbarer braungelber Farbe auf. Sehr charakteristisch ist auch eine pergamentartig verdickte, „wie lackiert" aussehende Hautbeschaffenheit an Handflächen und Fußsohlen.

Die Syphilis ruft ferner schwere Veränderungen an den inneren Organen, am Nervensystem und vor allem auch am Skelettsystem hervor. Letztere äußern sich in Verdickungen an den langen Röhrenknochen, in der bereits erwähnten Sattelnase und an Schädelverdickungen an den Stirn- und Scheitelbeinhöckern. Die Schmerzhaftigkeit der Knochenveränderungen führt manchmal zu einem echte Lähmung vortäuschenden schlaffen Herunterhängen einzelner oder mehrerer Gliedmaßen.

Die beschriebenen Erscheinungen können sich in wechselnder Stärke und Anordnung miteinander verbinden. Sie können auch so schwach ausgeprägt sein, daß das Kind äußerlich gesund erscheint. Um so wichtiger ist es, daß die Hebamme auf jedes der obenerwähnten Zeichen achtet und so zu frühzeitiger Erkennung und Behandlung der Erkrankung beiträgt.

Die Behandlung selbst ist natürlich Sache eines Arztes. Am besten ist es, die syphiliskranke Mutter bereits in der Schwangerschaft bis kurz vor der Geburt energisch zu behandeln und auf diese Weise der Infektion der Frucht mit großer Sicherheit vorzubeugen.

Anhang: **Wachstumstabelle nach Adam** (gekürzt)

Knaben		Länge	Mädchen	
Gewicht kg	Alter	cm	Alter	Gewicht kg
3,4	Geburt	49	Geburt	3 0
4,0	1 Monat	50	1 Monat	3 6
		54	2 Monate	4,2
4,6	2 Monate	56		
		58	3 Monate	5,0
5,2	3 Monate	59		
5,8	4 Monate	61	4 Monate	5,6
6,4	5 Monate	63	5 Monate	6,2
7,0	6 Monate	65	6 Monate	6,8
		70	9 Monate	8,2
8,6	9 Monate	71	10 Monate	8,4
9,8	1 Jahr	74	1 Jahr	9,2
12,5	2 Jahre	84	2 Jahre	12,1
		92	3 Jahre	14,0
14,4	3 Jahre	95		
		99	4 Jahre	15,6
16,3	4 Jahre	101		
		106	5 Jahre	17,4
18,1	5 Jahre	107		
		112	6 Jahre	19,4
20,1	6 Jahre	113		

Normale Kopfmaße.

Neugeborenes	34 cm	1 Jahr	46 cm
3 Monate	41 cm	2 Jahre	48 cm
6 Monate	43 cm	5 Jahre	50 cm

Gesundheitsgesetzgebung und -verwaltung

Von
Oberregierungs- und -medizinalrat Dr. Zimmermann, Hildesheim.

I. Allgemeines.

Die Gesetzeskunde ist jener Teil der Ausbildung von Hebammen und Krankenpflegepersonen, dem erfahrungsgemäß von den Schülerinnen am wenigsten Neigung und Verständnis entgegengebracht und der auch von den Lehrern oft stiefmütterlich behandelt wird. Und doch ist die Kenntnis der gesetzlichen Vorschriften auf dem Gebiete des Gesundheitswesens für den Arzt und seinen Helfer für alle im Gesundheitsdienst tätigen Personen unentbehrlich. Gesetz ist Ordnung. und ohne Gesetz, d. h. ohne Ordnung ist ein Zusammenleben in einer Gemeinschaft nicht möglich und nicht denkbar. Jede Familie, jede Gemeinde und erst recht jede staatliche Gemeinschaft muß sich eine feste Ordnung geben, Gesetze schaffen und die Einhaltung dieser Gesetze überwachen. Im Gesundheitswesen bedeuten zudem die Gesetze und Verordnungen die praktische Anwendung wissenschaftlicher Forschungen und Efahrungen, um ein Volk vor Gesundheitsgefahren zu schützen.

Gesetzgeber ist das Volk selbst, d. h. die vom Volk gewählten Vertreter (Reichstag, Landtag), die Durchführung der Gesetze erfolgt durch die Regierung und ihre Verwaltungsbehörden.

II. Aufbau der Verwaltung.

In der allgemeinen Verwaltung unterscheiden wir in der Rege drei Instanzen: die oberste Verwaltungsbehörde eines Landes ist das Staatsministerium mit dem Ministerpräsidenten an der Spitze und den Fachministern für die einzelnen Zweige der öffentlichen Verwaltung. Die höhere Verwaltungsbehörde bilden die Bezirksregierungen mit dem Regierungspräsidenten. Untere Verwaltungsbehörde ist die Kreisverwaltung oder in kreisfreien Städten die Stadtverwaltung.

Auf dem Gebiete des Gesundheitswesens ist die oberste Verwaltungsbehörde der für das Gesundheitswesen zuständige Minister, z. B. Sozialminister im Lande Nordrhein-Westfalen oder der Minister für Arbeit, Aufbau und Gesundheit im Lande Niedersachsen usw. In seinem Ministerium werden die gesundheitlichen Angelegenheiten von einer besonderen Abteilung für Gesundheit bearbeitet, in der ein ärztlicher Abteilungsleiter und besondere Fachreferenten für die einzelnen Sondergebiete vorhanden sind. Der Minister bzw. in seinem Auftrage der Abteilungsleiter der Gesundheitsabteilung hat für die Durchführung von Gesetzen Sorge zu tragen, Ausführungsvorschriften zu erlassen und in

Zweifelsfällen Entscheidungen zu treffen, andererseits aber auch der Volksvertretung Anregungen für die Gesetzgebung zu geben und Gesetzesvorschläge zu machen. In der höheren Verwaltungsbehörde, beim Regierungspräsidenten, wird das Gesundheitswesen durch den Medizinaldezernenten, den Oberregierungs- und Obermedizinalrat bearbeitet, der die Aufsicht über alle gesundheitlichen Einrichtungen des Regierungsbezirkes führt, die Anweisungen des Ministers im Regierungsbezirk zur Ausführung bringt und andererseits der obersten Verwaltungsbehörde über die gesundheitlichen Verhältnisse laufend berichtet. Der Oberregierungs- und Obermedizinalrat ist auch Vorsitzender der Prüfungsausschüsse für die Prüfung von Hebammen und Krankenpflegepersonen aller Art.

Als unterste Verwaltungsbehörde für das Gesundheitswesen bestehen in jedem Kreise Gesundheitsämter mit einem Amtsarzt als Leiter. Die Gesundheitsämter sind entweder staatliche Behörden und unterstehen unmittelbar dem Regierungspräsidenten oder kommunale Ämter als Abteilungen der Kreisverwaltung. Sie haben die Aufgabe, das Personal der Gesundheitspflege und die gesundheitlichen Einrichtungen des Kreises zu überwachen, Seuchenbekämpfung und Gesundheitsfürsorge durchzuführen und die Kreisbehörden in allen Angelegenheiten des Gesundheitswesens zu beraten. Die Amtsärzte sind außerdem als Gutachter und Gerichtsärzte tätig.

Aus der großen Zahl der Gesundheitsgesetze und -verordnungen folgt nachstehend eine.

III. Zusammenstellung der für die Hebamme wichtigsten gesetzlichen Vorschriften.

A. Gesetze zum Schutze der Volksgesundheit.

1. Das Reichsimpfgesetz vom 8. 4. 1874.

Es wurde im Anschluß an das letzte Auftreten der Pocken in Deutschland nach dem Kriege 1870/71 erlassen und bezweckt, den Ausbruch von Pockenepidemien durch eine aktive Schutzimpfung der gesamten Bevölkerung zu verhindern. Seine wichtigsten Bestimmungen lauten:

§ 1. Der Impfung mit Schutzpocken soll unterzogen werden: Jedes Kind vor dem Ablauf des auf sein Geburtsjahr folgenden Kalenderjahres sofern es nicht nach ärztlichem Zeugnis die natürlichen Blattern überstanden hat,

jeder Zögling in einer öffentlichen Lehranstalt oder einer Privatschule innerhalb des Jahres, in welchem der Zögling das 12. Lebensjahr zurücklegt, sofern er nicht nach ärztlichem Zeugnis in den letzten 5 Jahren die natürlichen Blattern überstanden hat oder mit Erfolg geimpft worden ist.

§ 2. Ein Impfpflichtiger (§ 1), welcher nach ärztlichem Zeugnis ohne Gefahr für sein Leben oder für seine Gesundheit nicht geimpft werden kann, ist binnen Jahresfrist nach Aufhören des diese Gefahr begründenden Zustandes der Impfung zu unterziehen.

Ob diese Gefahr noch fortbesteht, hat in zweifelhaften Fällen der zuständige Impfarzt (§ 6) endgültig zu entscheiden.

§ 3. Ist eine Impfung nach dem Urteil des Arztes (§ 5) erfolglos geblieben, so muß sie spätestens im nächsten Jahre, und falls sie auch dann erfolglos bleibt, im dritten Jahre wiederholt werden.
Die zuständige Behörde kann anordnen, daß die letzte Wiederholung der Impfung durch den Impfarzt (§ 6) vorgenommen wird.

§ 4. Ist die Impfung ohne gesetzlichen Grund unterblieben, so ist sie binnen einer von der zuständigen Behörde zu entscheidenden Frist nachzuholen.

§ 5. Jeder Impfling muß frühestens am 6., spätestens am 8. Tage nach der Impfung dem impfenden Arzt vorgestellt werden.

§ 6. In jedem Kreis werden Impfbezirke gebildet, deren jeder einem Impfarzt unterstellt wird.

2. Das Gesetz betr. die Bekämpfung gemeingefährlicher Krankheiten vom 30. 6. 1900 (Reichsseuchehgesetz).

wurde aus Anlaß der letzten großen Choleraepidemie in Hamburg (1892) erlassen und ordnet für die sog. gemeingefährlichen Krankheiten (Aussatz, Cholera, Fleckfieber, Gelbfieber, Pest und Pocken) die Anzeigepflicht, Ermittlung und Maßnahmen zur Verhütung der Weiterverbreitung (Absonderung und Desinfektion) an. Näheres siehe unter Ziffer 3.

Alle seuchengesetzlichen Bestimmungen des Reiches und der einzelnen Länder wurden schließlich einheitlich zusammengefaßt in der

3. Verordnung zur Bekämpfung übertragbarer Krankheiten vom 1. 12. 1938.

Die wichtigsten Bestimmungen sind Folgende:

§ 1. Übertragbare Krankheiten im Sinne dieser Verordnung sind außer den gemeingefährlichen Krankheiten (Aussatz, Cholera, Fleckfieber, Gelbfieber, Pest, Pocken) und der Papageienkrankheit (Psittacosis):
BANGsche Krankheit (Febris undulans), Diphtherie, übertragbare Gehirnentzündung (Encephalitis epidemica), übertragbare Genickstarre (Meningitis cerebrospinalis epidemica), Keuchhusten (Pertussis), Kindbettfieber (Febris puerperalis), übertragbare Kinderlähmung (Poliomyelitis epidemica), Körnerkrankheit (Trachoma), bakterielle Lebensmittelvergiftung (Botulismus, Enteritis infectiosa), Malaria, Milzbrand (Anthrax), Paratyphus, Rotz (Malleus), Rückfallfieber (Febris recurrens), übertragbare Ruhr (Dysenteria), Scharlach (Scarlatina), Tollwut (Lyssa), Trichinose, Tuberkulose, Tularämie, Typhus (Typhus abdominalis), WEILsche Krankheit (Icterus infectiosus).

Die Vorschriften der Verordnung betreffen:

Anzeigepflicht.

§ 2. Innerhalb 24 Stunden nach erlangter Kenntnis sind anzuzeigen:
A. Jede Erkrankung, jeder Verdacht einer Erkrankung und jeder Sterbefall an
1. Kindbettfieber, a) nach standesamtlich meldepflichtiger Geburt, b) nach Fehlgeburt, 2. übertragbarer Kinderlähmung, 3. bakterieller Lebensmittelvergiftung, 4. Milzbrand, 5. Paratyphus, 6. Rotz, 7. übertragbarer Ruhr, 8. Tollwut (auch Bißverletzungen durch tollwütige oder tollwutverdächtige Tiere), 9. Tularämie, 10. Typhus, 11. a) ansteckender Lungen- und Kehlkopftuberkulose, b) Hauttuberkulose, c) Tuberkulose anderer Organe.

B. Jede Erkrankung und jeder Sterbefall an 12. BANGscher Krankheit, 13. Diphtherie, 14. übertragbarer Gehirnentzündung, 15. übertragbarer Genickstarre, 16. Keuchhusten, 17. Körnerkrankheit, 18. Malaria, 19. Rückfallfieber, 20. Scharlach, 21. Trichinose, 22. WEILscher Krankheit.

C. Jede Person, die, ohne selbst krank zu sein, die Erreger der bakteriellen Lebensmittelvergiftung, des Paratyphus, der übertragbaren Ruhr oder des Typhus ausscheidet.

Beim Wechsel der Wohnung oder des Aufenthaltsortes sowie bei Krankenhausaufnahme und -entlassung ist erneut Anzeige zu erstatten; in der Entlassungsanzeige ist anzugeben, ob der Entlassene geheilt ist und ob er die Erreger einer übertragbaren Krankheit noch ausscheidet.

Die Anzeige ist dem für den Aufenthaltsort zuständigen Gesundheitsamt zu erstatten.

§ 3. Zur Anzeige sind verpflichtet:
1. Jeder Arzt, der die Krankheit, den Krankheitsverdacht oder die Ausscheidung von Krankheitserregern festgestellt hat;
2. der Haushaltungsvorstand*;
3. jede mit der Pflege oder Behandlung des Erkrankten berufsmäßig beschäftigte Person;
4. derjenige, in dessen Wohnung oder Behausung der Verdachts-, Erkrankungs- oder Todesfall sich ereignet hat;
5. der Leichenbeschauer.

Die Verpflichtung der oben unter 2—5 genannten Personen tritt nur dann ein, wenn ein vorher aufgeführter Verpflichteter nicht vorhanden ist.

Außer der Anzeigepflicht enthält die Verordnung Vorschriften über die Ermittlung der Krankheit durch den Amtsarzt und die notwendigen Schutzmaßnahmen: Absonderung des Kranken in der Wohnung oder im Krankenhause und die Desinfektion (laufende Desinfektion am Krankenbett und Schlußdesinfektion).

4. Gesetz zur Bekämpfung der Geschlechtskrankheiten vom 3. 2. 1927.

§ 1. Geschlechtskrankheiten im Sinne dieses Gesetzes sind Syphilis, Tripper und Schanker, ohne Rücksicht darauf, an welchen Körperteilen die Krankheitserscheinungen auftreten.

§ 2. Wer an einer mit Ansteckungsgefahr verbundenen Geschlechtskrankheit leidet und dies weiß oder den Umständen nach annehmen muß, hat die Pflicht, sich von einem für das Deutsche Reich bestallten Arzt behandeln zu lassen. Eltern, Vormünder und sonstige Erziehungsberechtigte sind verpflichtet, für die ärztliche Behandlung ihrer geschlechtskranken Pflegebefohlenen zu sorgen. Die Behandlung kann erzwungen werden.

Wer die Kosten der Behandlung nicht selbst tragen kann, erhält kostenlose Behandlung aus öffentlichen Mitteln.

§ 4. Die zuständige Gesundheitsbehörde kann Personen, die dringend verdächtig sind, geschlechtskrank zu sein und die Geschlechtskrankheit weiter zu verbreiten, anhalten, ein ärztliches Zeugnis über ihren Gesundheitszustand vorzulegen. Auf Antrag des untersuchenden Arztes können solche Personen ar gehalten werden, wiederholt derartige Gesundheitszeugnisse beizubringen.

Personen, die geschlechtskrank und verdächtig sind, die Geschlechtskrankheit weiter zu verbreiten, können einem Heilverfahren unterworfen, auch in ein Krankenhaus verbracht werden, wenn dies zur Verhütung der Ausbreitung der Krankheit erforderlich erscheint. Ärztliche Eingriffe, die mit einer ernstlichen Gefahr für Leben und Gesundheit verbunden sind, bedürfen der Zustimmung des Kranken.

---

* „Haushaltungsvorstand" sind auch z. B. die Leiter von Heimen, Internaten, Vorsteher von Pflegeanstalten.

§ 7. Die Behandlung von Geschlechtskrankheiten oder Leiden der Geschlechtsorgane ist nur den für das Deutsche Reich bestallten Ärzten gestattet.

Von besonderer Wichtigkeit für die Hebammen sind die Bestimmungen der §§ 14 und 15:

§ 14. Mit Gefängnis bis zu einem Jahr und mit Geldstrafe oder mit einer dieser Strafen wird bestraft:

1. Eine weibliche Person, die ein fremdes Kind stillt, obwohl sie an einer Geschlechtskrankheit leidet und dies weiß oder den Umständen nach annehmen muß;
2. wer ein syphilitisches Kind, für dessen Pflege er zu sorgen hat, von einer anderen Person als der Mutter stillen läßt, obwohl er die Krankheit des Kindes kennt oder den Umständen nach kennen muß;
3. wer ein sonst geschlechtskrankes Kind, für dessen Pflege er zu sorgen hat, von einer anderen Person als der Mutter, ohne sie vorher über die Krankheit und die gebotenen Vorsichtsmaßnahmen durch einen Arzt mündlich unterweisen zu lassen, stillen läßt, obwohl er die Krankheit des Kindes kennt oder den Umständen nach kennen muß;
4. wer ein geschlechtskrankes Kind, obwohl er die Krankheit kennt oder den Umständen nach kennen muß, in Pflege gibt, ohne den Pflegeeltern von der Krankheit des Kindes Mitteilung zu machen.

Straflos ist das Stillen oder Stillenlassen eines syphilitischen Kindes durch eine weibliche Person, die selbst an Syphilis leidet.

§ 15. Mit Geldstrafe bis zu 150.— RM oder mit Haft wird bestraft:

1. Eine Amme, die ein fremdes Kind stillt, ohne im Besitz eines unmittelbar vor Antritt der Stellung ausgestellten ärztlichen Zeugnisses darüber zu sein, daß an ihr keine Geschlechtskrankheit nachweisbar ist;
2. wer zum Stillen eines Kindes eine Amme in Dienst nimmt, ohne sich davon überzeugt zu haben, daß sie im Besitz des in Nr. 1 bezeichneten Zeugnisses ist;
3. wer, abgesehen von Notfällen, ein Kind, für dessen Pflege er zu sorgen hat, von einer anderen Person als der Mutter stillen läßt, ohne vorher im Besitz eines ärztlichen Zeugnisses zu sein, daß eine gesundheitliche Gefahr für die Stillende nicht besteht.

5. Das Krüppelfürsorgegesetz vom 6. 5. 1920.

„Wer als Arzt oder Hebamme Geburtshilfe leistet, ist verpflichtet, das mit seiner Hilfe geborene Kind auf die Anzeichen von Verkrüppelung zu untersuchen und, falls solche sich finden, sogleich Anzeige zu erstatten" (§ 3).

Die Anzeigen sind an das zuständige Jugendamt zu richten (§ 6). Eine Verkrüppelung im Sinne dieses Gesetzes liegt vor, wenn eine Person infolge eines angeborenen oder erworbenen Knochen-, Gelenk-, Muskel- oder Nervenleidens oder Fehlens eines wichtigen Gliedes oder von Teilen eines solchen in dem Gebrauch ihres Rumpfes oder ihrer Gliedmaßen nicht nur vorübergehend derart behindert ist, daß ihre Erwerbsfähigkeit auf dem allgemeinen Arbeitsmarkt voraussichtlich wesentlich beeinträchtigt wird (§ 9).

6. Gesetz zum Schutze der erwerbstätigen Mutter (Mutterschutzgesetz) vom 17. 5. 1942.

Während der Schwangerschaft und bis zum Ablauf von 4 Monaten nach der Niederkunft dürfen Frauen nur mit ihrem Einverständnis entlassen werden. Werdende Mütter dürfen mit Arbeiten, die Leben oder Gesundheit von Mutter oder Kind gefährden, nicht beschäftigt werden. Ein Verdienstausfall darf dadurch nicht eintreten. In den letzten 6 Wochen vor der Niederkunft sind werdende Mütter auf Verlangen von jeder Arbeit zu befreien. Mehrarbeit, Nacht- und Feiertagsarbeit ist für werdende und stillende Mütter unzulässig. Wöchnerinnen dürfen bis zum Ablauf von 6 Wochen nach der Niederkunft nicht beschäftigt werden, für stillende Mütter verlängert sich diese Frist auf 8 Wochen, für stillende Mütter nach Frühgeburten auf 12 Wochen.

Stillenden Müttern ist auf Verlangen die zum Stillen erforderliche Zeit neben den üblichen Ruhepausen freizugeben, ohne daß ein Lohnausfall eintritt. Die Stillpausen sollen zweimal 45 oder einmal 90 Min. dauern.

Schwangeren Frauen und Wöchnerinnen wird während der letzten 6 Wochen vor und während der ersten 6 Wochen nach der Niederkunft das regelmäßige Arbeitsentgelt, mindestens aber 2 RM täglich, als Wochengeld weiter gewährt, wenn sie in dieser Zeit nicht gegen Entgelt arbeiten. Frauen, die in der gesetzlichen Krankenversicherung versichert sind, erhalten das Wochengeld durch die Krankenkasse; diese Frauen erhalten außerdem, solange sie stillen, bis zum Ablauf der 26. Woche nach der Niederkunft ein Stillgeld von 0,50 RM täglich.

Neben Wochengeld und Stillgeld werden versicherten Frauen die sonstigen Leistungen der gesetzlichen Krankenversicherung weitergewährt. Nichtversicherten hilfsbedürftigen Schwangeren und Wöchnerinnen stehen die gleichen Leistungen nach der Fürsorgepflichtverordnung als Wochenfürsorge zu.

B. Gesetze zur Ordnung des Gesundheitswesens.

1. In dem **Gesetz zur Vereinheitlichung des Gesundheitswesens** vom 3. 7. 1934 wurden zum ersten Male alle Aufgaben des öffentlichen Gesundheitsdienstes, und zwar die gesundheitspolizeilichen Aufgaben des früheren Kreisarztes, die hygienische Überwachung und die Seuchenbekämpfung, wie auch die gesundheitsfürsorgerischen Aufgaben einheitlich zusammengefaßt und einer besonderen Behörde, dem Gesundheitsamt übertragen. Das Gesetz ist am 1. 4. 1935 in Kraft getreten.

Das Gesundheitsamt ist entweder eine staatliche Behörde (Staatliches Gesundheitsamt) oder ein mit der Durchführung der staatlichen Aufgaben betrauter Teil der Selbstverwaltung einer Stadt oder eines Kreises (kommunales Gesundheitsamt). An seiner Spitze steht der Amtsarzt, dem zur Mitarbeit weitere Ärzte, ferner Gesundheitspflegerinnen, medizinisch-technische Assistentinnen, Gesundheitsaufseher und Büropersonal zur Verfügung stehen.

In der dritten Durchführungsverordnung zum Gesetz über die Vereinheitlichung des Gesundheitswesens (Dienstordnung — Besonderer Teil) vom 30. 3. 1935 sind die Aufgaben des

Gesundheitsamtes im einzelnen festgelegt. Danach hat das Gesundheitsamt folgende Aufgaben:

Überwachung der Medizinalpersonen, darunter insbesondere auch der Hebammen; Überwachung der Apotheken und des Arzneimittelverkehrs; Ortshygiene mit besonderer Überwachung der Wasserversorgung und Abwässerbeseitigung; Seuchenbekämpfung, Desinfektion und Impfwesen; Überwachung der Krankenanstalten, Heil- und Pflegeanstalten, Säuglings- und Entbindungsheime; Leichenwesen; Säuglingsfürsorge, Schwangerenfürsorge; Schulgesundheitspflege; Tuberkulosefürsorge, Geschlechtskrankenfürsorge; Fürsorge für Körperbehinderte; Sieche und Süchtige, Diabetikerfürsorge; Gerichtsärztliche und Gutachtertätigkeit.

Für die Hebamme ist die Mitarbeit in der Säuglingsfürsorge der Schwangeren- und Mütterberatung eine Berufs- und Ehrenpflicht.

2. Das **Gesetz zur Ordnung der Krankenpflege vom 28. 9. 1938** besteht nur aus 5 Paragraphen und ist ein sog. Rahmengesetz; es enthält im wesentlichen eine Ermächtigung für den für das Gesundheitswesen zuständigen Minister, Anordnungen zu treffen, daß in der Krankenpflege oder als Hilfskräfte in der Gesundheitspflege nur Personen berufsmäßig tätig sein dürfen, die eine Erlaubnis zur Ausübung dieses Berufes haben, und außerdem die Voraussetzungen für die Erteilung dieser Erlaubnis (Ausbildung, Prüfung) zu bestimmen.

Dies ist für verschiedene Berufszweige des Gesundheitsdienstes durch die nachstehend aufgeführten Verordnungen erfolgt.

3. **Erste und Zweite Verordnung über die berufsmäßige Ausübung der Krankenpflege und die Errichtung von Krankenpflegeschulen (Krankenpflegeverordnung) vom 28. 9. 1938. Ausführungsverordnung vom 28. 9. 1938, abgeändert durch die Verordnung vom 8. 12. 1942.**

Die Verordnungen regeln die Voraussetzungen für die Erteilung der Erlaubnis zur Ausübung der Krankenpflege, die Einrichtung von Krankenpflegeschulen, die Berufsausbildung und die Prüfung von Krankenschwestern und treffen gewisse Übergangsbestimmungen über die Erteilung der Erlaubnis ohne Besuch einer Krankenpflegeschule sowie Schutz- und Strafbestimmungen.

Die Krankenpflege umfaßt:

a) Die Pflege von Personen, die an ansteckenden Krankheiten leiden, und zwar sowohl in Anstalten wie in der Wohnung.

b) Die Pflege von sonstigen Kranken, die sich in laufender ärztlicher Behandlung befinden, soweit sie sich nicht auf die allgemeine Körperpflege beschränkt.

c) Hilfeleistungen bei Narkosen, Operationen und sonstigen ärztlichen Verrichtungen.

d) Hilfeleistungen bei der Anwendung von elektrischen und sonstigen Strahlen sowie bei Vornahme von bakteriologischen, serologischen und histologischen Untersuchungen.

Wer berufsmäßig die Krankenpflege ausüben will, bedarf dazu der Erlaubnis. Die Erlaubnis wird von der höheren Verwaltungsbehörde erteilt und gilt für das Reichsgebiet. Sie setzt die Ablegung der staatlichen Krankenpflegeprüfung voraus. Die Erlaubnis kann unter bestimmten Voraussetzungen von der höheren Verwaltungsbehörde zurückgenommen werden.

Krankenpflegeschulen werden auf Antrag von der obersten Verwaltungsbehörde (Minister) anerkannt. Sie müssen einem öffentlichen Krankenhaus angegliedert und von einem Arzt geleitet sein, dem zur Betreuung der Schülerinnen eine Lehrschwester zur Seite steht.

Die Zulassung zur Krankenpflegeschule erfolgt durch den Leiter. Bewerberinnen müssen das 18. Lebensjahr vollendet haben und neben einer abgeschlossenen Volksschulbildung, einem guten Leumund, der gesundheitlichen Eignung für den Beruf außerdem eine einjährige hauswirtschaftliche Tätigkeit nachweisen.

Die Ausbildung dauert 2 Jahre, nach Anordnung der Militärregierung in der britischen Zone 3 Jahre.

Unter den Strafbestimmungen ist besonders die Bestimmung über die Wahrung des Berufsgeheimnisses zu beachten. Der § 19 sagt hierüber:

„(1) Eine Krankenschwester, die unbefugt ein fremdes Geheimnis offenbart, das ihr bei Ausübung ihres Berufes anvertraut oder sonst zugänglich geworden ist, wird mit Gefängnis bis zu einem Jahr und mit Geldstrafe oder mit einer dieser Strafen bestraft.

(2) Der Krankenschwester stehen der Krankenpfleger und Personen gleich, die in der Vorbereitung auf den Krankenpflegeberuf stehen.

(3) Eine unbefugte Offenbarung liegt nicht vor, wenn der Täter das Geheimnis zur Erfüllung einer Pflicht preisgibt oder wenn er dies zu einem nach gesundem Volksempfinden berechtigten Zweck tut und die Offenbarung das angemessene Mittel zur Erreichung des Zweckes ist.

(4) Die Tat wird nur auf Antrag des Verletzten verfolgt."

4. Erste und Zweite Verordnung über die berufsmäßige Ausübung der Säuglings- und Kinderpflege und die Errichtung von Säuglings- und Kinderpflegeschulen (**Säuglings- und Kinderpflegeverordnung** und Ausführungsverordnung) vom 15. 11. 1939, abgeändert durch die V.O. vom 23. 11. 1942.

In gleicher Weise wie in der Krankenpflegeverordnung wird die Ausbildung, Prüfung und Erteilung der Erlaubnis zur berufsmäßigen Ausübung der Säuglings- und Kinderpflege geregelt.

Die Tätigkeit einer Säuglings- und Kinderschwester umfaßt:

a) Die Pflege von Frühgeborenen oder kranken Neugeborenen sowie von kranken Säuglingen, und zwar sowohl in Anstalten wie in der Wohnung.

b) Die Pflege von Kindern, die an ansteckenden oder sonstigen fieberhaften Erkrankungen leiden, und zwar sowohl in Anstalten wie in der Wohnung.

c) Die Pflege anderer erkrankter Kinder, die sich in laufender ärztlicher Behandlung befinden, soweit sie sich nicht auf die allgemeine Körperpflege beschränkt.

d) Hilfsleistungen bei Narkosen, kleineren operativen Eingriffen und sonstigen ärztlichen Verrichtungen.

e) Hilfsleistungen bei der Anwendung von elektrischen und sonstigen Strahlen sowie bei Vornahme von klinischen Laboratoriumsuntersuchungen.

f) Pflegerische Hilfeleistungen in Einrichtungen der öffentlichen Säuglings- und Kinderfürsorge.

Die Ausbildung in der Säuglings- und Kinderpflegeschule dauert 2 Jahre und schließt mit der staatlichen Prüfung ab. Auf die Ausbildungszeit werden der Hebamme 6 Monate angerechnet. Die Voraussetzungen für die Zulassung zur Säuglings- und Kinderpflegeschule sowie die Bedingung für die staatliche Anerkennung von Säuglings- und Kinderpflegeschulen, die Vorschriften über die Erteilung und Zurücknahme der Erlaubnis zur Ausübung der Säuglings- und Kinderpflege sowie die Vorschriften über die Schweigepflicht und die sonstigen Schutz- und Strafbestimmungen entsprechen denen der Krankenpflegeverordnung.

5. Die **Verordnung über Wochenpflegerinnen** (Wochenpflegeverordnung) vom 7. 2. 1943.

Die Ausbildung von Wochenpflegerinnen erfolgt an staatlich anerkannten Wochenpflegeschulen und wird durch die staatliche Wochenpflegeprüfung abgeschlossen.

Auf Grund der bestandenen Prüfung erteilt die höhere Verwaltungsbehörde die staatliche Anerkennung als Wochenpflegerin. Die Ausbildung dauert 6 Monate, auf die Ausbildungszeit können der Krankenschwester sowie der Säuglings- und Kinderschwester 3 Monate, nicht vollendete Hebammenausbildung kann bis zu 6 Monaten angerechnet werden.

Zur Aufnahme in der Schule hat die Bewerberin die Vollendung des 18. Lebensjahres, abgeschlossene Volksschulbildung, körperliche und geistige Tauglichkeit für den Beruf und eine einjährige hauswirtschaftliche Tätigkeit nachzuweisen.

Die Aufgabe der Wochenpflegerin ist die Pflege von Wöchnerinnen, Neugeborenen (einschließlich Frühgeborenen) und Säuglingen, und zwar sowohl in Anstalten wie in der Wohnung. Verrichtungen, die nach den geltenden Vorschriften Hebammen, Krankenschwestern oder Säuglings- und Kinderschwestern vorbehalten sind, darf die Wochenpflegerin nicht ausführen.

Für die Wahrung des Berufsgeheimnisses sowie die Zurücknahme der Erlaubnis gelten die gleichen Vorschriften wie für Krankenschwestern und Säuglings- und Kinderschwestern.

C. Berufsvorschriften der Hebammen.

1. **Das Hebammengesetz vom 21. 12. 1938.**

Seine wichtigsten Bestimmungen lauten:

§ 1. Jeder Frau im Deutschen Reich steht nach näherer Bestimmung dieses Gesetzes Hebammenhilfe zu. Diese erstreckt sich auf die Beratung und Hilfe in der Schwangerschaft, auf die Überwachung und Hilfe bei

Geburten und Fehlgeburten sowie auf die Versorgung der Wöchnerinnen und der Neugeborenen.

§ 2. (1) Die Hebamme hat jederzeit allen Schwangeren, Gebärenden, Wöchnerinnen und Neugeborenen ohne Unterschied des Standes und des Vermögens auf Anfordern nach Kräften Beistand zu leisten, soweit ihr nicht durch ihre Dienstordnung Beschränkungen auferlegt sind.

(2) Der Hebammenberuf ist kein Gewerbe.

§ 3. (1) Jede Schwangere ist verpflichtet, rechtzeitig eine Hebamme zu ihrer Entbindung zuzuziehen. Wenn dies nach den Umständen nicht möglich war, hat sie sofort nach der Geburt zu ihrer und des Kindes weiteren Versorgung eine Hebamme zu rufen.

(2) Jeder Arzt ist verpflichtet, dafür Sorge zu tragen, daß bei einer Entbindung eine Hebamme zugezogen wird. Wenn dies nach den Umständen nicht möglich war, so hat er darauf hinzuwirken, daß sofort nach der Geburt zur weiteren Versorgung der Wöchnerin und des Kindes eine Hebamme herangezogen wird.

§ 4. (1) Zur Geburtshilfe (Überwachung von Beginn der Wehen an und Hilfe bei der Geburt) sind außer den Ärzten nur Frauen befugt, die von der zuständigen Behörde als Hebamme anerkannt sind und eine Niederlassungserlaubnis besitzen.

(2) Anderen Personen ist, abgesehen von Notfällen, die Geburtshilfe auch dann untersagt, wenn sie nicht gewerbs- oder gewohnheitsmäßig betrieben wird.

(3) Zur Geburtshilfe in ärztlich geleiteten Entbindungs- und Krankenanstalten bedarf eine Hebamme keine Niederlassungserlaubnis.

(4) Zwischenstaatliche Verträge über die Tätigkeit der Hebammen in den Grenzgebieten bleiben unberührt.

§ 5. Der Reichsminister des Innern kann nach Anhörung der Reichshebammenschaft eine Altersgrenze für Hebammen festsetzen. Mit der Erreichung der Altersgrenze erlöschen die Anerkennung als Hebamme und die Niederlassungserlaubnis.

§ 6. (1) Die Anerkennung als Hebamme wird auf Grund der Hebammenprüfung erteilt.

(2) Die Anerkennung berechtigt zum Führen der Berufsbezeichnung „Hebamme".

§ 7. (1) Die Anerkennung ist zu versagen,

1. wenn der Bewerberin die bürgerlichen Ehrenrechte aberkannt worden sind;
2. wenn durch eine schwere strafrechtliche Verfehlung der Bewerberin erwiesen ist, daß ihr die für die Ausübung des Hebammenberufes erforderliche Eignung oder Zuverlässigkeit fehlt;
3. wenn der Bewerberin infolge Krankheit, infolge Schwäche ihrer geistigen oder körperlichen Kräfte oder infolge einer Sucht die für die Ausübung des Hebammenberufes erforderliche Eignung oder Zuverlässigkeit fehlt.

§ 8. (1) Die Anerkennung ist zurückzunehmen,

1. wenn wesentliche Voraussetzungen der Anerkennung irrigerweise als gegeben angenommen worden sind;
2. wenn der Hebamme die bürgerlichen Ehrenrechte aberkannt worden sind;
3. wenn durch eine schwere strafrechtliche Verfehlung der Hebamme erwiesen ist, daß ihr die für die Ausübung des Hebammenberufes erforderliche Eignung oder Zuverlässigkeit fehlt.

(2) Die Anerkennung kann zurückgenommen werden,

1. wenn der Hebamme infolge Krankheit, infolge Schwäche ihrer geistigen oder körperlichen Kräfte oder infolge einer Sucht die für die Ausübung des Hebammenberufes erforderliche Eignung oder Zuverlässigkeit fehlt;

2. wenn die Hebamme durch gröbliche Verletzung ihrer Berufspflichten gezeigt hat, daß ihr die für die Ausübung des Hebammenberufes erforderliche Eignung oder Zuverlässigkeit fehlt.

(3) Solange ein strafgerichtliches Verfahren gegen eine Hebamme schwebt, darf die Anerkennung auf Grund der den Gegenstand dieses Verfahrens bildenden Tatsachen nicht zurückgenommen werden.

(4) Wenn der dringende Verdacht besteht, daß eine Hebamme sich einer schweren Verletzung ihrer Berufspflichten oder einer schweren strafrechtlichen Verfehlung schuldig gemacht hat, kann bis zur endgültigen Entscheidung ein vorläufiges Verbot der Ausübung des Hebammenberufes gegen sie verhängt werden, wenn dies zur Abwehr einer Gefahr für Schwangere, Wöchnerinnen und Neugeborene notwendig ist.

(5) In den Fällen des Absatz 1, Nr. 3 und die Absätze 2 und 4 ist vor der Entscheidung die Reichshebammenschaft zu hören.

§ 9. (1) Eine Anerkennung, die auf Grund des § 8 zurückgenommen worden ist, kann wiedererteilt werden, wenn nachträglich Tatsachen eingetreten sind, die eine Wiederaufnahme des Hebammenberufes unbedenklich erscheinen lassen.

(2) Vor der Wiedererteilung ist die Reichshebammenschaft zu hören.

§ 10. (1) Eine Hebamme darf sich zur selbständigen Ausübung ihres Berufs an einem Ort nur dann niederlassen, wenn die zuständige Behörde ihr die Niederlassungserlaubnis erteilt hat.

(2) Die Niederlassungserlaubnis soll nur dann versagt werden, wenn durch eine der Bevölkerungsdichte, der Geburtenhäufigkeit sowie den Entfernungs- und Verkehrsverhältnissen entsprechende Zahl von Hebammen eine ausreichende Hebammenhilfe bereits gesichert ist. Gegen den Einspruch des Trägers der Gewährleistung (§ 14) darf eine Niederlassungserlaubnis nicht erteilt werden.

§ 12. Bei Erteilung der Niederlassungserlaubnis ist der Hebamme ein bestimmter Wohnsitz anzuweisen.

§ 13. Aus besonderen Gründen kann in einzelnen unteren Verwaltungsbezirken die Tätigkeit der Hebammen auf einen ihnen zugewiesenen Bezirk beschränkt werden. Vor Erlaß einer solchen Anordnung ist die Reichshebammenschaft zu hören.

§ 14. (1) Den Hebammen mit Niederlassungserlaubnis wird ein jährliches Mindesteinkommen gewährleistet. Der Träger der Gewährleistung ist das Land, in Preußen der Provinzialverband, im Saarland das Reich. Die Gewährleistung kann entfallen bei verheirateten Hebammen, wenn das Familieneinkommen das Zweieinhalbfache des Mindesteinkommens erreicht, bei unverheirateten Hebammen, wenn sie abgesehen von ihrem Einkommen aus der Hebammentätigkeit ein Einkommen haben, das das Eineinhalbfache des Mindesteinkommens erreicht; der Familienstand ist zu berücksichtigen. Das Mindesteinkommen kann den örtlichen Verhältnissen entsprechend verschieden hoch bemessen werden. Das Nähere wird mit Zustimmung des Reichsministers des Innern in Preußen durch Provinzialsatzung, in den anderen Ländern durch Verordnung, in letzterem Fall unter gleichzeitiger Zustimmung des Reichsministers der Finanzen, festgesetzt. Der Reichsminister des Innern kann im Einvernehmen mit dem Reichsminister der Finanzen ein Mindesteinkommen für einzelne Gebiete des Reichs vorschreiben.

(2) Den Hebammen mit Niederlassungserlaubnis wird in Höhe desjenigen Betrags, um den ihr jährliches Einkommen aus der Berufstätigkeit hinter dem gewährleisteten jährlichen Mindesteinkommen zurückbleibt, ein entsprechender Zuschuß vom Träger der Gewährleistung gewährt.

(3) Die Träger der Gewährleistung können weitere Leistungen gewähren; sie können insbesondere die von den Hebammen für eine Versicherung zu entrichtenden Beträge ganz oder teilweise ersetzen. Die Zustimmung des Reichsministers des Innern und des Reichsministers der Finanzen ist erforderlich, soweit die Leistungen über das bisher durch Landesrecht Gewährte hinausgehen.

(4) Hebammen mit Niederlassungserlaubnis, die jährlich in einer größeren als der vom Träger der Gewährleistung zu bestimmenden Zahl von Fällen Hebammenhilfe leisten, haben einen Teil der Einkünfte aus ihrer Berufstätigkeit an den Träger der Gewährleistung anzuführen; dabei können die örtlichen Verhältnisse und der Familienstand der Hebamme berücksichtigt werden. Die näheren Vorschriften werden nach Anhörung der Reichshebammenschaft durch Provinzialsatzung oder Landesverordnung (Absatz 1) erlassen. Die hiernach abzuführenden Beträge werden im Verwaltungswege eingezogen.

§ 15. Der Träger der Gewährleistung kann Hebammen mit Niederlassungserlaubnis durch Vertrag anstellen. Die Vergütung und die Versorgung müssen den Bezügen der vergleichbaren Angestellten im öffentlichen Dienst entsprechen.

§ 16. Die Hebamme ist verpflichtet, ihren Beruf gewissenhaft auszuüben. Sie untersteht der Aufsicht des Leiters des Gesundheitsamtes.

§ 17. Die Berufspflichten der Hebammen regelt der Reichsminister des Innern in einer Dienstordnung für Hebammen.

§ 18. Die Gebühren für die Leistungen der Hebammen werden in Gebührenordnungen festgesetzt, die nach Richtlinien des Reichsministers des Innern und des Reichsministers der Finanzen erlassen werden. Der Reichsminister des Innern kann im Einvernehmen mit dem Reichsminister der Finanzen auch eine Reichsgebührenordnung erlassen.

§ 19. Die Hebammen sollen, soweit es ihre Tätigkeit in der Hebammenhilfe zuläßt, nach näherer Bestimmung der Durchführungsvorschriften in der Mütterberatung, in der Säuglings- und Kleinkinderfürsorge oder in sonstiger sozialer Arbeit mitwirken. Hierfür kann ihnen eine besondere Vergütung gewährt werden.

§ 21. Wer entgegen den Vorschriften der §§ 4 oder 8, Absatz 4 die Geburtshilfe unbefugt ausübt, wird mit Gefängnis bis zu 6 Monaten und mit Geldstrafe oder mit einer dieser Strafen bestraft.

§ 23. . . . . In Härtefällen kann Hebammen ohne Niederlassungserlaubnis die weitere Ausübung der Geburtshilfe außerhalb ärztlich geleiteter Entbindungs- und Krankenanstalten gestattet werden.

§ 25. Der Reichsminister des Innern erläßt die zur Durchführung und Ergänzung dieses Gesetzes erforderlichen Rechts- und Verwaltungsvorschriften, soweit sie die §§ 14 und 24 betreffen, gemeinsam mit dem Reichsminister der Finanzen. Der Reichsminister des Innern bestimmt insbesondere die nach §§ 4, 6—14, 18, 23 und 24 zuständigen Behörden und regelt das Verfahren. Er erläßt Vorschriften über die Zulassung zu den Hebammenlehranstalten, die Ausbildung der Hebammenschülerinnen, die Hebammenprüfung, die Nachprüfungen und die Fortbildungslehrgänge; er kann die Zulassung zur Hebammenausbildung beschränken.

§ 26. Durch die Vorschriften dieses Gesetzes wird die Anwendung der bestehenden oder künftigen Steuergesetze nicht berührt.

§ 27. (1) Dieses Gesetz tritt am 1. Januar 1939 in Kraft.
(3) Gleichzeitig tritt § 30, Absatz 3 der Gewerbeordnung außer Kraft.

2. Die Erste Verordnung zur Durchführung des Hebammengesetzes vom 3. 3. 1939 behandelt die Erteilung und die Zurücknahme der Anerkennung. Die Anerkennung wird durch die höhere Verwaltungsbehörde erteilt, in deren Bezirk die Hebammenprüfung abgelegt worden ist (§ 1). Ist seit dem Abschluß der Hebammenausbildung mindestens 1 Jahr verflossen, kann die Anerkennung von dem Besuch eines Wiederholungslehrganges abhängig gemacht werden (§ 3).

Die Zurücknahme der Anerkennung erfolgt durch die für den Wohnsitz der Hebamme zuständige höhere Verwaltungsbehörde

(§ 6). Die Rücknahmeverfügung ist mit Gründen zu versehen und der Hebamme zuzustellen. Sie kann binnen 2 Wochen nach Zustellung im verwaltungsgerichtlichen Verfahren angefochten werden. Die Anfechtung hat aufschiebende Wirkung (§ 9). Ein vorläufiges Verbot der Ausübung des Hebammenberufes, das von der höheren Verwaltungsbehörde erlassen worden ist, kann durch Beschwerde bei der obersten Landesbehörde binnen 14 Tagen angefochten werden. In diesem Falle hat die Anfechtung keine aufschiebende Wirkung (§ 12).

3. **Vierte Verordnung zur Durchführung des Hebammengesetzes vom 16. 12. 1939.**

§ 1. Die Altersgrenze für Hebammen wird mit der Vollendung des 70. Lebensjahres erreicht.

§ 2. Die höhere Verwaltungsbehörde kann.............. ausnahmsweise genehmigen, den Beruf weiter auszuüben ....

4. **Sechste Verordnung zur Durchführung des Hebammengesetzes vom 16. 9. 1941. (Aus- und Fortbildung der Hebammen).**

Auf Grund des § 25 des Hebammengesetzes vom 21. 12. 1938 (Reichsgesetzblatt I, S. 1893) wird verordnet:

I. Hebammenlehranstalten.

§ 1.

Die Ausbildung und staatliche Prüfung der Hebammen erfolgt in den Landes-, Gau- und Provinzialhebammenlehranstalten. Der Reichsminister des Innern kann auch Universitätsfrauenkliniken und sonstigen geeigneten Anstalten die Genehmigung zur Ausbildung von Hebammen widerruflich erteilen.

II. Zulassung zur Berufsausbildung.

§ 2.

(1) Die Zulassung zur Hebammenlehranstalt erfolgt im Rahmen der jährlich festzusetzenden Gesamtzahl durch den Leiter der Hebammenlehranstalt, an den auch die Bewerbung zu richten ist. Auf seinen Wunsch hat sich die Bewerberin ihm persönlich vorzustellen.

(4) Die Bewerberin hat den Nachweis zu erbringen, daß sie das 18. Lebensjahr erreicht, jedoch das 35 Lebensjahr noch nicht vollendet hat. Sie hat weiterhin vorzulegen:
1. Ein polizeiliches Führungszeugnis;
2. den Nachweis einer abgeschlossenen Volksschulbildung oder einer als gleichwertig zu erachtenden Schulbildung;
3. ein amtsärztliches Zeugnis über ihre geistige und körperliche Tauglichkeit für den Beruf einer Hebamme;
4. einen Lebenslauf;
5. ein Lichtbild.

§ 3.

(1) Ausnahmen von den Bedingungen des § 2, Absatz 4 hinsichtlich des Alters und der Vorbildung kann die höhere Verwaltungsbehörde zulassen.

§ 4.

Stellt sich während der ersten 3 Monate der Ausbildung heraus, daß die Hebammenschülerin nicht die Befähigung zur Erlernung des Hebammenberufes besitzt oder aus gesundheitlichen oder sonstigen Gründen ungeeignet für den Hebammenberuf ist, so kann der Leiter der Anstalt ihre Entlassung verfügen.

III. Berufsausbildung.

§ 5.

(1) Der Lehrgang dauert $1^1/_2$ Jahre.

(2) Er hat das Ziel, der Schülerin neben der geburtshilflichen Ausbildung die allgemein gesundheitlichen Grundlagen des Berufs zu vermitteln.

(3) Der Unterricht erfolgt theoretisch und praktisch an Hand des amtlichen Hebammenlehrbuches sowie der Dienstvorschriften für die Hebammen. Dieser Unterricht ist zu ergänzen durch Einführung in die Berufskunde und Berufsethik sowie einen Überblick über die Entwicklung des Hebammenwesens, die Bestimmungen des Hebammengesetzes und die Sozialversicherung in ihren Beziehungen zur Hebamme.

§ 6.

(1) Der theoretische und praktische Unterricht ist in etwa 900 Unterrichtsstunden zu erteilen. Jede Schülerin hat während ihrer Ausbildung innerhalb der Anstalt bei mindestens 50 Geburten Beistand zu leisten und bei 30 Geburten selbständig den Dammschutz auszuführen. Sie hat fernerhin 50 vaginale Untersuchungen (30 in der Schwangerschaft, 20 unter der Geburt) sowie mindestens 50 rektale Untersuchungen unter der Geburt auszuführen. Soweit durchführbar, soll die Schülerin auch zu poliklinischen Geburten herangezogen werden. Zu groben hauswirtschaftlichen Arbeiten ist die Schülerin nicht heranzuziehen.

(2) Die Hebammenschülerinnen sind vom Träger der Lehranstalt auf seine Kosten gegen Krankheit, Berufsunfall und Haftpflicht zu versichern. Die Versicherung gegen Krankheit muß bei dem vom Reichsarbeitsminister nach § 363a, Absatz 3 der Reichsversicherungsordnung bezeichneten Träger der gesetzlichen Krankenversicherung erfolgen. Diese Verpflichtung besteht nicht, wenn den Hebammenschülerinnen gegen den Träger der Lehranstalt ein Anspruch mindestens auf Krankenpflege in Höhe und Dauer der Regelleistungen der Krankenkassen gewährleistet wird.

§ 7.

Der Hebammenunterricht ist durch den Leiter der Hebammenlehranstalt und einen zweiten als Hebammenlehrer besonders bestellten Anstaltsarzt zu erteilen. Für den Unterricht in der Säuglingsernährung und -pflege sowie der Säuglings- und Kleinkinderfürsorge ist ein Kinderarzt heranzuziehen. An dem Unterricht ist weiterhin die Oberin oder eine Lehrhebamme zu beteiligen. Darüber hinaus kann der Leiter der Anstalt auch noch andere Ärzte oder ihm geeignet erscheinende Anstaltshebammen zum Unterricht heranziehen.

§ 8.

(1) Auf die Dauer des Lehrgangs kann die Ausbildung als Krankenoder als Säuglings- und Kinderschwester und als Wochenpflegerin bis zu 3 Monaten angerechnet werden.

(2) Der Lehrgang darf nur aus zwingenden Gründen unterbrochen werden. Jede Teilnehmerin soll während des Lehrgangs 3 Wochen Urlaub erhalten. Eine Unterbrechung des Lehrgangs aus anderen Gründen kann nur bis zu 4 Wochen angerechnet werden. Ausnahmen bedürfen der Genehmigung der höheren Verwaltungsbehörde (§ 3, Absatz 2).

(3) Die für die bisher besuchte Hebammenlehranstalt zuständige höhere Verwaltungsbehörde kann aus besonderen Gründen einen Wechsel der Lehranstalt genehmigen.

§ 9.

Die Hebammen sind verpflichtet, sich während des Lehrgangs den Anordnungen des Leiters der Hebammenlehranstalt und seiner Beauftragten zu fügen und in ihrem Verhalten alles zu vermeiden, was den ordnungsmäßigen Betrieb der Anstalt gefährden könnte.

IV. Hebammenprüfungen.

§ 10.

(1) Der Lehrgang wird durch die staatliche Hebammenprüfung abgeschlossen; die Prüfung ist gebührenpflichtig.

(2) Die Zulassung zur Prüfung erfolgt durch den Vorsitzenden des Prüfungsausschusses, dem von dem Leiter der Hebammenlehranstalt 6 Wochen vor Beginn der Prüfung eine Liste der Hebammenschülerinnen, die sich zur Prüfung melden, einzureichen ist. Die Liste muß Namen, Alter, Wohnort sowie Angaben über anderweitige Berufsvorbildung enthalten; außerdem ist eine Erklärung darüber beizufügen, daß sämtliche Hebammenschülerinnen die vorschriftsmäßige Ausbildung genossen haben und daß im Hinblick auf ihr Verhalten Bedenken gegen ihre Zulassung zur Prüfung nicht bestehen.

§ 11.

(1) Die Prüfung regelt sich nach anliegender Prüfungsordnung.

(2) Der Prüfungsausschuß besteht aus dem Medizinalsachbearbeiter der zuständigen höheren Verwaltungsbehörde als Vorsitzenden, dem Leiter der Anstalt, dem für die Ausbildung bestellten Kinderarzt sowie der Hebammenoberin der Anstalt oder der Lehrhebamme. Ärzte der Lehranstalt, die an der Ausbildung beteiligt waren, Amtsärzte sowie die Leiterin der zuständigen Landeshebammenschaft können zugezogen werden. Der Träger der Gewährleistung (§ 14 des Hebammengesetzes) ist berechtigt, einen Vertreter zur Teilnahme an der Prüfung zu entsenden.

(3) Die Mitglieder des Prüfungsausschusses sowie ihre Stellvertreter werden durch die höhere Verwaltungsbehörde auf die Dauer von 3 Jahren widerruflich ernannt.

§ 12.

Wird die Prüfung nicht bestanden, so ist nur eine einmalige Wiederholung, frühestens jedoch nach weiterem 6monatigem Besuch der Hebammenlehranstalt zulässig. Ausnahmen bedürfen der Genehmigung der höheren Verwaltungsbehörde.

V. Nachprüfung der Hebammen.

§ 13.

Jede Hebamme hat sich mindestens alle 3 Jahre einer Nachprüfung durch den Amtsarzt zu unterziehen.

§ 14.

(1) Der Amtsarzt hat die in Frage kommenden Hebammen mindestens 4 Wochen vor dem Nachprüfungstermin zu laden. Mehr als 15 Hebammen sollen zu einem solchen Termin nicht einberufen werden.

(2) Der Vorladung zur Nachprüfung hat die Hebamme Folge zu leisten. Soweit sie durch Erkrankung oder dringende berufliche oder sonstige Geschäfte verhindert ist, hat sie rechtzeitig dem Amtsarzt unter Angabe der Gründe Meldung zu erstatten.

(3) Für die Teilnahme an der Nachprüfung werden der Hebamme vom Kreise die Fahrtkosten und ein vom Reichsminister des Innern festgesetztes Tagegeld gezahlt. Die Nachprüfung ist gebührenfrei.

(4) Der Amtsarzt hat den Zeitpunkt der Prüfung der vorgesetzten Dienststelle rechtzeitig mitzuteilen und den Leiter der zuständigen Hebammenlehranstalt zur Prüfung einzuladen.

§ 15.

(1) Bei der unter Leitung des Amtsarztes stattfindenden Nachprüfung soll die Hebamme von den Prüfern (Amtsarzt, gegebenenfalls Hebammenlehrer) über das gesamte Gebiet des Hebammenlehrbuches und der Dienstordnung geprüft werden. Die Instrumente und Geräte der Hebamme sind auf ihre Brauchbarkeit und vorschriftsmäßige Beschaffenheit, die Bücher

auf ihre vorschriftsmäßige Führung zu prüfen. Die Eintragungen in das Tagebuch und in die Formulare des Jahresgesundheitsberichtes sind einer Besprechung zu unterziehen.

(2) Die Nachprüfung soll nicht nur der Feststellung der beruflichen Kenntnisse der Hebamme, sondern auch ihrer Fortbildung dienen. Die Prüfer haben daher weiterhin die besondere Aufgabe, die Hebamme über die festgestellten Mängel ihres Wissens zu belehren, ihr Verständnis für alle Fragen des Hebammenberufs zu wecken und über alle von den Hebammen gestellten beruflichen Fragen Rat zu erteilen.

§ 16.

(1) Über das Ergebnis der Nachprüfung hat der Amtsarzt einen Vermerk in das Tagebuch der Hebamme einzutragen.

(2) Eine Hebamme, die bei der Nachprüfung versagt, soll binnen 6 Monaten nochmals nachgeprüft werden. Auf Antrag der Hebamme kann die Wiederholung der Nachprüfung von dem Medizinalsachbearbeiter der höheren Verwaltungsbehörde vorgenommen werden. Denjenigen Hebammen, die bei der Wiederholung der Nachprüfung ungenügende Kenntnisse zeigen, ist die volle oder teilweise Wiederholung des Ausbildungslehrganges, unter besonderen Umständen auch mit Abschlußprüfung, aufzugeben.

VI. Fortbildungslehrgänge für Hebammen.

§ 17.

In den Hebammenlehranstalten finden nach Bedarf Fortbildungslehrgänge statt, die in der Regel 2 Wochen dauern sollen.

§ 18.

Jede frei berufstätige Hebamme soll nach Abschluß ihrer Hebammenausbildung in der Regel in Abständen von 5 Jahren an einem Fortbildungslehrgang teilnehmen. Unter besonderen Umständen kann die Einberufung zu einem Fortbildungslehrgang verschoben werden.

§ 19.

(1) Der Amtsarzt hat bis zum 1. Oktober jedes Jahres der unteren Verwaltungsbehörde (Landrat, Oberbürgermeister) ein Verzeichnis derjenigen Hebammen vorzulegen, die im folgenden Kalenderjahr für die Einberufung zu einem Fortbildungslehrgang in Frage kommen. Dieses Verzeichnis ist von der unteren Verwaltungsbehörde dem Träger der Gewährleistung für das Mindesteinkommen der Hebammen (§ 14 des Gesetzes) zuzusenden, der wegen Einrichtung und Beginn der Fortbildungslehrgänge in den Hebammenlehranstalten das Erforderliche veranlaßt.

(2) Der Träger der Gewährleistung hat die unteren Verwaltungsbehörden mindestens 6 Wochen vor Beginn des Fortbildungslehrganges darüber zu unterrichten, zu welchem Termin und in welchen Anstalten die einzelnen Hebammen sich zu einem Lehrgang einfinden sollen. Die untere Verwaltungsbehörde muß den von ihr zugehenden Einberufungen dem Amtsarzt und den Hebammen mindestens 4 Wochen vor dem in Frage kommenden Zeitpunkt Kenntnis geben.

§ 20.

Einer Einberufng zu einem Fortbildungslehrgang hat die Hebamme Folge zu leisten, sofern sie nicht durch Krankheit, dringende berufliche Arbeit oder andere Gründe (z. B. fehlende Vertretung) an der Teilnahme verhindert ist. In diesem Falle muß sie unverzüglich dem Amtsarzt unter Angabe der Gründe der Behinderung (Beifügung ärztlicher Zeugnisse über eine Erkrankung usw.) Mitteilung machen. Der Amtsarzt prüft hierauf sofort, ob etwa an Stelle der verhinderten Hebamme die Einberufung einer anderen Hebamme zu dem Fortbildungslehrgang zweckmäßig und möglich ist, und gibt der unteren Verwaltungsbehörde und dem Leiter der Hebammenlehranstalt hiervon rechtzeitig Kenntnis.

§ 21.

(1) Während des Fortbildungslehrgangs sollen die Hebammen in der Lehranstalt wohnen und sich jeder beruflichen Tätigkeit außerhalb der Anstalt enthalten. § 9 gilt entsprechend.

(2) Für die Teilnahme an einem Fortbildungslehrgang werden der Hebamme vom Träger der Gewährleistung die Fahrtkosten erstattet und ein vom Reichsminister des Innern festgesetztes Tagegeld gezahlt. Außerdem erhält die Hebamme in der Hebammenlehranstalt freie Verpflegung und Unterkunft.

§ 22.

Die Fortbildungslehrgänge sollen dazu dienen, die durch die frühere Ausbildung erworbenen Kenntnisse wieder aufzufrischen und zu festigen sowie die Hebamme mit den seit ihrer Ausbildung auf dem Gebiet der Geburtshilfe und der Säuglingspflege und -fürsorge gewonnenen Erkenntnissen und praktischen Erfahrungen und den neuen behördlichen Bestimmungen vertraut zu machen. Der Unterricht während des Fortbildungslehrgangs muß von geeigneten Lehrkräften, wie dem Leiter der Anstalt, Oberärzten, ausnahmsweise auch von besonders befähigten Assistenten und von der Oberhebamme bzw. Lehrhebamme, erteilt werden. Überanstrengungen während des Lehrgangs sind zu vermeiden. Die Hebamme darf nicht zu hauswirtschaftlichen Arbeiten herangezogen werden.

§ 23.

Nach Beendigung des Fortbildungslehrgangs soll der Leiter der Hebammenlehranstalt den zuständigen Amtsärzten eine kurze Mitteilung darüber zugehen lassen, ob die betreffenden Hebammen an dem Fortbildungslehrgang mit Erfolg teilgenommen haben.

§ 24.

Diese Verordnung tritt am 1. Januar 1942 in Kraft.
Berlin, den 16. September 1941."

Anlage.

Hebammen-Prüfungsordnung.

§ 1.

Die Prüfung der Hebammen findet nach Bedarf statt.

§ 2.

Die Gesuche um Zulassung zur Prüfung sind dem Vorsitzenden des Prüfungsausschusses (§ 11, Absatz 2 der Sechsten Verordnung zur Durchführung des Hebammengesetzes vom 16. 8. 1941 — Reichsgesetzblatt I S. 561) 6 Wochen vor Beendigung des jeweiligen Lehrgangs einzureichen. Bewerberinnen, deren Zulassungsgesuche später eingehen, haben keinen Anspruch auf Berücksichtigung bei der bevorstehenden Prüfung.

§ 3.

(1) Die Prüfungsgebühr in Höhe von 15.— RM ist vor der Prüfung an die Kasse der zuständigen höheren Verwaltungsbehörde zu entrichten.

(2) Wer spätestens 2 Tage vor der Prüfung zurücktritt, erhält die bereits entrichtete Prüfungsgebühr, abzüglich der Gebühr für die sächlichen Unkosten, zurück.

§ 4.

Der Vorsitzende des Prüfungsausschusses setzt im Benehmen mit dem Leiter der Hebammenlehranstalt den Termin der Prüfung fest. Er verfügt die Ladung des Prüflings.

§ 5.

Zu einem Prüfungstermin sind in der Regel nicht mehr als 20 Prüflinge zuzulassen. Nötigenfalls sind mehrere Prüfungstermine abzuhalten. Bewerberinnen, die ohne ausreichenden Grund zur Prüfung nicht rechtzeitig erscheinen, können bis zur nächsten Prüfung zurückgestellt werden.

§ 6.

(1) Die Prüfung besteht aus einem theoretischen und einem praktischen Teil und soll in der Regel an einem Tage beendet werden.

(2) Die Hebammenlehranstalt stellt die notwendigen Prüfungsräume und Hilfsmittel.

§ 7.

Der Vorsitzende leitet die Prüfung und verteilt die Prüfungsgegenstände unter die Prüfer. Bei unvermuteter Behinderung eines Mitgliedes des Prüfungsausschusses bestimmt der Vorsitzende den Stellvertreter.

§ 8.

Die theoretische Prüfung erstreckt sich auf das Gesamtgebiet des Hebammenlehrbuchs einschließlich der Säuglingspflege (-fürsorge) sowie der wichtigsten gesetzlichen Bestimmungen auf diesen Gebieten.

§ 9.

(1) In der praktischen Prüfung, die ganz oder teilweise vor der theoretischen Prüfung stattfinden kann, soll tunlichst jede Schülerin an einer Schwangeren oder Gebärenden eine Untersuchung behufs Feststellung der Beckenverhältnisse und der Kindeslage vornehmen, am Phantom regelwidrige Kindeslagen feststellen, sowie eine Hilfeleistung bei einer Beckenendlage ausführen, insbesondere aber ihre genaue Kenntnis in der Ausführung der Desinfektion nachweisen. Außerdem sind den Schülerinnen noch sonstige praktische Aufgaben, wie z. B. Anlegen von Verbänden, Urinuntersuchung, Darreichung von Arzneien, Lagerung und Transport der Gebärenden und Wöchnerinnen, Dammschutz, Feststellung der Herztöne, Handgriffe zur Blutstillung und zur Entfernung der Nachgeburt, Wiederbelebung des scheintoten Kindes und dergleichen mehr zu stellen.

(2) Auch die Prüfung in der Säuglingspflege und -fürsorge ist mit geeigneten praktischen Aufgaben zu verbinden.

§ 10.

Die Gegenstände und das Ergebnis der Prüfung werden für jeden Geprüften in einer Niederschrift vermerkt, die von dem Vorsitzenden und den übrigen Mitgliedern des Prüfungsausschusses zu unterzeichnen ist.

§ 11.

(1) Der Vorsitzende und die Mitglieder des Prüfungsausschusses fassen, ein jeder für sich, ihr Urteil über die Kenntnisse und Fähigkeiten des Prüflings zusammen unter Verwendung der Beurteilung „sehr gut" (1), „gut" (2), „genügend" (3), „ungenügend" (4). Nach dem Ergebnis der einzelnen Beurteilungen und unter Berücksichtigung des Berichts des Leiters des Lehrgangs und der Lehrhebamme über die Bewährung des Prüflings während des Lehrgangs entscheidet der Vorsitzende über das Ergebnis der Prüfung.

(2) Hat der Prüfling von zwei Prüfern die Beurteilung „ungenügend" erhalten, so ist die Prüfung nicht bestanden.

§ 12.

Tritt ein Prüfling ohne eine nach dem Urteil des Vorsitzenden genügende Entschuldigung während der Prüfung zurück, so gilt die Prüfung als nicht bestanden und ist vollständig zu wiederholen.

§ 13.

Wird die Prüfung nicht bestanden, so hat der Vorsitzende den Prüfling unmittelbar nach der Prüfung zu benachrichtigen. Der Prüfling erhält in diesem Falle die eingereichten Zeugnisse zurück.

§ 14.

Über die bestandene Prüfung stellt der Vorsitzende des Prüfungsausschusses eine Bescheinigung nach beiliegendem Muster aus.

§ 15.

(1) Unmittelbar nach der Prüfung werden die Prüflinge auf den künftigen Hebammenberuf vom Vorsitzenden verpflichtet.

(2) Die Verpflichtungsformel hat folgenden Wortlaut:

„Ich versichere, daß ich nach bestem Wissen und Vermögen die Hebammenkunst ausüben und mich stets so verhalten will, wie es einer treuen und gewissenhaften Hebamme geziemt."

5. Dienstordnung für Hebammen.

(In Abänderung der Dienstordnung vom 16. 2. 1943 neu erlassen vom Niedersächsischen Minister für Arbeit, Aufbau und Gesundheit am 17. 12. 1947).

Auf Grund des § 17 des Hebammengesetzes vom 21. 12. 1938 (Reichsgesetzblatt I, S. 1893) erlasse ich zur Regelung der Berufspflichten der Hebammen folgende Dienstordnung:

I. Allgemeiner Teil.

§ 1. Allgemeines Verhalten der Hebammen.

(1) Die Hebammenschaft ist berufen, für die Erhaltung der Gesundheit von Mutter und Kind zu wirken. Damit die Hebammenschaft ihrer Aufgabe in vollem Maße gerecht werden kann, muß jede Hebamme sich bei ihrem Verhalten innerhalb und außerhalb des Berufes der Achtung und des Vertrauens würdig zeigen, die der Hebammenberuf erfordert. Sie hat insbesondere ihre Berufspflichten gewissenhaft zu erfüllen und hierbei die Vorschriften dieser Dienstordnung und des Hebammenlehrbuches zu beachten.

(2) Anordnungen und Belehrungen durch den Sachbearbeiter der für sie zuständigen Behörden, insbesondere des Amtsarztes, hat sie pünktlich zu befolgen.

(3) Mit allen Gesetzen, Verordnungen und Vorschriften, die sich auf ihren Beruf und Wirkungskreis beziehen, soll sich die Hebamme fortlaufend vertraut halten.

(4) Die Anordnungen der Reichshebammenschaft hat die Hebamme gewissenhaft zu befolgen. Sie hat auch sonst den Fragen ihres Berufsstandes Interesse entgegenzubringen durch Besuch der Veranstaltungen der Hebammenschaft und ihrer Unterorganisationen, Lesen der Zeitschrift der Hebammenschaft, pünktliche Beitragszahlung usw.

(5) In allen Fällen, in denen die Hebamme über eine ihrer Dienstobliegenheiten im Zweifel ist, soll sie den Amtsarzt um Rat fragen. Beschwerden, die sich auf ihre Hebammentätigkeit beziehen, hat sie dem Amtsarzt vorzulegen.

(6) Über die in ihrem Bezirk bestehenden Gesundheits- und Fürsorgeeinrichtungen für Mutter und Kind soll sie sich ständig unterrichten und in allen gegebenen Fällen ihre Pflegebefohlenen an diese Stellen verweisen.

§ 2. Anmeldung beim Amtsarzt.

(1) Vor Beginn oder vor Wiederaufnahme der Berufstätigkeit nach mehr als einjähriger Unterbrechung hat sich die Hebamme bei dem zuständigen Amtsarzt unter Vorlegung der staatlichen Anerkennung, der ihr erteilten Niederlassungserlaubnis, des Hebammenlehrbuches, des Tagebuches sowie der amtlich vorgeschriebenen Gerätschaften und Arzneimittel persönlich zu melden.

(2) Die Hebamme hat weiterhin dem Amtsarzt jeden Wohnungswechsel, jede Änderung ihres Personenstandes sowie jede länger als 3 Tage dauernde Behinderung in ihrem Berufe (z. B. Abwesenheit, Krankheit) unter Angabe ihrer Vertreterin zu melden.

§ 3. Berufsbezeichnung und Verbot unlauterer Werbung.

(1) Die Hebamme hat sich in Ausübung ihres Berufes ausschließlich der Berufsbezeichnung „Hebamme" zu bedienen.

(2) Es ist ihr untersagt, standesunwürdige Werbung zu treiben, z. B. durch wiederholte öffentliche Anzeigen, Veröffentlichungen von Danksagungen, durch Anbieten von Rat und Hilfe usw.

(3) Freiberufliche Hebammen haben ihre Wohnung durch ein deutlich lesbares Schild kenntlich zu machen.

§ 4. Pflicht zur Hilfeleistung.

(1) Die Hebamme hat allen Schwangeren, Gebärenden, Wöchnerinnen und Neugeborenen, für die ihr Beistand gefordert wird, ohne Unterschied des Standes und Vermögens bei Tag und Nacht ungesäumt Beistand zu leisten, sofern sie nicht durch andere dringendere Berufspflichten hieran gehindert ist.

(2) Wird die Hebamme von verschiedenen Seiten zur gleichen Zeit gerufen, so hat sie im allgemeinen dem ersten Ruf zuerst Folge zu leisten. Liegt aber an einer Stelle ein besonders dringender Fall vor, so hat sie sich dorthin zuerst zu wenden. Kann sie diesem Rufe nicht nachkommen, so soll sie bei der Zuziehung einer anderen Hebamme, wenn irgend möglich, behilflich sein. Hat die Geburt bei der Ankunft der Hebamme noch nicht begonnen oder sind die Eröffnungswehen noch selten und schwach, so muß die Hebamme, falls sie wieder weggehen sollte, von Zeit zu Zeit nach der Pflegebefohlenen sehen und ihr Kenntnis geben, wenn sie etwa durch unaufschiebbare andere Berufstätigkeit an weiteren Besuchen verhindert sein sollte. Von dieser Verpflichtung kann nur abgesehen werden, wenn bei einer anderen Gebärenden Lebensgefahr besteht. In diesem Falle hat sie dafür zu sorgen, daß zu der ersten Pflegebefohlenen alsbald eine andere Hebamme herbeigerufen wird. Ist dies nicht möglich, so soll sie versuchen, einen Arzt herbeizurufen, dabei aber berücksichtigen, daß der Arzt nicht für längere Zeit bei der Gebärenden bleiben kann.

(3) Sind die Wehen regelmäßig und kräftig, darf die Hebamme die Gebärende nicht mehr verlassen. Dies gilt ganz besonders für die Austreibungszeit.

(4) Die Hebamme darf die Pflegebefohlene frühestens zwei Stunden nach Vollendung der Geburt (d. h. nach Ausstoßung der Nachgeburt) und auch nur dann verlassen, wenn dies ohne Gefahr für Mutter und Kind geschehen kann. Nur ausnahmsweise darf sie die Pflegebefohlene früher verlassen, wenn sie zu einer anderen dringenderen Hilfeleistung gerufen wird. Sie soll in diesem Fall darum bemüht sein, daß eine andere Hebamme in dem zuerst übernommenen Fall an ihre Stelle treten kann.

(5) Allgemein soll die Hebamme bestrebt sein, ihre geburtshilfliche Tätigkeit zahlenmäßig in den Grenzen zu halten, die es ihr gestatten, die notwendigen Wochenbesuche gewissenhaft durchzuführen. Sie soll daher bei starker geburtshilflicher Inanspruchnahme die Schwangeren, die ihren Rat erbitten, nach Möglichkeit, und zwar rechtzeitig, an andere Hebammen verweisen. Ist diese Möglichkeit nicht gegeben, so ist sie berechtigt, nach eigenem

Ermessen entsprechend der Dringlichkeit zu entscheiden, welche Wochenbesuche zunächst unterbleiben können.

§ 5. Stete Bereitschaft und Erhaltung der Berufstüchtigkeit.

Um zur Ausübung der Berufstätigkeit immer bereit und tüchtig zu sein, soll die Hebamme

a) stets sauber an ihrem Körper und ihrer Kleidung sein, besonders die Hände gesund und rein erhalten und sorgfältig pflegen;

b) keine Arbeit verrichten, durch die ihr Körper, besonders die Hände, für den Hebammenberuf weniger geeignet oder unbrauchbar werden;

c) keine Pflegedienste bei Kranken übernehmen, die der Hebammenhilfe nicht bedürfen; Kranke, die an übertragbaren Krankheiten leiden, darf sie überhaupt nicht besuchen;

d) die vorgeschriebenen Geräte und Arzneimittel jederzeit sauber und zweckmäßig zusammengestellt zum sofortigen Gebrauch bereithalten;

e) dafür Sorge tragen, daß sie für Hilfesuchende jederzeit erreichbar ist;

f) die für ihren Beruf erforderlichen Kenntnisse und Fähigkeiten ständig auf dem Laufenden zu halten und zu verbessern.

§ 6. Vorgeschriebene Geräte und Arzneimittel der Hebammen.

(1) Die Hebamme muß die amtlich vorgeschriebenen Geräte und Arzneimittel (s. Anlage 1) besitzen und zu jeder Entbindung und jedem Wochenbettbesuch in einer sauber gehaltenen Tasche (Hebammenkoffer) mit sich führen. Bei einem Wochenbettbesuch kann sie die erforderlichen Geräte in einer besonderen, nur für solche Besuche bestimmten sauberen Tasche mitnehmen. Sofern die erforderlichen Geräte bei der Wöchnerin vorhanden sind, ist ihre Mitnahme zum Wochenbettbesuch nicht erforderlich. Unbrauchbar gewordene oder verlorengegangene Gerätschaften und Arzneimittel sind sofort zu ersetzen.

(2) Die Hebamme soll darauf hinwirken, daß sich jede Pflegebefohlene ein gläsernes Afterrohr selbst beschafft.

(3) Die Geräte sind unmittelbar vor und nach jedem Gebrauch vorschriftsmäßig zu reinigen und keimfrei zu machen.

§ 7. Anwendung der Geräte und Arzneimittel.

(1) Die Hebamme darf ihre Gerätschaften nur in den Fällen, die im Lehrbuch angegeben sind, nicht aber zu anderen Zwecken verwenden.

(2) Die Hebamme hat sich der selbständigen Anwendung innerer und äußerer Arzneimittel, soweit ihr dies nicht durch die bestehenden Vorschriften ausdrücklich gestattet ist, sowie jeder unbefugten Behandlung von Krankheiten, namentlich von Frauenkrankheiten, zu enthalten.

(3) Schutzpessare und Sicherheitsovale wie überhaupt alle Mittel und Verfahren, die geeignet sind, die Schwangerschaft zu verhüten, darf die Hebamme weder empfehlen noch anwenden.

§ 8. Tagebuch.

(1) Über ihre Berufstätigkeit hat die Hebamme ein Tagebuch (s. Anlage 2) zu führen und die erforderlichen Eintragungen sobald wie möglich, spätestens innerhalb von 5 Tagen nach beendeter Geburt oder Fehlgeburt wahrheitsgetreu und eigenhändig vorzunehmen.

(2) Nach Schluß des Jahres ist das Tagebuch von der Hebamme abzuschließen und ohne besondere Aufforderung bis zum 15. Januar des folgenden Jahres dem Amtsarzt einzureichen; das Tagebuch ist ihm auch sonst jederzeit auf Verlangen vorzulegen. Zugleich mit dem Tagebuch hat die Hebamme auch die vorgeschriebenen Vordrucke zum Jahresgesundheitsbericht ausgefüllt einzureichen.

(3) Die Tagebücher sind von der Hebamme zeitlebens verschlossen aufzubewahren. Bei dem Ausscheiden aus der Berufstätigkeit oder nach dem Tode sind die Tagebücher dem Gesundheitsamt abzuliefern.

§ 9. Arbeitsabgrenzung zwischen Arzt und Hebamme.

(1) Alle regelrechten Vorgänge bei Schwangeren, Gebärenden Wöchnerinnen und neu geborenen Kindern gehören zum Aufgabengebiet der Hebamme und werden von der Hebamme selbst geleitet Sollte eine Pflegebefohlene oder deren Angehörige die Zuziehung eines Arztes wünschen, so hat die Hebamme diesen Wunsch zu berücksichtigen.

(2) Regelwidrige Vorgänge bei Schwangeren, Gebärenden, Wöchnerinnen und bei neugeborenen Kindern gehören im allgemeinen zum Aufgabengebiet des Arztes. Aufgabe der Hebamme ist es, Regelwidrigkeiten festzustellen und in den Fällen, in denen das Hebammenlehrbuch dies vorschreibt, für die rechtzeitige Hinzuziehung eines Arztes zu sorgen. Wenn die Schwangere oder die Angehörigen bei einem solchen Fall die Zuziehung eines Arztes verweigern, so hat die Hebamme sich von ihnen eine schriftliche Bescheinigung über die Ablehnung der von ihr für notwendig erachteten ärztlichen Hilfe geben zu lassen (§ 41, Absatz 1, Nr. 12 und 13).

(3) Übernimmt der Arzt die Behandlung, so ist die Hebamme seine Gehilfin.

(4) Nur wenn ein Arzt nicht rechtzeitig zu erreichen ist und nur unter den im Lehrbuch und ihren Dienstvorschriften näher angegebenen Bedingungen darf die Hebamme Regelwidrigkeiten selbst behandeln. Die von ihr getroffenen Maßnahmen hat sie im Tagebuch zu vermerken.

§ 10. Verhalten gegenüber dem Arzt.

(1) Die Wahl des Arztes soll die Hebamme ihren Pflegebefohlenen oder deren Angehörigen überlassen, doch ist sie zur Beratung über die Wahl des Arztes berechtigt.

(2) Dem zugezogenen Arzt soll die Hebamme über alle an ihren Pflegebefohlenen gemachten Wahrnehmungen gewissenhaft Auskunft erteilen. Die Hebamme muß den ärztlichen Anordnungen,

falls sie nicht mit den Bestimmungen dieser Dienstordnung und des Hebammenlehrbuches im Widerspruch stehen, Folge leisten und den Anordnungen auch bei ihren Pflegebefohlenen und deren Angehörigen Geltung zu verschaffen suchen. Sie soll alles vermeiden, was geeignet sein könnte, das Ansehen des Arztes zu beeinträchtigen. Fordert dieser jedoch von der Hebamme eine geburtshilfliche Handlung, die den Regeln und Vorschriften dieser Dienstordnung und des Hebammenlehrbuches widerspricht, so hat sie den Arzt hierauf aufmerksam zu machen.

§ 11. Verhalten gegenüber anderen Hebammen.

Die Hebamme soll im Verkehr mit anderen Hebammen stets die schuldige Rücksicht üben. Sie darf sie nicht aus dem Vertrauen der Frauen verdrängen, sondern soll sie vielmehr im Bedarfsfall beruflich unterstützen. Hat eine Hebamme aushilfsweise Verrichtungen für eine andere übernommen, so ist sie verpflichtet, der ersten Hebamme die Betreuung wieder zu überlassen, sobald der Grund der Verhinderung entfällt.

§ 12. Entbindung im Hause der Hebamme.

Wünscht eine Schwangere in der Wohnung der Hebamme entbunden zu werden, so hat die Hebamme dem Amtsarzt rechtzeitig Anzeige zu erstatten. Zur Errichtung einer Privatentbindungsanstalt bedarf die Hebamme der Genehmigung der höheren Verwaltungsbehörde.

§ 13. Pflicht zur Verschwiegenheit.

Der Hebamme ist jede unbefugte Offenbarung von Privatgeheimnissen, die ihr bei Ausübung ihres Berufes zur Kenntnis gekommen sind, an andere Personen strafrechtlich unter Androhung von Geld- und Gefängnisstrafe verboten. Die Hebamme soll über alles, was ihr in ihrem Berufe anvertraut oder bekannt wird, strengstes Stillschweigen bewahren, abgesehen von dem, was sie dem Arzt, dem Amtsarzt oder der Behörde pflichtgemäß mitzuteilen hat. Unter diese berufliche Schweigepflicht fällt auch das Hebammentagebuch.

§ 14. Anzeige der Geburt.

(1) Die Hebamme ist auf Grund des Personenstandgesetzes vom 3. 11. 1937 (Reichsgesetzblatt I, S. 1146) und der I. Ausführungsverordnung hierzu vom 19. 5. 1938 (Reichsgesetzblatt I, S. 533) verpflichtet, jede uneheliche Geburt, bei der sie zugegen war, innerhalb einer Woche dem Standesbeamten des Bezirks, in dem die Geburt stattgefunden hat, mündlich anzuzeigen, eine eheliche Geburt nur dann, wenn der Vater verstorben, nicht zur Stelle oder an der Erstattung der Anzeige verhindert ist.

(2) Bei der Anzeige hat die Hebamme folgende Angaben zu machen:

1. Den Vor- und Familiennamen der Eltern des Kindes, deren Beruf, Wohnort und Religionsbekenntnis.

2. Ort, Tag und Stunde der Geburt.

3. Geschlecht des Kindes (hat sie Zweifel hierüber, so soll sie vor der Anzeige der Geburt für die Zuziehung eines Arztes sorgen).

4. Die Vornamen des Kindes (die im Zweifelsfall vom ehelichen Vater bestimmt werden), haben die Eltern sich die Bestimmung der Vornamen noch vorbehalten, so ist dies dem Standesbeamten mitzuteilen.

5. Ihren eigenen Vor- und Familiennamen, Beruf und Wohnort.

(3) Bei Totgeburten muß die Anzeige spätestens am nächsten Werktage erstattet werden. Ein Kind gilt als totgeboren, wenn es wenigstens 35 cm lang ist, die natürliche Lungenatmung bei ihm aber noch nicht eingesetzt hat. Hatte aber die natürliche Lungenatmung eingesetzt, so gilt das Kind ohne Rücksicht auf seine Körpergröße als lebendgeboren.

(4) Totgeborene Früchte, die weniger als 35 cm lang sind, gelten als Fehlgeburten. Bei ihnen unterbleibt die Anzeige beim Standesbeamten, jedoch müssen sie als Fehlgeburten auch in das Tagebuch der Hebamme — mit entsprechendem Vermerk — eingetragen werden.

§ 15. Verhalten bei dem Tode einer Schwangeren, Gebärenden, Wöchnerin oder eines Säuglings.

Über jeden Todesfall einer von ihr betreuten Schwangeren, Gebärenden oder Wöchnerin hat die Hebamme dem Amtsarzt ungesäumt einen schriftlichen Bericht zu erstatten. Desgleichen hat sie jeden in den ersten 10 Lebenstagen eintretenden Todesfall des Neugeborenen einer von ihr Entbundenen dem Amtsarzt unter Benutzung des vorgeschriebenen Vordrucks (Anlage 3) anzuzeigen.

§ 16. Erstattung von Gutachten und Zeugnissen.

(1) Wird die Hebamme aufgefordert, über den körperlichen Zustand einer für schwanger gehaltenen oder sich dafür ausgebenden Frau eine gutachtliche Äußerung (Zeugnis) abzugeben, oder hat sie andere in ihren Beruf einschlagende Fragen zu beantworten, so hat sie sich bei der Untersuchung an die Vorschriften des Hebammenlehrbuches zu halten und den erhobenen Untersuchungsbefund der Wahrheit gemäß und nach bestem Wissen anzugeben. In zweifelhaften Fällen hat sie zu empfehlen, das Gutachten eines Arztes einzuholen.

(2) Ist der Hebamme die zu Untersuchende nicht persönlich bekannt, so ist es ratsam, sich über ihre Persönlichkeit Gewißheit zu verschaffen.

§ 17. Anzeige von Vergehen oder Verbrechen.

(1) Macht die Hebamme Beobachtungen, welche die Abtreibung oder Tötung der Leibesfrucht einer Schwangeren, die Unterschiebung, Verwechslung oder Aussetzung eines Kindes, die Verübung eines Kindesmordes oder sonst ein Vergehen gegen das Leben oder die Gesundheit der Mutter oder des Kindes vermuten lassen, so

soll sie sich unverzüglich vom Amtsarzt Rat für ihr weiteres Verhalten erbitten.

(2) Sie darf jedoch in dringenden Fällen der betreffenden Frau ihren pflichtgemäßen Beistand nicht verweigern.

§ 18. Meldungen an den Amtsarzt.

(1) Die Hebamme hat alle vorgeschriebenen Meldungen an den Amtsarzt (§ 42) so schnell wie möglich mündlich, fernmündlich oder schriftlich zu erstatten.

(2) Soweit Vordrucke vorgeschrieben sind, sind diese zu verwenden.

§ 19. Aufsicht, Nachprüfung und Fortbildungslehrgang.

(1) Die Berufstätigkeit der Hebamme unterliegt der Beaufsichtigung durch den Amtsarzt. Die Hebamme hat ihm ihre Gerätschaften und Bücher auf Verlangen im Gesundheitsamt vorzulegen.

(2) Der Vorladung zur Nachprüfung hat die Hebamme Folge zu leisten. Soweit sie durch Erkrankung oder dringende berufliche oder sonstige Geschäfte verhindert ist, hat sie dem Amtsarzt unter Angabe der Gründe rechtzeitig Meldung zu erstatten.

(3) Der Einberufung zu einem Fortbildungslehrgang, zu dem Reisekosten und Tagegelder gewährt werden, hat die Hebamme, sofern sie nicht durch zwingende Gründe an der Teilnahme verhindert ist, nachzukommen. In diesem Falle muß sie unverzüglich dem Amtsarzt unter Angabe der Gründe der Verhinderung (Beifügung ärztlicher Zeugnisse über eine Erkrankung usw.) Mitteilung machen.

§ 20. Mitwirkung im Gesundheitsdienst.

Soweit es die geburtshilfliche Tätigkeit zuläßt, soll die Hebamme in der Beratung und Fürsorge für werdende Mütter, Säuglinge und Kleinkinder mitwirken. Für die Mitwirkung steht ihr eine Vergütung zu.

§ 21. Sonstige Erwerbstätigkeit.

Eine andere Erwerbstätigkeit darf die Hebamme nur dann ausüben, wenn sie mit den Pflichten des Hebammenberufs vereinbar ist. Die Entscheidung darüber liegt beim Amtsarzt.

§ 22. Erhebung von Gebühren. Rechnungsbuch.

(1) Bei der Berechnung und Erhebung von Gebühren hat die Hebamme die für sie geltenden Gebührenvorschriften zugrunde zu legen.

(2) Die Hebamme hat in ihrer Berufstätigkeit ein Rechnungsbuch zu führen, aus dem alle in einem Kalenderjahr aus der Hebammentätigkeit erwachsenen Einnahmen und Ausgaben ersehen werden können. Das Rechnungsbuch ist dem Träger der Gewährleistung sowie der unteren Verwaltungsbehörde und dem Gesundheitsamt auf Verlangen vorzulegen.

II. Besonderer Teil.
Die besonderen Berufspflichten der Hebamme.

§ 23.

Die Hebamme muß bei Ausübung ihrer Berufstätigkeit die in dem Hebammenlehrbuch enthaltenen Regeln und Vorschriften sowie die nachträglich getroffenen Änderungen dieser Vorschriften gewissenhaft befolgen.

§ 24.

(1) Schwangeren, Gebärenden und Wöchnerinnen soll die Hebamme ohne Unterschied jederzeit freundlich begegnen, soll die Furchtsamen beruhigen und die Ungeduldigen bei langsam fortschreitender Geburt durch freundlichen Zuspruch trösten. Gefährliche Zufälle sind der Gebärenden möglichst zu verschweigen, aber den Angehörigen sofort mitzuteilen. Ebenso soll sie sich bei Tod oder Mißgestaltung des Kindes verhalten.

(2) Auch dem neugeborenen Kinde muß die Hebamme große Aufmerksamkeit und Sorgfalt widmen, besonders dann, wenn das Kind scheintot oder lebensschwach ist.

§ 25.

(1) Alle Orte und Gegenstände, denen gefährliche Wundkeime anhaften oder anhaften können, hat die Hebamme zu meiden. Sie soll sich vor Berührung mit Leichen (abgesehen von Totgeborenen), Kleidern von Leichen, faulenden Gegenständen, Eiterungen jeder Art, übelriechenden Ausflüssen, wie sie im Wochenbett oder bei krebskranken Frauen vorkommen können, insbesondere aber auch vor der Berührung mit Wöchnerinnen, die an Kindbettfieber oder unter Erscheinung von Kindbettfieberverdacht erkrankt sind, hüten. Es ist der Hebamme streng untersagt, während der Wochenbettzeit die Unterlagen oder sonstige Wäsche der Wöchnerin oder des Kindes selbst zu waschen.

(2) Ist die Hebamme trotz aller Vorsicht mit Krankheitskeimen, wie im Absatz 1 angegeben, in Berührung gekommen, so muß sie unmittelbar nach der Berührung ihre Hände wie vorgeschrieben keimfrei machen (§ 29, Absatz 2).

(3) Wenn eine Hebamme an ihren Händen eine Entzündung oder Eiterung hat, so darf sie keine Geburt übernehmen, ebenfalls nicht, wenn sie an eitriger Mandelentzündung oder an anderen eitrigen Wunden, Entzündungen oder übertragbaren Krankheiten leidet.

§ 26.

Bevor sich die Hebamme zu einer Schwangeren, Gebärenden oder Wöchnerin begibt, hat sie die Hände, Fingernägel und Vorderarme mit Seife und Bürste gründlich zu reinigen. Kann diese Reinigung im Ausnahmefall wegen großer Eile nicht stattfinden, so muß die Hebamme die Vorschriften des § 30 besonders sorgfältig beachten.

§ 27.

Zur Geburt soll sich die Hebamme mit der vorschriftsmäßigen Tasche (Hebammenkoffer) begeben. Ihre Geräte und Arzneimittel müssen jederzeit vollständig sauber und in gebrauchsfähigem Zustande sein.

§ 28.

(1) Die Hebamme muß in Ausübung ihres Berufes bei Geburten und Wochenbettbesuchen stets waschbare Kleider tragen, deren Ärmel so eingerichtet sind, daß die Arme bis zur Mitte der Oberarme hinauf entblößt werden können.

(2) Für die Hilfeleistung bei Gebärenden und Wöchnerinnen hat die Hebamme in ihrer Tasche eine waschbare reine weiße Schürze mitzuführen, die vom Halse an den ganzen Körper und die Oberarme bedecken soll. Die Schürze ist nur während der Hilfeleistung anzulegen und soll im Hause der Wöchnerin verbleiben.

§ 29.

1) Bevor die Hebamme eine Schwangere, Gebärende, Wöchnerin oder ein Neugeborenes berührt, hat sie sich stets die Hände gründlich zu waschen. Sie soll auch darauf bedacht sein, jede Berührung mit unsauberen Stoffen, unsauberem Wasser oder anderen Unreinigkeiten von ihren Pflegebefohlenen fernzuhalten.

(2) Unmittelbar vor jeder inneren Untersuchung in der Schwangerschaft wie unter der Geburt, die nur den Vorschriften des Hebammenlehrbuches entsprechend ausgeführt werden darf, vor dem Katheterisieren (unter der Geburt wie auch im Wochenbett), vor dem Dammschutz, der Abnabelung und vor einer sonstigen Berührung des Nabels hat sie die vorschriftsmäßige Desinfektion der Hände vorzunehmen. Diese ist folgendermaßen auszuführen:

a) 5 Min. waschen mit Seife und heißem Wasser mit der ersten Handbürste.

b) Abspülen mit reinem Wasser, Nägelreinigung, nochmals 5 Min. waschen mit Wasser, Handbürste und Seife.

c) 2 Min. waschen mit 70%igem Alkohol.

d) 3 Min. waschen in der Desinfektionslösung mit der zweiten Handbürste.

(3) Die nach Vorschrift gereinigten Hände und die Arme werden nicht abgetrocknet, dürfen auch bis zur Untersuchung nicht mit Dingen wie Kleidungsstücken oder mit Körperteilen der Gebärenden in Berührung kommen. Andernfalls muß die Desinfektion wiederholt werden.

(4) Außerdem hat die Hebamme unter allen Umständen sterile Gummihandschuhe zu gebrauchen für jede notwendige innere Untersuchung in der Schwangerschaft oder bei der Geburt, bei allen jenen Notfällen, bei denen die Hebamme selbst einen Eingriff an der Frau vornehmen muß, vor allem bei manueller Plazentar-

lösung, ferner bei Katheterisieren im Wochenbett. Die Handschuhe sind nach Gebrauch sofort abzuspülen und auszukochen.

(5) Nach jedem Wochenbettbesuch hat sich die Hebamme die Hände gründlich zu waschen.

§ 30.

(1) Die Untersuchung einer Schwangeren oder Gebärenden erstreckt sich in allen Fällen zunächst nur auf die äußere Untersuchung. Die Hebamme soll bemüht sein, mit der äußeren Untersuchung in der Schwangerschaft und unter der Geburt auszukommen.

(2) Die innere Untersuchung bei Schwangeren und Gebärenden ist auf die notwendigen Fälle zu beschränken (vgl. Hebammenlehrbuch). Sie soll nur dann ausgeführt werden, wenn weder durch äußere Untersuchung noch durch die Mastdarmuntersuchung ein klarer Befund erhoben worden ist. Dagegen soll die Hebamme die äußere Untersuchung während der Geburt häufig ausüben. Bei unklarem Befund ist ein Arzt zu verständigen.

(3) Jede vaginale und rektale Untersuchung ist unter Angabe der Gründe, weshalb sie vorgenommen wurde, in das Tagebuch einzutragen.

(4) Bei einer Wöchnerin darf die Hebamme niemals eine innere Untersuchung vornehmen.

§ 31.

(1) Bei regelrechter Schwangerschaft hat die Hebamme ihrer Pflegebefohlenen die Befolgung der für die Schwangere wichtigen Lebensregeln anzuraten. Vor Alkohol- und Tabakgenuß in der Schwangerschaft und im Wochenbett soll die Hebamme warnen. Der Urin der Schwangeren und der Gebärenden ist auf Eiweiß zu untersuchen, und zwar im Laufe der Schwangerschaft mehrmals. Das Ergebnis der Urinuntersuchung ist mit Angabe der Zeit einzutragen (Hebammenkalender, Karteikarte u. a.).

(2) Bei der regelrechten Geburt ist es Aufgabe der Hebamme, Krankheitserreger von der Gebärenden, insbesondere von den Geburtsteilen, fernzuhalten. Sie muß das Befinden der Gebärenden sowie die Herztöne des Kindes sorgfältig überwachen, den Damm schützen, die Abnabelung wie vorgeschrieben vornehmen, in der Nachgeburtszeit auf Blutungen achten und die Nachgeburt auf ihre Vollständigkeit eingehend prüfen. Es empfiehlt sich, die Besichtigung der Nachgeburt in Gegenwart von Zeugen vorzunehmen und die Nachgeburt 24 Stunden aufzubewahren. Bei einem scheintoten Kind sind Wiederbelebungsversuche vorzunehmen. Die Maße des Neugeborenen sind sorgfältig zu nehmen, wenn möglich ist auch das Gewicht festzustellen.

(3) Bei jedem Neugeborenen hat die Hebamme 1—2 Tropfen einer 1%igen Höllensteinlösung in die Augen einzuträufeln.

(4) Im regelrechten Wochenbett hat die Hebamme für Ruhe und Säuberung der Wöchnerin zu sorgen. Hierzu hat sie die

notwendigen Anweisungen zu geben. Das Kind ist immer vor der Mutter zu besorgen. Bei der Wöchnerin wird regelmäßig die Temperatur gemessen und der Puls beobachtet und gezählt. Die ermittelten Temperaturen und die Pulszahl sind zu vermerken und alsbald in das Tagebuch einzutragen.

(5) Scheidenspülungen sind bei allen Schwangeren und Wöchnerinnen ohne ärztliche Anweisung streng untersagt.

(6) Die Hebamme hat die Wöchnerin und das neugeborene Kind in den ersten 10 Tagen in der Regel mindestens einmal täglich zu besuchen. Soweit nach den Umständen ein zweiter Besuch sich als notwendig erweist, ist dieser auszuführen. Wie lange die Besuche über den 10. Tag hinaus fortzusetzen sind, hängt von dem Befinden der Wöchnerin ab.

§ 32.

(1) Bei allen während der Geburt auftretenden Regelwidrigkeiten hat die Hebamme bis zur Ankunft des Arztes den Vorschriften des Hebammenlehrbuches entsprechend zu verfahren.

(2) Die Hebamme hat, wenn der Arzt zur Geburt gerufen wird, alles sorgfältig und vorschriftsmäßig für ihn vorzubereiten, damit er, wenn nötig, ohne Säumen handeln kann. Vor allem hat sie eine genügende Menge abgekochten und kochenden Wassers bereitzuhalten. Sie soll, wenn nötig, das Querbett für die Geburt vorbereiten und Maßnahmen für eine Wiederbelebung des Kindes treffen.

§ 33.

(1) Unter den im Hebammenlehrbuch dargelegten Umständen darf oder muß die Hebamme folgende Eingriffe vornehmen:

1. Blasensprengung beim Sichtbarwerden der Blase in der Schamspalte;

2. die Entwicklung des Kindes an den Schultern bei Kopflage;

3. die Lösung der Arme und die Entwicklung des Kopfes bei Beckenendlagen;

4. die innere Nachgeburtslösung (in Notfällen).

(2) Die Eingriffe unter 3 und 4 darf die Hebamme zur Abwendung einer ernsten Lebens- oder Gesundheitsgefahr für Mutter und Kind nur ausführen, wenn sie sich mit dem Arzte verständigt hat und die Verrichtung auf seine Weisung ausführt oder wenn ein Arzt auch fernmündlich nicht erreichbar ist. Die Hebamme ist weiterhin verpflichtet, die Eingriffe in ihr Tagebuch in der Spalte „Kunsthilfe" einzutragen. Im Falle Nr. 4 ist dem Amtsarzt ein schriftlicher Bericht mit Begründung zu erstatten.

(3) Es bleibt vorbehalten, für bestimmte Bezirke des Reichs die Hebamme durch Ministerialerlaß zu ermächtigen, bei Querlage des Kindes in Fällen, in denen unmittelbare Hilfe nicht erreichbar ist, die innere Wendung auf den Fuß vorzunehmen.

§ 34

(1) Die Hebamme hat in jedem Falle darauf zu dringen, daß die Mutter ihr Kind selbst stillt. Sie soll ihre Bemühungen, wie im Hebammenlehrbuch vorgeschrieben, beharrlich und geduldig fortsetzen. Bei Krankheit der Wöchnerin entscheidet der Arzt, ob das Kind gestillt werden darf.

(2) Überschüssige Muttermilch soll womöglich nicht weggeschüttet, sondern einer Frauenmilchsammelstelle zur Verfügung gestellt werden.

§ 35.

(1) Im Wochenbett hat die Hebamme die Zuziehung eines Arztes zu veranlassen:

1. wenn die Körpertemperatur über 38⁰ steigt;

2. wenn ein Schüttelfrost bei der Wöchnerin auftritt;

3. wenn eines der im Lehrbuch erwähnten Zeichen einer Infektion auftritt, auch wenn noch kein Fieber bestehen sollte;

4. wenn Anzeichen einer Brustdrüsenentzündung auftreten;

5. wenn die Hebamme einen schweren oder lebensdrohenden Krankheitszustand anderer Art, z B. eine Herzschwäche erkennt oder vermutet.

(2) Dem Amtsarzt ist jeder Fall von Fieber während der Geburt, im Wochenbett, während oder nach einer Fehlgeburt anzuzeigen, wenn die Temperatur (in der Achselhöhle gemessen) einmal 39⁰ oder an zwei aufeinanderfolgenden Tagen 38,5⁰ erreicht. Die Hebamme darf bis zum Eintreffen eines mündlichen oder schriftlichen Bescheids des Amtsarztes die Erkrankte nicht mehr besuchen und hat sich jeder Berufstätigkeit bei einer anderen Pflegebefohlenen zu enthalten.

(3) Liegt Kindbettfieber vor, so hat die Hebamme wie folgt zu verfahren: Einer Hebamme, die bei einer an Kindbettfieber Erkrankten während der Entbindung oder am Wochenbett tätig war, ist innerhalb einer Frist von 7 Tagen nach Beendigung der Tätigkeit jede anderweitige Beschäftigung als Hebamme oder Wochenpflegerin untersagt. Auch nach Ablauf der siebentägigen Frist ist eine Wiederaufnahme der Tätigkeit nur nach gründlicher Reinigung ihres Körpers einschließlich Haarwäsche und nach Desinfektion ihrer Wäsche, Kleider und Instrumente gestattet. Die Wiederaufnahme der Berufstätigkeit vor Ablauf dieser siebentägigen Frist ist jedoch zulässig, wenn der Amtsarzt dies für unbedenklich erklärt.

§ 36.

Hat die Hebamme in ihrer Praxis eine Wöchnerin mit Kindbettfieber oder Kindbettfieberverdacht und kommt eine Meldung zur Geburt, bei der eine andere Hebamme oder ein Arzt sie nicht vertreten kann, so besteht ein Notfall. Sie muß ihre Hände vorschriftsmäßig waschen und mehrfach mit Alkohol und Desinfektionslösung keimfrei machen, ein Bad nehmen, die Kleider wechseln, ihre Instrumente keimfrei machen und sich auf die äußere Untersuchung der Gebärenden beschränken. Zur Reinigung der Geschlechtsteile der Gebärenden und zum Dammschutz, zum Abnabeln und zur Versorgung des Kindes hat sie ihre ausgekochten Gummihandschuhe über die desinfizierten Hände zu ziehen.

§ 37.

Erkrankt eine Wöchnerin an einer anderen fieberhaften ansteckenden Krankheit als Kindbettfieber, wie Wundrose, Wundstarrkrampf und anderen Wundkrankheiten, Cholera, Pocken, Fleckfieber, Diphtherie, Scharlach, Typhus, Paratyphus, Ruhr, epidemischer Genickstarre, epidemischer Gehirnentzündung, epidemischer Kinderlähmung oder tritt eine dieser Krankheiten oder Kindbettfieber in der Wohnung der Wöchnerin oder der Hebamme oder bei einer sonst von ihr beratenen Frau auf oder besteht Verdacht auf eine dieser Erkrankungen, so hat die Hebamme sofort dem Amtsarzt Anzeige zu erstatten und sich der Berufsausübung so lange zu enthalten, bis dieser sie wieder gestattet. Entsprechend ist zu verfahren, wenn die Hebamme selbst an einer der genannten Krankheiten oder auch an fieberhafter Halsentzündung leidet.

§ 38.

Erkrankungen der Neugeborenen erfordern sogleich ärztliche Behandlung. Insbesondere ist die Hebamme verpflichtet, bei eitriger Augenentzündung, Nabelentzündung, Wundrose oder Schälblasen der Neugeborenen sofort einen Arzt zu benachrichtigen.

§ 39.

Dem Amtsarzt ist jeder Fall von eitriger Augenentzündung, Nabelentzündung, Wundstarrkrampf, Wundrose, Schälblasen oder anderen der im § 37 genannten Infektionskrankheiten beim Neugeborenen anzuzeigen. Bis zur Entscheidung des Amtsarztes hat die Hebamme sich jeder Berufstätigkeit zu enthalten.

§ 40.

(1) Arzneimittel ohne ärztliche Verordnung zu verabfolgen ist der Hebamme nicht gestattet. Erlaubt ist nur

1. im Wochenbett die Darreichung von Rizinusöl,
2. bei lebensbedrohlichen Blutungen in der Nachgeburtszeit;
   a) vor Ausstoßung des Mutterkuchens eine Einspritzung von 1 ccm Orasthin,
   b) nach Ausstoßung des Mutterkuchens eine Einspritzung von 1 ccm Orasthin.

(2) Die Einspritzungen sind in jedem Falle unter die Haut vorzunehmen. Auf die genaueste Beachtung der Vorschriften des Hebammenlehrbuches bei der Vornahme der Einspritzungen hat

die Hebamme zu achten. Den Hebammen wird gestattet, zwei Ampullen Orasthin mit sich zu führen. Bei mißbräuchlicher Anwendung kann der Amtsarzt den Besitz und die Mitnahme dieser Arzneimittel untersagen.

(3) Die Hebamme hat sich zum Zweck der Verschreibung des Orasthins mit dem Amtsarzt in Verbindung zu setzen. Tag und Menge der Verschreibung hat die Hebamme unter Angabe des Grundes in ihrem Tagebuch besonders zu vermerken.

(4) In allen Fällen, in denen die Hebamme Orasthin verabfolgt hat, hat sie den behandelnden Arzt so bald wie möglich über die vorgenommene Maßnahme zu unterrichten und dem Amtsarzt einen schriftlichen Bericht mit Begründung zu erstatten.

§ 41.

(1) Anzeige an den Amtsarzt muß die Hebamme erstatten:

1. beim Tode einer Schwangeren, Gebärenden oder Wöchnerin (§ 15);

2. bei jedem in den ersten 10 Lebenstagen erfolgten Tode eines Neugeborenen (§ 15);

3. bei jedem Fall von Fieber während der Entbindung, im Wochenbett und während oder nach einer Fehlgeburt, wenn die Temperatur (in der Achselhöhle gemessen) einmal 39° oder an zwei aufeinanderfolgenden Tagen 38,5° erreicht hat, sowie bei jedem Fall, in dem die Hebamme einem Arzt bei der an einer fiebernden Person vorgenommenen Ausschabung der Gebärmutter oder Einleitung der Fehlgeburt oder Beseitigung von Eiresten Hilfe geleistet hat (§ 35);

4. bei jedem Fall von Augenentzündung der Neugeborenen (§ 39);

5. bei jedem Fall von Nabelentzündung (§ 39);

6. bei jedem Fall von Schälblasen (§ 39);

7. bei jeder der Hebamme weiterhin bekanntgewordenen Erkrankung an einer ansteckenden Krankheit (§§ 37 und 39), sowie bei Verdacht auf Tuberkulose;

8. wenn die Hebamme eine an Krebs der Gebärmutter oder der Scheide oder der äußeren Geschlechtsteile erkrankte Schwangere oder Gebärende untersucht hat;

9. wenn die Hebamme selbst an krebsigen oder auf Krebs verdächtigen Geschwülsten, Geschwüren an den Händen, der Brust oder an übelriechenden Ausflüssen oder anderen Eiterungen am Körper leidet oder bei ihr Verdacht auf Syphilis oder Tuberkulose besteht;

10. wenn eine Schwangere in der Wohnung der Hebamme entbunden zu werden wünscht (§ 12);

11. wenn die Hebamme eine Nachgeburtslösung ausführen mußte (§ 33, Absatz 1 und 4) oder ein Arzneimittel verabfolgt hat (§ 40, Absatz 1 und 2);

12. wenn die Angehörigen in den Fällen, in denen das Hebammenlehrbuch die Zuziehung eines Arztes vorschreibt, dies verweigern (§ 9, Absatz 2);

13. wenn der Hebamme eine schriftliche Bescheinigung über die Ablehnung der von ihr verlangten ärztlichen Hilfe verweigert wird (§ 9, Absatz 2);

(2) Jede Unterbrechung der Schwangerschaft sowie jede vor Vollendung der 32. Schwangerschaftswoche eingetretene Fehlgeburt (Fruchtabgang) oder Frühgeburt (bis 40 cm) ist binnen 3 Tagen dem zuständigen Amtsarzt schriftlich anzuzeigen, soweit nicht der hinzugezogene Arzt die Anzeige erstattet hat.

(3) Weiterhin hat die Hebamme auf dem vorgeschriebenen Vordruck an das Gesundheitsamt Meldung zu erstatten, falls das neugeborene Kind verdächtig ist, mit folgenden angeborenen Leiden behaftet zu sein:

1. Idiotie sowie Mongolismus (besonders Fälle, die mit Blindheit und Taubheit verbunden sind).
2. Mikrozephalie (abnorme Kleinheit des Kopfes, besonders des Hirnschädels).
3. Hydrozephalus (Wasserkopf) schweren bzw. fortschreitenden Grades.
4. Mißbildungen jeder Art, besonders Fehlen von ganzen Gliedmaßen, schwere Spaltbildungen des Kopfes und der Wirbelsäule usw.
5. Lähmungen einschließlich LITTLEscher Erkrankung.

(4) Zur Unterstützung ärztlicher und fürsorgerischer Maßnahmen hat die Hebamme außer den im Absatz 3, Nr. 4 genannten Mißbildungen jeden Fall von Verkrüppelung oder drohender Verkrüppelung dem Gesundheitsamt und dem Jugendamt zu melden.

III. Vorschriften für Anstaltshebammen.

§ 42.

(1) Hebammen, die als angestellte oder beamtete Hebammen ausschließlich in Krankenanstalten, Entbindungsanstalten, Frauenkliniken und ähnlichen Anstalten tätig sind (Anstaltshebammen), haben sich vor Antritt ihrer Berufstätigkeit unter Vorlegung ihrer staatlichen Anerkennung als Hebamme und eines Ausweises der betreffenden Anstalt über ihre Anstellung beim Amtsarzt zu melden.

(2) Für Anstaltshebammen gelten nur die §§ 1, 3, 5, 11, 13, 19, 23, 32, 34 und 40 sinngemäß.

Diese Dienstordnung ist im Lande Niedersachsen am 1. April 1947 in Kraft getreten. Für die anderen Länder gilt, solange nicht durch Landesvorschrift eine Abänderung erfolgt, die im wesentlichen gleichlautende Dienstordnung vom 16. Februar 1943.

Anlage 1.

(Zu § 6 HebDO)
Abgeändert entsprechend der neuen Dienstanweisung.

Vorgeschriebene Geräte und Arzneimittel der Hebamme.

1. Eine reine weiße **Schürze**, die vom Hals an den ganzen Körper und die Oberarme bedecken soll, ein sauberes weißes, dreieckiges Kopftuch und zwei weiße Handtücher. Handtücher, Kopftuch und Schürze dürfen nicht in die Geratschaftstasche gelegt werden, sondern bleiben gesondert.
2. Ein **Thermometer** zum Messen der Körperwärme und ein **Badethermometer** (beide nach Celsius).
3. Eine **Sanduhr** zum Pulszählen, sofern die Hebamme nicht eine Sekundenuhr besitzt.
4. Ein Stück **Seife** in einer Büchse zum Reinigen der Hände und Arme.
5. Eine **Wurzelbürste** mit eingebranntem Wort „Reinigung" zum Waschen der Hände, eine zweite Wurzelbürste mit aufgebranntem Wort „Desinfektion" zur Desinfektion der Hände. Jede Bürste befindet sich in einem bezeichneten Beutel von wasserdichtem Stoff. Die Bürsten dürfen niemals vertauscht werden und sind vor dem Gebrauch durch Auskochen keimfrei zu machen.
6. Einen **Nagelreiniger** und eine Nagelschere.
7. Eine **Schere** mit aufgebogenen und abgerundeten Spitzen zum Kürzen der Schamhaare.
8. Zwei Ampullen zu je 1 ccm Orasthin in bezeichnetem Behälter.
9. Eine Flasche mit mindestens $^3/_4$ Liter 70%igem Alkohol (Brennspiritus) mit eingeschliffenem Glasstöpsel und Aufschrift „Alkohol".
10. **Desinfektionsmittel**:
a) 100 g Bazillol mit Aufschrift: Vorsicht! Bazillol! nur in 1%iger Lösung (10:1000) und nur äußerlich zu gebrauchen, oder
b) eine Flasche mit 100 g Sagrotan mit der Aufschrift: Vorsicht! Sagrotan! nur in $^1/_2$%iger Lösung (5:1000) und nur äußerlich zu gebrauchen, oder
c) 100 g Desinfektionsmittel als Pulver oder Tabletten in beschriftetem Behälter.
11. Ein **Glasgefäß zum Abmessen** mit Marken für je 5, 10, 15, 20 und 40 g.
12. Drei Päckchen mit je 100 g **keimfreier Watte**.
13. Drei Päckchen mit je 10 **keimfreien Mullstücken** (10 × 10 cm).
14. Mindestens 2 Paar nahtlose **Gummihandschuhe** (Größe 3) für die vaginale Untersuchung und getrennt davon aufbewahrt 2 Paar Gummihandschuhe für die rektale Untersuchung. Die Handschuhe müssen zu ihrer Erhaltung von der Hebamme innen und außen ausgiebig mit Talkum eingepudert werden. Jeder Handschuh wird in einem kleinen Leinwandbeutel mitgeführt. Die Handschuhe werden unmittelbar vor dem Gebrauch durch Auskochen in klarem Wasser (ohne Sodazusatz) keimfrei gemacht.
15. Sechs **Gummifingerlinge** in einem bezeichneten Leinenbeutel.
16. Eine **Spülkanne** (Irrigator) von mindestens 1 Liter Inhalt, die mit einer Marke zur Abmessung von $^1/^1$ Liter versehen ist. Hierzu 2 Schläuche. Der eine ist rot und wird zur Abspülung der Geschlechtsteile benutzt; der andere ist schwarz und dient zu Einläufen in den After. Er wird in einem besonderen Behälter aufbewahrt. Die Schläuche werden desinfiziert durch Einlegen in verschiedene Desinfektionslösungen.
17. Ein gläsernes **Scheidenrohr** für den roten Schlauch und ein gläsernes **Afterrohr** für den schwarzen Schlauch. Beide Rohre sind durch Auskochen keimfrei zu machen.
18. Ein **Katheter** aus Gummi. Er ist vor jedem Gebrauch 15 Min. lang auszukochen und bleibt in dem abgekochten Wasser oder in einer Desinfektionslösung bis zum Gebrauch liegen.
19. Ein **Luftröhrenkatheter** mit gläsernem Zwischenstück.

20. Ein Reagenzglas zur Harnuntersuchung in einem Holzbehälter.
21. Ein Hörrohr zum Hören der kindlichen Herztöne.
22. Eine Nabelschnurschere, die abgerundete Spitzen haben muß; sie ist durch Auskochen zu desinfizieren.
23. Ein schmales, $1/2$ cm breites, weißes Leinenband zur Unterbindung der Nabelschnur. Dieses Nabelband wird in einem sauberen gläsernen oder metallenen Behälter aufbewahrt. Es muß vor dem Gebrauch ausgekocht werden.
24. Eine 1%ige Höllensteinlösung zur Einträufelung in die Augen des Neugeborenen. Diese befindet sich in zu diesem Zweck fabrikmäßig hergestellten Ampullen, den Paretten, von denen die Hebamme eine Anzahl mit sich führt und für jede Geburt eine verwendet.
25. Ein Bandmaß mit Zentimetereinteilung in einer kleinen Blechdose.
26. Zwei anatomische Pinzetten zum Wechseln des Nabelverbandes; sie werden durch Auskochen keimfrei gemacht.
27. Eine Kornzange zum Entfernen der Vorlagen und Unterlagen im Wochenbett.
28. Zwei Klemmen zum Abklemmen der Nabelschnur.
29. Ein Mundkeil.
30. Eine Rekordspritze von 1 ccm Fassungsvermögen in sterilem Behälter.
31. Eine Schale zur Säuberung der Geräte.

Anlage 2.
(Zu § 8 HebDO.)

Tagebuch

der Hebamme ....

in .... Kreis ....

begonnen am .... beendet am ....

Anweisung zur Führung des Tagebuches

(1) Alle Eintragungen in das Tagebuch sind von der Hebamme mit größter Sorgfalt und Gewissenhaftigkeit in gut leserlicher Schrift mit Tinte eigenhändig vorzunehmen. Die erforderlichen Eintragungen haben sobald als möglich, spätestens innerhalb von 5 Tagen nach beendeter Geburt oder Fehlgeburt zu erfolgen, Eintragungen in Spalte 6, 7c—e, 8, 9 und 12, sobald die Hebamme die Tätigkeit bei der Wöchnerin beendet hat (s. unter Absatz 15).

(2) Unrichtige oder ungenaue Eintragungen bedeuten einen Verstoß gegen die Berufspflichten der Hebamme, der unter Umständen die Entziehung der Anerkennung oder andere Strafen für sie zur Folge haben kann.

(3) Diejenigen Hebammen, die ihren Beruf in den Gemeinden mehrerer benachbarter Kreise ausüben, haben für jeden Kreis ein besonderes Tagebuch oder Tagebuchblatt zu führen, die sämtlich bis zum 15. Januar dem für sie zuständigen Amtsarzt vorzulegen sind. Sodann sind die der benachbarten Kreise den zuständigen benachbarten Amtsärzten bis zum 25. Januar einzureichen.

(4) In das Tagebuch sind alle Geburten und alle Fehlgeburten aufzunehmen, und zwar ist für jede Geburt und jede Fehlgeburt eine besondere, mit fortlaufender Nummer (Spalte 1) versehene Reihe auszufüllen. Auch bei Mehrgeburten (Zwillinge, Drillinge usw.) sind die erforderlichen Bemerkungen für jedes Kind in eine besondere Reihe einzutragen; doch ist in den Fällen mehrfacher Geburt, in denen es sich ja immer nur um die Ent-

bindung einer Frau handelt, jedes Kind unter derselben Nummer (Spalte 1) aber mit hinzugefügten, fortlaufenden, kleinen Buchstaben, also z. B. 2a, 2b usw., aufzunehmen.

(5) Bei Frage 2a ist als Tag und Stunde der Geburt der Augenblick, in dem das Kind (nicht die Nachgeburt) geboren wurde, anzugeben. Bei Frage 2b ist die Zeitdauer von den ersten Wehen bis zur Ausstoßung der Nachgeburt einzutragen.

(6) Das Gewicht des Kindes ist in Spalte 4 unter g nur anzugeben, wenn die Hebamme zur Feststellung des Gewichtes eine zuverlässige Waage hat benutzen können.

(7) Bei Frage 4b hat die Antwort je nach dem Sachverhalt „Schädellage", „Gesichtslage", „Steißlage", „Fußlage", „Querlage" oder „unbestimmte Lage" zu lauten.

(8) Die Frage zu Spalte 5a ist zwar möglichst kurz (z. B. „Querlage" oder „Dammriß"), aber doch so bestimmt zu beantworten, daß der Amtsarzt in schwierigen Fällen ein im allgemeinen klares Bild der vorgelegenen Regelwidrigkeiten gewinnt, also z. B. „verschleppte Querlage, infolgedessen Gebärmutterzerreißung schon beim Eintreffen der Hebamme" oder „schwere Blutung infolge Wehenschwäche in der Nachgeburtenperiode".

(9) Die Frage 5c ist in jedem Falle einer inneren bzw. Mastdarmuntersuchung zu beantworten.

(10) In Spalte 6 ist, falls die Mutter gesund blieb, zu setzen „gesund", andernfalls ist zu bemerken, ob sie an „Kindbettfieber" oder „Entzündung der Brüste" oder an welcher anderen Krankheit erkrankte oder verstarb. Im Falle des Todes ist auzugeben, ob die Frau während der Geburt oder wieviel Stunden oder Tage danach verstorben ist.

(11) Die Frage 7a ist entweder mit „erweicht" oder „nichterweicht, aber vor der Geburt abgestorben" oder „lebend" zu beantworten. Erkrankte das Kind in den ersten 10 Tagen nach der Geburt nicht, so ist die Frage 7c mit „gesund" zu beantworten. Erkrankte es, so ist in 7d und 7e anzugeben, an welchem Tage nach der Geburt und woran das Kind erkrankte oder starb.

(12) Für die Geburtsanzeige ist Folgendes zu beachten:
a) Lebendgeborene Kinder sind Neugeborene, bei denen die (natürliche) Lungenatmung eingesetzt hat.
b) Totgeburten sind Früchte von mindestens 35 cm Länge, bei denen die (natürliche) Lungenatmung nicht eingesetzt hat.
c) Fehlgeburten sind totgeborene Früchte, die weniger als 35 cm lang sind.

(13) Spalte 9 soll Aufschluß über sämtliche unzeitige, vor Ablauf des 6. Schwangerschaftsmonats erfolgenden Geburten geben, auch soweit sie dem Standesbeamten nicht gemeldet zu werden brauchen.

(14) In Spalte 10 ist von der Hebamme anzugeben, welche Kunsthilfe und aus welchem Grunde sie diese angewandt hat.

(15) War ein Arzt bei der Geburt oder während des Wochenbettes zugegen, so hat die Hebamme möglichst bald nach der Geburt oder dem Wochenbett in Spalte 11 Namen und Wohnort des Arztes sowie die Art der von ihm bei der Geburt geleisteten Kunsthilfe (Zangengeburt, Wendung auf die Füße u. dgl.) einzutragen. Ist sie sich über die Art der geleisteten Kunsthilfe nicht klar, so befrage sie den Arzt. War ein Arzt nur im Wochenbett zugezogen worden, so schreibe die Hebamme unter den Namen des Arztes in Spalte 11 den Buchstaben W.

(16) Die auf Temperatur- und Pulszettel vorgenommenen Aufzeichnungen sind nach Abschluß der Tätigkeit bei der Wöchnerin in Spalte 13 zu übertragen (s. oben Absatz 1).

Fremdwörterverzeichnis.

Abdomen: Unterleib, Bauch.
Abduktion: Abziehung, Abspreizung, Bewegung eines Gliedes von der Mittellinie fort.
Ablatio: Abtragung.
Abnorm: regelwidrig.
Abnormität: Regelwidrigkeit.
Abort: Fehlgeburt, Geburt, bevor die Frucht lebensfähig ist.
Abortieren: fehlgebären.
Abrachius: Mißgeburt ohne Arm.
Abrasio: abschaben, auskratzen.
Abstinenz: Enthaltung, Enthaltsamkeit.
Abszeß: Eiteransammlungen in Geweben an umschriebener Stelle.
Abusus: Mißbrauch.
Achylie: fehlende Absonderung.
Acidosis: Stoffwechselstörung, bei der es zu abnorm starker Säurebildung kommt.
Acranie: angeborener Mangel des Schädeldaches.
Adaption: Anpassung speziell des Auges an verschiedene Beleuchtungsstärken.
Adduktion: Anziehung, Bewegung, durch die ein Glied der Mittellinie genähert wird.
Adenokarzinom: Krebs von drüsenartigem Aufbau.
Adhäsion: Verklebung.
Adipositas: Fettleibigkeit.
Adnexe: Anhangsgebilde, besonders der mit der Gebärmutter zusammenhängenden Eierstöcke und Tuben.
Ätiologie: Lehre von den Krankheitsursachen.
Agalaktie: fehlende Milchabsonderung bei Wöchnerinnen.
Agglutination: Zusammenballung von Bakterien und Blutkörperchen bei Zusatz des spezifischen Immunserums.
Agonie: Todeskampf.
Akkommodation: Einstellungsvermögen des Auges für weite und nahe Entfernungen.
Akromegalie: angeborener Riesenwuchs der Gliedmaßen oder eine nach Beendigung des allgemeinen Körperwachstums auftretende Verdickung der Knochen und Weichteile, besonders der Hände, Füße, des Unterkiefers und der Nase.
Akustik: Lehre vom Schall.
Albumin: Eiweiß.
Albuminurie: Ausscheidung von gelöstem Eiweiß im Urin.
Alkoholismus: Trunksucht.
Allantois: Harnsack, die fötale Harnblase, die aus dem Hinterdarm hervorgeht.
Allergie: die infolge einer durchgemachten Infektion oder Injektion eines Gegengiftes bewirkte Veränderung der Reaktionsfähigkeit gegen den gleichen Reiz.
Alveolen: Vertiefungen, Ausbuchtungen, Fächer, z. B. Lungenalveolen.
Amaurosis: Blindheit, ohne äußerlich erkennbare Ursache.
Ambulatorium: öffentliche Sprechstunde.
Amnion: Fruchtwasserhaut, die innerste Eihaut der Frucht.
Amöbe: einzelliges Lebewesen, mit veränderlicher Form.
Amputation: Abnahme größerer Teile des Körpers.
Amylum: Stärke.
Anämie: allgemeine oder örtliche Blutarmut.
Anämisch: blutleer.
Anamnese: Vorgeschichte einer Krankheit.
Anaphylaxie: Überempfindlichkeit.
Anastomose: Verbindung von Blutgefäßen untereinander.
Anatomie: Wissenschaft von dem Bau und der Form der Körperwelt.
Anenzephalus: Mißbildung, mit teilweise oder vollständigem Mangel des Gehirns.
Aneurysma: umschriebene Erweiterung einer Schlagader, durch Dehnung der Wand.
Angina: entzündliche Krankheit der Mandeln, verbunden mit Schluck-, Kau- und Sprechbeschwerden. Allgemeinkrankheit, die mit Beengung und Angstgefühlen einhergeht.

Anhidrosis: Verminderung oder Fehlen der Schweißabsonderung.
Animalisch: tierisch.
Antagonismus: entgegengesetzte Wirkung.
Antibakteriell: gegen Bakterien gerichtet.
Antigene: alle zur Immunisierung benutzten Stoffe.
Antikonzeptionell: empfängnisverhütend.
Antiseptika: Mittel zur Bekämpfung der Sepsis.
Antiseptisch: Methode der Wundbehandlung, die die Erreger zu vernichten sucht.
Anurie: Versiegen der Harnabsonderung.
Anus: After.
Apnoe: Atemstillstand wegen fehlenden Atmungsbedürfnisses.
Apoplexie: plötzliches Versagen der Funktion wichtiger Organe, im allgemeinen nur für Gehirnschlag, Schlaganfall gebraucht.
Appendicitis: Entzündung des Wurmfortsatzes und seiner Umgebung.
Argentum: Silber.
Argentum nitricum: Höllenstein.
Arrhythmie: Störung einer rhythmischen Tätigkeit, besonders unregelmäßige Schlagfolge des Herzens.
Arterie: Schlagader.
Arteriell: zu einer Schlagader gehörig.
Arteriosklerose: Verdickung der Schlagaderwand.
Arthritis: Gelenkentzündung.
Articulatio: Gelenk.
Artifiziell: künstlich.
Ascaris: Spulwurm.
Ascendierend: aufsteigend.
Ascites: Bauchwassersucht.
Aseptik: Wundbehandlung, bei der alles, was mit der Wunde in Berührung kommt, keimfrei gemacht wird.
Aseptisch: keimfrei.
Asphyxie: Aufhören der Atmungsfähigkeit, scheintot.
Aspiration: Ansaugen von Luft oder Flüssigkeiten.
Assimilation: Umwandlung von Nahrungsstoffen zu Bestandteilen des lebenden Körpers.
Asthenie: allgemeine Körper- bzw. Muskelschwäche.
Asthma: anfallsweise auftretende Atemnot.

Asynklitismus: Abweichung des Kinderschädels von der achsengerechten Einstellung.
Ataktisch: unregelmäßig.
Atelektase: unvollständige oder fehlende Entfaltung der Lungenalveolen.
Atherom: Grützbeutel.
Atmokausis: Verdampfung.
Atom: kleinstes Teilchen der chemischen Elemente.
Atonie: Mangel an Spannung, sowie die dadurch bedingte Schlaffheit.
Atresie: Verschluß natürlicher Körperöffnungen.
Atrioventrikularklappen: Klappenapparat zwischen Vorkammer und Kammer des Herzens.
Atrophie: Verkleinerung von Zellen, Organen und die Folge örtlicher oder allgemeiner Ernährungsstörungen.
Auskultation: Untersuchung durch Abhorchen.
Autoinfektion: Selbstansteckung.
Autointoxikation: Vergiftung durch im Körper selbst gebildete giftige Stoffwechselprodukte.
Automatie: unabhängig vom Willen.
Autonom: selbständig.
Autopsie: Leichenschau.
Autotransfusion: durch Tieflagerung des Kopfes und straffe Bindeneinwicklung der Gliedmaßen bewirkte Zuführung des Körperblutes zum Herzen und Gehirn.
Avitaminose: durch Vitaminmangel hervorgerufener Krankheitszustand.
Azoospermie: Fehlen der Samenzellen im Samen.

Bakterien: Spaltpilze.
Bakterizid: bakterienvernichtend.
Ballotement: Erscheinung, daß ein in einer Flüssigkeit schwimmender Körper auf einen Stoß ausweicht und wieder in seine alte Lage zurückkehrt.
Ballotieren: Anschlagen eines Körpers im Hohlraum.
Bandage: Verband.
Bartholinsche Drüse: Schleimdrüse an den äußeren Geschlechtsteilen der Frau.
Bartholinitis: Entzündung der Bartholinschen Drüsen.
Basedowsche Krankheit: Überfunktion der Schilddrüse.

Bazillen: Spaltpilze.
Bazillol: Desinfektionsmittel.
Beriberi: Mangelkrankheit durch Vitamin-B-Mangel.
Bimanuell: zweihändig.
Bizeps: zweiköpfig.
Blastula: Hohlkugel, die aus der Morula durch Bildung eines Hohlraums entsteht.
Botulismus: Vergiftung durch Genuß von Wurst bzw. Fleisch.
Bougie: stabförmiges Instrument, das in Körperhöhlen zum Zwecke der Dehnung eingeführt wird.
Brachialis: zum Oberarm gehörig.
Brachycephalus: Kurzkopf.
Branchen: die beiden Arme eines zangen- oder scherenförmigen Instruments.
Bronchien: die beiden Äste der Luftröhre.
Bronchitis: Entzündung der Bronchialschleimhaut.
Bronchopneumonie: aus einer Bronchitis entstandene Lungenentzündung.
Bubo: entzündliche Anschwellung der Lymphknoten, besonders bei Geschlechtskrankheiten und Pest.

Calcaneus: Fersenbein.
Callus: das bei Knochenbrüchen neu gebildete Gewebe.
Caput: Kopf.
Caruncula myrtiformis: warzenförmige Reste des zerstörten Jungfernhäutchens.
Catgut: Nahtmaterial aus Dünndarm hergestellt.
Cerealien: Getreidepflanzen.
Cerebellum: Kleinhirn.
Cerebral: aufs Gehirn bezüglich.
Cerebrum: Gehirn.
Cervix uteri: der untere schmale Teil der Gebärmutter unterhalb des inneren Muttermundes.
Chemotherapie: Behandlung mit chemischen Mitteln.
Chirurgie: Zweig der medizinischen Wissenschaft, der auf mechanischem Wege, evtl. operativ, die Heilung von Leiden erstrebt.
Chloasma: brauner, während der Schwangerschaft entstandener Hautfleck.
Cholera: Krankheit, die durch heftiges Erbrechen, Durchfälle und bedeutenden Kräfteverfall charakterisiert ist.

Chorea: Veitstanz.
Chorion: dem Amnion von außen anliegende Fruchthaut, die Zottenhaut.
Chromosomen: schleifenförmige Fäden mit charakteristischen Figuren, Träger der Erbanlagen.
Cilia: Augenwimpern.
Citratblut: Blut, dem zur Verhinderung der Gerinnung Natriumcitrat zugesetzt ist.
Columna rugarum: zwei Längsfalten der vorderen und hinteren Scheidenhaut.
Condublicato corporis: Geburtsart einer unreifen, querliegenden Frucht, bei der Kopf und Rumpf gleichzeitig das mütterliche Becken passieren.
Condyloma acuminatum: spitze Feigwarze.
Condyloma latum: breite Feigwarze.
Conjugata externa: Abstand von der Grube unter dem Dornfortsatz des letzten Lendenwirbels zum vorderen Rand der Schamfuge.
Conjugata diagonalis: kleinster Abstand zwischen unterem Schamfugenrand und Vorberg.
Conjugata vera obstetrica: Abstand vom Vorberg zum vorspringendsten Punkt an der Innenseite der Schamfuge.
Cor: Herz.
Corium: Lederhaut, vgl. Chorion.
Corpus: Körper.
Corpus luteum: Gelbkörper.
Cotyledonen: die einzelnen Lappen des Mutterkuchens.
Coxa: Hüfte.
Coxalgisches Becken: schrägovales Becken, nach einseitiger Hüftgelenkserkrankung.
Coxitis: Hüftgelenksentzündung.
Cutis: Haut.
Cyanose: bläuliche Verfärbung der Haut bei Kohlensäureüberladung des Blutes.
Cysten: krankhafte Hohlräume mit besonderer Wand und einem flüssigen oder breiigen Inhalt.
Cystisch: cystenartig, cystenhaltig.
Cystitis: Blasenentzündung.

Debilität: leichtester Grad des angeborenen Schwachsinns.
Decapitatio: Enthauptung der Frucht zur Ermöglichung der Geburt.
Decidua: Siebhaut.

Defäkation: Kotentleerung.
Defekt: das Fehlen, der Mangel.
Deflexionslagen: Vorderhaupt-, Stirn-, Gesichtslage.
Defloration: Entjungferung.
Deformation: Abweichung von der natürlichen Form.
Degeneration: Entartung.
Dekadenz: Verfall, Verschlechterung.
Dekubitus: Rötung und später Geschwürbildung der Haut infolge von anhaltendem Druck.
Delirium: traumhafter Verwirrtheitszustand.
Dementia, Demenz: jede erworbene unheilbare Geistesschwäche.
Denaturieren: 1. einen Körper so verändern, daß er seine ursprüngliche Beschaffenheit verliert. 2. einen Körper durch Zusatz gewisser Stoffe für den Genuß unbrauchbar machen.
Depression: seelische Abspannung, Niedergeschlagenheit.
Derma: Haut.
Dermatitis: Hautentzündung.
Descensus: Senkung.
Desensibilisieren: unempfindlich machen.
Desinfektion: Vernichtung ansteckender Krankheitsstoffe.
Desorganisation: Zerstörung der Organisation.
Diät: Krankenkost, Kostordnung.
Diagnose: richtige Erkennung, Unterscheidung und Benennung einer Krankheit auf Grund der Vorgeschichte und Untersuchung.
Diameter: Durchmesser (vgl. Conjugata).
Diaphragma: Scheidewand, Zwerchfell.
Diaphragma urogenitale: die mittlere Schicht der Beckenbodenmuskulatur im Bereich des Schambogens.
Diarrhoe: Durchfall.
Dienoephalon: Zwischenhirn.
Differentialdiagnose: Diagnose auf Grund der Unterscheidung der Symptome ähnlicher Krankheiten.
Digitalis: Fingerhut.
Dilatation: Erweiterung.
Diplococcus: paarig verbundene Kokken.
Dislokation: Lageveränderung, Verschiebung.
Disposition: Empfänglichkeit für gewisse Einflüsse und Krankheiten.
Dolichocephalus: Langkopf.
Dominant: Überdeckend.

Dosis: eine bestimmte Menge eines Medikaments.
Ductus: Gang, Kanal, Ausführungsgang.
Duodenum: Zwölffingerdarm.
Duplikatur: Verdoppelung.
Dys: Vorsilbe, dem deutschen „un" oder „miß" entsprechend.
Dyshydrosis: anormale Schweißabsonderung.
Dysmenorrhoe: erschwerte schmerzhafte Regelblutung.
Dyspareunie: abnormer Zustand bei Frauen, wobei der Koitus kein Wollustgefühl macht.
Dyspepsie: Verdauungsschwäche, gestörte Verdauung.
Dyspnoe: erschwerte Atmung, Atemnot.
Dystokie: erschwerte Geburt.
Dystrophie: Ernährungsstörung.

Ejakulation: ausspritzen des Samens aus der Harnröhre.
Eklampsie: mit Bewußtlosigkeit einhergehende, schnell aufeinanderfolgende Krampfanfälle im Rahmen der Fortpflanzungsvorgänge.
Ektoderm: äußeres Keimblatt.
Ekzem: Flechtenausschlag, meist chronische, juckende Hautkrankheit.
Elektron: kleinster, mit Elektrizität geladener Bestandteil der Materie.
Element: Grundbestandteil, Grundstoff, Urstoff.
Embolie: Verstopfung von Blutgefäßen durch in den Kreislauf gelangte Blutgerinnsel.
Embryo: Keim; der in der Entwicklung begriffene Organismus.
Embryonal: zum Embryo gehörig.
Emesis: Erbrechen.
Emphysem: Lungenkrankheit mit einer dauernden Dehnung und Erweiterung der Lungenbläschen, Emphysem der Haut, wenn Luft von außen in das Unterhautzellgewebe eindringt.
Empyem: Eiteransammlung in vorgebildeten Körperhöhlen.
Emulsion: Fett in feinster Verteilung.
Endemie: Ortsseuche, Landeskrankheit, die auf gewisse Gegenden beschränkt ist.
Endogen: im Körper selbst aus inneren Ursachen entstehend.
Endokarditis: Entzündung der Herzinnenhaut.

Endometritis: Entzündung des Endometriums.
Endometrium: Schleimhaut der Gebärmutter.
Energie: Arbeitsfähigkeit, bzw. Arbeitsvorrat eines Körpers.
Enteritis: Darmentzündung.
Enuresis: unwillkürliches Harnlassen, Bettnässen.
Enzephalitis: Gehirnentzündung.
Epidemie: Seuche, die in einer Gegend ausbricht und sich rasch weiter ausbreitet.
Epilepsie: Fallsucht, Gehirnkrankheit mit Krämpfen.
Epispadie: Mißbildung, bei der eine Spaltbildung der Harnröhre, bzw. der äußeren Geschlechtsteile besteht, die nach oben gerichtet ist.
Epithel: Deckzellenschicht.
Ergotin: Bezeichnung verschiedener flüssiger Auszüge aus Mutterkorn.
Erosion: umschriebener Verlust des Deckepithels einer Schleimhaut.
Erysipel: Wundrose.
Erythrozyten: rote Blutkörperchen.
Euphorie: die sorglose Heiterkeit Schwerkranker.
Eventratio: ausgedehnter Bauchbruch.
Exenteratio: Ausweidung, Herausnahme der Brust- und Baucheingeweide bei schweren geburtshilflichen Komplikationen.
Exzitation: Aufregung, Erregungszustand.
Exitus: Tod.
Exkremente: Ausscheidung.
Extrauterinschwangerschaft: Entwicklung des befruchteten Eies außerhalb der Gebärmutter in den Eileitern, den Eierstöcken oder der Bauchhöhle.
Extremitäten: Gliedmaßen.
Exspiration: Ausatmung.
Extrahieren: Herausziehen.

Facies: Gesicht.
Fascie: dünne bindegewebige Haut, die einzelne Organe, besonders Muskeln, umgibt.
Femur: Oberschenkel.
Fibrin: Blutfaserstoff, der bei der Blutgerinnung eine Rolle spielt.
Fibula: Wadenbein.
Fluor albus: Ausfluß.
Foramen: Loch, Öffnung.
Foramen ovale: Öffnung in der Scheidewand beider Vorhöfe des Herzens.
Forceps: Zange, Geburtszange.
Fornix vaginae: Scheidengewölbe.
Fraktur: Bruch, besonders von Knochen.
Frenulum: Bändchen.
Frigidität: Gefühlskälte.
Fundus: Grund.
Fundus uteri: der oberste gewölbte Teil der Gebärmutter.
Furunkel: Haarbalgentzündung.
Furunkulose: ausgebreitete Furunkelbildung.

Gallaktorrhoe: Milchfluß, reichliche Absonderung der Milchdrüse, auch nach Absetzen des Kindes.
Gastrula: aus der Blastula durch Einstülpung hervorgegangener Hohlkörper.
Genetisch: entwicklungsgeschichtlich.
Genitale: Geschlechtsorgan.
Gibbus: Buckel.
Glandula: Drüse.
Glomerulonephritis: Nierenentzündung.
Gonaden: Geschlechts-, Keimdrüsen.
Gonokokken: Erreger der Gonorrhoe.
Gonorrhoe: Tripper.
Granulationen: die feinen Körnchen an der Oberfläche von Granulationsgewebe.
Granulationsgewebe: wildes Fleisch.
Gravidität: Schwangerschaft.
Gumma: Knotenbildung im Spätstadium der Syphilis, in verschiedensten Organen auftretend.
Gynäkologie: Frauenheilkunde.

Habituell: durch Angewöhnung entstanden, gewohnheitsmäßig, oft wiederkehrend.
Habitus: die äußere Körperbeschaffenheit als begünstigendes Moment für gewisse Zustände.
Hämatom: Blutgeschwulst, Blutbeule.
Hämoglobin: Farbstoff in roten Blutkörperchen.
Hämolyse: Austritt des Hämoglobins aus den roten Blutkörperchen.
Hämorrhagie: Austritt von Blut, bzw. von roten Blutkörperchen aus den Gefäßen.
Hämorrhoiden: durch Stauung bedingte Erweiterung der unteren Mastdarmvenen.
Hemiplegie: Lähmung einer ganzen Körperhälfte.
Hepar: Leber.

Hepaticus: zur Leber gehörig.
Hepatitis: Leberentzündung.
Heredität: Erblichkeit.
Hernie: Eingeweidebruch.
Herniotomie: Operation einer Hernie.
Hilus: vertiefte Stelle an der Oberfläche eines Organs, wo Gefäße, Nerven und Ausführungsgänge ein- bzw. austreten.
Histologie: Lehre von dem feineren Bau der Körpergewebe.
Homogen: gleichartig.
Homosexualität: Geschlechtstrieb zu Menschen gleichen Geschlechts.
Hormone: Stoffe, die durch innere Absonderung bestimmter Organe in die Blutbahn übergehen und ganz besondere Wirkungen ausüben.
Hydrops: Wassersucht.
Hydrozephalus: Wasserkopf.
Hymen: Jungfernhäutchen.
Hyperämie: vermehrte Blutfülle in einem begrenzten Körperbezirk.
Hyperdaktylie: Überzahl von Fingern.
Hyperemesis: übermäßig starkes Erbrechen.
Hyperhidrosis: übermäßiges Schwitzen.
Hypersekretion: übermäßige Absonderung.
Hypertonie: vermehrte Spannung.
Hypertrophie: abnorme Vergrößerung von Geweben und Organen ohne Änderung ihrer Struktur.
Hypnose: Schlaf- oder halbschlafähnlicher Zustand, der durch Suggestion hervorgerufen werden kann.
Hypogenitalismus: Unterentwicklung der Geschlechtsdrüsen.
Hypomochlion: Drehpunkt, Unterstützungspunkt eines Hebels.
Hypophyse: Hirnanhangdrüse.
Hypoplasie: unvollkommene Anlage eines Gewebes oder Organs.
Hypospadie: Spaltbildung der Harnröhre nach unten.
Hysterektomie: operative Entfernung der Gebärmutter.
Hysterie: krankhafter psychischer Reaktionstypus auf äußere psychische Einwirkungen.
Hysterophor: Pessar zum Zurückhalten der vorgefallenen Gebärmutter.
Hysterotomie: Gebärmutterschnitt.

Idiotie: angeborene Geistesschwäche.
Ikterus: Gelbsucht.
Ileum: Teil des Dünndarms.
Ileus: Darmverschluß.

Imbezillität: angeborener oder früh erworbener Schwachsinn.
Impotentia: Impotenz, Unfähigkeit, den Beischlaf zu vollziehen.
Indikation: Anzeige.
Infektion: Ansteckung.
Inhalation: Einatmung, besonders von Dämpfen, Gasen oder fein zerstäubten Flüssigkeiten.
Injektion: Einspritzung.
Inkarzeration: Einklemmung.
Inkontinenz: Unvermögen, Exkrete willkürlich zurückzuhalten.
Inkubationszeit: Zeitspanne zwischen Übertragung des Krankheitserregers und dem Ausbruch der Krankheit.
Insertio velamentosa: Einpflanzung der Nabelschnur in die Eihäute.
Inspiration: Einatmung.
Insuffizienz: funktionelle Schwäche.
Insulin: Wirkstoff der Bauchspeicheldrüse.
Interkostal: zwischen den Rippen liegend.
Intermittierend: in bestimmten Zeiträumen erfolgend.
Intramural: innerhalb der Wand.
Intramuskulär: in den Muskel.
Intravenös: in die Blutader.
Inversio uteri: Umstülpung der Gebärmutter.
Inversion: Umkehrung, Umdrehung, Umstülpung.
Iris: Regenbogenhaut.
Irrigator: Spülapparat, von dessen Boden ein Gummischlauch ausgeht.
Isolierung: Absonderung bei ansteckenden Krankheiten oder Geisteskrankheiten.

Jejunum: Teil des Dünndarms.

Kachexie: schlechte Körperbeschaffenheit, Kräfteverfall bei gewissen Allgemeinleiden, z. B. Krebs.
Kalorie: Wärmeeinheit.
Kanüle: Nadelansatz für Spritzen.
Kapillaren: Haargefäße, die feinsten Verzweigungen der Blut- und Lymphgefäße.
Karbunkel: bösartiger, furunkulöser Prozeß, der zu starkem Gewebszerfall führt.
Kardia: Übergang der Speiseröhre in den Magen.
Karies: Knochenfraß.
Kartilago: Knorpel.

Karzinom: bösartige Geschwulst, die von den Deckzellen ausgeht.
Kastration: Entfernung der Keimdrüsen.
Katheter: röhrenförmiges Instrument, das in bestimmte Hohlräume, namentlich in die Blase, eingeführt wird.
Kauda: Endstück.
Kaverne: Höhle, besonders in den Lungen, namentlich bei Tuberkulose auftretend.
Kephalhämatom: Kopfblutgeschwulst.
Klavikula: Schlüsselbein
Klimakterium: Wechseljahre.
Klitoris: Kitzler.
Kloake: Raum, in den außer dem Darm noch andere Organe, besonders Harn- und Geschlechtsorgane, münden.
Kochlea: Schnecke, zum inneren Ohr gehörend.
Kohabitation: Beischlaf.
Koitus: Beischlaf.
Kollaps: rascher Verfall eines Kranken als Ausdruck verminderter Lebenstätigkeit.
Kollateralbahnen: seitliche Bahnen, die bei Unwegsamkeit der Hauptbahn diese ersetzen (Gefäße, Nerven).
Kollum: Hals,
Kolon: Dickdarm.
Kolostrum: Vormilch.
Kolpitis: Scheidenentzündung.
Koma: tiefe Bewußtlosigkeit.
Kommissura: Verbindung.
Kommotio: Gehirnerschütterung.
Komplikation: Verwicklung.
Kompresse: Umschlag.
Komprimieren: zusammendrücken.
Kongenital: angeboren.
Konkrement: festes Gebilde in Hohlräumen oder Geweben des Körpers, durch Abscheiden von Salzen entstehend.
Konstant: beständig.
Kontinua: anhaltendes Fieber.
Kontraktion: Zusammenziehung.
Kontraktionsring: Furche zwischen Gebärmutterkörper und -hals.
Konzentration: Gehalt einer Lösung an wirksamer Substanz.
Konzeption: Empfängnis.
Kopulation: Befruchtungsvorgang.
Koronarsklerose: Sklerose der Kranzgefäße des Herzens.
Kraniotabes: Erweichen der Hinterhauptsknochen bei Rachitis.

Kretin: ein mit Kretinismus behafteter.
Kretinismus: Art der Idiotie bei verminderter Schilddrüsentätigkeit.
Kürettage: Auskratzung der Gebärmutter.
Kürette: löffelförmiges Instrument zum Abkratzen der Gebärmutterschleimhaut.
Kyphose: Verbiegung der Wirbelsäule nach hinten.
Kyphoskoliose: gleichzeitiges Bestehen einer Kyphose und Skoliose.

Labien: Schamlippen.
Labyrinth: Teil des inneren Ohres.
Laktation: Tätigkeit bzw. Periode des Säugens.
Lanugo: Wollhärchen der Frucht im Mutterleib.
Laparotomie: Bauchschnitt, Eröffnung der Bauchhöhle.
Laryngitis: Kehlkopfentzündung.
Lateral: seitlich.
Laxieren: abführen.
Letal: tödlich.
Leukämie: Erkrankung, bei der die weißen Blutkörperchen im Blut vermehrt sind.
Leukopenie: Verminderung der weißen Blutkörperchen.
Leukozyten: weiße Blutkörperchen.
Levator ani: Afterheber.
Ligament: Band.
Lipom: Fettgeschwulst.
Lobus: Lappen.
Lochien: Wochenfluß.
Lokalisation: Verlegung an eine bestimmte Stelle.
Lordose: Verbiegung der Wirbelsäule.
Lues: Syphilis.
Lumbago: Hexenschuß.
Lumbal: zu den Lenden gehörig.
Luteinzellen: im Gelbkörper gebildete Zellen.
Luxation: Verrenkung.
Lymphadenitis: Lymphknotenentzündung.
Lymphozyten: Lymphzellen, zu den weißen Blutkörperchen gehörend.

Macula: Flecken, jede umschriebene, nicht erhabene Veränderung der normalen Hautfarbe.
Magnetismus: die Eigenschaften natürlicher und künstlicher Magnete.
Malaria: eine Gruppe chronischer, durch Malariaparasiten hervorgerufener Infektionskrankheiten.

Maligne: bösartig.
Malignität: Bösartigkeit.
Mamilla: Brustwarze.
Mamma: weibliche Brustdrüse.
Mandrin: Draht, der in einen biegsamen Katheter oder eine Spritzenkanüle gesteckt wird.
Maskulinismus: männliche Beschaffenheit.
Massage: mechanische Beeinflussung von Körperteilen mit Händen oder Instrumenten zu Heilzwecken.
Mastitis: Brustdrüsenentzündung.
Mastodynie: Brustdrüsenschmerz.
Materie: ungeformter Stoff im weitesten Sinne.
Maximal: höchst.
Maximaldosis: größte Einzel- bzw. Tagesdosis.
Mazeration: Erweichung.
Median: in der Mittellinie des Körpers.
Mediastinum: Zwischenfell.
Mekonium: Kindspech, erster Stuhl des Neugeborenen.
Melancholie: Psychose, charakterisiert durch Verstimmung.
Melanom: braune bis schwärzliche Geschwülste, meist bösartig.
Membran: dünne Haut.
Menarche: erstes Auftreten der Regelblutung.
Meningitis: Entzündung der Hirnhäute.
Meningocele: Heraustreten der Hirnhäute aus der Schädelhöhle, bzw. dem Wirbelkanal.
Menses: Menstruation.
Menstruation: alle 4 Wochen wiederkehrende Blutung aus der Gebärmutter bei geschlechtsreifen Frauen.
Mesenterium: Gekröse.
Metastase: Absiedlung an einem von dem ursprünglichen Krankheitssitz entfernten Ort.
Meteorismus: Auftreibung des Leibes durch Gase.
Metreurynter: Gummiballon zur Einführung in die Gebärmutter.
Metrorrhagie: unregelmäßige Blutung aus der Gebärmutter.
Migräne: Kopfschmerzen mit begleitender Übelkeit auf Grund von Gefäßkrämpfen.
Mikroskop: optisches Instrument zur vergrößerten Darstellung kleiner Gegenstände.
Miliartuberkulose: massenhaftes Auftreten von Tuberkelknötchen in verschiedensten Organen.

Mitella: Armschlinge, Armstütztuch.
Mitralfehler: Krankhafte Veränderungen an der zweizipfligen Herzklappe.
Molimina: Beschwerden.
Mongolismus: Geistesschwäche verbunden mit Mongolenschädel.
Monobrachie: angeborene Einarmigkeit.
Monophthalmie: Einäugigkeit.
Monosaccharide: einfache Kohlehydrate.
Mons pubis: Schamberg, Schamgegend.
Morcellement: Zerstückelung.
Moribund: im Sterben liegend.
Mors: Tod.
Morula: der durch Furchung des befruchteten Eies entstandene Zellkomplex, auch Maulbeerform.
Motorisch: auf Bewegung bezüglich.
Mucine: Schleimstoffe.
Mucosa: Schleimhaut.
Multi para: Frau, die bereits geboren hat.
Mumifikation: trockener Brand.
Mutation: Stimmbruch, Variation von Artcharakteren, mit der Tendenz, sich zu vererben.
Myalgie: Muskelschmerz.
Myelitis: Entzündung des Rückenmarks.
Myokarditis: Entzündung der Herzmuskulatur.
Myom: Muskelgeschwulst.
Myometrium: Muskelschicht der Gebärmutterwand.
Myositis: Muskelentzündung.

Naevus: Muttermal.
Narkose: Zustand allgemeiner mit Bewegungs-, Empfindungs- und Bewußtlosigkeit einhergehender Betäubung.
Nekrose: örtlicher Tod.
Neoplasma: geschwulstartige Neubildung.
Nephritis: Nierenentzündung.
Neuralgie: Bezeichnung für anfallsweise auftretende Schmerzen im Ausbreitungsgebiet eines Gefühlsnerven.
Neuritis: Nervenentzündung.
Neurologe: Nervenarzt.
Neurosen: funktionelle Erkrankungen des Nervensystems.
Nidation: Einbettung und Entwicklung des Eies in der Gebärmutter.

Nukleus: Zellkern, Kern von Nervenzentren im Gehirn.
Nulli para: Frau, die noch nicht geboren hat.

Objektiv: rein sachlich, tatsächlich, wirklich vorhanden.
Obstipation: Stuhlverhaltung.
Occiput: Hinterhaupt.
Ödem: Ansammlung von Flüssigkeit im Gewebe.
Ösophagus: Speiseröhre.
Oligurie: Verminderung der Harnmenge.
Oophoron: Eierstock.
Oophoritis: Eierstocksentzündung.
Opticus: zum Sehen gehörig, Abkürzung für den Sehnerven.
Orcnitis: Hodenentzündung.
Orgasmus: höchste Wollust.
Orthopädie: Lehre von der Behandlung der Verbildungen des Körpers.
Ostitis: Knochenentzündung.
Osteomalacie: Knochenerweichung.
Osteomyelitis: Knochenmarkentzündung.
Ostium: Eingang, Mündung.
Otitis: Ohrenentzündung.
Otitis media: Mittelohrentzündung.
Ovarial: zum Eierstock gehörig.
Ovarialschwangerschaft: Entwicklung des befruchteten Eies im Eierstock.
Ovarium: Eierstock.
Ovulation: die periodische Ausstoßung eines Eies.
Ovulum: kleines Ei.
Oxydation: Vereinigung eines Elementes oder eine Verbindung mit Sauerstoff.
Oxyure: Madenwurm.

Pädiatrie: Kinderheilkunde.
Palpation: Betastung.
Panaritium: Nagelgeschwür.
Pankreas: Bauchspeicheldrüse.
Papille: warzenartige Erhabenheit.
Papillom: Warzen- oder Blumenkohlgewächs.
Paradox: widersinnig, ungewöhnlich.
Paralyse: Aufhebung des Nerveneinflusses, Bewegungslähmung.
Parametritis: Entzündung des Beckenbindegewebes.
Parametrium: Beckenbindegewebe zum Aufhängeapparat der Gebärmutter gehörend.
Parasit: Schmarotzer.

Paratyphus: Darmerkrankung.
Parazenthese: Durchstechung des Trommelfells.
Parenteral: außerhalb des Darms, bzw. außerhalb des Verdauungskanals, beispielsweise Einführung eines Stoffes in die Blutbahn oder unter die Haut.
Paroophoron: eine Gruppe blind endender geschlängelter Kanälchen im breiten Mutterband, in der Gegend des Eierstocks.
Parotis: Ohrspeicheldrüse.
Parotitis: Entzündung der Ohrspeicheldrüse.
Partus: Geburt.
Passiv: leidend, untätig.
Pasteurisieren: Erhitzen einer Flüssigkeit von 60—70° zum Abtöten von Keimen, z. B. bei Milch.
Pathologische Anatomie: Lehre von den krankhaften Gewebs- und Organveränderungen.
Pathologisch: Krankhaft.
Pediculus: Laus.
Pelviperitonitis: Entzündung des Bauchfellüberzugs aller Beckenorgane.
Pemphigus: Blasenausschlag.
Penicillium: Schimmelpilz.
Penicillin: aus dem Schimmelpilz gewonnener Stoff zur Behandlung von Infektionen.
Penis: das männliche Glied.
Pepsin: Bestandteil des Magensaftes zur Verdauung.
Perforation: Durchlöcherung, Durchbruch.
Pericardium: Herzbeutel.
Perimetritis: Entzündung des Perimetriums.
Perimetrium: Bauchfellüberzug der Gebärmutter.
Periode: Monatsblutung.
Periost: Knochenhaut.
Peripher: am Rande, außen, vom Mittelpunkt entfernt.
Peristaltik: langsam von oben nach unten fortschreitende Zusammenziehung muskulöser Hohlorgane z. B. des Darmes und des Eileiters.
Peritoneum: Bauchfell.
Peritonitis: Bauchfellentzündung.
Perkussion: Beklopfung der Körperoberfläche zur Feststellung des Klopfschalles, d. h. des Luftgehaltes der darunterliegenden Organe.
Per rectum: vom Mastdarm aus.

Pessar: Mutterringe zur Behandlung der Gebärmutter und Scheidensenkung.
Phagozyten: Freßzellen.
Pharmazie: Apothekerkunst.
Pharyngitis: Entzündung der Rachenschleimhaut.
Phimose: Verengerung der Vorhaut.
Phlegmasia alba dolens: Weiße schmerzhafte Zellgewebsentzündung der Wöchnerin, weiße Schenkelgeschwulst.
Phobie: Furcht, Angstanfälle.
Phthisis: Auszehrung, Schwindsucht.
Pigment: in Körperzellen auftretender Farbstoff.
Pipette: graduierte Glasröhre.
Pituglandol: Extrakt aus dem Hypophysenhinterlappen, Wehenmittel.
Placenta: Mutterkuchen.
Plastik: Bildhauerkunst, plastische Operationen z. B. am Damm.
Pleura: Brustfell.
Pleuritis: Brustfellentzündung.
Plombieren: füllen schlechter Zähne.
Pneumonie: Lungenentzündung.
Pneumothorax: Luftbrust, Ansammlung von Luft, bzw. Gas in der Pleurahöhle.
Polyneuritis: Nervenentzündung, die zu gleicher Zeit in verschiedenen Nervengebieten auftritt.
Polyp: medizinisch jede mit Stiel wurzelnde Geschwulst.
Polyurie: krankhafte Vermehrung der Harnmenge.
Portio vaginalis: Scheidenteil der Gebärmutter.
Positio: s. Praesentatio.
Postmortal: nach dem Tode.
Postoperativ: nach der Operation.
Post partum: nach der Geburt.
Potator: Trinker.
Potens: Vermögen zu einer Leistung.
Pränatal: vor der Geburt.
Praesentatio: Einstellung der Frucht.
Primipara: Erstgebärende.
Profundus: tiefliegend.
Prognose: Vorhersage, Vorherbestimmung des Krankheitsverlaufs.
Prolaps: Vorfall.
Promontorium: Vorsprung der Wirbelsäule, nach vorn an der Grenze zwischen unterstem Lendenwirbel und Kreuzbein, Vorberg.
Prophylaxe: Vorbeugung, Verhütung.
Protoplasma: Urschleim.
Protozoen: Urtiere.
Pruritus: Hautjucken.
Psyche: Geist, Seele.

Psychiater: Irrenarzt.
Psychisch: auf das Seelenleben bezüglich.
Psychose: Geistesstörung, Irresein.
Pubertät: Geschlechtsreife.
Puerperal: zum Wochenbett gehörig.
Puerperalfieber: Wochenbettfieber.
Puerperium: Wochenbett.
Pupille: Sehloch.
Pyaemie: eitrige Allgemeininfektion.
Pyelitis: Entzündung des Nierenbeckens.
Pylorus: Pförtner, Magenpförtner.
Pyodermie: mit Eiterung verbundene Hautentzündung.
Pyometra: Eiteransammlung in der Gebärmutter.
Pyosalpinx: Eiteransammlung im Eileiter.

Rachitis: Englische Krankheit.
Radium: vom Ehepaar Curie 1898 entdecktes, sehr starkes, Strahlen aussendendes Element.
Regeneration: Ergänzung verlorengegangener Zellen.
Rektal: zum Mastdarm gehörig.
Rektum: Mastdarm.
Rektusdiastasen: der auseinandergewichene gerade Bauchmuskel.
Reposition: Wiedereinrichtung, Zurückführung in die richtige Lage bei Knochenbrüchen, Nabelschnur.
Resektion: Herausschneiden eines Organteils.
Resorption: Aufsaugung, Aufnahme flüssiger, gasförmiger oder kleinster fester Stoffe in die Lymph- und Blutbahn.
Respiration: Atmung.
Retinitis: Netzhautentzündung.
Retroflexio (uteri): Rückwärtsbeugung (der Gebärmutter).
Rezeptur: Anfertigung von Arzneien nach ärztlicher Anweisung.
Rezidiv: Rückfall, neuer Ausbruch einer bereits erloschenen Krankheit, Wiederauftreten einer Geschwulst nach Operation.
Röntgenstrahlen: kurzwellige Strahlen zur Darstellung von Knochen, die auch bei/der Behandlung der bösartigen Geschwülste eine wesentliche Rolle spielen.
Ruptur: Riß.

Sacral: zum Kreuzbein gehörig.
Sacrum: Kreuzbein.

Salpinx: Eileiter.
Sanguis: Blut.
Sarkom: bösartige Geschwulst aus Bindegewebszellen.
Scapula: Schulterblatt.
Scarlatina: Scharlach.
Schizophrenie: Spaltungsirresein.
Scrotum: Hodensack.
Sectio: Schnitt.
Sectio caesarea: Kaiserschnitt.
Sekret: Körpersaft.
Sensibilität: Empfindungsfähigkeit.
Sensible Nerven: Gefühlsnerven.
Sepsis: allgemeine Blutvergiftung.
Septum: Scheidewand.
Serum: der wäßrige Bestandteil des Blutes.
Sezernieren: absondern.
Sinus: Bucht, Ausbuchtung, Hohlraum.
Sklerose: krankhafte Verhärtung von Geweben.
Skoliose: seitliche Verbiegung der Wirbelsäule.
Skorbut: Neigung zu Blutungen, besonders des Zahnfleisches, auf Grund eines Vitamin-C-Mangels.
Skrofulose: Chronische Lymphknotenschwellungen.
Skybala: einzelne harte Kotballen.
Somatisch: auf den Körper bezüglich, körperlich.
Spasmus: Krampf.
Sperma: Samen.
Spermien: männliche Geschlechtszellen.
Sphincter: Ring- oder Schließmuskel.
Spina: spitzer Knochenvorsprung.
Spirochaeta pallida: Erreger der Syphilis.
Sputum: Auswurf.
Staphylokokken: Traubenkokken.
Sterilisation: Entkeimung.
Sterilität: Unfruchtbarkeit.
Sternum: Brustbein.
Stethoskop: Hörrohr.
Stomatitis: Entzündung der Mundschleimhaut.
Strangulation: Zusammenschnürung.
Streptokokken: Kettenkokken.
Struma: Schwellung der Schilddrüse, Kropf.
Sulfur: Schwefel.
Superazidität: vermehrter Säuregehalt im Magen.
Superfoetatio: Überfruchtung, Nachempfängnis.
Suppositorium: Arzneizäpfchen.
Suprasymphysär: oberhalb der Schamfuge.

Supravaginal: oberhalb der Scheide.
Sympathicus: Ein Teil des selbständigen Nervensystems.
Symphyse: Schoß, Schamfuge.
Symptom: Krankheitserscheinung.
Synklitismus: die achsengerechte Einstellung des kindlichen Schädels.
Syphilis: Geschlechtskrankheit.

Tabes: Rückenmarksschwindsucht.
Tampon: kleiner Ball aus Watte oder Mull.
Tamponade: Ausstopfen von Wunden oder Körperhöhlen mit Tampons.
Tendovaginitis: Sehnenscheidenentzündung.
Teratom: aus allen drei Keimblättern bestehende Geschwulst, vorwiegend des Eierstocks.
Tetanus: Wundstarrkrampf.
Therapie: Heilbehandlung.
Thorax: Brustkorb.
Thrombose: Verstopfung einer Blutader durch einen Blutpfropf.
Thrombozyten: Blutplättchen.
Tonsillitis: Mandelentzündung.
Toxine: Giftstoffe.
Traktion: Zug, bei der Geburt z. B. mit der Zange.
Transfusion: Blutübertragung.
Transplantation: Überpflanzung von Geweben.
Trauma: Verletzung, Wunde.
Tremor: Zitterbewegung.
Troikart: Instrument zur Entleerung von Flüssigkeiten aus Körperhöhlen.
Tube: Eileiter.
Tuberkel: die für Tuberkulose charakteristischen Knötchen.
Tumor: Geschwulst, Neubildung.

Ulkus: Geschwür.
Ureter: Harnleiter.
Urethra: Harnröhre.
Uterus: Gebärmutter.

Vagina: Scheide.
Vakzine: aus abgetöteten Bakterien hergestellter Impfstoff.
Variola: Pocken.
Varix: Erweiterung einer Blutader, Blutaderknoten.
Varizen: Krampfadern.
Veit-Smellie: Handgriff zur Entwicklung des Kopfes bei Beckenendlagen.

Vene: Blutader.
Ventrikulus: Magen.
Verruca: Warze.
Vesica: Blase.
Vigantol: Künstliches Vitamin D.
Virgo: Jungfrau.
Vitamin: Ergänzungsstoff in der Nahrung.
Volumen: Rauminhalt.
Vulva: die äußeren weiblichen Geschlechtsteile.

Zentralnervensystem: Gehirn und Rückenmark.
Zentrifugalkraft: Kraft, die eine um einen Mittelpunkt sich drehenden Körper von diesem in der Richtung der Tangente zu entfernen sucht.
Zentrum: Mittelpunkt, Mitte.
Zygote: befruchtete Eizelle.
Zyklus: Kreislauf, der periodische Ablauf der Geschlechtsfunktion bei der Frau.

Sachverzeichnis.

Aberglaube 139.
Abnabelung, endgültige 211.
—, vorläufige 199.
Abschnürung bei Verwundung 52.
Abstillen 221.
Abszeß 75.
Abszesse beim Säugling 495.
Aderhaut 13.
Äther 49.
After, angeborener Verschluß des 350.
Alkohol 75.
Alkoholbeschaffung 78.
Allgemeinbefinden der Wöchnerin 217.
Amboß 14.
Amtsarzt 502.
Angina 57.
— in der Schwangerschaft 245.
Anschwellung, wässerige in der Schwangerschaft 234.
Anstaltsgeburtshilfe, primäre 417.
—, sekundäre 417.
Ansteckung 54.
— bei Diphtherie 57.
— mit Tuberkulose 58.
Arm, Fehlen eines Teiles des 352.
Armlösung, klassische 333.
—, Müllersche 332.
Arterien 21.
Arzt, Anordnungen des 162.
—, Benachrichtigung des 160.
—, Zuziehung des 159.
Arztbesuch, Vorbereitung der Hebamme bei 160.
Atemhilfsmuskel 23.
Atemlähmungen bei übertragbarer Genickstarre 61.
Atemmuskel — zusätzliche 36.
Atemnot bei Diphtherie 57.
— bei Lungenentzündung 58.
Atmung 22, 36.
—, künstliche 52.
—, — beim Säugling 393.
— bei Narkose 50.
Atmungsorgane 22.
Atmungsvorgänge, vorzeitige 390.
Auflockerung der Gebärmutter als Schwangerschaftszeichen 129.
— des Scheideneinganges als Schwangerschaftszeichen 129.
Augen 13.
—, Bindehaut 13.
—, harte Haut 13.
Augenentzündung, eitrige 213.

Augenkammer 13.
Augenlider 13.
Augenschutz bei Narkose 51.
Ausatmung 23.
Ausdrucksveränderung bei Krankheit 36.
Ausfluß bei Gebärmutterkrebs 67.
— bei Tripper 62.
Ausführungsgang der Bauchspeicheldrüse 24.
Auskochen der Instrumente 76.
Ausschlag bei Windpocken 56.
Austreibungswehen 165.
Austreibungszeit 179, 182.
Auswurf 36.
— bei Lungenentzündung 58.

Bad 208.
Bäder in der Schwangerschaft 47.
Bakterien 53.
Bartholinschen Drüse, Entzündung der 255.
Basalsiebhaut 108.
Bauchdecken, Rückbildung der 216.
Bauchfell 23, 92.
Bauchfellentzündung 72, 401.
— bei Kindbettfieber 72, 401.
Bauchhöhle 23.
Bauchhöhlenschwangerschaft 256.
Bauchmuskel 17.
Bauchpresse 164.
—, Regelwidrigkeiten der 280.
Bauchspeicheldrüse 28.
Bauchwand 17.
Bazillen 53.
Bazillol 75.
Becken 81.
—, Abtastung des großen 148.
—, allgemein verengtes 292.
—, — und plattes 293.
—, Begrenzung des kleinen 83.
—, enges 291.
—, Geburtsmechanismus bei engem 301.
—, Geburtsverlauf bei engem 300.
—, großes 83.
—, Naegelesches 297.
—, plattes 144, 292.
—, querverengtes 297.
—, Robertsches 297.
—, schrägverengtes 144, 296.
—, Trichter 297.

Becken, unregelmäßig verengtes 297.
—, unterentwickeltes 144.
—, Wehentätigkeit bei engem 300.
—, weites 306.
Beckenausgangsraum 83, 85.
Beckenbauchfell 93.
Beckenbindegewebe 92.
Beckenbindegewebsentzündung 401.
Beckenboden 87.
—, Rückbildung des 216.
Beckeneingangsraum 83.
Beckenendlage (s. Steißlage) 321.
Beckenhöhle 83, 85.
Beckenneigung 87.
Befestigung des Eierstocks 95.
Befruchtung 105.
Befundaufnahme 142.
Begrenzung des Beckenausgangsraumes 85.
— der Beckenhöhle 85
Beimengungen des Stuhlganges 37.
Bein, Fehlen eines Teiles des 352.
Beleuchtung 161.
Berufsgeheimnis 159.
Beschäftigung, geistige im Wochenbett 226.
Besichtigung der Schwangeren 143.
Bestandteile des menschlichen Körpers 2.
Betäubung, örtliche 49.
Bett 40.
Bettdurchwärmung 42.
Bettruhe im Wochenbett 222.
Bewegungsnerv 26.
Bewußtseinsstörungen 38.
Bildungsfehler der Gebärmutter 248.
— der Scheide 248.
— der Weichteile 288.
Bindegewebe, Schwangerschaftsveränderungen des 125.
Bindehautkatarrh des Neugeborenen 456.
Bißverletzungen bei Eklampsie 236.
Blase 25, 92.
Blasenentzündung in der Schwangerschaft 240.
Blasenkatarrh 227, 411.
Blasenkatheter 43.
Blasenmole 261, 272.
—, Erscheinungen der 262.
Blasenscheidenfistel 72, 285, 411.
Blasenschleimhautentzündung 411.
Blasenschließmuskel, Krampf des 44.
—, Lähmung des 411.
Blasenspalte 353.
Blasensprengung 181, 362.
Blasensprung 181.
—, doppelter 362.
—, frühzeitiger 181, 361.
—, hoher 362.

Blasensprung, Vermeidung des vorzeitigen 362.
—, verspäteter 181, 362.
—, vorzeitiger 181, 361.
—, — bei Steißlage 328.
Blasenverschluß 25.
Blaufärbung des Scheideneingangs als Schwangerschaftszeichen 129.
Blinddarm 23.
Blinddarmentzündung in der Schwangerschaft 247.
Blut 28.
Blutaderknoten 242, 272.
—, geplatzter 370.
Blutadern 20.
Blutarmut, Erscheinungen der 382.
Bluterguß 284.
— im Gehirn 386.
Blutfarbstoff 28.
Blutfaserstoff 28.
Blutflüssigkeit 28.
Blutgefäße der Gebärmutter 94.
Blutgerinnung 28, 73.
Blutgerinsel 28.
Blutkörperchen, rote 28.
—, weiße 29.
Blutkrankheit in der Schwangerschaft 244.
Blutkrankheiten 66, 487.
Blutkreislauf der Frucht 115.
—, großer 21.
—, kleiner 21.
Blutleere des Gehirns 39.
Blutmenge 28.
Blutmole 271.
Blutplättchen 29.
Blutserum 28.
Blutstillung 51, 73.
Blutsturz bei Tuberkulose 59.
Blutung, äußere vor Geburt des Mutterkuchens 373.
— bei Dammriß 282.
— bei Fehlgeburt 268.
—, innere vor Geburt des Mutterkuchens 374.
—, inneren, Zeichen der 257.
— in der Nachgeburtszeit 203.
—, Nachweis der 374.
— bei Vorliegen des Mutterkuchens 369.
— im Wochenbett 409.
— von Wunden 72.
Blutungen bei Gebärmutterkrebs 67.
— Gehirn 305.
— in der Nachgeburtszeit bei Zwillingen 360.
— bei Polypen 72.
— in der Schwangerschaft 247.
Blutungsbereitschaft des Neugeborenen 457.

Blutvergiftung. 73.
—, allgemeine 403.
Blutverlust 374.
Bogenlinien 82.
Brachtscher Handgriff 336.
Brand 75.
Breiumschläge, warme 47.
Bronchien 22.
Brüste 143.
Brust 16.
—, weibliche 218.
Brustbein 9, 16.
Brustdrüsen, verkümmerte 219.
Brustentzündung 414.
Brustfell 18, 20.
Brustfellraum 20.
Brusthöhle 18.
Brustkorb 9, 18.
Brustkrebs 69.
Brustwarze 218.

Chemische Desinfektionsmittel 75.
Chloräthyl 49.
Chloräthy äthernarkose 49.
Chloramin 75.
Chloroform 49.
Cholera 31, 60.
Conjugata vera obstetrica 85.
Conjunktivitis des Neugeborenen 456.
Credéscher Handgriff 375.

Damm 91.
Dammriß 72, 193, 199.
—, Blutung bei 282.
— bei Scheiden- und Gebärmuttervorfall 71.
—, unvollständiger 282.
—, vollständiger 282.
—, zentraler 282.
Dammschnitt 193.
Dammschutz 193.
Darm 23.
—, Schwangerschaftsveränderungen des 126.
Darmbein 82.
Darmbeinkamm 82.
Darmbeinschaufel 82.
Darmblutung bei Typhus 59.
Darmgeräusche 152.
Darmlähmung in der Schwangerschaft 240.
Darmtätigkeit im Wochenbett 217.
Darmverschlingung in der Schwangerschaft 246.
Darmverschluß 37.
Darmzotten 23.
Dauerausscheider 55.

Dehnungsfähigkeit, mangelnde des äußeren Muttermundes 284.
Dehnungsschmerzen 182.
Dekubitus 42.
—, brandiger 42.
Delirien 34.
— bei Typhus 59.
Desinfektion 75.
— in der Geburtshilfe 76.
— der Hände 77.
— der Handschuhe 78.
— der Instrumente 78.
Desinfektionsmittel 75.
Dickdarm 23.
Diphtherie 31, 57, 403.
— der Mundschleimhaut 485.
— des Neugeborenen 498.
Doppelmißbildungen 72, 357.
Dottergefäße 107.
Dottersack 107.
Douglasscher Raum 92.
Drillingsgeburt 361.
Druckschmerzen 182.
Drüsen ohne Ausführungsgang 27.
Dünndarm 23.
Dünndarmgeschwüre bei Typhus 59.
Dunkelfärbungen 129.
Durchfall 412.
Durchfälle bei Ruhr 60.
— bei Typhus 59.
Durchliegen 42.
Durchmesser des Beckenausgangsraumes 85.
— des Beckeneingangsraumes 84.
— der Beckenhöhle 85.
—, gerader des Beckenausgangsraumes 85.
—, — des Beckeneingangsraumes 84.
— des Kopfes 123.
—, querer des Beckenausgangsraumes 86.
—, — des Beckeneingangsraumes 85.
—, 1. schräger des Beckenausgangsraumes 86.
—, 2. schräger des Beckenausgangsraumes 87.
—, schräger des Beckeneingangsraumes 85.
Durchschneiden des Kopfes 184.

Ei 95.
Eibläschenwasser 97.
Eierstock 95.
Eierstockbläschen 97.
Eierstocksband 94.
Eierstocksgeschwulst in der Schwangerschaft 250.
—, Stieldrehung der 250.
Eierstocksgeschwülste 70.

Eierstocksschwangerschaft 256.
Eigenwärme 30, 32.
Eihaut, Regelwidrigkeit der 361.
Eileiter 94.
Eileiterschwangerschaft 256.
Eileiterzerreißung 256.
Einatmung 22.
Eingeben von Arzneien 42.
Einlauf 45.
Einpackungen 48.
Einpflanzung, häutige der Nabelschnur 208, 364.
Einschießen der Milch 218.
Einschneiden des Kopfes 183.
Einspritzungen 44.
Einstellung 307.
Einstellungsänderung 167.
Eintrittspforte für Krankheitserreger 55.
Eisblase 47.
Eisen 29.
Eiter 29, 73.
Eitererreger 74.
Eiterfieber 402.
Eiweiß 24, 37, 235, 237.
Eklampsie 235.
—, drohende 235.
—, Verhalten der Hebamme bei 238
Ellbogengelenk 9.
Elle 9.
Empfindungsnerv 26.
Englische Krankheit 141, 293, 488.
Entbundene, Versorgung der 214.
Entzündung der Kindsadern 241.
—, Merkmale der 74.
— der Siebhaut 260.
— von Wunden 73.
Epidemie 55.
Epilepsie 238.
— in der Schwangerschaft 247.
Erbrechen 36, 128, 233.
— bei Narkose 51.
—, unstillbares 128, 233.
Erfrierungen 48, 53.
Erkältungskrankheit im Wochenbett 416.
Erkrankungen, Allgemeine 66.
—, ansteckende im Wochenbett 415.
—, fieberhafte in der Schwangerschaft 245.
—, mit der Schwangerschaft im Zusammenhang stehende 233 u. ff.
— der Wasserhaut 260.
Ermüdungswehenschwäche 276.
Ernährung des Kindes 463.
— der Schwangeren 137.
— der Wöchnerin 226.
Ernährungsstörungen des Säuglings 475.
Eröffnungswehen 165.

Eröffnungszeit 179.
Erreger ansteckender Krankheiten 53.
Erschlaffung des Stütz- und Halteapparates 71.
Erstickung 52.
Erstickungsgefahr bei Steißlage 328.
Erstickungszustände bei Keuchhusten 58.
Eßlust 36.
— im Wochenbett 217.

Fallsucht 238.
Farbstoff, brauner 127.
Fehlgeburt 119, 162, 266.
—, Blutung bei 270.
—, drohende 268.
—, Fieber bei 271.
—, unvollkommene 268.
—, Verhalten bei 271.
—, verhaltene 268.
—, Verlauf der 268, 273.
—, vollkommene 270.
Fehlgeburten bei Syphilis 65.
Feigwarzen, breite 65.
—, spitze 62, 255.
Fenster, ovales 115.
Fett 24.
Fettgewebe 10.
Feuermale, blasse 427.
Fibrin 28.
Fieber 33.
— bei Fehlgeburt 271.
— Kindbett 398.
Finger, Fehlen eines Teiles des 352.
—, überzählige 352.
—, zusammengewachsene 352.
Fleckfieber 31, 61.
Fleischmole 271.
Fliedertee 49.
Flüssigkeitszufuhr der Wöchnerin 226.
Follikel, Graafscher 97.
Follikelhormon 98, 99, 100, 101.
Follikelreifungshormon 98, 99.
Fontanelle, große 122.
—, kleine 122.
Fontanellen des Neugeborenen 427.
Formenübereinstimmung 167.
Fransenende des Eileiters 95.
Fritschscher Handgriff 285, 376, 380.
Froschkopf 310, 349.
Fruchtanlage 118.
Fruchtaustreiber 163.
Fruchtblase, Regelwidrigkeiten der 361.
Fruchthalter 163.
Fruchtwasser 110, 118.
—, Beschaffenheit des 363.
—, falsches 363.
—, Zersetzung des 395.

Fruchtwassermenge, geringe 261.
—, übergroße 260.
Früchte, erweichte bei Syphilis 65.
Frühgeborenes 444.
—, Atemstörungen 447.
—, Ernährung 449.
—, Wärmeregulation 446.
Frühgeburt 162, 119, 266.
— bei Herzfehler 241
—, Verlauf der 273.
Frühgeburten bei Syphilis 65.
Führungslinie 87.
Fürsorgeeinrichtungen für den Säugling 423.
— für Schwangere und Wöchnerinnen. 140.
Fürsorgestellen bei Tuberkulose 59.
Furchung 106.
Fußbäder in der Schwangerschaft 47.
Fußgelenk 10.
Fußlage 321.

Gallenblase 24.
Gallenblasenentzündung in der Schwangerschaft 247.
Gallenflüssigkeit 24.
Gallensteine in der Schwangerschaft 247.
Gaumen 15.
Gaumenbögen 15.
Gaumenmandeln 15.
Gebärende, Lagerung der 190.
Gebärmutter 92.
—, Abbauvorgänge in der 215.
—, Bildungsfehler der 248.
—, Einbinden der 378, 380.
—, Einstülpung der 381.
—, Größe in der Schwangerschaft 133.
—, Halskanal der 92.
—, Halten der 380.
—, Lageabweichung als Geburtshindernis 290.
—, Scheidenteil der 92.
— Schmerzhaftigkeit bei Kindbettfieber 405.
—, Schwangerschaftsveränderungen der 124.
—, Stützen der 378.
—, Umstülpung der 278, 381.
—, Zerreißung der 370.
—, Zwischenstück 92.
Gebärmutteranhänge, Entzündung der 401.
Gebärmuttergefäßgeräusch 151.
Gebärmuttergrund, Reiben des 375.
Gebärmutterhals 92.
Gebärmutterhalsriß 284.
— bei vorliegendem Mutterkuchen 369.
Gebärmutterkörper 92.

Gebärmutterkörperrückbildung 214.
Gebärmutterkrebs 67.
Gebärmutterlageveränderungen in der Schwangerschaft 251.
Gebärmutterschleimhaut 101, 400.
Gebärmutterverschluß, Eröffnung des 163.
Gebärmuttervorfall 70.
Gebärmutterzerreißung 285.
—, drohende 287.
—, — bei Querlage 337.
—, unvollständige 287.
—, vollständige 287.
—, Zeichen der 287.
Gebärzimmer 189.
Geburt, beschleunigte Beendigung der 194.
—, Feststellung einer 230.
— mit gedoppeltem Körper 338.
—, Leitung der 187.
—, rechtzeitige 119, 162.
—, überstürzte 278.
—, Zeichen der durchgemachten 130.
Geburten, frühere 142.
Geburtsbeginn 162, 180.
—, Zeichen des 142.
Geburtsbett 189.
Geburtsdauer 179.
Geburtsfortgang bei Eklampsie 237.
Geburtsgeschwulst 184.
Geburtshindernis durch Lageabweichung der Gebärmutter 290.
—, Geschwülste als 288.
Geburtsmechanismus 167.
— bei engem Becken 301.
— der hinteren Hinterhauptslage 178.
— bei Hinterhauptslage 170.
— der Schultern 174.
— bei Steißlage 322.
— bei verschiedenen Hinterhauptslagen 175.
Geburtsschädigungen des Kindes 383.
— — bei engem Becken 305.
Geburtstermin, Bestimmung des 132.
Geburtsverlauf bei engem Becken 300.
— bei Querlage 337.
Geburtsverletzung, Quetschung des Gewebes als 285.
Geburtsweg 165.
Geburtswege, Regelwidrigkeiten der harten 291.
—, — der weichen 280.
Geburtswunde infizierte 400.
Geburtswunden, Heilungsvorgang an den 215.
Gefäße, abirrende 208.
—, Schwangerschaftsveränderungen der 125.
Gehirn 25.
—, Blutleere des 39.

Gehirnblutung 305, 386.
Gehirnbruch 350.
Gehirndruck 386.
Gehirnentzündung, epidemische 61.
Gehirnschlag 39.
Gehörgang, äußerer 14.
Gehörnerv 14, 26.
Geisteskrankheiten 39.
— bei Syphilis 65.
— im Wochenbett 416.
Geistesstörung in der Schwangerschaft 244.
Gelbkörper 97, 98, 101.
Gelbkörperbildungshormon 98, 99.
Gelbkörperhormon 98, 99, 100, 101.
Gelbsucht des Neugeborenen 456.
Gelenk, Hand 9.
Gelenke 7.
—, Schwangerschaftsveränderungen der 126.
Gelenkkapsel 8.
Gelenkkugel 6.
Gelenk, Scharnier 6.
Gelenkschmiere 8.
Gemütsstimmung in der Schwangerschaft 139.
Genickstarre 31, 60.
Geruchsnerv 26.
Geschlechtskrankheiten 61.
Geschlechtsreife 96.
Geschlechtsteile, Anschwellung bei Kindbettfieber 405.
—, äußere 90.
—, innere 91.
—, Schwangerschaftsveränderungen der 126.
—, weibliche 89.
Geschlechtsverkehr 228.
— in der Schwangerschaft 138.
Geschmacksnerv 26.
Geschmackswärzchen 15.
Geschwülste, angeborene 72, 350.
—, bösartige 66.
— des Eierstocks 70.
— der Gebärmutter 70.
— als Geburtshindernis 288.
—, gutartige 66.
— bei Syphilis 65.
Geschwulst am Kind 350.
Geschwulstbildung im Mutterkuchen 265.
Geschwür 75.
—, belegtes 400.
Gesetz der Abbiegungsübereinstimmung 170.
— der Formenübereinstimmung 167.
— des geringsten Zwanges 167.
—, Hebammen 509.
Gesetze 502.
— des Geburtsmechanismus 167.

Gesichtsknochen 8.
Gesichtslage 318.
—, Herztöne bei 151, 318.
—, Lagerung bei 320.
Gesichtsnerv, Lähmung des 387.
Gesundheitsamt 502.
Gicht 31.
Glaskörper 13.
Glückshaube 181, 362.
Gonokokkus 62.
Gonorrhoe 62.
Graafscher Follikel 97, 98.
Gradstand, hoher 301, 308.
Granulationsgewebe 73.
Grippe 31, 58, 495.
— in der Schwangerschaft 245.
— im Wochenbett 415.
Großhirn 25.
Gummihandschuhe 78.

Haare 11.
Haargefäße 21.
Hämorrhoiden 242.
Hängebauch 143, 251, 290.
Haftzotten 110.
Halbbäder in der Schwangerschaft 47.
Halsdrüsenschwellung bei Diphtherie 57.
— bei Scharlach 56.
Halskanal 92.
Halteapparat, Schwangerschaftsveränderungen des 126.
Harnmenge bei Nierenkrankheiten 37.
Haltung 307.
Haltungsänderungen 167.
Hammer 14.
Handgelenk 9.
Handgriff, Credéscher 375.
— Fritschscher 285, 376, 380.
Harn 25, 37.
—, Blut im 37.
—, Eiweiß im 24, 37, 235, 237.
—, Gallenfarbstoff im 37.
Harnabgang, unwillkürlicher 411.
Harnabsonderung bei Eklampsie 237.
Harnbestandteile bei Krankheiten 37.
Harnblase, Entleerung im Wochenbett 217.
Harnentleerung in der Schwangerschaft 138.
— im Wochenbett 227.
Harnleiter 25.
—, Schwangerschaftsveränderungen der 126.
Harnröhre 91.
—, angeborener Verschluß der 351.
Harnröhrenmündung 43, 91.
Harnröhrenwulst 91.
Harnstoff 30, 37.

Harnuntersuchung auf Eiweiß 37.
Harnverhaltung 37, 410.
Hasenscharte 352.
Haufenkokken 74.
Haut 11, 38.
—, Aufgaben der 12.
—, Wärmeabgabe der 12.
—, Wasserausscheidung der 12.
Hautausschläge in der Schwangerschaft 239.
Hautausschlag bei Fleckfieber 61.
— bei Masern 56.
— bei Scharlach 56.
— bei Syphilis 65.
— bei Windpocken 56.
Hautfarbe 38.
— bei Sauerstoffmangel 38, 391.
Hautpflege 76.
Hebammen — Durchmesser s. Conjugata vera obstetrica 85.
Hebammendienstordnung 519.
Hebammengesetz 509.
Hebammenprüfungsordnung 517.
Herz 20.
Herzfehler 31, 487.
—, Frühgeburt bei 241, 267.
— in der Schwangerschaft 241.
Herzklappen 20, 21.
Herzklappenentzündung bei Angina 57.
Herzschlag 39.
Herzschwäche bei Diphtherie 58.
Herzspitzenstoß 21.
Herztöne 129, 149.
—, Beobachtung der 192.
— bei Gesichtslage 151, 318.
—, bei langer Geburtsdauer 277.
—, Veränderung der 192.
—, — bei mangelnder Sauerstoffversorgung 192, 389.
—, Verlangsamung der 192.
Hinterdamm 91.
Hinterdammgriff 194.
Hinterhauptsbein 121.
Hinterhauptshöcker 122.
Hinterhauptslage, Geburtsmechanismus bei 170.
—, — der hinteren 178.
—, hintere 309.
—, Lage der Herztöne bei 149.
—, Verlauf der Geburt in 179.
Hinterhauptsloch 8.
Hinterhauptsnaht 121.
Hirnanhang 27.
Hirnbrüche 72, 350.
Hirnhaut 25.
Hirnwasser 26.
Hitze als Desinfektionsmittel 75.
Hitzewallungen 104.
Höheneinstellung 147.

Hohlvene, obere 21.
—, untere 21.
Hohlwarzen 438.
Hormon, auf die Keimdrüsen gerichtetes 100.
Hornhaut 13.
Hüftbein 81, 82.
Hüftbreite 123, 322.
Hüftgelenk 9.
Hüftgelenksverrenkung, angeborene 352.
Hühnerbrust 295.
Husten 36.
— bei Diphtherie 57.
Hutmaß 123.
Hypophyse 27, 98.
Hypophysenhinterlappen 98, 162.
Hypophysenvorderlappen 98.

Infarkte im Mutterkuchen 265.
Infektion bei Vorliegen des Mutterkuchens 369.
Infektionskrankheiten 53.
Injektion, subkutane 44.
Inkubationszeit bei Cholera 60.
— bei Diphtherie 57.
— bei Keuchhusten 58.
— bei Masern 56.
— bei Pocken 56.
— bei Scharlach 56.
— bei Typhus 59.
— bei übertragbarer Genickstarre 60
— bei Windpocken 56.
Instrumente 161.
—, Auskochen der 76.
Irrigator 45.

Jungfernhäutchen 91.
— als Geburtshindernis 283.

Käseschmiere 119, 208, 210.
Kalkablagerungen im Mutterkuchen 263.
Kammer des Herzens 20.
Katheter 43.
Kathetrisieren 43, 375, 379.
— des Säuglings 484.
— im Wochenbett 227.
Kehldeckel 16.
Kehlkopf 16.
Keime 53.
—, Verschleppung der 399.
Keimdrüse 28.
Kettenkokken 74.
Keuchhusten 58, 497.

Kind, Bekleidung des 213.
—, Geburtsschädigungen des 383.
—, Gefährdung bei vorliegendem Mutterkuchen 370.
—, Regelwidrigkeiten des 307.
—, reifes 120.
—, Untersuchung des 210.
Kindbettfieber 396.
— bei Angina 57.
—, Erkennung des 405.
—, Maßnahmen zu seiner Verhütung 397.
—, Verlauf des 399.
Kinderlähmung 60.
Kindsadern 217.
—, Entzündung der 241.
Kindsbewegungen 129, 151.
— zur Bestimmung des Geburtstermins 133.
—, Wahrnehmen der 142.
Kindskörper, Zersetzung des 395.
Kindspech 389.
—, Abgang bei Störungen der Sauerstoffversorgung 389.
— bei Steißlage 330.
Kindsteil, Bestimmung des vorliegenden 147.
Kindsteile 130.
Kitzler 90.
—, Verletzung des 283.
Kleidung in der Schwangerschaft 137.
Kleinhirn 25.
Klistierrohr 45.
Klumpfuß 352.
Klumphand 352.
Kniegelenk 10.
Knielage 321.
Kniescheibe 10.
Knochen 4.
—, Finger- 9.
—, Fußwurzel- 9.
—, Handwurzel- 9.
—, kurze 5.
—, Mittelhand- 9.
—, Oberarm- 9.
—, Oberschenkel- 9.
—, platte 5.
—, Röhren- 5.
—, Schwangerschaftsveränderungen der 126.
—, Unterarm- 9.
—, Unterschenkel- 9.
—, Zehen- 9.
Knochenbrüche des Kindes 388.
Knochenerweichung 239, 297.
Knochenhaut 5.
Knochenmark 7.
Knorpelscheibe 9.
Körperbau der Frau 81.
Körpergewebe 1.

Körpermißbildungen 72, 347.
Körperschlagader 21.
Körperwärme 32.
Kohlehydrate 24.
Kohlensäure 22, 29, 30.
Kokken 53.
Kolostrum 218, 465.
Kopf, Entwicklung bei Steißlage 332.
—, Erkennung des 158.
—, kindlicher 121, 427.
—, Stand des 158.
Kopfblutgeschwulst 185, 305, 384.
—, Entzündung der 386.
—, Vereiterung der 386.
Kopfeinstellung, Rödersche 301.
Kopfgeschwulst 158, 184, 305.
Kopflage, Nabelschnurvorfall bei 344.
Kopflagerung bei Narkose 51.
Kotabgang, unwillkürlicher 412.
Krampf des Blasenschließmuskels 44.
— bei Eklampsie 38.
— bei Epilepsie 38.
Krämpfe 38.
—, hysterische 238.
— des Kindes 490.
— bei übertragbarer Genickstarre 61.
—, urämische 238.
— bei Wundstarrkrampf 75.
Krätze 495.
Krampfadern 38.
Krampfwehen 279.
Krankenzimmer 40.
Krankheiten, akute 31.
—, ansteckende 31, 53.
—, chronische 31.
—, Infektions 53.
—, nicht ansteckende 31, 53.
Krankheitserscheinungen, allgemeine 31.
—, örtliche 32.
Krankheitsursache 31.
Kranznaht 122.
Krebs 370.
— der Brust 69.
— der Gebärmutter 67.
— in der Schwangerschaft 250.
Kreuzbein 81.
Krüppel 347.
Krüppelfürsorgegesetz 72, 210.
Künstliche Atmung 52, 393.

Labyrinth 14.
Lähmung bei Gehirnschlag 39
—, schlaffe bei Kinderlähmung 60.
Lähmungen 38.
— bei Diphtherie 58.
Lage 307.
— der Gebärmutter 93.

Lagerung der Gebärenden 182, 190, 308.
— bei Gesichtslage 320.
Lageveränderungen der Gebärmutter 70.
Langschädel 310.
Lebensalter der Schwangeren 141.
Lebensdauer von Eitererregern 74.
Lebensschwäche 444.
Leber 24.
Lederhaut 110.
Leibesform 143.
Leibwäsche 41.
Leistenbeuge 17.
Leistenbruch 18, 486.
— in der Schwangerschaft 246.
Leistenkanal 17, 93.
Leopoldscher Handgriff 144.
Leuchtgas 52.
Lindenblütentee 49.
Linie, rauhe 327.
Linse 13.
Lösung, innere des Mutterkuchens 376.
— —, Zeichen der vollendeten 204.
—, teilweise des Mutterkuchens 372.
—, — vorzeitige des Mutterkuchens 366.
—, vorzeitige bei regelrechtem Sitz des Mutterkuchens 365, 370.
Lues 64.
Luftembolie 370, 395.
Luftröhre 22.
Lunge 22.
Lungenbläschen 22.
Lungenembolie 395.
Lungenentzündung 58.
— bei Narkose 49, 51.
— des Säuglings 487.
— in der Schwangerschaft 243.
Lungenschlag 39.
Lungenschlagader 21.
Lungentuberkulose im Wochenbett 416.
Lungenvene 22.
Lymphe 30.
Lymphknoten 30.
— bei Syphilis 64.
Lymphknotenrötung 30.
Lymphknotenschwellung 30.

Magen 23.
Magengrube 17.
Magenpförtnerkrampf 485.
Magensaft 24.
Malaria 61.
Mandelentzündung 57.
Mangelerkrankungen 24.

Masern 31, 56, 498.
Mastdarm 23, 92.
Mastdarmscheidenfistel 72, 412.
Maximalthermometer 32.
Mazeration 268.
Menstruation 101.
—, Ausbleiben als Schwangerschaftszeichen 129.
Mekonium 428.
Michaelissche Raute 143.
Milchdrüsen 218.
Milchleiste 219.
Milchpumpen 441, 442.
Milz 24.
Mißbildung bei zu geringer Fruchtwassermenge 261.
— innerer Organe 353.
Mißbildungen 72.
—, Doppel- 72, 357.
— als Geburtshindernis 72.
— des Kindes 347.
— bei übergroßer Fruchtwassermenge 261.
Mittelhirn 25.
Mittelohr 14.
Mittelohrentzündung 56, 487.
Mütterberatungsstellen 140, 423.
Mumps 498.
Mund- und Rachenorgane 15.
Mundfäule 485.
Musculus levator ani 89.
Muskel 10.
—, Bauch- 17.
—, Bizeps- 10.
—, unwillkürlicher 10.
—, willkürlicher 10.
Muskelbewegung 10.
Muskelfasern des Eileiters 95.
Muskelgeschwülste der Gebärmutter 70, 288, 373.
— in der Schwangerschaft 250.
Mutterband, breites 93.
Mutterbänder, runde 93.
Mutterkuchen 111, 118.
—, angewachsener 378.
—, Austreibung des 185.
—, Geschwulstbildung im 265.
—, geteilter 208.
—, Infarkte im 265.
—, innere Lösung des 376.
—, Kalkablagerungen im 265.
—, Lösung des 185.
—, Neben- 263.
— mit ringförmigem weißen Rand 264.
—, Prüfung auf Vollständigkeit 205.
—, Regelwidrigkeiten des 365.
—, — nach Ausstoßung des 379.
—, — in der Bildung 263.
—, — vor Geburt des 372.

Mutterkuchen, Störungen der Austreibung des 378.
— und Syphilis 265.
—, teilweise Lösung des 372.
—, tiefer Sitz des 368.
—, unvollständig vorliegender 368.
—, Unvollständigkeit des 208. 379.
—, verformter 372.
—, verwachsener 372.
—, vorliegender 368, 370, 371.
—, vorzeitige Lösung des 359, 365, 367.
—, Vorfall des 369.
Muttermal 353.
Muttermund, äußerer 92.
—, Erweiterung des 180.
—, innerer 92.
Muttermundslippen 92.

Nabel 17.
Nabelbinde 212.
Nabelblase 118.
Nabelbruch 351, 486.
Nabelerkrankungen 452.
Nabelnachblutung 212.
Nabelpflege 431.
Nabelschnur 111, 113.
—, Abreißen der 363.
—, Drehung der 266.
—, häutige Einpflanzung der 266, 364.
—, Regelwidrigkeiten der 363.
—, sehr lange 265, 363.
—, zu kurze 265, 363.
Nabelschnurblutader 115.
Nabelschnurgefäß, Zerreißung eines 285, 370.
Nabelschnurgeräusch 151.
Nabelschnurknoten 266, 364.
Nabelschnurschere 202.
Nabelschnurschlagader 114.
Nabelschnurumschlingung 195, 364.
Nabelschnurvorfall 344.
— bei Kopflage 345.
— bei Querlage 345.
— bei Steißlage 345.
Nabelschürze 211.
Nabelstrangrest 427.
Nabelwunde 427.
Nachgeburt s. Mutterkuchen.
Nachgeburtslösung 185.
Nachgeburtswehen 165, 185, 372.
Nachgeburtszeit 179, 185.
—, Blutungsgefahr in der 203.
—, Leitung der 202, 205.
— bei Steißlage 336.
— bei Zwillingen 360.
Nachwasser 184.
Nachwehen 165, 215, 408.
— und Stillen 220.

Nackensteifigkeit bei übertragbarer Genickstarre 60.
Nägel 11.
Naegelesche Regel 133.
Nährzotten 110.
Nahrungsaufnahme des Kranken 41.
Nahrungsbedürfnis bei Gebärenden 191.
— bei Wöchnerinnen 226.
Naht 121.
Narbenbildung 73.
Narkose 49.
—, allgemeine 49.
—, Einatmungs- 49.
—, intravenöse 49.
Narkosedurchführung mit Chloräthyläther 50.
Narkosemittel 49.
Nase 14.
Nebenmutterkuchen 206, 263.
Nebenniere 28.
Neigung des Beckens 87.
Nerven 26.
Nervenerkrankungen 31.
Nervenkrankheiten bei Syphilis 65.
Netz 23.
Netzhaut 13.
Neugeborenen, Augenbehandlung des 212.
—, Messung des 212.
—, Wiegen des 212.
Neugeborenes 424.
—, Augen 428.
—, Blut 428.
—, Blutungsneigung 428.
—, Gewicht und Länge 424.
—, Harn 428
—, Haut 425.
—, Körperwärme 425.
—, Kopf 427.
—, Nabel 427.
—, Stuhl 428.
Neuralgien in der Schwangerschaft 239.
Nieren 25.
Nierenbecken, Entzündung des 411.
—, Schwangerschaftsveränderungen des 126.
Nierenbeckenentzündung in der Schwangerschaft 239.
Nierenentzündung bei Angina 57.
— bei Scharlach 56.
Nierenschädigungen in der Schwangerschaft 234.
Notfall 162, 407.

Ohnmacht 39.
Ohnmachten in der Schwangerschaft 242.

Ohr 14.
Orasthin 375, 379.
Organe 1, 12.
Organerkrankungen 66.
Organismus, einzelliger 1.
—, vielzelliger 1.
Osteomalazie 239, 297, 299.

Paukenhöhle 14.
Periode 101.
Pfefferminztee 49.
Pfeilnaht 121.
Pflege der Wöchnerin 221.
Phimose 493.
Phlegmonen beim Säugling 495.
Phosphorvergiftung 52.
Plazenta 111.
—, s. Mutterkuchen.
Plazentarpolyp 409.
Pocken 31, 56.
Pockenerkrankungen in der Schwangerschaft 245.
Polyp 370.
Polypen 72.
Preßwehen 182.
Prolan 98.
Promontorium 82.
Protoplasma 1.
Puls 22, 34.
—, Beschaffenheit des 35.
— bei Eklampsie 236.
— bei Narkose 50.
Pupille 13.
Pupillen bei Narkose 50.

Quadratschädel 294.
Querbett 161.
Querlage 336.
—, Aufgabe der Hebamme bei 341.
—, drohende Gebärmutterzerreißung bei 337.
—, Erkennung der 339.
— Geburtsverlauf bei 337.
—, Nabelschnurvorfall bei 345.
—, Ursache der 336.
—, verschleppte 337.
—, — bei Zwillingsgeburt 360.
Querstand, tiefer 308.
Quetschung des Gewebes als Geburtsverletzung 285.

Rachen 15.
Rachenmandel 15.
Rachitis 141, 293, 488.
Radialispuls 34.
Regel 101.
Regelblutung, erste 96.
Regeln der Wochenbettspflege 221.

Regelwidrigkeiten nach Ausstoßung des Mutterkuchens 379.
— der Bauchpresse 280.
— der Eihaut 361.
— der Fruchtblase 361.
— vor Geburt des Mutterkuchens 372.
— der harten Geburtswege 291.
— des Kindes 307.
— des Mutterkuchens 365.
— der Nabelschnur 363.
— der weichen Geburtswege 281.
— der Wehentätigkeit 275.
Regenbogenhaut 13.
Reichsimpfgesetz 57.
Reifezeichen des Neugeborenen 120. 444.
Rekordspritzen 44.
Richtungsbezeichnung 3.
Riechnerv 14.
Riesenkind 346.
Rippen 9.
Rippenfell 20.
Rizinusöl 227.
Röderersche Kopfeinstellung 301.
Rosenkranz 295, 489.
Rückbildung, mangelhafte der Geschlechtsteile 408.
—, verzögerte 410.
Rückbildungsvorgänge im Wochenbett 214.
Rückenmark 25.
Rückenmarkserkrankungen in der Schwangerschaft 247.
Rückenschmerzen 127.
Ruhr 31, 60.

Säuglingsfürsorge 140, 423.
Säuglingssterblichkeit 420.
—, Bekämpfung der 422.
—, Frühsterblichkeit 422.
Säuglingssterblichkeit, Mindeststerblichkeit 421, 423.
—, Nachsterblichkeit 422.
—, Statistik der 420.
—, Ursachen der 421.
Sagrotan 75.
Samen 105.
Sauberkeit bei Krankenpflege 40.
Sauerstoff 22, 29, 30.
Sauerstoffversorgung, Erscheinungen bei Störung der 389.
—, Störung der 388.
Schädelbruch 279.
Schädelhöhle 8, 25.
Schädelknochen 8.
Schälblasenausschlag 455.
Schambein 82, 83.
Schambeinast, absteigender 83.
—, querer 83.
Schambeinkamm 83.
Schamberg 17, 90.

Schambogen 83.
Schamfuge 83.
Schamfugenrand, oberer, unterer 87.
Schamlippen, große 90.
—, kleine 90.
Schamlippenbändchen 90.
Schamspalte 90.
Schanker, harter 64.
—, weicher 65.
Scharlach 31, 56, 403, 498.
Scheide 91.
—, Bildungsfehler der 248.
—, Schwangerschaftsveränderungen der 126.
Scheideneingang 91.
Scheidengewölbe 92.
Scheidenhaut 91.
Scheidenriß 283.
Scheidenspülungen 46.
— im Wochenbett 222.
Scheidenteil der Gebärmutter 92.
Scheidenvorfall 71.
Scheintod 39, 390.
—, blauer 391.
—, —, Behandlung 392.
—, weißer 391.
—, —, Behandlung 393.
Scheitelbein 121.
Scheitelbeineinstellung, hintere 304, 308.
—, vordere 304, 308.
Scheitelbeinhöcker 122.
Schiefhals 352.
Schienbein 10.
Schilddrüse 28.
Schläfenbein 121.
Schläfennaht 122.
Schlafsucht bei epidemischer Gehirnentzündung 61.
Schlagaderblutung 73.
Schlagadergang 115.
Schlagadern 21.
Schleimhaut 12.
— des Darmes 23.
— des Eileiters 95.
Schließmuskel des Afters 23.
— der Blase 25.
Schluckstörungen bei epidemischer Gehirnentzündung 61
Schlüsselbein 9, 16.
Schlüsselbeingruben 16.
Schlund 15.
Schnabeltasse 41.
Schnecke 14.
Schnupfen des Säuglings 487.
Schoßfugenrandebene 158.
Schräglage 336.
Schrunden 413.
Schüttelfrost 34, 403, 405.
— bei Brustentzündung 414.
— .bei Kindbettfieber 400.

Schulterblatt 9.
Schulterbreite 123.
Schultergürtel 9.
Schultern, Entwicklung der 195.
Schuppung bei Masern 56.
— bei Scharlach 56.
Schusterbrust 294.
Schutzimpfungen 56, 57, 58.
Schutzkräfte, natürliche 73.
Schwachsinn 491.
— und Schwangerschaft 247.
Schwangere, Lebensalter 141.
Schwangeren, Besichtigung der 143.
Schwangerenberatungsstellen 140.
Schwangerschaft, Angina in der 245.
—, außerhalb der Gebärmutter 256, 272.
—, Bauchhöhlen 256.
—, Befinden in der 142.
—, Blutkrankheit in der 244.
—, Blutungen in der 247.
—, Brustpflege in der 136.
—, Darmverschlingung in der 246.
—, Eierstocks 256.
—, Eierstocksgeschwulst in der 250.
—, Eileiter 256.
—, Epilepsie in der 247.
—, fieberhafte Erkrankungen in der 245.
—, Gallenblasenentzündung in der 247.
—, Gallensteine in der 247.
—, Geistesstörung in der 244.
—, Gemütsstimmung in der 139.
—, Geschlechtsverkehr in der 138.
—, Grippe in der 245.
—, Harnentleerung in der 138.
—, Kleidung in der 137.
—, körperliche Bewegungen in der 137.
—, Krebs in der 250.
—, Lageveränderungen der Gebärmutter in der 251.
—, Lebensweise in der 136.
—, Leistenbruch in der 246.
—, Lungenentzündung in der 243.
—, Muskelgeschwülste in der 250.
—, Pockenerkrankung in der 245.
—, Reinlichkeit in der 136.
—, Rückenmarkserkrankungen in der 247.
—, Schwachsinn und 247.
—, Stuhlentleerung in der 138.
—, Syphilis in der 245.
—, Tuberkulose in der 243.
—, Unfall in der 247.
—, Untersuchung in der 139, 141.
—, Veitstanz in der 244.
—, Verlauf beim engen Becken 298.
—, Vollbäder in der 137.
—, Zahnerkrankungen in der 248.

Schwangerschaft, Zahnpflege in der 137.
—, Zuckerkrankheit in der 244.
Schwangerschaftsdauer 132.
Schwangerschaftsnachweis, biologischer 130.
Schwangerschaftsstreifen 127, 217.
Schwangerschaftsunterbrechung aus medizinischen Gründen 66, 267.
— durch Unfall 247.
Schwangerschaftsverlauf bei Zwillingen 357.
Schwangerschaftswehen 165.
Schwangerschaftszeichen 128.
Schwangerschaftszeit, Berechnung der 132.
Schweiß 38.
Schweißdrüsen 11.
Schwertfortsatz 17.
Sehne 10.
Sehnerv 13, 26.
Seitenlage bei Einlauf 46.
Selbstentwicklung 338.
Selbstinfektion 398.
Selbstwendung 338.
Sepsis 403.
Sepsis des Neugeborenen 454.
Siebhaut 108, 110.
—, Basal- 108.
—, Entzündung der 260.
— Kapsel- 108.
—, wahre 110.
Sinnesnerven 26.
Sinnestäuschungen bei Fieber 34.
— bei Geisteskrankheiten 39.
Sitzbäder in der Schwangerschaft 47.
Sitzbein 82, 83.
Sitzbeinast, absteigender 83.
—, aufsteigender 83.
Sitzbeindorn 83.
Sitzbeindornebene 87, 158.
Sitzbeinhöcker 83.
Skelett 4.
Skorbut 490.
Sonderernährung des Säuglings 450.
Soor 485.
Spätgeburt 119, 162.
Spaltbildung 351, 352, 353.
Spaltpilze 53.
Speiche 9.
Speichel 24.
Speicheldrüse 24.
Speicheldrüsen 15.
Speichelfluß 128, 234.
Speiseröhre 16.
Sperma 105.
Spirochäten 64.
Sprachstörungen bei Gehirnschlag 39.
Staphylokokken 74.
Steigbügel 14.
Steißbein 81, 82.

Steißfußlage 321.
Steißkissen 193.
Steißlage 321.
—, Entwicklung des Kopfes bei 332.
—, Erkennung der 326.
—, Erstickungsgefahr bei 328.
—, Geburtsmechanismus bei 322.
—, Nabelschnurvorfall bei 345.
—, Nachgeburtszeit bei 336.
—, Verhalten der Hebamme bei 329.
—, Verletzungen des Dammes bei 336.
—, — des Kindes bei 336.
—, vorzeitiger Blasensprung bei 328.
Stieldrehung der Eierstocksgeschwulst 250.
Stillen, Ernährung beim 220.
— und Nachwehen 220.
Stillgeschäft 432.
Stillhindernisse 221, 437.
— von Seiten der Mutter 437.
— — des Kindes 439.
Stillschwierigkeiten, 221, 413.
Stimmbänder 16.
Stimmritze 16.
Stirnbein 121.
Stirnbeinhöcker 122.
Stirnlage 310.
Stirnnaht 121.
Störungen des Stoffwechsels 66.
Stoffwechsel 30.
— des Kindes 462.
Strecklage 309.
—, Verhalten der Hebamme bei 321.
Streptokokken 74, 404.
Stütz- und Halteapparat bei Scheiden- und Gebärmuttervorfall 71.
Stuhlentleerung in der Schwangerschaft 138.
Stuhlgang 37.
— im Wochenbett 227.
Stuhlverstopfung 37, 412.
Sturzgeburt 278.
Sulzknoten 114.
Syphilis 31, 64.
—, angeborene 499.
—, und Mutterkuchen 265.
— in der Schwangerschaft 245.

Tee, Bereitung von 49.
Temperatur bei Eklampsie 236.
—, erhöhte 33.
Temperaturmessung bei Gebärenden 191.
Tetanus 404.
— des Neugeborenen 453.
Thermometer 32.
Thrombose 412.
Tod 39.
Totenstarre 39.
Trachealkatheter 391.

Tränendrüse 13.
Tränenkanal 13.
Trichterbecken 297.
Trinkmenge an der Brust 433.
Tripper 31, 62, 404.
— beim Neugeborenen 498.
Trippererkrankung des Auges 64.
— des Beckenbauchfells 64, 404.
— des Darmes 64.
— der Eierstöcke 62.
— der Eileiter 62.
— der Gebärmutterhöhle 62.
—, Sitz der 62.
Trommelfell 14.
Tuberkulose 31, 58.
— des Kindes 496.
— in der Schwangerschaft 243.
Tuberkuloseerreger, Verbreitung der 58.
Typhus 31, 59.

Übergröße des Kindes 346.
Übertragung von Eitererregern 74.
— der Pocken 57.
— der Ruhr 60.
— der Syphilis 64.
— des Typhus 59.
Umfang des Kopfes 123.
Umlagerung von Kranken 42.
Umschläge, kalte 48.
—, Prießnitzsche 48.
Umstülpung der Gebärmutter 278, 381.
Unfall in der Schwangerschaft 247.
—, Schwangerschaftsunterbrechung durch 247.
Unterlagen 41.
Unterleibsentzündung 72.
Untersuchung, äußere 144.
—, geburtshilfliche 141.
—, innere 152.
—, — im Wochenbett 214.
—, rektale 153.
—, vaginale 153.
Untersuchungen in der Schwangerschaft 139, 141.
Urin 37.
Urintrübung 37.
Ursachen der Fehlgeburt 266.
— der Frühgeburt 266.

Vaterschaftsprozeß 120.
Veitstanz in der Schwangerschaft 244.
Venen 21.
Veranlagung, erbliche 141.
Verbandwatte 80.
Verbildung des äußeren Geschlechtsteiles 353.
Verbindungsgang 115.
Verblutungstod 28, 73, 372.
Verbrennungen 48, 52.

Verdauung 24.
— des Säuglings 465
Verdauungsorgane 23.
Verfassung, seelische in der Schwangerschaft 128.
Vergiftung, Phosphor 52.
Verhalten der Hebamme bei Blutarmut 383.
— — bei Fehlgeburt 271.
— — bei Mehrlingsgeburt 360.
— — bei Querlage 341.
— — bei Steißlage 329.
— — bei Strecklage 321.
— — bei vorliegendem Mutterkuchen 371.
— — bei Wochenbettfieber 406.
Verkrüppelung des Kindes 347.
Verletzungen des Dammes bei Steißlage 336.
— des Kindes bei Steißlage 336.
— des kindlichen Kopfes 386.
Verschluß der Blase 25.
Verstopfung des Brustkindes 480.
Verwaltung, Aufbau der 501.
Verwaltungsbehörde 502.
Verwundungen 51.
—, Abschnürung bei 52.
—, Blutstillung bei 51.
—, Reinhaltung von 51.
Virus 55
Vitamin K 428.
Vitamine 24.
Vollbäder in der Schwangerschaft 47, 137.
Vorberg 82.
Vorderhauptslage 310.
Vorfall eines kleinen Teiles 342.
— der Nabelschnur 344.
Vorhof 90.
Vorkammer des Herzens 20.
Vorliegen eines kleinen Teiles 342.
— der Nabelschnur 344.
Vormilch 218, 465.
Vorwasser 181.
Vorwehen 165.

Wachstum der Gebärmutter als Schwangerschaftszeichen 129.
Wadenbein 10.
Wadenkrampf 38.
Wadenkrämpfe in der Schwangerschaft 239.
Wärme, feuchte 47.
—, trockene 47.
Warzen, myrthenblattförmige 91.
Warzenhof 218.
Wasserhaut 107, 109, 110.
Wasserhauterkrankungen 260.
Wasserkopf 347, 492.
Wassermannsche Reaktion 65.

Wassersucht 38.
—, allgemeine des Kindes 347.
Wechseljahre 104.
Wechseln der Leibwäsche bei Schwerkranken 41.
Wehen 162, 165.
—, kräftige 278.
—, Krampf- 279.
Wehenpause 162.
Wehenschwäche nach Ausstoßung des Mutterkuchens 379.
—, Ermüdungs- 276.
— in der Nachgeburtszeit 276, 372.
—, primäre 276.
—, sekundäre 276.
— bei Zwillingsgeburt 359.
Wehentätigkeit bei engem Becken 300.
—, Regelwidrigkeiten der 275.
Wendung, äußere 341.
—, — bei Zwillingsgeburt 361.
—, innere 341.
Weichteilansatzschlauch 167, 182, 183.
Weichteile, Bildungsfehler der 288.
—, Dehnung der 166.
Weichteilspalt im Beckenausgangsraum 85.
Weißfluß 64.
Windpocken 56, 498.
Wirbel 8.
—, Dornfortsatz des 9.
—, Gelenkfortsätze des 8.
—, Querfortsatz des 9.
Wirbelsäule 8.
—, Krümmungen der 8.
—, Spaltung der 351.
Wirkstoffe 27.
Wochenbesuch 228.
Wochenbett 221.
—, Blutung im 409.
—, Geisteskrankheiten im 416.
—, Grippe im 415.
—, Lungentuberkulose im 416.
—, Rückbildungsvorgänge im 214.
— nach Zwillingsgeburt 361.
Wochenbettfieber, Verhalten der Hebamme bei 406.
Wochenbettgymnastik 223.
Wochenbettsepsis 401, 403.
Wochenfluß 215, 408.
—, Beschaffenheit des 215.
— bei Kindbettfieber 405.
Wochenpflegerin 221.
Wochenzimmer 222.
Wöchnerin, Aufstehen der 227.
—, Körperarbeit der 228.
—, Pflege der 221.
Wöchnerinnenfürsorge 140.
Wolfsrachen 352.
Wollhaare 119.
Wunden 72.

Wundheilung 73.
Wundinfektion 73.
Wundrose 31, 75, 404.
— des Neugeborenen 454.
Wundschutz 73.
Wundstarrkrampf 75, 404.
Wurmfortsatz 23.

Zähne 8, 15.
Zahnerkrankungen in der Schwangerschaft 248.
Zahnfieber 459.
Zahnfleisch 15.
Zahnkrämpfe 491.
Zahnpflege in der Schwangerschaft 137.
Zahnung 459.
Zehen, überzählige 352.
—, zusammengewachsene 352.
Zelle 1.
Zelleib 1.
Zellkern 1.
Zellteilung 2.
Zellverbände 1.
Zellwand 1.
Zephirol 75.
Zerreißungen 72.
Zotten 107, 110.
Zottenhaut 107, 108, 110.
Zottenkrebs 263.
Zuckerkrankheit 31, 66.
— in der Schwangerschaft 244.
Zuckungen 38.
Zunge, belegte 36.
Zungenbändchen, angewachsenes 485.
Zwerchfell 19.
Zwiemilch 467.
Zwillinge, eineiige 356.
—, Entstehung der 356.
—, Nachgeburtszeit bei 360.
—, Schwangerschaftsverlauf bei 357.
—, Sterblichkeit der 360.
—, zweieiige 356.
—, Unterscheidung zwischen ein- und zweieiigen 356.
Zwillingsgeburt, äußere Wendung bei 361.
—, Verhalten der Hebamme 360.
—, Verlauf der 359.
—, Wochenbett nach 361.
Zwillingsschwangerschaft, Erkennung der 358.
Zwischenhirn 99.
Zwischenrippenmuskel 18, 23.
Zwischenstück der Gebärmutter 92, 125.
Zwischenzottenraum 108, 111.
Zwölffingerdarm 23.
Zyklus 101.

Printed by Printforce, the Netherlands